MASTOLOGIA

Do Diagnóstico ao Tratamento

MASTOLOGIA

Do Diagnóstico ao Tratamento

Organizadores

CLÉCIO ÊNIO MURTA DE LUCENA

Professor Adjunto do Departamento de Ginecologia e Obstetrícia da Faculdade de Medicina da Universidade Federal de Minas Gerais (UFMG).

Mestrado e Doutorado pela UFMG.

Coordenador da Residência em Mastologia do Hospital das Clínicas da UFMG.

Coordenador do Programa de Residência em Mastologia do Hospital das Clínicas da UFMG.

Membro do Serviço de Mastologia do Instituto Orizonti em Belo Horizonte – MG.

MARCELA CHAGAS LIMA MUSSI

Graduação em Medicina pela Faculdade de Medicina da UFMG.

Medbook

MASTOLOGIA – Do Diagnóstico ao Tratamento
Direitos exclusivos para a língua portuguesa

Nota da editora: Os organizadores desta obra verificaram cuidadosamente os nomes genéricos e comerciais dos medicamentos mencionados, assim como conferiram os dados referentes à posologia, objetivando fornecer informações acuradas e de acordo com os padrões atualmente aceitos. Entretanto, em virtude do dinamismo da área da saúde, os leitores devem prestar atenção às informações fornecidas pelos fabricantes para que possam se certificar de que as doses preconizadas ou as contraindicações não sofreram modificações, principalmente em relação a substâncias novas ou prescritas com pouca frequência.

Os organizadores e a editora não podem ser responsabilizados pelo uso impróprio nem pela aplicação incorreta de produto apresentado nesta obra. Apesar de terem envidado esforço máximo para localizar os detentores dos direitos autorais de qualquer material utilizado, os organizadores e a editora estão dispostos a acertos posteriores caso, inadvertidamente, a identificação de algum deles tenha sido omitida.

Editoração Eletrônica e Capa: Adielson Anselme

CIP-BRASIL. CATALOGAÇÃO NA PUBLICAÇÃO
SINDICATO NACIONAL DOS EDITORES DE LIVROS, RJ

M369

Mastologia: do diagnóstico ao tratamento/organizadores Clécio Ênio Murta de Lucena, Marcela Chagas Lima Mussi. – 1. ed. – Rio de Janeiro: MedBook, 2023.
28 cm.

Apêndice
Inclui bibliografia e índice
ISBN 9788583691877

1. Mastologia. 2. Mamas - Doenças – Diagnóstico. 3. Mamas – Doenças – Tratamento. I. Lucena, Clécio Ênio Murta de. II. Mussi, Marcela Chagas Lima.

CDD: 618.19
23-82008 CDU: 618.19

Meri Gleice Rodrigues de Souza – Bibliotecária – CRB-7/6439
16/01/2023 19/01/2023

Medbook
Editora Científica Ltda.
Avenida Treze de Maio 41/sala 804 – Cep 20.031-007 – Rio de Janeiro – RJ
Telefone: (21) 2502-4438 – www.medbookeditora.com.br – instagram: @medbookoficial
contato@medbookeditora.com.br – vendasrj@medbookeditora.com.br

Agradecimentos

Nosso agradecimento a todos os acadêmicos que colaboraram intensamente para a concretização desta obra.

Da Faculdade de Medicina da Universidade Federal de Minas Gerais (UFMG):

Admilson Lemos da Costa Filho
Ana Carla Araújo Paiva
Ana Laura Mundim Borges
Andrew Nogueira Albuquerque Leal
Antônio Davi de Marinho Sousa
Bárbara Caroline Dias Faria
Bruno Bom Furlan
Bryan Victor Serafim
Cainan Glória Campinho
Caio Nobuyoshi Koga
Calliny Cristina Pimentel Alves
Clara Nunes Castro
Fernanda Vieira Caliman
Gabriel de Oliveira Gelape
Geovanna Cota Caetano
Guilherme Campos da Silva Couto
Gustavo Santana Esperidião
Isabela Bahia Ferreira
Julia Assis Rodrigues
Julimar Rocha de Assis
Larissa Moreira Santos
Larissa Verçosa Tramontina
Laura da Silva Teixeira
Lucas Hideki Gradin Nagaoka
Marcela Chagas Lima Mussi
Maria Eduarda Marques Borges
Maria Luiza de Oliveira Almeida Bax
Matheus Assis dos Anjos Bastos Oliveira
Matheus Gomes Salgado
Natascha Pisciottano
Pedro Henrique Bronzatto
Pollyanna Faria Fradico
Rafaela de Souza Furtado
Rafaela Galvão Arivabene
Renato Camata Couto
Stephanie Bruna Camilo Soares de Brito
Thiago Alves Mareto
Tifany Rafaely Gonçalves
Vicente Estevão Gonçalves
Vitor Santos de Souza

Da Faculdade Ciências Médicas de Minas Gerais (CMMG):

Gustavo Chaves de Almeida
Pedro Francisco Lucena de Oliveira

Da Faculdade de Medicina da Universidade Federal de Juiz de Fora (UFJF):

Arthur Chaves de Almeida
Isabelle Gomes Dias
Luiza Cunha Martins

Da Faculdade de Medicina da Universidade Federal de Goiás (UFG):

Felipe Santa Cruz Mesquita
Flaviane Marques de Assis

Nosso agradecimento especial à Biblioteca Virtual da Associação Médica de Minas Gerais pelo apoio no fornecimento de material didático e artigos para revisão durante a elaboração dos capítulos.

Colaboradores

Alessandra Tessaro

Graduação em Fisioterapia pela Universidade Luterana do Brasil (ULBRA). *Fellow* no Istituto Europeo di Oncologia (IEO) – Milano. Especialização Profissional em Fisioterapia em Oncologia. Membro da Associação Brasileira de Fisioterapia em Oncologia (ABFO). Fisioterapeuta do Núcleo Mama Moinhos do Hospital Moinhos de Vento. Docente da Pós-Graduação em Fisioterapia em Oncologia do Hospital Moinhos de Vento. Mestre em Ciências da Reabilitação pela Universidade Federal de Ciências da Saúde de Porto Alegre (UFCSPA).

Alexandre de Almeida Barra

Mestrado e Doutorado em Saúde da Mulher pela Universidade Federal de Minas Gerais (UFMG). Pós-Doutorado em Cuidados Paliativos pelo The Christie NHS Foundation Trust – Manchester-UK. Professor Associado de Ginecologia e Obstetrícia e Espiritualidade da Universidade Federal de Ouro Preto (UFOP). Coordenador do Serviço de Mastologia do Instituto de Previdência dos Servidores do Estado de Minas Gerais (IPSEMG).

Alfredo Carlos Simões Dornellas de Barros

Professor Livre-Docente da Faculdade de Medicina da Universidade de São Paulo (USP). Responsável pela Residência Médica de Mastologia do Hospital Beneficência Portuguesa de São Paulo.

André Márcio Murad

Professor Adjunto-Doutor Coordenador da Disciplina de Oncologia da Faculdade de Medicina da UFMG. Diretor Executivo da Personal Oncologia de Precisão e Personalizada de Belo Horizonte-MG. Diretor Científico do Grupo Brasileiro de Oncologia de Precisão (GBOP). Pós-Doutorando em Genética pela UFMG. Oncogeneticista do Centro de Oncologia CETTRO de Brasília.

Angélica Nogueira Rodrigues

Post Doc em Oncologia pela Harvard University. Professora e Pesquisadora da UFMG. Idealizadora do Grupo Brasileiro de Tumores Ginecológicos (EVA). *Chair* em Ginecologia Oncológica pelo Latin American Cooperative Oncology Group (LACOG). Diretora da DOM Oncologia. Orientadora da Pós-Graduação na CMMG.

Annamaria Masshud Rodrigues dos Santos

Mastologista da Santa Casa de Belo Horizonte, do IPSEMG e do Instituto Orizonti. Mestre em Ciências da Saúde pelo IPSEMG. Membro do Departamento de Residência da Sociedade Brasileira de Mastologia (SBM). Presidente da SBM – Regional Minas Gerais (2020-2022).

Cássio Furtini Haddad

Especialista em Mastologia pela SBM e pela Associação Médica Brasileira (AMB). Professor Auxiliar da Faculdade de Ciências da Saúde da Universidade Federal de Lavras (UFLA) – MG. Mestrando em Ciências da Saúde pela UFLA. Mastologista da Santa Casa de Misericórdia de Lavras – MG.

Clécio Ênio Murta de Lucena

Professor Adjunto do Departamento de Ginecologia e Obstetrícia da Faculdade de Medicina da UFMG. Mestrado e Doutorado pela UFMG. Coordenador da Residência em Mastologia do Hospital das Clínicas da UFMG. Coordenador do Programa de Residência em Mastologia do Hospital das Clínicas da UFMG. Membro do Serviço de Mastologia do Instituto Orizonti em Belo Horizonte-MG.

Cristiana Buzelin Nunes

Mestrado e Doutorado em Patologia pela UFMG. Professora Adjunta e Coordenadora do Laboratório de Patologia Mamária da Faculdade de Medicina da UFMG.

Cristiane C. Bandeira A. Nimir

Graduação em Medicina pela Universidade Federal de Goiás (UFG) com Residência Médica em Anatomia Patológica no HC-FM-USP. Especialista em Anatomia Patológica pela Sociedade Brasileira de Patologia. Membro da SBM.

Daniele Paixão Pereira

Graduação em Medicina pela Universidade Federal de Juiz de Fora (UFJF) e Especialista em Genética Médica pela Faculdade de Medicina de Ribeirão Preto da Universidade de São Paulo (FMRP-USP). Mestrado e Doutorado em Oncologia pela Fundação Antônio Prudente – A. C. Camargo Cancer Center. Médica Titular do Departamento de Oncogenética do A.C. Camargo Cancer Center e do Instituto Brasileiro de Controle do Cancer (IBCC). Oncogeneticista do Grupo Fleury.

Débora Balabram

Membro da SBM. Professora Adjunta do Departamento de Cirurgia da Faculdade de Medicina da UFMG. Mestrado e Doutorado em Patologia pela UFMG.

Eduardo Carvalho Pessoa

Mestrado e Doutorado em Mastologia pela Universidade Estadual Paulista (UNESP). Presidente da Comissão Nacional da Imaginologia Mamária da FEBRASGO. Vice-Presidente da SBM – Regional São Paulo.

Gabriel de Almeida Silva Júnior

Ginecologista e Mastologista. Residência e Mestrado pela UFMG. Ex-Membro do Serviço de Mastologia e Coordenador do Hospital das Clínicas. Membro do Serviço de Mastologia do Instituto Orizonti. Ex-Presidente da SBM – Regional Minas Gerais. Vice-Presidente da Associação Médica de Minas Gerais.

Grace Pereira dos Santos

Mestre em Psicologia pela FAFICH-UFMG. Especialista em Psicologia Hospitalar pela CRPMG. Especialista em Educação Afetivo/Sexual pela CEPEMG/UEMG.

Henrique Lima Couto

Diretor-Presidente da Clínica Redimama – Redimasto de Belo Horizonte. Vice-Presidente da CNE de Imagem Mamária da FEBRASGO. Presidente do Departamento de Imagem da Mama da SBM.

Isabela Safar Paim

Residente de Ginecologia e Obstetrícia no HC-UFMG.

João Bosco Ramos Borges

Doutorado pela FMUSP. Professor Titular de Ginecologia da Faculdade de Medicina de Jundiaí (FMJ) – SP. Presidente do Departamento de Políticas Públicas da SBM – 2020-2022. Presidente da Sociedade Brasileira de Ginecologia da Infância e Adolescência (SOGIA Br) – 2019-2023. Coordenador de Curso de Pós-Graduação do IEP – Hospital Sírio-Libanês.

Joaquim Teodoro de Araujo Neto

Graduação em Medicina pela Universidade Federal de Uberlândia – MG. Residência Médica em Obstetrícia/Ginecologia e Mastologia no Hospital do Servidor Público Estadual – IAMSPE – SP. Mestrado e Doutorado em Mastologia na EPM/UNIFESP. Coordenador da Graduação e do Ambulatório de Doenças Benignas/Alto Risco da Disciplina de Mastologia da EPM/UNIFESP. Coordenador da Comissão de Residência Médica (COREME) do Centro de Estudos do IBCC. Supervisor da Residência Médica em Mastologia do Hospital Maternidade Escola Cachoeirinha – SP.

Jorge Villanova Biazus

Professor Associado do Departamento de Ginecologia e Obstetrícia da FAMED/UFRGS. Professor do Serviço de Mastologia do Hospital de Clínicas de Porto Alegre (HCPA). Professor do Programa de Pós-Graduação em Ginecologia e Obstetrícia – PPGGO/UFRGS. Diretor da Escola Superior de Cirurgia Oncoplástica do HCPA. Vice-Presidente da SBM – Região Sul.

José Cláudio Casali

Graduação em Medicina pela Universidade Federal Fluminense (UFF) com especialização em Oncologia Clínica pelo Instituto Nacional do Câncer – RJ. Fundador e Diretor do Departamento de Oncogenética do A. C. Camargo Cancer Center. Fundador do Biobanco Nacional de Tumores e DNA (BNT) do INCA. Membro da Sociedade Brasileira de Oncologia Clínica (SBOC), da SBM e da American Association for Cancer Research (AACR).

Larissa Silva de Oliveira

Graduação em Direito pela Universidade Federal da Bahia (UFBA). Mestranda em Direito pela UFBA. Idealizadora do Projeto Direito no Câncer. Pós-Graduada em Direito Empresarial pela Fundação Getúlio Vargas.

Leandro Cruz Ramires da Silva

Graduação em Medicina pela Faculdade de Medicina da UFMG. Especialização e Residência Médica em Cirurgia Geral Oncológica e Mastologia. Mestrado em Medicina no Programa de Saúde da Mulher na área de concentração de Patologia Mamária, Câncer de Mama, da FM-UFMG. Ex-Coordenador do Serviço de Mastologia e Preceptor da Residência Médica em Mastologia do Hospital das Clínicas da UFMG.

Leonardo Ribeiro Soares

Graduação em Medicina pela UFG. Residência Médica em Ginecologia e Obstetrícia no Hospital das Clínicas da UFG. Residência Médica em Mastologia no HC/UFG. Título de Especialista pela Sociedade Brasileira de Mastologia e pela FEBRASGO. Doutorado em Ciências da Saúde pela FM/UFG.

Linei Augusta Brolini Dellê Urban

Radiologista Responsável pelo Setor de Mama da Clínica DAPI, Curitiba-PR. Coordenadora da Comissão de Mamografia do Colégio Brasileiro de Radiologia (CBR). Tesoureira da Sociedad Iberoamericana de Imagen Mamaria (SIBIM).

Lucas Barbosa da Silva

Especialista em Ginecologia, Obstetrícia e Mastologia pela UFMG. Doutor pela UNESP-Botucatu. Membro do Serviço de Mastologia do Hospital das Clínicas da UFMG.

Luiz Henrique Gebrim

Diretor do Hospital Pérola Byington. Livre-Docente em Mastologia pela UNIFESP. Associado do Departamento de Mastologia do Hospital Beneficência Portuguesa de São Paulo.

Márcia dos Santos Pereira

Professora Associada do Departamento de Enfermagem Aplicada com Mestrado e Doutorado pela UFMG. Membro da Sociedade Brasileira de Bioética. Coordenadora do Projeto de Integração Docente Assistencial do Departamento de Enfermagem Aplicada com o Instituto Jenny de Andrade Faria.

Márcio Alexandre Hipólito Rodrigues

Professor Adjunto do Departamento de Ginecologia e Obstetrícia da UFMG. Pós-Doutorado na Unidade de Ginecologia Endócrina do Hospital Cochin – Universidade Paris V. Membro da CNE-Climatério-FEBRASGO. Diretor de Ensino e Residência Médica da Associação de Ginecologistas e Obstetras de Minas Gerais (SOGIMIG). Associate Editor Women and Health.

Miguel Torres Teixeira Leite

Membro Titular da Sociedade Brasileira de Radioterapia. Radioncologista dos Hospitais Felício Rocho, Orizonti e São Francisco – Belo Horizonte-MG.

Mônica Duarte Pimentel

Mestrado e Doutorado em Saúde da Mulher pela UFMG. Mastologista do Hospital das Clínicas da UFMG. Professora de Mastologia do Centro Universitário UNI-BH.

Patrícia Bittencourt Marques Lauria

Mestrado em Saúde da Mulher pela Faculdade de Medicina da UFMG. Médica Assistente e Preceptora do Serviço de Mastologia do Hospital das Clínicas da UFMG/EBSERH. Membro Efetivo da SBM.

Paula Cristina Martins Soares

Médica Mastologista dos Hospitais Socor e Madre Teresa de Belo Horizonte. Médica Mastologista da Prefeitura de Belo Horizonte. Pós-Graduada em Oncoplástica Mamária e Cirurgia Reconstrutora da Mama pela Santa Casa de Belo Horizonte. Membro do Comitê de Aleitamento Materno da SOGIMIG.

Paulo Henrique Costa Diniz

Oncologista Clínico. Professor Adjunto do Departamento de Clínica Médica da Faculdade de Medicina da UFMG. Doutor em Ciências Aplicadas à Saúde do Adulto e Mestre em Farmacologia e Bioquímica pela UFMG. Residência em Clínica Médica e em Oncologia Clínica no Hospital das Clínicas da UFMG. Preceptor do Programa de Residência de Oncologia Clínica do HC-UFMG

Régis Resende Paulinelli

Graduação em Medicina pela UFG. Especialização em Ginecologia-Obstetrícia e em Mastologia pela UFG. Mestrado e Doutorado em Ciências da Saúde pela Universidade de Brasília. Estágios em Mastologia no Istituto Europeo di Oncologia (Milão, Itália) e no Guys Hospital (Londres, Inglaterra). Estágios em Cirurgia Reconstrutiva e Estética Mamária no Istituto Europeo di Oncologia (Milão, Itália) e no Interdisciplinary Breast Center (Düsseldorf, Alemanha). Médico concursado como Mastologista da UFG. Encarregado de Reconstruções Mamárias no Serviço de Ginecologia e Mama do Hospital Araújo Jorge. Responsável pela organização do programa de educação continuada teórico-prática da SBM em Oncoplastia e Reconstrução Mamária no Hospital Araújo Jorge – Goiânia-GO.

Rodrigo Otavio Teixeira Moreira

Graduação em Medicina pela Universidade Federal de Alagoas (UFAL). Residência em Ginecologia e Obstetrícia pela Maternidade Odete Valadares. Residência em Mastologia pelo Hospital Felício Rocho. Mastologista do HC/UFMG/EBSERH.

Rosemar Macedo Souza Rahal

Mastologista com Mestrado e Doutorado pela UFG. Professora da UFG. Secretária da SBM – 2020-2022.

Ruffo de Freitas Júnior

Mastologista, Epidemiologista e Oncologista Clínico. Professor Associado da Faculdade de Medicina da UFG. Médico Titular do Serviço de Ginecologia e Mama do Hospital Araújo Jorge da Associação de Combate ao Câncer em Goiás.

Vilmar Marques de Oliveira

Professor Adjunto Doutor da Faculdade de Ciências Médicas da Santa Casa de São Paulo. Chefe do Setor de Mastologia da Santa Casa de São Paulo. Presidente da SBM – 2020-2022.

Vinícius Milani Budel

Chefe do Departamento de Ginecologia da Universidade Federal do Paraná (UFPR). Ex-Senior Research da European Organisation for Research and Treatment of Cancer (EORTC). Vice-Presidente da SBM. Oncologista pela Universidade Livre de Bruxelas (ULB) – Bélgica.

Waldeir José de Almeida Júnior

Mastologista da Rede Mater Dei de Saúde. Professor da Faculdade de Ciências Médicas de Minas Gerais. Membro do Departamento de Políticas Públicas da SBM.

Prefácio

Recebi com alegria o convite para prefaciar este livro. Sinto-me honrado por participar desta publicação que irá disseminar o conhecimento sobre Mastologia e reverenciar a profissão médica.

A Medicina pode ser exercida segundo diversas vertentes. A primeira é a Clínica, em que o médico se dedica a seu consultório ou a um ambulatório, colocando em prática seus conhecimentos e acolhendo os pacientes de modo a lhes oferecer a melhor técnica possível para tratar as enfermidades. Há o Ensino e a Pesquisa. Na academia, é possível que o profissional se dedique a estudar e a se desenvolver por meio da inovação e da criatividade para encontrar novas maneiras de exercer a prática médica. A terceira vertente inclui o Empreendedorismo e a Gestão, quando o impacto da gestão do médico é mais sistêmico, podendo influenciar não só o ambiente em que está inserido, mas também outras pessoas em torno de um objetivo em comum. Além disso, o profissional pode atuar em sociedades de classe e ter a oportunidade de defender os interesses de sua especialidade e interagir com diversos *stakeholders* e sistemas para poder lutar pelos direitos e melhor posicionamento de seus pares.

A Medicina é uma profissão que permite a quem a escolhe exercê-la com plenitude e de maneira intensa, podendo o profissional atuar nessas diversas vertentes ao longo de sua vida, concomitantemente ou em separado. E todos nós precisamos compreender as diversas nuances de cada uma delas.

Do ponto de vista da formação médica, este livro cumpre uma função primordial ao abordar os principais aspectos da Mastologia. Trata-se de especialidade médica – reconhecida pelo Conselho Federal de Medicina (CFM) por meio da Resolução 1.327/89 há mais de 33 anos – que apresenta características especiais e particularidades e que implica um conhecimento mais amplo por parte de quem a exerce, tanto clínico como cirúrgico. Com isso, ela dá direito ao mastologista de hipertrofiar outro aspecto de atuação de acordo com sua trajetória e interesse pessoal.

A Mastologia tem crescido muito nas últimas décadas, principalmente em decorrência do aumento da incidência de câncer de mama em todo o mundo. De acordo com levantamento divulgado pelo *Global Cancer Observatory* (GCO), em 2020 foram mais de 2 milhões de casos registrados de câncer de mama no mundo, representando 11,7% dos novos casos de câncer, englobando todos os sexos. Estratificando os novos casos de câncer por ano somente para o sexo feminino, esse percentual sobe para 24,5%. No Brasil, segundo o Instituto Nacional de Câncer (INCA), foram mais de 66 mil novos casos de câncer de mama no mesmo ano.

Avanços na área de medicina diagnóstica possibilitam o diagnóstico cada vez mais eficaz e precoce das doenças da mama, possibilitando o início mais rápido dos tratamentos, de maneira que sejam mais assertivos. Além disso, a possibilidade de cirurgias com tecnologias modernas traz uma nova esperança, juntamente com o conceito que deve ser utilizado ao conduzir qualquer abordagem assistencial: a busca pela personalização de cada caso para oferecer às pacientes uma melhor qualidade de vida pós-tratamento. O caminho é buscar terapêuticas que sejam efetivamente direcionadas, tendo como suporte a mais moderna tecnologia e o alto conhecimento técnico, nessa constante busca pelo melhor desfecho assistencial.

Esse objetivo perpassa também a multidisciplinaridade na área de Mastologia. É o que praticamos na Rede Mater Dei de Saúde. O Serviço de Mastologia promove semanalmente reuniões multidisciplinares com a participação das equipes de Mastologia, Oncologia Clínica, Cirurgia Plástica, Psicologia, Anatomia Patológica, Oncogenética, Fisioterapia, Radioncologia, Radiologia e Medicina Nuclear. Essa visão compartilhada possibilita uma discussão personalizada dos casos e a atualização permanente e constante das equipes de saúde.

Daí a importância de publicações como esta, voltadas para os profissionais da área e para aqueles que pretendem exercer a Mastologia no futuro. Este livro proporciona ao estudante de Medicina o contato com aspectos e princípios fundamentais do exercício da atividade da Mastologia. E, ao ser desenvolvido por estudantes de Medicina orientados por profissionais experientes de notório saber na Mastologia contemporânea, promove um processo construtivo que implica o entrosamento e o alinhamento das diferentes gerações de médicos. Certamente, os 50 capítulos deste livro serão uma referência não só para divulgação da especialidade, mas um instrumento importante para a formação médica.

Henrique Moraes Salvador Silva
Mastologista
Ex-Presidente da Sociedade Brasileira de Mastologia
Presidente da Rede Mater Dei de Saúde

Apresentação

Em nome da Faculdade de Medicina da Universidade Federal de Minas Gerais, orgulhosamente, venho apresentar a estudantes e profissionais de saúde o fabuloso livro *Mastologia – Do Diagnóstico ao Tratamento*, arquitetado pelo professor Clécio Ênio Murta de Lucena.

O professor Clécio é um renomado mastologista, referência nacional e internacional na assistência e pesquisa na Saúde da Mulher, em especial no campo da Mastologia, além de ter uma importante atuação em vários órgãos de representação profissional nessa área. Entretanto, acredito que sua principal qualificação é a de professor.

O doutor Clécio representa de maneira excepcional o que se espera de um verdadeiro professor. Desde seu ingresso como professor do Departamento de Ginecologia e Obstetrícia de nossa faculdade, tem demonstrado grande competência no exercício da docência, realizando atividades de ensino, pesquisa e extensão com criatividade e dinamismo. Com inúmeras atividades de ensino, pesquisa e extensão de grande relevância em nossa faculdade, apresenta agora este livro excepcional.

Parafraseando nosso educador centenário Paulo Freire, o professor Clécio não "transforma o mundo, transforma pessoas e essas se transformam e ao mundo". Por isso "se eterniza em cada ser que educa". Este livro reflete bem esse conceito de Paulo Freire, quando o professor Clécio demonstra exímia competência para mobilizar os estudantes na busca do conhecimento, no exercício da autonomia, produzindo uma obra contemporânea e tão útil para outros estudantes e mesmo para os profissionais da saúde.

Em seus 50 capítulos, divididos em sete seções, o livro perpassa com objetividade os aspectos clínicos, cirúrgicos, éticos e humanísticos da Mastologia, abordando aspectos conceituais básicos, métodos de diagnóstico, tratamento e reabilitação, além de questões éticas e de direito dos pacientes e das pacientes para várias condições que afetam as mamas, benignas e malignas. São conhecimentos essenciais para o futuro médico, independentemente de qual caminho o profissional vá percorrer.

O conjunto de estudantes, orientadores e sobretudo o professor Clécio – autores desta obra – contribuem de modo decisivo para a formação do "médico com formação generalista, humanista, crítica e reflexiva". Ressalta-se ainda o total alinhamento às Diretrizes Curriculares Nacionais, ao estimular o "aluno como sujeito da aprendizagem e apoiado no professor" (DCN, 2014).

Um orgulho para a Faculdade de Medicina da UFMG, um orgulho para todos os profissionais que lidam direta ou indiretamente com a saúde da mulher, em especial na área de Mastologia – um salto de qualidade para a assistência à saúde das pessoas.

Alamanda Kfoury Pereira
Professora Titular do Departamento de Ginecologia e Obstetrícia
Diretora da Faculdade de Medicina da UFMG

Sumário

ENCARTE COLORIDO

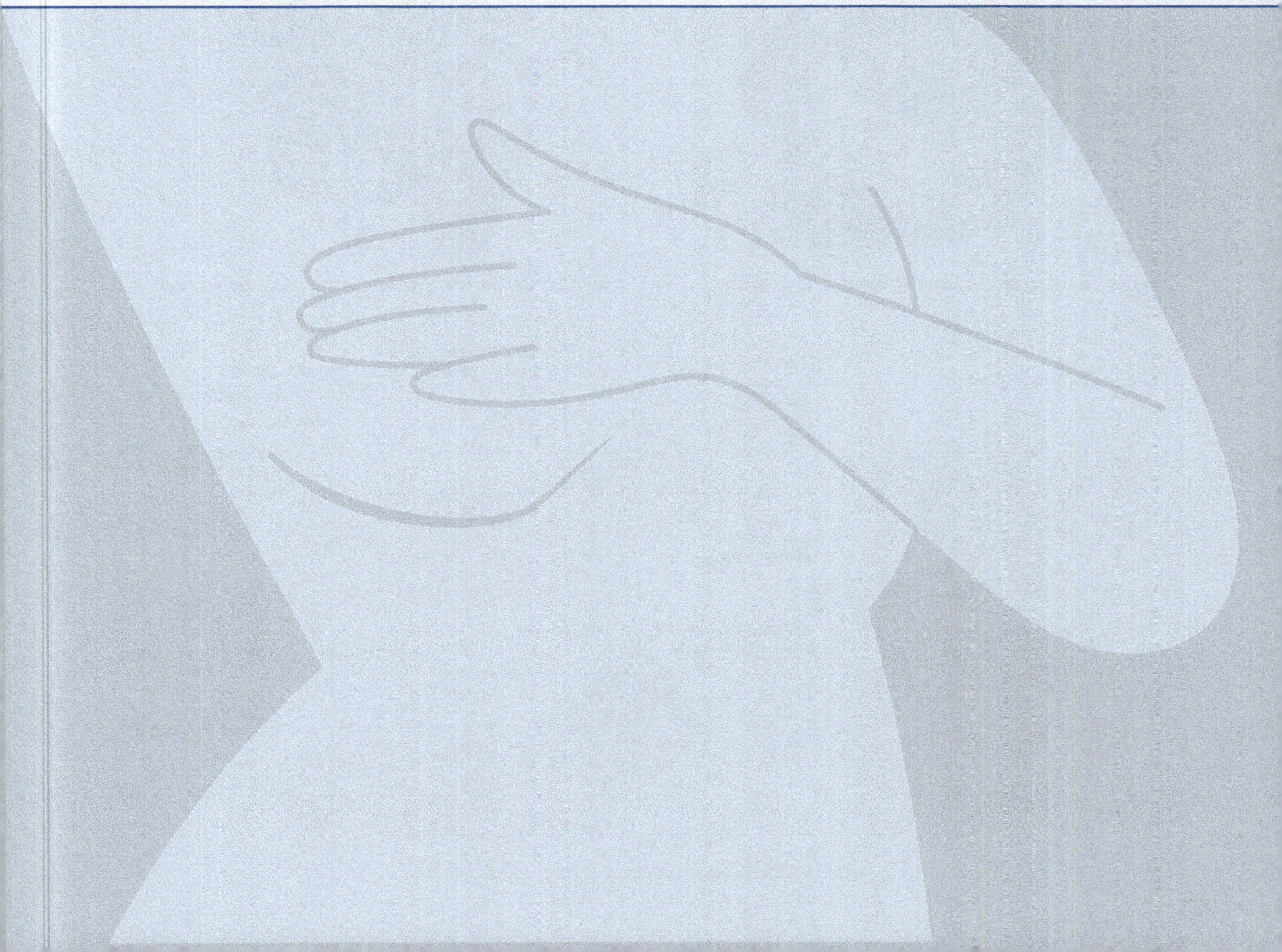

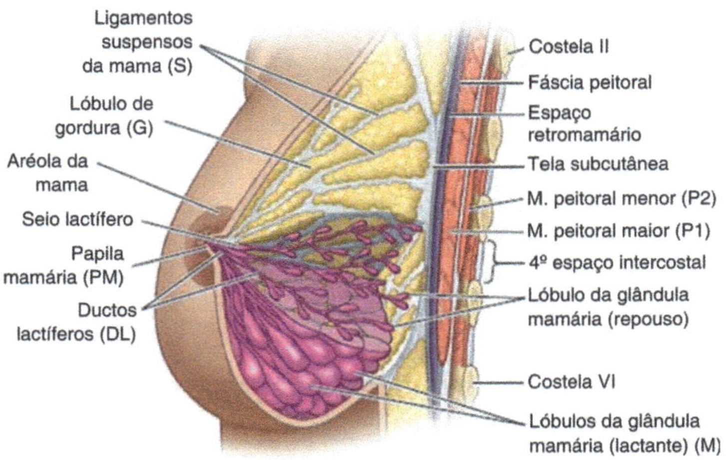

Figura 3.1 Morfologia da mama. (Reproduzida de Moore[8].)

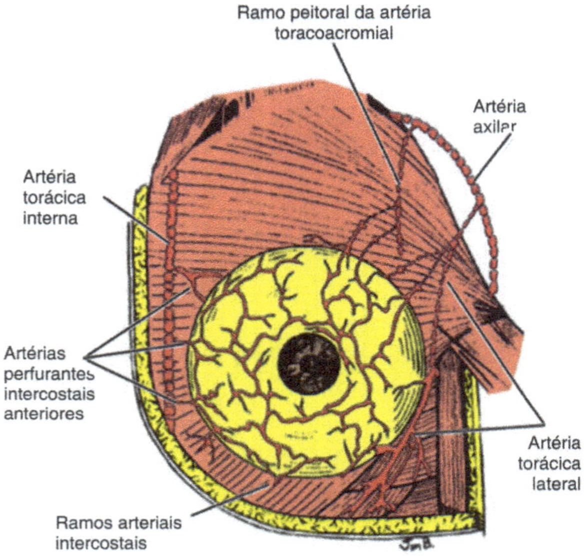

Figura 3.3 Irrigação da mama. (Reproduzida de Bland[1].)

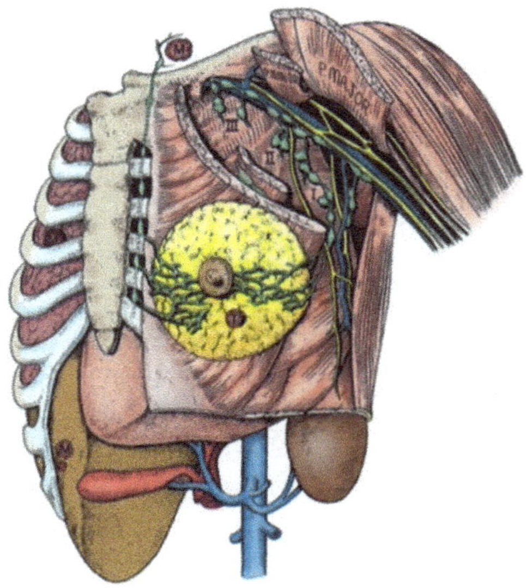

Figura 3.5 Cadeias linfonodais da mama e axila. (Reproduzida de Bland[1].)

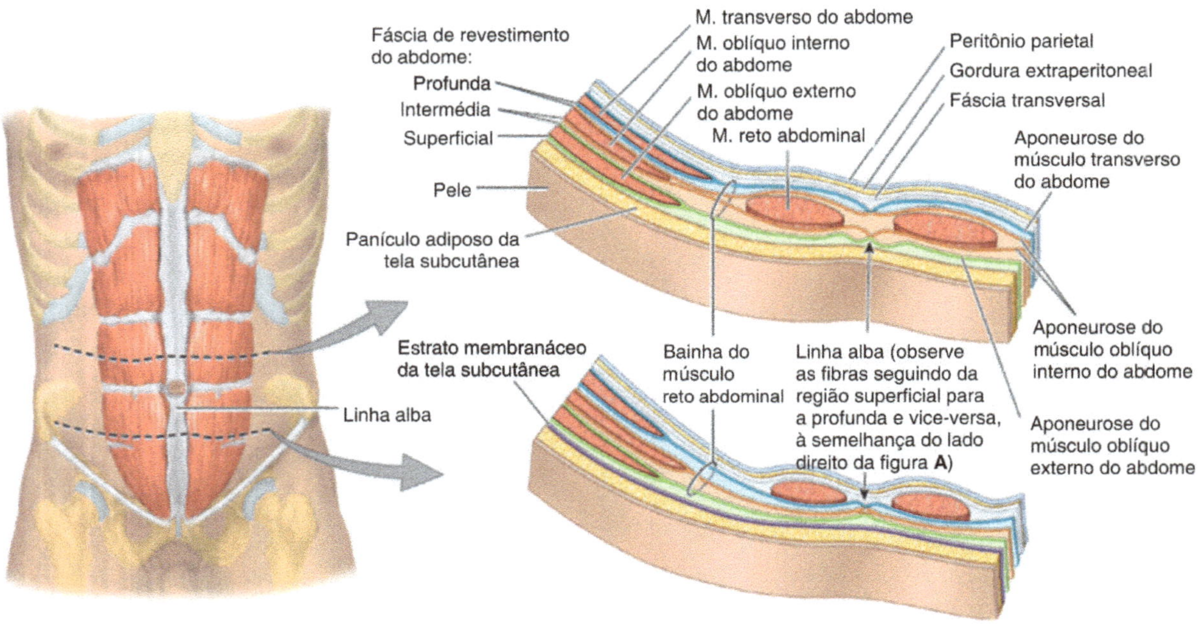

Figura 3.8 Músculos retos abdominais. (Reproduzida de Moore[1].)

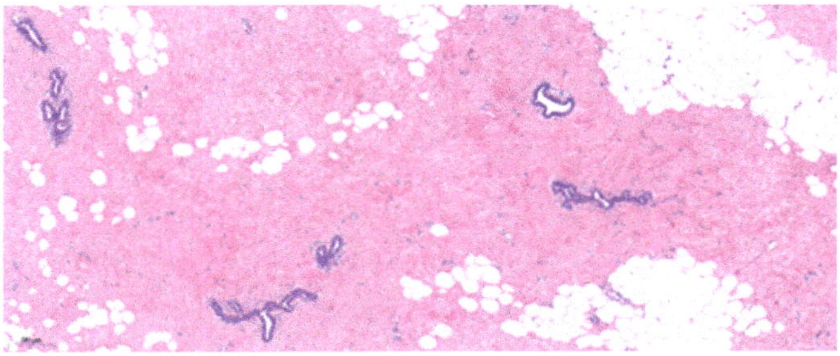

Figura 4.2 Imagem correspondente à mama masculina (aumento de 5×). Note que a mama é composta por ductos imersos em tecido fibroadiposo. (Acervo pessoal da Dra. Cristiana Buzelin Nunes, Belo Horizonte, MG.)

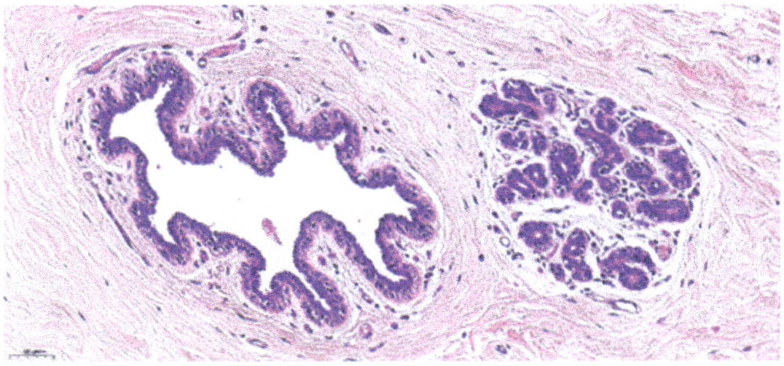

Figura 4.4 Imagem evidenciando estrutura de lóbulo mamário à direita e ducto lactífero à esquerda (aumento de 22×). Observe o epitélio lobular e ductal formado por células cuboides e a diferença entre as células epiteliais e mioepiteliais, mais evidente no ducto. (Acervo pessoal da Dra. Cristiana Buzelin Nunes, Belo Horizonte, MG.)

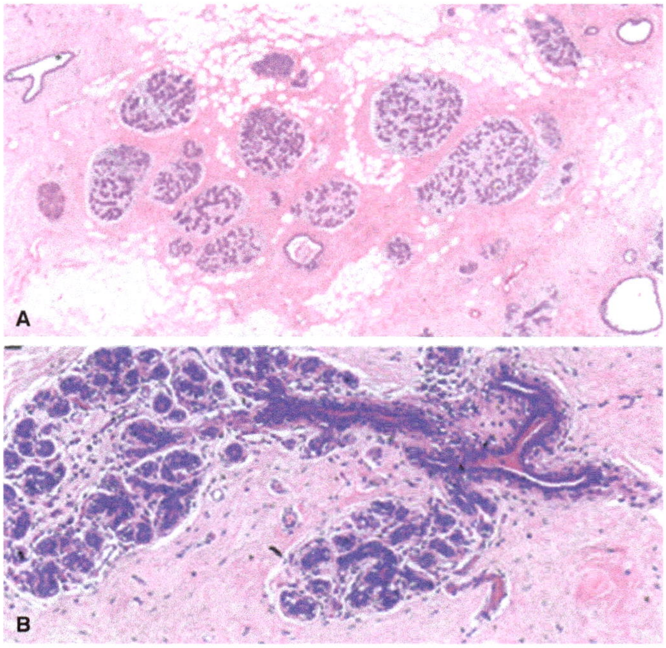

Figura 4.3A Imagem panorâmica da mama normal (aumento de 2,5×). Observe, na periferia, o estroma fibroadiposo bem definido e, no centro, vários lóbulos mamários ou UTDL. **B** Estrutura do lóbulo mamário, ducto interlobular e ducto extralobular (aumento de 13×). Note também o tecido conjuntivo intralobular frouxo rico em células em comparação com o tecido conjuntivo interlobular, mais denso e menos celularizado. (Acervo pessoal da Dra. Cristiana Buzelin Nunes, Belo Horizonte, MG.)

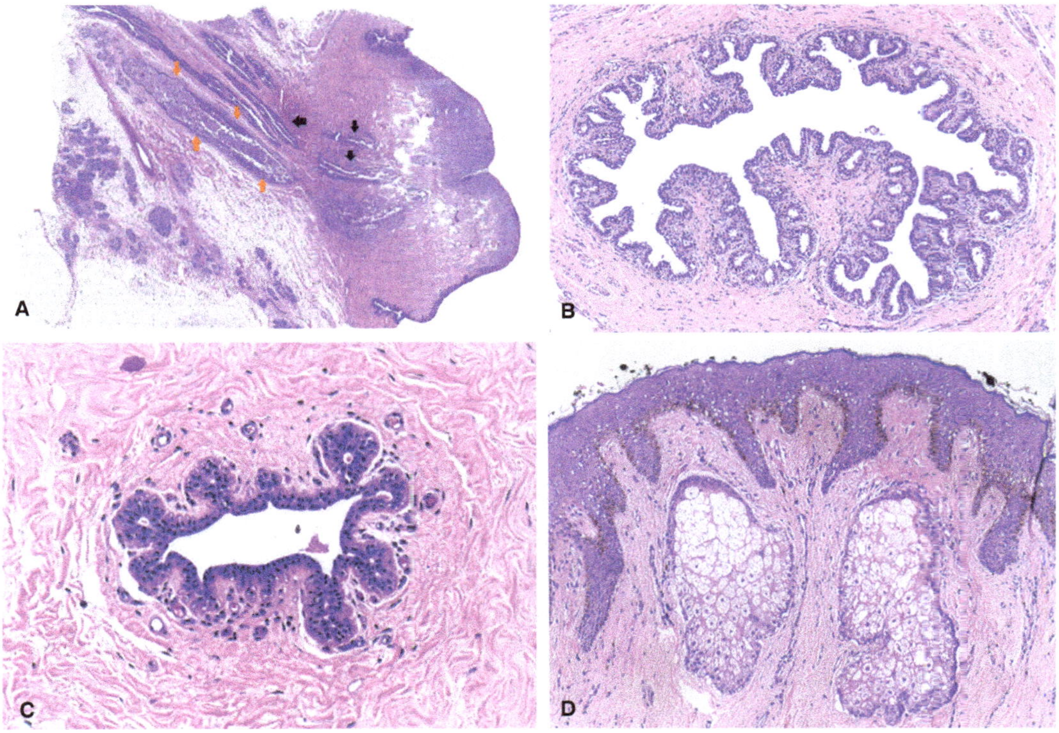

Figura 4.5 Imagens correspondentes a cortes de mamilo e estruturas próximas. **A** Imagem panorâmica de corte de mamilo em mama com carcinoma intraductal (aumento de 0,7×). Observe o epitélio estratificado pavimentoso queratinizado contínuo ao da pele adjacente e os ductos lactíferos que se dilatam para formar os seios lactíferos (*setas pretas*). O carcinoma é evidenciado pelas setas vermelhas. **B** Corte transversal do mamilo distal (aumento de 10×), evidenciando ducto lactífero. **C** Corte transversal do mamilo proximal (aumento de 20×), evidenciando ducto segmentar. Observe a transição da estrutura e do epitélio na comparação das imagens **B** e **C**, correspondendo a cortes mais distais e proximais, respectivamente. **D** Imagem de corte de mamilo (aumento de 12×), evidenciando as glândulas de Montgomery, logo abaixo da pele de epitélio pavimentoso queratinizado. (Acervo pessoal da Dra. Cristiana Buzelin Nunes, Belo Horizonte, MG.)

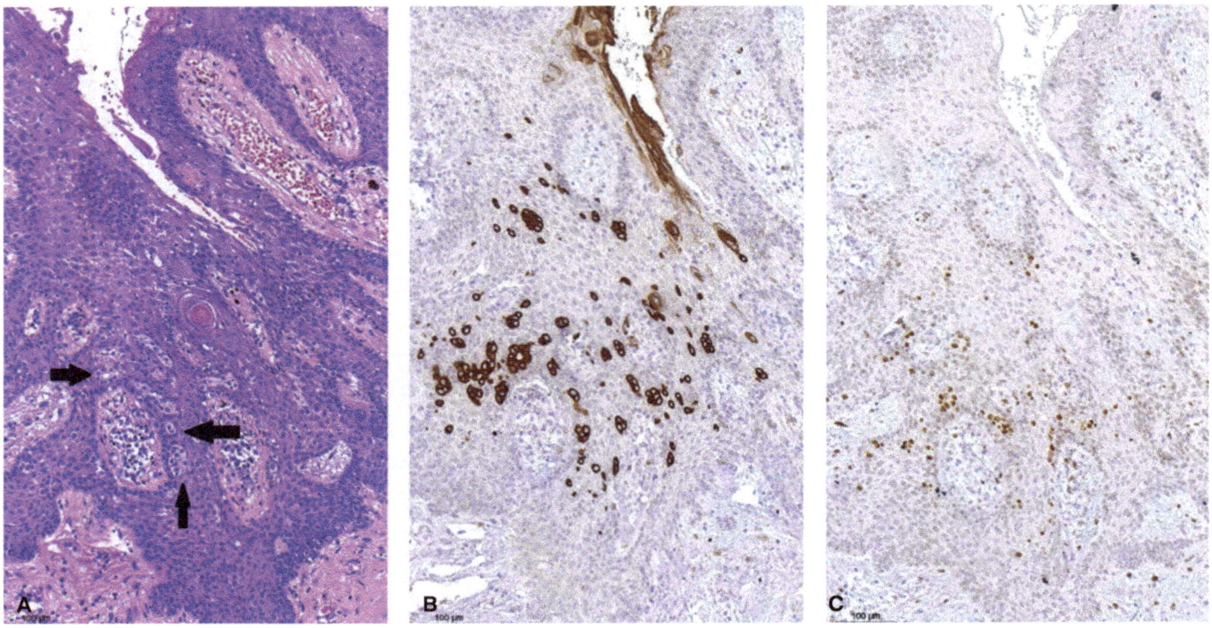

Figura 4.6 Imagens evidenciando as células de Toker na epiderme do mamilo (aumento de 10×). **A** Lâmina corada em HE evidenciando, nas setas pretas, as células de Toker. **B** Imagem imuno-histoquímica para CK7. **C** Imagem imuno-histoquímica para receptor de estrogênio. Observe que as células de Toker são positivas para CK7 e receptores de estrogênio. (Acervo pessoal da Dra. Cristiana Buzelin Nunes, Belo Horizonte, MG.)

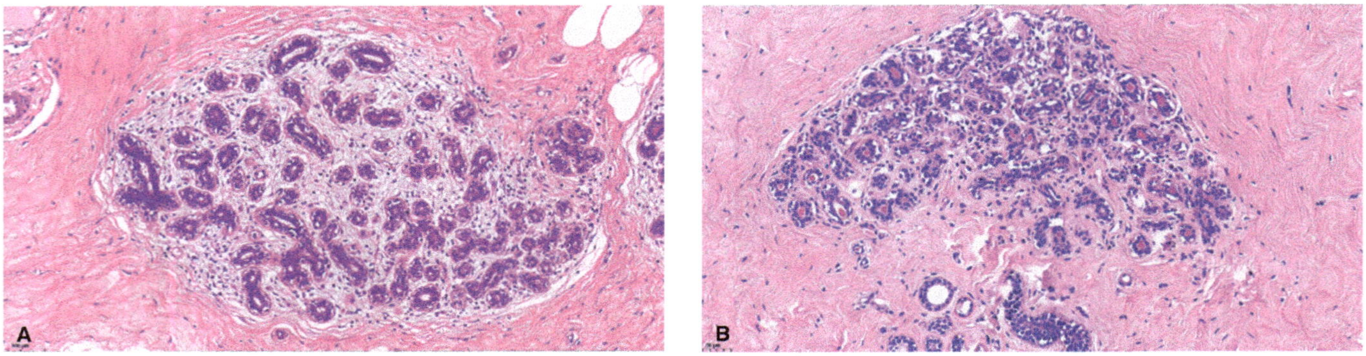

Figura 4.7 Imagens evidenciando algumas das alterações histológicas na glândula mamária durante o ciclo menstrual. **A** Imagem correspondente à fase secretora do ciclo (aumento de 13×), em que o edema é evidente e a secreção está presente. **B** Imagem mostra o colapso das glândulas lobulares (aumento de 20×) na fase menstrual, evidenciada pela grande quantidade de linfócitos visiveis no estroma intralobular nesse estágio. (Acervo pessoal da Dra. Cristiana Buzelin Nunes, Belo Horizonte, MG.)

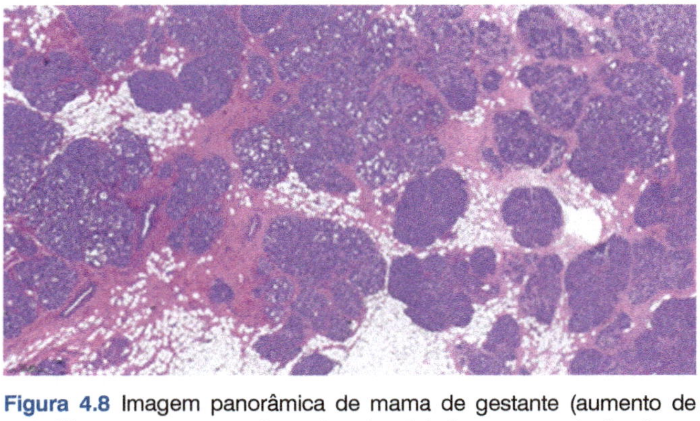

Figura 4.8 Imagem panorâmica de mama de gestante (aumento de 2×). Observe o aumento do parênquima lobular com a redução do estroma fibroadiposo em comparação com a Figura 4.3 (aumento de 13×). (Acervo pessoal da Dra. Cristiana Buzelin Nunes, Belo Horizonte, MG.)

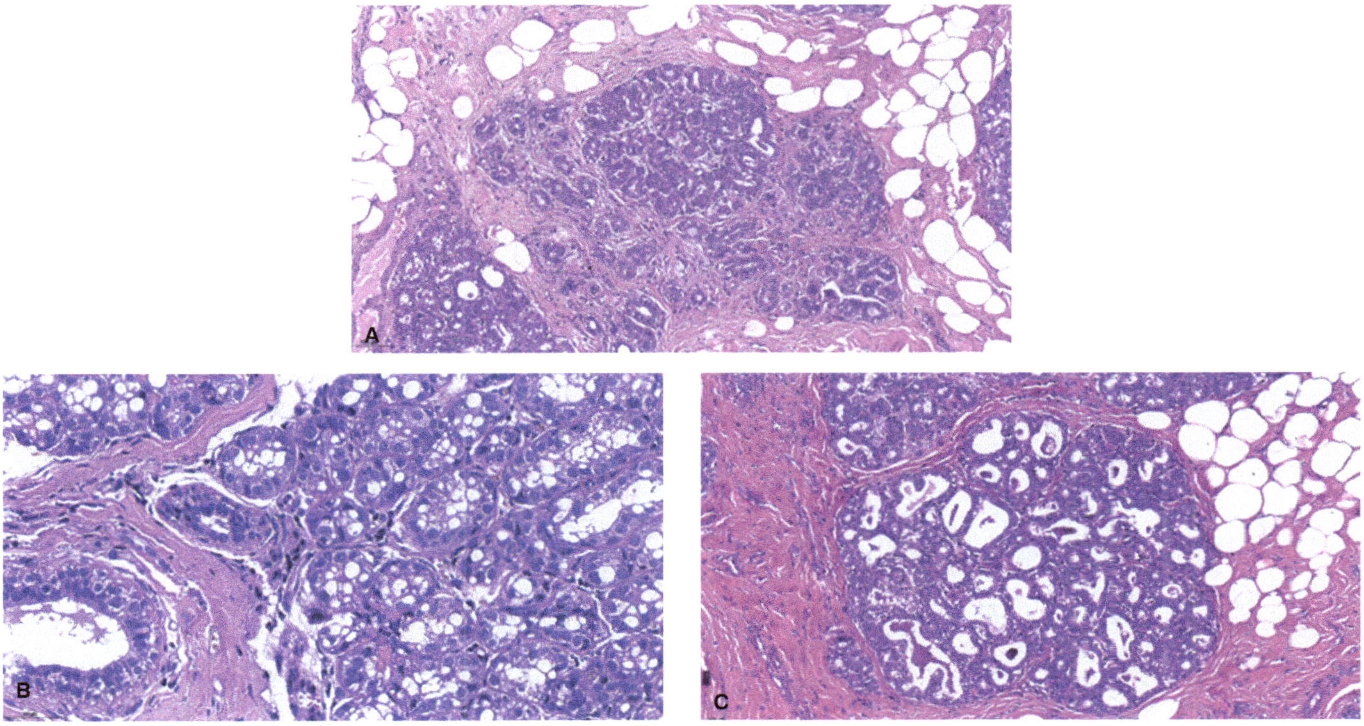

Figura 4.9 Imagens evidenciando lóbulo de mulher no terceiro trimestre de gestação e de mulher lactante. **A** Lóbulo (aumento de 13×). Note crescimento lobular por hiperplasia e hipertrofia celular. **B** Lóbulo à direita e ducto à esquerda (aumento de 40×). Note a vacuolização das células epiteliais nos lóbulos e as células mioepiteliais evidentes nos ductos. **C** Mama em lactação (aumento de 13×). Observe a distensão das glândulas lobulares e o acúmulo de secreção. (Acervo pessoal da Dra. Cristiana Buzelin Nunes, Belo Horizonte, MG.)

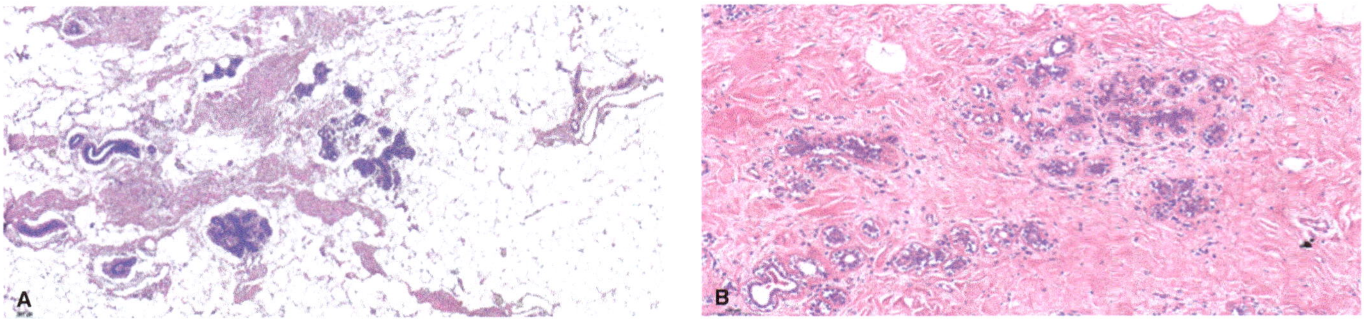

Figura 4.10 Imagens evidenciando a estrutura da mama após a menopausa. Note como a proporção de estroma fibroso e gorduroso difere nas imagens **A** e **B**. **A** Imagem panorâmica da mama após menopausa (aumento de 5×). Observe a quantidade reduzida de lóbulos em comparação com a Figura 4.3. **B** Detalhe do lóbulo mamário (aumento de 16×). Observe o espessamento da membrana basal lobular e a colagenização do estroma intralobular.

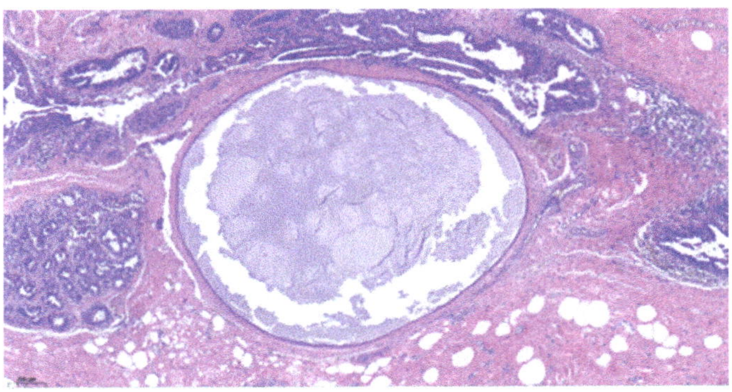

Figura 6.1 Ectasia ductal. Dilatação ductal importante com presença de secreção eosinofílica em seu interior. Lobos e ductos mamários normais estão presentes ao redor dessa alteração – veja encarte colorido. (Acervo pessoal da Dra. Cristiana Buzelin Nunes, Belo Horizonte, MG.)

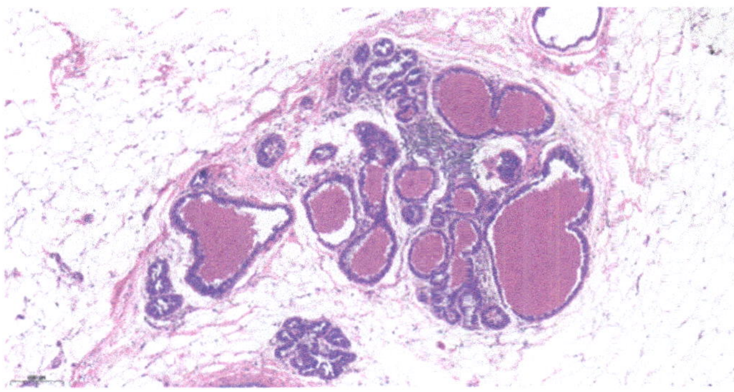

Figura 6.2 Cistos mamários. Dilatação importante dos lóbulos mamários com presença de material eosinofílico em seu interior. Notam-se alguns lóbulos normais na periferia do lobo observado. (Acervo pessoal da Dra. Cristiana Buzelin Nunes, Belo Horizonte, MG.)

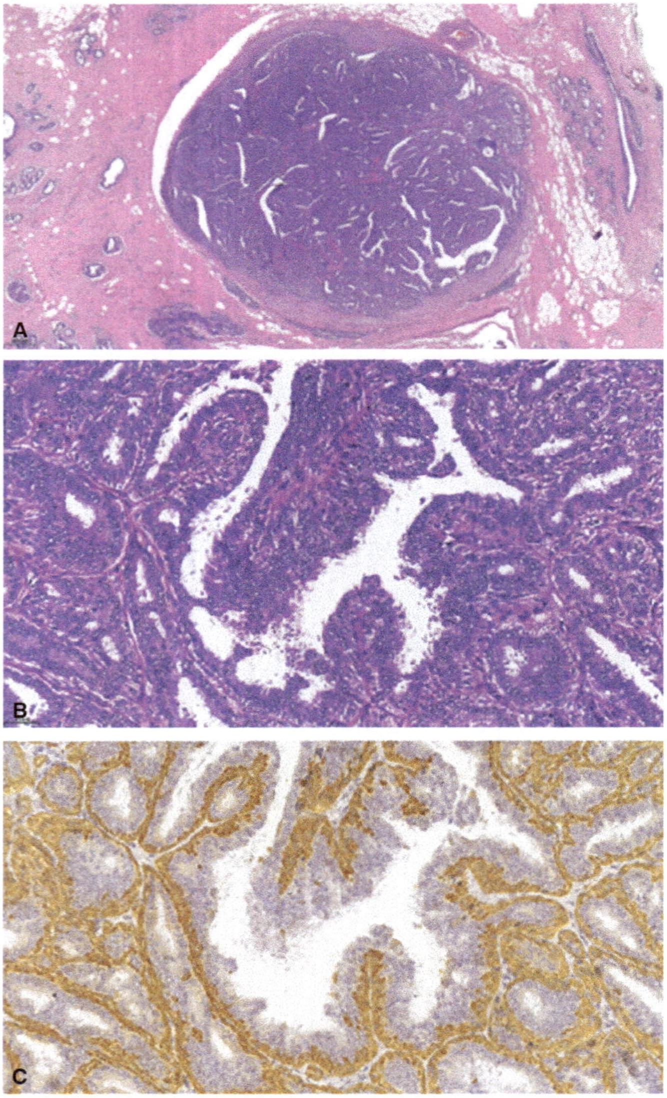

Figura 6.3 Papiloma intraductal. Papilas com eixo fibromuscular projetando-se em direção ao interior de ducto mamário dilatado (**A**). Papilas em detalhe em HE (**B**). Marcação para calponina (**C**), marcador imuno-histoquímico de células mioepiteliais, tornando mais nítida a visualização dessas células nos eixos de sustentação epitelial. (Acervo pessoal da Dra. Cristiana Buzelin Nunes, Belo Horizonte, MG.)

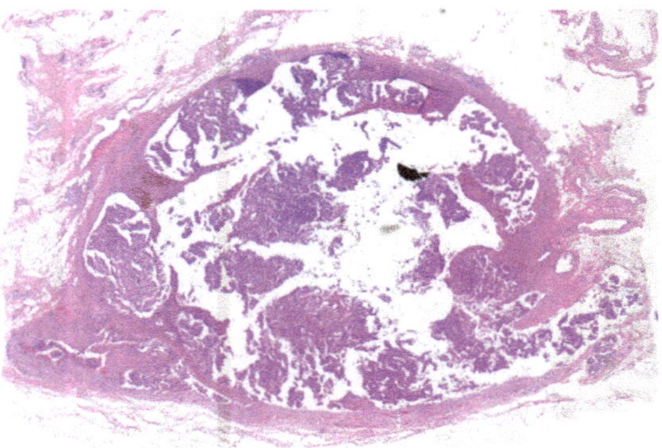

Figura 6.4 Carcinoma papilar encapsulado. Papilas revestidas por células neoplásicas sustentadas por eixo fibrovascular delgado. A lesão está presente em um espaço cístico delimitado por fibrose. (Acervo pessoal da Dra. Cristiana Buzelin Nunes, Belo Horizonte, MG.)

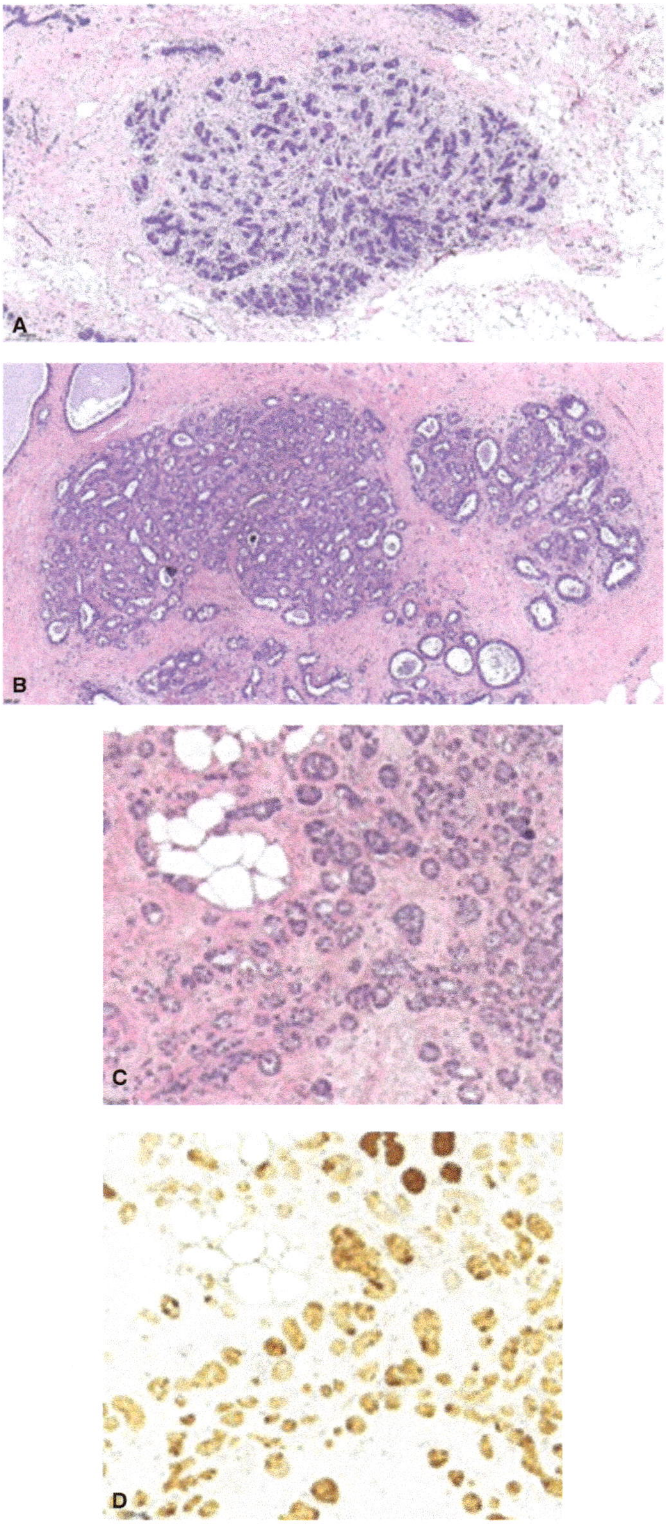

Figura 6.5 Adenose esclerosante, simples e microglandular. **A** Adenose simples – unidade ductolobular terminal com aumento no número de ductos e ácinos. **B** Adenose esclerosante – proliferação dos componentes lobulares com secreção intraluminal e calcificações, somada a aumento expressivo do componente estromal intralobular. **C** Adenose microglandular – proliferação das estruturas acinares arredondadas, compostas de células normais, infiltrando o estroma mamário (uso do marcador S-100). **D** Ausência de células mioepiteliais separando os ácinos do estroma. (Acervo pessoal da Dra. Cristiana Buzelin Nunes, Belo Horizonte, MG.)

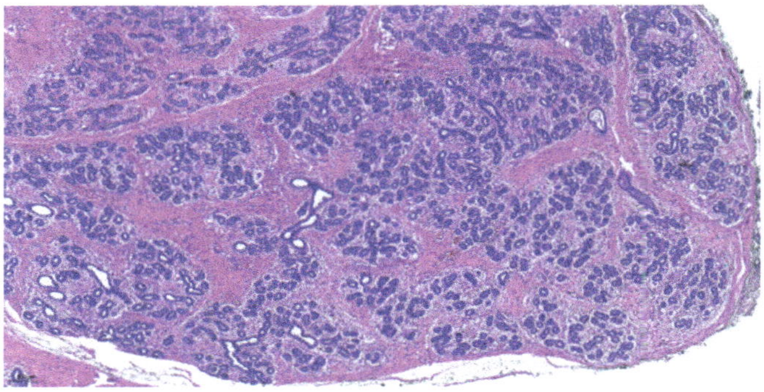

Figura 6.6 Adenoma tubular. Proliferação intensa da unidade ductolobular terminal com estroma interlobular escasso permeando as formações nodulares e ovoides dos lóbulos. (Acervo pessoal da Dra. Cristiana Buzelin Nunes, Belo Horizonte, MG.)

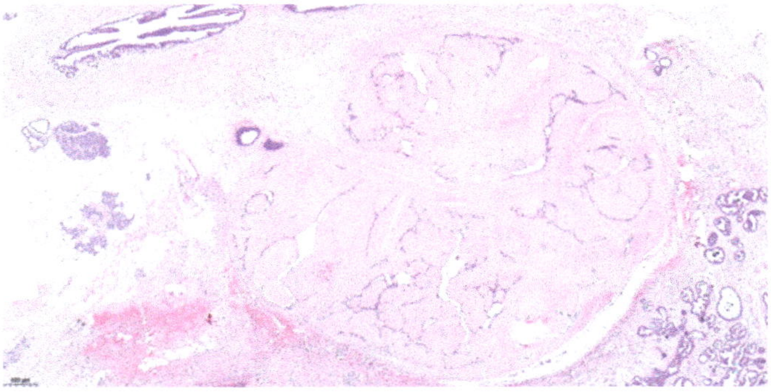

Figura 6.7 Fibroadenoma. Lesão circunscrita na qual se observa o componente epitelial formando canalículos colabados envoltos por crescimento estromal exuberante. (Acervo pessoal da Dra. Cristiana Buzelin Nunes, Belo Horizonte, MG.)

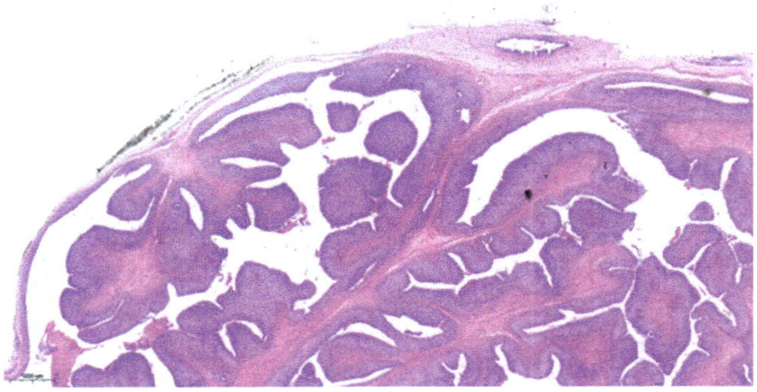

Figura 6.8 Tumor filoides benigno. Tumor constituído de diversas projeções estromais, semelhantes a folhas ou dedos de luva, recobertas por epitélio. (Acervo pessoal da Dra. Cristiana Buzelin Nunes, Belo Horizonte, MG.)

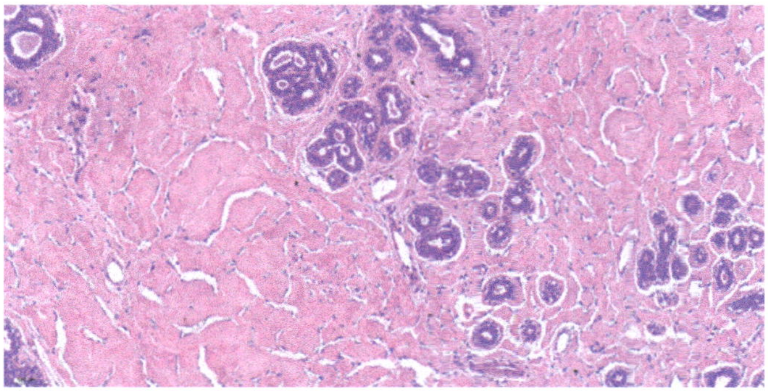

Figura 6.9 Hiperplasia estromal pseudoangiomatosa. Proliferação intensa de miofibroblastos associada a aumento expressivo do estroma mamário. (Acervo pessoal da Dra. Cristiana Buzelin Nunes, Belo Horizonte, MG.)

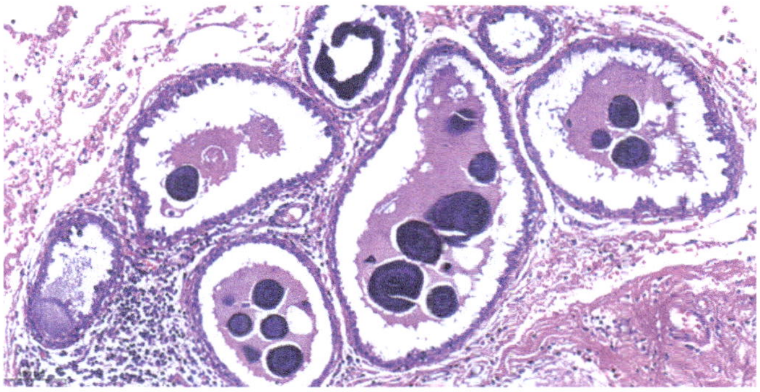

Figura 6.10 Microcalcificações não determinantes detectadas à mamografia e identificadas à histologia como lesões benignas. Lóbulos dilatados revestidos por células altas e contendo secreção e microcalcificações no lúmen. (Acervo pessoal da Dra. Cristiana Buzelin Nunes, Belo Horizonte, MG.)

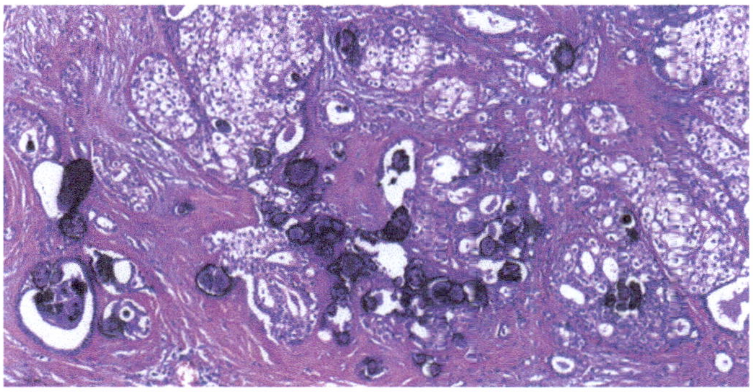

Figura 6.11 Microcalcificações determinantes detectadas à mamografia e identificadas em lesão proliferativa em ductos e lóbulos com atipias. (Acervo pessoal da Dra. Cristiana Buzelin Nunes, Belo Horizonte, MG.)

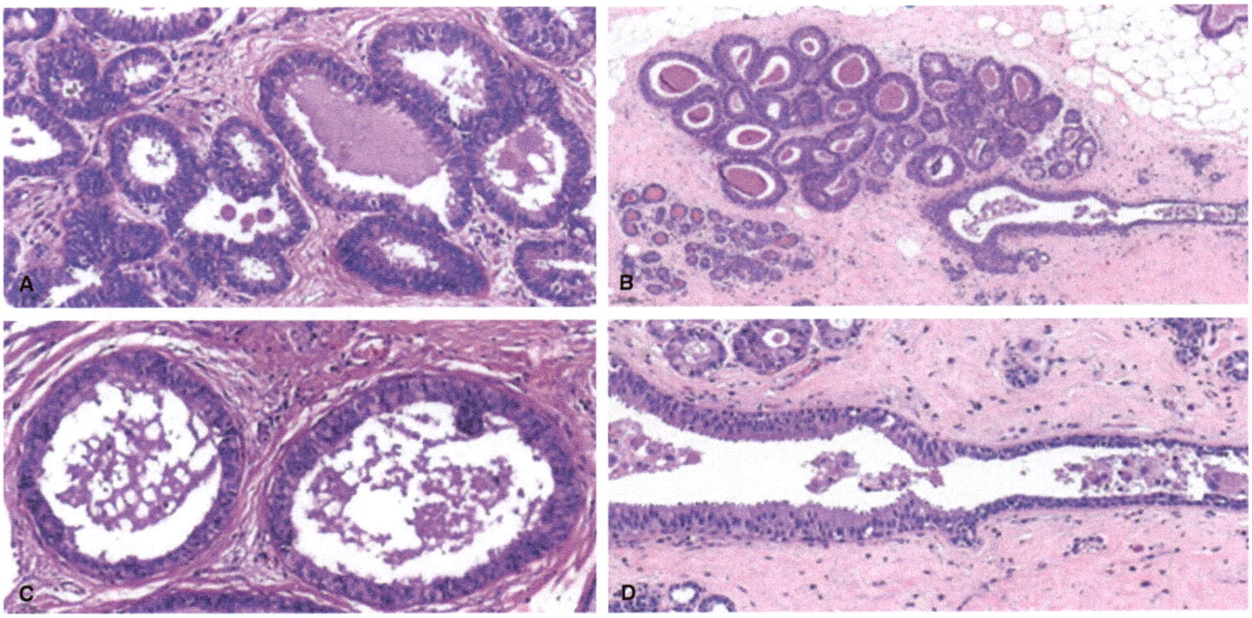

Figura 6.12 Atipia epitelial plana. Epitélio ductal revestido por diversas camadas de células com atipia discreta, demonstrada em detalhe em A e C. Área de transição entre o epitélio ductal cuboide normal e colunar da atipia epitelial plana (B), em detalhe em D, na qual se notam, mais uma vez, várias camadas dessas células. (Acervo pessoal da Dra. Cristiana Buzelin Nunes, Belo Horizonte, MG.)

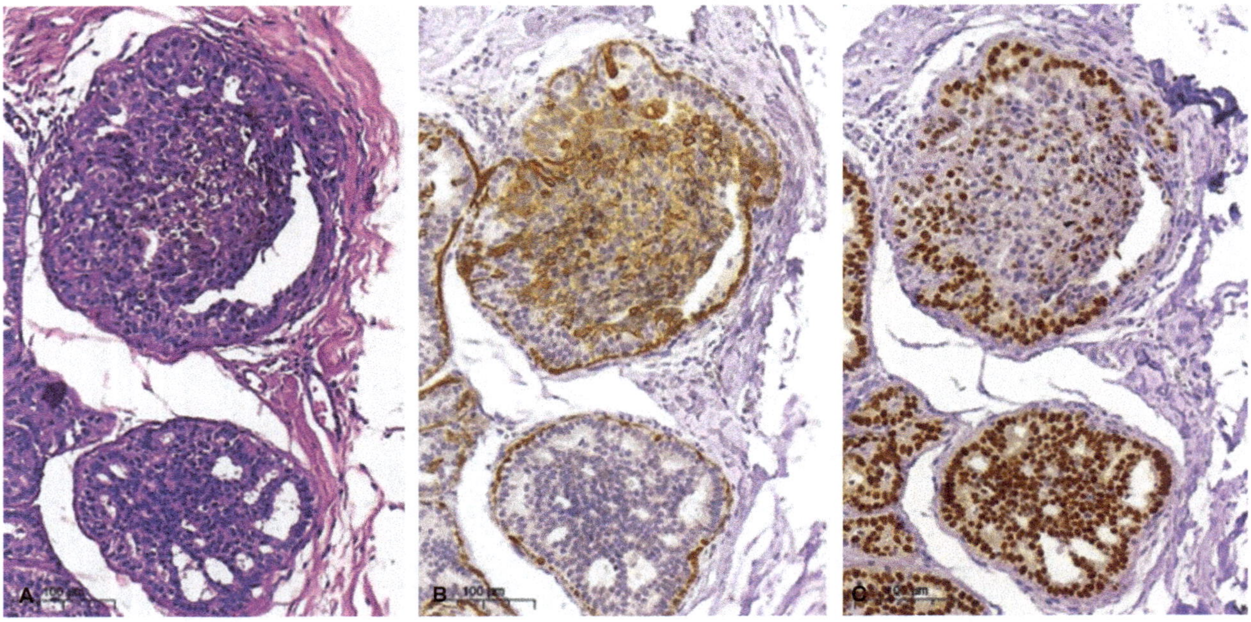

Figura 6.13 Hiperplasia ductal usual e hiperplasia ductal atípica. É possível notar a presença de hiperplasia ductal usual na porção superior da imagem (A) e hiperplasia ductal atípica na porção inferior. Nota-se que na hiperplasia ductal usual há proliferação epitelial desorganizada, com espaços periféricos, o que indica ausência de atipias. Na atípica, por outro lado, há formação de espaços arredondados com maior organização e atipia celular. A partir da imunomarcação para CK5/6 (B) e RE (C), nota-se uma marcação variegada para CK5/6 e RE na usual e grande escassez de expressão de CK5/6 com marcação forte para RE na atípica, reforçando a proliferação epitelial policlonal e monoclonal, respectivamente, nessas lesões. (Acervo pessoal da Dra. Cristiana Buzelin Nunes, Belo Horizonte, MG.)

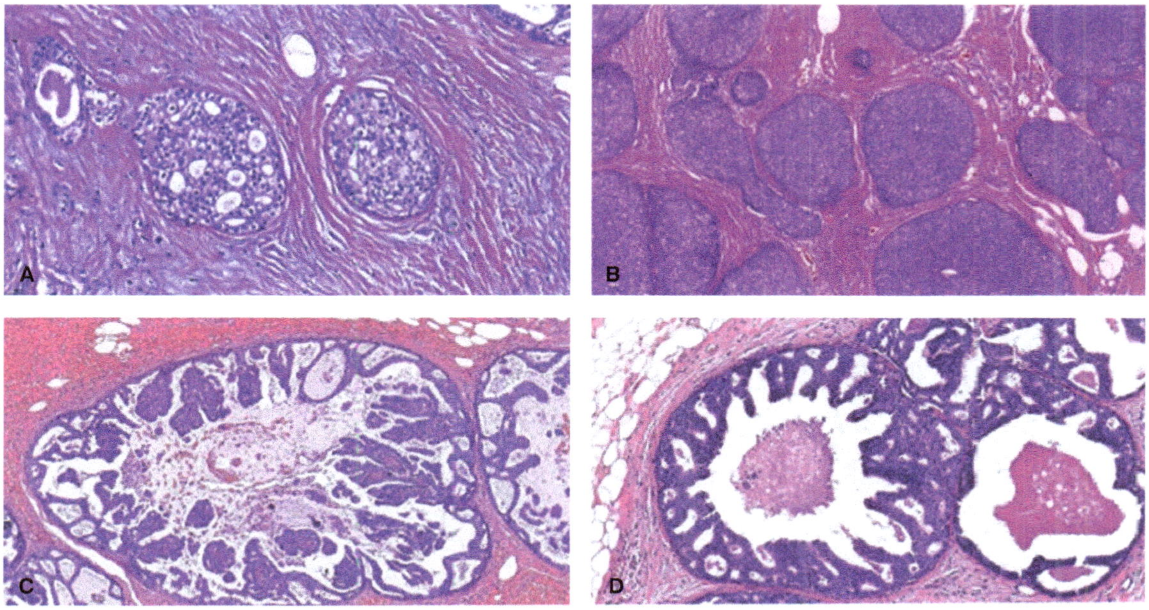

Figura 6.15 CDIS cribriforme, sólido, papilar e micropapilar. **A** CDIS cribriforme: os ductos são preenchidos por massa de células atípicas com formação de espaços no interior, promovendo aspecto crivoso à lesão. **B** CDIS sólidos: ductos completamente preenchidos por epitélio atípico. **C** CDIS papilar: proliferação neoplásica revestindo eixos fibrovasculares e formando projeções em direção ao lúmen preenchido por material eosinofílico. **D** CDIS micropapilar: formação de projeções micropapilares que, ao contrário das papilares, não apresentam eixos fibrovasculares. (Acervo pessoal da Dra. Cristiana Buzelin Nunes, Belo Horizonte, MG.)

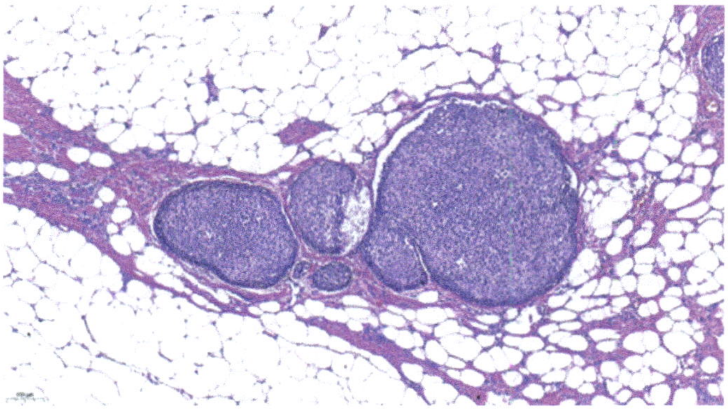

Figura 6.16 Carcinoma lobular *in situ* (*CLIS*). Preenchimento completo do lóbulo mamário por massa de células atípicas de padrão lobular. (Acervo pessoal da Dra. Cristiana Buzelin Nunes, Belo Horizonte, MG.)

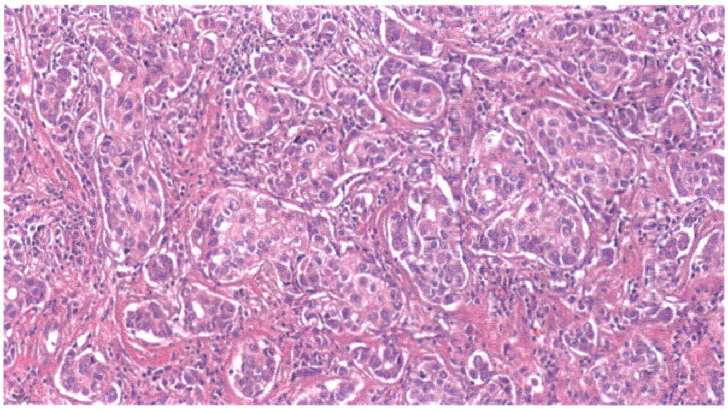

Figura 6.18 Carcinoma tipo não especial (ductal). Células de citoplasma eosinofílico e núcleos grandes, com nucléolos evidentes, agrupadas ou dispostas em cordões. Nota-se reação desmoplásica do estroma e imuno-inflamatória ao redor das células neoplásicas. (Acervo pessoal da Dra. Cristiana Buzelin Nunes, Belo Horizonte, MG.)

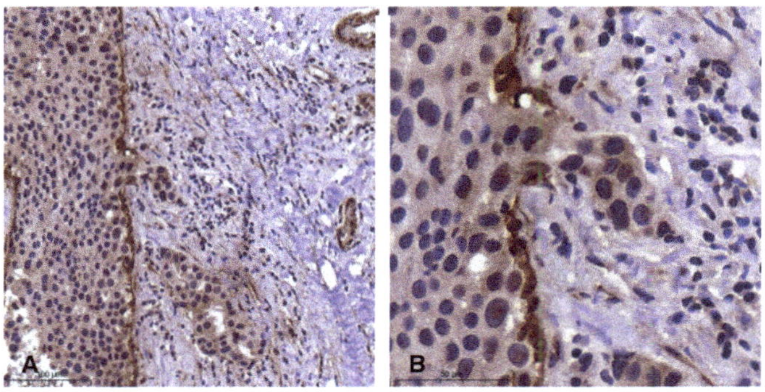

Figura 6.17 Carcinoma microinvasor. **A** Marcação imuno-histoquímica para calponina destacando a camada basal de células mioepiteliais que tem sua continuidade interrompida por um ponto de invasão neoplásica (aumento de 40×). **B** Maior detalhe da microinvasão. (Acervo pessoal da Dra. Cristiana Buzelin Nunes, Belo Horizonte, MG.)

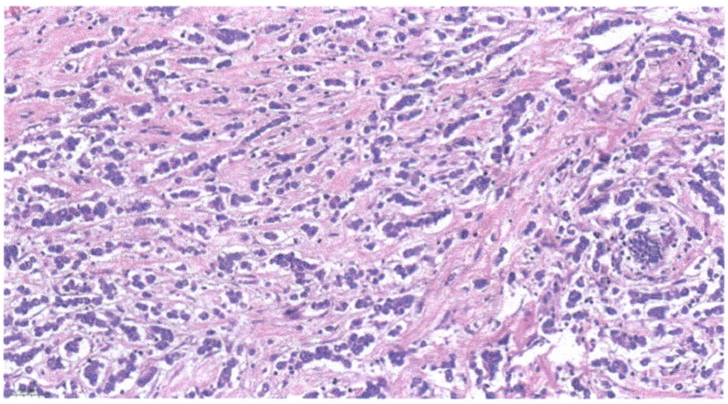

Figura 6.19 Carcinoma lobular invasivo. Células pequenas e não coesas arranjadas em fila indiana, infiltrando o estroma conjuntivo fibroso da mama. (Acervo pessoal da Dra. Cristiana Buzelin Nunes, Belo Horizonte, MG.)

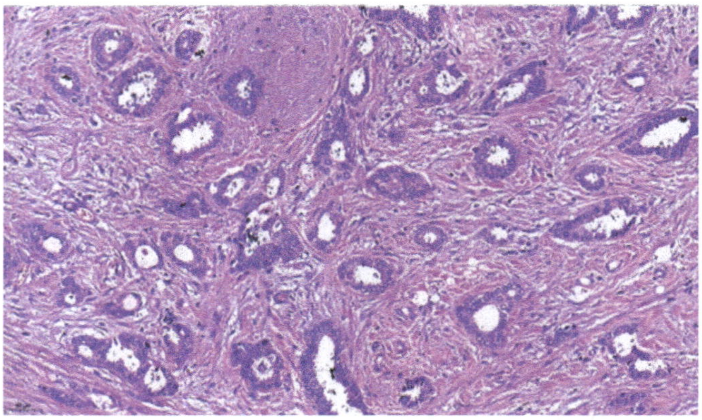

Figura 6.20 Carcinoma tubular. Formações tubulares de lúmen evidente compostas apenas de células neoplásicas epiteliais. Ausência de células mioepiteliais. (Acervo pessoal da Dra. Cristiana Buzelin Nunes, Belo Horizonte, MG.)

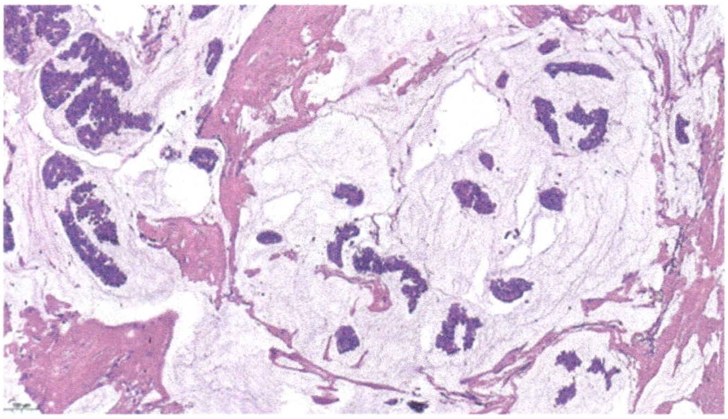

Figura 6.21 Carcinoma mucinoso. Grandes lagos de mucina onde estão imersas pequenas ilhas de células epiteliais neoplásicas. (Acervo pessoal da Dra. Cristiana Buzelin Nunes, Belo Horizonte, MG.)

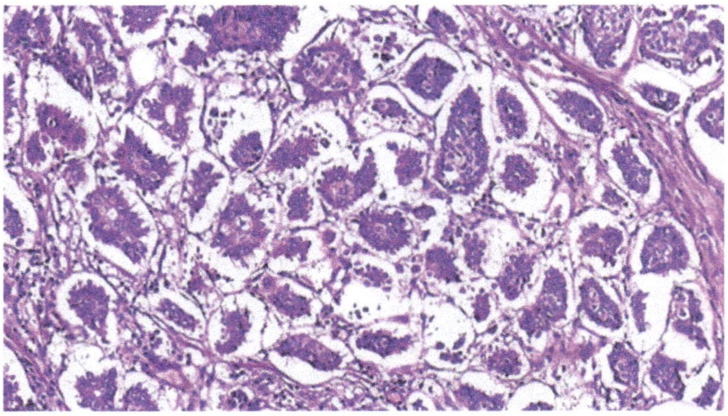

Figura 6.22 Carcinoma micropapilar invasivo. Proliferação de células neoplásicas dispostas em micropapilas sem um eixo fibrovascular central. As micropapilas estão dispostas no interior de espaços císticos sem revestimento epitelial. (Acervo pessoal da Dra. Cristiana Buzelin Nunes, Belo Horizonte, MG.)

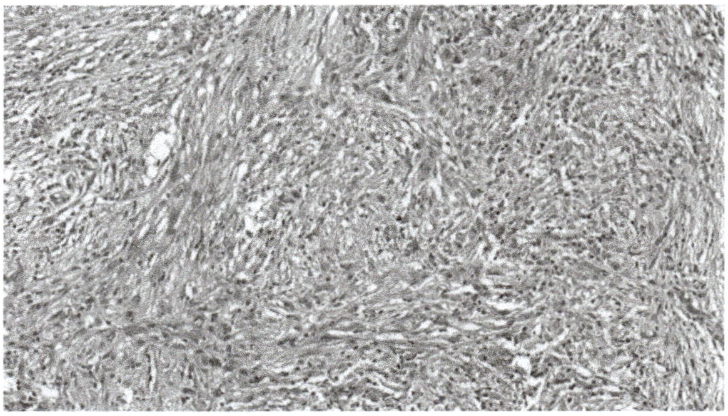

Figura 6.23 Carcinoma metaplásico. Células epiteliais exibindo características histológicas semelhantes a células mesenquimais. (Acervo pessoal da Dra. Cristiana Buzelin Nunes, Belo Horizonte, MG.)

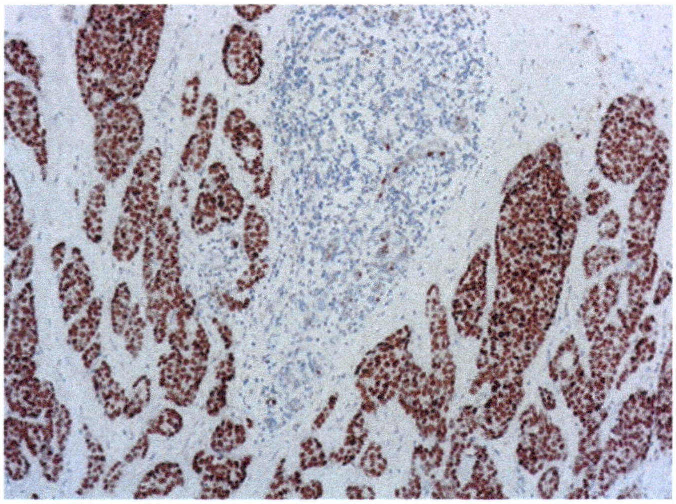

Figura 7.1 Marcação imuno-histoquímica positiva para receptor de estrogênio (aumento de 400×). Intensidade de marcação nuclear forte em praticamente todas as células neoplásicas, contrastando com positividade irregular das células normais. (Acervo pessoal da Dra. Cristiane C. Bandeira A. Nimir, São Paulo, SP.)

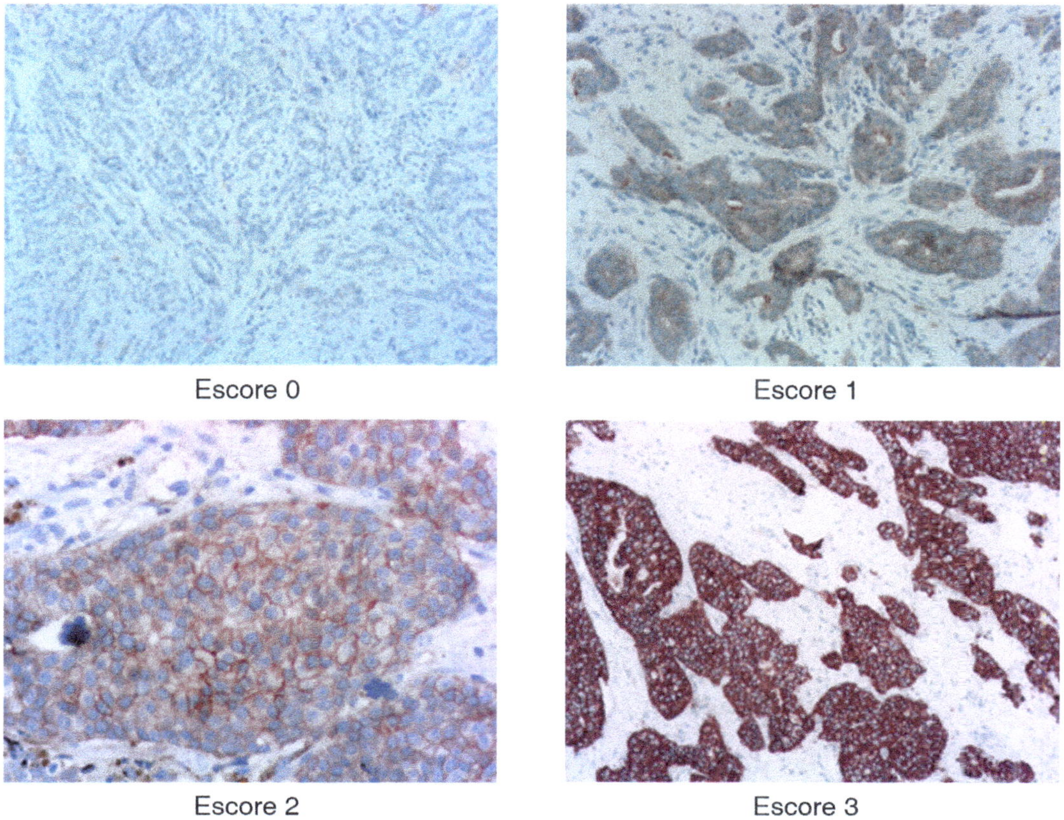

Figura 7.2 Marcação imuno-histoquímica em escores para HER-2 em membrana de células neoplásicas. (Acervo pessoal da Dra. Cristiane C. Bandeira A. Nimir, São Paulo, SP.)

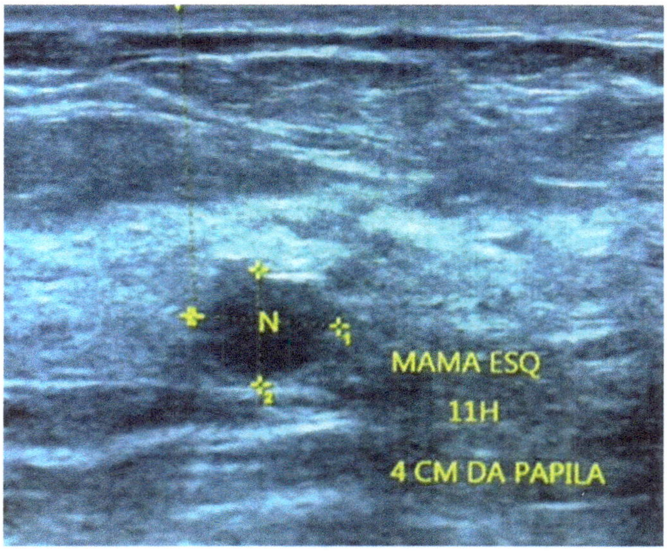

Figura 10.2 Formação nodular em mama esquerda, a 4cm da papila no quadrante superior interno (11 horas). Observam-se margens bem delimitadas e conteúdo hipoecoico. (Imagem gentilmente cedida pela Dra. Viviane Maria Costanza Cisari, Rio de Janeiro, RJ.)

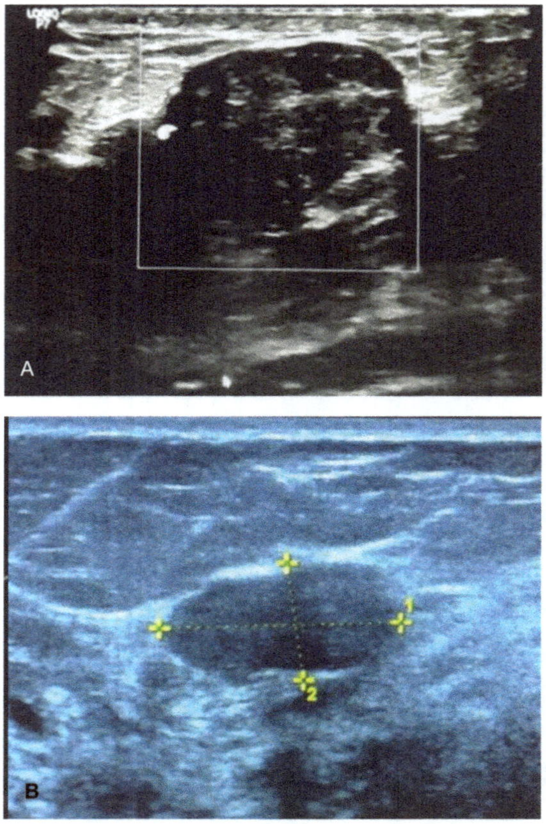

Figura 10.4A Fibroadenoma. Nódulo oval heterogêneo de conteúdo hipoecoico sem sombra acústica posterior. B Tumor filoides. (Acervo pessoal do Dr. Alexandre de Almeida Barra, Belo Horizonte, MG.)

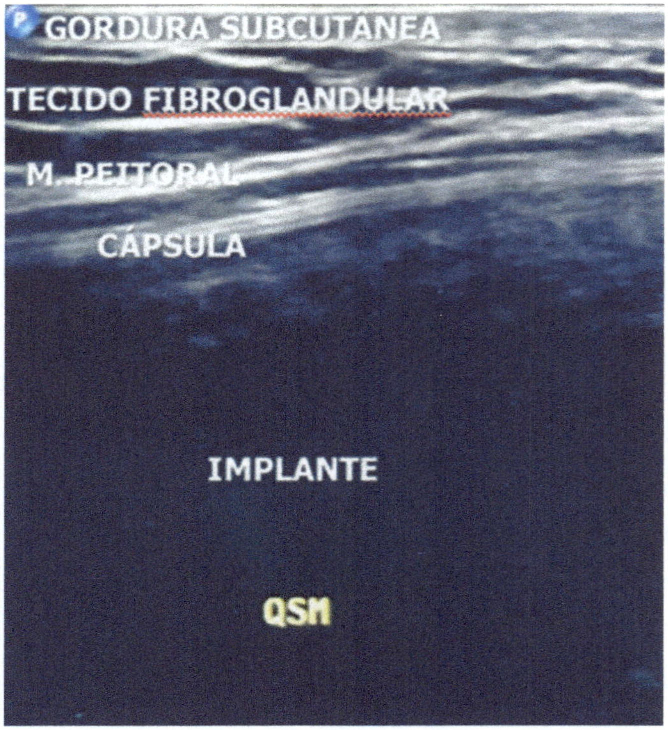

Figura 10.5 Ultrassonografia de mama com implante de silicone. Observe o interior do implante anecoico com cápsula ecogênica abaixo do músculo peitoral.

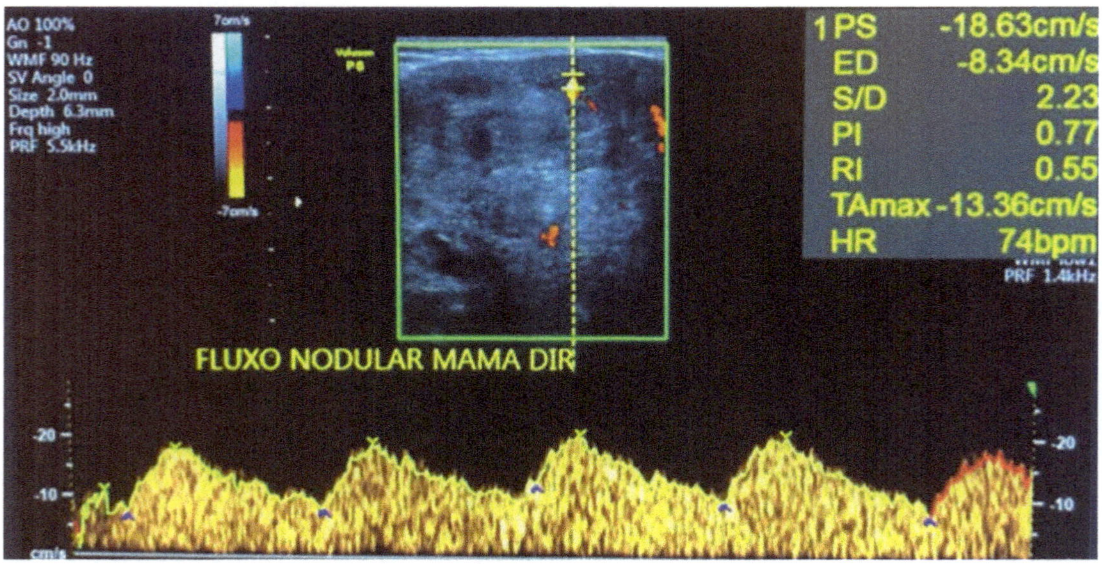

Figura 10.6 Ecografia mamária com Doppler mostrando lesão com fluxo central e periférico em nódulo da mama direita – veja encarte colorido. (Imagem gentilmente cedida pela Dra. Viviane Maria Costanza Cisari, Rio de Janeiro, RJ.)

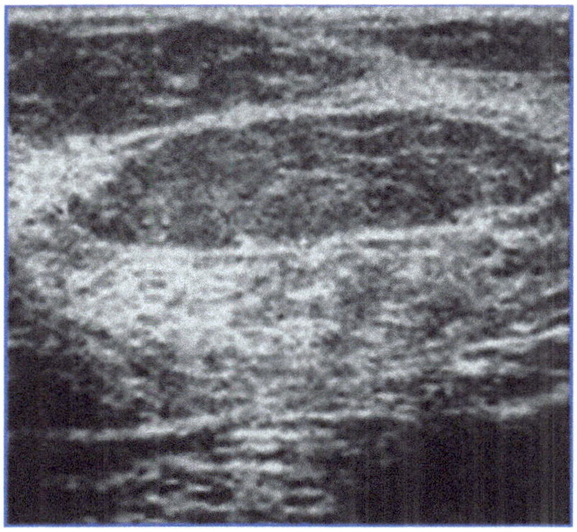

Figura 10.7 Imagem isoecoica sugestiva de tecido adiposo, achado frequentemente responsável por falso-positivos. (Acervo pessoal do Dr. Alexandre de Almeida Barra, Belo Horizonte, MG.)

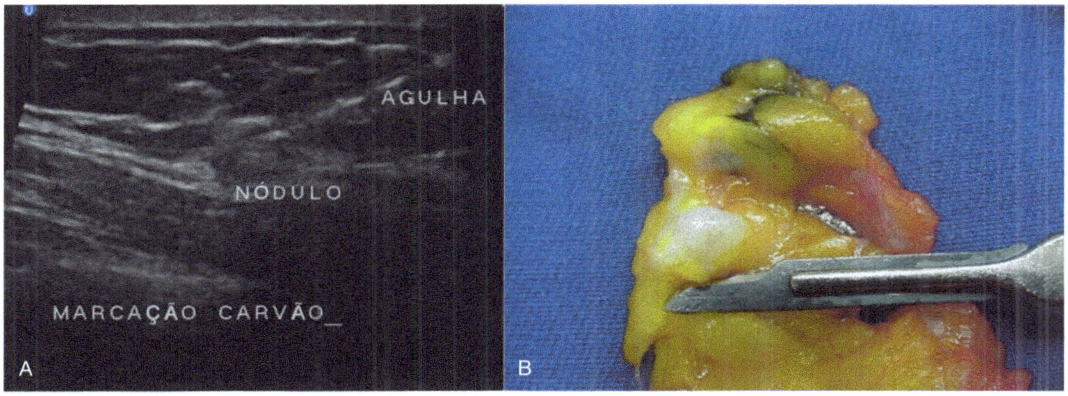

Figura 14.2 Marcação de nódulo de mama utilizando o método de suspensão de carvão. **A** Imagem da marcação vista à ultrassonografia. **B** Peça cirúrgica removida, na qual se observa "tatuagem" de carvão ao lado da lesão. (Acervo pessoal do Dr. Vinícius Milani Budel, Curitiba, PR.)

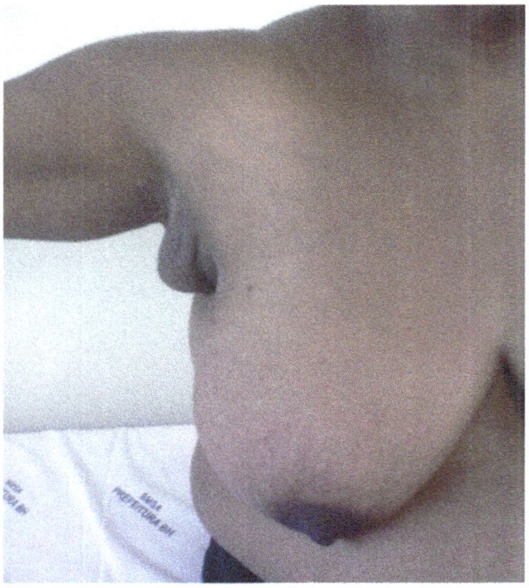

Figura 15.4 Fotografia de paciente adulta apresentando tecido mamário ectópico em região axilar inferior. (Imagem gentilmente cedida pela Dra. Paula Cristina Martins Soares, Belo Horizonte, MG.)

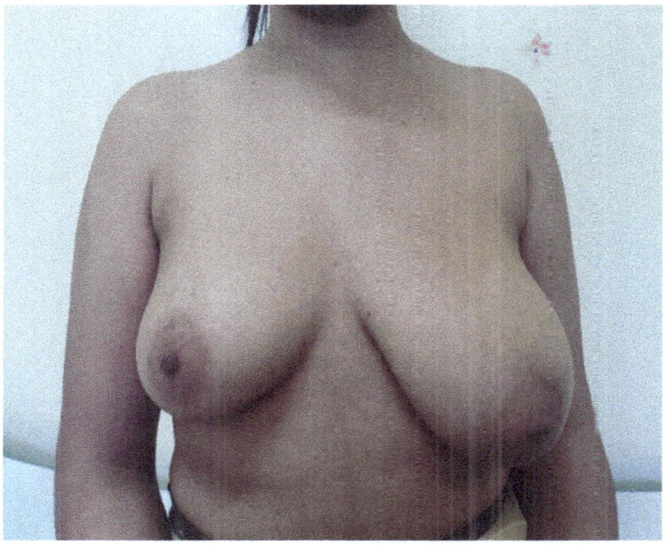

Figura 15.5 Paciente jovem apresentando assimetria mamária. (Imagem gentilmente cedida pela Dra. Paula Cristina Martins Soares, Belo Horizonte, MG.)

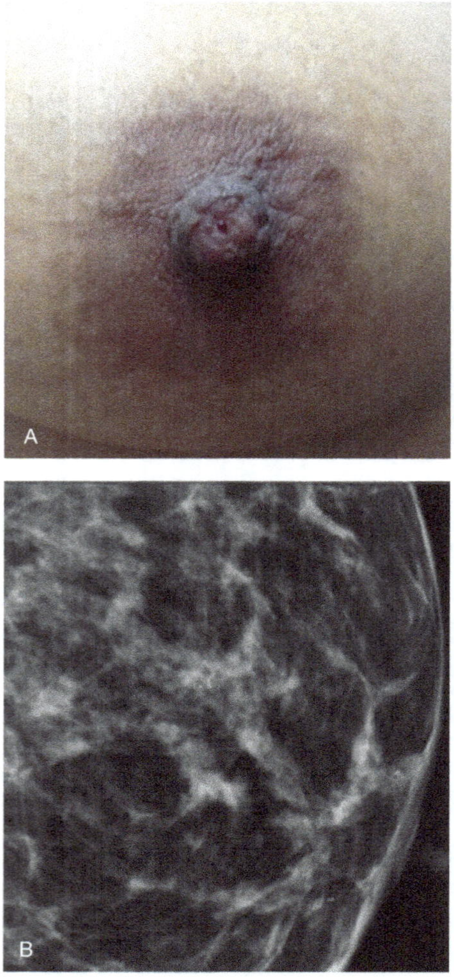

Figura 16.1A Complexo areolopapilar de paciente portadora de carcinoma ductal *in situ* grau II sólido, cribriforme e com necrose, apresentando derrame papilar sanguinolento de orifício único. **B** Mamografia – magnificação em incidência mediolateral oblíqua – demonstrando calcificações pleomórficas finas com distribuição segmentar na região retroareolar da mama esquerda. (Acervo pessoal da Dra. Annamaria Massahud Rodrigues dos Santos, Belo Horizonte, MG.)

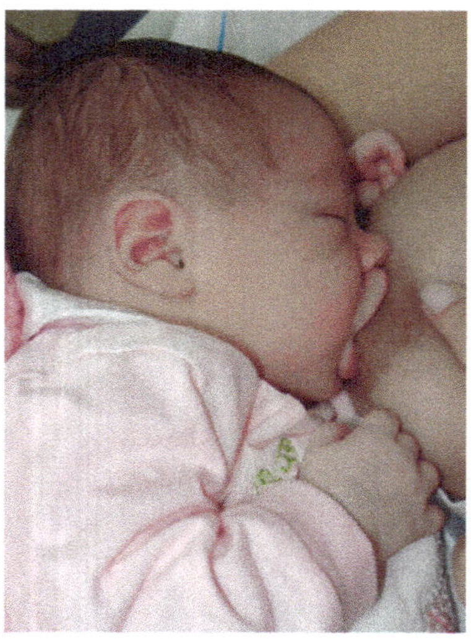

Figura 17.4 Fotografia demonstrando a amamentação com a pega correta. (Acervo pessoal da Dra. Paula Cristina Martins Soares, Belo Horizonte, MG.)

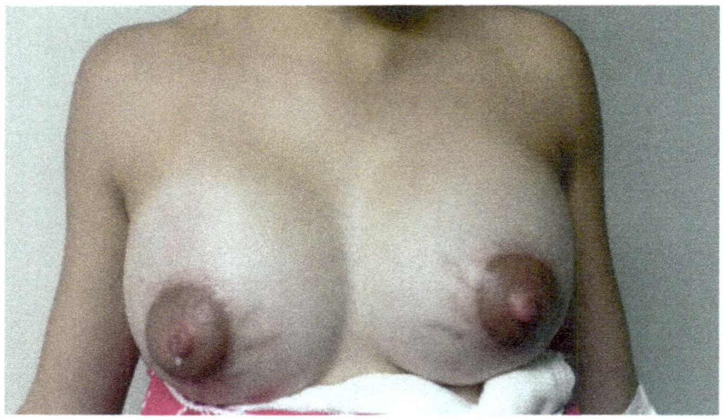

Figura 17.5 Paciente jovem apresentando apojadura ou descida do leite, que ocorre do terceiro ao quinto dia do puerpério e é autolimitada. As mamas ficam edemaciadas, "duras", com aumento do calor local. Após a melhora espontânea, observam-se início da produção de leite maduro e aumento de seu volume. (Acervo pessoal da Dra. Paula Cristina Martins Soares, Belo Horizonte, MG.)

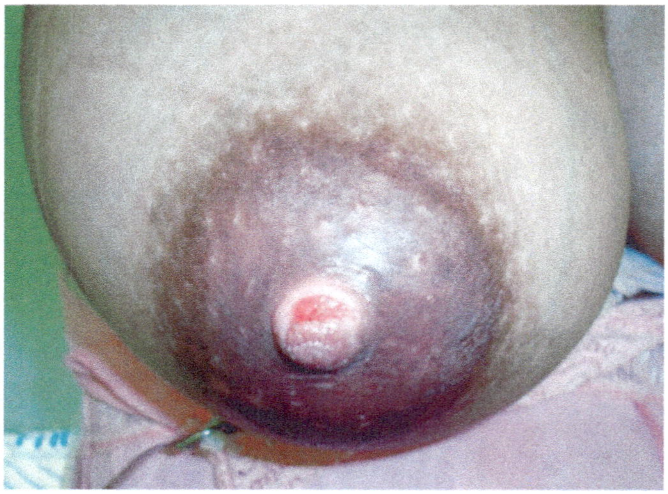

Figura 17.6 Trauma ou fissura do mamilo. (Acervo pessoal da Dra. Paula Cristina Martins Soares, Belo Horizonte, MG.)

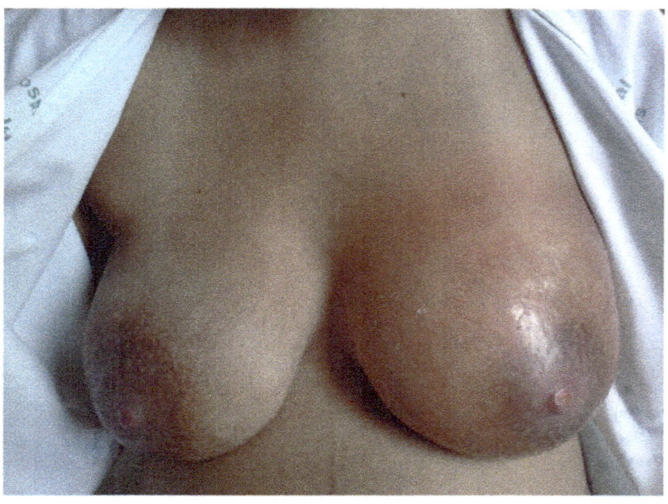

Figura 17.7 Mamas apresentando extensa mastite à esquerda, edema, hiperemia e dor local. (Acervo pessoal da Dra. Paula Cristina Martins Soares, Belo Horizonte, MG.)

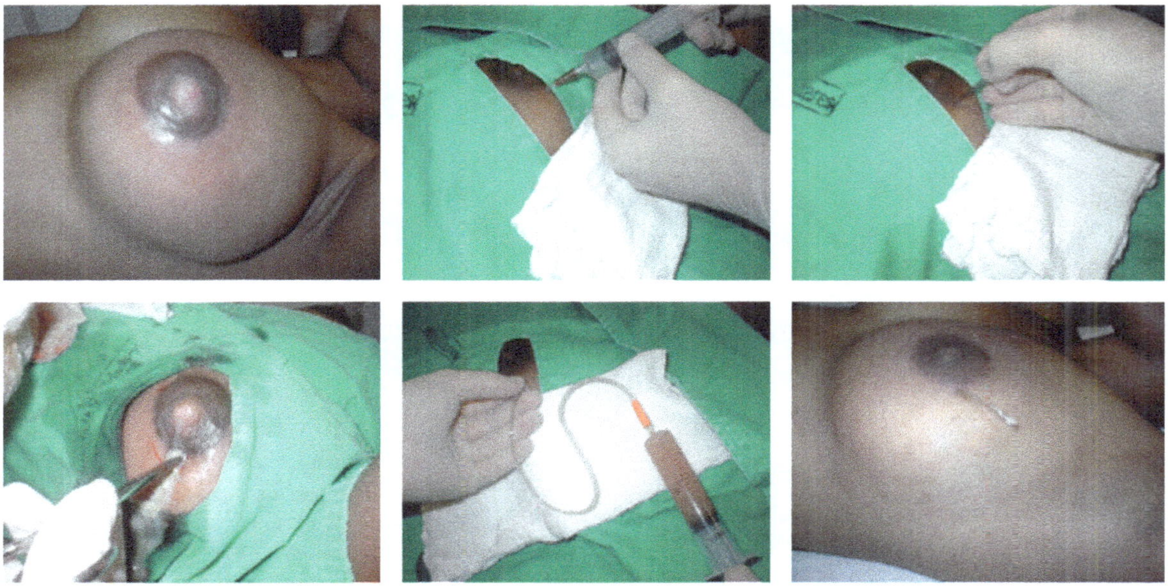

Figura 17.8 Drenagem de abscesso puerperal. Em sentido horário, mama com edema e hiperemia, abscesso periareolar com área de flutuação. Infiltração da pele e tecido subcutâneo com anestésico local. Incisão puntiforme com lâmina de bisturi 11 ou 15 (convém dar preferência à linha periareolar para uma cicatriz mais cosmética). Drenagem da secreção purulenta – manipulação da cavidade com uma pinça. Lavagem da cavidade com soro fisiológico com uma sonda fina. Deixa-se o dreno para manter o orifício aberto. A paciente é reavaliada diariamente, a cavidade lavada com soro fisiológico e os curativos trocados até cessar a secreção purulenta – veja encarte colorido. (Acervo pessoal da Dra. Paula Cristina Martins Soares, Belo Horizonte, MG.)

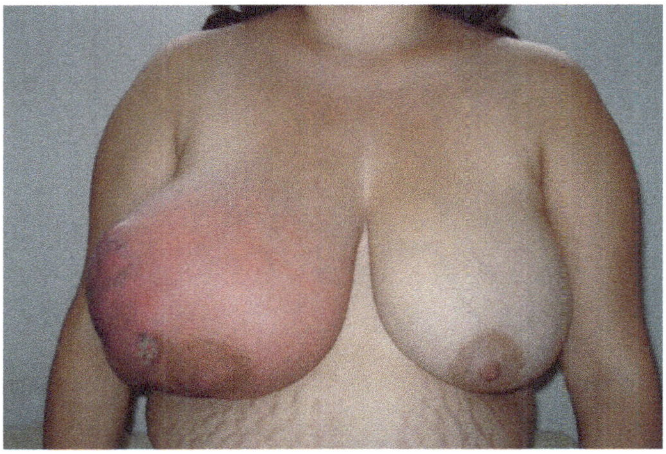

Figura 17.9 Lactante de 23 anos apresentou, 10 meses após o parto, edema e hiperemia difusa na mama direita com tumoração de rápido crescimento, sem resposta à antibioticoterapia. Biópsia confirmou tratar-se de carcinoma inflamatório. (Acervo pessoal da Dra. Paula Cristina Martins Soares, Belo Horizonte, MG.)

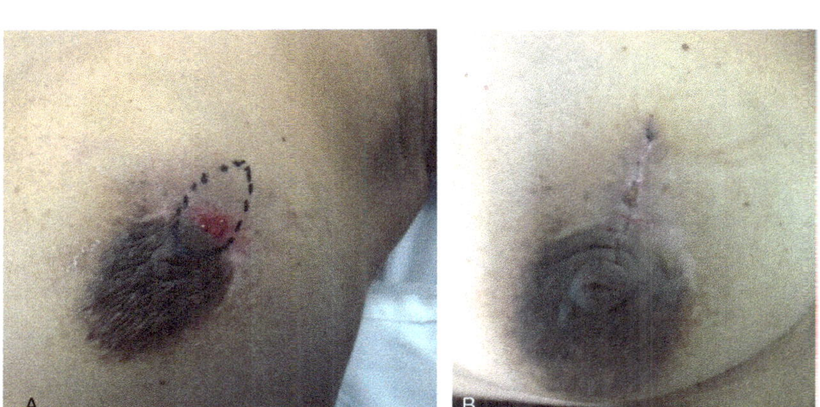

Figura 18.1 Paciente apresentando recidiva da fístula após cessação do tabagismo e instituição de tratamento que não havia cortado com a abordagem da papila. **A** Recidiva da fístula (*seta vermelha*), cicatriz da fistulectomia inicial com abordagem periareolar sem hemipapilectomia (*seta branca*) e planejamento cirúrgico da nova fistulectomia com incisão radiada e hemipapilectomia (*seta preta*). **B** Cicatriz da incisão radiada (*seta vermelha*) e da hemipapilectomia (*seta branca*). (Acervo pessoal do Dr. Joaquim Teodoro de Araújo Neto, São Paulo, SP.)

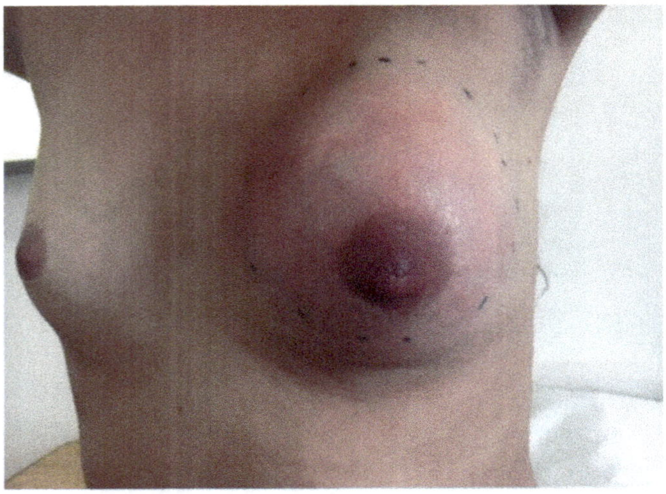

Figura 18.2 Paciente jovem com carcinoma inflamatório de mama. (Acervo pessoal do Dr. Joaquim Teodoro de Araújo Neto, São Paulo, SP.)

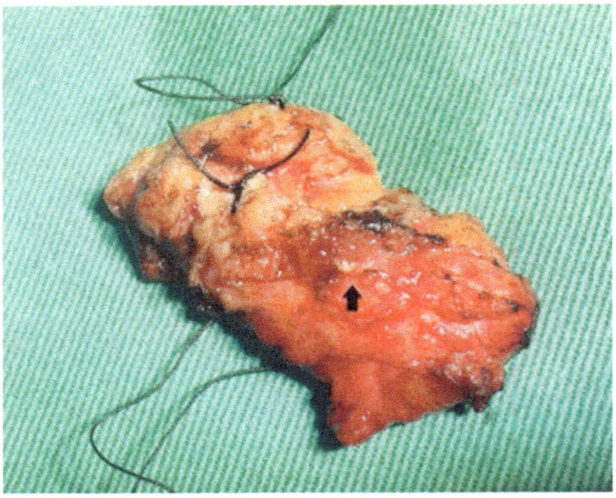

Figura 19.3 Setor de mama apresentando papiloma com eixo conjuntivo-vascular visível (*seta preta*). (Acervo pessoal da Dra. Débora Balabram, Belo Horizonte, MG.)

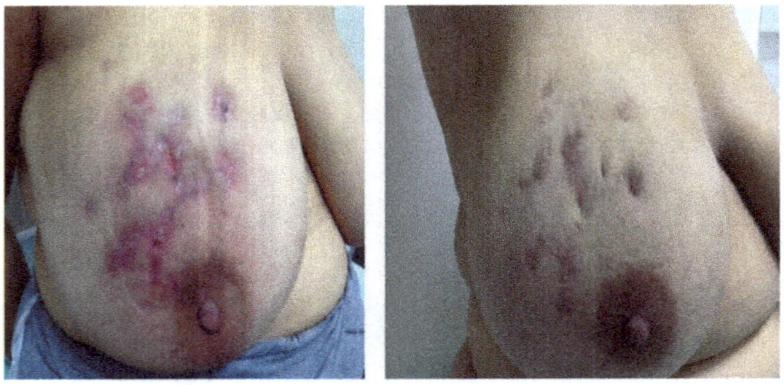

Figura 18.3A Paciente com mastite granulomatosa idiopática com granuloma volumoso de 20cm. B Paciente 6 meses após o tratamento com dose inicial de prednisona (1mg/kg/dia). (Acervo pessoal do Dr. Joaquim Teodoro de Araújo Neto, São Paulo, SP.)

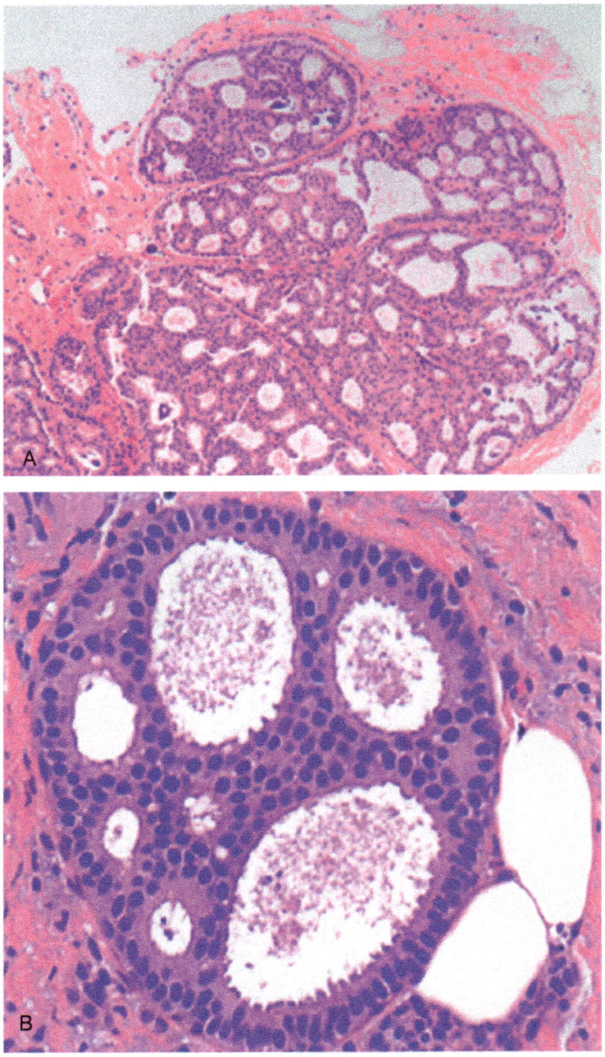

Figura 25.1 CDIS de baixo grau. A Unidade lobular de um ducto terminal envolvida por proliferação epitelial intraductal com atipia nuclear de baixo grau e padrão de crescimento cribriforme com calcificações. B Visão em grande aumento de espaço ductal envolvido por proliferação intraductal com atipia nuclear de baixo grau e padrão cribriforme[19].

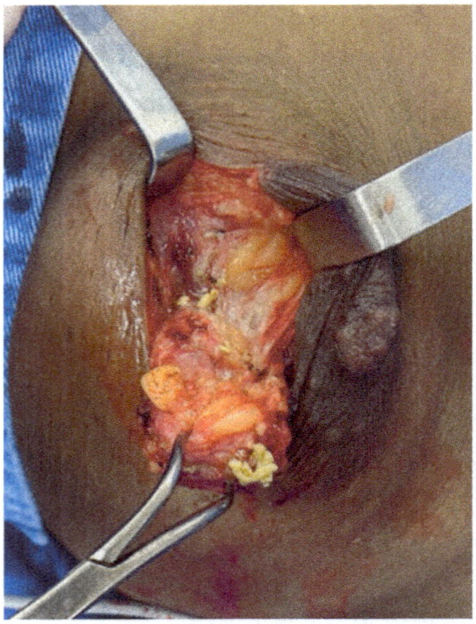

Figura 19.2 Intraoperatório de cirurgia para retirada dos ductos principais em paciente com ectasia ductal. Note os ductos dilatados e a secreção espessa. (Imagem gentilmente cedida pela Dra. Bruna Silviano Brandão Vianna, Belo Horizonte, MG.)

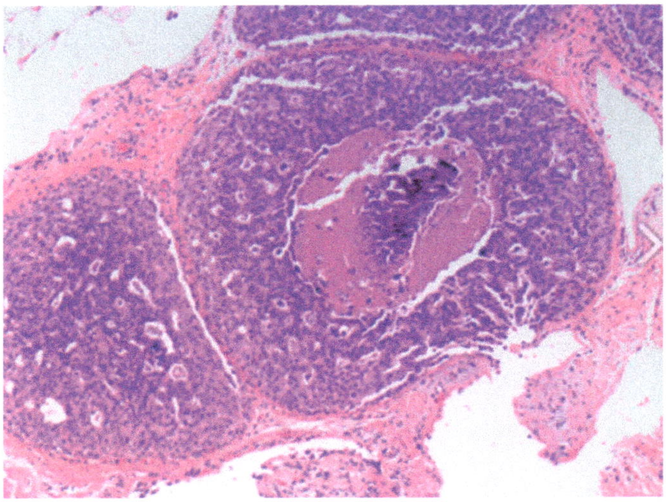

Figura 25.2 Proliferação epitelial intraductal com atipias celulares de grau intermediário e padrão de crescimento cribriforme, comedonecrose e calcificações[19].

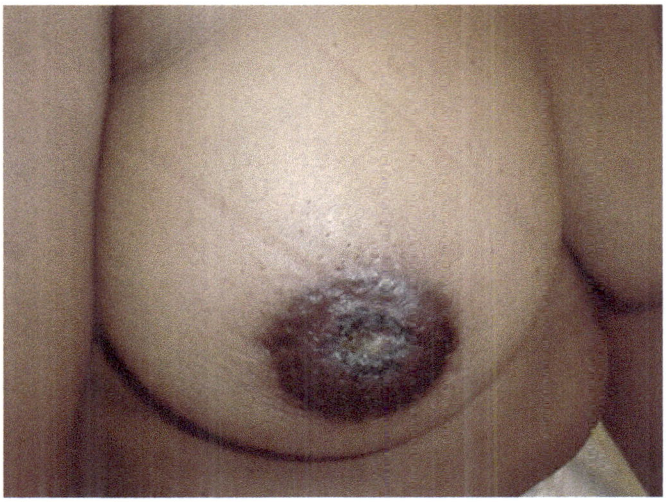

Figura 27.5 Carcinoma de Paget. (Imagem gentilmente cedida pela Dra. Paula Cristina Martins Soares, Belo Horizonte, MG.)

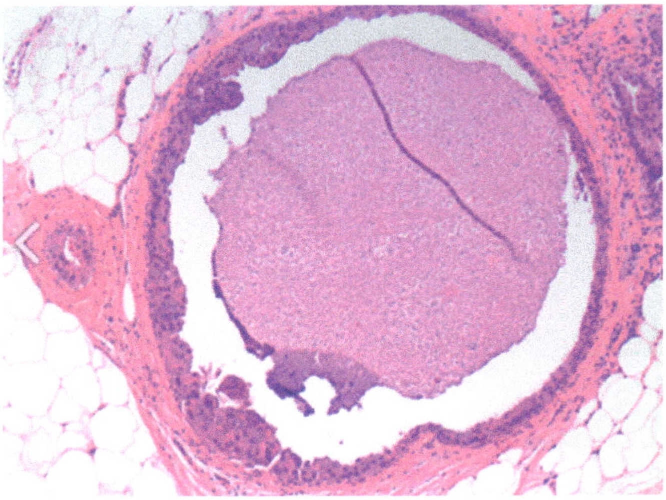

Figura 25.3 CDIS de alto grau. Presença de proliferação epitelial intraductal com atipia nuclear de alto grau, padrão de crescimento plano e necrose central[19].

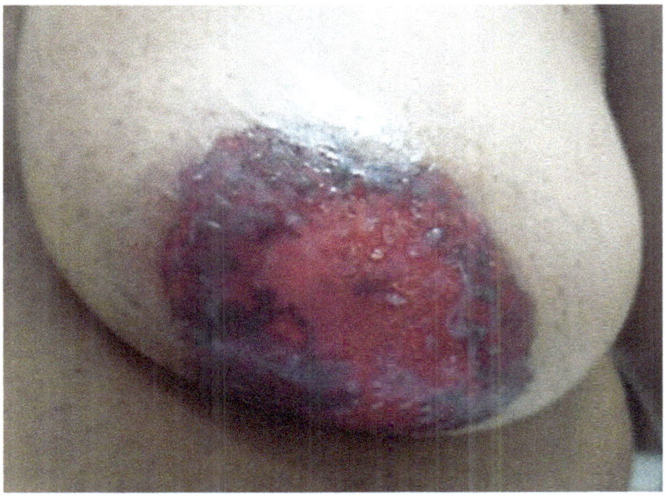

Figura 27.6 Carcinoma de Paget avançado. (Acervo pessoal da Dra. Patrícia Bittencourt Marques Lauria, Belo Horizonte, MG.)

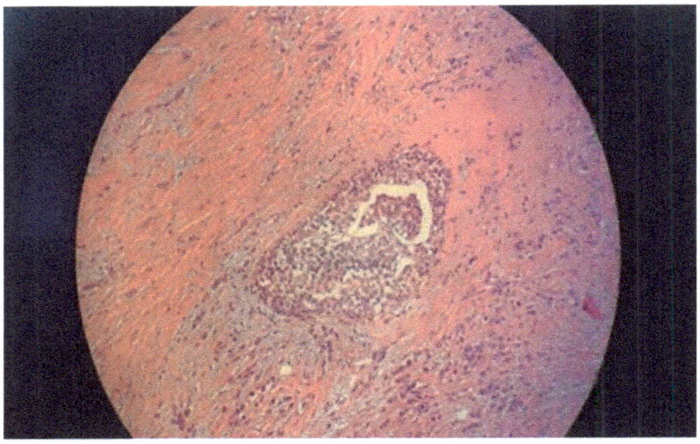

Figura 25.4 Carcinoma lobular *in situ* com carcinoma invasivo ao redor. (Imagem gentilmente cedida pelo Dr. Marco Antônio Dias Filho, Belo Horizonte, MG.)

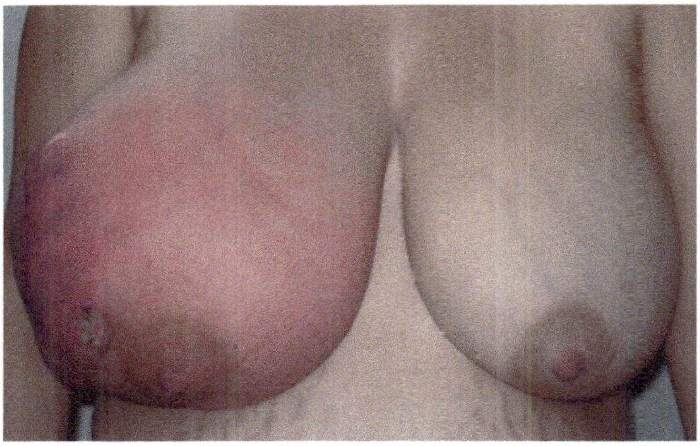

Figura 27.7 Carcinoma inflamatório. (Imagem gentilmente cedida pela Dra. Paula Cristina Martins Soares, Belo Horizonte, MG.)

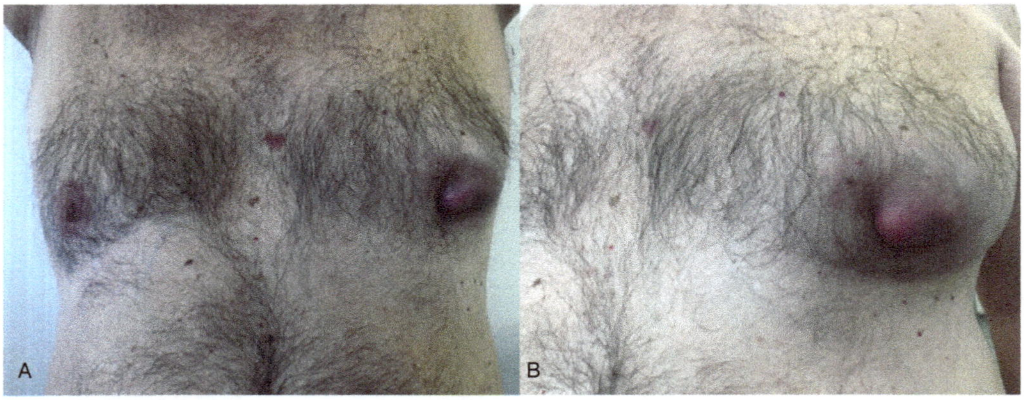

Figura 29.1 Paciente de 71 anos de idade com tumor duro e irregular na região subareolar com hiperemia de pele e mamilo da mama esquerda. (Acervo pessoal do Dr. Joaquim Teodoro de Araujo Neto, São Paulo, SP.)

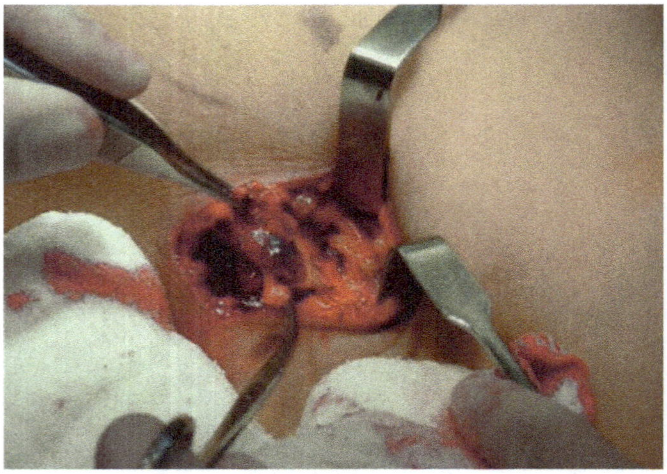

Figura 33.3 Linfonodo sentinela corado em azul. (Acervo pessoal da Dra. Mônica Duarte Pimentel, Belo Horizonte, MG.)

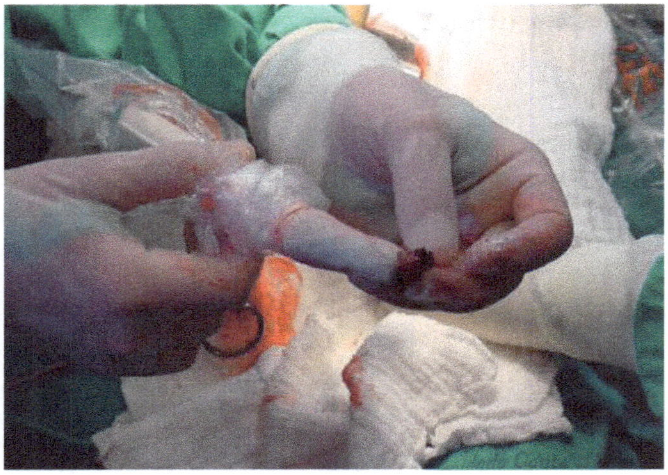

Figura 33.4 Linfonodo sentinela identificado com a combinação das técnicas do corante azul patente e do radiofármaco de tecnécio. (Acervo pessoal da Dra. Mônica Duarte Pimentel, Belo Horizonte, MG.)

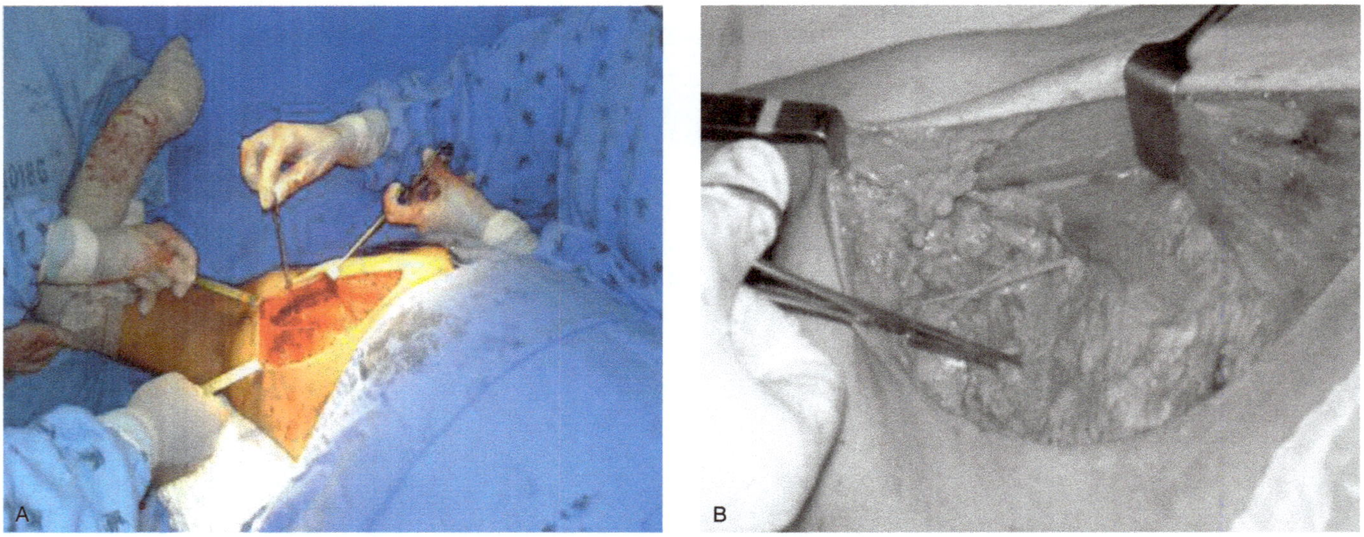

Figura 33.6A e **B** Preservação do nervo intercostobraquial durante dissecção de linfonodos axilares. (Acervo pessoal da Dra. Mônica Duarte Pimentel, Belo Horizonte, MG.)

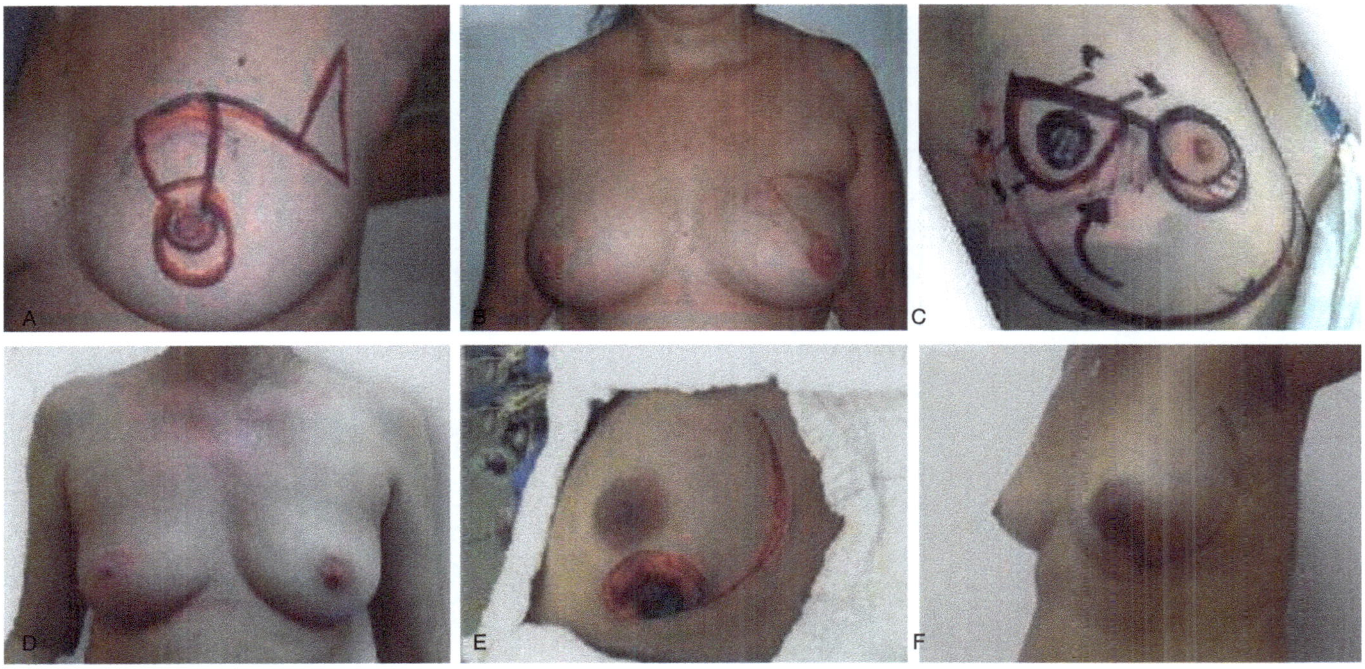

Figura 34.5 Resultados estéticos de técnicas de retalhos dermoglandulares. **A** Marcação pré-cirúrgica da técnica de triângulos de Burow. **B** Pós-operatório tardio da técnica de triângulos de Burow. **C** Marcação pré-cirúrgica da técnica de Shutter. **D** Pós-operatório tardio da técnica de Shutter. **E** Intraoperatório da técnica de rotação da mama. **F** Pós-operatório tardio da técnica de rotação da mama. (Acervo pessoal do Dr. Régis Resende Paulinelli, Goiânia, GO.)

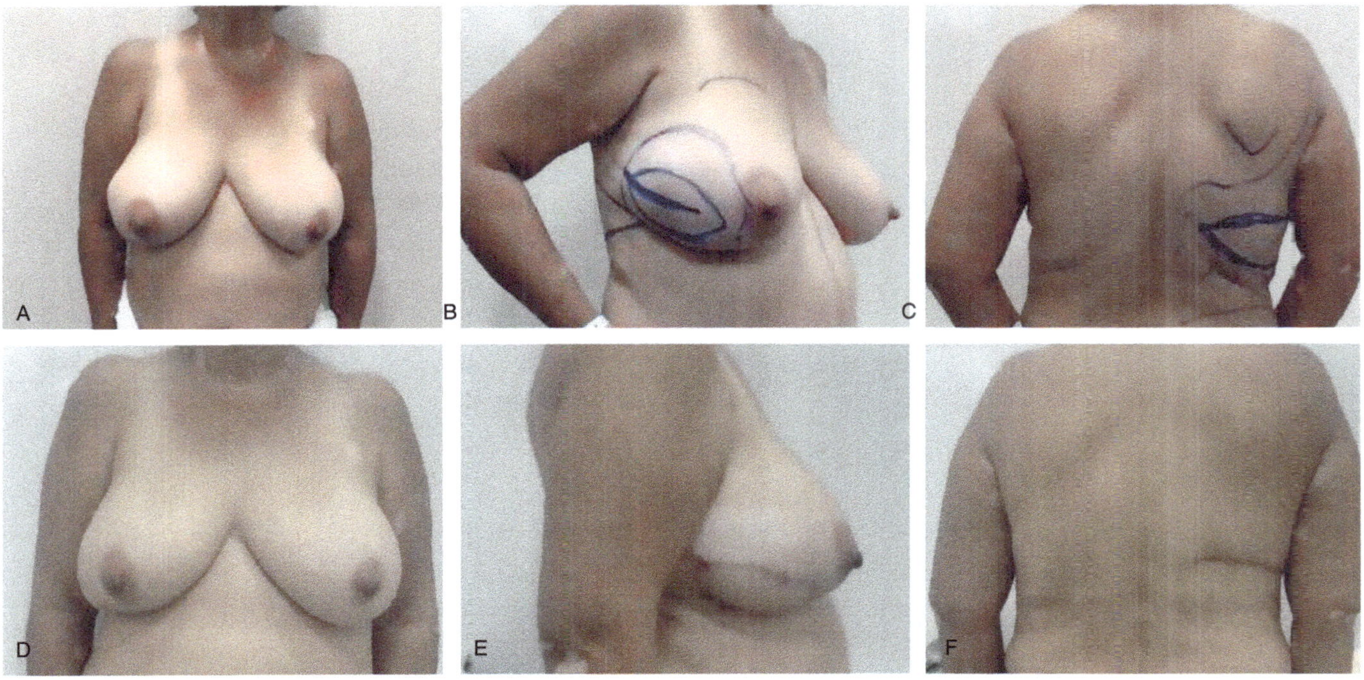

Figura 34.21 Exemplo da utilização de retalho de minidorsal para reconstrução parcial da mama em paciente com tumor filoides *borderline* que comprometia quase toda a metade lateral da mama direita. **A** Pré-operatório (frontal). **B** Representação gráfica do tamanho do tumor e da incisão da mama. **C** Marcação pré-operatória no dorso. **D** Resultado 40 dias após a cirurgia, mostrando boa simetria, sem necessidade de tocar na mama contralateral. **E** Aspecto lateral da incisão. **F** Pequeno defeito e cicatriz posicionada na marca do sutiã. (Acervo pessoal do Dr. Régis Resende Paulinelli, Goiânia, GO.)

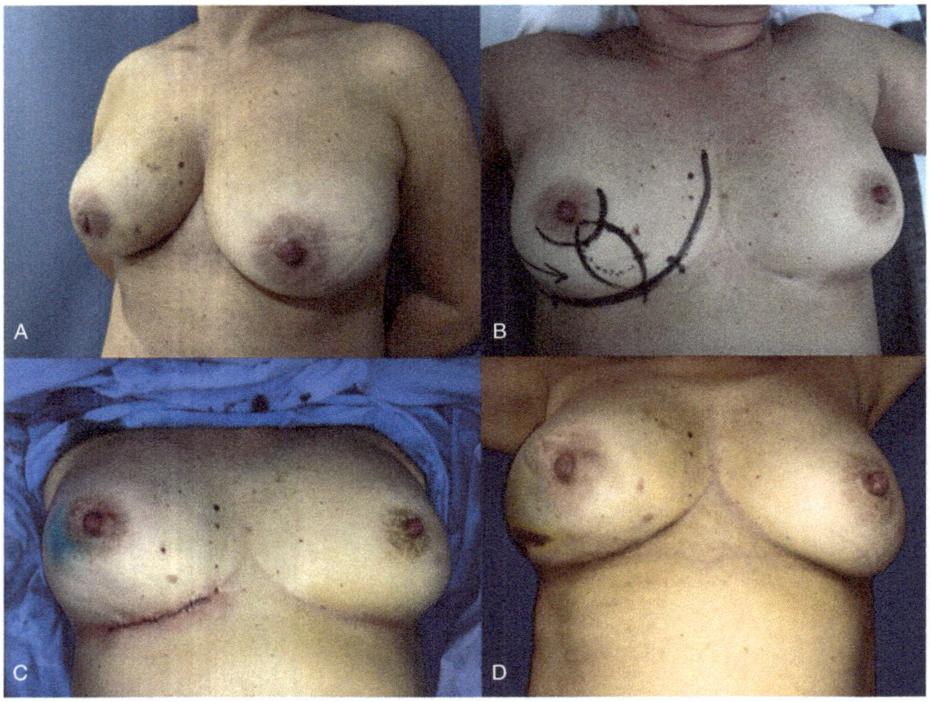

Figura 36.1 Paciente submetida a cirurgia conservadora para câncer de mama com lipoenxertia imediata de abordagem inframamária. **A** Paciente em ortostatismo, no período pré-operatório. **B** Marcação pré-cirúrgica da paciente no pré-operatório. **C** Pós-operatório imediato – paciente em decúbito dorsal. **D** Visão frontal da paciente em pós-operatório tardio – veja encarte colorido. (Acervo pessoal do Dr. Jorge Villanova Biazus, Porto Alegre, RS.)

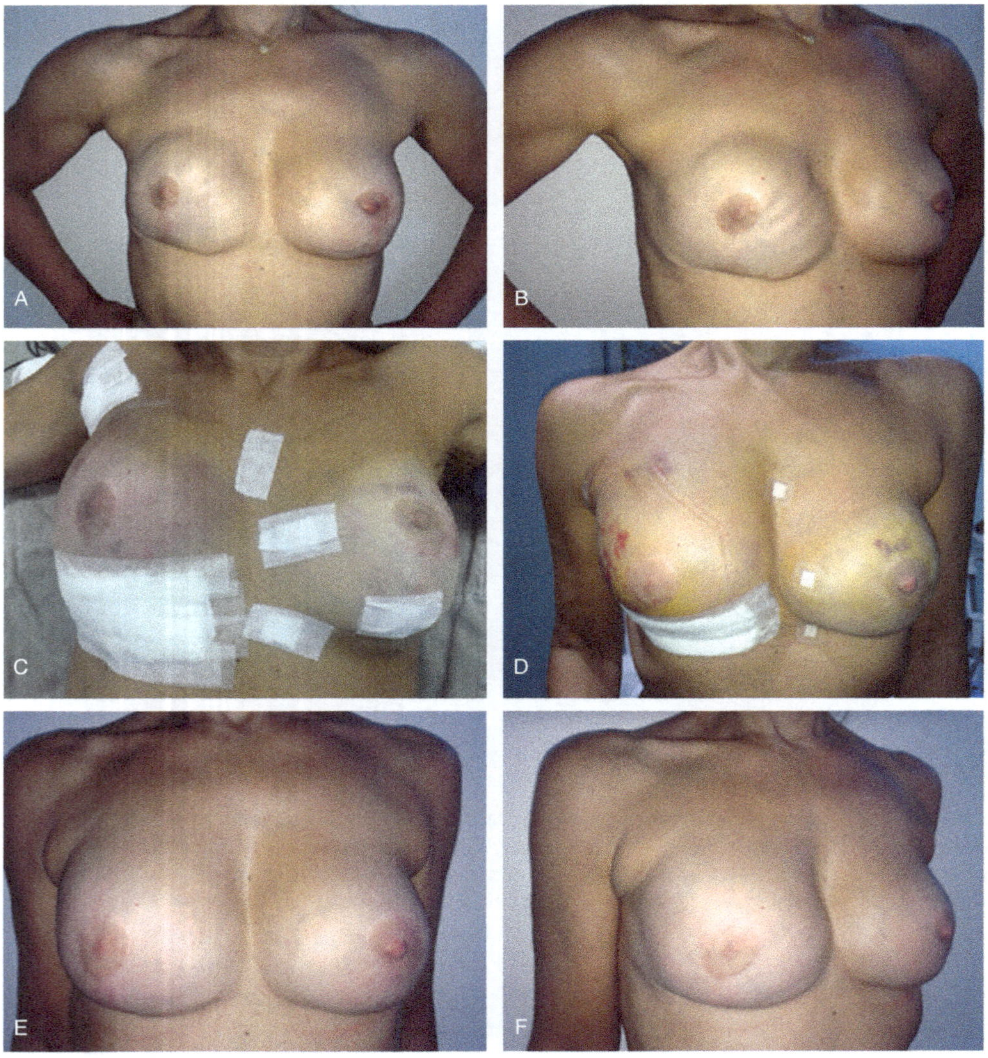

Figura 36.2 Paciente submetida à lipoenxertia tardia com recuperação do revestimento de reconstrução com prótese, sendo o volume enxertado de 220cc à direita e 70cc à esquerda. **A** e **B** Visão frontal e lateral durante pré-operatório. **C** e **D** Paciente em decúbito dorsal e em ortostatismo em pós-operatório imediato. **E** e **F** Visão frontal e lateral em pós-operatório tardio – veja encarte colorido. (Acervo pessoal do Dr. Jorge Villanova Biazus, Porto Alegre, RS.)

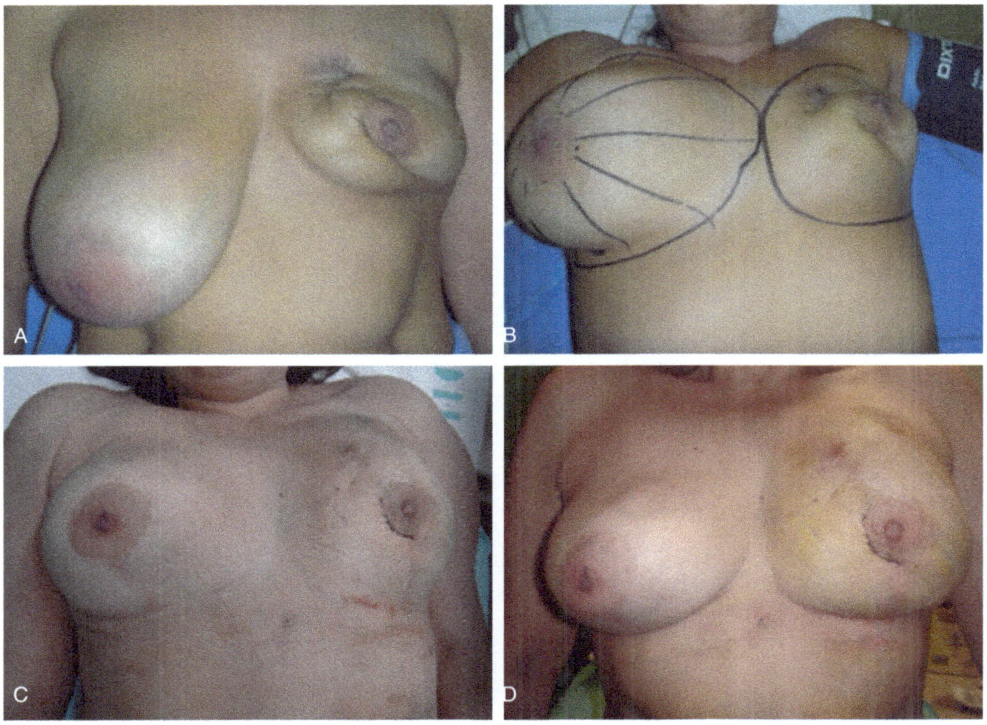

Figura 36.3 Lipoenxertia para correção de grave sequela pós-radioterapia em mama esquerda. **A** Fotografia mostrando sequela de radioterapia – cabe ressaltar a assimetria e a retração cicatricial de mama esquerda. **B** Marcação pré-cirúrgica de mastectomia à direita para simetrização mamária. **C** e **D** Paciente após quarta sessão de lipoenxertia, na qual foi enxertado o volume total de 330cc. Note a melhora de volume, silhueta e textura mamária. (Acervo pessoal do Dr. Jorge Villanova Biazus, Porto Alegre, RS.)

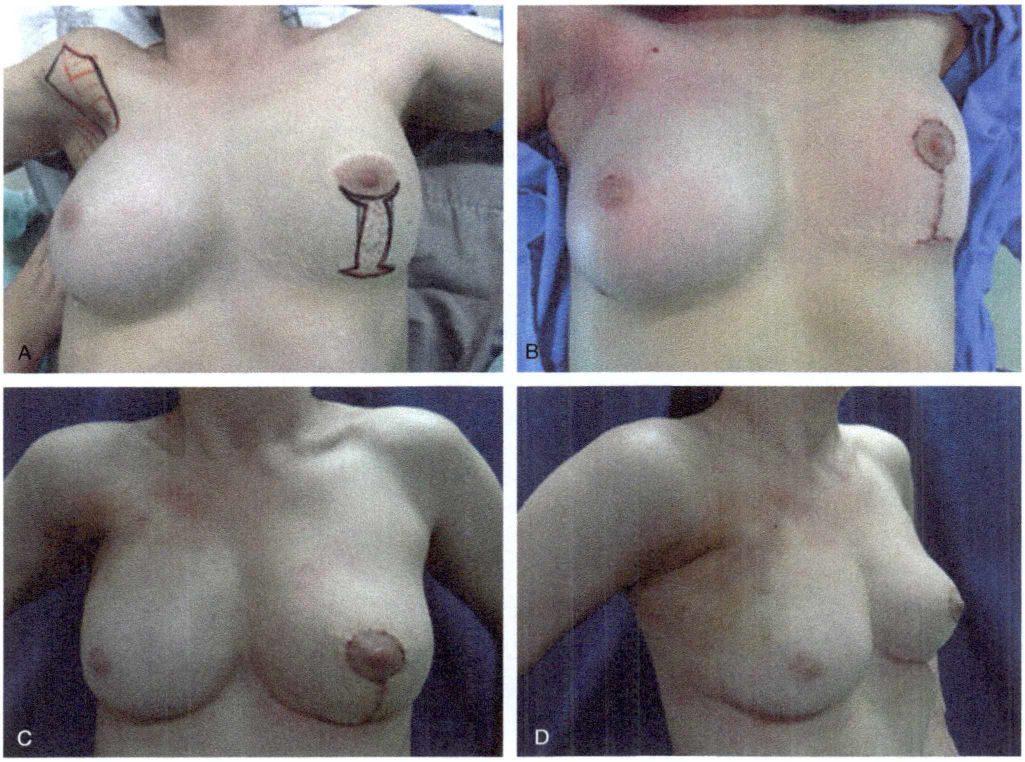

Figura 36.4 Lipoenxertia em cirurgia híbrida para correção de síndrome de Poland. **A** Pré-operatório com marcação das áreas de lipoaspiração e lipoenxertia. **B** Pós-operatório imediato em decúbito dorsal. **C** e **D** Visão frontal e lateral direita de pós-operatório em ortostatismo. (Acervo pessoal do Dr. Jorge Villanova Biazus, Porto Alegre, RS.)

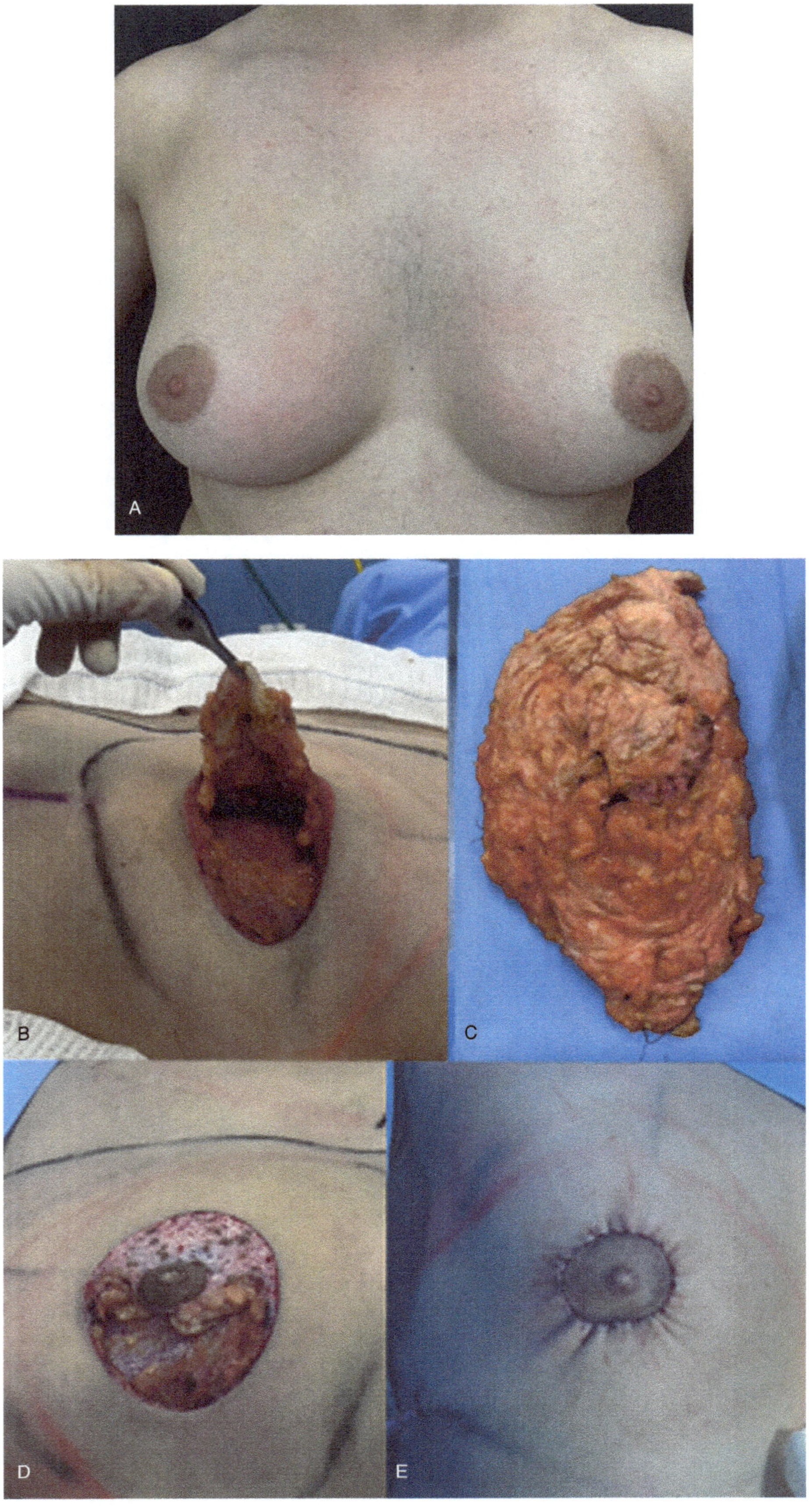

Figura 37.2 Indivíduo transmasculino jovem com histórico de terapia hormonal prévia. **A** No pré-operatório, notam-se mamas sem ptose e boa elasticidade. **B** Paciente submetido à mastectomia subcutânea de duplo círculo. **C** Tecido mamário dissecado. **D** Reposicionamento do complexo areolopapilar. **E** Pós-operatório imediato. (Acervo pessoal do Dr. Clécio Ênio Murta de Lucena, Belo Horizonte, MG.)

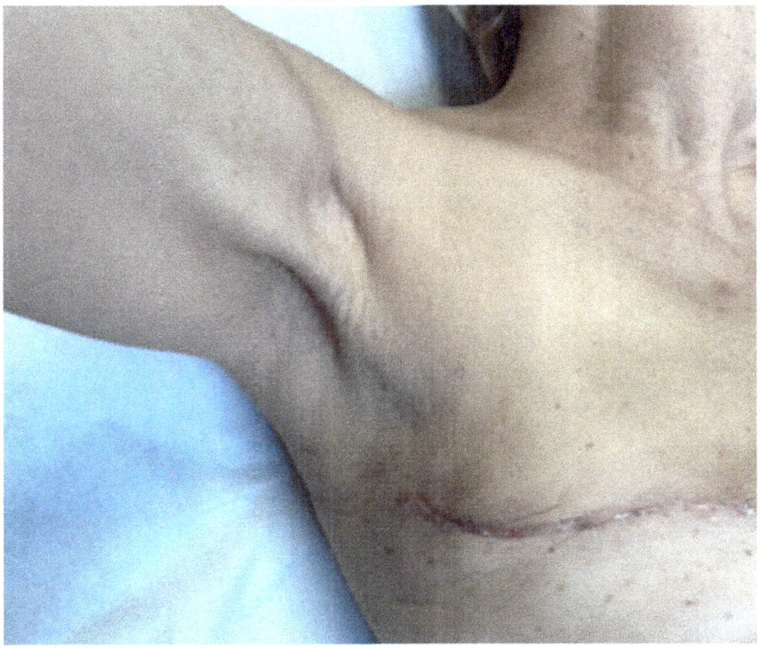

Figura 49.1 Paciente apresentando síndrome da rede axilar em pós-operatório de cirurgia mamária do câncer de mama – veja encarte colorido. (Acervo pessoal da Fisioterapeuta Alessandra Tessaro Porto Alegre, RS.)

SEÇÃO

I

ASPECTOS BÁSICOS

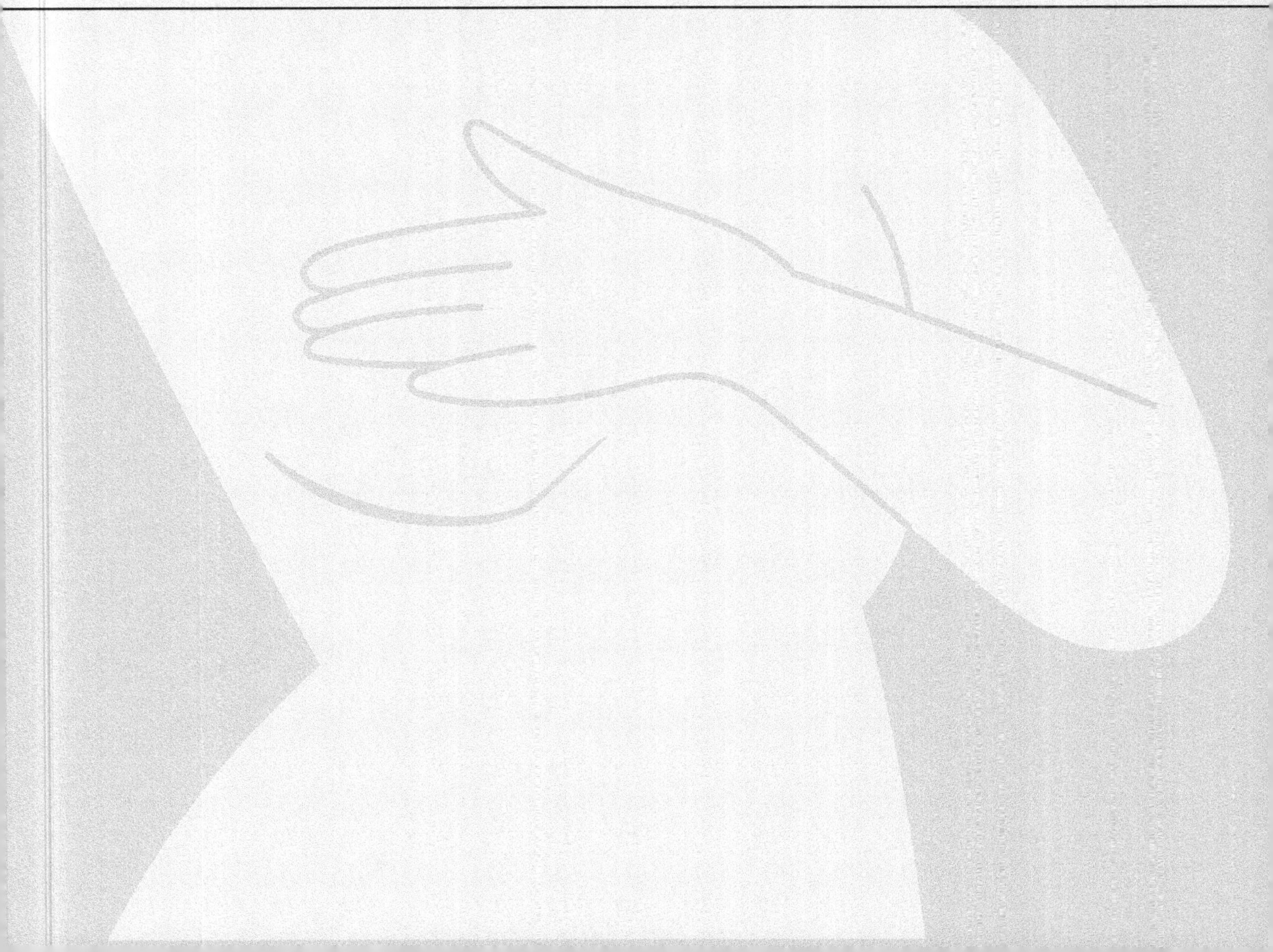

CAPÍTULO

1

A Mastologia como Especialidade Médica

Annamaria Massahud Rodrigues dos Santos

INTRODUÇÃO

Os tumores da mama têm sido discutidos no meio médico brasileiro desde o século XIX. Entretanto, a mastologia era considerada inicialmente uma área de atuação para especialistas da ginecologia/obstetrícia ou da cirurgia geral. No final dos anos 1960 foi criada a Sociedade Brasileira de Patologia Mamária, no intuito de promover o aperfeiçoamento dos conhecimentos e de contribuir para o avanço nos estudos especializados na área.

No entanto, a mastologia passou a ser reconhecida enquanto especialidade médica independente apenas no início dos anos 2000, em razão da complexidade que passou a envolver as doenças mamárias em virtude da necessidade de conhecimentos aprofundados em oncologia mamária, propedêutica e procedimentos minimamente invasivos, cirurgia oncológica, reconstrutora e estética das mamas, e mais recentemente a própria oncogenética, o que levou à necessidade de uma especialidade própria e independente com perspectiva de atuação diversa e ampla.

Uma das maneiras de se especializar em mastologia é por meio da residência médica (RM), modelo de ensino de pós-graduação instituído no Brasil em 1977 e cuja denominação só pode ser empregada por programas credenciados pela Comissão Nacional de Residência Médica (CNRM)[1]. Em 2013, quando foi sancionada a Lei 12.871, instituiu-se o Programa Mais Médicos, e a RM passou a constituir modalidade de certificação das especialidades médicas no país, as quais se submetem às necessidades do Sistema Único de Saúde (SUS)[2].

A mastologia foi incluída como especialidade em 2002, e a RM em mastologia teve início a partir do convênio estabelecido entre o Conselho Federal de Medicina (CFM), a Associação Médica Brasileira (AMB) e a CNRM. O tempo necessário para formação como especialidade médica ou área de atuação, tanto para a CNRM como para a AMB, é o previsto nos relatórios periódicos da Comissão Mista de Especialidades (CME) emitidos pelo CFM, respeitados os pré-requisitos necessários. A partir da Resolução da CNRM 02/2006, o acesso à RM em mastologia para treinamento em serviço e aprendizado teórico, em um programa com 2 anos de duração, tem como pré-requisitos a obstetrícia e ginecologia ou a cirurgia geral[3].

Aprovada pela CNRM em 23 de setembro de 2019 e publicada no Diário Oficial da União em 6 de julho de 2021[4], a matriz de competências da RM é uma ferramenta que reúne e organiza as competências necessárias para o desempenho da função do especialista, possibilitando a avaliação de conhecimentos, habilidades e atitudes a serem adquiridas por meio do programa de residência ao final de cada ano cursado. Com base na taxonomia de Bloom e com objetivos educacionais, a matriz da mastologia foi elaborada pela Comissão de Residência Médica e amplamente discutida com as diversas comissões da Sociedade Brasileira de Mastologia.

A fim de orientar o desenvolvimento constante dos programas, a matriz precisa considerar a incorporação de novas tecnologias, novas aplicações técnicas e também de novas abordagens, resultando na adequação e atualização dos programas de formação. Assim, constam da matriz da mastologia desde aspectos de avaliação do paciente, diversas modalidades de tratamento sistêmico e cirúrgico, inclusive o minimamente invasivo, o conhecimento genético e de cirurgia mamária reparadora e estética, até as habilidades em cuidados paliativos[5].

Um estudo recente[6] evidenciou que de 2006 a 2019 houve um incremento de cerca de quatro vezes no número de mastologistas formados por ano e por unidade da Federação (Figura 1.1). No período estudado foram formados cerca de 400 mastologistas no estado de São Paulo, que conta, em média, com mais residentes de mastologia nos últimos anos (Figura 1.2).

Além disso, observou-se um número maior de mastologistas e de residentes de mastologia na região Sudeste, a maioria de mulheres, bem como dos diagnósticos de câncer de mama (Figura 1.3). Por outro lado, a maior concentração de casos de câncer de mama por mulher e por mastologista está localizada na região Sul (Figura 1.4). Portanto, apesar do incremento de especialistas em saúde mamária ao longo dos anos, evidencia-se uma distribuição desigual, considerando as diversidades coletivas, a distribuição demográfica da população brasileira e as particularidades de incidência do câncer por região.

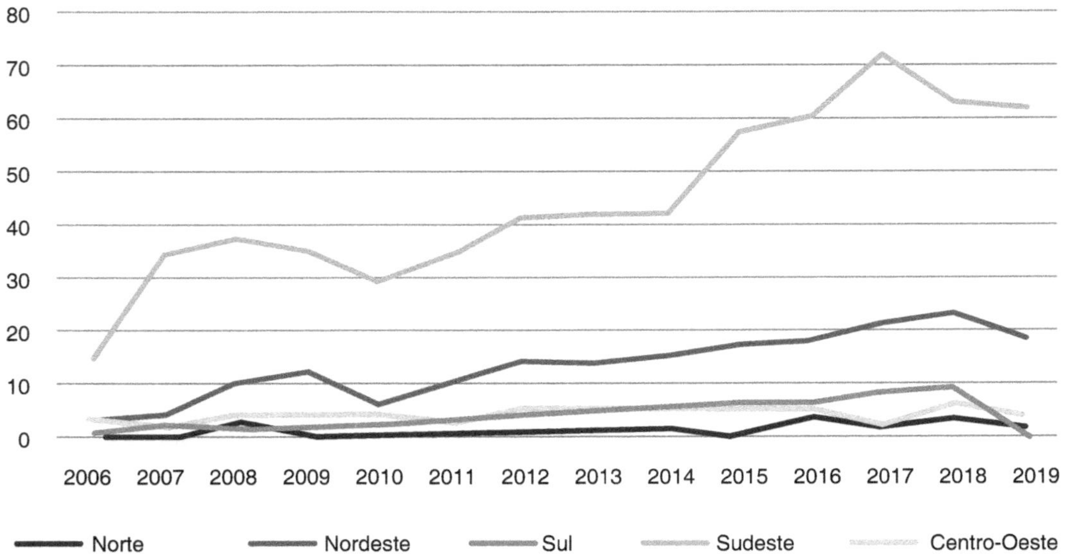

Figura 1.1 Gráfico indicando o número de médicos que concluem a residência em mastologia por ano, por região do Brasil.

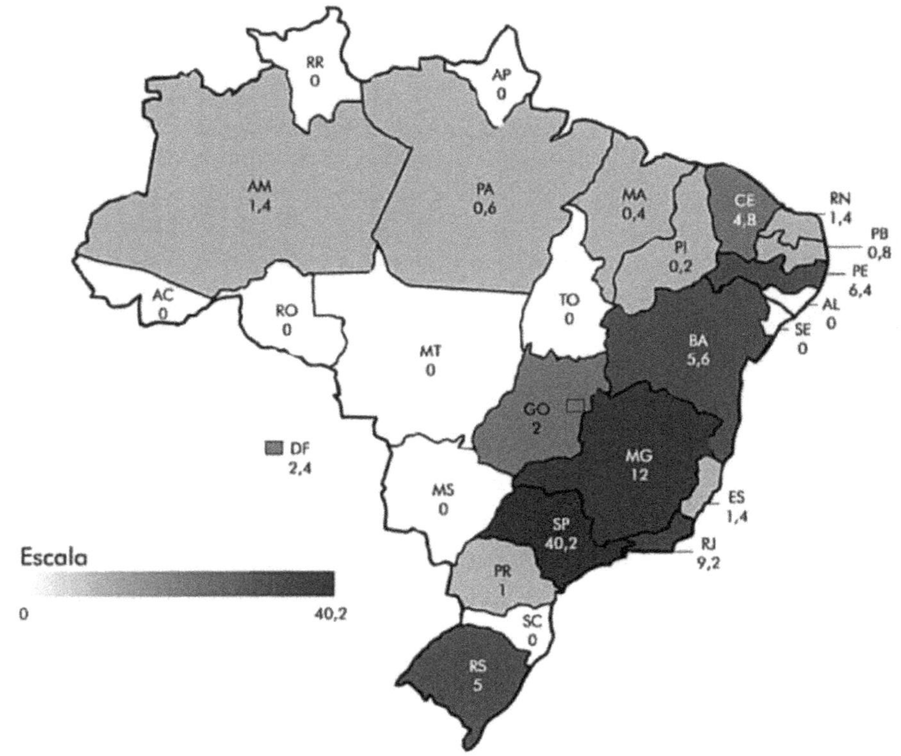

Figura 1.2 Média de residentes de mastologia por região do Brasil – 2015 a 2019.

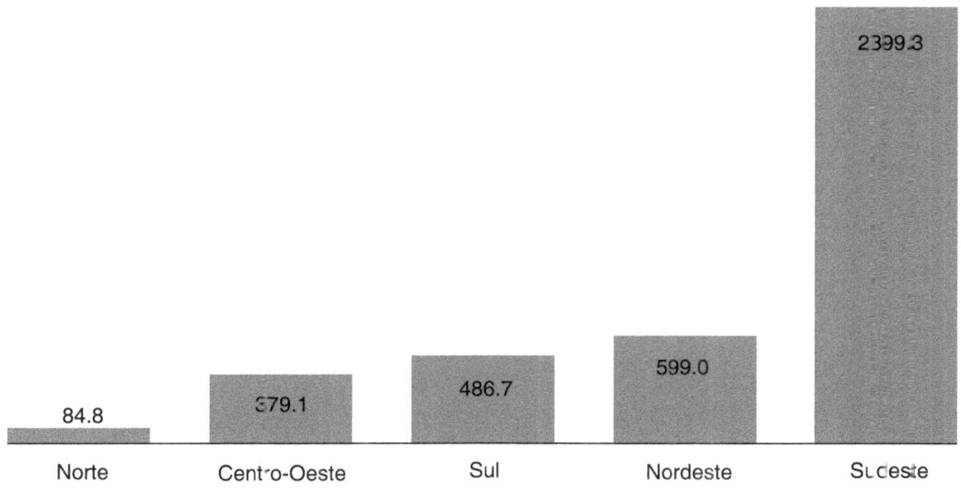

Figura 1.3 Número de mastologistas para cada 100 mil mulheres por região do Brasil em 2018.

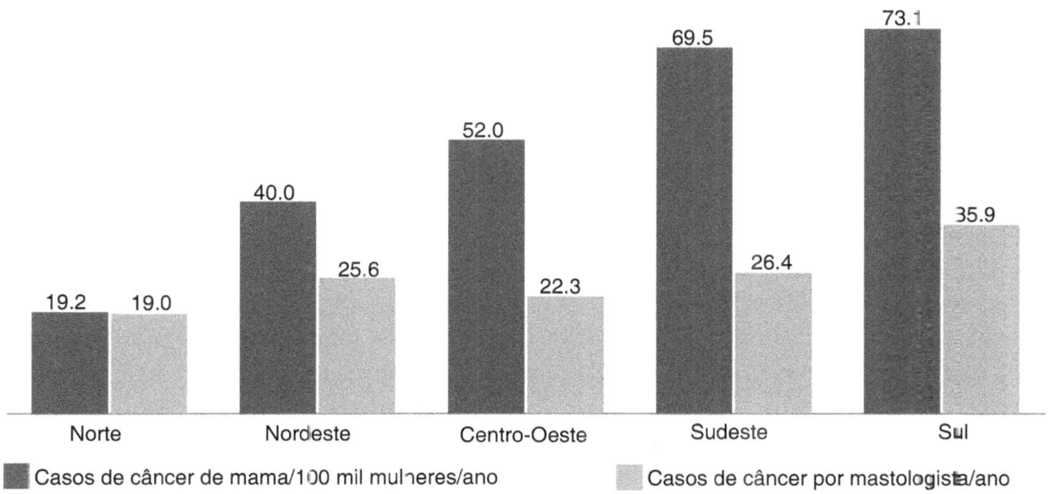

Figura 1.4 Incidência estimada de câncer de mama, em 2019, para cada 100 mil mulheres por ano e proporção de casos de câncer por mastologista, por região, no Brasil.

Assim, o debate sobre a formação médica e a alocação de recursos humanos e financeiros deve ser contínuo para abranger as inovações na especialidade a fim de proporcionar acesso oportuno e conscientização da população brasileira sobre o câncer de mama, bem como capacitar adequadamente os médicos mastologistas e fomentar as pesquisas no país.

Referências

1. Ministério da Educação. Residência Médica [Internet]. 2021 [acesso em 2021 jul 10]. Disponível em: http://portal.mec.gov.br/residencias-em-saude/residencia-medica.
2. Portal da Câmara dos Deputados. Legislação [Internet]. 2021 [acesso em 2021 jun 10]. Disponível em: https://www2.camara.leg.br/legin/fed/lei/2013/lei-12871-22-outubro-2013-777279-norma-pl.html.
3. Conselho Federal de Medicina. Resolução CFM Nº 2.148/2016 [Internet]. 2021 [acesso em 2021 jul 15]. Disponível em: https://sistemas.cfm.org.br/normas/visualizar/resolucoes/BR/2016/2148.
4. Ministério da Educação, secretaria de Educação Superior. Resolução CNRM Nº 17, de 6 de julho de 2021 – Diário Oficial da União [Internet]. 2021 [acesso em 2021 jul 10]. Disponível em: https://in.gov.br/en/web/dou/-/resolucao-cnrm-n-17-de-6-de-julho-de-2021-330641104.
5. Sociedade Brasileira de Mastologia. Matriz de Competências na Residência Médica em Mastologia é aprovada [Internet]. 2021 [acesso em 2021 jun 10]. Disponível em: https://sbmastologia.com.br/matriz-de-competencias-na-residencia-medica-em-mastologia-e-aprovada/.
6. dos Santos AMR, Balabram D, Guara JP, Belo MA. Análise e contextualização da evolução dos programas de residência médica em Mastologia, no Brasil, por unidade da Federação entre 2006 e 2019. Jornada Paulista de Mastologia (e-pôster), 2019. São Paulo.

CAPÍTULO

2

Aspectos Éticos e a Relação Médico-Paciente em Mastologia

Clécio Ênio Murta de Lucena

INTRODUÇÃO

Quando duas pessoas se encontram, vários fenômenos acontecem no campo do contato interpessoal. Profissionais da saúde, clientes e seus familiares mantêm relações diversas uns com os outros, quase sempre despertando expectativas, desejos, esperanças e exigências. Esse conjunto de fenômenos forma a infraestrutura do relacionamento e é a base do vínculo que se estabelece com todos os elementos citados.

Entender o atendimento como um encontro interpessoal é fundamental, e a partir desse relacionamento pode ser desencadeada uma reação de sintonia e harmonia ou, infelizmente, de aversão e irritação. Nenhuma dessas reações é definitiva, cabendo a cada um a busca pela manutenção de uma relação saudável ou a conversão de uma relação de confronto em um encontro de compreensão e cumplicidade cada vez maiores.

Todo profissional da saúde tem em seus limites a vivência de uma pessoa cotidiana, desempenhando sua atuação enquanto técnico nos moldes formados por suas características pessoais, necessidades individuais, dificuldades do dia a dia, valores e princípios construídos, bem como pelas influências circunstanciais de cada situação com que se depara rotineiramente.

Associada e integrada a todo esse processo, encontra-se uma regulação ética que deveria estar intrínseca a toda formação profissional, sobretudo nas áreas da saúde, delineando os limites dessa nossa atuação. Ademais, o poder/dever estatal exercido através do Direito regula as relações individuais em uma sociedade nas mais diversas linhas judicantes, sobretudo pela esfera cível e penal. Basicamente, na esfera judicante é possível que os profissionais da saúde sejam demandados em processos ético-profissionais e processos cíveis, bem como na própria esfera penal.

CLIENTE E PROFISSIONAL EM UMA RELAÇÃO CONTÍNUA

Na prática clínica, com frequência, os motivos de uma consulta não estão apresentados de maneira clara, podendo ser explícitos ou implícitos. O motivo explicitado em uma consulta nem sempre é o motivo real ou, pelo menos, o mais importante. Em qualquer relacionamento interpessoal, os níveis explícitos ou implícitos nesse contexto muitas vezes são completamente discrepantes. Desse modo, convém desenvolver habilidades de percepção da linguagem dos sinais e sintomas, buscando entender a história da doença ou intercorrência aparentada na história da pessoa e no contexto em que ela vive.

Assim, ambos os vetores dessa relação bilateral precisam e devem sentir-se como corresponsáveis. Essa corresponsabilidade implica, fundamentalmente, saber que a função do profissional é expor, com honestidade e clareza, os fatos encontrados, a lógica do raciocínio desenvolvido, os prós e os contras, os riscos e as consequências, bem como as razões de um planejamento estabelecido, permitindo ao paciente estabelecer uma interação direta e consciente. Acompanhar o processo de decisão do cliente é imprescindível, fornecendo os elementos necessários a essa escolha. Cabe ao cliente e aos familiares decidir e dar a última palavra no processo decisório.

Por outro lado, a idealização é um risco quase sempre presente, decorrente da expectativa da pessoa em relação ao profissional.

> Cuidado! Idealização consiste na necessidade de criar uma figura forte, protetora, infalível, que seja capaz de oferecer a perfeita segurança desejada pelos

pacientes. Idealização difere de confiança, admiração e respeito, que permitem que os clientes percebam o profissional como pessoa, com limitações e com a possibilidade eventual de falhas.

O grande temor causado por um grau elevado de idealização é o de um narcisismo exagerado por parte do profissional com a consequente ilusão de onipotência, o que deve ser insistente e permanentemente trabalhado. Uma relação desenvolvida nessas condições é muito perigosa: um profissional visto como mágico resulta em um cliente superexigente e com grandes expectativas, e o resultado pode ser catastrófico.

O sonho da onipotência tem raízes históricas na humanidade e na própria evolução emocional e intelectual dos seres humanos, em especial na medicina. Desde a infância, passamos perigosamente por um processo de adestramento para infalibilidade, sucesso, projeção, superioridade e busca pelo poder. Quanto maior a sensação de onipotência, maior a necessidade de concentração de poder em nossas mãos. A ilusão da onipotência pode resultar na angústia da chamada *culpa onipotente*, em que se atribui a si próprio uma quantidade de poderes muito maior do que a capacidade real de uma pessoa. As consequências são negativamente previsíveis.

O PROCESSO DE COMUNICAÇÃO INTERPESSOAL

Uma das principais dificuldades reside na transmissão de informações, e o desenvolvimento adequado de formas corretas e assertivas de uma boa comunicação é fundamental. Convém caminhar em um processo de aprendizagem contínuo que resulte em profunda transformação do potencial de ação enquanto agente de saúde, abrindo os mais diversos canais de comunicação e aprofundando o diálogo e a captação das informações necessárias, de modo a aumentar as chances de se estabelecer uma relação de confiança entre profissional e cliente.

A arte de fazer perguntas é uma habilidade necessária e indispensável. Trata-se de um meio bastante eficaz tanto para bloquear como para abrir os canais de comunicação. O desenvolvimento dessas habilidades depende de um treinamento amplo, permanente, tanto teórico como prático. Fazer perguntas com atitude clínica é uma maneira de demonstrar interesse pela situação do indivíduo em um contexto amplo, e não apenas na situação isolada da doença. É a partir de uma postura correta de indagação que se abrem as perspectivas para utilização eficaz das perguntas.

Não é raro se deparar com expressões de ordens, ameaças ou lições de moral por parte do profissional. Esse agente deve evitar assumir a função de crítico contumaz, controlador e autoritário, sem se desfazer de sua necessária condição de gestor do processo de um atendimento médico. Cabe estar sempre atento para não fazer julgamentos críticos quanto às condutas das pacientes que se choquem com os valores morais e religiosos pessoais. Em contrapartida, deve-se recorrer às lições de moral diante de dificuldades de trabalhar em um sistema de corresponsabilidade ou de decisão compartilhada. Uma análise cuidadosa dessa dificuldade pode ser ilustrada por um profissional que tende a fugir e a evitar o problema do cliente em virtude de sua dificuldade em reconhecer as próprias limitações, bem como o próprio medo de dizer "não sei".

Mensagens contraditórias são nocivas em uma relação médico-paciente porque causam confusão, dificuldade de discriminação das informações, dúvidas e ansiedades. Argumentos como "faça o que digo, mas não faça o que eu faço" só aumentam o descrédito e a falta de confiança dos clientes.

Intervenções apressadas e prematuras são sempre deletérias. É necessário captar em vários níveis as mensagens latentes nas investigações diagnósticas, respeitando o tempo e a capacidade de expressão de cada um. Assim, torna-se essencial respeitar o ritmo individual de cada cliente, sem pressa para mostrar de modo abrupto ou prematuro o que é captado.

COLOCANDO LIMITES

Delimitar as fronteiras da relação médico-paciente é necessário, explicando com clareza, concisão e firmeza as características e a estruturação das situações de atendimento, além de equacionar as áreas de atuação em termos do que pode e do que não pode ser realizado. A evolução da medicina exige um aprofundamento cada vez maior do nível de conhecimento de cada profissional, o que inviabiliza um entendimento específico total de cada especialidade médica.

O atendimento médico, como qualquer serviço prestado, é realizado mediante um contrato estabelecido, ainda que tácito. O nível de dúvida e de incertezas do cliente e de seus familiares diminui significativamente quando se delimitam as condições de atendimento com horários combinados, frequência e duração das consultas, exigências burocráticas do atendimento, bem como o próprio pagamento pela prestação do referido serviço. É importante compreender que o pagamento pelo atendimento tem como sentido mais profundo proteger a própria relação médico-paciente. Em caso de um profissional mal remunerado que preste atendimento com insatisfação, o grande prejudicado será o cliente.

Do desempenho médico é esperada uma infinidade de exigências, mais destacadamente competência técnica, atitude universalista, especificidade funcional, neutralidade afetiva, além da atitude altruísta e desinteressada. Parece inviável a existência desse profissional, mas grande parte dessa construção imaginária de um bom profissional médico se deu, sobretudo, pela aparente onipotência lapidada ao longo da história pelos próprios profissionais.

Diante das expectativas antagônicas de ambos os lados, valem sempre o bom senso e a lucidez no entendimento da especificidade que envolve o atendimento médico.

Se por um lado nas expectativas do paciente é encontrada a busca por alívio, salvação, cura, atenção desinteressada, conselhos e orientações ou até mesmo a simples convivência, por parte dos médicos as expectativas recaem sobre o prestígio social, o ganho econômico, a satisfação pessoal, o aprendizado científico e, obviamente, a esperança e o desejo de ajudar cada um de seus clientes.

ASPECTOS ÉTICOS

A discussão a respeito dos aspectos éticos do exercício profissional implica a compreensão dos direitos e deveres delineados pelo órgão de classe regulador da atuação desse profissional, alicerçado em um conjunto de princípios formadores da própria personalidade em consonância com valores de natureza religiosa, moral, familiar e também cultural. Dessa maneira, não é possível desprezar a flexibilidade que deve nortear a atuação do profissional médico.

Em um entendimento amplo, de acordo com o Código de Ética Médica vigente, é direito do médico indicar o procedimento adequado ao paciente, observadas as práticas cientificamente reconhecidas e respeitada a legislação vigente (Cap. II, II). Assim, um profissional da medicina com registro regular no CRM e formação intelectual universitária está habilitado para realizar todos os atos médicos para os quais se sinta qualificado e habilitado. Portanto, isso remete a uma decisão muito particular e autocrítica para definição dos limites do que é possível fazer, sabendo que os Conselhos profissionais são os verdadeiros órgãos supervisores, julgadores e disciplinadores da classe médica[1].

Como contrapeso dessa liberdade aparente para o exercício da medicina, a responsabilidade profissional é categórica em vedar ao médico causar dano ao paciente, seja na ação, seja na omissão de um dever a que está sujeito, ato este que possa ser caracterizável como imperícia, imprudência ou negligência. A responsabilidade médica é sempre pessoal e não pode ser presumida, necessitando estar comprovada. Além disso, nenhum médico pode deixar de assumir a responsabilidade por ato que tenha praticado ou indicado, ainda que solicitado ou consentido pelo paciente[2]. Portanto, o profissional é o principal responsável pelas condutas que serão definidas no planejamento propedêutico e terapêutico de um paciente (Cap. III; art. 1º e 4º)[1,2].

Uma situação por vezes intrigante consiste no debate sobre a competência para realizar atos médicos que se encontrem na interface de especialidades médicas distintas ou mesmo para um médico generalista. O entendimento do órgão máximo da medicina deixa claro que a titulação representa uma possibilidade de fomentar e estimular as especializações mediante prerrogativas culturais criadas pelas próprias sociedades médicas sem, no entanto, dispor de força legal para impedimento da prática de qualquer ato médico pelo não especialista[3,4].

Nessa linha de raciocínio, nenhum especialista dispõe de exclusividade para execução de qualquer ato médico. O título de especialista é apenas um presuntivo de conhecimento diferenciado em determinada área da ciência médica. O conhecimento é de usufruto da sociedade, podendo dele fazer uso o médico que estiver devidamente habilitado ou capacitado. Um título de especialista é apenas uma presunção dessa capacitação, posto que a habilitação já está contida no próprio diploma médico[4]. Por fim, os CRM não exigem que um médico seja especialista para trabalhar em qualquer ramo da medicina, podendo exercê-la em sua plenitude nas mais diversas áreas, desde que se responsabilize por todos os seus atos[5].

Cabe destacar como fundamental o trabalho de elaboração e vigilância dos programas de formação do mastologista, contemplando todas as etapas e conteúdos necessários à adequada e completa formação do especialista. Ainda em vigência, a proposta do Programa de Residência Médica em Mastologia registrada na Associação Médica Brasileira e na Comissão de Residência Médica (COREME) define em sua justificativa que a especialidade Mastologia é aquela que trata das doenças das mamas em termos de prevenção, diagnóstico, tratamento e reabilitação. Contempla alterações benignas e malignas, englobando uma diversidade de pacientes de ambos os sexos e de idades variadas.

O conteúdo desenvolvido nessa formação é diversificado, multidisciplinar, com ênfase na parte cirúrgica, incluindo formação em oncoplastia mamária e cirurgia plástica em mastologia. Dentre as atividades recomendadas, além das práticas diagnósticas e da abordagem em todos os setores envolvidos no complexo contexto das alterações mamárias, no centro cirúrgico esse especialista deve ser capaz de dominar procedimentos para doenças benignas e malignas e realizar cirurgias oncoplásticas, reconstruções mamárias e simetrizações, além de dominar o manejo das possíveis intercorrências em qualquer ato médico.

Em linhas gerais, a interface de atuação médica pode ser vislumbrada em mais de uma especialidade médica, as quais podem, de maneira integrada ou independente, promover a recuperação e o bem-estar físico, psíquico e social dos pacientes. Assim, o mastologista jamais pode restringir sua plena capacidade de atuação, conduzindo e executando todos os atos destinados a essa especialidade na condução tanto de pacientes oncológicos como não oncológicos, sendo a ele facultada a definição de seus limites individuais de atuação com respeito a todos os dispositivos normativos que regulam o exercício profissional.

ESCOLHA ESCLARECIDA

O dever da informação integra o exercício ético da medicina. Quando associado a requisitos jurídicos aplicados pelo Código de Defesa do Consumidor, a Constituição Federal e o próprio Código Civil brasileiro, essa necessidade de informação se apresenta mais do que como um cuidado, aproximando-se de uma obrigação profissional, especialmente no que diz respeito aos procedimentos cirúrgicos[2,6,7].

Mais conhecido como Termo de Consentimento Livre e Esclarecido (TCLE), esse documento médico baseia-se no dever de esclarecimento pautado pela atenção, produzindo informações claras e precisas; no cuidado com as informações escolhidas para serem transmitidas; pela paciência, repetindo as informações várias vezes e de maneiras diversas, e, por fim, pela lealdade com os pacientes[8]. Integrando um conjunto de informações adequadas e necessárias para correta compreensão dos pacientes, a tomada de decisões compartilhadas entre médico, paciente e familiares remete a um sentimento de corresponsabilidade diverso, configurando uma terminologia mais coerente, que é a ESCOLHA ESCLARECIDA.

Cabe ressaltar que esse documento tem seus efeitos limitados ao dever de informar e à manifestação de vontade dos pacientes, não outorgando direitos ao profissional de saúde – este é um ponto fundamental para compreensão tanto dos médicos como dos pacientes. O TCLE não exclui nem isenta os médicos de sua responsabilidade[2]. Reconhecido como um documento médico fundamental em todo o mundo e cada vez mais valorizado pelos tribunais, deixa claro que discordar de uma norma legal não desobriga alguém de deixar de cumprir uma determinação[8-10].

Dessa maneira, mesmo que um médico não concorde com a referida aplicação, até mesmo por parte dos Conselhos de Medicina, o TCLE vem sendo considerado peça fundamental no julgamento dos processos ético-profissionais. Apesar das inúmeras dificuldades justificáveis para não utilização do TCLE, como falta de tempo, percalços do cotidiano, instalações inadequadas, incapacidade dos pacientes de compreenderem adequadamente as informações necessárias, elevada demanda de serviços, bem como a relativa falta de profissionais, não há justificativa para deixar de aplicá-lo[2,5,6].

Do ponto de vista estrutural, a escolha esclarecida é embasada em três pilares fundamentais: condições preliminares, informação e consentimento. Como condições preliminares destacam-se competência, capacidade e a voluntariedade do indivíduo em questão. Aqui não se valoriza a capacidade civil, mas a competência momentânea do paciente em um momento de fragilidade, angústia e entrega às circunstâncias a que está submetido, vitimado por um diagnóstico assustador e estigmatizante. Da mesma maneira, questiona-se a voluntariedade de seu ato ou do próprio consentimento, visto que nessa ocasião a preocupação imediata é com a cura ou o alívio de seu sofrimento, não importando qual condição lhe seja apresentada.

No outro pilar entra o conjunto de informações adequadas e necessárias nesse documento. Aqui deve ser valorizado o conteúdo das informações necessárias, em linguagem acessível e sem tecnicismo, ilustrando os detalhes do que será o objeto da abordagem. Nessa etapa deve ser incluído, ainda, um plano de cuidados e medidas alternativas ao procedimento proposto. Como consequência entra a compreensão pelo paciente daquilo que está sendo apresentado, representando aqui a maior dificuldade de todo o processo que envolve a teoria da escolha esclarecida, visto que não se consegue mensurar ou assegurar a total compreensão de todos os fatos envolvidos[9]. Por fim, chega-se ao consentimento propriamente dito, caracterizado por registrar uma decisão espontânea e consciente do indivíduo, autorizando o profissional a seguir as etapas subsequentes do ato médico mutuamente escolhido[8-14].

Na doutrina da escolha esclarecida existem fortes razões éticas e legais para se considerar seriamente a adoção cotidiana do TCLE: um documento escrito é permanente, enquanto as conversas podem ser esquecidas ou lembradas parcialmente; a quantidade de informações presentes em um documento pode ser muito maior do que a das transmitidas em um diálogo, sobretudo durante as entrevistas em uma consulta médica; os textos presentes no TCLE podem ser revisados, elaborados, adaptados e incrementados sempre que necessário, melhorando a comunicação e a compreensão, enquanto os diálogos são livres e sem controle; os termos de consentimento são instrumentos legais, e os tribunais judicantes, sobretudo os Conselhos de Medicina, costumam reconhecê-los dessa maneira[2,6,7].

Diversos modelos de termos de consentimento podem ser encontrados em livros-textos ou em *sites* especializados. O importante é que cada profissional tenha seu próprio TCLE, adaptado à sua realidade, preocupando-se com os princípios que regem sua aplicação e trabalhando em uma relação transparente e segura com os pacientes e seus familiares.

CONSIDERAÇÕES FINAIS

Como o exercício da medicina deve ser sempre pautado pelo dever de cuidado, e como essa atividade se baseia em uma responsabilidade subjetiva, o julgamento da culpa médica é fundamentado na configuração de imperícia, imprudência ou negligência. Desse modo, cabe ressaltar a necessidade de seguir as regras fundamentais na atuação preventiva por parte desse profissional, alicerçada nos seguintes fundamentos:

- Rigor na verificação dos aspectos procedimentais de atendimento ao paciente com base em protocolos, diretrizes ou recomendações de conduta, sempre buscando o melhor para ele.
- Informação clara e precisa dos riscos e benefícios e da eventual necessidade de inclusão de procedimentos adicionais corretivos ou complementares para que seja alcançado o benefício máximo.
- Utilização sistemática do TCLE após os esclarecimentos e a elucidação das dúvidas, objetivando uma escolha compartilhada.
- Documentação eficaz: vale salientar aqui que os melhores documentos médicos são caracterizados pela qualidade de um bom prontuário médico, tanto os de uso ambulatorial como os empregados nas entidades hospitalares.

- Estabelecer uma excelente relação médico-paciente e com os familiares, bem como atuar sempre com uma atitude de respeito aos colegas que participem coletivamente na condução de determinada situação clínica.

Referências

1. Conselho Federal de Medicina. Código de Ética Médica – Resolução CFM n. 1.931/2009 [acesso em 22 dez 2015]. Disponível em: http://www.portalmedico.org.br/novocodigo/.
2. França GV. Direito Médico. 10. ed. Rio de Janeiro: Ed. Forense, 2010, 667 p.
3. Conselho Regional de Medicina do Estado de Goiás. Parecer – Consulta CFM n. 2096/96. PC/CFM/n. 2096/96. PC/CFM/n. 08/96 [acesso em 22 dez 2015]. Disponível em: http://www.portalmedico.org.br/pareceres/cfm/1996/8_1996.htm.
4. Conselho Regional de Medicina do Estado do Rio de Janeiro. Processo – Consulta CFM n. 1.034/2003 – Parecer CFM n. 17/2004 [acesso em 22 dez 2015]. Disponível em: http://www.portalmedico.org.br/pareceres/cfm/2004/17_2004.htm.
5. Diniz MH. Código Civil Anotado. 13. ed. São Paulo: Ed. Saraiva, 2008, 1.397 p.
6. Dantas EVS. Direito Médico. 1. ed. Rio de Janeiro: GZ Editora, 2009, 240 p.
7. Lana LR, Figueiredo AM. Temas de Direito Médico. 1. ed. Rio de Janeiro: Ed. Espaço Jurídico, 2004, 581 p.
8. Anderson OA, Wearne IM. Informed consent for elective surgery –What is best practice? J R Soc Med. 2007; 100(2):97-100.
9. Falagas ME et al. Informed consent: how much and what do patients understand? Am J Surg 2009; 198(3):420-35.
10. Leclercq WK et al. A review of surgical informed consent: past, present, and future. A quest to help patients make better decisions. World J Surg 2010; 34(7):1406-15.
11. Sterodimas A, Radwanski HN, Pitanguy I. Ethical issues in plastic and reconstructive surgery. Aesthetic Plast Surg 2011; 35(2):262-7.
12. Angelos P. Ethics and surgical innovation: challenges to the professionalism of surgeons. Int J Surg 2013; 11(1):2-5.
13. Cainzos MA, González-Vinagre S. Informed consent in surgery. World J Surg 2014; 38(7):1587-93.
14. Brunton G et al. Psychosocial predictors, assessment, and outcomes of cosmetic procedures: a systematic rapid evidence assessment. Aesthetic Plast Surg 2014; 38(5):1030-40.

CAPÍTULO

3

Anatomia da Mama, Axila e Tronco

Débora Balabram
Renato Camata Couto
Stephanie Bruna Camilo Soares de Brito

INTRODUÇÃO

As mamas são glândulas características dos mamíferos e têm como principais funções a produção de leite, a transferência de imunidade e o estabelecimento de vínculo da mãe com a prole[1,2].

A anatomia é a base para um exame físico completo e sistematizado, a interpretação de diversos exames de imagem e a obtenção de bons resultados cirúrgicos. Trata-se, portanto, de um tema muito amplo e que será revisto em muitos outros capítulos desta obra.

Neste capítulo serão descritos os principais componentes anatômicos que o estudante de medicina deve conhecer.

MORFOLOGIA

A mama é uma glândula em pares, situada na parede torácica anterior[1]. Tem cerca de 10 a 12cm de diâmetro com 5 a 7cm de espessura no centro, e seu volume varia de 21 a 200mL, podendo flutuar ao longo do ciclo menstrual. Diferenças de volume entre uma mama e outra são comuns (em mais da metade das mulheres há a diferença de mais de 10% entre ambas)[3].

De modo a simplificar o estudo, os componentes mamários são apresentados como se organizam da região mais superficial para a mais profunda (Figura 3.1).

Pele

O tegumento das mamas continua com o restante do tórax. Constitui-se de uma camada fina de tecido que contém glândulas sebáceas e sudoríparas e folículos pilosos[1].

Complexo areolopapilar

O complexo areolopapilar (CAP) é formado por epitélio diferenciado e hiperpigmentado contíguo ao tegumento e seu tamanho varia entre 15 e 60mm de diâmetro[4]. Nele são encontrados os tubérculos de Morgagni, pequenas pápulas elevadas que drenam as glândulas de Montgomery, situadas mais profundamente. Essas glândulas consistem em uma transição embriológica de glândulas sebáceas e mamárias, sendo capazes de secretar leite. Também no CAP encontram-se terminações nervosas sensitivas e um plexo linfático abundante (plexo linfático subareolar de Sappey)[5]. Dentro do CAP, a musculatura areolar cumpre a importante função de ejetar o leite[6] (veja o Capítulo 4).

Subcutâneo e conjuntivo

Sob a pele encontra-se a gordura subcutânea, que contribui para o tamanho da mama, o qual varia de acordo com a quantidade de gordura corporal. Sua espessura oscila entre 6 e 10mm[1]. Em seguida encontra-se a fáscia peitoral superficial, que é contínua à fáscia abdominal

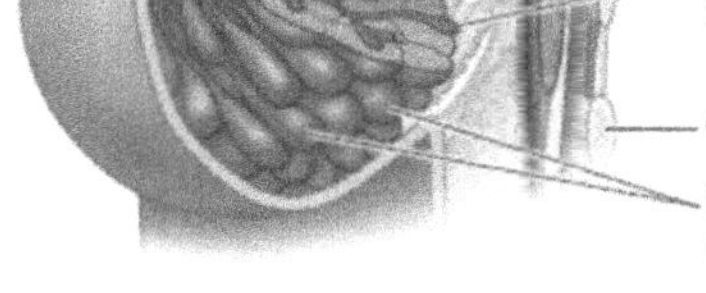

Figura 3.1 Morfologia da mama – veja encarte colorido. (Reproduzida de Moore[6].)

superficial de Camper. O tecido conjuntivo é responsável por dar sustentação às glândulas mamárias.

A partir da derme, inúmeras fibras de tecido conjuntivo permeiam os lobos e lóbulos e se fixam na fáscia superficial. Essas fibras são conhecidas como ligamentos suspensores da mama (ou de Cooper). Entre a fáscia do músculo peitoral maior e o folheto posterior da fáscia peitoral superficial encontra-se o espaço ou bolsa retromamária[4,7].

Ductos, lobos e lóbulos mamários

Os alvéolos mamários constituem as subdivisões iniciais e mais distais da mama e se unem para formar os lóbulos. A análise histológica de cada lóbulo permite encontrar de 10 a 100 alvéolos[6]. Os lóbulos se unem em grandes grupos e formam lobos mamários – na maioria das mamas são encontrados de 15 a 20 lobos[1].

A partir de cada lobo é emitido, de maneira radial, um delgado ducto lactífero que se dirige à região do CAP para drenagem. Ao se aproximar do CAP, cada ducto lactífero sofre uma dilatação, conhecida como seio lactífero, que possibilita o acúmulo de leite. Passados os seios lactíferos, os ductos se adelgaçam novamente e passam a ser denominados ductos mamilares. Estes irão ascender pela papila até desembocarem em sua superfície, onde podem secretar leite[8] (veja o Capítulo 4).

ANATOMIA TOPOGRÁFICA

Com formato de gota (Figura 3.2), as mamas ocupam a região entre o segundo e sexto espaços intercostais (no eixo vertical) e entre o limite lateral do esterno e a linha medioaxilar (no eixo horizontal), podendo ser encontrado tecido glandular além desses limites[3,7]. A região esternal apresenta uma depressão entre as mamas direita e esquerda, chamada sulco intermamário[8].

No limite inferior, na altura do sexto ou sétimo espaço intercostal, a mama sofre uma dobra e fixa seu subcutâneo na parede torácica, em uma linha denominada prega inframamária[9]. As mamas são divididas em quadrantes – superomedial, superolateral, inferomedial e inferolateral – com distribuição irregular de glândulas e estroma, os quais são mais abundantes no quadrante superolateral[10]. O CAP habitualmente se localiza no quarto espaço intercostal, nas mamas que não apresentam ptose[5].

A mama pode estender-se em direção à axila, a chamada cauda axilar (também denominada cauda de Spence)[7].

VASCULARIZAÇÃO DA MAMA

A vascularização da mama origina-se principalmente de ramos das artérias torácica interna (ou mamária interna), torácica lateral e, em menor proporção, de ramos das artérias toracoacromial, intercostais, subescapular e toracodorsal (Figura 3.3)[1,3]. A artéria torácica interna é ramo da artéria subclávia e estabelece trajeto lateral ao corpo do esterno, de onde emite ramos perfurantes que suprem a porção medial anterior da mama[8]; pode haver ramos mediais posteriores que perfuram o músculo peitoral maior e outras variações anatômicas do sistema dessa artéria[11,12]. A artéria torácica interna é responsável pelo suprimento sanguíneo de aproximadamente 60% da mama[2].

A artéria torácica lateral é ramo da artéria axilar, a qual é continuação da artéria subclávia[8]. Ela supre a superfície torácica lateral, na região do terceiro, quarto e quinto espaços intercostais, e emite ramos mamários laterais que suprem a porção lateral anterior da mama[8,11]. Ao se

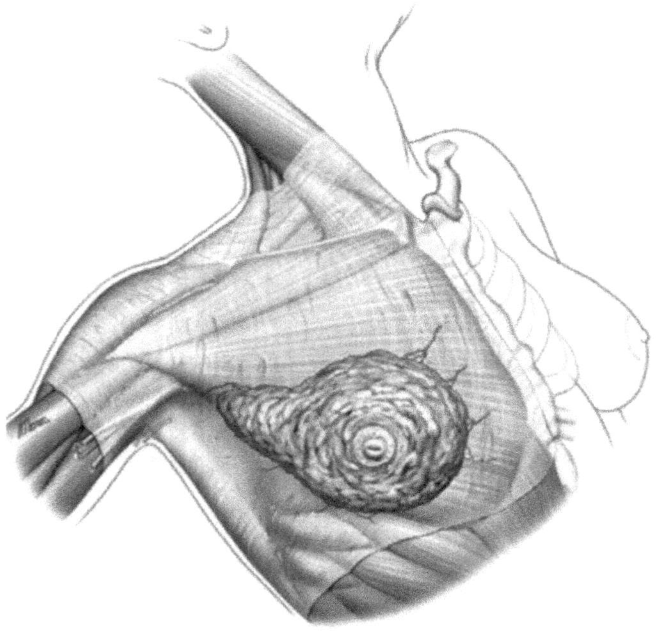

Figura 3.2 Posição da mama em relação às estruturas da parede torácica. (Reproduzida de Sabel[3].)

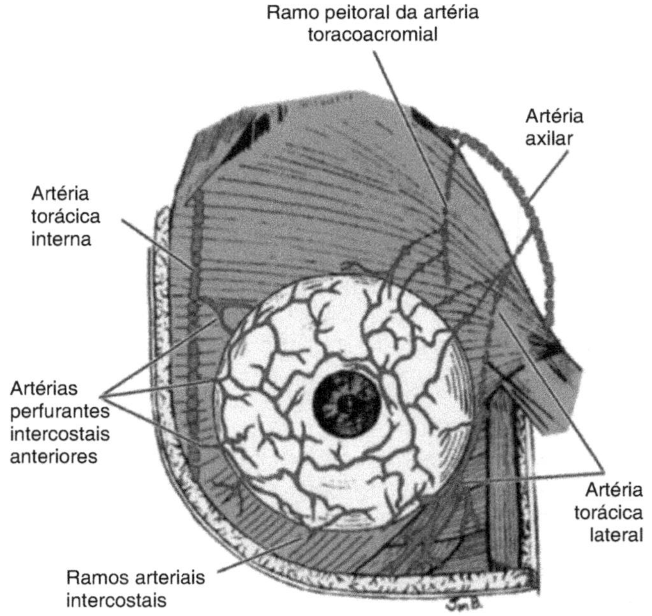

Figura 3.3 Irrigação da mama – veja encarte colorido. (Reproduzida de Bland[1].)

direcionar para a cauda axilar, emite pequenos ramos para a pele e os músculos da região axilar. Finalmente, emite ramos perfurantes que suprem a porção lateral posterior da mama[11]. A artéria torácica lateral é responsável pelo suprimento sanguíneo de aproximadamente 30% da mama[2].

A artéria toracoacromial também é ramo da artéria axilar[8]. Ela emite um ramo peitoral que corre entre os músculos peitorais maior e menor, alcançando a porção posterolateral da mama. Esse vaso, em geral, contribui com pequeno volume para o suprimento de sangue mamário[11]. No entanto, a artéria toracoacromial pode dar origem à artéria torácica lateral devido a variantes anatômicas, quando, então, será importante fonte de vascularização[2].

As artérias intercostais posteriores são ramos do segmento torácico da aorta. Na altura do segundo, terceiro e quarto espaços intercostais, elas contribuem com ramos profundos que suprem os quadrantes mediais da mama e a musculatura da parede torácica[2,8].

A drenagem venosa da mama é proporcionada pelas veias axilar e torácicas (ou mamárias) internas[8]. Há veias tributárias que drenam o sangue da parede torácica, dos músculos peitorais e da própria mama em sua porção mais lateral, em direção à veia axilar[1]. Dentre essas tributárias, a mais calibrosa e importante é a veia torácica lateral, que drena diretamente para a veia axilar[8]. As veias torácicas internas são vasos que drenam o sangue da porção medial das mamas, perfurando os espaços intercostais e formando um plexo venoso que conflui para a junção das veias braquiocefálicas direita e esquerda[1].

INERVAÇÃO DA MAMA

Os nervos intercostais são responsáveis pela transmissão de sensações da glândula mamária, pele e subcutâneo adjacentes (Figura 3.4)[13]. Além disso, inervam a musculatura lisa do CAP e carreiam fibras simpáticas que inervam os vasos sanguíneos mamários, regulando o tônus vascular[8]. Além dos nervos intercostais, o nervo supraclavicular também participa da inervação da mama. Originado no plexo cervical, emite ramos que inervam pequenas regiões cutâneas dos quadrantes superiores das mamas, recebendo delas a aferência sensitiva[1].

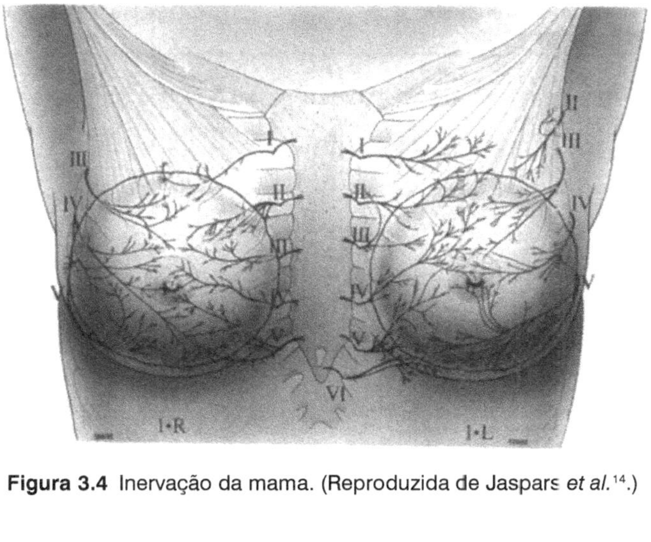

Figura 3.4 Inervação da mama. (Reproduzida de Jaspars *et al.*[14].)

A partir de suas origens no segmento torácico da medula espinhal, os nervos intercostais prosseguem anteriormente pelos sulcos costais, na porção inferior das costelas, junto aos vasos intercostais. Próximo à região mamária, os nervos intercostais se ramificam em dois sistemas de inervação cutânea: os ramos cutâneos anteriores (que emergem na borda lateral do esterno) e os ramos cutâneos laterais (que emergem através do músculo serrátil anterior). Estima-se que do terceiro ao sexto pares de nervos intercostais são os que mais contribuem com a sensibilidade da mama. Os ramos do quarto nervo intercostal são os que inervam maior área da topografia mamária e do CAP; no entanto, os ramos cutâneos anteriores do terceiro ao quinto nervos intercostais também inervam o CAP[13].

O trajeto inframamário dos ramos nervosos difere em cada paciente[13,14]. Inicialmente, os nervos saem dos espaços intercostais e atravessam a musculatura intercostal e peitoral[8]. Dentro das mamas, podem seguir trajetos mais superficiais ou profundos e podem ser mais encontrados em porções mediais ou laterais da mama, a depender de variações anatômicas[13].

DRENAGEM LINFÁTICA

Os vasos linfáticos internos à mama correm por toda sua extensão e estão presentes no conjuntivo dos lóbulos mamários, da aréola e da papila[8,15]. A partir desses tecidos, boa parte da linfa se move de maneira centrífuga pelo plexo linfático subareolar[15], de onde emergem vasos linfáticos maiores que irão drenar a linfa para vasos linfáticos externos à mama[8]. Estima-se que mais de 75% da linfa sejam drenados para os quadrantes laterais da mama e então para a axila; a maior parte da linfa restante é drenada para linfonodos mamários internos ou abdominais, a depender da posição mais medial ou inferior na mama, respectivamente[8].

Após saírem lateralmente do parênquima mamário, os vasos linfáticos se dirigem à região da axila quase paralelamente aos vasos sanguíneos que suprem a porção lateral da mama. A partir dos linfonodos axilares, a linfa é drenada para os troncos linfáticos subclávios, e o retorno ao sistema venoso se dá pelos canais do ducto linfático direito (na mama direita) e do ducto torácico (na mama esquerda) (Figura 3.5)[8].

A drenagem das porções mais mediais da mama é feita por linfáticos que se direcionam aos linfonodos mamários internos. Esses gânglios se localizam tanto adjacentes como subjacentes às cartilagens costais da primeira à quinta costela. Os canais linfáticos mais inferiores podem dirigir-se profundamente à cavidade abdominal e drenar a linfa nos linfáticos frênicos inferiores[8].

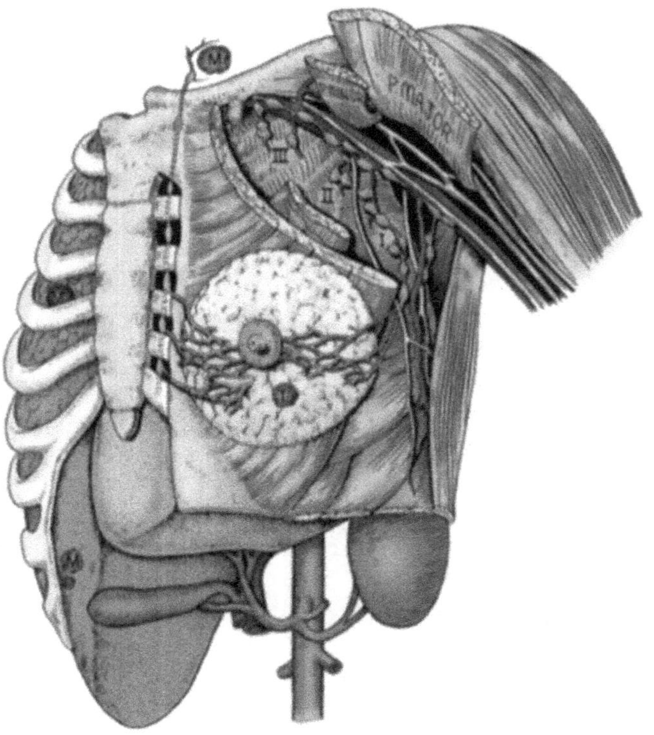

Figura 3.5 Cadeias linfonodais da mama e axila – veja encarte colorido. (Reproduzida de Bland[1].)

Além de encontrados nas cadeias linfáticas, alguns linfonodos podem entremear-se às glândulas ou ao subcutâneo mamário, principalmente no quadrante superolateral e, raramente, no quadrante inferolateral. Nesses casos, são denominados linfonodos intramamários. A partir de estudos de biópsias realizadas em pacientes mastectomizadas, estima-se que eles estejam presentes em 1% a 5% das mulheres[16].

ANATOMIA DA AXILA

A axila é um espaço piramidal localizado entre a porção superior da parede torácica e o membro superior (Figuras 3.5 e 3.6). O ápice da pirâmide é uma abertura que se estende ao trígono cervical posterior[3], circundada por estruturas ósseas – anteriormente pela clavícula, posteriormente pela margem superior da escápula e medialmente pela primeira costela – e que contém os vasos e nervos que acessam os membros superiores a partir do tórax. Já a base axilar é formada essencialmente pela fáscia axilar (também denominada fáscia clavipeitoral) e pela pele. A parede anterior é composta pelos músculos peitorais; a posterior, pelo músculo subescapular (e em menor parte pelo músculo grande dorsal); a lateral, pelo úmero, e a medial, pelo músculo serrátil anterior[1,3]. Sua inervação sensitiva vem do nervo intercostobraquial, originado do segundo nervo intercostal. Caso esse nervo seja lesionado durante a cirurgia, a paciente terá diminuição da sensibilidade na face interna do braço e na axila[1].

A axila contém estruturas importantes para vascularização, inervação e drenagem venosa e linfática das mamas e da musculatura do tronco. São grupos de linfonodos nela identificados: apicais, deltopeitorais, centrais, laterais, anteriores e posteriores[7]. Juntamente com os linfonodos supraclaviculares e infraclaviculares, eles devem ser sempre palpados no exame clínico das mamas.

Os linfonodos axilares podem também ser divididos em três níveis[17]:

- **Nível I:** localizados lateralmente à borda lateral do músculo peitoral menor.
- **Nível II:** localizados posteriormente ao músculo peitoral menor.
- **Nível III:** localizados medialmente à borda medial do músculo peitoral menor.

A veia axilar é uma estrutura importante dentro do conteúdo da axila, sendo facilmente identificada durante o ato cirúrgico por ser mais anterior e inferior a outros vasos e nervos axilares, como a artéria axilar e o fascículo medial do plexo braquial. Os linfonodos axilares do grupo lateral podem ser palpados em posição posteromedial à veia. Vindas do braço, as veias braquial e basilar se unem na margem inferior do músculo redondo maior para formar a veia axilar; e na altura da primeira costela torácica essa veia passa a ser chamada de veia subclávia[7]. A veia axilar é considerada o limite superior das linfadenectomias axilares[4].

Outras estruturas importantes, e que devem ser preservadas durante a linfadenectomia, são o pedículo toracodorsal – que agrupa artéria, veia e nervo toracodorsais, os quais se direcionam ao músculo latíssimo do dorso[18] – e o nervo torácico longo[19] (veja *Esqueleto torácico e musculatura do tronco*, mais adiante).

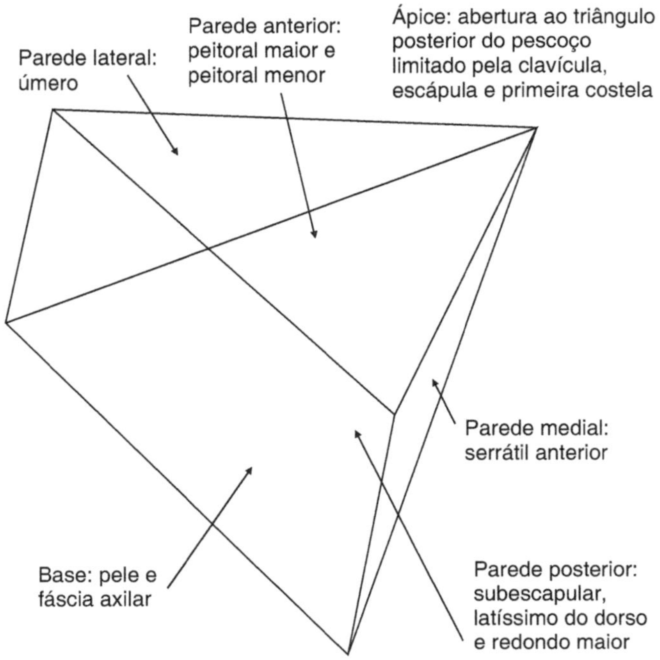

Figura 3.6 Estruturas da pirâmide axilar. (Reproduzida de Sabel[3].)

ESQUELETO TORÁCICO E MUSCULATURA DO TRONCO

O esqueleto da parede torácica é formado, em sua parte mais posterior, pelas 12 vértebras torácicas; na parte mais anterior, pelo esterno, e a conexão dessas partes é feita lateralmente pelas 12 costelas e suas cartilagens costais. Esses ossos cumprem as importantes funções de proteger os órgãos torácicos e abdominais e fixar os músculos axiais e apendiculares[19]. Os espaços intercostais contêm musculatura intercostal – músculos intercostal externo, intercostal interno e intercostal íntimo[7].

O músculo peitoral maior dá origem à prega axilar anterior[4], tem formato triangular e se divide em duas partes: uma porção clavicular e uma costoesternal (Quadro 3.1 e Figura 3.7). Origina-se em três pontos: (1) terço médio da clavícula, (2) margem lateral do esterno e (3) face externa das primeiras sete cartilagens costais, e está inserido na crista do tubérculo maior do úmero. Desse modo, o músculo forma o arcabouço sobre o qual repousam dois terços das mamas (veja a Figura 3.2)[1,3].

O músculo peitoral maior é inervado pelos nervos peitorais medial e lateral, ramos dos fascículos medial e lateral do plexo braquial, respectivamente[19]. O músculo peitoral menor está localizado profundamente ao peitoral maior, originando-se a partir das faces anteriores da terceira à quinta costela e inserindo-se no processo coracoide

Quadro 3.1 Resumo da musculatura do tronco[7,8,19,20]

Músculo	Origem	Inserção	Inervação	Função
Peitoral maior (***pectoralis major***)	Terço médio da clavícula; margem lateral do esterno e sete cartilagens costais superiores	Crista do tubérculo maior do úmero	Nervos peitoral medial e peitoral lateral	Flexão, adução e rotação medial do membro superior
Peitoral menor (***pectoralis minor***)	Faces anteriores da terceira à quinta costelas	Processo coracoide da escápula	Nervo peitoral medial	Deprime a escápula inferiormente
Latíssimo do dorso (***latissimus dorsi***)	Seis vértebras torácicas inferiores, vértebras sacrais e crista ilíaca	Sulco intertubercular do úmero	Nervo toracodorsal	Extensão, adução e rotação interna do membro superior
Serrátil anterior (***serratus anterior***)	Faces externas das margens laterais das nove primeiras costelas	Margem medial da escápula	Nervo torácico longo	Estabilização da escápula
Subescapular (***subscapularis***)	Fossa subescapular	Tubérculo menor do úmero	Nervos subescapulares superior e inferior	Rotação medial do braço e estabilização da cabeça do úmero na cavidade glenoide
Retos abdominais (***rectus abdominis***)	Sínfise púbica e crista púbica	Processo xifoide, quinta a sétima cartilagens costais	Nervos toracoabdominais (ramos anteriores dos nervos espinhais T6 a T12)	Flexão do tórax sobre o abdome

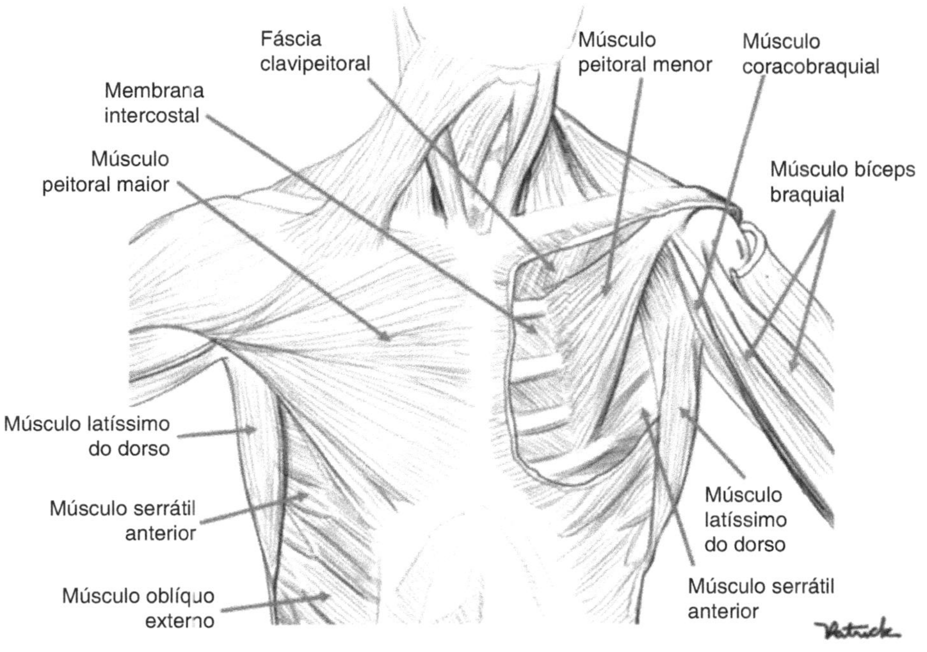

Figura 3.7 Musculatura peitoral, axilar e do tronco. (Reproduzida de Macéa *et al.*[7])

escapular[7]. Inervado somente pelo nervo peitoral medial, tem massa muscular menor que o peitoral maior e exerce a função de deprimir a escápula inferiormente[19].

O músculo latíssimo do dorso é uma lâmina muscular ampla que ocupa grande parte da região dorsal e dá origem à prega axilar posterior[4]. O músculo origina-se nos processos espinhosos das seis vértebras torácicas mais inferiores e na crista ilíaca e insere-se, através de um tendão único, no sulco intertubercular do úmero. A inervação é feita pelo nervo toracodorsal[19]. O músculo tem como função permitir o movimento combinado de extensão, adução e rotação medial do braço[19]. Esse músculo pode ser usado em procedimentos de reconstrução mamária e pode fornecer retalhos para reconstrução das deformidades da parede torácica (veja o Capítulo 35).

O músculo serrátil anterior é formado por múltiplas bandas musculares que se estendem das margens laterais das nove primeiras costelas, anteriormente, à margem medial da escápula, posteriormente. Assim, forma a parede medial da axila e funciona como estabilizador da escápula na parede torácica ao ser tracionado anteriormente[7]. A inervação do serrátil anterior é feita pelo nervo torácico longo, que se posiciona superficialmente à fáscia do músculo e deve ser preservado durante o ato cirúrgico na tentativa de evitar sua disfunção – fenômeno popularmente denominado *escápula alada*[19].

O músculo subescapular é um dos músculos escapuloumerais que compõem o chamado "manguito rotador", grupo de músculos responsáveis pela movimentação dos ombros. Trata-se de um músculo espesso, de formato triangular, e ocupa a maior parte da face anterior (ou costal) da escápula, na chamada fossa subescapular. Emite um tendão que se insere no tubérculo menor do úmero e, nesse trajeto, acaba por compor a porção mais superior da parede posterior da axila. Inervado pelos nervos subescapulares superior e inferior, tem como funções a rotação medial do braço e a estabilização da cabeça do úmero na cavidade glenoidal – função que realiza sinergicamente aos outros músculos do "manguito rotador", garantindo grande mobilidade aos ombros[19].

Os músculos retos abdominais são largas lâminas musculares que ocupam a parede anterior do abdome. Consistem em um par de músculos separados pela linha alba na porção superior da parede abdominal e que se unem inferiormente (Figura 3.8). Inserem-se superiormente no processo xifoide e da quinta à sétima cartilagem costal e inferiormente na sínfise púbica e na crista púbica. Ao longo da lâmina muscular, três ou mais interseções tendíneas dividem o músculo. A inervação dos retos abdominais é feita pelos nervos toracoabdominais, que são os ramos anteriores dos nervos espinhais T6 a T12. Os retos abdominais têm como função flexionar o tronco, permitindo que o tórax se aproxime do abdome[20]. O uso de retalhos com os retos abdominais também é praticado na reconstrução da mama e possibilita a transferência de grandes volumes musculares (veja o Capítulo 35).

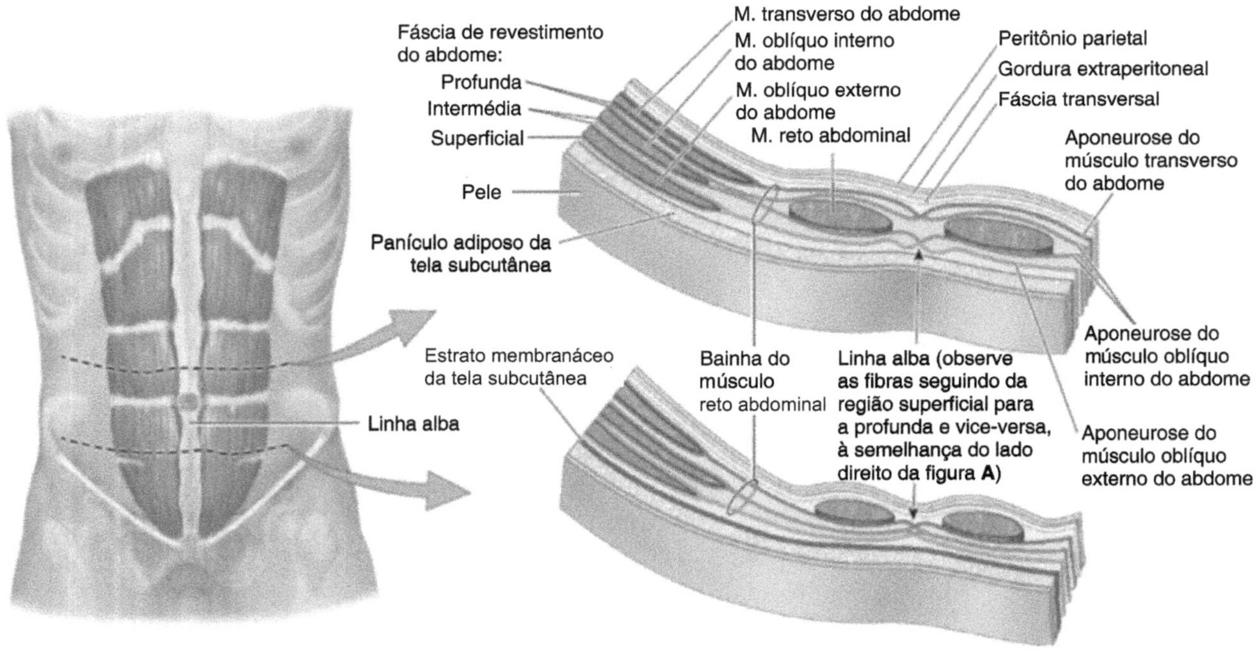

Figura 3.8 Músculos retos abdominais – veja encarte colorido. (Reproduzida de Moore[1].)

Referências

1. Bland KI, Copeland EM, Klimberg VS, Gradishar WJ. The breast: Comprehensive management of benign and malignant diseases. Elsevier Inc, 2017: 1.136.
2. Osborne M, Boolbol S. Breast anatomy and development. In: Harris J, Lippman M, Morrow M, Osborne C. Diseases of the breast. Wolters Kluwer Health, 2014: 3-14.
3. Sabel M. Anatomy and physiology of the breast. In: Sabel M. Surgical foundations: Essentials of breast surgery. Mosby, 2009: 1-17.
4. dos Santos A, Balabram D. Anatomia, fisiologia e desenvolvimento das mamas. In: Silva C, Couto H, Júnior W. Manual SOGIMIG: Mastologia. Medbook, 2018: 1-26.
5. Nicholson B, Harvey J, Cohen M. Nipple-Areolar complex: Normal anatomy and benign and malignant processes. RadioGraphics 2009; 29(2):509-23.
6. Hassiotou F, Geddes D. Anatomy of the human mammary gland: Current status of knowledge. Clinical Anatomy 2013; 26(1):29-48.
7. Macéa J, Fregnani J. Anatomy of the thoracic wall, axilla and breast. Int J Morphol 2006; 24(4):691-704.
8. Moore K, Dalley A, Agur A. Mamas. In: Moore K, Dalley A, Agur A. Anatomia orientada para a clínica. 8. ed. Guanabara Koogan, 2019: 488-93.
9. Gui G, Behranwala K, Abdullah N et al. The inframammary fold: contents, clinical significance and implications for immediate breast reconstruction. Brit J Plast Surg 2004; 57(2):146-9.
10. Pandya S, Moore R. Breast development and anatomy. Clin Obstet Gynecol 2011; 54(1):91-5.
11. Van Deventer P, Graewe F. The blood supply of the breast revisited. Plast Reconstr Surg 2016; 137(5):1388-97.
12. Murray A, Rozen W, Alonso-Burgos A, Ashton M, Garcia-Tutor E, Whitaker I. The anatomy and variations of the internal thoracic (internal mammary) artery and implications in autologous breast reconstruction: clinical anatomical study and literature review. Surg Radiol Anatomy 2011; 34(2):159-65.
13. Bijkerk E, Cornelissen A, Sommer V, Van Der Hulst R, Lataster A, Tuinder S. Intercostal nerve block of the anterior cutaneous branches and the sensibility of the female breast. Clinical Anatomy 2019; 33(7):1025-32.
14. Sarhadi N, Shaw Dunn J, Soutar D. The cutaneous innervation of the female breast and nipple-areola complex: implications for surgery. Brit J Plast Surg 1997; 50(8):668-70.
15. Turner-Warwick R. The lymphatics of the breast. Brit J Surg 1959; 46(200):574-82.
16. Vijan S, Hamilton S, Chen B, Reynolds C, Boughey J, Degnim A. Intramammary lymph nodes: Patterns of discovery and clinical significance. Surgery 2009; 145(5):495-9.
17. Berg J. The significance of axillary node levels in the study of breast carcinoma. Cancer 1955; 8(4):776-8.
18. Anthony D, Basnayake B, Ganga N, Mathangasinghe Y, Malalasekera A. An improved technical trick for identification of the thoracodorsal nerve during axillary clearance surgery: a cadaveric dissection study. Patient Safety in Surgery 2018; 12(1).
19. Moore K, Dalley A, Agur A. Regiões peitoral e escapular. In: Moore K, Dalley A, Agur A. Anatomia orientada para a clínica. 8. ed. Guanabara Koogan, 2019: 488-93.
20. Moore K, Dalley A, Agur A. Parede anterolateral do Abdome. In: Moore K, Dalley A, Agur A. Anatomia orientada para a clínica. 8. ed. Guanabara Koogan, 2019: 621-36.

CAPÍTULO

4

Histologia e Fisiologia da Glândula Mamária

Cristiana Buzelin Nunes
Lucas Hideki Gradin Nagaoka
Larissa Moreira Santos

INTRODUÇÃO

Localizada na parede torácica anterior, a mama é alvo de uma série de hormônios que desempenham papéis ativos ou passivos em sua fisiologia e desenvolvimento morfológico e funcional por meio da formação do sistema ductolobular e da produção de leite. Esse processo dinâmico de desenvolvimento da mama e lactopoiese inicia durante a fase embrionária, continua na puberdade, segue ao longo dos anos reprodutivos e termina com a menopausa.

A estrutura histológica da glândula mamária varia conforme o sexo, a idade e o estado fisiológico, e, por se tratar de um processo dinâmico, a histologia normal do parênquima lobular e a estrutura da mama não são constantes, havendo alterações associadas a fatores como ciclo menstrual, gravidez, lactação, administração de hormônios exógenos, envelhecimento e menopausa.

Desse modo, neste capítulo será abordado o desenvolvimento da mama, mais especificamente a partir da puberdade, bem como as mudanças histológicas observadas durante o ciclo menstrual e a gravidez, para compreensão de como acontece a lactação. Por fim, será abordada a involução que ocorre após a lactação e durante a menopausa.

DESENVOLVIMENTO MAMÁRIO

A mama é uma glândula sudorípara modificada, formada por um sistema de ductos ramificados a partir do mamilo. Essa estrutura se desenvolve a partir das cristas mamárias ou linhas de leite, que são espessamentos da epiderme que aparecem na superfície ventral da axila até a região inguinal do feto com 5 semanas de gestação. Na 15ª semana de gestação ocorre condensação mesenquimal ao redor de um pedúnculo epitelial na parede torácica, o botão mamário. As células mioepiteliais parecem surgir de células basais entre a 23ª e a 28ª semana de gestação. Nos últimos 2 meses de gestação ocorre a canalização dos cordões epiteliais, seguida do desenvolvimento de estruturas glandulares ductais ramificadas. Próximo ao nascimento, o mamilo se forma por meio da evaginação da fosseta mamária. Após a fase embrionária, há a parada do desenvolvimento da mama até o início da puberdade[1-3].

A puberdade é um período de maturação biológica marcado pelo surgimento de caracteres sexuais secundários, estirão de crescimento e modificações da composição corpórea, incluindo o crescimento da mama (telarca) e de pelos pubianos (pubarca) e a primeira menstruação (menarca) para o sexo feminino. A progressão pode ser avaliada a partir da escala de Tanner, que estabelece uma divisão para o crescimento das mamas (Figura 4.1).

Segundo Marshall e Tanner, o primeiro sinal de puberdade (desenvolvimento da mama ou aparecimento de pelos pubianos) surge entre os 8 e os 13 anos de idade em 95% das meninas, e a mama atinge o estágio maduro entre os 11 anos e 8 meses e os 18 anos e 9 meses[4,5]. A menarca usualmente acontece quando a mama se encontra em estágio III ou IV de Tanner, mas algumas mulheres podem não menstruar até que sua mama atinja o estágio maduro. No sexo masculino, a mama normalmente permanece plana.

ESTRUTURA DA GLÂNDULA MAMÁRIA NA PUBERDADE E NA MULHER ADULTA

Antes da puberdade, os seios lactíferos e suas várias ramificações – os ductos segmentares e subsegmentares – compõem a glândula mamária. Seu desenvolvimento durante a puberdade feminina faz parte do processo de aquisição das características sexuais secundárias[1,2].

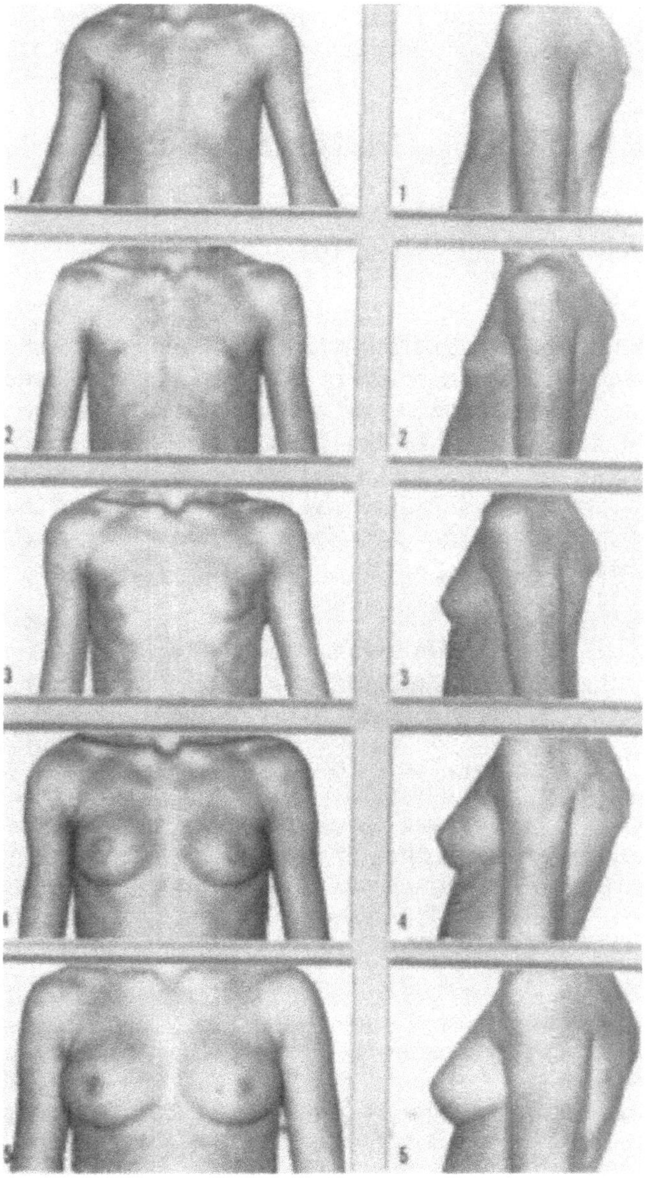

Figura 4.1 Apresentação da escala de Tanner: (1) estágio I – pré-adolescente, somente elevação da papila; (2) estágio II – pequena elevação da mama e da papila e pequeno aumento de diâmetro da aréola; (3) estágio III – maior aumento da mama e da aréola, sem separação dos contornos; (4) estágio IV – projeção da aréola e da papila, formando relevo acima do nível da mama; (5) estágio V – estágio maduro, somente com projeção da papila e da aréola, sem relevo em relação à mama. (Reproduzida de Marshall e Tanner[4].)

Na puberdade, o desenvolvimento da mama feminina é contíguo ao início da secreção cíclica de estrogênio e progesterona. O hormônio estrogênio estimula o crescimento de ductos que se alongam e adquirem epitélio espessado.

A diferenciação e a ramificação do ducto terminal em lóbulos durante esse período são estimuladas, principalmente, por insulina, progesterona e hormônio do crescimento. Os lóbulos derivam de massas sólidas de células formadas nas extremidades dos ductos terminais. Coexiste o acúmulo de tecidos adiposo e conjuntivo no estroma mamário, dando volume à mama[2].

A mama do adolescente masculino consiste em tecido fibroadiposo envolvendo ductos revestidos por uma fina camada de pequenas células cuboidais que normalmente permanecem planas (Figura 4.2)[2].

Na mulher adulta, a mama é constituída por parênquima glandular e estroma fibroadiposo mais bem definidos (Figura 4.3) e composta por cerca de 15 a 25 lobos grosseiramente definidos, de tamanhos variados, correspondendo ao parênquima formado pelos ductos subsegmentares e segmentares associados a cada um dos principais ductos coletores e lactíferos que terminam no mamilo[1]. Assim, forma-se um sistema complexo de ductos ramificados que pode ser dividido em unidade terminal ductolobular (UTDL) e grandes ductos.

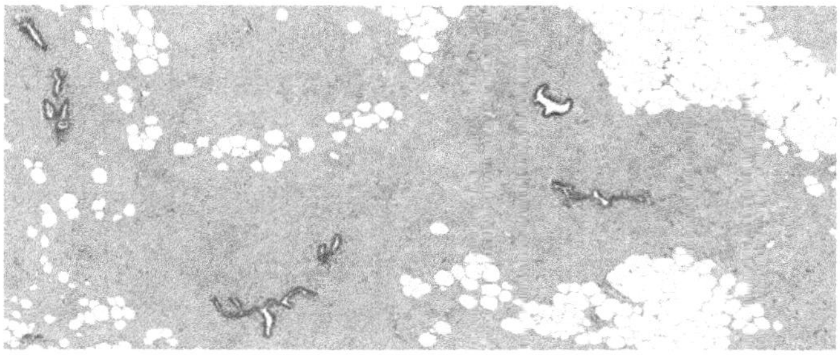

Figura 4.2 Imagem correspondente à mama masculina (aumento de 5×). Note que a mama é composta por ductos imersos em tecido fibroadiposo – veja encarte colorido. (Acervo pessoal da Dra. Cristiana Buzelin Nunes, Belo Horizonte, MG.)

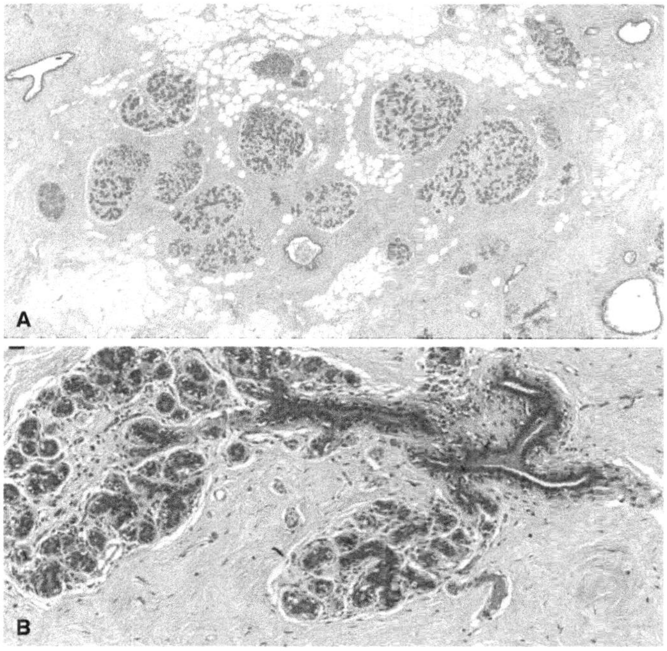

Figura 4.3A Imagem panorâmica da mama normal (aumento de 2,5×). Observe, na periferia, o estroma fibroadiposo bem definido e, no centro, vários lóbulos mamários ou UTDL. **B** Estrutura do lóbulo mamário, ducto interlobular e ducto extralobular (aumento de 13×). Note também o tecido conjuntivo intralobular frouxo rico em células em comparação com o tecido conjuntivo interlobular, mais denso e menos celularizado – veja encarte colorido. (Acervo pessoal da Dra. Cristiana Buzelin Nunes, Belo Horizonte, MG.)

A estrutura característica da glândula, a UTDL ou lóbulo mamário (veja a Figura 4.3), que produz a secreção mamária, desenvolve-se a partir das extremidades dos ductos terminais. Um lóbulo consiste em vários dúctulos intralobulares de fundo cego que se unem em um ducto interlobular terminal.

No lóbulo, cada dúctulo é formado por uma camada de células epiteliais luminais cuboides com capacidade secretora e absortiva, que se situam internamente, acima de uma camada de células mioepiteliais, com capacidade contrátil (Figura 4.4). As células são envolvidas por uma membrana basal rica em laminina e colágeno tipo IV, e todo o conjunto fica imerso em um tecido conjuntivo intralobular frouxo, muito vascularizado e rico em linfócitos, plasmócitos e mastócitos. Já o tecido conjuntivo interlobular, que separa os lóbulos, é mais denso e menos celularizado. O revestimento dos ductos lactíferos e ductos interlobulares terminais é semelhante ao dos lóbulos, com células luminais cuboides ou colunares (veja a Figura 4.4)[1,2]. Os ductos são irrigados por pequenos vasos sanguíneos, enquanto os lóbulos possuem capilares. Há fibras de tecido elástico presentes de forma variável em torno dos ductos normais, as quais tendem a ser menos pronunciadas no período da pré-menopausa.

Na pele do mamilo, a abertura externa dos ductos é revestida por epitélio estratificado pavimentoso, o qual se transforma em estratificado colunar ou cuboide nos ductos lactíferos; próximo a essa abertura, ductos lactíferos se dilatam para formar os seios lactíferos (Figura 4.5).

O mamilo tem forma cônica, sendo coberto por epitélio estratificado pavimentoso queratinizado contínuo ao da pele adjacente (Figura 4.5*A*). A pele ao redor do mamilo constitui a aréola. O epitélio do mamilo repousa sobre uma camada de tecido conjuntivo rico em fibras musculares lisas, dispostas circularmente ao redor dos ductos lactíferos mais profundos e paralelamente a eles quando entram no mamilo. Tal disposição das fibras, em conjunto com as abundantes terminações nervosas sensoriais presentes no mamilo, é importante para produzir o reflexo de ejeção do leite mediante a secreção de ocitocina.

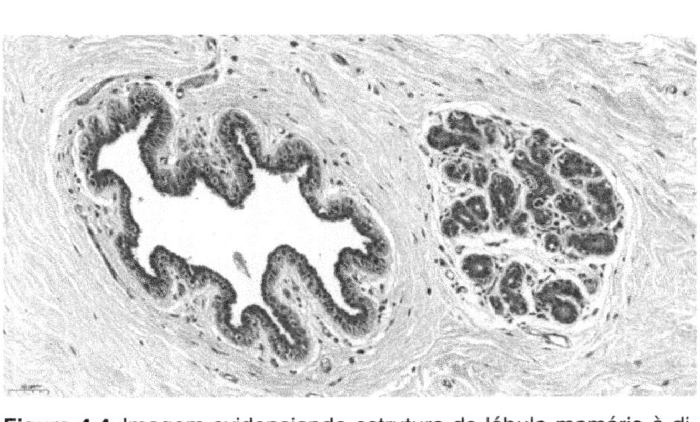

Figura 4.4 Imagem evidenciando estrutura de lóbulo mamário à direita e ducto lactífero à esquerda (aumento de 22×). Observe o epitélio lobular e ductal formado por células cuboides e a diferença entre as células epiteliais e mioepiteliais, mais evidente no ducto – veja encarte colorido. (Acervo pessoal da Dra. Cristiana Buzelin Nunes, Belo Horizonte, MG.)

Na superfície do mamilo também estão presentes glândulas sebáceas, as glândulas de Montgomery (Figura 4.5*D*), que umedecem a estrutura e desembocam diretamente no epitélio.

Na epiderme do mamilo ainda é possível encontrar algumas células de núcleo aumentado e citoplasma claro e que raramente podem agrupar-se, formando cachos ou túbulos, as chamadas células de Toker (Figura 4.6*A*). Elas são importantes em virtude de seu diagnóstico diferencial com a doença de Paget. Entretanto, diferentemente das células na doença de Paget, as células de Toker mostram mínimo pleomorfismo. Além disso, os ductos subjacentes às células são normais, em contraste com a doença de Paget, na qual se encontram envolvidos em algum grau pelo carcinoma. Com a imuno-histoquímica, as células de Toker apresentam o mesmo perfil que as células epiteliais luminais, sendo positivas para CK7 e CAM5.2, assim como receptores de estrogênio e progesterona (Figura 4.6*B* e *C*).

MUDANÇAS DURANTE O CICLO MENSTRUAL

Os efeitos estruturais causados pelas alterações hormonais cíclicas manifestam-se clinicamente por flutuações no tamanho e na textura da mama. Em geral, a mama tende a ser menos nodular até o meio do ciclo, na parte tardia da fase folicular (dias 8 a 14), tornando esse o momento ideal para o exame clínico das mamas.

Estudos baseados no deslocamento de água demonstraram aumento de cerca de 100mL no volume da mama durante a segunda metade do ciclo menstrual normal e de cerca de 60mL no ciclo controlado por contraceptivo[6,7]. O aumento no volume da mama entre os dias 16 e 28 foi marcado por aumento no volume do parênquima e no conteúdo de água, que atingiu o pico no dia 25. Isso indica que as mudanças cíclicas no volume da mama envolvem o crescimento do parênquima, bem como as flutuações no conteúdo de água[8].

As alterações celulares e estruturais observadas histologicamente na mama normal durante o ciclo menstrual foram descritas em detalhes por Vogel *et al.*[9], que dividiram as mudanças em cinco fases (Figura 4.7):

- Durante a fase proliferativa, entre os dias 3 e 7 do ciclo, as glândulas lobulares são revestidas por células epiteliais aglomeradas e mal orientadas com pouca ou nenhuma formação e secreção no lúmen.
- Durante a fase folicular (dias 8 a 14), a atividade mitótica diminui. Nesse estágio, as células mioepiteliais apresentam formato poligonal e citoplasma claro e as células epiteliais tornam-se colunares, com citoplasma cada vez mais basofílico e com núcleos escuros orientados para a base. Também é possível observar leve afrouxamento do estroma intralobular.
- Durante a fase lútea, que compreende os dias 15 a 20, as células mioepiteliais tornam-se mais proeminentes devido ao aumento do acúmulo de glicogênio que

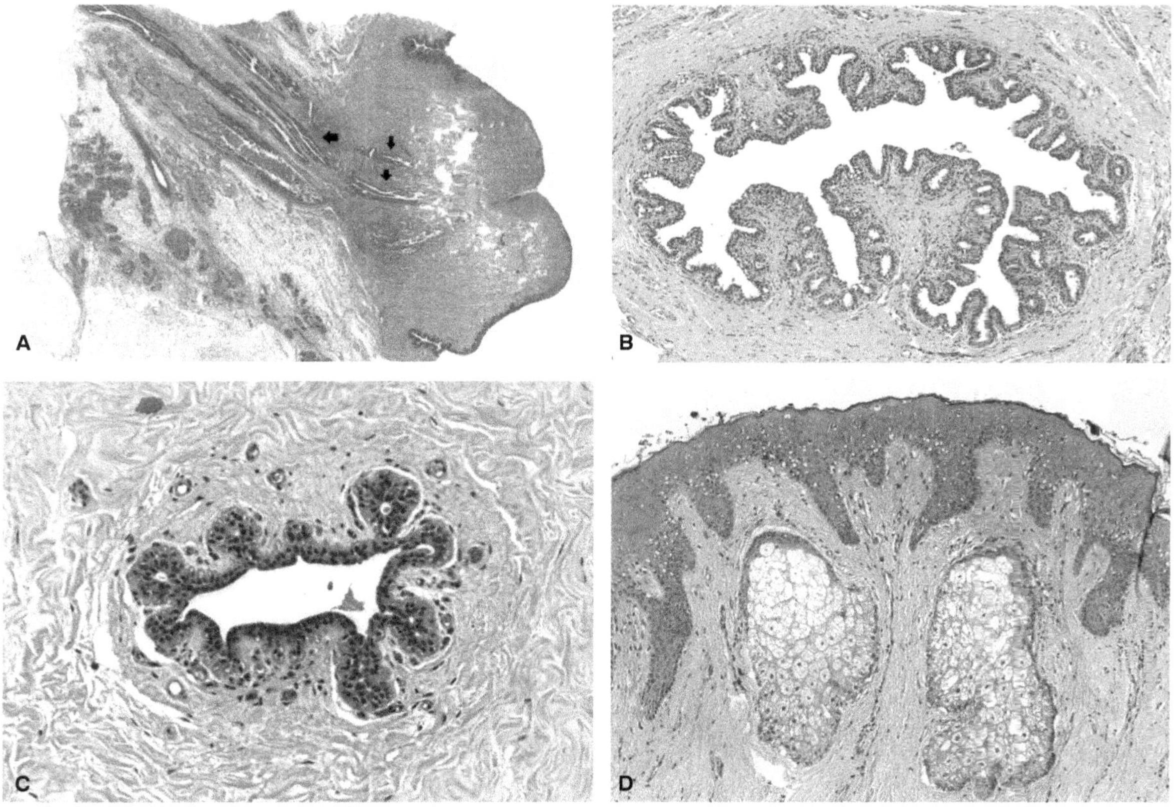

Figura 4.5 Imagens correspondentes a cortes de mamilo e estruturas próximas. **A** Imagem panorâmica de corte de mamilo em mama com carcinoma intraductal (aumento de 0,7×). Observe o epitélio estratificado pavimentoso queratinizado contínuo ao da pele adjacente e os ductos lactíferos que se dilatam para formar os seios lactíferos (*setas pretas*). O carcinoma é evidenciado pelas setas vermelhas. **B** Corte transversal do mamilo distal (aumento de 10×), evidenciando ducto lactífero. **C** Corte transversal do mamilo proximal (aumento de 20×), evidenciando ducto segmentar. Observe a transição da estrutura e do epitélio na comparação das imagens **B** e **C**, correspondendo a cortes mais distais e proximais, respectivamente. **D** Imagem de corte de mamilo (aumento de 12×), evidenciando as glândulas de Montgomery, logo abaixo da pele de epitélio pavimentoso queratinizado – veja encarte colorido. (Acervo pessoal da Dra. Cristiana Buzelin Nunes, Belo Horizonte, MG.)

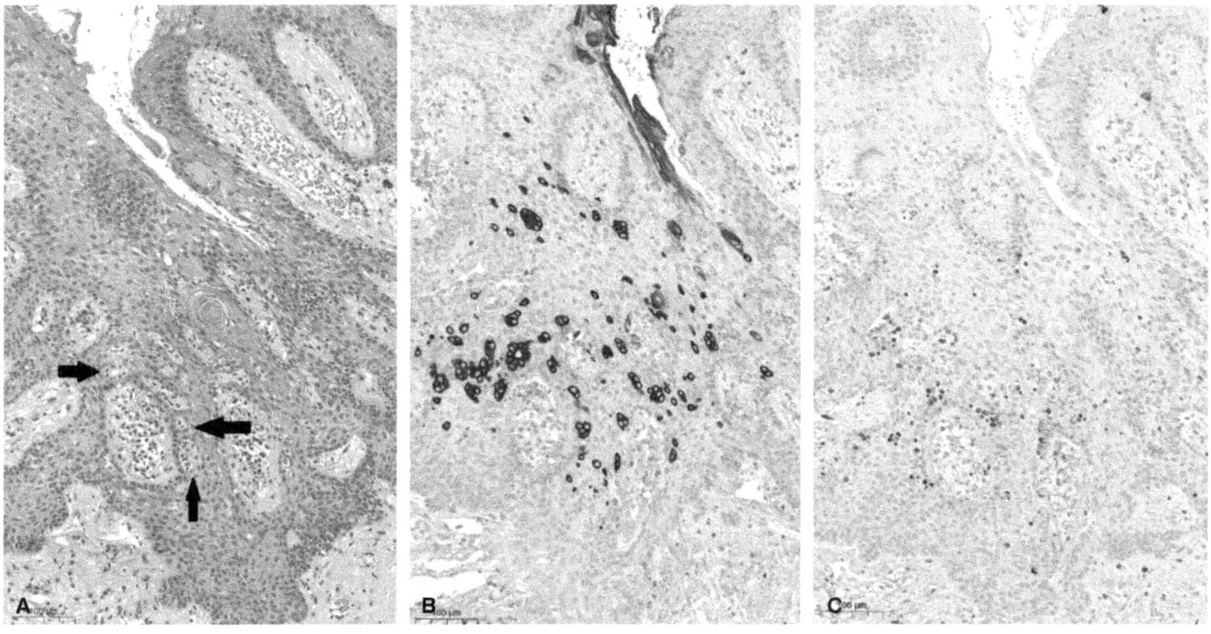

Figura 4.6 Imagens evidenciando as células de Toker na epiderme do mamilo (aumento de 10×). **A** Lâmina corada em HE evidenciando, nas setas pretas, as células de Toker. **B** Imagem imuno-histoquímica para CK7. **C** Imagem imuno-histoquímica para receptor de estrogênio. Observe que as células de Toker são positivas para CK7 e receptores de estrogênio – veja encarte colorido. (Acervo pessoal da Dra. Cristiana Buzelin Nunes, Belo Horizonte, MG.)

resulta no clareamento do citoplasma. O lúmen glandular é bem definido, revestido por células epiteliais colunares com citoplasma basofílico contendo pequena quantidade de secreção na luz. O afrouxamento do estroma intralobular se mantém.

- A fase secretora corresponde aos dias 21 a 27 e apresenta secreção apócrina aumentada, que se acumula e distende os lúmens glandulares. O epitélio consiste em células colunares e células mioepiteliais com citoplasma claro. A membrana basal é fina, e o estroma intralobular exibe edema máximo. Há congestão venosa evidente na periferia dos lóbulos (Figura 4.7*A*).
- Na fase menstrual (dias 28 a 3) há perda do edema intralobular, tornando o estroma compacto novamente. Linfócitos, macrófagos e plasmócitos são mais visiveis no estroma intralobular nesse estágio. Alguns lúmens glandulares permanecem abertos, outros parecem colapsados, e a atividade mitótica está ausente (Figura 4.7*B*).

ESTRUTURA DA GLÂNDULA MAMÁRIA DURANTE A GRAVIDEZ E A LACTAÇÃO

No início da gravidez, a UTDL cresce rapidamente, resultando em aumento do parênquima lobular com redução

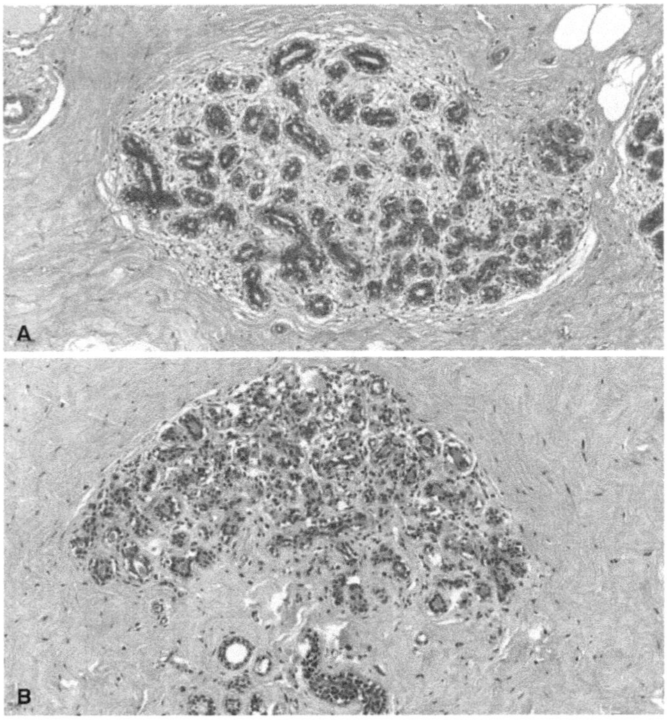

Figura 4.7 Imagens evidenciando algumas das alterações histológicas na glândula mamária durante o ciclo menstrual. **A** Imagem correspondente à fase secretora do ciclo (aumento de 13×), em que o edema é evidente e a secreção está presente. **B** Imagem mostra o colapso das glândulas lobulares (aumento de 20×) na fase menstrual, evidenciada pela grande quantidade de linfócitos visiveis no estroma intralobular nesse estágio – veja encarte colorido. (Acervo pessoal da Dra. Cristiana Buzelin Nunes, Belo Horizonte, MG.)

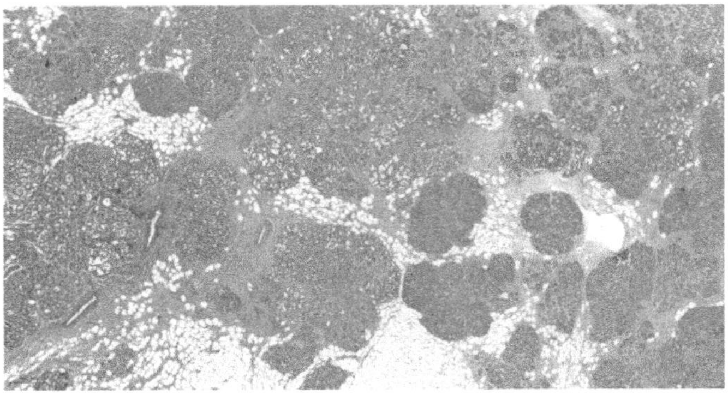

Figura 4.8 Imagem panorâmica de mama de gestante (aumento de 2×). Observe o aumento do parênquima lobular com a redução do estroma fibroadiposo em comparação com a Figura 4.3 (aumento de 13×) – veja encarte colorido. (Acervo pessoal da Dra. Cristiana Buzelin Nunes, Belo Horizonte, MG.)

do estroma fibroadiposo (Figura 4.8). Quatro outros hormônios são igualmente importantes para o crescimento do sistema de ductos: hormônio do crescimento, prolactina, glicocorticoides adrenais e insulina[10,11]. Cada um desses hormônios exerce um papel reconhecido para o metabolismo proteico, o que explica sua função no desenvolvimento mamário.

A vascularização estromal também aumenta, acompanhada por elevação do número de células inflamatórias mononucleadas e de plasmócitos intralobulares, os quais são responsáveis pela secreção de imunoglobulinas (IgA secretora) que confere imunidade passiva ao recém-nascido[1].

A coloração do mamilo escurece durante a gravidez como resultado de acúmulo local de melanina, podendo ficar mais clara após o parto, mas raramente retornando à tonalidade original. Além disso, ao final do primeiro trimestre gestacional observa-se, também, dilatação das veias cutâneas superficiais da mama, e uma pequena quantidade de secreção pode ser encontrada em alguns lóbulos[2,10].

Durante o segundo e terceiro trimestres gestacionais, os lóbulos transformam-se em ácinos verdadeiros e há crescimento lobular a partir do aumento de volume das células (hipertrofia) e da proliferação celular (hiperplasia). As células mioepiteliais permanecem evidentes nos ductos; entretanto, elas estão apagadas nos lóbulos devido ao aumento das células epiteliais.

O citoplasma das células epiteliais nos lóbulos torna-se vacuolado, e a secreção é progressivamente acumulada nos lóbulos distendidos (Figura 4.9). Os núcleos tornam-se hipercromáticos frequentemente com pequenos nucléolos. Concomitantemente, ocorre a diminuição do estroma fibroadiposo.

Além disso, acontece o aumento das glândulas de Montgomery durante a gravidez, o que contribui para a proteção do mamilo em razão das secreções similares ao leite que umedecem o mamilo e a aréola.

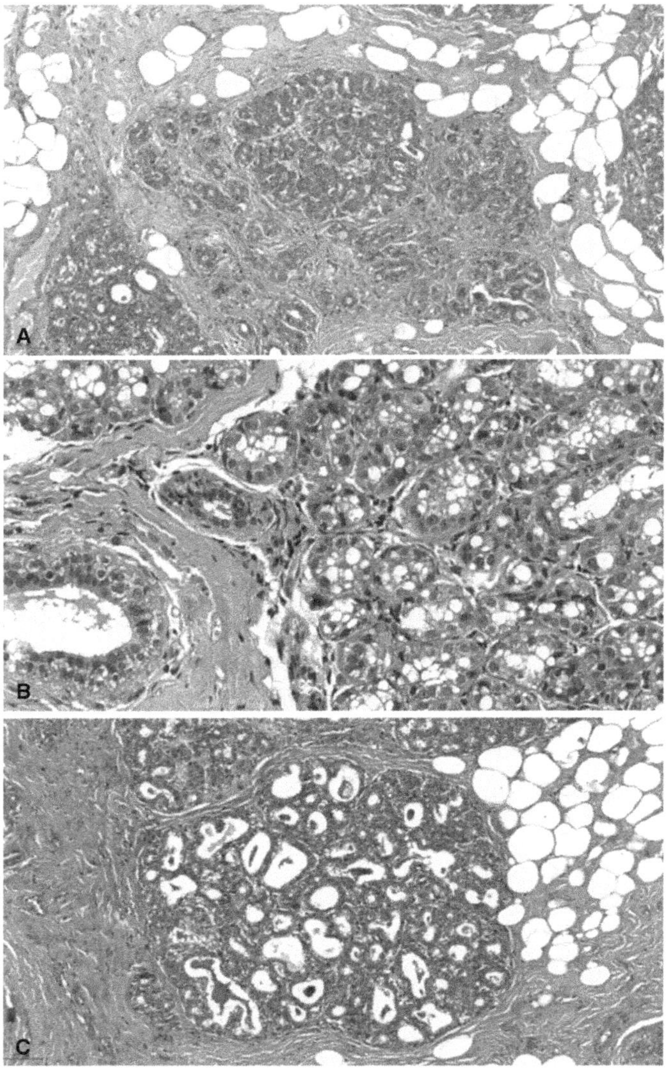

Figura 4.9 Imagens evidenciando lóbulo de mulher no terceiro trimestre de gestação e de mulher lactante. A Lóbulo (aumento de 13×). Note crescimento lobular por hiperplasia e hipertrofia celular. B Lóbulo à direita e ducto à esquerda (aumento de 40×). Note a vacuolização das células epiteliais nos lóbulos e as células mioepiteliais evidentes nos ductos. C Mama em lactação (aumento de 13×). Observe a distensão das glândulas lobulares e o acúmulo de secreção – veja encarte colorido. (Acervo pessoal da Dra. Cristiana Buzelin Nunes, Belo Horizonte, MG.)

FISIOLOGIA DA LACTAÇÃO

Embora o estrogênio e a progesterona sejam essenciais ao desenvolvimento físico das mamas durante a gravidez, um efeito especial desses hormônios é a inibição da verdadeira secreção de leite. Por outro lado, a prolactina tem efeito oposto: promover a secreção de leite.

A prolactina é secretada pela hipófise anterior materna e sua concentração no sangue materno aumenta uniformemente a partir da quinta semana de gravidez até o nascimento. Além disso, a placenta secreta grande quantidade de somatomamotropina coriônica humana, de prováveis propriedades lactogênicas, apoiando, assim, a prolactina[6].

Mesmo com os efeitos supressivos do estrogênio e da progesterona, poucos mililitros de líquido são secretados ao final da gestação e após o nascimento. Esse líquido, nos últimos dias antes e nos primeiros dias após o parto, é denominado colostro e contém as mesmas concentrações de proteínas e lactose do leite; entretanto, é pobre em gordura[5,6].

Imediatamente após o parto, a perda súbita tanto da secreção de estrogênio como de progesterona pela placenta faz o efeito lactogênico da prolactina da hipófise materna assumir seu papel natural de promotor da lactação, e no período de 1 a 7 dias após o parto as mamas começam a secretar quantidades copiosas de leite em vez de colostro.

O nível basal da secreção de prolactina retorna aos níveis não grávidos durante algumas semanas após o parto. Entretanto, cada vez que a mãe amamenta seu bebê, sinais neurais dos mamilos para o hipotálamo causam um pico de 10 a 20 vezes da secreção de prolactina, que age na mama materna para manter a secreção de leite nos ácinos para os períodos de amamentação subsequentes[6].

O leite é secretado de maneira contínua nos ácinos mamários, mas não flui facilmente desses para o sistema de ductos e, portanto, não vaza continuamente pelos mamilos. Em vez disso, o leite precisa ser ejetado dos ácinos para os ductos antes de o bebê poder obtê-lo. Essa ejeção é causada por um reflexo neurogênico e hormonal combinado, que envolve a ocitocina.

A ocitocina é transportada via sanguínea para a mama, onde faz com que as células mioepiteliais (que circundam a parede externa nos ácinos) se contraiam, possibilitando o transporte do leite dos ácinos para os ductos. Desse modo, dentro de 30 segundos a 1 minuto depois que o bebê começa a sugar, o leite começa a fluir. Esse processo é denominado ejeção ou descida do leite[5].

O ato de sugar uma mama faz o leite fluir não só naquela mama, mas também na oposta. Vale ressaltar que o mero pensamento ou a escuta do choro do bebê deflagra um sinal emocional suficiente para que o hipotálamo provoque a ejeção de leite.

Cabe lembrar que o leite não fornece ao recém-nascido apenas os nutrientes adequados, mas também promove uma proteção importante contra infecções. Vários tipos de anticorpos e agentes anti-infecciosos são secretados no leite em conjunto com outros nutrientes[11].

REGRESSÃO PÓS-LACTACIONAL

A involução da mama após o fim da lactação ocorre em cerca de 3 meses. Inicialmente, os lóbulos estão ainda mais distendidos em virtude do acúmulo adicional de leite, o que resulta na compressão do revestimento epitelial. Conforme os níveis de prolactina vão caindo, a secreção de leite tambem vai cessando e as células epiteliais degeneradas e descamadas vão sendo fagocitadas[2]. Dessa maneira, é possível observar aumento do número de macrófagos durante a involução pós-lactacional.

A involução é acompanhada por diminuição no número e tamanho dos lóbulos, e células mioepiteliais reaparecem no epitélio lobular. Tecido adiposo e colágeno serão reorganizados no estroma, acompanhados de diminuição da vascularização deste[12].

INVOLUÇÃO DA GLÂNDULA MAMÁRIA PÓS-MENOPAUSA

Durante a menopausa, os níveis plasmáticos de estrogênio e progesterona diminuem, ao passo que os níveis de androgênios, principalmente a testosterona, se mantêm.

A principal alteração estrutural é a diminuição da celularidade e do número de lóbulos, em especial em decorrência da atrofia epitelial[13]. Também ocorre atrofia das glândulas de Montgomery, a qual tende a poupar as células mioepiteliais que frequentemente persistem mesmo em estágio avançado do processo. Entretanto, com a perda do epitélio glandular, há a tendência de espessamento da membrana basal lobular e colagenização do estroma intralobular com aumento, também, do número de linfócitos e plasmócitos no estroma intralobular.

Em muitas mulheres com mais de 65 anos de idade, a integridade lobular é perdida progressivamente, deixando pequenos ductos e glândulas imersos no estroma fibrocolagenizado (Figura 4.10), sendo as proporções relativas de gordura e estroma fibroso muito variáveis na mama atrófica. A atrofia mamária na pós-menopausa pode ser atenuada pela terapia de reposição hormonal (TRH); entretanto, há uma preocupação justificável de que a terapia combinada de estrogênio oral com progesterona aumente o risco relativo de câncer de mama em mulheres pós-menopáusicas[3]. Estudos vêm sendo realizados na tentativa de avaliar os benefícios da inclusão de androgênios, mais especificamente testosterona ou androgênios não aromáticos, na TRH, para redução do aparecimento de câncer de mama em pacientes que realizam a terapia.

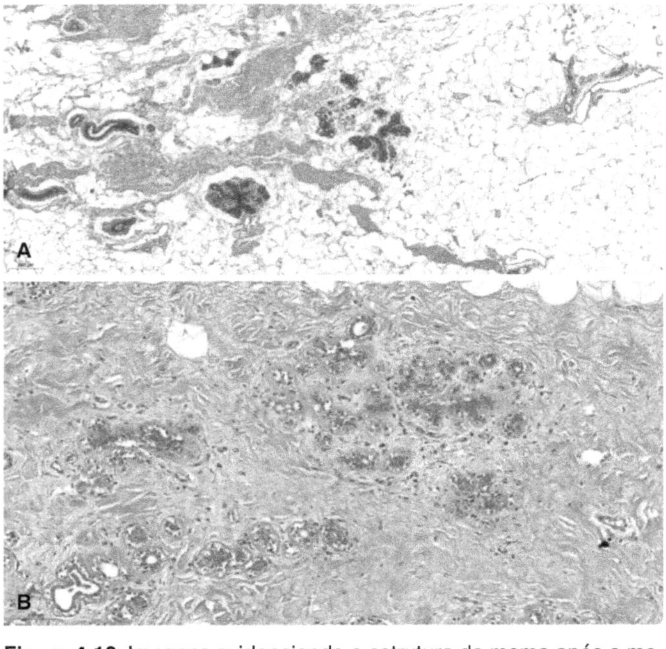

Figura 4.10 Imagens evidenciando a estrutura da mama após a menopausa. Note como a proporção de estroma fibroso e gorduroso difere nas imagens **A** e **B**. **A** Imagem panorâmica da mama após menopausa (aumento de 5×). Observe a quantidade reduzida de lóbulos em comparação com a Figura 4.3. **B** Detalhe do lóbulo mamário (aumento de 16×). Observe o espessamento da membrana basal lobular e a colagenização do estroma intralobular – veja encarte colorido.

Por fim, também é possível observar que artérias da mama sofrem calcificações na parede e alterações ateroscleróticas comparáveis às observadas em todo o corpo com o aumento da idade. Esse achado foi associado a risco significativamente aumentado de doença aterosclerótica concomitante, hipertensão arterial sistêmica e *diabetes mellitus*[14,15].

Referências

1. Abrahamsohn P. Sistema genital feminino. In: Junqueira LC, Carneiro J. Histologia básica: texto e atlas. 13. ed. Rio de Janeiro: Guanabara Koogan, 2018: 1502-13.
2. Hoda SA. Anatomy and physiologic: morphology. In: Hoda SA, Brogi E, Koerner FC, Rosen PP, organizators. Rosen's breast pathology. Philadelphia: Lippincott Williams & Wilkins, 2014: 1-26.
3. Somboonporn W, Davis SR. Testosterone effects on the breast: Implications for testosterone therapy for women. Endocrine Reviews 2004; 25(3):374-88.
4. Marshall WA, Tanner JM. Variations in pattern of pubertal changes in girls. Arch Dis Childh. 1969; 44:291-303.
5. Shennan DB, Peaker M. Transport of milk constituents by the mammary gland. Physiol Ver 2000; 80:925.
6. Freeman ME, Kanyicska B, Lerant A, Nagy G. Prolactin: structure, function, and regulation of secretion. Physiol Rev 2000; 80:1053.
7. Milligan D, Drife JO, Short RV. Changes in breast volume during normal menstrual cycle and after oral contraceptives. Br Med J 1975; 4:494-6.
8. Christov K, Chew KL, Ljung B-M et al. Proliferation of normal breast epithelial cells as shown by in vivo labeling with bromodeoxyuridine. Am J Pathol 1991; 138:1371-7.
9. Vogel PM, Georgiade NG, Fetter BF, Vogel FS, McCarty KS Jr. The correlation of histologic changes in the human breast with the menstrual cycle. Am J Pathol 1981 Jul; 104(1):23-34.
10. Salazar H, Tobon H, Josimovich JB. Developmental gestational and postgestational modifications of the human breast. Clin Obstet Gynecol 1975; 18:113-7.
11. Hall JE, Guyton AC. Guyton and Hall textbook of medical physiology.13. ed. Rio de Janeiro: Elsevier; 2016: 3064-74.
12. Battersby S, Anderson TJ. Histological changes in breast tissue that characterize recent pregnancy. Histopathology 1989; 15:415-33.
13. Huseby RA, Thomas LB. Histological and histochemical alterations in the normal breast tissues of patients with advanced breast cancer being treated with estrogenic hormones. Cancer 1954; 7:54-74.
14. Shah N, Chainani V, Delafontaine P, Abdo A, Lafferty J, Rafeh N. Mammographically detectable breast arterial calcification and atherosclerosis. Cardiology in Review 2014; 22(2):69-78.
15. Leinster SJ, Whitehouse GH. Factors which influence the occurrence of vascular calcification in the breast. Br J Radiol 1987; 60:457-8.

CAPÍTULO

5

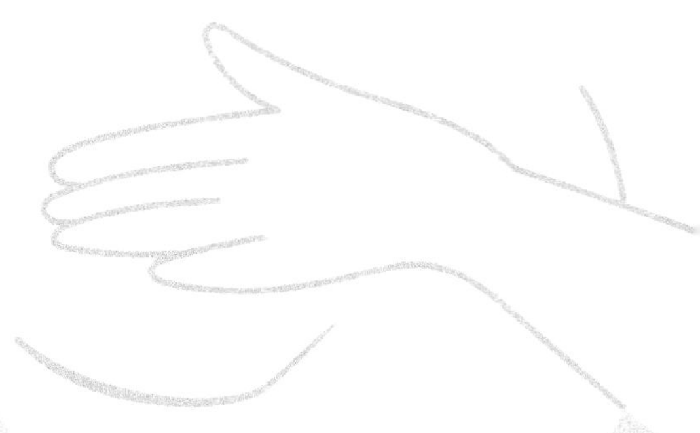

Anamnese e Exame Clínico

Rodrigo Otávio Teixeira Moreira
Isabela Safar Paim
Pedro Francisco Lucena de Oliveira

INTRODUÇÃO

O exame clínico é fundamental na investigação de possíveis intercorrências relacionadas com as mamas. O atendimento deve ser constituído por seis etapas: anamnese, inspeção estática e dinâmica, palpação de linfonodos axilares, supra e infraclaviculares, palpação mamária e expressão papilar[1].

ANAMNESE

A anamnese pode ser definida como o resgate da memória da paciente e se caracteriza como o primeiro contato entre ela e o médico. São feitas perguntas de modo que o médico possa inteirar-se das queixas e do contexto em que ocorrem e, consequentemente, possibilitar a obtenção de informações para formulação da(s) hipótese(s) diagnóstica(s). Quando conduzida de maneira adequada, consegue direcionar corretamente ao diagnóstico 80% dos casos.

O examinador deve agir com ética, demonstrando interesse pela paciente, realizar uma escuta qualificada, valorizar as queixas e exercitar a empatia. Dessa maneira, conseguirá estabelecer uma relação de confiança e cumplicidade. Uma anamnese bem-feita é fundamental para definição do perfil da paciente e é determinante para guiar o exame físico[2].

No prontuário são necessárias a identificação da paciente (nome, sexo, idade, procedência, etnia) e a queixa principal (nas palavras da paciente), bem como a história da moléstia atual (cronologia, tipo, fatores de piora ou melhora, localização, sintomas associados); história patológica pregressa (principalmente mamária), histórico familiar, hábitos de vida e uso de medicamentos. Também deve ser realizada a revisão de sistemas, abordando de maneira generalizada cada sistema do corpo humano de modo a encontrar possíveis comorbidades.

Identificação

Na identificação da paciente, cabe ao médico atentar principalmente para a idade e o sexo. Essas informações representam importantes parâmetros para definição de risco e avaliação epidemiológica das doenças mamárias.

Em crianças e adolescentes, as queixas de anormalidades de desenvolvimento mamário (hipertrofia, hipotrofia, assimetria), malformações congênitas (mama supranumerária, amastia etc.) e fibroadenoma costumam ser as mais frequentes[2,3]. Nessa fase é importante lembrar a ocorrência da puberdade e o efeito dos estrogênios no desenvolvimento dos caracteres sexuais secundários em pacientes de sexo biológico feminino. Assim, é possível a demonstração de insegurança em relação às mudanças corporais e a preocupação com o tamanho das mamas.

Entre os 20 e 30 anos de idade, os fibroadenomas ganham destaque por serem a patologia mamária benigna mais comum entre as mulheres jovens (menos de 35 anos), manifestando-se como tumor único ou múltiplo, com margens bem definidas, móvel, lobulado, de evolução lenta e mais frequente no quadrante superolateral. Costumam apresentar consistência fibroelástica e não são dolorosos, exceto em grávidas ou lactantes (Quadro 5.1)[4].

Já em mulheres de 35 a 60 anos de idade, cistos e ectasia ductal começam a aparecer com bastante frequência por conta de alterações secundárias à involução do parênquima mamário. Ademais, nessa faixa etária a preocupação com o câncer de mama (CM) começa a se tornar mais relevante[2].

Entre os 40 e os 60 anos, o CM é mais prevalente[2]. Em virtude das altas taxas de incidência e letalidade, e de sua capacidade de causar efeitos psicológicos (alteração da imagem corporal e da sexualidade, ansiedade, baixa autoestima, medo de recidivas), é um dos cânceres mais temidos entre as mulheres. Para cada ano do triênio de

Quadro 5.1 Principais queixas/achados por faixa etária na mastologia[2-4]

Faixa etária	Principais queixas/achados
Crianças e adolescentes	Anormalidades de desenvolvimento (hipertrofia, hipotrofia, assimetria); malformações congênitas (mama supranumerária, amastia etc.); nódulos por fibroadenomas; insegurança em relação às mudanças corporais
20 a 30 anos	Fibroadenoma
35 a 60 anos	Cistos, ectasia ductal
50+ anos	Câncer de mama

2020 a 2022, estima-se a ocorrência de 66.280 novos casos de CM no Brasil, o que o torna o segundo câncer mais frequente no país, atrás apenas dos tumores de pele não melanoma[5].

História da moléstia atual

Dentre as queixas mais frequentes no consultório de mastologia, a mastalgia é a mais comum e costuma ser relatada por 45% a 70% das mulheres em idade reprodutiva[6]. É fundamental questionar as características da dor, abordando fatores para sua devida caracterização, como localização, intensidade, fatores de melhora e piora, circunstâncias de ocorrência, cronologia (início, duração e frequência) e manifestações associadas.

A dor mamária pode ser de três tipos: cíclica, acíclica ou extramamária. As mastalgias cíclicas costumam acontecer na fase lútea do ciclo menstrual, quando ocorrem os picos das produções de estradiol e progesterona. Isso leva a uma intensificação da proliferação epitelial, bem como dos ductos e alvéolos. Além disso, o estradiol tem efeito vasodilatador e a progesterona aumenta a permeabilidade vascular, promovendo o acúmulo de líquido intersticial[6]. Desse modo, dependendo do volume acumulado, a paciente pode apresentar desconforto e uma sensação de peso nas mamas. A dor é habitualmente difusa, bilateral, intensifica-se em torno do 25º dia do ciclo e melhora após a menstruação[1].

A mastalgia acíclica, por sua vez, não tem relação com o ciclo menstrual e manifesta-se em pontada ou em queimação. Bem localizada, na maioria das vezes é unilateral, podendo ser constante ou intermitente. Resulta de traumas, infecções, alterações pós-cirúrgicas ou mesmo da presença de cistos e/ou fibroadenomas[7].

A mastalgia extramamária, a mais frequente, engloba todas as faixas etárias. Apesar de originada de uma região fora da mama (como coração, pulmão, parede torácica, baço, esôfago), a paciente tem a percepção de que a dor está relacionada com o tecido mamário. Manifesta-se de várias formas, pois tem uma variedade de causas, como cardiopatia, costocondrite, doença hepática e gastrite. A dor mamária também pode causar ansiedade nas mulheres, que podem associá-la ao câncer de mama[7]. No entanto, muito raramente a mastalgia resulta de uma neoplasia maligna da mama, a qual precisa estar em estágio avançado para causar dor.

Os nódulos mamários são outra queixa comum. É importante perguntar sobre localização, consistência, presença de nódulos axilares, mastalgia e alterações da pele, como abaulamentos ou retrações. A descarga papilar também é muito frequente e pode estar ou não associada a um nódulo. O médico deve investigar se é uni ou bilateral, uni ou multiductal, espontânea ou não, além de avaliar a cor e outras características da secreção[1].

História ginecológica

A história ginecológica/reprodutiva é de extrema relevância na anamnese. A idade da menarca e da menopausa, o número de gestações e a lactação merecem atenção especial.

A menarca precoce (antes dos 12 anos de idade) é considerada um fator de risco, pois, quanto mais cedo ela ocorrer, por mais ciclos ovulatórios mensais a mulher passará. Consequentemente, sofrerá maior ação estrogênica ao longo de sua vida, o que irá estimular a proliferação de células mamárias – relacionando-se com a ocorrência de CM[8].

Por razões semelhantes, o atraso na menopausa também pode favorecer a ocorrência de neoplasias, ao passo que sua ocorrência precoce funciona como fator de proteção. Isso porque a menopausa cursa com diminuição da divisão celular mamária e interrupção dos ciclos menstruais, que reduzem os níveis de estrogênio[2].

A nuliparidade e a primeira gestação antes dos 30 anos também funcionam como fatores de risco. Existem estudos que afirmam que a lactação pode reduzir a ocorrência de CM, mas o período mínimo para se tornar um fator de proteção ainda precisa ser definido (Quadro 5.2)[9].

História patológica pregressa

Na anamnese, é muito importante conhecer as drogas, substâncias ou medicamentos usados pela paciente. Em relação aos anticoncepcionais, há controvérsia quanto à sua influência no desenvolvimento do CM; quanto à

Quadro 5.2 Principais fatores de risco para o desenvolvimento de câncer de mama[9]

Idade avançada (mais de 50 anos)
História familiar positiva
Sedentarismo
Obesidade
Alcoolismo
Menarca precoce
Menopausa tardia
Estímulo estrogênico prolongado
Exposições frequentes a radiações ionizantes
Nuliparidade
Mutações nos genes BRCA1 e BRCA2

terapia hormonal utilizada por mulheres no climatério e na pós-menopausa, existem evidências consolidadas na literatura de aumento no risco de CM.

A terapia não bioidêntica, principalmente a combinada à progesterona, aumenta significativamente as chances de a paciente apresentar CM depois de 5 anos de tratamento. Sua prescrição não é recomendada para pacientes que possam apresentar outros fatores de risco, principalmente lesões mamárias prévias[10]. Cabe destacar que o risco relativo (RR) aumenta com o tempo de terapia hormonal e, em mulheres que a utilizam por mais de 15 anos, o RR é de 1,56[2].

Cirurgias prévias podem ser indicativas de comorbidades e têm utilidade clínica para o exame das mamas. A retirada de tumores e nódulos e mastectomias prévias podem fornecer informações úteis para o raciocínio clínico. Cirurgias plásticas, como a colocação de próteses mamárias, também devem ser informadas por promoverem alteração no exame físico. Além disso, é muito importante saber se a paciente já fez alguma biópsia ou teve a mama puncionada (punção aspirativa por agulha fina) para análise de material citológico.

História familiar

Convém investigar se a paciente tem um ou mais parentes de primeiro grau que apresentaram CM uni ou bilateral em qualquer idade, especialmente antes dos 50 anos, câncer de ovário, CM masculino (mais raro) e/ou doença mamária benigna prévia[9]. Cerca de 20% das pacientes com tumores nas mamas apresentam importante história familiar positiva. Para o restante dos casos, a ocorrência é esporádica, associada a fatores de risco como alcoolismo, obesidade, tabagismo e sedentarismo[2].

Mulheres com histórico familiar importante de CM ou câncer de ovário devem iniciar a prevenção de maneira mais precoce (normalmente entre os 30 e os 40 anos de idade)[1]. Em geral, os exames de imagem devem ser solicitados cerca de 10 anos antes da idade de surgimento do CM no parente mais próximo.

Fatores genéticos

A predisposição genética é outro fator importante a ser averiguado. Mutações nos genes supressores de tumor BRCA1 e BRCA2 estão relacionadas com 5% a 10% dos casos de tumores nas mamas. Esses genes exercem importante função no reparo de DNA danificado, na regulação da expressão gênica e na organização do ciclo celular[11]. Dessa maneira, se não estiverem em condições normais, possibilitam o desenvolvimento desordenado de células, podendo levar à formação de tumores.

Possíveis mutações são identificadas a partir de testes genéticos e, mesmo que seja portadora da mutação, a mulher não desenvolverá necessariamente o câncer. Cabe ressaltar para as pacientes que as mudanças no estilo de vida têm mais impacto na mortalidade do CM do que a predisposição genética.

Enxergando a paciente como um todo

Fatores emocionais merecem atenção quando o assunto é CM. Estresse, traumas, separações, perda de um familiar e dificuldades financeiras podem piorar a vivência do quadro e até mesmo desencadear outros, como depressão e ansiedade.

Ademais, episódios estressantes podem desorganizar o sistema imunológico e favorecer a ocorrência de doenças, inclusive de neoplasias malignas[12]. Desse modo, a paciente deve ser enxergada de maneira integral, uma vez que a saúde física está intimamente ligada à saúde mental.

EXAME FÍSICO

O exame físico das mamas deve obedecer à seguinte ordem: inspeção estática e dinâmica, palpação dos linfonodos axilares, supra e infraclaviculares, palpação mamária e, finalmente, expressão papilar em alguns casos selecionados (pesquisa de descarga sanguinolenta ou "água de rocha"). O exame deve ser realizado todos os anos em mulheres com mais de 40 anos e está amplamente associado à propedêutica mamária[2].

Inspeção estática

Na inspeção estática, a paciente deve permanecer sentada com os membros superiores pendentes lateralmente ao tronco. Convém observar volume das mamas, forma, simetria e aspecto do complexo areolopapilar, revestimento cutâneo, presença de abaulamentos ou retrações, circulação venosa e ocorrência de sinais flogísticos (edema e rubor). Se houver alguma diferença entre as mamas, a paciente deve ser questionada se sempre existiu ou desde quando as modificações estão presentes[1,2].

Saliências, abaulamentos ou retrações da papila podem ser sinais de um tumor que poderá eventualmente ser palpado. A presença de lesões cutâneas pode significar doença mamária disseminada para a pele. No caso dos carcinomas avançados, geralmente existe espessamento cutâneo, podendo haver úlceras. A mama em casca de laranja (*peau d'orange*) pode aparecer em casos de carcinoma inflamatório, em que é possível perceber edema de tecido subcutâneo, aumento de volume e vermelhidão. Na doença de Paget, a paciente pode queixar-se de prurido e apresentar crostas na região papilar, à semelhança de um eczema[1,2].

Anormalidades congênitas, como politelia (mamilos acessórios) e polimastia (glândulas mamárias acessórias, principalmente nas axilas), podem ser identificadas. Amastia (ausência de glândula) ou amazia (ausência do complexo areolopapilar), cicatrizes de queimaduras e/ou traumas também merecem destaque[1,2].

Inspeção dinâmica

Na inspeção dinâmica, pede-se à paciente que levante os braços acima da cabeça e os abaixe lenta e paralelamente (Figura 5.1). Em seguida, solicita-se que coloque as mãos na cintura, comprimindo-a e relaxando-a, de modo a aproximar as asas dos ossos ilíacos (Figura 5.2)[1,2].

A inspeção dinâmica é realizada para avaliação da contração e relaxamento da musculatura peitoral, visando à análise de possíveis comprometimentos musculares resultantes de neoplasia. Além disso, é a melhor maneira de identificar retrações e assimetrias, que podem ser patológicas. Em adolescentes e pré-adolescentes, é muito comum que as mamas não apresentem o mesmo tamanho. Hipoplasia mamária e hipertrofia mamária podem ser percebidas, podendo a última resultar em alterações e/ou dores posturais[1,2].

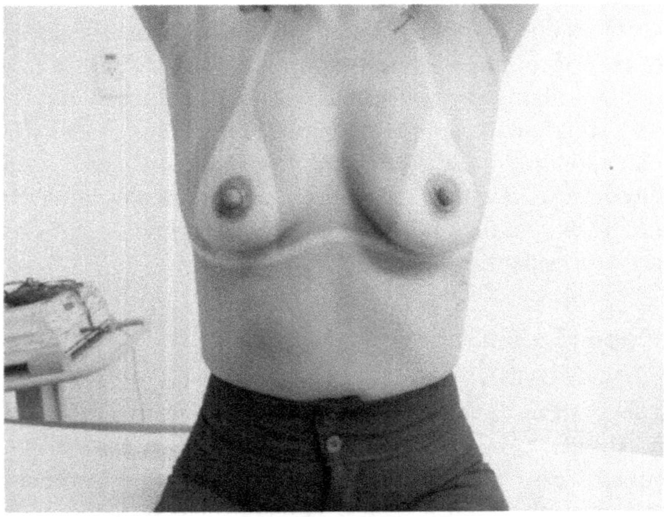

Figura 5.1 Paciente com braços estendidos acima da cabeça, na primeira etapa da inspeção dinâmica. (Acervo pessoal do Dr. Rodrigo Otávio Teixeira Moreira, Belo Horizonte, MG.)

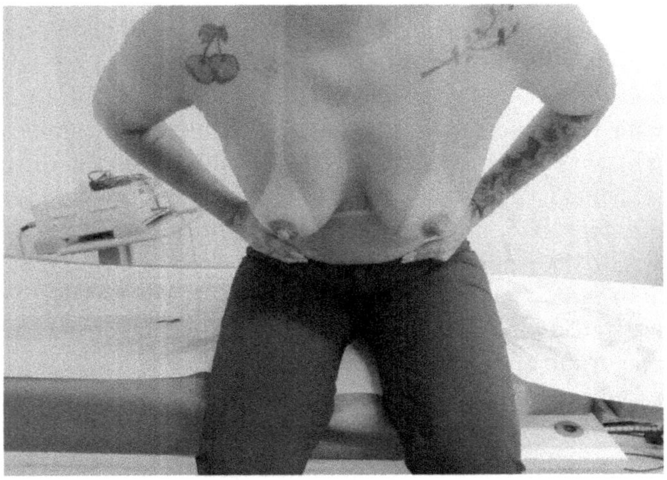

Figura 5.2 Paciente com as mãos na cintura, comprimindo-a e relaxando-a, para aproximar as asas dos ossos ilíacos. (Acervo pessoal do Dr. Rodrigo Otávio Teixeira Moreira, Belo Horizonte, MG.)

Palpação dos linfonodos axilares, supra e infraclaviculares

A palpação das cadeias linfáticas regionais deve ser realizada com a paciente sentada de frente para o médico, o qual deve estar com a mão espalmada e deslizar ao longo do oco axilar da mulher. A mão direita palpa a axila esquerda e a mão esquerda, a axila esquerda. As pontas dos dedos devem ser utilizadas para examinar as fossas axilar, supraclavicular e infraclavicular[1].

Se forem encontrados linfonodos, é preciso analisá-los quanto a volume, consistência, número, grau de fusão, mobilidade e sensibilidade. Linfonodos axilares aumentados, endurecidos, fixos e coalescentes podem indicar alterações malignas, como metástase de carcinoma de mama e linfomas. Portanto, devem ser considerados sinais de alerta[1,2].

Palpação mamária

A palpação é a etapa mais importante do exame físico, a qual, em razão da existirência de diferentes proporções de tecidos glandular e adiposo, nem sempre é executada com facilidade. É fundamental que as mamas sejam examinadas em toda sua extensão, desde a região clavicular até o rebordo costal e da região esternal até a linha axilar média, de maneira sistematizada. Vale ressaltar que cerca de 10% das neoplasias palpáveis não são vistas na mamografia[2].

A paciente deve estar em decúbito dorsal com os braços elevados e as mãos posicionadas atrás da nuca (Figura 5.3). Uma das mãos deve realizar a palpação (de maneira delicada), enquanto a outra estabiliza a mama, exercendo pressão não muito forte para que a textura glandular das mamas possa ser examinada. Duas técnicas podem ser realizadas: a de Velpeaux e a de Bloodgood. Na primeira é utilizada a região palmar dos dedos, ao passo que na segunda são empregadas as falanges distais, como ao tocar piano (Figura 5.4). Ambas as técnicas são amplamente executadas, e não há consenso quanto à melhor[1,2].

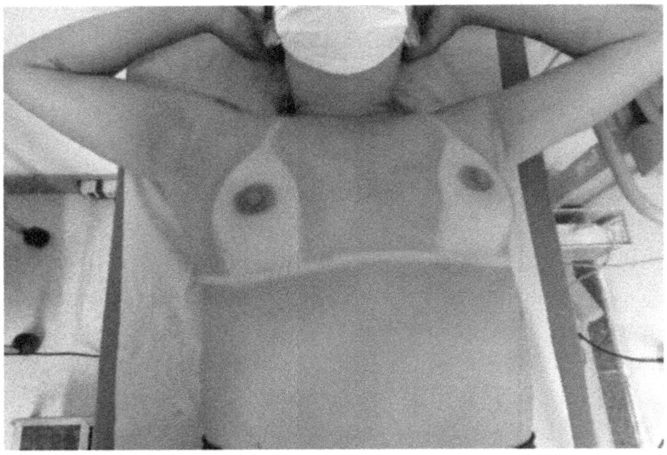

Figura 5.3 Posicionamento adequado para palpação mamária: paciente em decúbito dorsal com os braços elevados e as mãos posicionadas atrás da nuca. (Acervo pessoal do Dr. Rodrigo Otávio Teixeira Moreira, Belo Horizonte, MG.)

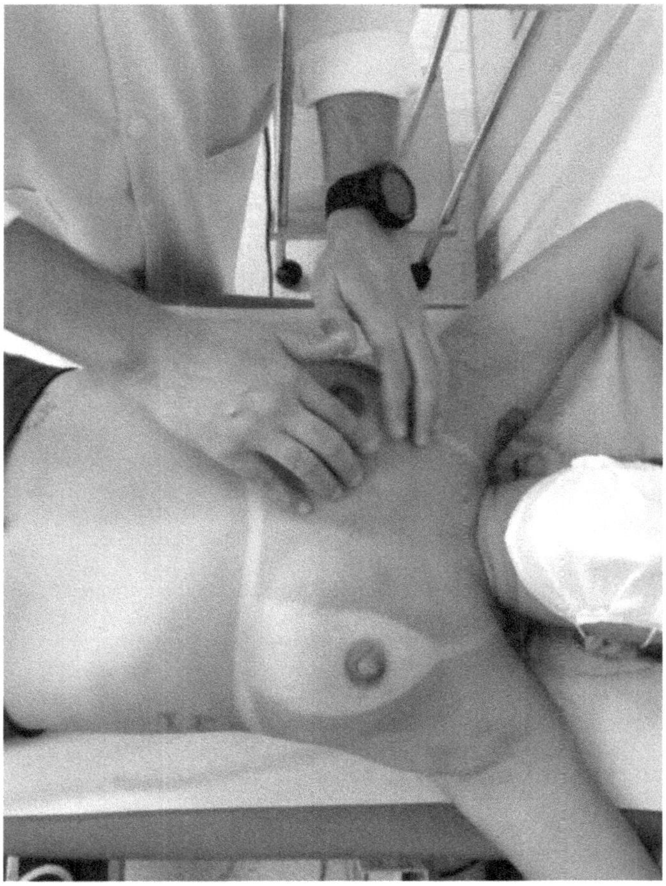

Figura 5.4 Palpação mamária com as falanges distais. (Acervo pessoal do Dr. Rodrigo Otávio Teixeira Moreira, Belo Horizonte, MG.)

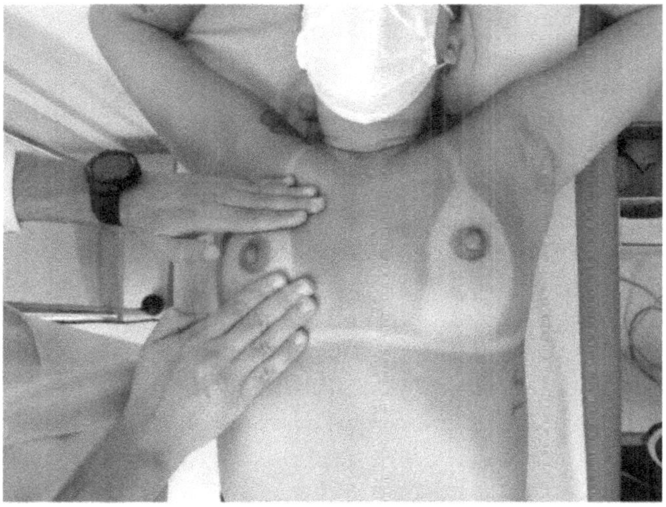

Figura 5.5 Palpação mais profunda, realizada com movimentos circulares no sentido vertical. (Acervo pessoal do Dr. Rodrigo Otávio Teixeira Moreira, Belo Horizonte, MG.)

No primeiro momento, a palpação visa identificar nódulos superficiais, sendo por isso realizada com pressão mais leve. Ao ser identificado o nódulo, deve-se definir sua forma, tamanho, consistência, sensibilidade, mobilidade e aderência a planos superficiais ou profundos. É importante comparar as duas mamas para verificar se de fato se trata de uma alteração.

No segundo momento, a palpação é feita com pouco mais de força, de modo a detectar nódulos mais profundos (Figura 5.5), que têm de ser descritos de acordo com as características supracitadas. Devem ser realizados movimentos circulares no sentido vertical. Vale ressaltar que, caso a paciente tenha identificado algum nódulo no autoexame das mamas, deve auxiliar o médico durante a palpação, tentando mostrar a alteração com exatidão e informando a posição em que ele é mais perceptível[1,2].

A consistência das mamas costuma variar de acordo com a etapa de vida em que a paciente se encontra. Durante a menacme, as mamas podem estar aumentadas e apresentar hipersensibilidade no período pré-menstrual. Também pode haver aumento da nodularidade, o que pode despertar a preocupação da paciente. Em pacientes mais idosas, as mamas costumam ser mais flácidas devido à substituição de tecido glandular por adiposo[1].

Em relação aos possíveis achados, os fibroadenomas são alterações muito frequentes e habitualmente consistem em nódulos sólidos, firmes, móveis, indolores e bem delimitados. Nos processos inflamatórios agudos, pode haver abscesso e sinais flogísticos. Os nódulos malignos costumam apresentar consistência mais endurecida, limites mal definidos e aderências a tecidos vizinhos, como aos ligamentos de Cooper[1].

A palpação é um método bastante sensível para identificação de nódulos malignos com mais de 2cm (94%). Em nódulos com diâmetro menor que 5mm, a sensibilidade cai para 17%. Nódulos com mais de 2,5cm de diâmetro costumam ser identificados pela própria paciente e comumente comprometem linfonodos axilares, o que piora consideravelmente o prognóstico[2].

Expressão papilar

A expresão papilar é a última etapa do exame físico, sendo indicada principalmente para pacientes com queixa de derrame papilar espontâneo. Deve ser feita uma leve pressão no nível da aréola e da papila com os dedos em forma de pinça, em pelo menos duas direções. Em caso de liberação de alguma secreção, é necessário descrever sua coloração (citrina, serosa, láctea, seroemática, esverdeada ou acastanhada), ductos acometidos (único ou múltiplo) e se é provocada ou espontânea. É fundamental identificar o "ponto-gatilho" por meio da digitopressão circular em torno da aréola, o que auxilia a identificação dos ductos[1,2].

Os derrames papilares podem ocorrer tanto em homens como em mulheres e são classificados como patológicos, fisiológicos ou galactorreia. Nos fisiológicos, espera-se que a secreção seja multiductal, bilateral, amarelada, esverdeada ou escura, comumente provocada por manipulação mamilar ou ectasia ductal. A galactorreia é caracterizada pela expulsão de secreção leitosa, bilateral, multiductal e fora do ciclo gravídico-puerperal. Em geral, é causada pelo aumento da prolactina devido à existência de tumores hipofisários ou ao uso de medicamentos (fenotiazinas, metildopa, neurolépticos, antidepressivos, opiáceos, ranitidina) e drogas ilícitas (cocaína), devendo ser realizada a dosagem de prolactina[1,2].

Os derrames patológicos são habitualmente unilaterais, uniductais, espontâneos, persistentes e com aspecto de água de cachoeira, serosos ou hemáticos. Sugerem a presença de neoplasia da mama (papiloma ou carcinoma), sendo recomendada uma biópsia para avaliação mais precisa[1].

Cabe ressaltar que, ao final do exame físico, convém definir a necessidade de investigação adicional. Os exames de imagem, como mamografia, ultrassonografia e ressonância magnética, possibilitam a visualização de dilatações ductais e lesões intraductais[1,2]. Desse modo, as chances de estabelecer um diagnóstico correto aumentam consideravelmente, tornando possível a determinação de um tratamento mais assertivo para melhorar a qualidade de vida da paciente.

Referências

1. Sousa JA, Simões PM, Machado JA. Exame clínico. In: Porto CC. Semiologia médica. 8. ed. Rio de Janeiro: Guanabara Koogan, 2019: 1257-62.
2. Barra AA, Lucena CEM. Anamnese e exame físico em ginecologia. In: Silva RMFL. Tratado de semiologia médica. 1. ed. Rio de Janeiro: Guanabara Koogan, 2014: 759-69.
3. Ribeiro PCP. Alterações mamárias – diagnóstico clínico e diferencial. Revista Oficial do Núcleo de Estudos da Saúde do Adolescente/UERJ 2010; 7(3):27-32.
4. Nazário A, Rego M, Oliveira V. Nódulos benignos da mama: uma revisão dos diagnósticos diferenciais e conduta. Revista Brasileira de Ginecologia e Obstetrícia 2007; 29(4):211-9.
5. Instituto Nacional de Câncer José Alencar Gomes da Silva. Estimativa 2020: incidência de câncer no Brasil/Instituto Nacional de Câncer José Alencar Gomes da Silva. – Rio de Janeiro: INCA, 2019.
6. Nunes AR, Conde DM, Sousa JA. Mastalgia cíclica: abordagem clínica. Revista Brasileira de Mastologia 2011; 21(3):135-9.
7. Tahir MT, Shamsudeen S. Mastalgia. [Updated 2021 Feb 14]. In: StatPearls [Internet]. Treasure Island (FL): StatPearls Publishing; 2021 Jan- [cited 2021 May 26]. Available from: https://www.ncbi.nlm.nih.gov/books/NBK562195/
8. Inumaru L, Silveira É, Naves M. Fatores de risco e de proteção para câncer de mama: uma revisão sistemática. Cadernos de Saúde Pública 2011; 27(7):1259-70.
9. Silva P, Riul S. Câncer de mama: fatores de risco e detecção precoce. Revista Brasileira de Enfermagem 2011; 64(6):1016-21.
10. Pereira B, Guedes C, Machado C. Terapia hormonal e câncer de mama. Revista Brasileira de Mastologia 2017; 27(1):15-20.
11. Coelho A, Santos M, Caetano R et al. Predisposição hereditária ao câncer de mama e sua relação com os genes BRCA1 e BRCA2: revisão da literatura. RBAC 2018; 50(1):17-21.
12. Grzybowski M, Schmidt C, Borges V. A percepção de pacientes com câncer de mama em relação ao trauma emocional e o aparecimento do tumor [Internet]. Psicologia Hospitalar 2021; 6(1):82-96.

CAPÍTULO

6

Anatomia Patológica das Doenças Benignas e Malignas da Mama

Cristiana Buzelin Nunes
Cainan Glória Campinho
Bruno Bom Furlan

INTRODUÇÃO

Quando são conhecidas a histologia, a anatomia e a fisiologia normais da mama, torna-se possível verificar sua intensa mutabilidade ao longo da vida, fenômeno que reflete sua grande responsividade aos estímulos hormonais de estrogênio, progesterona e prolactina. Por isso, é necessário recordar algumas características anatômicas e histológicas normais da mama para determinação das possíveis alterações e das células ou unidades envolvidas nas lesões.

O parênquima mamário pode ser definido como um grande e complexo sistema de ramificações ductais que iniciam no mamilo, passando por dilatações fusiformes, denominadas ductos lactíferos, seguindo pelos ductos segmentares e subsegmentares até suas porções finais, que abrigam a unidade funcional produtora de leite, a chamada unidade terminal ductolobular (UTDL). Essa unidade é constituída pelo lóbulo mamário, responsável por se especializar em ácinos durante a lactação, e por um ducto terminal que drena a secreção para os ductos extralobulares. A UTDL encontra-se imersa em um estroma conjuntivo mais frouxo, também responsivo aos estímulos hormonais, chamado estroma intralobular. No restante do estroma mamário observa-se o estroma extralobular, menos celular, mais denso e com quantidade variável de adipócitos, a depender da fase hormonal da vida.

Essa divisão torna possível estabelecer com mais precisão o local e os estímulos envolvidos na alteração, além de determinar seu aspecto clínico, seja a alteração benigna ou maligna. Para um estudo mais didático, serão abordadas as principais alterações da mama de acordo com as manifestações clínicas mais frequentes, dividindo-as quanto à natureza benigna ou maligna e destacando sua definição, epidemiologia e os aspectos macro e microscópicos da lesão.

As lesões podem ser assintomáticas ou podem apresentar manifestações clínicas, como lesões inflamatórias, derrame papilar, lesões sólidas bem e mal delimitadas e microcalcificações detectadas na mamografia.

LESÕES DE PADRÃO INFLAMATÓRIO

Mastites

Caracterização

Mastite é um termo amplo que se refere ao processo inflamatório da mama por causas infecciosas e inflamatórias de etiologias variadas.

Mastite aguda

A mastite aguda ocorre mais frequentemente no puerpério, durante o primeiro mês de amamentação, decorrente de infecções bacterianas que surgem a partir de fissuras e rachaduras nos mamilos. O agente etiológico mais comum é o *Staphylococcus aureus*, que acarreta desde eritema, dor local, aumento do volume da mama e febre, até a formação de um único ou múltiplos abscessos, caso não seja realizado o tratamento adequado. À microscopia, observam-se intenso exsudato neutrofílico, edema e áreas necróticas no estroma e parênquima mamários.

Mastite crônica

A mastite crônica pode decorrer da resposta a um processo agudo não completamente resolvido. À microscopia, observam-se infiltrado linfoplasmocitário e fibrose no estroma mamário.

Apresentação

Mais rara, a *mastite granulomatosa* é causada por doenças granulomatosas sistêmicas, como granulomatose com poliangiite e sarcoidose, infecções fúngicas e tuberculose. A tuberculose mamária manifesta-se como uma massa ou abscesso recorrente, frequentemente associado à formação de fístulas cutâneas, quadro que pode simular carcinoma invasor. À microscopia, observa-se inflamação granulomatosa com destruição do parênquima mamário, por vezes associada à necrose caseosa. Nos casos de tuberculose e infecção fúngica, as colorações para bacilo álcool-acidorresistente (BAAR) e ácido periódico de Schiff (PAS) ou Grocott podem evidenciar a presença dos bacilos de Koch ou de fungos, respectivamente; outros métodos diagnósticos também podem ser utilizados, como reação em cadeia da polimerase (PCR) e cultura.

Uma mastite crônica ainda mais rara é a *mastite granulomatosa idiopática*, relacionada com processos imunitários, na qual há a formação de inflamação granulomatosa, porém não caseificante, com ausência de microabscessos e agentes infecciosos.

A *mastite periductal*, também conhecida como abscesso subareolar ou periareloar recorrente, doença de Zuska e metaplasia escamosa dos ductos lactíferos, é uma condição não associada à lactação na qual se formam abscessos subareolares eritematosos e dolorosos. Mulheres e homens podem ser acometidos, e mais de 90% dos pacientes são tabagistas. Quando recorrente, os abscessos podem formar fístulas com a pele e drenar material purulento. Pode haver inversão do mamilo devido ao processo cicatricial resultante da inflamação, predispondo à metaplasia escamosa do epitélio ductal com consequentes obstrução, dilatação e ruptura dos ductos. Alguns autores sugerem que a metaplasia seja causada pelo efeito tóxico das substâncias presentes no tabaco e por deficiência de vitamina A. À microscopia, observam-se inflamação inespecífica no estroma periductal, fístulas cutâneas, metaplasia escamosa do epitélio com formação de rolhas córneas, dilatação e ruptura ductal.

DERRAME PAPILAR

Lesões não neoplásicas

Ectasia ductal mamária

Caracterização e manifestações clínicas

Clinicamente, a ectasia ductal mamária assemelha-se à mastite periductal por se apresentar como nódulo periareolar mal definido à palpação, usualmente indolor e não eritematoso, associado a secreção papilar espessa, serosa, serossanguinolenta ou amarelada.

Epidemiologia

Diferentemente da mastite periductal, a ectasia ductal está associada a mulheres multíparas de 40 a 50 anos de idade e não ao fumo.

Macroscopia e microscopia

À microscopia, observa-se dilatação dos ductos subareolares com acúmulo de material espesso na luz, debris celulares e células espumosas (células epiteliais e macrófagos com lipídios). Há ruptura focal desses ductos com extravasamento de secreção da luz para o estroma periductal, acarretando inflamação crônica e fibrose e podendo formar granulomas. A presença de microcalcificações, quando detectadas à mamografia, pode ser um fator de confusão com o carcinoma ductal, além da distorção tecidual palpada no exame clínico da mama (Figura 6.1).

Alterações fibrocísticas

Caracterização

As pacientes com lesões "não proliferativas" da mama não apresentam aumento do risco de câncer de mama. Essas alterações se referem à presença de cistos, fibrose estromal e metaplasia apócrina, que podem decorrer de desequilíbrio na resposta hormonal cíclica e involução senil. Os cistos são formados a partir de pequenas dilatações nos lóbulos mamários, que podem coalescer a ponto de formar grandes cistos perceptíveis à palpação da mama.

Manifestações clínicas

As alterações fibrocísticas apresentam uma gama de manifestações clínicas, incluindo dor, nódulos palpáveis e espessamento, bem como outras das quais o derrame papilar pode participar. O derrame papilar associado às alterações fibrocísticas tem aspecto seroesverdeado multiductal e bilateral.

Macroscopia

Quando íntegros, os cistos apresentam fluido turvo, semitranslúcido, de coloração marrom ou azulada, podendo conter microcalcificações. Quando presentes, observa-se na mamografia uma imagem semilunar na base do cisto referente às microcalcificações decantadas, denominadas "leite de cálcio".

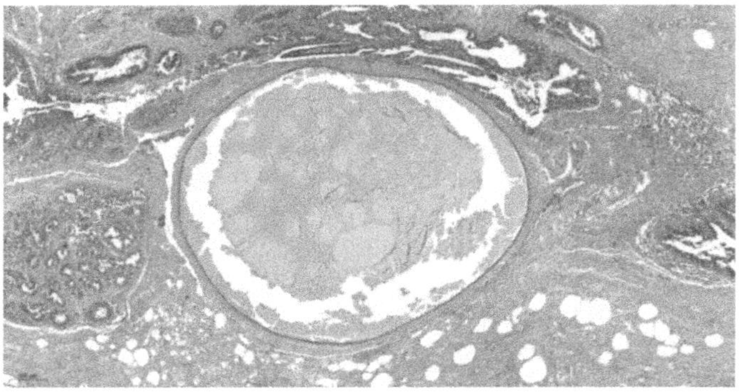

Figura 6.1 Ectasia ductal. Dilatação ductal importante com presença de secreção eosinofílica em seu interior. Lobos e ductos mamários normais estão presentes ao redor dessa alteração – veja encarte colorido. (Acervo pessoal da Dra. Cristiana Buzelin Nunes, Belo Horizonte, MG.)

Microscopia

Histologicamente, os cistos apresentam epitélio atrófico plano ou revestido por células de metaplasia apócrina. Estas últimas são caracterizadas por citoplasma abundante, eosinofílico, contendo microgotículas de secreção na porção apical com núcleo arredondado e nucléolo evidente, muito semelhantes às do epitélio apócrino das células sudoríparas (Figura 6.2).

Fibrose e elastose

A fibrose é uma alteração secundária à ruptura dos cistos, o que ocorre com frequência. A liberação da secreção no estroma intra e extralobular adjacente acarreta uma inflamação crônica, cujo resultado é a fibrose local. Clinicamente, pode repercutir com endurecimento focal sem outras consequências. A elastose consiste no aumento das fibras elásticas que pode acompanhar várias alterações benignas da mama.

Neoplasias papilares benignas

Papiloma intraductal

Caracterização

O papiloma intraductal é uma lesão benigna caracterizada pela presença de projeção papilar revestida por células epiteliais e mioepiteliais na luz de um ducto dilatado.

Manifestações clínicas

Os papilomas intraductais podem manifestar-se clinicamente com secreção papilar serosa ou sanguinolenta.

Microscopia

As células são sustentadas por diversos eixos ramificados de tecido conjuntivo fibrovascular. Costumam ser encontradas metaplasia apócrina e hiperplasia epitelial. Os papilomas podem ser múltiplos ou únicos – os primeiros são encontrados ao longo do sistema ductal periférico e os últimos, principalmente, nos seios lactíferos e grandes ductos subareolares (Figura 6.3).

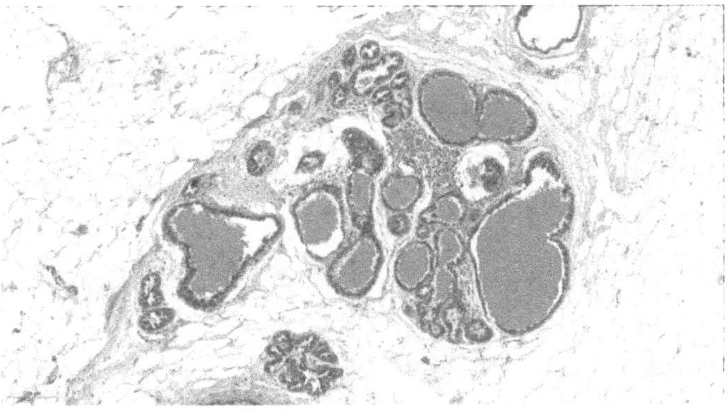

Figura 6.2 Cistos mamários. Dilatação importante dos lóbulos mamários com presença de material eosinofílico em seu interior. Notam-se alguns lóbulos normais na periferia do lobo observado – veja encarte colorido. (Acervo pessoal da Dra. Cristiana Buzelin Nunes, Belo Horizonte, MG.)

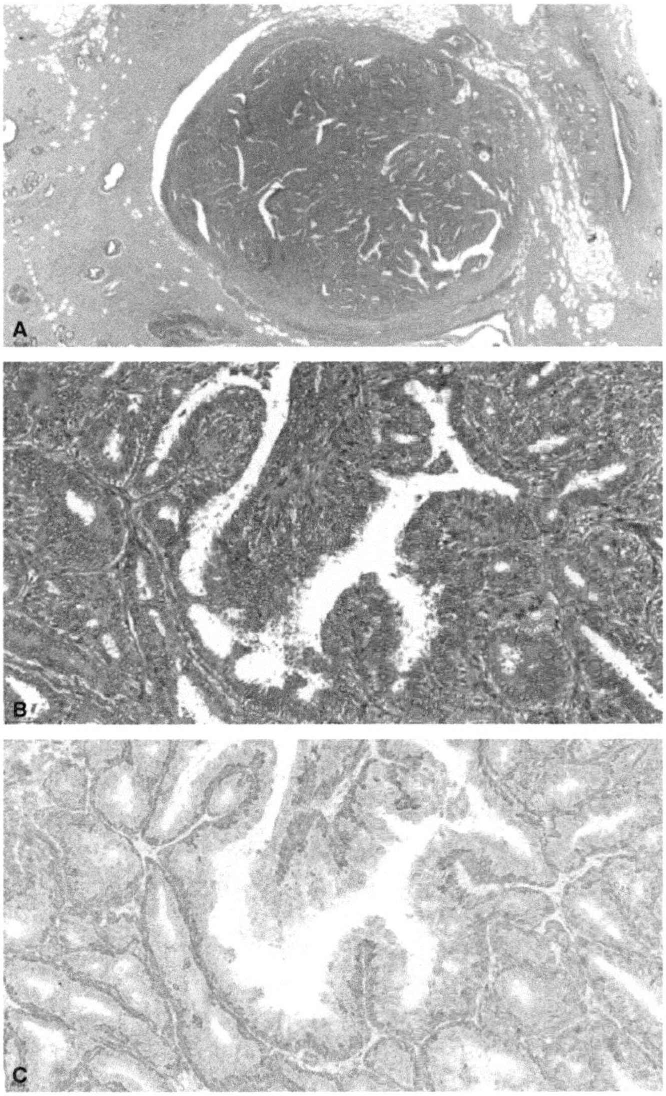

Figura 6.3 Papiloma intraductal. Papilas com eixo fibromuscular projetando-se em direção ao interior de ducto mamário dilatado (**A**). Papilas em detalhe em HE (**B**). Marcação para calponina (**C**), marcador imuno-histoquímico de células mioepiteliais, tornando mais nítida a visualização dessas células nos eixos de sustentação epitelial – veja encarte colorido. (Acervo pessoal da Dra. Cristiana Buzelin Nunes, Belo Horizonte, MG.)

Neoplasias papilares malignas

Carcinoma ductal in situ *(CDIS) papilar*

Caracterização

O CDIS papilar consiste em um subtipo do CDIS em que o epitélio neoplásico reveste as projeções fibrovasculares filiformes em direção aos ductos.

Epidemiologia

Os CDIS tendem a ser mais comuns em mulheres na pós-menopausa.

Manifestações clínicas

Em geral, as lesões estão clinicamente ocultas, sendo detectadas na mamografia como microcalcificações ou, raramente, como nódulos. Com muita frequência, o CDIS coexiste com o papiloma encistado, de modo que pode manifestar-se como derrame papilar sanguinolento.

Microscopia

Observam-se papilas intraductais com arranjos filiformes, caracterizadas por eixos fibrovasculares revestidos por epitélio neoplásico. Há membrana basal e uma camada intacta de mioepitélio na interface epitélio-estroma, na periferia dessas projeções, o que evidencia a característica não invasora da lesão (veja a Figura 6.15).

Carcinoma papilar encapsulado

Caracterização

O carcinoma papilar encapsulado caracteriza-se por finas projeções fibrovasculares com epitélio neoplásico contidas em um espaço cístico delimitado por uma cápsula fibrosa de espessura variável. Nesse caso, não há células mioepiteliais ao longo da papila ou em sua periferia (Figura 6.4).

Epidemiologia

O carcinoma encapsulado é diagnosticado principalmente na sexta década de vida, em mulheres na pós-menopausa.

Manifestações clínicas

A lesão é detectada como uma massa associada ou não a descarga papilar sanguinolenta ou serossanguinolenta.

Carcinoma papilar sólido

Caracterização

O carcinoma papilar sólido é caracterizado por crescimento de padrão sólido em direção aos ductos, contando apenas com um delicado *core* fibrovascular.

Epidemiologia

Os carcinomas sólidos também são mais frequentemente diagnosticados em mulheres na pós-menopausa, a partir da sexta década de vida.

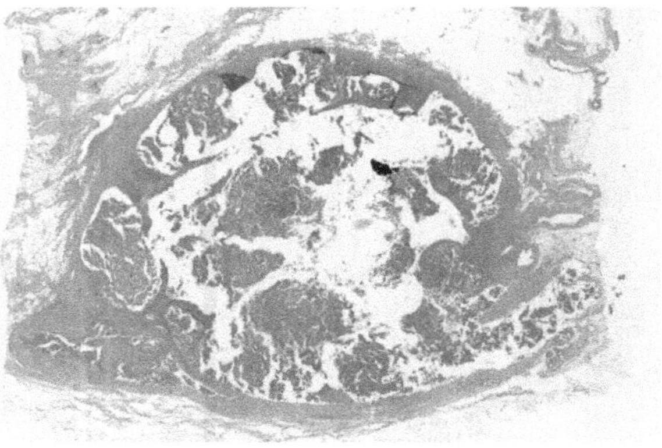

Figura 6.4 Carcinoma papilar encapsulado. Papilas revestidas por células neoplásicas sustentadas por eixo fibrovascular delgado. A lesão está presente em um espaço cístico delimitado por fibrose – veja encarte colorido.. (Acervo pessoal da Dra. Cristiana Buzelin Nunes, Belo Horizonte, MG.)

Manifestações clínicas

O carcinoma manifesta-se como uma massa palpável e/ou descarga papilar sanguinolenta.

Microscopia

Observam-se nódulos sólidos se expandindo em direção ao lúmen tubular. A proliferação neoplásica é composta por células fusiformes com atipia nuclear moderada e número variável de mitoses, bem como citoplasma granular eosinofílico com vacúolos de mucina, podendo ser encontradas, devido a esse acúmulo, células em anel de sinete.

LESÕES BEM DELIMITADAS

Lesões císticas

Ectasia ductal

Na ectasia ductal, como descrito previamente, há derrame papilar comumente associado a um nódulo periareolar mal definido à palpação, usualmente indolor e sem apresentar sinais flogísticos.

Cistos (alterações fibrocísticas)

Como descrito anteriormente, as alterações fibrocísticas apresentam uma gama de manifestações clínicas, incluindo dor, nódulos palpáveis e espessamento, entre outras, das quais o derrame papilar pode participar.

Lesões sólido-císticas

Neoplasias papilares

Papiloma intraductal e carcinomas papilares

Como descrito previamente, essas lesões podem ser caracterizadas pela associação de massas ou nódulos palpáveis à descarga papilar sanguinolenta ou serossanguinolenta.

Lesões sólidas

Adenose simples ou de ductos terminais

A adenose simples ou de ductos terminais é definida como aumento no número de ácinos e ductos na UTDL, ocasionando um lóbulo maior. Acontece de maneira fisiológica e muito característica na gestação, mas também pode ocorrer de modo focal nas mulheres não grávidas. Podem estar presentes microcalcificações no lúmen. Quando a mama apresenta área confluente de lóbulos com adenose, esta pode formar massa palpável, a chamada adenose tumoral[1]. A adenose pode ser dividida nos seguintes subtipos com características morfológicas diversas:

- **Adenose esclerosante:** há proliferação intensa dos ácinos, ultrapassando o dobro do número normal e podendo apresentar microcalcificações nos lúmens. As células mioepiteliais também se encontram proeminentes. A fibrose estromal intralobular é exuberante, comprimindo e distorcendo os ácinos mais centrais do lóbulo. Por deturpar a arquitetura lobular e conter microcalcificações radiográficas, essa lesão pode ser confundida com carcinoma invasor à mamografia e à histologia. Pacientes com diagnóstico de adenose esclerosante têm risco aumentado (de 1,2 a duas vezes) para câncer de mama (Figura 6.5).

- **Adenose apócrina:** caracterizada pela presença de metaplasia apócrina no epitélio acinar proliferado, pode haver atipias celulares de difícil diferenciação com o carcinoma ductal *in situ* do tipo apócrino.
- **Adenose microglandular:** forma rara na qual os ácinos são pequenos, uniformes e redondos, compostos por uma única camada de células, sem células mioepiteliais, e dispostos difusa e desordenadamente tanto no estroma fibroso como no tecido adiposo. Essas características morfológicas podem mimetizar um carcinoma tubular invasor. As células do epitélio acinar não apresentam atipias e contêm citoplasma claro e vacuolado com secreção luminal. A presença de membrana basal pode ser identificada através de imuno-histoquímica ou microscopia eletrônica. Alterações genômicas são descritas na adenose microglandular e indicam a possibilidade de se tratar de um precursor não obrigatório do carcinoma triplonegativo da mama.

Adenomas

Caracterização

O adenoma é definido como a proliferação das UTDL, formando uma tumoração bem delimitada, podendo ser detectada na imagem ou na clínica como nódulo palpável, não apresentando risco de malignização. Os adenomas podem ser classificados de acordo com o tipo predominante de célula proliferada e sua relação com os outros tipos celulares:

- **Adenoma tubular:** densa proliferação dos ductos terminais, formando estruturas arredondadas ou ovoides revestidas por dupla camada celular com escasso estroma entre elas (Figura 6.6).
- **Adenoma apócrino:** há extensa metaplasia apócrina no epitélio tubular.
- **Adenoma ductal:** associação com uma região esclerótica central, distorção glandular e cápsula fibrosa periférica.
- **Adenoma da lactação:** apresenta-se como uma massa palpável em mulheres grávidas ou amamentando, microscopicamente caracterizada como ductos com epitélio secretor (alterações lactacionais). Constituem uma resposta exagerada a influências hormonais típicas desse período de surgimento.
- **Adenoma do mamilo:** caracteriza-se por uma proliferação epitelial intraductal exuberante no mamilo, semelhante a estruturas ductais, de limites pouco definidos, geralmente apresentando-se contígua à epiderme. Além de um nódulo palpável subareolar, esse adenoma pode repercutir com secreção papilar sanguinolenta, dor, irritação, prurido e ulceração do mamilo, simulando doença de Paget e neoplasia maligna.

Fibroadenoma

Caracterização

Os fibroadenomas consistem em lesões fibroepiteliais mistas formadas por uma mistura de glândulas e estroma.

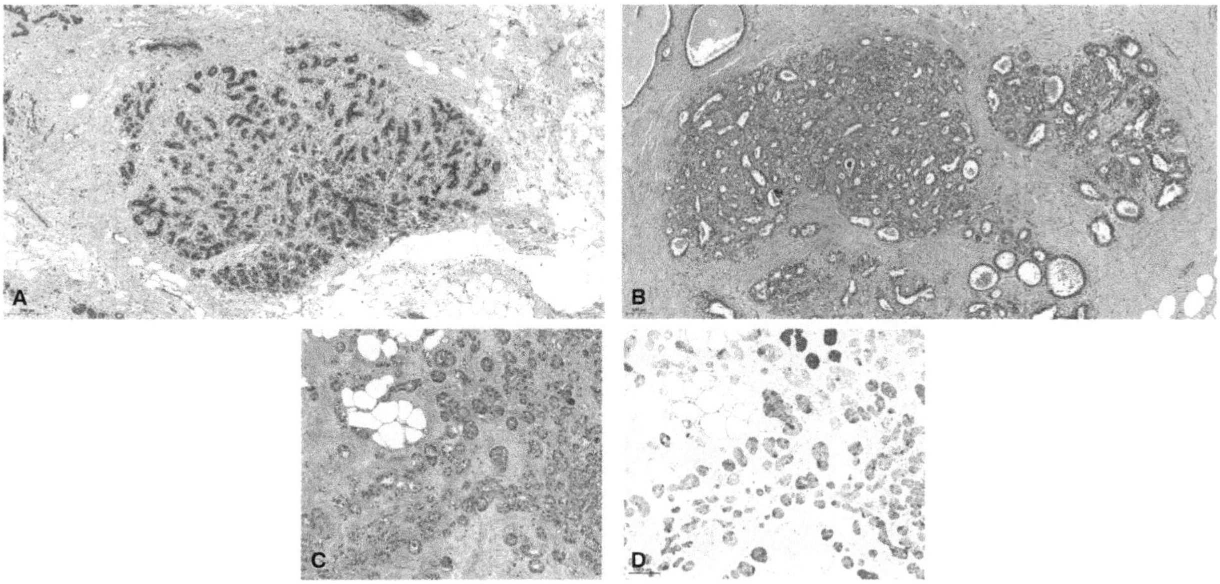

Figura 6.5 Adenose esclerosante, simples e microglandular. **A** Adenose simples – unidade ductolobular terminal com aumento no número de ductos e ácinos. **B** Adenose esclerosante – proliferação dos componentes lobulares com secreção intraluminal e calcificações, somada a aumento expressivo do componente estromal intralobular. **C** Adenose microglandular – proliferação das estruturas acinares arredondadas, compostas de células normais, infiltrando o estroma mamário (uso do marcador S-100). **D** Ausência de células mioepiteliais separando os ácinos do estroma – veja encarte colorido. (Acervo pessoal da Dra. Cristiana Buzelin Nunes, Belo Horizonte, MG.)

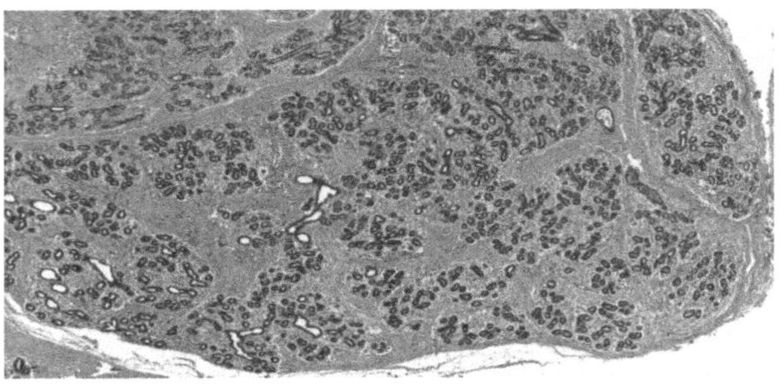

Figura 6.6 Adenoma tubular. Proliferação intensa da unidade ductolobular terminal com estroma interlobular escasso permeando as formações nodulares e ovoides dos lóbulos – veja encarte colorido. (Acervo pessoal da Dra. Cristiana Buzelin Nunes, Belo Horizonte, MG.)

Epidemiologia

O fibroadenoma é a neoplasia benigna mamária mais comum entre as mulheres de 20 e 30 anos de idade e responde por 75% das queixas de nódulos mamários nas consultas ginecológicas[2]. Estima-se que se desenvolva em até 30% das mulheres, com acometimento bilateral em 10% e múltiplo em 10% a 15% dos casos[3].

Fisiopatologia

A lesão é decorrente de proliferação dos componentes lobulares, tanto do parênquima como do estroma, e por isso responde ao estímulo hormonal e tende a aumentar de volume no fim do ciclo menstrual. Os fibroadenomas podem ser monoclonais, considerados neoplasias, ou policlonais, podendo desenvolver-se após o uso de drogas, como ciclosporina A, imunossupressor utilizado após transplante de órgãos.

Manifestações clínicas

Clinicamente, os fibroadenomas podem ser detectados como massa fibroelástica, móvel e bem delimitada à palpação nas mulheres mais jovens e como massa mais firme e endurecida com calcificações na mamografia de mulheres na pós-menopausa, apresentando calcificações "em pipoca", quando grosseiras e lobuladas, ou calcificações agrupadas, que devem ser diferenciadas de carcinoma por meio de biópsia[4].

Outra importante variante clínico-patológica é o fibroadenoma juvenil. Encontrado em mulheres mais jovens, é constituído por estroma mais celular e contém pequenos ductos com hiperplasia epitelial, por vezes com atipias. A transformação maligna é rara, mas pode acontecer, na maioria das vezes na forma de carcinoma lobular *in situ* (CLIS).

Macroscopia e microscopia

O fibroadenoma apresenta-se macroscopicamente como nódulo circunscrito, de consistência elástica, com superfície de corte lobulada e pequenas fendas. O estroma pode tornar-se hialinizado após a menopausa e apresentar calcificações grosseiras e lobuladas ou pequenas calcificações agrupadas. Por ser uma lesão originada no lóbulo mamário, o fibroadenoma tem constituição epitelial e estromal, sendo classificado microscopicamente como intracanalicular ou pericanalicular, dependendo do padrão de crescimento desses constituintes. Em ambas as classificações, o epitélio canalicular é revestido por células epiteliais e mioepiteliais, ou seja, preserva a característica de um epitélio normal (Figura 6.7):

- **Fibroadenoma intracanalicular:** ocorre em caso de intenso crescimento nodular do tecido conjuntivo ao redor de canalículos epiteliais, o suficiente para que esses colabem e apareçam como fendas na microscopia.
- **Fibroadenoma pericanalicular:** ao contrário do que acontece com o intracanalicular, os ductos são numerosos e dispõem-se concentricamente, envoltos em tecido conjuntivo.

Tumor filoide

Caracterização

O tumor filoide assemelha-se ao fibroadenoma por ser também constituído de elementos epiteliais e estromais; no entanto, pode ter comportamento biológico benigno, localmente agressivo ou maligno. O tumor apresenta crescimento muito mais exuberante do estroma e maior celularidade. Em geral, suas dimensões superam às do fibroadenoma e seu crescimento é rápido.

A história de crescimento rápido e recente da massa mamária deve levantar a suspeita de tumor filoides. O tamanho do tumor tem grande relação com seu comportamento biológico, de modo que os com mais de 4cm apresentam caráter maligno, maior quantidade de atipias, mitoses e margens infiltradas. Aqueles com menos de 4cm costumam ser benignos e apresentar menos atipias, mitoses e margens bem delimitadas. Quando a lesão apresenta características intermediárias entre tumor maligno e benigno, este é chamado de *borderline*.

Epidemiologia

Esses tumores acometem principalmente mulheres na quarta e quinta décadas de vida, principalmente com mais de 35 anos de idade, e felizmente são raros (0,5% dos casos).

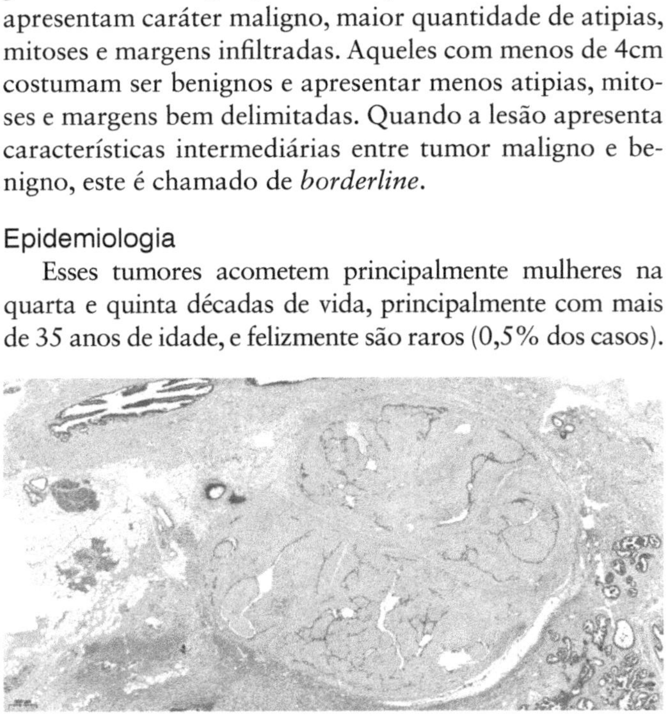

Figura 6.7 Fibroadenoma. Lesão circunscrita na qual se observa o componente epitelial formando canalículos colabados envoltos por crescimento estromal exuberante – veja encarte colorido. (Acervo pessoal da Dra. Cristiana Buzelin Nunes, Belo Horizonte, MG.)

Macroscopia

Os tumores são firmes e de tamanho variável – desde poucos centímetros até lesões volumosas que envolvem toda a mama. As lesões geralmente apresentam protrusões em virtude de proliferações estromais cobertas por epitélio. Não é rara a formação de áreas císticas. O caráter heterogêneo do parênquima e a formação de fendas a partir das protrusões levam à observação, na superfície de corte, das formações foliáceas que dão nome ao tumor.

Microscopia

O estroma apresenta-se com celularidade aumentada e pleomorfismo nuclear discreto a acentuado, bem como aumento no número de mitoses e bordas mal definidas, características que ajudam a diferenciar o tumor do fibroadenoma. Comumente, o espaço cístico apresenta projeções estromais em dedo de luva recobertas por epitélio. Projeções neoplásicas periféricas são encontradas em direção ao parênquima mamário normal, o que pode explicar o alto índice de recidiva tumoral após tratamento cirúrgico (Figura 6.8).

Lesões mesenquimais

Hiperplasia estromal pseudoangiomatosa (PASH)

Caracterização. A PASH é uma lesão benigna constituída por vários e complexos espaços pseudovasculares e fendas anastomosadas, acelulares ou revestidas por células fusiformes do estroma, simulando pequenos vasos sanguíneos.

Manifestações clínicas. Em geral assintomática, a PASH pode, em alguns casos, formar massa palpável bem delimitada, de tamanho variável, chamada forma nodular ou tumoral, sendo encontrada em casos de ginecomastia, fibroadenomas e hamartomas.

Microscopia e diagnóstico molecular. Convém realizar diagnóstico diferencial com angiossarcoma de baixo grau, que mostra padrão mais complexo, atipias nucleares e marcadores endoteliais. As células fusiformes da PASH são positivas para CD34, vimentina, actina e calponina e negativas para marcadores endoteliais, como fator VIII e CD31, sugerindo origem miofibroblástica. A lesão tem evolução benigna, mas pode apresentar recorrência local, quando não retirada completamente (Figura 6.9).

Tumores mesenquimais

Caracterização. Os tumores mesenquimais são lesões originadas no estroma interlobular, nas quais não há componente epitelial associado. Existe na mama uma variedade de tumores mesenquimais benignos e malignos de origem vascular, fibroblástica ou miofibroblástica.

Os tumores benignos mais frequentes são lipomas e hamartomas. Ambos são comumente identificados à palpação, mas podem ser visualizados à mamografia em razão da presença do componente adiposo. Os tumores mesenquimais malignos mais frequentes são os angiossarcomas, podendo ser primários ou secundários à radioterapia. As neoplasias mesenquimais malignas da mama devem ser diferenciadas do carcinoma mamário invasor do tipo metaplásico (mais frequente) e do tumor filoides maligno. O Capítulo 28 apresenta uma descrição mais detalhada dessas lesões.

MICROCALCIFICAÇÕES DETECTADAS À MAMOGRAFIA

Microcalcificações não determinantes

Todas as lesões proliferativas e secretoras da mama, incluindo metaplasia apócrina, lesões de células colunares, hiperplasias e adenoses, podem desenvolver microcalcificações não determinantes (Figura 6.10).

Metaplasia apócrina

Caracterização

Presente nas alterações fibrocísticas da mama, a metaplasia apócrina está associada aos cistos da mama por fazer parte de seu componente epitelial.

Microscopia

A metaplasia apócrina caracteriza-se por células com citoplasma abundante e acidófilo, com núcleos arredondados e nucléolos evidentes. O epitélio apócrino pode

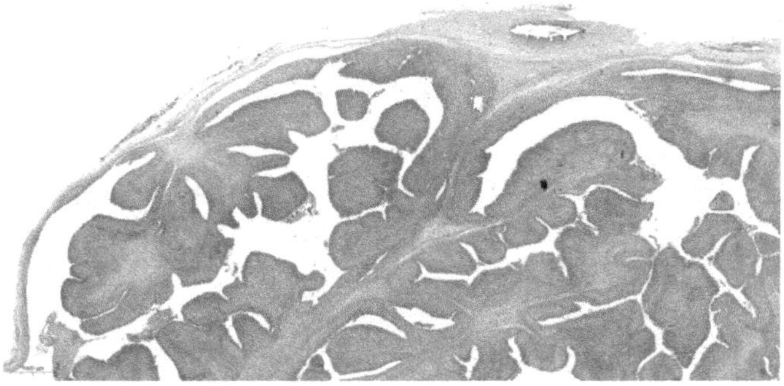

Figura 6.8 Tumor filoides benigno. Tumor constituído de diversas projeções estromais, semelhantes a folhas ou dedos de luva, recobertas por epitélio – veja encarte colorido. (Acervo pessoal da Dra. Cristiana Buzelin Nunes, Belo Horizonte, MG.)

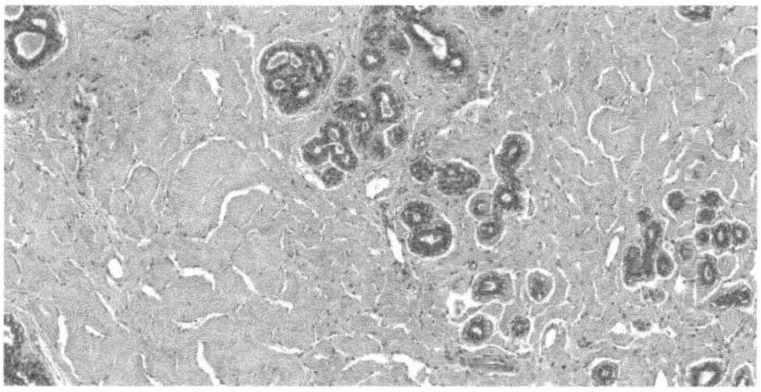

Figura 6.9 Hiperplasia estromal pseudoangiomatosa. Proliferação intensa de miofibroblastos associada a aumento expressivo do estroma mamário – veja encarte colorido. (Acervo pessoal da Dra. Cristiana Buzelin Nunes, Belo Horizonte, MG.)

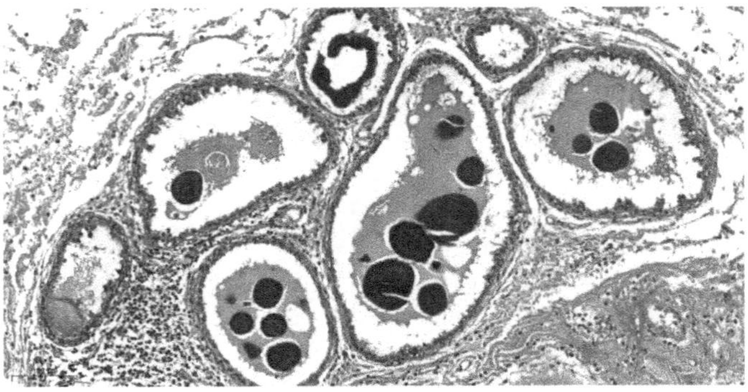

Figura 6.10 Microcalcificações não determinantes detectadas à mamografia e identificadas à histologia como lesões benignas. Lóbulos dilatados revestidos por células altas e contendo secreção e microcalcificações no lúmen – veja encarte colorido. (Acervo pessoal da Dra. Cristiana Buzelin Nunes, Belo Horizonte, MG.)

fazer parte do epitélio de cistos ou dos ductos mamários, dispondo-se em uma camada linear, ou formar micropapilas.

Hiperplasia ductal usual

Caracterização

A hiperplasia ductal usual pode ser definida pelo aumento do número de camadas de células no interior dos ductos, sem atipia. As células proliferadas apresentam, à imuno-histoquímica, marcações tanto para células basais (citoqueratinas de alto peso molecular, como CK5/6 e CK19) como para células epiteliais (receptor de estrogênio [RE]), revelando a policlonalidade e a benignidade da lesão.

Nas usuais discretas há a formação de três ou quatro camadas de células, sendo consideradas lesões comuns que não acarretam aumento do risco de carcinoma *in situ* e invasor, podendo, por isso, ser omitidas nos laudos anatomopatológicos.

Nas moderadas há três ou mais camadas de células heterogêneas proliferadas com limites celulares mal definidos e orientações variadas, podendo formar pontes delgadas e fendas periféricas, a ponto de obstruir a luz do ducto acometido. Essas lesões, por sua vez, são consideradas marcadores de risco baixo (1,5 a duas vezes) para câncer de mama e devem ser sempre descritas nos laudos anatomopatológicos. Entretanto, não há indicação para alteração da frequência do *screening* mamográfico das pacientes.

Adenose

Caracterização

Descritas previamente, as adenoses também podem formar microcalcificações, especialmente a esclerosante.

> **Atenção**
>
> Não se deve confundir hiperplasia epitelial ductal com adenose: na hiperplasia ductal há três ou mais camadas de células revestindo um ducto; ao contrário da adenose, na qual há aumento do número de UTDL ou ácinos.

Micropapilomas ou papilomas periféricos

Caracterização

Os micropapilomas consistem em alterações benignas que costumam desenvolver-se na periferia do parênquima mamário, envolvendo a UTDL, diferentemente dos papilomas intraductais, que são maiores e centrais. Ainda que fundamentalmente benignos, podem estar associados a hiperplasia ductal atípica (HDA) e CDIS, ou seja, a risco maior de desenvolvimento do câncer de mama.

Alterações de células colunares

Caracterização

Definidas como alterações na UTDL caracterizadas por dilatação e aumento de ácinos revestidos por células epiteliais colunares com secreção apical e luminal, essas lesões têm sido detectadas com mais frequência nos últimos tempos em razão da presença comum de microcalcificações luminais que aparecem de maneira agrupada na mamografia.

Microscopia

Essas lesões são classificadas como *alteração de células colunares* (ACC), quando existem uma ou duas camadas de células colunares sem atipia revestindo os ácinos, ou *hiperplasia de células colunares* (HCC), quando há mais de duas camadas de células colunares sem atipia, com núcleos alongados, formando estratificação ou tufos celulares. Na *atipia epitelial plana* (AEP), como descrito previamente, as células são discretamente atípicas.

Microcalcificações determinantes

As microcalcificações são definidas como determinantes quando estão presentes em lesões proliferativas mamárias com atipias (Figura 6.11).

Atipia epitelial plana

Caracterização

Na AEP há a substituição do epitélio de revestimento por uma ou várias camadas de células discretamente

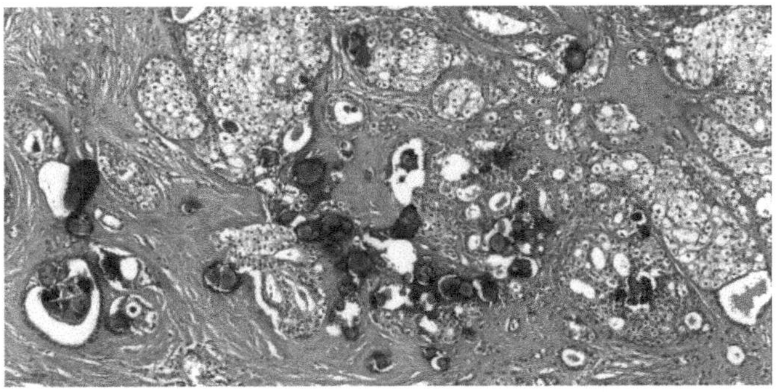

Figura 6.11 Microcalcificações determinantes detectadas à mamografia e identificadas em lesão proliferativa em ductos e lóbulos com atipias – veja encarte colorido. (Acervo pessoal da Dra. Cristiana Buzelin Nunes, Belo Horizonte, MG.)

atípicas, cuboidais ou colunares, com núcleos arredondados, geralmente com secreção apical, podendo formar tufos celulares. Acredita-se que a AEP possa participar de um estágio inicial da carcinogênese de neoplasias de baixo grau da mama, como precursores não obrigatórios da hiperplasia ductal atípica, CDIS de baixo grau e carcinomas invasivos de baixo grau (Figura 6.12).

Hiperplasia ductal atípica

Nas hiperplasias ductais é possível perceber um processo sequencial de proliferação celular que vai adquirindo achados citoarquiteturais semelhantes aos encontrados no CDIS de baixo grau, mas com menor extensão de acometimento na UTDL (Figuras 6.13 e 6.14). Assim como as outras hiperplasias, trata-se de uma lesão assintomática, mas

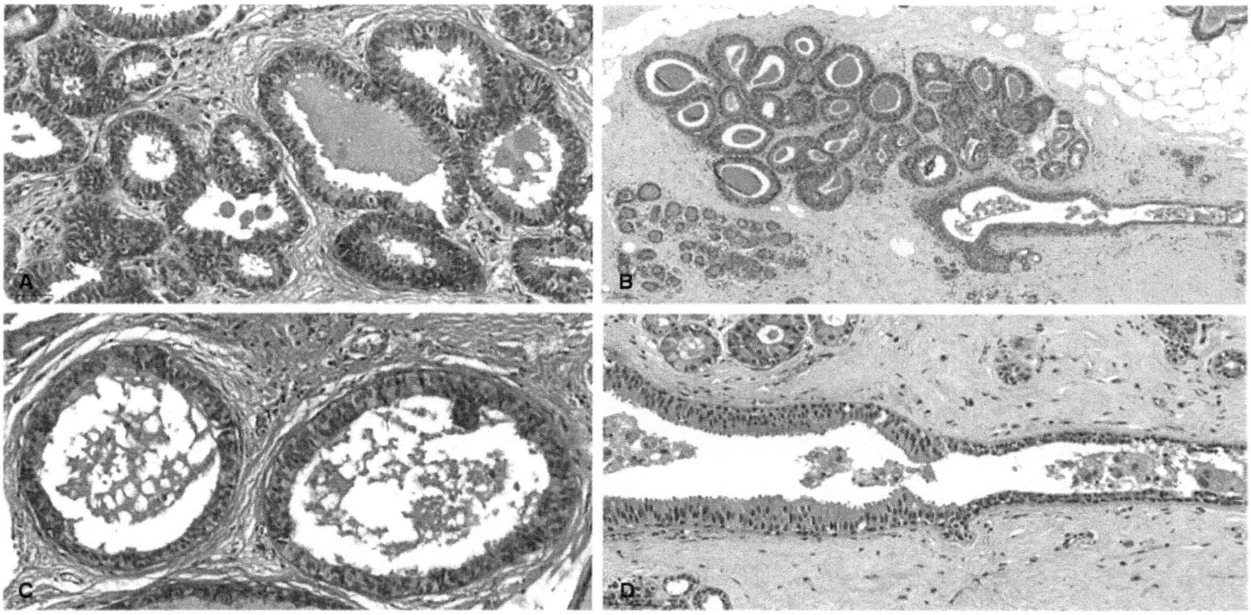

Figura 6.12 Atipia epitelial plana. Epitélio ductal revestido por diversas camadas de células com atipia discreta, demonstrada em detalhe em **A** e **C**. Área de transição entre o epitélio ductal cuboide normal e colunar da atipia epitelial plana (**B**), em detalhe em **D**, na qual se notam, mais uma vez, várias camadas dessas células – veja encarte colorido. (Acervo pessoal da Dra. Cristiana Buzelin Nunes, Belo Horizonte, MG.)

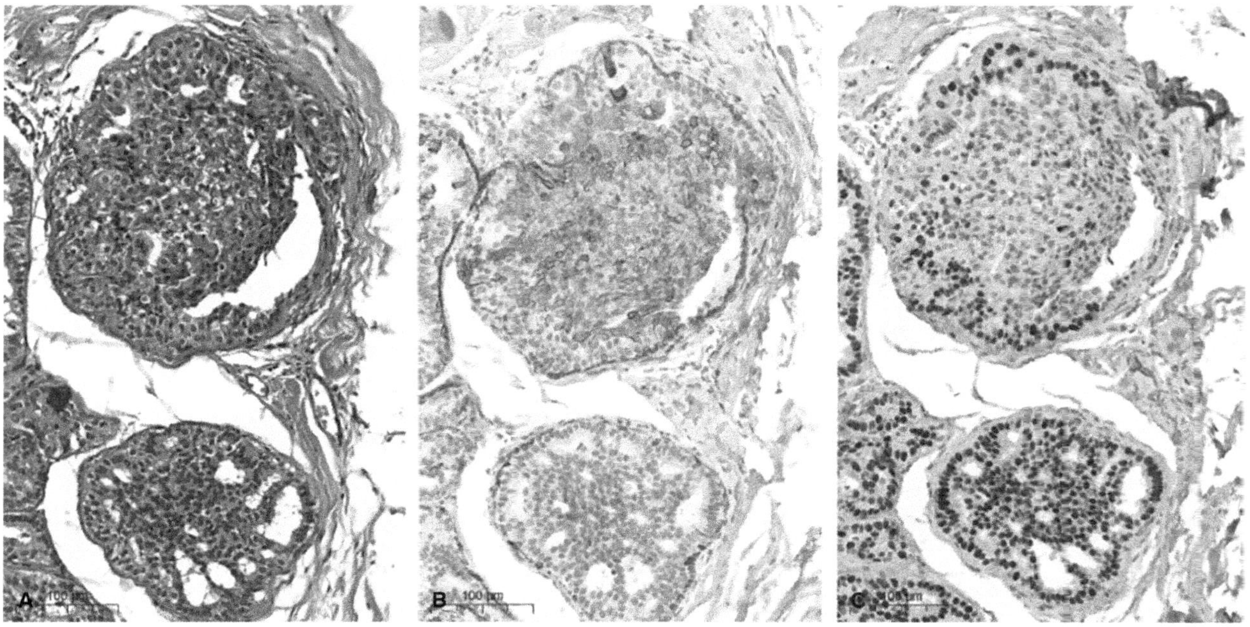

Figura 6.13 Hiperplasia ductal usual e hiperplasia ductal atípica. É possível notar a presença de hiperplasia ductal usual na porção superior da imagem (**A**) e hiperplasia ductal atípica na porção inferior. Nota-se que na hiperplasia ductal usual há proliferação epitelial desorganizada, com espaços periféricos, o que indica ausência de atipias. Na atípica, por outro lado, há formação de espaços arredondados com maior organização e atipia celular. A partir da imunomarcação para CK5/6 (**B**) e RE (**C**), nota-se uma marcação variegada para CK5/6 e RE na usual e grande escassez de expressão de CK5/6 com marcação forte para RE na atípica, reforçando a proliferação epitelial policlonal e monoclonal, respectivamente, nessas lesões – veja encarte colorido. (Acervo pessoal da Dra. Cristiana Buzelin Nunes, Belo Horizonte, MG.)

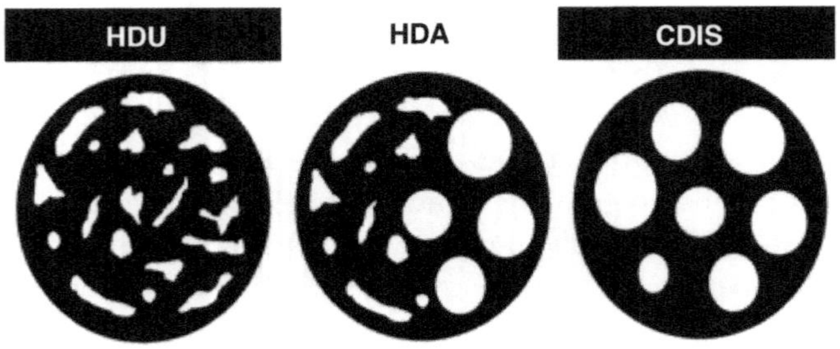

Figura 6.14 Apresentação arquitetural do carcinoma ductal *in situ* (*CDIS*) *versus* hiperplasia ductal usual (*HDU*) e atípica (*HDA*). (Adaptada de Breast Pathology[6].)

que pode apresentar microcalcificações e ser detectada por meio da mamografia, necessitando de biópsia subsequente para o diagnóstico, o qual é estabelecido quando não são preenchidos os critérios diagnósticos para CDIS de baixo grau, quais sejam:

1. População uniforme de células arredondadas com bordas celulares distintas.
2. Espaços geometricamente regulares; formação de pontes ou de micropapilas.
3. Núcleos hipercromáticos.

Assim, é necessária a identificação de alterações citoarquiteturais sem acometimento completo de dois espaços ductais e que a lesão tenha até 2mm de extensão contígua. Além das semelhanças histológicas entre a HDA e o CDIS de baixo grau, ambos são considerados lesões clonais precursoras na patogênese dos carcinomas invasivos de baixo grau e receptores hormonais-positivos (luminais) e representam risco moderado de carcinoma invasivo em qualquer uma das mamas – o risco pode ser três a cinco vezes maior do que em uma mulher sem HDA[5].

Atenção especial deve ser dada ao diagnóstico de HDA em amostras de biópsia por agulha grossa (*core biopsy*), uma vez que em 10% a 20% dos casos o diagnóstico pode mudar para CDIS e/ou carcinoma invasivo após amostragem maior da mama em exérese cirúrgica subsequente.

Carcinoma ductal in situ

Caracterização

O CDIS é caracterizado como uma proliferação epitelial maligna restrita aos ductos ou lóbulos mamários, sem ultrapassar a membrana basal. No CDIS, as células mioepiteliais e a membrana basal estão presentes. O diagnóstico dessa lesão foi potencializado pelo uso da mamografia em razão da presença frequente de microcalcificações.

Microscopia e classificação

O CDIS representa um espectro de lesões com diversos padrões arquiteturais e citológicos, grau histológico de baixo a alto, alterações genéticas e potencial biológico variado. A classificação se dá de acordo com o padrão de crescimento arquitetural (sólido, cribriforme, papilar, micropapilar, apócrino), extensão de acometimento (> 2mm ou dois espaços ductolobulares adjacentes comprometidos). No *CDIS cribriforme* há espaços ou crivos distribuídos ao longo da massa celular que preenche os ductos; no *sólido*, a lesão preenche completamente o lúmen ductal; no *papilar*, há proliferação neoplásica revestindo eixos fibrovasculares e formando projeções em direção ao lúmen; no *micropapilar* há protrusões celulares sem a presença de um eixo fibrovascular, formando padrões complexos no interior dos ductos; no *apócrino*, as células são grandes e globosas de padrão apócrino (Figura 6.15).

Além da classificação histológica, é necessário graduar o CDIS de acordo com os graus de atipia nuclear e a presença e extensão de necrose, que pode ser focal (pontual) ou extensa (tipo comedonecrose). Desse modo, são consideradas características nucleares (tamanho, pleomorfismo nuclear e presença de nucléolo) que definem juntas o grau nuclear – que varia entre G1, G2 e G2 (baixo, intermediário ou alto grau, respectivamente) – e a presença ou ausência de necrose. A partir dessas características, os CDIS são divididos em de grau baixo, intermediário e alto (Quadro 6.1), tornando possível determinar a probabilidade de recidiva da lesão proporcionalmente ao grau do carcinoma. Além do risco maior de recidiva, o CDIS de alto grau apresenta tendência maior de progressão para carcinoma invasor. Enquanto 35% a 50% dos CDIS de baixo grau não tratados levam mais de 40 anos para evoluir para carcinoma invasor, cerca de 50% dos CDIS de alto grau não tratados evoluem para carcinoma invasor em 5 anos[7].

Diagnóstico diferencial

O diagnóstico diferencial do CDIS deve ser feito com HDU e HDA, bem como com neoplasias lobulares. O estudo imuno-histoquímico com pesquisa de expressão de CK5;6 ou CK19 e RE pode ajudar a diferenciá-lo da HDU, enquanto a expressão de E-caderina, p120-catenina e beta-catenina pode auxiliar a diferenciação entre neoplasias ductais (marcação membranar presente) e lobulares (marcação membranar ausente).

Algumas informações são importantes para definição prognóstica e conduta e devem constar no laudo diagnóstico do CDIS:

- Dimensão da lesão: extensão da doença e se há doença residual.
- Estado das margens.
- Tipo histológico (padrão arquitetural).
- Grau citológico (grau nuclear, presença e extensão da necrose).
- Informação sobre microcalcalcificações, presença e local.
- De acordo com as orientações do último guia de recomendações da Sociedade Americana de Oncologia Clínica/Colégio Americano de Patologistas (2020): expressão de receptor de estrogênio[8].

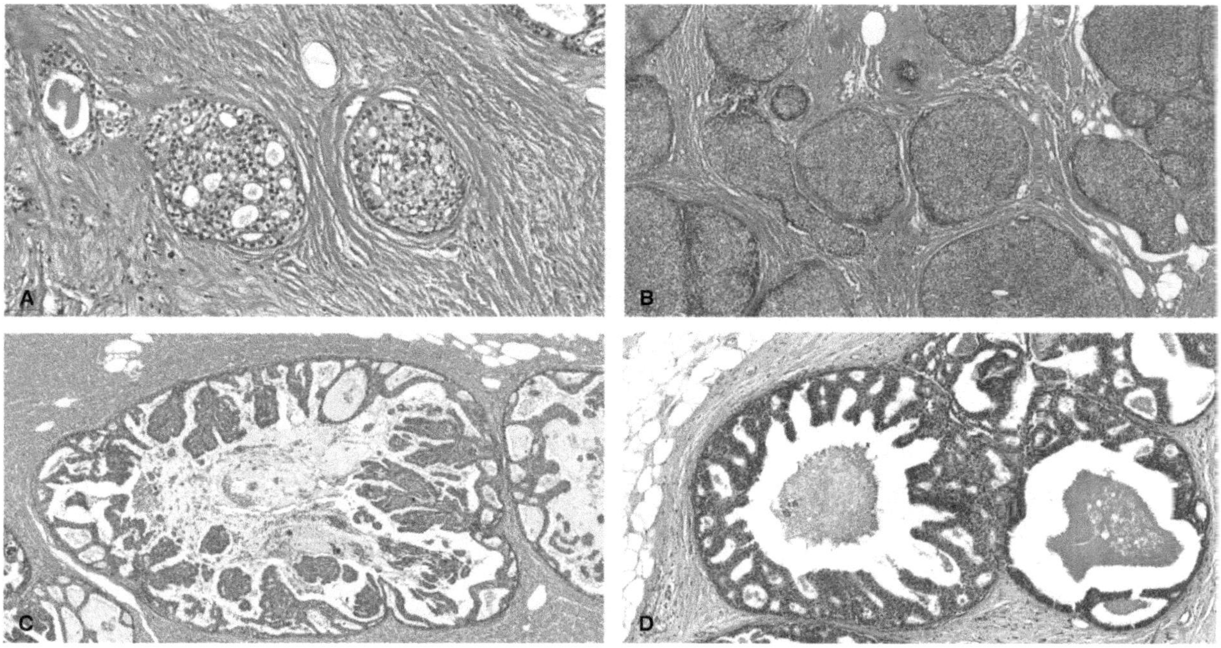

Figura 6.15 CDIS cribriforme, sólido, papilar e micropapilar. **A** CDIS cribriforme: os ductos são preenchidos por massa de células atípicas com formação de espaços no interior, promovendo aspecto crivoso à lesão. **B** CDIS sólidos: ductos completamente preenchidos por epitélio atípico. **C** CDIS papilar: proliferação neoplásica revestindo eixos fibrovasculares e formando projeções em direção ao lúmen preenchido por material eosinofílico. **D** CDIS micropapilar: formação de projeções micropapilares que, ao contrário das papilares, não apresentam eixos fibrovasculares – veja encarte colorido. (Acervo pessoal da Dra. Cristiana Buzelin Nunes, Belo Horizonte, MG.)

Quadro 6.1 Graduação do carcinoma ductal *in situ* (CDIS)

	Graduação do CDIS		
Achados microscópicos	**Baixo**	**Intermediário**	**Alto**
Grau nuclear	G1	G2	G3
Necrose central	< 10%	10% a 50%	50%

Hiperplasia lobular atípica (HLA)

Caracterização

Caracterizada por proliferação celular que preenche e distende menos de 50% dos ácinos de um ou mais lóbulos, a HLA aumenta de quatro a cinco vezes o risco de carcinoma invasor.

Manifestações clínicas

Os achados clínico-radiológicos devem ser correlacionados entre si e as pacientes mantidas em observação. Assim como na HDA é importante o diagnóstico diferencial com o CDIS, a HLA deve ser diferenciada do CLIS.

Carcinoma lobular in situ

Caracterização

O CLIS apresenta maior proliferação celular e expande mais de 50% das unidades lobulares, representando cerca de 10% a 30% dos carcinomas *in situ*. Trata-se de uma proliferação clonal neoplásica e uma lesão precursora não obrigatória do carcinoma invasor.

Manifestações clínicas

Diferentemente do CDIS, o CLIS não costuma formar microcalcificações ou alterações estromais, não sendo detectado no rastreio mamográfico. Esse tipo de carcinoma é mais comum em mulheres jovens, antes da menopausa.

Classificações e microscopia

São identificados os subtipos clássico, pleomórfico e florido, os dois últimos com maior atipia celular, podendo ser unifocais e apresentar necrose e calcificações – geralmente acometem mulheres na pós-menopausa. Em caso de diagnóstico dos subtipos pleomórfico e florido em amostras de *core biopsy*, recomenda-se exérese cirúrgica com informação sobre o *status* das margens devido ao risco de recorrência como carcinoma *in situ* ou invasivo (Figura 6.16).

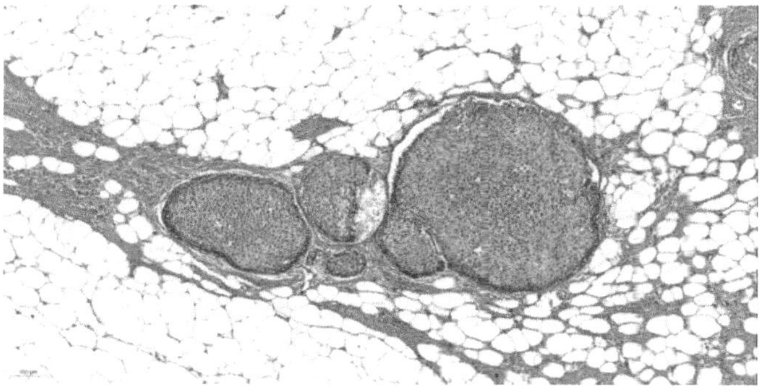

Figura 6.16 Carcinoma lobular *in situ* (*CLIS*). Preenchimento completo do lóbulo mamário por massa de células atípicas de padrão lobular – veja encarte colorido. (Acervo pessoal da Dra. Cristiana Buzelin Nunes, Belo Horizonte, MG.)

Quadro 6.2 Lesões proliferativas com aumento do risco relativo para carcinoma invasivo da mama

Risco baixo (1,2 a 2×)	Hiperplasia ductal usual Lesões de células colunares Adenose esclerosante Cicatriz radiada e lesão esclerosante complexa
Risco moderado (3 a 5×)	Hiperplasia ductal atípica Hiperplasia lobular atípica Atipia epitelial plana(?)
Risco alto (8 a 10×), precursor não obrigatório	Carcinoma ductal *in situ* Carcinoma lobular *in situ*

O risco relativo de pacientes com CLIS apresentarem carcinoma invasivo é oito a 10 vezes maior do que na população em geral (Quadro 6.2). De acordo com o estadiamento atual do câncer de mama (American Joint Committee on Cancer, 2018), o diagnóstico de CLIS não corresponde a Tis.

Carcinoma microinvasor

Caracterização

Os carcinomas microinvasores são carcinomas *in situ* com componente invasivo do estroma mamário menor ou igual a 1mm.

Epidemiologia

A incidência de carcinoma microinvasor está estreitamente relacionada com a de CDIS e, portanto, apresenta grande variabilidade na literatura.

Manifestações clínicas

O carcinoma microinvasor não apresenta nenhuma característica clínica específica. Em geral, é detectado a partir da análise microscópica de lesões contendo CDIS.

Microscopia

A lesão é diagnosticada quando há invasão evidente do estroma sem exceder a 1mm em um ou mais focos (Figura 6.17). Essa invasão é traduzida pela presença de células neoplásicas ultrapassando a camada mioepitelial e a membrana basal do componente *in situ* da lesão.

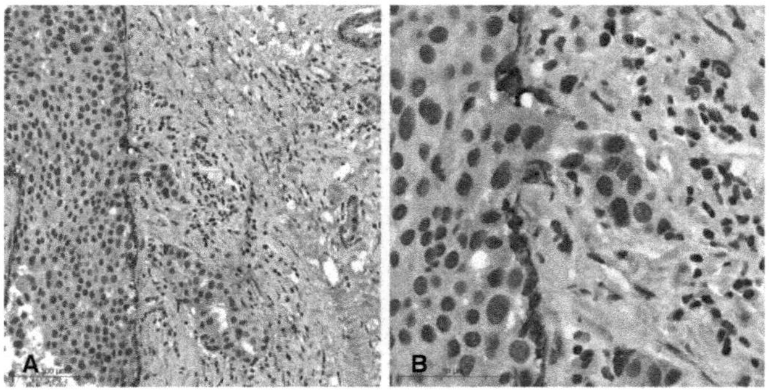

Figura 6.17 Carcinoma microinvasor. **A** Marcação imuno-histoquímica para calponina destacando a camada basal de células mioepiteliais que tem sua continuidade interrompida por um ponto de invasão neoplásica (aumento de 40×). **B** Maior detalhe da microinvasão – veja encarte colorido. (Acervo pessoal da Dra. Cristiana Buzelin Nunes, Belo Horizonte, MG.)

Carcinoma invasivo

Os carcinomas invasivos da mama podem assumir diversas apresentações, como, por exemplo, lesão mal delimitada, lesão sólida bem delimitada ou microcalcificações à mamografia.

LESÕES SÓLIDAS MAL DELIMITADAS (INFILTRATIVAS)

Lesões sólidas e mal delimitadas podem ser benignas ou malignas. As benignas costumam causar distorções na mamografia e são consideradas diagnóstico diferencial do carcinoma invasivo da mama. As que costumam apresentar-se como lesões mal delimitadas são necrose do tecido adiposo e lesões associadas à fibrose/esclerose do estroma.

Necrose de tecido adiposo

Caracterização

A necrose de tecido adiposo corresponde a uma resposta inflamatória crônica granulomatosa após trauma local físico por biópsia, cirurgia ou irradiação e que se organiza com fibrose do estroma, formação de cavidades císticas e calcificação.

Manifestações clínicas

A necrose pode formar massa palpável endurecida e irregular, simulando carcinoma invasor.

Lesões cicatriciais

Cicatriz radiada/lesão esclerosante complexa

Caracterização

Essas lesões são caracterizadas por apresentar um centro fibroelastótico envolto por estruturas glandulares com alterações benignas, como cistos e metaplasia apócrina, e alterações proliferativas, como HDU e micropapilomas.

Manifestações clínicas

Dependendo do tamanho, as lesões podem provocar o aparecimento de uma área irregular e firme na mama, simulando carcinoma invasor, e representam aumento discreto no risco de câncer de mama (1,5 vez). Apenas as lesões associadas à hiperplasia epitelial com atipias, detectadas em material de *core biopsy*, apresentam risco maior de malignidade associada e devem ser excisadas cirurgicamente.

Macroscopia e microscopia

Por vezes, a porção central conjuntiva é firme e extensa a ponto de comprimir e distorcer o parênquima circundante, além de assumir aspecto estrelado à macroscopia e à mamografia. As lesões com menos de 1cm são denominadas cicatrizes radiais/radiadas, ao passo que as lesões esclerosantes complexas são maiores e mais desorganizadas, englobando áreas de adenose esclerosante.

Carcinoma invasivo

Caracterização

Quando a proliferação neoplásica ultrapassa a membrana basal e infiltra o estroma conjuntivo adjacente, ela passa a ser chamada de carcinoma invasivo.

Epidemiologia

Os carcinomas mamários ocupam o primeiro lugar em incidência (21%) entre os 10 principais tipos de câncer na mulher, sem considerar tumores de pele não melanoma[9]. A mais recente estimativa mundial, de 2020, demonstra que o câncer de mama ocupa o primeiro lugar entre as neoplasias malignas mais incidentes em ambos os sexos, com 2.261.419 casos (11,7%), ultrapassando o câncer de pulmão (11,4% dos casos)[10]. No Brasil, segundo a estimativa de 2020 do Instituto Nacional de Câncer José Alencar Gomes da Silva (INCA), espera-se a ocorrência de 1.970 novos casos, sendo as regiões Sul e Sudeste as que apresentam incidência maior. Nos países desenvolvidos houve redução das taxas de incidência, em parte atribuída à redução do tratamento de reposição hormonal nas mulheres na pós-menopausa.

Fatores de risco

Os fatores de risco para câncer de mama são diversos. Convém ter em mente que os fatores hormonais e genéticos são os que mais influenciam o processo de carcinogênese mamária.

Os fatores hormonais dizem respeito à exposição aos hormônios sexuais femininos, com destaque para o estrogênio. Apenas 1% dos casos de câncer acomete o sexo masculino. A incidência aumenta durante a vida, principalmente a partir da menopausa (aos 50 anos de idade, com pico entre os 60 e os 70 anos), sendo muito raro antes dos 25 anos, o que sugere um risco maior associado a maiores duração e intensidade da exposição hormonal[5,11,12].

O principal fator de risco genético é a história familiar de primeiro grau positiva, especialmente com a presença de mutação nos genes BRCA1 e BRCA2 (risco cerca de três vezes maior de desenvolver câncer de mama, comparado ao de indivíduos com história familiar negativa). Cabe destacar, no entanto, que apenas 10% dos casos de câncer de mama estão associados à história familiar positiva. A etnia pode influenciar a estatística, o que explicaria a variação do efeito da história familiar em certos países. Mulheres brancas não hispânicas apresentam taxa maior de câncer de mama[11,13,14].

Outros fatores de risco estão relacionados com o estilo de vida, como obesidade e sobrepeso após a menopausa, consumo de álcool e exposição à radiação ionizante. O tabagismo já foi alvo de controvérsia, mas atualmente há evidência de aumento do risco de câncer de mama tanto nos tabagistas ativos como nos passivos. O consumo diário de 10g de álcool aumenta em 7% a 10% o risco de câncer de mama em mulheres na pré e pós-menopausa[11-13]. Vale ressaltar a importância do diagnóstico prévio de lesões proliferativas da mama, que apresentam diferentes potenciais de risco para câncer (os fatores de risco hormonais, genéticos e comportamentais estão resumidos no Quadro 6.3). Em contrapartida, a amamentação e a prática de exercícios físicos estão associadas a risco menor.

Manifestações clínicas

Os carcinomas invasivos da mama podem ser assintomáticos ou apresentar diversas manifestações: nódulos ou massas firmes, que podem ser detectadas até mesmo no autoexame; descarga papilar sanguinolenta ou transparente, descrita como "água de rocha"; lesões eczematosas refratárias ao tratamento clínico; edema da pele em aspecto de casca de laranja; retrações ou distorções do mamilo e da pele; alterações no formato da mama em estádios muito avançados.

Carcinoma invasivo tipo não especial (ductal, sem outra especificação [SOE])

Caracterização

O carcinoma mamário invasivo tipo não especial, também conhecido como carcinoma ductal invasor (CDI sem outra especificação), é o tipo mais incidente de câncer de

Quadro 6.3 Principais fatores de risco para câncer de mama

Fatores hormonais	Fatores genéticos	Fatores comportamentais
Menarca precoce (antes dos 12 anos)	História familiar positiva de primeiro grau principalmente antes dos 50 anos	Obesidade e sobrepeso pós-menopausa
Nuliparidade ou primeira gravidez após 30 anos de idade	História familiar de câncer de ovário	Sedentarismo
Menopausa tardia (após os 55 anos)	História familiar de câncer de mama em homens	Tabagismo e etilismo
Reposição hormonal na pós-menopausa, sobretudo por mais de 5 anos	Mutações nos genes BRCA1 e BRCA2	Exposição frequente a radiação ionizante

Fonte: adaptado do Instituto Nacional de Câncer José Alencar Gomes da Silva (INCA)[12].

mama, correspondendo a cerca de 70% a 75% dos casos[14] e apresentando comportamento muito agressivo. Clinicamente, manifesta-se como uma massa palpável, endurecida, muitas vezes percebida no autoexame. À mamografia, percebe-se uma área de densidade aumentada, bordas irregulares, por vezes espiculada, e frequentemente com microcalcificações.

Microscopia

O aspecto microscópico é extremamente variável (Figura 6.18). Não há padrão de diferenciação celular em nenhum dos tipos especiais, sendo por isso chamados tipos não especiais. Na última classificação da Organização Mundial da Saúde, o *carcinoma com características medulares* que forma aglomerações sólidas e sinciciais de células com alto pleomorfismo nuclear e nucléolos evidentes, estroma escasso e abundante infiltrado linfoide passou a ser reconhecido como carcinoma tipo não especial de padrão medular. Existem ainda outros padrões de carcinoma invasivo do tipo não especial, como o oncocítico, rico em glicogênio/células claras; o sebáceo, rico em lipídios; o pleomórfico; o coriocarcinomatoso; o melanocítico, com diferenciação neuroendócrina, e o carcinoma com células estromais gigantes tipo osteoclasto[15,16].

Carcinoma lobular invasivo (CLI)

Caracterização

Os carcinomas de *tipo especial* correspondem a cerca de 25% dos casos de câncer de mama[11], sendo o CLI o mais frequente, representando cerca de 10% a 14% dos casos, em geral com bom prognóstico[11]. Assim como o CLIS, esse carcinoma invasivo promove maior acometimento bilateral e taxa maior de recidiva, muitas vezes com diversas metástases à distância, geralmente para peritônio, retroperitônio, leptomeninge, tubo digestivo, ovários e útero. Também se apresenta clinicamente como massa palpável e densa, de bordas irregulares à mamografia. Nas lesões com infiltração difusa e baixo componente desmoplásico, a palpação é dificultada, bem como a detecção pela mamografia.

Microscopia

O CLI é composto por células pequenas, não coesas, tipicamente arranjadas em "fila indiana", aglomerados em ninhos ou em massas. É comum a presença de células em anel de sinete com acúmulo citoplasmático de mucina. A desmoplasia pode estar ausente ou ser mínima, quando o acometimento é difuso (Figura 6.19).

Carcinoma tubular

Caracterização

O carcinoma tubular é um carcinoma invasivo composto por túbulos de lúmen visível e formado apenas por uma camada de células epiteliais neoplásicas.

Manifestações clínicas

Esse tipo de carcinoma não especial costuma ser detectado como uma densidade irregular à mamografia, mas pode ser palpado como lesão endurecida. Pode ser múltiplo, bilateral ou em múltiplos focos em uma única mama.

Microscopia

Microscopicamente, o tumor apresenta-se como uma proliferação de túbulos revestidos por células com baixo pleomorfismo nuclear, sem a presença de células mioepiteliais, ou seja, as células tumorais estão em contato direto com o estroma. Isso determina o caráter neoplásico invasivo da lesão (Figura 6.20). A presença de aspecto cribriforme em certos casos leva à variante chamada *carcinoma cribriforme invasor*.

Carcinoma mucinoso

Caracterização

De crescimento lento, o carcinoma mucinoso é composto de células neoplásicas cercadas por grandes piscinas de mucina extracelular.

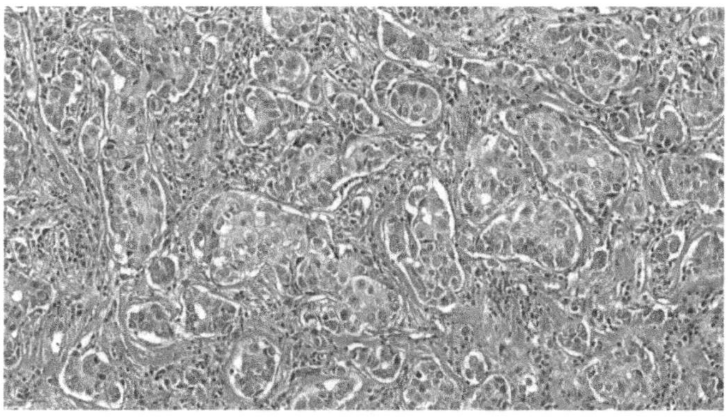

Figura 6.18 Carcinoma tipo não especial (ductal). Células de citoplasma eosinofílico e núcleos grandes, com nucléolos evidentes, agrupadas ou dispostas em cordões. Nota-se reação desmoplásica do estroma e imuno-inflamatória ao redor das células neoplásicas – veja encarte colorido. (Acervo pessoal da Dra. Cristiana Buzelin Nunes, Belo Horizonte, MG.)

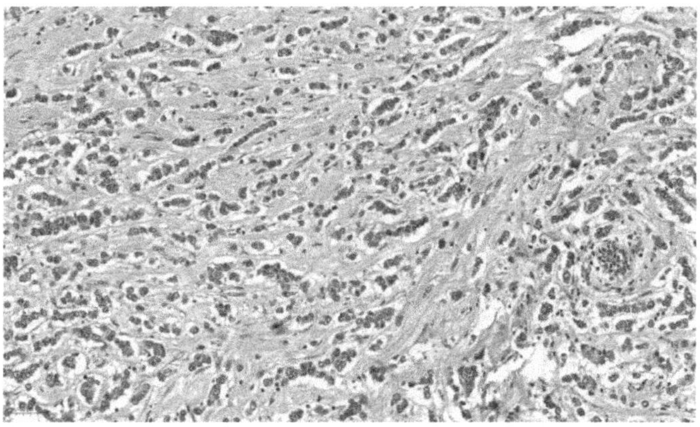

Figura 6.19 Carcinoma lobular invasivo. Células pequenas e não coesas arranjadas em fila indiana, infiltrando o estroma conjuntivo fibroso da mama – veja encarte colorido. (Acervo pessoal da Dra. Cristiana Buzelin Nunes, Belo Horizonte, MG.)

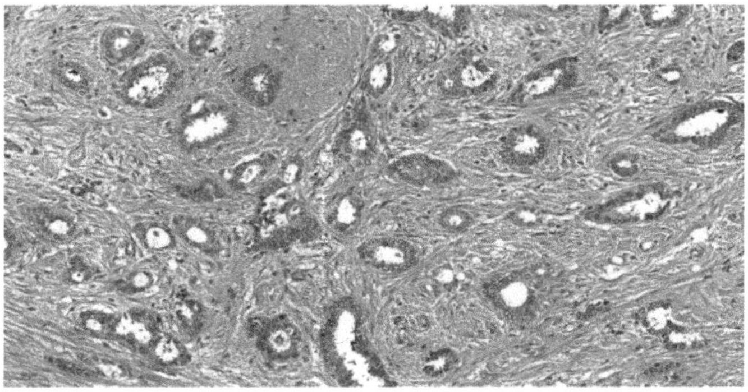

Figura 6.20 Carcinoma tubular. Formações tubulares de lúmen evidente compostas apenas de células neoplásicas epiteliais. Ausência de células mioepiteliais – veja encarte colorido. (Acervo pessoal da Dra. Cristiana Buzelin Nunes, Belo Horizonte, MG.)

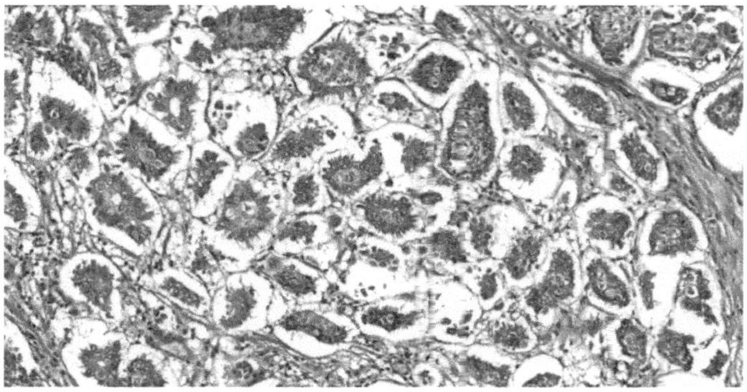

Figura 6.22 Carcinoma micropapilar invasivo. Proliferação de células neoplásicas dispostas em micropapilas sem um eixo fibrovascular central. As micropapilas estão dispostas no interior de espaços císticos sem revestimento epitelial – veja encarte colorido. (Acervo pessoal da Dra. Cristiana Buzelin Nunes, Belo Horizonte, MG.)

Microscopia

Histologicamente, o tumor caracteriza-se como um aglomerado de células de baixo grau citológico, como pequenas ilhas cercadas e imersas em mucina (Figura 6.21).

Carcinoma micropapilar

Caracterização

O carcinoma micropapilar apresenta formações de espaços císticos sem revestimento epitelial, com proliferação de células neoplásicas dispostas em micropapilas sem um eixo fibrovascular.

Microscopia

Além do aspecto descrito, é frequente a presença de invasão de vasos linfáticos. Caracteristicamente, as metástases axilares são observadas no diagnóstico dessas lesões, acarretando, portanto, pior prognóstico (Figura 6.22).

Carcinoma metaplásico

Caracterização

Os carcinomas metaplásicos correspondem a um grupo de tumores heterogêneos com vários fenótipos diferentes (mistura de elementos): fibromatose-*like*, adenoescamoso de baixo grau, carcinoma de células escamosas, carcinoma de células fusiformes e carcinoma com diferenciação mesenquimal (condroide, óssea, outros tipos). Metástases hematogênicas são frequentes. O prognóstico costuma ser reservado (Figura 6.23).

O estudo imuno-histoquímico ajuda a diagnosticar esses carcinomas e a diferenciá-los de lesões mesenquimais (sarcomas e tumor filoides). As marcações para células epiteliais utilizando citoqueratinas de baixo e alto peso molecular (pancitoqueratinas) e p63 definem a natureza epitelial da neoplasia (Quadro 6.4).

OUTRAS LESÕES DA MAMA

Linfomas

Linfomas primários da mama são raros (menos de 0,5% de todas as neoplasias malignas da mama e cerca de 2% de todos os linfomas extranodais). Foi descrita a associação entre implantes mamários e linfoma anaplásico de grandes células na mama. Trata-se de linfoma de células T que surge tardiamente em torno do implante, geralmente confinado pela cápsula fibrosa no espaço peri-implante, mas que pode progredir, infiltrar o parênquima e estender-se aos linfonodos regionais.

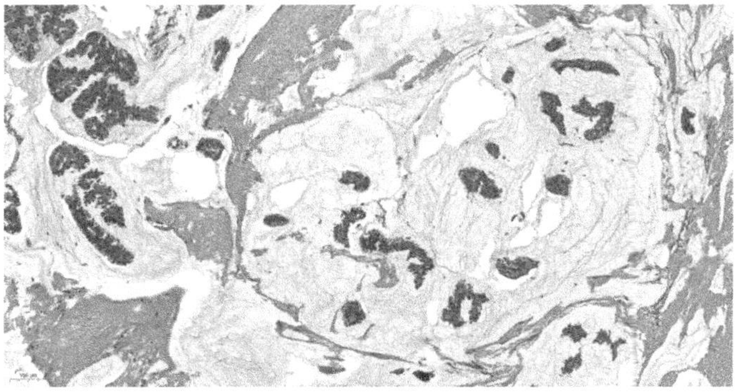

Figura 6.21 Carcinoma mucinoso. Grandes lagos de mucina onde estão imersas pequenas ilhas de células epiteliais neoplásicas – veja encarte colorido. (Acervo pessoal da Dra. Cristiana Buzelin Nunes, Belo Horizonte, MG.)

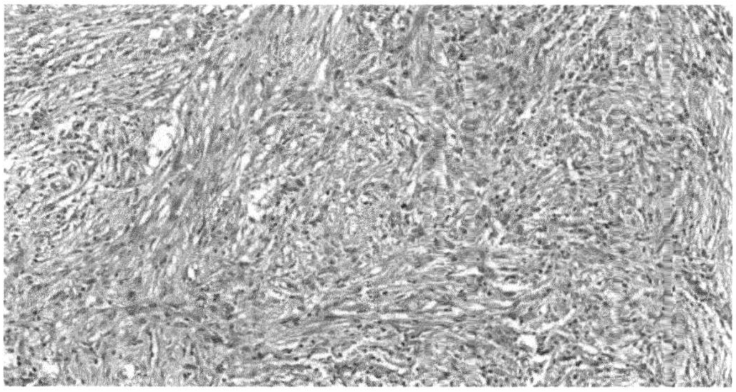

Figura 6.23 Carcinoma metaplásico. Células epiteliais exibindo características histológicas semelhantes a células mesenquimais – veja encarte colorido. (Acervo pessoal da Dra. Cristiana Buzelin Nunes, Belo Horizonte, MG.)

Quadro 6.4 Tipos histológicos segundo a Organização Mundial da Saúde (2019), distribuídos de acordo com categorias prognósticas e características clínicas e morfológicas

Categorias prognósticas (grau histológico)	Tipos histológicos	Epidemiologia/ características	Morfologia
Prognóstico excelente (baixo grau histológico)	Carcinoma tubular	Quinta década de vida, pós-menopausa	Aspecto estrelado e consistência endurecida
	Carcinoma cribriforme	Pós-menopausa	Geralmente associada ao carcinoma tubular
	Carcinoma mucinoso (coloide)	2% a 3% dos carcinomas de mama em mulheres mais idosas, na pós-menopausa	Lesão macia, com aspecto gelatinoso, de bordas abauladas ou circunscritas
	Carcinoma adenoide cístico	Menos de 3% dos carcinomas são triplonegativos	Similar aos tumores da glândula salivar Padrão de crescimento infiltrativo
Prognóstico bom (baixo grau histológico)	Carcinoma lobular clássico	10% a 14% dos casos; tende a ser bilateral e múltiplo	Lesão firme de bordas irregulares ou espessamento difuso da mama
Prognóstico intermediário (grau histológico intermediário)	Carcinoma tipo não especial de padrão medular	Mulheres jovens; 7% dos carcinomas de mama. Carcinoma familiar associado à mutação no gene BRCA1	Massa macia, carnuda, homogênea e com bordas definidas
Prognóstico desfavorável (alto grau histológico)	Carcinoma micropapilar	O tipo puro é raro, geralmente associado a outros subtipos, especialmente o ductal SOE e coloide	Tendência à angioinvasão e por isso alta capacidade metastatizante
	Carcinoma tipo não especial	Tipo mais frequente, faixa etária variável	Massa branco-amarelada endurecida, mal delimitada
	Carcinoma metaplásico	1% dos carcinomas; são triplonegativos	Grupo heterogêneo com fenótipos diferentes

Fonte: Weigelt *et al.*, 2010[17].

Doença de Paget

A doença de Paget do mamilo é uma rara manifestação do câncer de mama que se caracteriza como uma lesão eczematosa causada por disseminação neoplásica intraepidérmica a partir de CDIS ou carcinoma invasor, podendo indicar carcinoma em estádio inicial, assim como lesões avançadas de mau prognóstico. À microscopia, é possível observar a presença de grandes células neoplásicas de núcleos vesiculosos e nucléolos evidentes, bem como citoplasma claro com acúmulo de muco, envoltas por células da epiderme.

Carcinoma inflamatório

O carcinoma inflamatório é uma entidade clínico-patológica em que há sinais típicos de um processo inflamatório (edema, dor, calor e vermelhidão) na presença do processo neoplásico, sem correlação com tipo histológico específico, mas geralmente indicando carcinoma pouco diferenciado. À microscopia, observa-se embolização dos vasos linfáticos dérmicos pelas células tumorais.

CONSIDERAÇÕES FINAIS

A mama é um órgão que apresenta grande espectro de lesões benignas e malignas. O conhecimento dessas lesões quanto a seus aspectos clínicos e epidemiológicos, tendo por base sua caracterização anatomopatológica, é fundamental na formação do médico generalista. As principais doenças benignas e malignas da mama estão resumidas no Quadro 6.5 de acordo com suas principais manifestações clínicas.

Quadro 6.5 Doenças da mama organizadas em relação à manifestação clínica

Derrame papilar	**Não neoplásico**	Ectasia ductal mamária Alterações fibrocísticas
	Neoplasias papilares	**Benignas** Papiloma intraductal **Malignas** CDIS em papiloma intraductal Carcinoma papilar encapsulado Carcinoma papilar sólido
Lesões nodulares não delimitadas	**Císticas**	Alterações fibrocísticas Ectasia ductal
	Sólido-císticas	Neoplasias papilares
	Sólidas	Carcinoma invasor Tumor mesenquimal Fibroadenoma Tumor filoides Adenomas Adenose tumoral
Microcalcificações detectadas à mamografia	**Determinantes**	Hiperplasia ductal atípica Carcinoma ductal *in situ* Carcinoma invasor Atipia epitelial plana
	Não determinantes	Metaplasia apócrina Adenoses Micropapilomas Lesões de células colunares
Lesões sólidas mal delimitadas, infiltrativas	Necrose do tecido adiposo Adenose esclerosante Lesão esclerosante complexa Carcinomas invasivos	
Lesões inflamatórias	Mastites	
Outras lesões da mama	Linfomas Doença de Paget Carcinoma inflamatório Hiperplasia estromal pseudoangiomatosa	

Fonte: Schmitt & Gobbi, 2016, e Lester, 2016[18,19].

Referências

1. Gobbi H. Classification of tumours of the breast: an update based on the new 2012 World Health Organization Classification. J Bras Patol Med Lab 2013; 48(6):463-74.
2. Nazário ACP, Rego MF, Oliveira VM. Benign breast masses: a review on diagnosis and management. Rev Bras Ginecol Obstet 2007; 29(4): 211-9.
3. Frasson A, Novita G, Millen E et al. Doenças da mama: guia de bolso baseado em evidências. 2. ed. São Paulo: Editora Atheneu, 2018: 1-650.
4. Collins LC, Schnitt SJ. Pathology of benign breast disorders. In: Harris JR, Lippman ME, Morrow M, Osborne CK, eds. Diseases of the breast. 5. ed. 2014.
5. Mesurolle B, Perez JCH, Azzumea F et al. Atypical ductal hyperplasia diagnosed at sonographically guided core needle biopsy: Frequency, final surgical outcome, and factors associated with underestimation. American Roentgen Ray Society 2013; 202:1389-94.
6. O'Malley FP, Pinder SE. Breast pathology. Churchil Livingstone Elsevier 2006: 159-68.
7. Allred DC. Ductal carcinoma in situ: terminology, classification, and natural history. J Natl Cancer Inst Monogr 2010; (41):134-8.
8. Allison K, Hammond M, Dowsett M et al. Estrogen and progesterone receptor testing in breast cancer: ASCO/CAP Guideline Update. J Clin Oncol 2020; 38(12):1346-66.
9. Instituto Nacional de Câncer José Alencar Gomes da Silva. Estimativa 2020: incidência de câncer no Brasil / Instituto Nacional de Câncer José Alencar Gomes da Silva – Rio de Janeiro: INCA, 2019.
10. Bray F, Ferlay J, Soerjomataram I, Siegel RL, Torre LA, Jemal A. Global cancer statistics 2018: GLOBOCAN estimates of incidence and mortality worldwide for 36 cancers in 185 countries. CA Cancer J Clin 2018; 68(6):394-424.
11. Harbeck N, Penault-Llorca F, Cortes J et al. Breast cancer. Nat Rev Dis Primers 2019; 66(5):1-31.
12. Instituto Nacional de Câncer José Alencar Gomes da Silva. Tipos de câncer. Rio de Janeiro: INCA, 2019 [acesso 2019 set 5]. Disponível em: https://www.inca.gov.br/sites/ufu.sti.inca.local/files/media/document/a_situacao_ca_mama_brasil_2019.pdf.
13. Drope J et al. The Tobacco Atlas. Atlanta: American Cancer Society and Vital Strategies, 2018 [acesso em 2018 jun 6]. Disponível em: https://tobaccoatlas.org/topic/deaths.
14. Siegel RL, Miller KD, Fuchs H, Jemal A. Cancer Statistics, 2021. CA Cancer J Clin 2021; 71(1):7-33.
15. Aquino RGF, Pinheiro LGP, Ferreira MVP et al. Ductal carcinoma of the breast: morphological aspects according to the age. J Bras Patol Med Lab 2015; 51(4):252-7.
16. Acrux T, Athanazio D, Gaudêncio D, Rocha C. Ductal carcinoma in situ of the breast: correlation of architectural, cytological, IHC findings and recurrence analysis. J Bras Patol Med Lab 2020; 56:1-8.
17. Weigelt B, Geyer F, Reis-Filho J. Histological types of breast cancer: How special are they? Molecular Oncology 2010; 4(3):192-208.
18. Schmitt FC, Gobbi H. Mama. Bogliolo Patologia. 9. ed. Rio de Janeiro: Guanabara Koogan, 2016: 551-81.
19. Lester SC. A mama. Robbins & Cotran Patologia, 9. ed. Rio de Janeiro: Guanabara Koogan, 2016: 1073-113.

CAPÍTULO

7

Marcadores Tumorais e Plataformas Genéticas

Cristiane C. Bandeira A. Nimir
Laura da Silva Teixeira
Júlia Assis Rodrigues

INTRODUÇÃO

O câncer de mama é um problema mundial de saúde pública e o tipo mais frequente em mulheres, além de ser uma das principais causas de morte nesse grupo, sendo responsável, também, por diversas consequências negativas para a sociedade, como gastos elevados com saúde pública e afastamento de uma população economicamente ativa do mercado de trabalho[1]. Trata-se de uma doença heterogênea, multifatorial, que apresenta padrões morfológicos distintos, com vias de formação e evolução diferentes, exigindo tratamento específico para cada uma delas.

O diagnóstico precoce, associado ao tratamento adequado, reduziu a mortalidade por essa doença no mundo, tornando o câncer curável em cerca de 90% a 95% dos casos no início da doença[2-4]. No entanto, muitos pacientes ainda são tratados de maneira inadequada, seja por excesso de terapia (o que tem efeitos adversos com gastos desnecessários), seja por subtratamento, que consiste no uso insuficiente ou inapropriado de alguma abordagem terapêutica. Assim, o entendimento da doença torna possível conhecer o prognóstico e pensar em tratamentos mais assertivos.

Por isso, ao longo dos anos, várias metodologias foram ganhando espaço na tentativa de esclarecer o desenvolvimento da neoplasia e, assim, tentar individualizar o tratamento e reduzir ainda mais sua morbidade e mortalidade. Este capítulo começa com as informações tradicionais clínico-patológicas, conseguidas por meio de história clínica, exame físico e avaliação histopatológica, passando por informações moleculares observadas na imuno-histoquímica e, por fim, características de expressão gênica[5,6].

MARCADORES TUMORAIS

Marcadores tumorais são proteínas ou outras substâncias produzidas pelas células normais, mas em quantidade maior pelas células tumorais, que podem ser pesquisadas em fluidos (sangue, urina) ou tecidos, indicando a presença de tumores ou suas características e ajudando em seu manejo e tratamento.

Os marcadores tumorais de cada tipo de neoplasia são definidos após confirmação em vários testes com validade clínica que demonstram sua eficácia[7,8]. Para que uma substância produzida pelas células tumorais seja considerada um marcador tumoral, o teste deve ser factível, amplamente disponível e de fácil interpretação pela equipe médica, e a execução do exame não deve consumir o tecido necessário para outros testes, como a análise histopatológica[9].

No câncer de mama, após achados suspeitos por exame físico ou alteração em exames de rastreio, como mamografia e/ou ultrassonografia com aspecto maligno, a coleta de material para exame histopatológico deve ser realizada para definição do diagnóstico. No material de biópsia e/ou peça cirúrgica, diversos aspectos são avaliados, como tamanho do tumor, tipo histológico, graus histológico e nuclear, índice mitótico ou proliferação, presença de invasão vascular e acometimento linfonodal.

Em seguida, é essencial a avaliação da expressão imuno-histoquímica de alguns marcadores, o que auxiliará a definição e caracterização da neoplasia, quais sejam: receptores hormonais (receptor de estrogênio [RE] e receptor de progesterona [RP]), fator de crescimento epidérmico humano 2 (HER-2, do inglês *Human Epidermal Growth Factor Receptor 2*) e índice de proliferação celular (Ki-67), entre outros[5,6].

Por fim, é possível complementar as informações tradicionais clínico-patológicas e as informações moleculares com as plataformas genéticas. Esses novos testes, com indicação específica para tumores menos agressivos, são baseados em biotecnologias que possibilitam, a partir da avaliação de um grupo de genes, definir o comportamento biológico da neoplasia e estabelecer a melhor conduta para cada tipo de tumor mamário.

Esse conjunto de dados fornece uma ideia a respeito do tipo de tumor e suas características, como agressividade e probabilidade de responder a um tratamento específico, constituindo os fatores prognósticos e preditivos de resposta ao câncer de mama.

FATORES PROGNÓSTICOS E PREDITIVOS DO CÂNCER DE MAMA

Fatores prognósticos são aqueles capazes de predizer o comportamento da neoplasia, como o risco de recorrência da doença após tratamento inicial ou de morte pelo câncer de mama. Já os fatores preditivos são capazes de prever a chance de resposta à terapia com um tratamento específico[5,10,11].

Um único fator pode ser tanto prognóstico como preditivo, como é o caso do RE e do *status* do HER-2.

Marcadores prognósticos

Os marcadores prognósticos indicam a evolução clínica da doença no momento do diagnóstico, sendo os principais as características clínico-morfológicas (idade do paciente no momento do diagnóstico, tamanho tumoral, tipo histológico, graus histológico e nuclear, invasão linfovascular, metástase axilar, margens cirúrgicas, estádio tumoral ou classificação TNM), os moleculares/biomarcadores imuno-histológicos (RE, RP, superexpressão de HER-2, índice de proliferação [Ki-67]), os subtipos moleculares (luminal A e B, HER-2 enriquecido e triplonegativo) e os perfis de expressão gênica (avaliados por meio de plataformas genéticas)[5].

Idade

A idade do paciente no momento do diagnóstico é um importante marcador prognóstico. Indivíduos mais jovens (< 35 anos) ou com idade mais avançada (> 75 anos) estão associados a pior prognóstico[5]. Em pacientes com menos de 35 anos de idade, apesar de mais raro, o câncer de mama tem maior probabilidade de estar associado a síndromes genéticas hereditárias e geralmente apresenta comportamento biológico mais agressivo, com risco maior de recorrência. Já em pacientes com mais de 75 anos, o pior prognóstico está relacionado à ocorrência de mais comorbidades associadas, com risco de mortalidade específico pela doença 17% maior que o de outras faixas etárias.

Além disso, a idade também pode ter maior relevância em determinados subtipos de câncer, como é o caso dos subtipos luminais A e B: mulheres mais jovens (< 40 anos) apresentam pior prognóstico, quando comparadas com mulheres acima de 40 anos, especialmente com subtipo luminal A[12]. Essa relação entre idade e subtipo molecular não foi encontrada nas pacientes com câncer de mama do subtipo HER-2 enriquecido.

Tamanho tumoral

Nos tumores de mama em estádios iniciais, especialmente com menos de 2cm, a probabilidade de cura alcança cerca de 90% dos casos[4] – assim, quanto menor o tumor ao diagnóstico, maior a probabilidade de cura.

Tipo histológico

De acordo com a classificação da Organização Mundial da Saúde (OMS), existem mais de 20 tipos histológicos diferentes de câncer de mama[4]:

- Carcinoma invasivo do tipo não especial ou sem outras especificações.
- Carcinoma lobular.
- Carcinomas do tipo especial, com mais de 17 subtipos histológicos, como tubular, adenoide/cístico, mucinoso, micropapilar, metaplásico etc.

Alguns tipos especiais de carcinoma, geralmente associados a grau histológico baixo, estão relacionados com bom prognóstico, como os carcinomas tubular, papilífero, mucinoso e adenoide/cístico. Já outros subtipos, frequentemente com grau histológico maior e associados à negatividade dos marcadores hormonais e/ou à superexpressão de HER-2, como micropapilar, lobular pleomórfico e metaplásico, estão associados a pior prognóstico[4].

Grau histológico

A graduação histológica prediz o estádio de diferenciação do tumor, ou seja, quanto mais ele se parecer com o tecido normal, menor será seu grau, e quanto mais diferir do tecido normal, maior será seu grau. Para obtenção dessa informação são utilizados sistemas de graduação que adotam parâmetros morfológicos para caracterizar a diferenciação. Um dos mais utilizados é o sistema de Nottingham, que analisa três fatores: formação tubular (arquitetural), grau de pleomorfismo nuclear e índice mitótico[1,5]. Em seguida, de acordo com a pontuação obtida, o tumor é classificado em grau 1 (bem diferenciado), grau 2 (moderadamente diferenciado) ou grau 3 (pouco diferenciado). Tumores bem diferenciados têm melhor prognóstico do que os moderadamente e os pouco diferenciados.

Invasão linfovascular

A invasão peritumoral de vias linfáticas e vasculares é considerada indicação de mau prognóstico, uma vez que as células tumorais ganham a circulação, aumentando a possibilidade de recorrência local e o desenvolvimento de metástases[5].

Metástase axilar

A presença de metástase axilar ao diagnóstico confere pior prognóstico com aumento da probabilidade de recorrência precoce da doença[4].

Margens cirúrgicas

A presença de células neoplásicas nas margens de peças cirúrgicas, especialmente em ressecções conservadoras, sugere neoplasia residual no paciente, aumentando a probabilidade de recorrência local da neoplasia[5].

Estádio tumoral ou classificação TNM

O sistema de estadiamento tumoral TNM, publicado pelo American Joint Committee on Cancer (AJCC) em conjunto com o College of American Pathologists (CAP), é um sistema usado para determinar o estádio da doença, o que indica o prognóstico e auxilia a tomada de decisões em relação ao tratamento[13]. O TNM associa a extensão do tumor (T – tamanho) à presença de invasão linfonodal (N – nódulo) e de metástase à distância (M – metástase). Em um sistema de pontuação, o TNM classifica os tumores em estádios (0, I, II, III e IV), e quanto maior o estádio, pior o prognóstico[4].

Receptores hormonais: receptor de estrogênio e receptor de progesterona

A presença de positividade para receptores hormonais nos cânceres de mama costuma estar associada a bom prognóstico. Esses tumores constituem o subtipo molecular luminal e são geralmente mais bem diferenciados, exibindo menor grau histológico e nuclear, além de garantirem a possibilidade de tratamento com terapia endócrina específica. Ademais, estão relacionados com taxas menores de recorrência nos primeiros 5 anos, quando comparados com tumores negativos para receptores hormonais. No entanto, a taxa de recorrência após os primeiros 5 anos é maior para os cânceres RE-positivos do que para os RE-negativos[14].

Tanto o RE como o RP são proteínas nucleares que podem ter sua expressão medida por reação imuno-histoquímica em amostras de tecido tumoral. De maneira simplificada, adiciona-se um anticorpo específico para esses receptores e observa-se a coloração dessa ligação no núcleo da célula (marcação nuclear). Esse exame fornece duas informações: a porcentagem de células tumorais positivas e a intensidade da coloração das células tumorais, que pode ser forte, média ou fraca[15,16]. A expressão do RE e do RP é considerada positiva quando pelo menos 1% das células tumorais exibe coloração nuclear positiva (Figura 7.1)[17].

Superexpressão de HER-2

O HER-2 é uma proteína codificada pelo oncogene ErbB2, localizado no cromossomo 17 e membro da

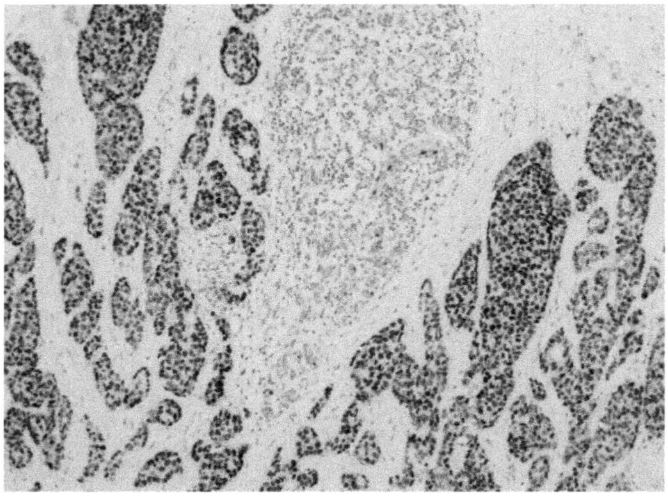

Figura 7.1 Marcação imuno-histoquímica positiva para receptor de estrogênio (aumento de 400×). Intensidade de marcação nuclear forte em praticamente todas as células neoplásicas, contrastando com positividade irregular das células normais – veja encarte colorido. (Acervo pessoal da Dra. Cristiane C. Bandeira A. Nimir, São Paulo, SP.)

família de fatores de crescimento epidérmico (HER-1 [EGFR], HER-3 e HER-4). A amplificação do gene ErbB2 leva a uma superexpressão da proteína HER-2, descrita como dominante mitogênica da família, promovendo crescimento celular, inibição da apoptose, migração, capacidade de invasão e angiogênese, facilitando, assim, o surgimento de metástases.

O HER-2 está amplificado em 15% a 20% dos casos de câncer de mama, determinando recidiva precoce, pior prognóstico e taxa de mortalidade maior[4]. Está presente na membrana celular, e os métodos mais usados para avaliação são[18,19]:

- **Imuno-histoquímica (IHC):** avalia a intensidade e a porcentagem de células tumorais com coloração da membrana celular, sendo o resultado classificado em escores (Figura 7.2):
  - **Escore 3 (positivo):** coloração completa e intensa da membrana celular em mais de 10% das células tumorais.
  - **Escore 2 (duvidoso):** coloração incompleta da membrana celular e/ou fraca/moderada em mais de 10% das células tumorais.
  - **Escore 1 (negativo):** coloração incompleta e/ou fraca da membrana celular ou quase imperceptível em mais de 10% das células tumorais.
  - **Escore 0 (negativo):** nenhuma coloração é observada ou há coloração incompleta e fraca da membrana ou quase imperceptível em menos de 10% das células tumorais[19].

Em caso de escore 2, duvidoso ou indeterminado, deve-se realizar ISH na mesma amostra ou novo teste (IHC ou ISH) em amostra diferente, para confirmar se há amplificação do HER-2.

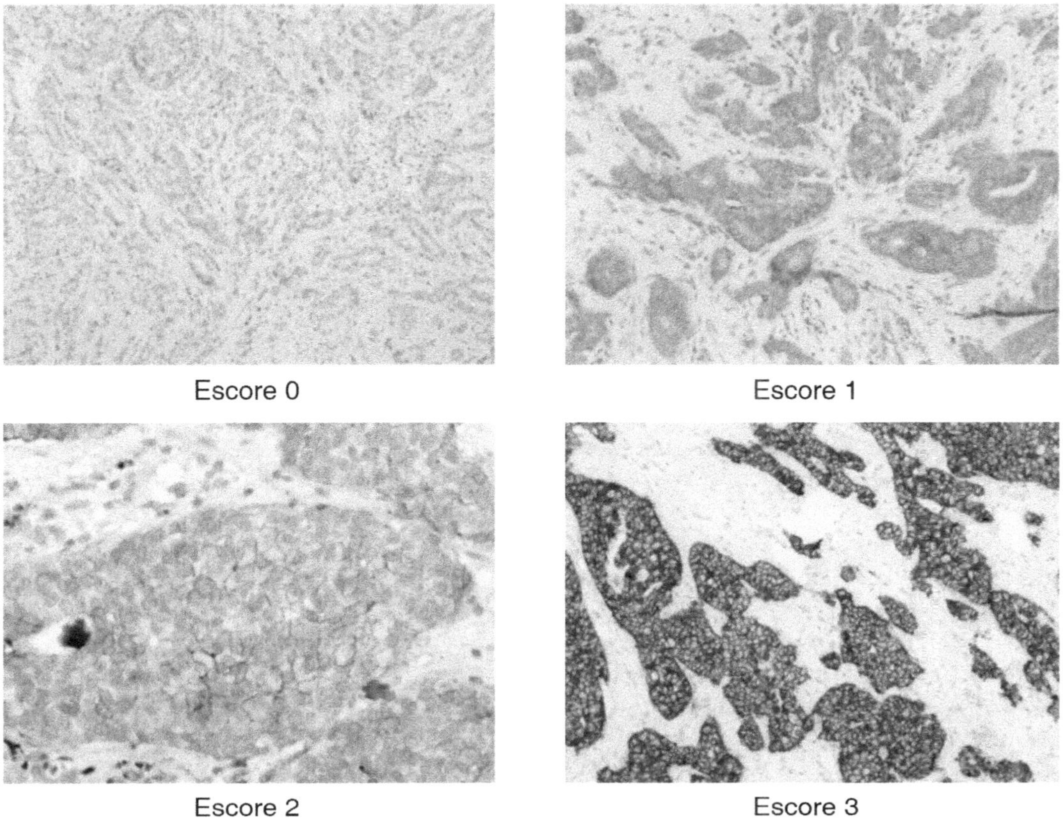

Figura 7.2 Marcação imuno-histoquímica em escores para HER-2 em membrana de células neoplásicas – veja encarte colorido. (Acervo pessoal da Dra. Cristiane C. Bandeira A. Nimir, São Paulo, SP.)

- **Hibridização *in situ* (ISH):** definida como razão entre o número de genes de HER-2 na amostra e o número de cromossomos 17 (CEP17) marcados com sonda específica. O resultado é considerado positivo quando a razão HER-2/CEP17 é igual ou maior que 2 e o número de cópias de HER-2 sinais/célula é igual ou maior que 4.

Índice de proliferação

A taxa de proliferação celular do câncer de mama é importante fator prognóstico e preditivo de recorrência da doença, indicando a velocidade de crescimento tumoral, o que representa sua agressividade.

O antígeno nuclear Ki67 é uma proteína associada ao ciclo celular e também pode ser medido através da imuno-histoquímica[20] – quanto maior sua positividade, maiores a velocidade de crescimento e a agressividade tumoral.

O valor do Ki67 pode ainda ser usado como fator preditivo de sensibilidade à quimioterapia nos casos de tumores com receptores hormonais positivos e HER-2 negativo[5]. Apesar de sua importância, seu uso é controverso em virtude da dificuldade de padronização de sua contagem entre os patologistas[4], estando presente nas principais diretrizes para tratamento do câncer de mama[21]. O ponto de corte mais utilizado nas publicações científicas é o de 20% de núcleos marcados pela imuno-histoquímica. Tumores com valores mais baixos seriam considerados menos agressivos, e os com valor mais alto, mais agressivos[5].

Subtipos moleculares

A relevância dos parâmetros clínico-patológicos e moleculares é inegável. No entanto, as informações obtidas a partir deles ainda eram ineficazes para a divisão dos tipos de câncer de mama em grupos homogêneos quanto ao prognóstico[22]. Por isso, em meados dos anos 2000 foram intensificadas as pesquisas em relação à genômica e à biologia tumoral na tentativa de padronizar critérios mais acurados, precisos e reprodutíveis para determinação do prognóstico do tumor e predição da resposta ao tratamento hormonal e/ou quimioterapêutico[23,24]. Com isso, passou-se a entender o aparecimento, o crescimento e a evolução do tumor para assim promover um tratamento mais eficaz e menos agressivo para os pacientes.

Dessa maneira, os tumores de mama podem ser classificados, de acordo com suas características biomoleculares, em quatro subtipos[1,18]:

- **Luminal:** corresponde a cerca de 70% a 80% dos casos de câncer de mama e engloba os subtipos mais comuns[4]:
  - **Luminal A:** geralmente de baixo grau nuclear e histológico, apresenta alta expressão de receptores hormonais (estrogênio e progesterona), ausência de

superexpressão de HER-2 e baixo índice de proliferação (expressão de Ki-67 < 20%)[1,18].
  - **Luminal B:** de grau histológico intermediário ou alto, é positivo para RE e pode ser positivo ou negativo para RP. Quando positivo para RP, sua positividade é mais baixa que nos tumores luminais A, conferindo maior agressividade à neoplasia[25]. Além disso, pode ou não apresentar superexpressão de HER-2 e tem índice elevado de proliferação (expressão de Ki-67 > 20%)[26,27].
- **HER-2 enriquecido:** representa cerca de 15% a 20% dos cânceres de mama com superexpressão de HER-2, ausência de expressão de receptores hormonais (RE e RP) e elevado índice mitótico (alta expressão de Ki-67)[1,18]. A superexpressão do HER-2 acarreta tumores agressivos, de alto grau histológico, com índice elevado de proliferação e maior capacidade metastática[4,5].
- **Triplonegativo:** grupo heterogêneo de tumores pouco diferenciados, de mau prognóstico, que exibem alto grau histológico e apresentam em comum a ausência de expressão de RE e RP e de superexpressão de HER-2[1,18]. Além disso, exibem elevado índice de proliferação celular (expressão de Ki-67). Estão nesse subgrupo:
  - **Tumores basais (*basal-like*):** além da negatividade dos marcadores citados, exibem positividade para citoqueratinas basais, marcadoras de células progenitoras, como CK5/6 e CK14[1,18].
  - **Luminais apócrinos:** correspondem a cerca de 1% dos tumores de mama e apresentam expressão de receptores de androgênio[5].
  - **Mesenquimais:** tumores pouco diferenciados que apresentam expressão de marcadores estromais em suas células epiteliais[5].

Marcadores preditivos

No câncer de mama, os marcadores preditivos mais relevantes e bem estabelecidos atualmente, ou seja, aqueles que predizem a resposta a uma terapia específica, são o RE e o fator de crescimento epidérmico humano 2 (HER-2)[5].

Receptor de estrogênio

Sabe-se que aproximadamente 75% dos cânceres de mama são dependentes de hormônios esteroides para seu crescimento e que esse crescimento é mediado pelos receptores hormonais, uma vez que eles promovem a replicação celular em células expostas ao estrogênio[1,5,18]. Assim, o estudo desses receptores passou a ser realizado em todos os casos de neoplasias de mama com o objetivo de identificar as vias estimuladoras de formação e crescimento tumoral e identificar os tumores que se beneficiariam de terapias que atuam bloqueando a ação hormonal nas células neoplásicas (terapia endócrina).

O RE é um fator de transcrição ligante-dependente com diversos domínios, cada qual com uma função específica. Entre os diferentes domínios do RE, encontram-se a região de ligação ao hormônio e o domínio de ligação ao DNA. Assim, ao ultrapassar as membranas celulares e alcançar o núcleo da célula, o estrogênio liga-se ao domínio específico de seu receptor e ativa a transcrição de vários genes, exercendo a função de regulação do ciclo e diferenciação celular. Além disso, o RE também pode interagir diretamente com outras proteínas, como os receptores do fator de crescimento, para aumentar a expressão gênica relacionada com a proliferação e sobrevivência celular[5].

Já o RP tem sua via ativada pelos RE, sendo fortemente dependente da ação estrogênica. Assim, apesar de ser fator prognóstico, indicando pacientes com tumores mais ou menos agressivos, não tem valor preditivo independente do RE[4].

A expressão tumoral de RE identifica pacientes com maior probabilidade de responder à terapia endócrina (fármacos que atuam no bloqueio da ação hormonal nas células neoplásicas[15]). Inibidores da aromatase e tamoxifeno são exemplos de fármacos que representam esse tipo de terapia. Os primeiros inibem a enzima que converte androgênios em estrogênios no tecido periférico, o que reduz os níveis de estrogênio e consequentemente diminui o estímulo para proliferação neoplásica. Já o tamoxifeno é um antagonista competitivo do RE, reduzindo a ligação do estrogênio aos receptores hormonais e assim diminuindo, também, a proliferação neoplásica[28].

Apesar de as pacientes com pelo menos 1% das células neoplásicas positivas no exame de imuno-histoquímica serem candidatas à terapia endócrina, de acordo com a Sociedade Americana de Oncologia Clínica (ASCO) e o Colégio Americano de Patologistas (CAP), aquelas que têm entre 1% e 10% de positividade das células neoplásicas (*RE-low*) exibem tumores de mais alto grau e apresentam taxas baixas de resposta ao tratamento endócrino, à semelhança dos tumores negativos para RE[29].

Fator de crescimento epidérmico humano 2

O HER-2 é uma proteína decodificada pelo oncogene ErbB2 e principal controlador de vias responsáveis pela proliferação, diferenciação e sobrevivência celular[4].

A determinação da superexpressão de HER-2 é de extrema importância porque, além de seu valor prognóstico (determinando tumores de alto grau), tem valor preditivo de resposta à terapia específica com drogas que tratam especificamente essa mutação (trastuzumabe, pertuzumabe, lapatinibe, trastuzumabe-DM1) nos tumores com receptores hormonais tanto positivos como negativos, mudando a perspectiva de vida das pacientes com esses tumores[30].

No entanto, vale lembrar que em cerca de 10% dos tumores HER-2 essa positividade não é homogênea: são os tumores com positividade heterogênea, constituídos em cerca de 80% por tumores luminais (também positivos para receptores hormonais) e com taxas de resposta menores à terapia anti-HER-2[31].

PERFIS DE EXPRESSÃO GÊNICA

Apesar da agressividade e do risco de recorrência da doença, os exames tipicamente usados para avaliação – exames convencionais com dados clínico-patológicos (tamanho tumoral, *status* linfonodal), histológicos (tipo tumoral, graduação histológica e nuclear) e de biomarcadores imuno-histológicos (RE, RP, HER-2 e Ki-67) – ainda não são suficientes para a seleção dos subgrupos de pacientes com câncer de mama inicial que se beneficiariam da quimioterapia ou endocrinoterapia exclusiva.

Nesse contexto surgem as *assinaturas genéticas* com o objetivo de classificar o tumor molecularmente de maneira mais reprodutível, complementar as informações preditivas e prognósticas e assim selecionar diferentes subgrupos de pacientes com câncer de mama em estádio inicial (especialmente aqueles receptores hormonais-positivos), que realmente se beneficiam de terapia endócrina exclusiva ou quimioterapia associada.

As plataformas genéticas (perfis de expressão multigênica) são testes realizados em peças cirúrgicas ou materiais de biópsia que tornam possível avaliar a expressão simultânea da atividade de diferentes genes relacionados com diversas etapas do câncer de mama, como proliferação, diferenciação, capacidade de invasão e angiogênese, associando esses dados a algoritmos matemáticos e fornecendo informações prognósticas (porcentagem de probabilidade de recidiva) e preditivas de resposta à terapia adjuvante[1,2].

Cabe ressaltar que as plataformas genéticas apresentam limitações consideráveis no Brasil em função de seu elevado custo financeiro e da dificuldade de acesso, tornando extremamente necessário e insubstituível o papel da patologia convencional, representada pela associação de dados clínicos, histopatológicos e imuno-histoquímicos.

Os principais testes disponíveis no mercado são o ONCOTYPE Dx®, o MAMMAPRINT®/BLUEPRINT®, o PROSIGNA®, o BCI® e o ENDOPREDICT®[1,18,32].

A oitava edição do sistema de estadiamento tumoral TNM, da American Joint Committee on Cancer (AJCC), valida o ONCOTYPE Dx® como principal plataforma genética. No entanto, ferramentas como MAMMAPRINT®/BLUEPRINT®, PROSIGNA®, BCI® e ENDOPREDICT® também podem ser utilizadas, mas ainda com grau menor de evidência científica[5].

ONCOTYPE DX®

Criado por Paik *et al.*, o ONCOTYPE Dx® é um teste realizado em material emblocado em parafina que avalia 21 genes por meio da técnica de reação da transcriptase reversa, seguida pela reação em cadeia da polimerase (RT-PCR, do inglês *Reverse Transcription-Polymerase Chain Reaction*). São 16 genes relacionados ao câncer de mama, mais especificamente às vias de proliferação, à sinalização do RE, à superexpressão de HER-2 e à invasão do tumor. Os outros cinco genes são de referência para avaliação da técnica de RT-PCR[1,18,32].

O ONCOTYPE Dx®, indicado para RE-positivos e HER-2-negativos, axila negativa e/ou axila positiva até três linfonodos (pN0 ou pN1a), tem como objetivo prover informações prognósticas e preditivas, demonstrando a probabilidade de recorrência da doença (RS [*recurrence score*]) em 10 anos, além da probabilidade de resposta ao tratamento quimioterapêutico. O teste classifica os pacientes de acordo com o RS em três subgrupos: baixo risco de recorrência em 10 anos (RS até 10), risco intermediário (RS de 11 a 24) e alto risco (RS a partir de 25)[1,18,32].

Assim, pacientes de alto risco têm probabilidade maior de recorrência da doença por apresentarem tumores mais agressivos, com rápida proliferação celular e, consequentemente, mais suscetíveis à quimioterapia e com menor probabilidade de resposta à endocrinoterapia exclusiva. Já os pacientes de baixo risco têm tumores com crescimento indolente e menos probabilidade de responder à adição da quimioterapia, podendo ser tratados com terapia endócrina exclusiva. O grupo de risco intermediário para recorrência em 10 anos não tem recomendações específicas em relação à químio e à endocrinoterapia, sendo necessária uma avaliação individualizada para auxiliar a tomada de decisões, levando em conta outros fatores clínicos, como idade, *status* linfonodal e risco de toxicidade à quimioterapia.

MAMMAPRINT® e BLUEPRINT®

Desenvolvido pelo grupo do Netherlands Cancer Institute, o MAMMAPRINT® é um teste realizado em material parafinado, por meio da técnica de microarranjo de DNA, que avalia 70 genes relacionados com apoptose, vias de manutenção tumoral, crescimento, replicação, invasão e angiogênese[32,33]. Indicado para quase todos os pacientes com câncer de mama inicial, axila negativa ou positiva (pN1a), tem como objetivo fornecer informações sobre o prognóstico, avaliando a probabilidade de recorrência e desenvolvimento de metástase à distância em 10 anos. Associado ao BLUEPRINT®, teste que avalia 80 genes, fornece uma classificação molecular das neoplasias, dividindo-as em luminal de alto e baixo risco, HER-2 e basal, com valor preditivo de resposta à quimioterapia.

PROSIGNA®

A plataforma PROSIGNA®, originada a partir do perfil molecular PAM50, que definiu os subtipos intrínsecos das neoplasias de mama, avalia 50 genes em material parafinado por meio da técnica nCounter, baseada em nanotecnologia. Desse modo, evidencia o que ocorre exatamente no núcleo da célula[18]. Fornece a classificação molecular dos tumores (luminal A, luminal B, HER-2 enriquecido e basal), além de informações prognósticas sobre o risco de recorrência da doença em 10 anos.

Apesar de demonstrar o subtipo intrínseco para qualquer tumor, o teste está indicado para prognóstico de pacientes em pós-menopausa, tumores com receptores hormonais positivos, axila negativa ou positiva[24,32,33].

ENDOPREDICT®

O ensaio ENDOPREDICT® avalia 12 genes relacionados com o ciclo celular e as vias de RE por RT-PCR em material tumoral parafinado. Associa parâmetros clínicos, como tamanho tumoral e *status* linfonodal no *Epclin score*, estabelecendo categorias de alto e baixo risco. O teste prediz metástases precoces, até 5 anos, e tardias, com mais de 5 anos. Assim, a avaliação do risco de metástases em até 10 anos é importante para identificação do subgrupo de pacientes que poderiam se beneficiar da terapia endócrina estendida além de 5 anos[34].

O teste está indicado para pacientes com câncer de mama inicial RE-positivo, HER-2 negativo e com nenhum a três linfonodos positivos.

CONSIDERAÇÕES FINAIS

O câncer de mama é, na maior parte do mundo, a neoplasia mais frequente em mulheres, sendo essencial manter-se atento e conhecer a relação entre as características clínicas, morfológicas, imuno-histoquímicas, genéticas e de expressão gênica tumoral, valorizando a interpretação dos fatores prognósticos e preditivos e reconhecendo seu papel no desenvolvimento da doença. Dessa maneira, torna-se possível o tratamento adequado e individualizado para cada tipo tumoral, de modo a aumentar a probabilidade de cura e diminuir os efeitos adversos – a partir da recomendação mais assertiva da terapia necessária.

Apesar dos benefícios, o alto custo e a dificuldade de acesso à avaliação dos testes de expressão gênica em nível populacional constituem grandes obstáculos. Desse modo, a patologia convencional, representada pelo somatório de dados clínicos, histopatológicos e moleculares, ainda é a principal ferramenta utilizada para caracterização das neoplasias de mama e, consequentemente, para a adoção de condutas diante dessa doença.

Assim, a evolução na compreensão das doenças da mama torna indispensável a interpretação dos fatores prognósticos e preditivos tradicionais, enquanto se valoriza o acesso às plataformas genéticas para expandir o tratamento adequado e a cura das pacientes.

Referências

1. Nimir CCBA. Fundamentos da classificação histológica e biologia tumoral no planejamento terapêutico do câncer de mama. In: Lucena CEM, Paulinelli RR, Pedrini JL. Oncoplastia e reconstrução mamária. 1. ed. Rio de Janeiro (RJ): MedBook, 2017: 43-50.
2. de Gelder R, Heijnsdijk E, Fracheboud J, Draisma G, de Koning H. The effects of population-based mammography screening starting between age 40 and 50 in the presence of adjuvant systemic therapy. International Journal of Cancer. 2014; 137(1):165-72.
3. Munoz D, Near A, van Ravesteyn N et al. Effects of Screening and Systemic Adjuvant Therapy on ER-Specific US Breast Cancer Mortality. JNCI: Journal of the National Cancer Institute 2014; 106(11).
4. WHO Classification of Tumours Editorial Board. Breast tumours. WHO classification of tumour series, 5th ed., vol 2. Lyon (France): International Agency for Research on Cancer, 2019.
5. Harbeck N, Penault-Llorca F, Cortes J et al. Breast cancer. Nat Rev Dis Primers 2019; 5(1):66.
6. Harris L, Fritsche H, Mennel R et al. American Society of Clinical Oncology 2007 Update of Recommendations for the Use of Tumor Markers in Breast Cancer. J Clin Oncol 2007; 25(33): 5287-312.
7. Febbo P, Ladanyi M, Aldape K et al. NCCN Task Force Report: Evaluating the Clinical Utility of Tumor Markers in Oncology. Journal of the National Comprehensive Cancer Network 2011; 9(5): 1-32.
8. Teutsch S, Bradley L, Palomaki G et al. The Evaluation of Genomic Applications in Practice and Prevention (EGAPP) initiative: methods of the EGAPP Working Group. Genetics in Medicine 2009; 11(1):3-14.
9. NIH consensus conference. Treatment of early-stage breast cancer. JAMA 1991; 265(3):391-5.
10. Gasparini G, Pozza F, Harris AL. Evaluating the potential usefulness of new prognostic and predictive indicators in node-negative breast cancer patients. J Natl Cancer Inst 1993; 85:1206.
11. Fitzgibbons P, Page D, Weaver D et al. Prognostic Factors in Breast Cancer. Archives of Pathology & Laboratory Medicine. 2000; 124(7):966-78.
12. Partridge A, Hughes M, Warner E et al. Subtype-Dependent Relationship Between Young Age at Diagnosis and Breast Cancer Survival. J Clin Oncol 2016; 34(27):3308-14.
13. Amin MB, Edge SB, Greene FL, et al.; AJCC (American Joint Committee on Cancer) Cancer Staging Manual. 8th edition, 3rd printing. Chicago: Springer, 2018.
14. Colzani E, Liljegren A, Johansson A et al. Prognosis of Patients with Breast Cancer: Causes of Death and Effects of Time Since Diagnosis, Age, and Tumor Characteristics. J Clin Oncol 2011; 29(30):4014-21.
15. Salmon DJ, Clark GM, Wong SG et al. Human breast cancer: correlation of relapse and survival with amplification of the Her-2/neu oncogene. Science 1987; 235:177-82.
16. Hammond M, Hayes D, Dowsett M et al. American Society of Clinical Oncology/College of American Pathologists Guideline Recommendations for Immunohistochemical Testing of Estrogen and Progesterone Receptors in Breast Cancer. J Clin Oncol 2010; 28(16):2784-95.
17. College of American Pathologists. Protocol for Reporting Results of Biomarker Testing of Specimens from Patients with Carcinoma of the Breast. Version; Breast Biomarker 1.4.0.0. CAP; 2020.
18. Filho AFM. Avaliação por imunoistoquímica da expressão de fatores de crescimento e de fatores relacionados à inflamação em câncer de mama triplo-negativo [master's thesis]. Fortaleza: Fundação Antônio Prudente, 2010. 150p.
19. Wolff A, Hammond M, Allison K et al. Human Epidermal Growth Factor Receptor 2 Testing in Breast Cancer: American Society of Clinical Oncology/College of American Pathologists Clinical Practice Guideline Focused Update. J Clin Oncol 2018; 36(20): 2105-22.
20. Inwald EC, Klinkhammer-Schalke M, Hofstädter F et al. Ki-67 is a prognostic parameter in breast cancer patients: results of a large population-based cohort of a cancer registry. Breast Cancer Res Treat 2013; 139(2):539-52.
21. Untch M, Gerber B, Harbeck N et al. 13th st. Gallen international breast cancer conference 2013: primary therapy of early breast cancer evidence, controversies, consensus-opinion of a german team of experts (zurich 2013). Breast Care (Basel) 2013; 8(3): 221-9.

22. Badve SS, Baehner FL, Gray RP et al. Estrogen- and progesterone-receptor status in ECOG 2197: comparison of immunohistochemistry by local and central laboratories and quantitative reverse transcription polymerase chain reaction by central laboratory. J Clin Oncol 2008; 26:2473-81.
23. Paik S, Shak S, Tang G et al. A multigene assay to predict recurrence of tamoxifen-treated, node-negative breast cancer. N Engl J Med 2004; 351:2817-26.
24. Baehner FL, Baker J, Salter M et al. Heterogeneity of quantitative RT-PCR measurement of estrogen and progesterone receptor expression: comparison of tissue microarray cores to whole sections of paraffin embedded breast cancer tissue. Mod Pathol 2008; 21:83.
25. Tang P, Tse GM. Immunohistochemical Surrogates for Molecular Classification of Breast Carcinoma: A 2015 Update. Arch Pathol Lab Med 2016; 140(8):806-14.
26. Perou CM, Sorlie T, Eisen MB et al. Molecular portraits of human breast tumours. Nature 2000; 406:747-52.
27. Sorlie T, Perou CM, Tibshirani R et al. Gene expression patterns of breast carcinomas distinguish tumor subclasses with clinical implications. Proc Natl Acad Sci 2001; 98:10869-74.
28. Early Breast Cancer Trialists' Collaborative Group (EBCTCG), Davies C, Godwin J et al. Relevance of breast cancer hormone receptors and other factors to the efficacy of adjuvant tamoxifen: patient-level meta-analysis of randomised trials. Lancet 2011; 378:771.
29. Tarantino P, Hamilton E, Tolaney SM et al. HER2-Low Breast Cancer: Pathological and Clinical Landscape. J Clin Oncol 2020; 38(17):1951-62.
30. Gabos Z, Sinha R, Hanson J et al. Prognostic significance of human epidermal growth fator receptor positivity for the development of brain metastasis after newly diagnosed breast câncer. J Clin Oncol 2006; 24:5658-63.
31. Marchiò C, Annaratone L, Marques A, Casorzo L, Berrino E, Sapino A. Evolving concepts in HER2 evaluation in breast cancer: Heterogeneity, HER2-low carcinomas and beyond. Semin Cancer Biol 2021; 72:123-35.
32. Nimir CCBA. Assinaturas genéticas: tipos, metodologia de análise e utilidade clínica. In: Anais do Congresso Brasileiro de Mastologia; 2017 Out 18; Porto de Galinhas/PE.
33. Hagemann IS. Molecular testing in breast cancer: a guide to current practices. Arch Pathol Lab Med 2016; 140:815-24.
34. Dubsky P, Brase JC, Jakesz R et al. Breast and Colorectal Cancer Study Group (ABCSG). The EndoPredict score provides prognostic information on late distant metastases in ER+/HER2- breast cancer patients. Br J Cancer 2013; 109(12):2959-64.

SEÇÃO

II

PROPEDÊUTICA EM MASTOLOGIA

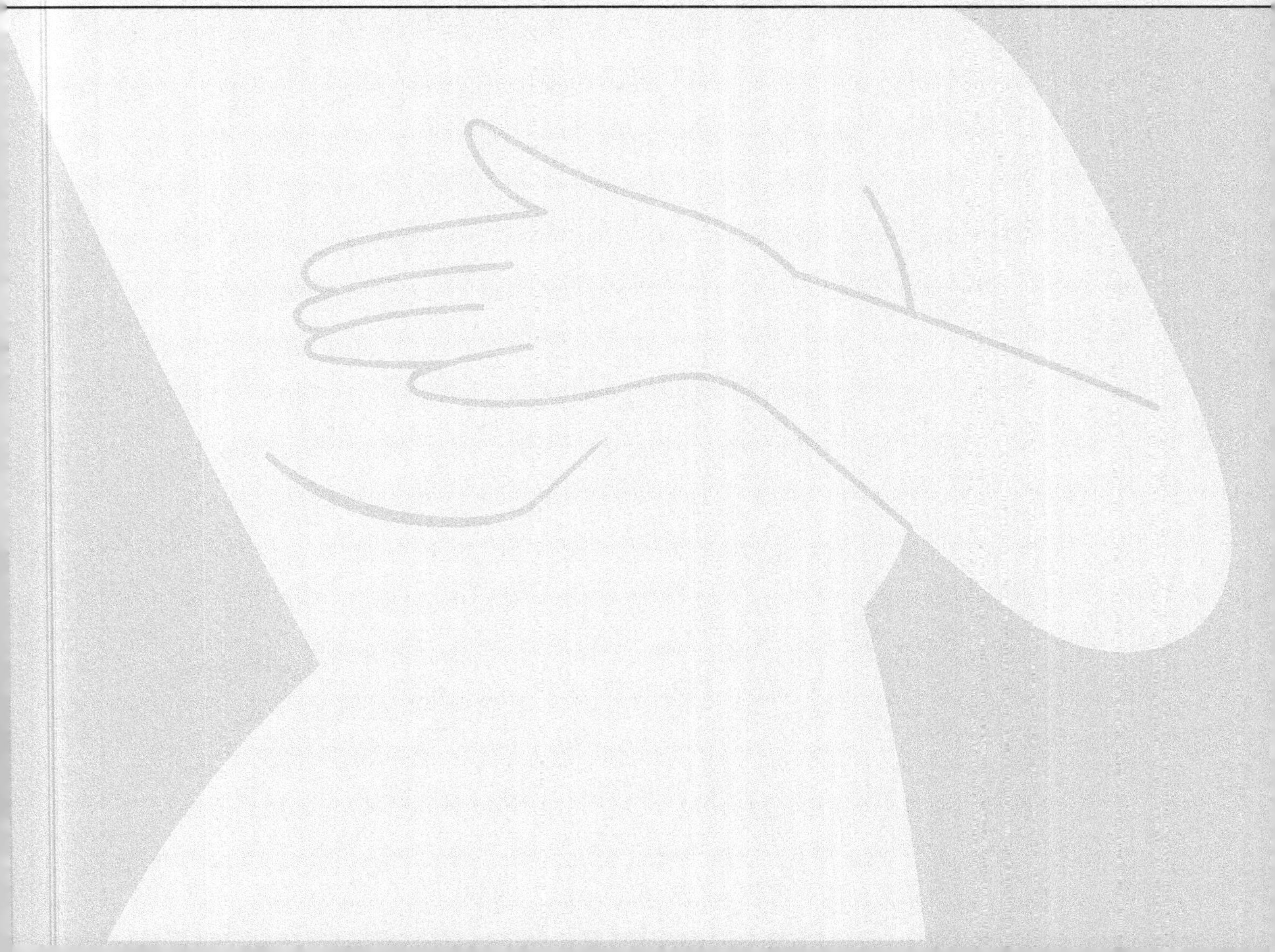

CAPÍTULO

8

Rastreamento do Câncer de Mama

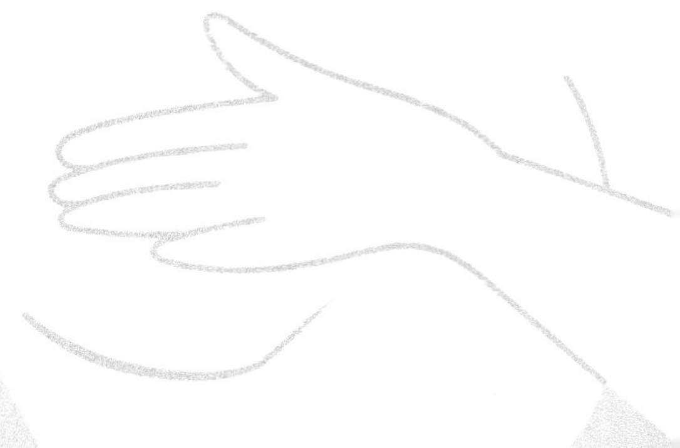

Luiz Henrique Gebrim
Antônio Davi de Marinho Sousa
Julimar Rocha de Assis

INTRODUÇÃO

Os testes de rastreamento têm como função identificar pessoas com determinada doença ou fatores de risco em uma população aparentemente saudável, ou seja, assintomática. O resultado esperado é a detecção precoce de condições ameaçadoras à saúde, acarretando desfechos positivos para a população ao reduzir tanto a mortalidade da doença, por meio do tratamento precoce, como sua incidência, mediante a identificação de seus precursores, e sua gravidade, ao disponibilizar tratamento eficaz para as pessoas acometidas[1].

Para um bom rastreamento, o teste deve apresentar boa sensibilidade para reduzir a chance de falso-negativos. Contudo, o método funciona como uma triagem, não servindo ao propósito de diagnóstico, e para sua aplicabilidade prática é preconizado um fluxo bem estabelecido de condutas, desde um teste inicial positivo até o diagnóstico definitivo e a condução do tratamento[1].

Este capítulo descreve os princípios envolvidos no rastreamento do câncer de mama, sua importância, desfechos esperados e encontrados com sua aplicação, além de apresentar os protocolos brasileiros atuais e compará-los aos de países com sistema de saúde universal, como Canadá e Inglaterra.

EPIDEMIOLOGIA

Atualmente, no Brasil, o câncer de mama apresenta incidência anual de aproximadamente 2,3 milhões de novos casos, correspondendo a cerca de 24,5% dos casos de câncer que acometem mulheres[2,3]. Sua incidência tem se reduzido ao longo dos anos em inúmeros países[4], sobretudo nos que contam com um sistema de saúde organizado.

No cenário brasileiro, porém, tanto a incidência como a mortalidade estão em ascensão[4]. Com uma incidência estimada em 61,61 casos a cada 100 mil mulheres em 2020, o câncer de mama é a neoplasia mais comum dentre todos os cânceres, excetuando-se os de pele não melanoma[2]. Ademais, também é responsável por maior mortalidade entre as mulheres por causas neoplásicas.

Em 2017, a Inglaterra – onde o sistema de saúde é público – apresentou taxa padronizada de incidência de 166,7 casos a cada 100 mil mulheres, em contraposição à incidência de 165,5/100 mil mulheres em 2008. Esse aumento na taxa de incidência, no entanto, foi acompanhado de redução significativa da mortalidade, que passou de 39,9/100 mil em 2008 para 33,3/100 mil em 2017[5].

Ambos os países – Brasil e Inglaterra – apresentam a região geográfica como variável na distribuição dos casos de câncer de mama[5]. Por aqui, as taxas variam conforme a região sociogeográfica: a região Sudeste apresenta risco maior – cerca de 81,06 a cada 100 mil habitantes – enquanto a região Norte representa o extremo oposto, com 21,34 a cada 100 mil habitantes[2].

Já no Canadá, a incidência estimada de câncer de mama para o ano de 2020 foi de 143,3 novos casos a cada 100 mil mulheres (25% de todos os cânceres)[6], e no período de 2004 a 2015 a incidência entre as mulheres de 50 a 74 anos se manteve estável, tendo ocorrido aumento entre aquelas com menos de 40 anos de idade[7]. Com relação à mortalidade, entre 2008 e 2020 houve redução, com a mortalidade por câncer de mama respondendo por 13% de todas as mortes por doenças neoplásicas[6,8]. Além disso, também em 2020, a sobrevida estimada em 5 anos foi de 88%[6].

EFETIVIDADE DOS PROGRAMAS DE RASTREAMENTO

Os princípios básicos de programas de rastreamento foram descritos em 1968 por Wilson e Jungner (Quadro 8.1)

Quadro 8.1 Princípios básicos dos métodos de rastreamento de doenças[9]

Princípios de Wilson & Jungner
1. A condição/doença rastreada deve ser um problema importante de saúde
2. Deve haver um tratamento aceitável para pacientes com a doença
3. Instalações para diagnóstico e tratamento devem estar disponíveis
4. Deve haver uma fase latente ou sintomática inicial reconhecível
5. Deve haver um teste ou exame adequado
6. O teste deve ser aceitável para a população
7. A história natural da condição deve ser adequadamente compreendida, incluindo a progressão de doença latente até a doença clinicamente ativa
8. Deve haver uma política acordada sobre quais pacientes com rastreamento positivo tratar
9. O custo da detecção de casos (incluindo diagnóstico e tratamento de pacientes diagnosticados) deve ser economicamente equilibrado em relação a possíveis despesas com cuidados médicos como um todo
10. A localização de casos deve ser um processo contínuo e não um projeto "uma vez por todas"

e são utilizados para o estabelecimento de políticas de detecção precoce de doenças[9].

A aplicação desses princípios para o rastreamento específico do câncer de mama possibilita a análise de quatro parâmetros para avaliação de sua efetividade. São eles: aumento da detecção de tumores em estádios iniciais e redução dos casos de doença avançada; redução da mortalidade por câncer de mama; redução da morbidade associada à doença e a seu tratamento; e redução dos gastos em saúde com o câncer de mama.

Com relação ao *aumento da detecção de lesões precoces*, um dos principais objetivos do rastreamento do câncer de mama, um estudo realizado no Brasil documentou uma transição na proporção de tumores de mama diagnosticados em estádios iniciais (T0, T1 e T2): de 14,5% para 43,2% no período de 2 anos após a implantação do programa de rastreamento[10]. Além disso, em outro estudo foi encontrada a proporção de 84,6% de casos precoces quando o rastreamento é realizado, o que supera os 61,1% encontrados quando ele não é adotado[11].

À medida que a incidência de lesões em estádios iniciais aumenta, é esperada uma *redução dos casos de doença avançada*. Essa teoria é apoiada por um estudo que associou o achado de carcinoma ductal *in situ* (CDIS) à redução da incidência de carcinoma invasor entre as mamografias, na ordem de um carcinoma invasor reduzido para cada cinco ou seis CDIS encontrados[12]. Todavia, não se trata de um consenso na literatura disponível, já que outros estudos evidenciaram aumento expressivo do número de lesões iniciais sem redução importante associada de lesões maiores[13,14].

Esse aumento de lesões menores sem redução de lesões avançadas seria enquadrado como sobrediagnóstico, definido como detecção e diagnóstico de lesões em fases subclínicas e que não teriam repercussões clínicas importantes, não sendo a causa do óbito[13-15].

Nesse contexto, a sobredetecção pelos métodos de rastreamento leva a um sobrediagnóstico por meio de análise histológica da biópsia que, por sua vez, pode conduzir à indicação de tratamento[15]. Ainda que a quantificação dos casos de sobrediagnóstico seja controversa pela forma como a proporção é estimada e pelos múltiplos fatores que podem influenciar a incidência do câncer de mama, a estimativa com correção que traz dados mais realísticos aponta para uma taxa aproximada de sobrediagnóstico em 10% dos casos[16].

Para avaliação da *redução da mortalidade* é possível utilizar duas metodologias de estudos: ensaios clínicos controlados e estudos observacionais. Oito ensaios clínicos (publicados entre a década de 1990 e o início dos anos 2000) avaliam a redução da mortalidade entre as pacientes que realizam mamografia em relação às que não o fazem. Desses, apenas um estudo canadense não demonstrou benefício quanto a esse desfecho; entretanto, há diversas críticas à sua aplicação clínica[17,18]. Uma metanálise que incluiu todos esses estudos encontrou redução de 15% da mortalidade por câncer de mama associada ao rastreamento[19]. Os estudos observacionais (realizados temporalmente após os ensaios clínicos) demonstram redução mais expressiva da mortalidade, com porcentagens variando entre 38% e 41%, o que em parte pode ser explicado pela melhor qualidade dos exames de imagem[20,21]. Ademais, embora esses estudos afirmem que a maior parte da redução da mortalidade por câncer de mama está associada aos avanços nas terapias sistêmicas[13,14], um estudo observacional suíço sugere que o rastreamento tem papel importante na redução da mortalidade, independentemente das inovações no tratamento[21].

A *redução da radicalidade do tratamento* relacionada à doença é um desfecho associado à maior proporção de casos diagnosticados em estádios iniciais. Nesses estádios, a doença está associada a uma probabilidade maior de conservação do tecido mamário e a cirurgias menos extensas. A partir disso haverá uma taxa menor de complicações associadas (como linfedema e distorções do formato mamário), bem como a possível redução da necessidade de quimioterapia sistêmica e seus efeitos colaterais[22].

Outro fator a ser levado em consideração quando se consideram os benefícios de um programa de rastreamento é a *redução dos gastos em saúde*. Considerando o potencial do rastreamento para redução de doenças avançadas e aumento da proporção de doenças em estádios mais precoces, os gastos em saúde podem reduzir-se substancialmente. Isso porque o custo do tratamento de lesões em estádios 0, I e II representa cerca da metade gasta com a doença em estádios III e IV[23].

Quadro 8.2 Vantagens e desvantagens do rastreamento do câncer de mama[22]

Vantagens	Desvantagens
Redução dos casos de doença avançada	Dificuldade de acesso em determinadas regiões/países
Redução da mortalidade por câncer de mama	Reconvocações para novos métodos propedêuticos
Menores custos em saúde	Falso-positivos
Redução de complicações relacionadas com o tratamento da doença em estádios avançados	Exposição à radiação
	Sobrediagnóstico
	Ansiedade relacionada com os testes positivos
	Custo elevado

Considerados todos esses fatores, o Quadro 8.2 apresenta uma síntese das principais vantagens e desvantagens do rastreamento do câncer de mama.

Cabe ressaltar que o padrão epidemiológico, os recursos em saúde e os impactos dos programas de rastreamento diferem entre os países desenvolvidos e os em desenvolvimento, e esses fatores devem ser levados em conta na avaliação das variáveis associadas ao sucesso do programa.

Nesse sentido, o índice de desenvolvimento humano (IDH) mostra-se diretamente proporcional ao número de casos de câncer diagnosticados no estádio I, enquanto a renda *per capita* tem relação direta com a incidência e associação inversa com a mortalidade pelo câncer de mama.

O Brasil, que conta com um sistema de saúde universal, é considerado um país em desenvolvimento onde a desigualdade na distribuição dos equipamentos de rastreamento e o baixo percentual de realização de mamografia refletem-se na proporção de casos avançados ao diagnóstico e na taxa de sobrevida.

Quando se comparam os dados brasileiros com os obtidos nos EUA, percebe-se que as taxas de sobrevida, quando agrupadas e analisadas de acordo com os diferentes estádios da doença, são semelhantes. A menor sobrevida da população brasileira seria atribuída então ao diagnóstico tardio, possivelmente por dificuldade de acesso das pacientes sintomáticas (com nódulo palpável) ao diagnóstico e ao tratamento[24].

MÉTODOS DE IMAGEM

Por ser considerado uma prioridade em saúde pública, o câncer de mama necessita de um programa de rastreamento que atenda aos requisitos mínimos descritos previamente[25]. Para isso, os exames de imagem constituem a ferramenta básica para detecção de pessoas assintomáticas possivelmente acometidas pela doença, os quais serão discutidos em outros capítulos desta obra.

Mamografia (MMG)

A MMG é o principal e mais utilizado método de rastreio de neoplasia mamária[26,27]. O mamógrafo é o equipamento radiológico que possibilita a obtenção de imagens de alta resolução da mama para posterior avaliação das diferenças de densidade das estruturas[26]. Consiste em uma ferramenta radiológica que se utiliza no mínimo de duas incidências: a mediolateral oblíqua e a craniocaudal (Figura 8.1)[26]. A técnica tem sensibilidade de 88% a 97% e especificidade de 77% a 95%, e seu uso é voltado para rastreio e/ou diagnóstico do câncer de mama[25-28].

A MMG de rastreio é destinada à população que não apresenta sinais ou sintomas clínicos do câncer de mama, assintomáticas, e que estejam incluídas na faixa etária ou no grupo de alto risco para desenvolvimento da doença. Já a MMG diagnóstica deve ser realizada em mulheres que apresentam sinais e/ou sintomas clínicos de neoplasia mamária[25].

Existem dois tipos de MMG: a analógica e a digital, a qual é mais recente e apresenta vantagens em comparação à primeira[26]. Dentre suas vantagens estão a maior resolução em contraste, a possibilidade de encaminhamento da imagem por meio eletrônico e a redução da dose de radiação[26].

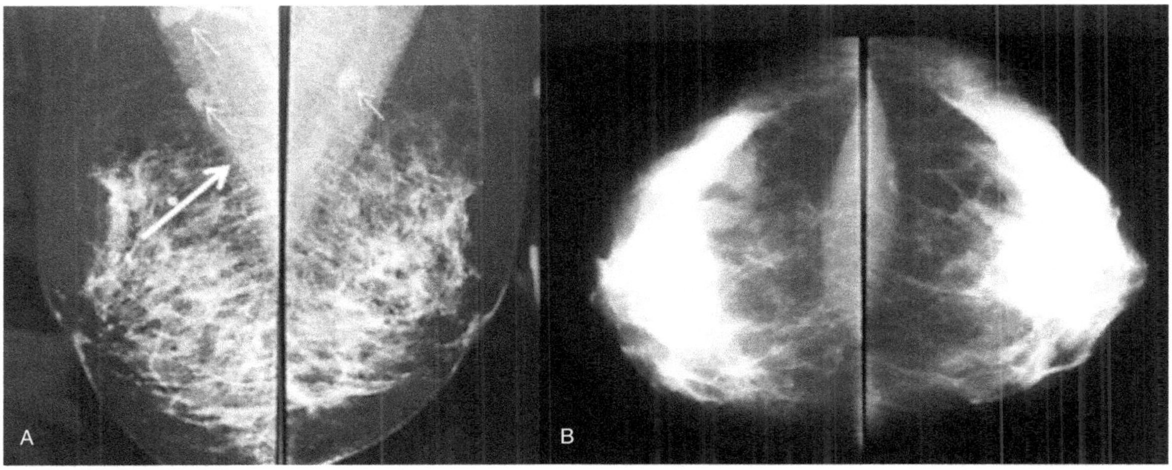

Figura 8.1 Mamografias realizadas em suas duas incidências básicas. **A** Incidência mediolateral oblíqua de paciente com 60 anos de idade com baixa densidade radiológica, visualizando o músculo peitoral (*seta maior*) e os linfonodos axilares (*setas menores*). **B** Incidência craniocaudal de paciente com 40 anos de idade com mamas radiologicamente densas. (Acervo pessoal do Dr. Luiz Henrique Gebrim, São Paulo, SP.)

Ressonância magnética (RM)

A RM tem apresentado maior sensibilidade (quase 90%) do que os demais métodos abordados neste capítulo (37,5%), quando aplicada em pacientes consideradas de alto risco[29,30]. As informações fornecidas pelo método levaram ao estabelecimento de recomendações para sua indicação para as pacientes com mutação dos genes BRCA1 e BRCA2[27,29], com risco superior a 20% ao longo da vida, ou ainda para as que foram submetidas à radioterapia torácica antes dos 30 anos de idade[29].

Ultrassonografia (USG)

Considerada uma técnica de avaliação da mama adicional à MMG e nunca de maneira isolada, a USG apresenta maior sensibilidade de detecção nas pacientes com mamas mais densas, o que explica sua indicação nesses casos[27,31]. Esse procedimento tem aumentado as taxas de detecção de câncer de mama. No entanto, seu uso como complemento à MMG aumentou os casos falso-positivos[29], o que representa um importante problema a ser considerado.

PROTOCOLOS DE RASTREAMENTO

A principal ferramenta utilizada para rastreamento do câncer de mama nas mulheres é a MMG. No entanto, alguns estudos recomendam a associação da MMG a outro método complementar para sua avaliação[27]. Como a MMG é considerada um método imprescindível para o rastreamento do câncer de mama na população feminina, neste capítulo serão discutidas as recomendações para rastreio de acordo com a faixa etária e a população de alto risco estabelecidas em consenso pelo Colégio Brasileiro de Radiologia e Diagnóstico por Imagem (CBR), a Sociedade Brasileira de Mastologia (SBM) e a Federação Brasileira das Associações de Ginecologia e Obstetrícia (FEBRASGO) na Comissão Nacional de Mamografia (CNM), e as orientações do Ministério da Saúde do Brasil (MS), comparando-as com as de outros sistemas de saúde universais. Assim, será possível estratificar a população-alvo do rastreio e discutir algumas de suas indicações.

Mulheres em risco habitual

O consenso estabelecido pela CNM recomenda a cada ano o rastreio, com a técnica digital, da população inserida na faixa de 40 a 74 anos[4,26]. Já a Canadian Task Force on Preventive Health Care estabelece como população-alvo para rastreamento as mulheres entre 50 e 74 anos de idade (com avaliação bienal ou trienal)[22]. No entanto, o MS não recomenda o rastreio da população com idade inferior a 50 anos, estabelecendo como população-alvo as mulheres com idades entre 50 e 69 anos[27]. No que tange à população com mais de 75 anos, a CNM recomenda o rastreio da população com expectativa de vida superior a 7 anos, o que não é compartilhado pelo MS[26,27].

O Quadro 8.3 apresenta uma comparação entre diferentes países com sistema de saúde universal em relação às indicações do rastreamento.

Mulheres com alto risco para desenvolvimento de câncer de mama

As mutações mais comumente pesquisadas e que estão associadas à neoplasia mamária são as dos genes BRCA1 e BRCA2[29]. A partir da associação comprovada entre a mutação genética e o risco maior de desenvolvimento do câncer de mama, foram instituídas medidas específicas de rastreio para essa população. A MMG está indicada anualmente, a partir dos 30 anos de idade, para as pacientes que apresentem mutação ou que tenham um parente de primeiro grau com o quadro[4].

Mulheres submetidas a cálculos matemáticos de avaliação de risco com resultado igual ou superior a 20% ao longo da vida devem ser submetidas ao rastreio mamográfico anual 10 anos antes da idade em que foi estabelecido o diagnóstico do parente mais jovem, não sendo indicado antes dos 30 anos[4]. Por tratar-se de mulheres com

Quadro 8.3 Comparação de protocolos para rastreamento do câncer de mama com risco habitual entre países com sistema universal de saúde, de acordo com a faixa etária[4,32-35]

Faixa etária	MS	CBR + FEBRASGO + SBM	NHS	CCS
40 a 49 anos	Não recomendado	Recomendado (anual)	Não recomendado (individualizar)	Não recomendado (individualizar)
50 a 59 anos	Recomendado (bienal)	Recomendado (anual)	Recomendado	Recomendado (bienal ou trienal)
60 a 69 anos	Recomendado (bienal)	Recomendado (anual)	Recomendado	Recomendado (bienal ou trienal)
70 a 74 anos	Não recomendado	Recomendado (anual)	Recomendado até 71 anos	Recomendado (bienal ou trienal)
>75 anos	Não recomendado	Se expectativa de vida > 7 anos	> 71 anos caso a paciente solicite (trienal)	Não recomendado (individualizar)

CBR: Colégio Brasileiro de Radiologia; CCS: Canadian Cancer Society (Canadá); FEBRASGO: Federação Brasileira das Associações de Ginecologia e Obstetrícia; MS: Ministério da Saúde do Brasil; NHS: National Health Service (Inglaterra); SBM: Sociedade Brasileira de Mastologia.

Quadro 8.4 Classificação BI-RADS e condutas

Categoria	Achados		Conduta
0	Inconclusivos		Avaliação de imagem adicional
1	Normal		Rotina de rastreamento
2	Tipicamente benignos		Rotina de rastreamento
3	Provavelmente benignos		Redução do intervalo de acompanhamento por 3 anos, sendo semestral no primeiro e anual no segundo e terceiro anos. Se achado permanecer estável, retorno à rotina de rastreamento
4	Suspeitos de malignidade	**4A** – baixa suspeição	Biópsia e exame histopatológico
		4B – média suspeição	
		4C – alta suspeição	
5	Altamente suspeitos de malignidade		Biópsia e exame histopatológico
6	Malignidade comprovada por análise histológica		Utilizam-se exames de imagem para estadiamento da neoplasia ou avaliação pós-quimioterapia

Fonte: adaptado de Balleyguier *et al.*, 2007,[37] e INCA, 2021[38].

alto risco, está indicada a introdução de outro método de rastreio – a RM[4,26].

Breast Imaging Reporting and Data System (BI-RADS)

O BI-RADS é um sistema de classificação criado pelo American College of Radiology (ACR) em 1993 com intuito de padronizar os laudos e as condutas a serem tomadas a partir da análise da mama[32]. Atualmente, consiste em sete categorias, distribuídas de 0 a 6: as de número 0, 1 e 2 são atribuídas às MMG de rastreamento e as demais à diagnóstica[36,37]. A descrição do achado de acordo com a classificação e a conduta encontram-se sintetizadas no Quadro 8.4.

CONSIDERAÇÕES FINAIS

O rastreamento de mama, a despeito de todas as controvérsias em relação ao potencial custo-benefício, à redução da mortalidade e à taxa de sobrediagnósticos, demonstrou ser uma estratégia que beneficia a população feminina. Para valorizar seu papel, é importante garantir o acesso ao método de rastreamento, além de estabelecer um fluxo bem definido de exames adicionais e tratamento, sem que haja atraso no diagnóstico e na terapêutica. O fortalecimento da atenção primária e de estratégias de conscientização populacional, aliado à confirmação diagnóstica em um único serviço, pode contribuir para esse processo[39].

No Brasil, onde o câncer de mama ainda é detectado em estádios avançados em grande proporção de mulheres, a implementação de estratégias que assegurem uma mudança desse cenário deveria ser uma prioridade na saúde pública. Entre essas estratégias podem ser citadas a aquisição de mamógrafos e sua distribuição uniforme entre as regiões sociogeográficas e a capacitação dos médicos para realização de exame físico minucioso da mama e biópsia por agulha grossa imediatamente após detecção de lesão suspeita à mamografia. Isso melhoria o acesso aos exames de imagem e reduziria o tempo para o resultado anatomopatológico e a instituição do tratamento, fatores que melhoram consideravelmente o prognóstico[39].

Ademais, uma nova estratégia consistiria no rastreamento personalizado, uma perspectiva promissora que envolve as mulheres na tomada de decisões, mantendo-as conscientes sobre os potenciais riscos e benefícios do procedimento. Essa estratégia leva em conta os fatores de risco para o desenvolvimento de câncer de mama como critérios para a possível indicação ou não de uma técnica de rastreamento, ampliando os benefícios do programa e melhorando o custo-benefício.

Referências

1. World Health Organization. Screening programmes: a short guide. Increase effectiveness, maximize benefits and minimize harm. 2020.
2. Ministério da Saúde, Instituto Nacional de Câncer José Alencar Gomes da Silva. Estimativa 2020: incidência de câncer no Brasil. Rio de Janeiro, INCA, 2019. Disponível em: https://www.inca.gov.br/publicacoes/livros/estimativa-2020-incidencia-de-cancer-no-brasil.
3. International Agency for Research on Cancer. Cancer today. Lyon: WHO, 2020. Acesso em: 04 de junho 2021.
4. Urban LABD, Chala LF, Bauab SP et al. Recomendações do Colégio Brasileiro de Radiologia e Diagnóstico por Imagem, da Sociedade Brasileira de Mastologia e da Federação Brasileira das Associações de Ginecologia e Obstetrícia para o rastreamento do câncer de mama. Radiol Bras 2017 Jul/Ago; 50(4):244-9.
5. Estatísticas de Registro de Câncer, Inglaterra: 2017. Publicado em 26 de abril de 2019. A taxa de pessoas morrendo de câncer na Inglaterra diminuiu. [acesso em 2021 jun 04]; Disponível em: https://www.ons.gov.uk/peoplepopulationandcommunity/healthandsocialcare/conditionsanddiseases/bulletins/cancerregistrationstatisticsengland/2017#similar-pattern-in-age-standardised-incidence-rates.
6. Breast Cancer Statistics – Canadian Cancer Society [Internet]. 2020 [cited 07 June 2021]. Available from: https://www.cancer.ca/en/cancer-information/cancer-type/breast/statistics/?region=on.
7. Heer E, Ruan Y, Mealey N, Quan M, Brenner D. The incidence of breast cancer in Canada 1971–2015: trends in screening-eligible and young-onset age groups. Canadian Journal of Public Health 2020; 111(5):787-93.

8. Jemal A, Siegel R, Ward E et al. Cancer Statistics, 2008. CA: A Cancer Journal for Clinicians. 2008; 58(2):71-96.
9. Wilson J, Junger G. Principles and practice of screening for disease. Geneva: World Health Organization; 1968. Available fom: https://apps.who.int/iris/bitstream/handle/10665/37650/WHO_PHP_34.pdf.
10. Vieira R, Lourenço T, Mauad E et al. Barriers related to non-adherence in a mammography breast-screening program during the implementation period in the interior of São Paulo State, Brazil. Journal of Epidemiology and Global Health 2015; 5(3):211-9.https://doi.org/10.1016/j.jegh.2014.09.007
11. Teh Y, Tan G, Taib N et al. Opportunistic mammography screening provides effective detection rates in a limited resource healthcare system. BMC Cancer 2015; 15(1).https://doi.org/10.1016/j.jegh.2014.09.007
12. Duffy S, Dibden A, Michalopoulos D et al. Screen detection of ductal carcinoma in situ and subsequent incidence of invasive interval breast cancers: a retrospective population-based study. The Lancet Oncology 2016; 17(1):109-14.
13. Welch H, Prorok P, O'Malley A, Kramer B. Breast-Cancer Tumor Size, Overdiagnosis, and Mammography Screening Effectiveness. New Engl J Med 2016; 375(15):1438-47.
14. Bleyer A, Welch H. Effect of Three Decades of Screening Mammography on Breast-Cancer Incidence. New Eng J Med 2012; 367(21):1998-2005.
15. Yaffe M, Pritchard K. Overdiagnosing Overdiagnosis. The Oncologist 2014; 19(2):103-6.https://doi.org/10.1016/j.jegh.2014.09.007
16. Zackrisson S, Andersson I, Janzon L, Manjer J, Garne JP. Rate of over-diagnosis of breast cancer 15 years after end of Malmö mammographic screening trial: follow-up study. BMJ 2006; 332(7543):689-92.
17. Kopans D. The Canadian National Breast Screening Studies are compromised and their results are unreliable. They should not factor into decisions about breast cancer screening. Breast Cancer Research and Treatment 2017; 165(1):9-15.
18. Heywang-Köbrunner S, Schreer I, Hacker A, Noftz M, Katalinic A. Conclusions for mammography screening after 25-year follow-up of the Canadian National Breast Cancer Screening Study (CNBSS). European Radiology 2015; 26(2):342-50.
19. Gøtzsche P, Nielsen M. Screening for breast cancer with mammography. Cochrane Database of Systematic Reviews 2009.
20. Maroni R, Massat N, Parmar D et al. A case-control study to evaluate the impact of the breast screening programme on mortality in England. British Journal of Cancer 2020; 124(4):736-43.
21. Duffy S, Tabár L, Yen A et al. Mammography screening reduces rates of advanced and fatal breast cancers: Results in 549,091 women. Cancer 2020; 126(13):2971-9.
22. Sitt J, Lui C, Sinn L, Fong J. Understanding breast cancer screening—past, present, and future. Hong Kong Medical Journal 2018; 24(2):166-74.
23. Blumen H, Fitch K, Polkus V. Comparison of Treatment Costs for Breast Cancer, by Tumor Stage and Type of Service. Am Health Drug Benefits 2016; 9(1):23-32.
24. Vieira R, Biller G, Uemura G, Ruiz C, Curado M. Breast cancer screening in developing countries. Clinics 2017; 72(4):244-53.
25. Brasil. Ministério da Saúde. Instituto Nacional de Câncer Mamografia: da prática ao controle. Ministério da Saúde. Instituto Nacional de Câncer. – Rio de Janeiro: INCA, 2007. 109p.: il. tab.; 18,0 X 25,0cm. – (Recomendações para profissionais de saúde).
26. Bagnoli F, Brenelli F, Pedrini J et al. Mastologia do diagnóstico ao tratamento. Goiânia – Goiás: Conexão Propaganda e Editora, 2017. 650 p.
27. Barcelos MR, Chalupowski MN, Rebbeck TR, Facchini LA. Diretrizes de rastreamento do câncer de mama com práticas personalizadas e baseadas em risco: estamos preparados? Femina 2020; 48(11):685-98.
28. Akhigbe AO, Igbinedion BO. Mammographic screening and reporting: a need for standardisation. A review. Niger Postgrad Med J 2013; 20(4):346-51.
29. Lancaster RB, Gulla S, De Los Santos J, Umphrey H. Breast Cancer Screening and Optimizing Recommendations. Semin Roentgenol 2018; 53(4):280-93.
30. Ravert PK, Huffaker C. Breast cancer screening in women: an integrative literature review. J AmAcad Nurse Pract 2010; 22(12):668-73.
31. Cohn J, Blazey W, Tegay D et al. Physician risk assessment knowledge regarding BRCA Genetics Testing. J Cancer Educ 2015; 30(3):573-9.
32. Instituto Nacional de Câncer José Alencar Gomes da Silva. Diretrizes para a detecção precoce do câncer de mama no Brasil/ Instituto Nacional de Câncer José Alencar Gomes da Silva – Rio de Janeiro: INCA, 2015.
33. Klarenbach S, Sims-Jones N, Lewin G et al. Recommendations on screening for breast cancer in women aged 40–74 years who are not at increased risk for breast cancer. Canadian Medical Association Journal 2018; 190(49):E1441-E1451.
34. 71 or over? You can still have breast screening if you choose. Atualizado em 16 de novembro de 2020. A taxa de pessoas morrendo de câncer na Inglaterra diminuiu; [acesso em 2021 Jun 07]; Disponível em: https://www.gov.uk/government/publications/breast-screening-for-women-aged-71-or-over/71-or-over-you-can-still-have-breast-screening-if-you-choose.
35. NHS breast screening: helping you decide. Atualizado em 13 de maio de 2021. A taxa de pessoas morrendo de câncer na Inglaterra diminuiu; [acesso em 2021 Jun07]; Disponível em: https://www.gov.uk/government/publications/breast-screening-helping-womendecide/nhs-breast-screening-helping-you-decide.
36. Barazi H, Gunduru M. Mammography BI RADS Grading. 2020 Aug 11. In: StatPearls [Internet]. Treasure Island (FL): StatPearls Publishing; 2021 Jan–.
37. Balleyguier C, Ayadi S, Van Nguyen K, Vanel D, Dromain C, Sigal R. Classificação BIRADS ™ em mamografia. European Journal of Radiology 2007; 61(2):192-4.
38. Instituto Nacional de Câncer José Alencar Gomes da Silva. Parâmetros técnicos para rastreamento do câncer de mama. Instituto Nacional de Câncer José Alencar Gomes da Silva. – Rio de Janeiro: INCA, 2021.
39. Gebrim L. A detecção precoce do câncer de mama no Brasil. Cadernos de Saúde Pública 2016; 32(5).

CAPÍTULO

9

Mamografia

Linei Augusta Brolini Dellê Urban
Bryan Victor Serafim
Maria Luiza de Oliveira Almeida Bax

INTRODUÇÃO

A mamografia consiste em um exame radiológico utilizado para avaliação das mamas, sendo considerado o método propedêutico de primeira escolha para rastreamento e diagnóstico do câncer de mama, bem como para investigação de determinadas queixas e patologias mamárias[1,2]. Assim, dada a notável relevância do câncer de mama no cenário de saúde do Brasil e do mundo, a mamografia apresenta grande potencial para redução da mortalidade[3-5]. Ademais, outras doenças podem exibir alterações nas imagem detectadas pela mamografia, mesmo que mais raramente, como o diabetes, as cardiopatias e várias doenças infecciosas[6].

No cenário nacional, a realização de mamografias para rastreamento por meio do sistema de saúde público apresentou crescimento de 19% entre 2012 e 2018[7]. Todavia, conforme estudo conduzido em 2013 por meio da Pesquisa Nacional de Saúde, ainda há uma grave diferença regional no acesso aos exames: enquanto as regiões Sul e Sudeste apresentaram taxas de 80,6% e 81,2%, respectivamente, de mamografia nos 2 anos que antecederam o estudo, para as regiões Centro-Oeste, Nordeste e Norte as taxas foram de 76,0%, 75,7% e 74,6%, respectivamente[8].

Neste capítulo serão abordados os principais temas referentes a esse exame de imagem com ênfase nos enfoques radiológicos e clínicos.

TIPOS DE EQUIPAMENTO

Os tecidos que constituem as mamas têm densidade similar; além disso, para exame adequado das mamas são necessários posicionamento e técnicas de operação específicos, de modo que métodos próprios de captação de imagem foram desenvolvidos exclusivamente para avaliação das mamas[8].

O exame é realizado por meio de um aparelho denominado mamógrafo, que ao longo dos anos passou por diversas modificações e aperfeiçoamentos[8]. Atualmente, além do método analógico convencional, existe o método digital de execução da mamografia. Em ambos os casos é utilizada radiação ionizante de baixa intensidade. Assim, o mamógrafo deve ser composto basicamente por um tubo gerador de raios X, um compressor das mamas e um detector dos raios X – que irá variar conforme o sistema utilizado, como detalhado adiante[9,10].

Mamografia convencional (analógica)

A mamografia convencional ou analógica utiliza-se de um filme radiográfico para captação da imagem produzida pelos feixes de raios X, devendo-se proceder à revelação do filme para análise posterior. A mamografia analógica durante muitos anos teve um papel hegemônico na execução do exame e ainda hoje é o método habitualmente utilizado em grande parte dos hospitais e clínicas em razão do menor custo e da boa resolução. No entanto, apresenta limitações, como a necessidade de filme radiográfico e taxa mais baixa de detecção de lesões cancerosas, quando comparada à mamografia digital[9,10].

Mamografia digital

Ao contrário da mamografia analógica, na mamografia digital não se utiliza filme radiográfico para captação da imagem. Nessa variação do exame, a radiação é captada por condutores que transmitem a imagem diretamente a um computador acoplado, o que possibilita o uso de doses menores de radiação e facilita o armazenamento e o compartilhamento da imagem obtida.

Esse exame apresenta melhor resolução de contraste entre suas estruturas, obtendo uma imagem mais exata para detecção de lesões, quando comparada à mamografia analógica[11]. Além disso, associa-se à maior possibilidade de detecção de carcinomas ductais *in situ*, o que pode reduzir a mortalidade para esse tipo de câncer[11].

INDICAÇÕES

Rastreamento

O rastreamento consiste na execução periódica do exame em mulheres assintomáticas com o objetivo de identificar precocemente o carcinoma mamário (Figura 9.1)[12]. Uma abordagem mais aprofundada sobre este tema pode ser encontrada no Capítulo 8.

O Ministério da Saúde recomenda o rastreamento com mamografia a cada 2 anos para mulheres de 50 a 59 anos de idade. Essa recomendação se baseia em resultados de estudos científicos que avaliaram os riscos e os benefícios do exame para faixas etárias e periodicidade diversas[13].

Por outro lado, a Sociedade Brasileira de Mastologia (SBM), o Colégio Brasileiro de Radiologia e Diagnóstico por Imagem (CBR) e a Federação Brasileira das Associações de Ginecologia e Obstetrícia (FEBRASGO) publicaram em conjunto recomendações para rastreamento do câncer de mama por meio de métodos de imagem. Essas instituições recomendam o rastreamento anual por meio da mamografia para mulheres com idades entre 40 e 69 anos. Quanto às pacientes com menos de 40 anos de idade, o rastreamento está indicado para as classificadas com alto risco de desenvolvimento de câncer de mama, enquanto para as pacientes com 70 anos ou mais as indicações são personalizadas[14].

Exame diagnóstico

Entende-se como exame diagnóstico a utilização da mamografia para investigação e abordagem de pacientes sintomáticas, ou seja, que apresentem lesões suspeitas na mama ou alterações em achados de imagem prévios (Figura 9.2)[13].

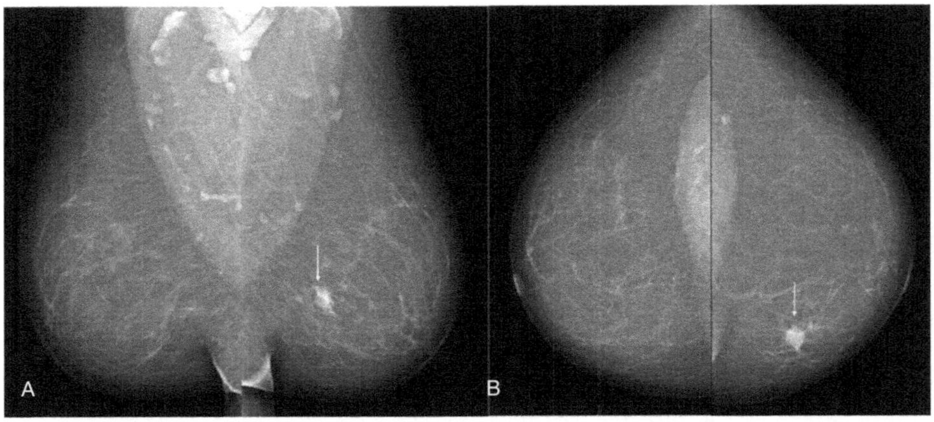

Figura 9.1 Paciente de 66 anos de idade, assintomática, em rastreamento para câncer de mama. Incidências mediolateral oblíqua (**A**) e craniocaudal (**B**) demonstram nódulo irregular, margens indistintas, alta densidade, localizado no terço médio da junção dos quadrantes mediais da mama direita com características suspeitas (BI-RADS 4). Estudo anatomopatológico demonstrou carcinoma mamário invasor (luminal A). (Acervo pessoal da Dra. Linei Augusta Brolini Dellê Urban, Curitiba, PR.)

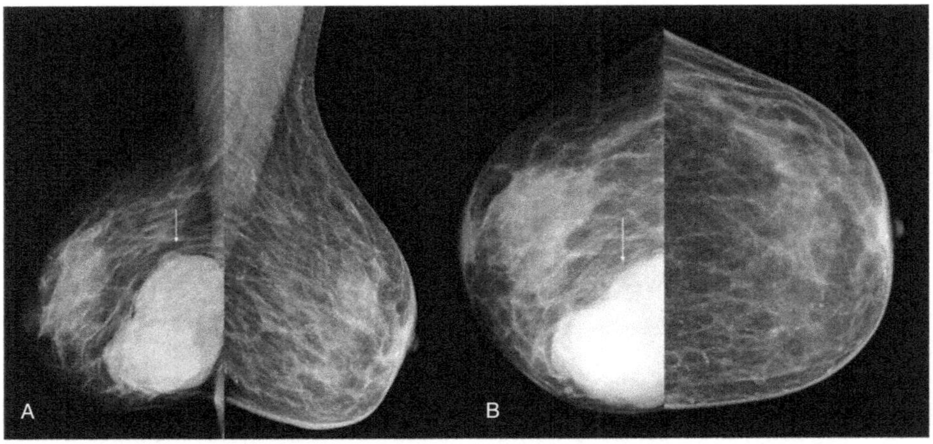

Figura 9.2 Paciente de 83 anos de idade referindo nódulo palpável na mama direita. Incidências mediolateral oblíqua (**A**) e craniocaudal (**B**) demonstram nódulo oval, margens circunscritas, alta densidade, localizado no terço posterior da junção dos quadrantes mediais da mama direita com características suspeitas (BI-RADS 4). Estudo anatomopatológico confirmou carcinoma mamário invasor com diferenciação neuroendócrina. (Acervo pessoal da Dra. Linei Augusta Brolini Dellê Urban, Curitiba, PR.)

Casos especiais: câncer de mama em homens

Embora ocupe posição de destaque dentre as neoplasias não melanomas em mulheres, o câncer de mama não é exclusividade das pacientes do sexo feminino: homens também podem desenvolver carcinoma mamário. No entanto, esse diagnóstico é extremamente raro, com taxas inferiores a 1% dentre os cânceres de mama diagnosticados nos EUA em 2019. Em virtude da excepcionalidade, não há indicação para mamografia de rastreio em homens, a qual é recomendada apenas para diagnóstico e/ou acompanhamento de quadro já diagnosticado (Figura 9.3)[15].

TÉCNICA E POSICIONAMENTO

A realização do exame com a técnica apropriada, em conjunto com o posicionamento correto da paciente, tem papel fundamental na qualidade e na confiabilidade do resultado[16]. Para que sejam alcançados os melhores resultados possíveis, é fundamental a compressão das mamas durante o exame para imobilizá-las e auxiliar a visualização do tecido[17].

Quando realizado de maneira correta, o posicionamento deve garantir a inclusão da maior quantidade possível de tecido mamário no exame, sem sobreposições teciduais[16].

Incidências

São duas as incidências rotineiramente utilizadas em mamografia: mediolateral oblíqua (MLO) e craniocaudal (CC).

Incidência mediolateral oblíqua

O tubo de raios X faz uma angulação em relação à mama – em geral de 45 graus, variando de acordo com a paciente.

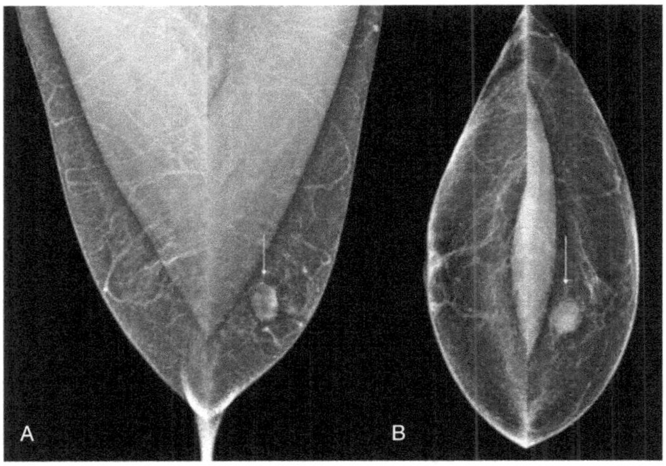

Figura 9.3 Paciente de 34 anos de idade, masculino, referindo nódulo palpável na mama esquerda recentemente. Exame de mamografia nas incidências mediolateral oblíqua (**A**) e craniocaudal (**B**) demonstrando nódulo oval, margens indistintas, alta densidade, localizado no terço médio da junção dos quadrantes mediais da mama esquerda com características suspeitas (BI-RADS 4). Estudo anatomopatológico demonstrou hemangioma capilar lobular. (Acervo pessoal da Dra. Linei Augusta Brolini Dellê Urban, Curitiba, PR.)

Trata-se de uma incidência valiosa e utilizada habitualmente em mamografias por possibilitar a visualização de grande parte do tecido mamário. Para essa incidência, a paciente deve estar relaxada, imóvel e posicionada de frente para o mamógrafo, colocando os ombros e os pés o mais à frente possível. Embora a angulação do tubo costume ser de 45 graus, convém adequar a angulação e a altura do aparelho de acordo com cada paciente. Cabe certificar-se de que não haja rugas nem dobras da pele. Então, o aparelho deve comprimir a mama e parte da axila.

Alguns parâmetros devem estar sempre em mente para verificação da qualidade da imagem em MLO, quais sejam: o músculo peitoral maior deve ser visto, no mínimo, até a altura da papila; o sulco inframamário deve ser visto na borda inferior da imagem; a gordura retromamária deve ser vista e a papila deve estar paralela ao filme em todos os registros obtidos[16,17].

Incidência craniocaudal

Os feixes de raios X são direcionados de cima para baixo. Nessa incidência é importante visualizar o máximo possível de tecido mamário transversalmente. Assim como para a MLO, a paciente deve estar relaxada, imóvel e posicionada de frente para o mamógrafo, com os pés o mais à frente possível. Alguns parâmetros devem ser obedecidos para verificar a qualidade da imagem em CC, entre eles a visualização do músculo peitoral maior em cerca de 30% dos exames, a presença da gordura retromamária e o paralelismo da papila mamária em relação ao filme em todos os registros obtidos[16,17].

Embora essas sejam as principais incidências utilizadas e possibilitem a observação efetiva da maior parte do tecido mamário, às vezes são necessárias incidências adicionais para visualização de porções específicas da mama não contempladas anteriormente[16,18].

Incidência craniocaudal exagerada lateralmente (XCCL)

Essa incidência possibilita extrapolar a CC, sendo utilizada em caso de lesão suspeita em posição posterolateral e quando esta não é bem detectada pela incidência CC[18].

Incidência craniocaudal exagerada medialmente (XCCM) ou cleavage (CV)

A incidência XCCM também torna possível a extrapolação da incidência CC e é utilizada em casos de lesão suspeita em posição posteromedial e quando esta não é bem detectada pela incidência CC[18].

Incidência lateromedial (LM)

O tubo está posicionado a 90 graus e os feixes de raios X vão do sentido lateral para o medial. Essa incidência possibilita melhor visualização das porções mediais da mama[16].

Incidência mediolateral (ML)

Com o tubo posicionado a 90 graus e os feixes de raios X do sentido medial para o sentido lateral, essa incidência melhora a visualização das porções laterais da mama[16].

Incidência tangencial (TAN)

O equipamento é posicionado tangencialmente à mama de acordo com a área a ser examinada. Por exemplo, se houver lesão suspeita no quadrante superior esquerdo próximo ao mamilo, essa será a área objetivada pelo exame[18].

Incidência caudocranial (RCC)

Os feixes de raios X direcionam-se de baixo para cima, ou seja, o oposto da projeção craniocaudal. Essa é uma importante alternativa para pacientes com pequeno volume mamário, como os homens[18].

Manobras

Apesar das diversas finalidades de cada incidência, muitas vezes são necessários posicionamentos específicos para um exame com boa qualidade da porção mamária desejada. Nesse sentido, as manobras são úteis e se utilizam da operação manual da mama para obtenção dos posicionamentos específicos.

Dentre as principais manobras destacam-se a compressão seletiva, na qual se promove, com compressão manual, uma dispersão do tecido mamário, evitando a sobreposição de estruturas mamárias, e a manobra de Eklund, uma importante alternativa para mamas com implantes, na qual se realiza um movimento com a prótese a fim de posicioná-la o mais perto possível da parede torácica para então comprimir o tecido mamário anterior[19].

PRINCIPAIS ACHADOS E CLASSIFICAÇÃO BI-RADS

A fim de padronizar os registros dos achados na mamografia e reduzir dúvidas e equívocos na interpretação do exame, o American College of Radiology introduziu o *Breast Imaging Reporting and Data System* (BI-RADS), um sistema de classificação das lesões mamárias que possibilita organizar o laudo médico de mamografias, ultrassonografias e ressonâncias magnéticas e guiar a conduta clínica mediante os diferentes achados imaginológicos[20,21].

As principais classificações do sistema BI-RADS abordam a composição mamária, os achados principais e as categorias de avaliação.

Composição mamária

A composição do tecido mamário é dividida em quatro categorias (Figura 9.4):

A. Mamas predominantemente adiposas.
B. Mamas com densidades fibroglandulares esparsas.
C. Mamas heterogeneamente densas.
D. Mamas extremamente densas.

Esses critérios são fundamentados nos graus de atenuação da imagem radiológica; portanto, quando se referem aos tecidos com maior densidade, estão na verdade indicando os tecidos com maior radiodensidade. Quanto maior a presença de áreas de alta densidade no tecido

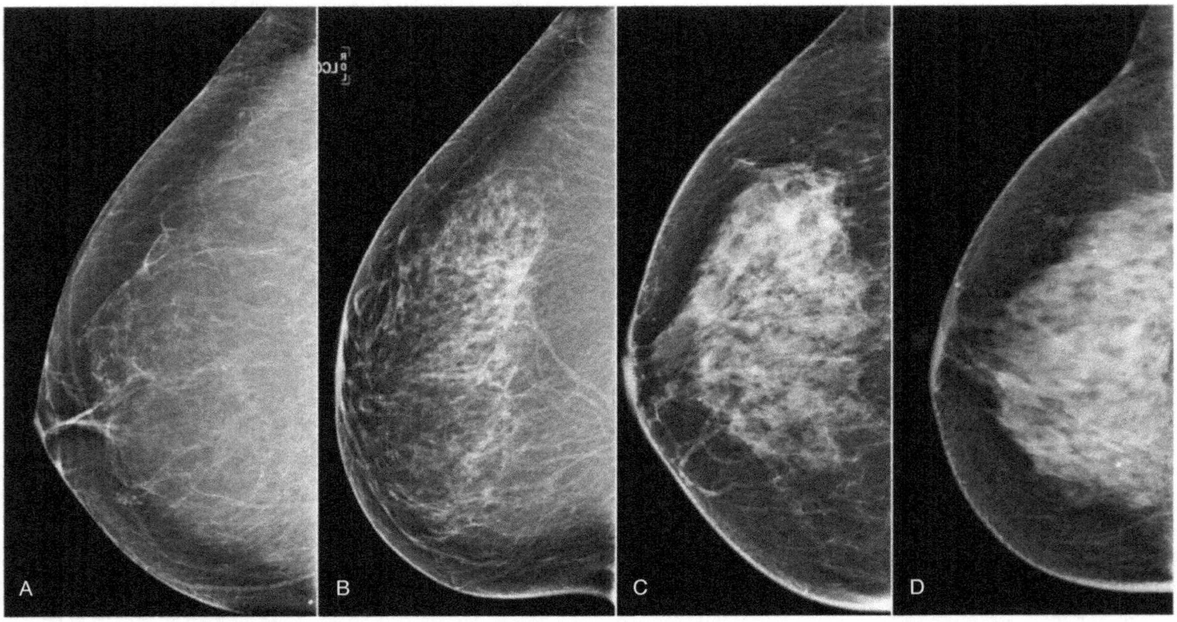

Figura 9.4 Composição do tecido mamário na mamografia. **A** Mamas predominantemente adiposas. **B** Mamas com densidades fibroglandulares esparsas. **C** Mamas heterogeneamente densas. **D** Mamas extremamente densas. (Acervo pessoal da Dra. Linei Augusta Brolini Dellê Urban, Curitiba, PR.)

mamário, maior a limitação para identificação de lesões. Assim, a categoria A apresenta mais sensibilidade que a categoria B e assim sucessivamente[20].

Principais achados à mamografia

Nódulos

Os nódulos são achados necessariamente tridimensionais, visíveis em pelo menos duas incidências diferentes, devendo ser caracterizados de acordo com sua forma, margens e densidade[18,22].

Um nódulo pode assumir as seguintes formas (Figura 9.5):

- **Oval** (tendo ainda o potencial de apresentar ondulações).
- **Redonda.**
- **Irregular:** a presença de forma irregular indica maior suspeição quanto à malignidade da lesão.

Em relação às margens, elas podem ser classificadas como (Figura 9.6):

- **Circunscrita:** ou seja, completamente bem delimitada.
- **Obscurecida:** partes da margem são encobertas por tecido fibroglandular sobrejacente.
- **Microlobulada:** margem composta por pequenas ondulações.
- **Indistinta:** não apresenta limites definidos. A presença de margens indefinidas indica maior suspeição de malignidade – é importante não confundi-la com a margem obscurecida.
- **Espiculada:** composta por irradiação de linhas do centro da lesão para fora – também é um indicador de suspeição de malignidade.

A densidade dos nódulos, assim como a composição mamária, refere-se à radiodensidade. Nesse caso, pode ser classificada como alta, igual à do parênquima mamário (isodensa) ou baixa e contendo gordura (radiolúcida). Em geral, os nódulos malignos apresentam-se com alta densidade (Figura 9.7)[18,22].

Calcificações

As calcificações consistem em coleções de cálcio no tecido mamário que podem estabelecer-se fisiologicamente, com o envelhecimento natural, ou resultar de um processo maligno[18,22], sendo classificadas conforme a morfologia e sua distribuição:

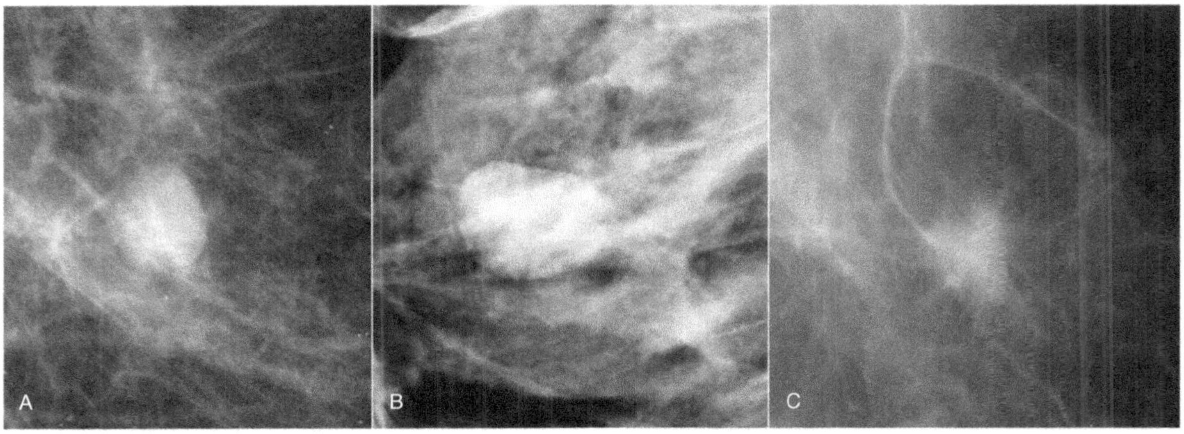

Figura 9.5 Exemplos das formas dos nódulos. **A** Nódulo redondo. **B** Nódulo oval. **C** Nódulo irregular. (Acervo pessoal da Dra. Linei Augusta Brolini Dellê Urban, Curitiba, PR.)

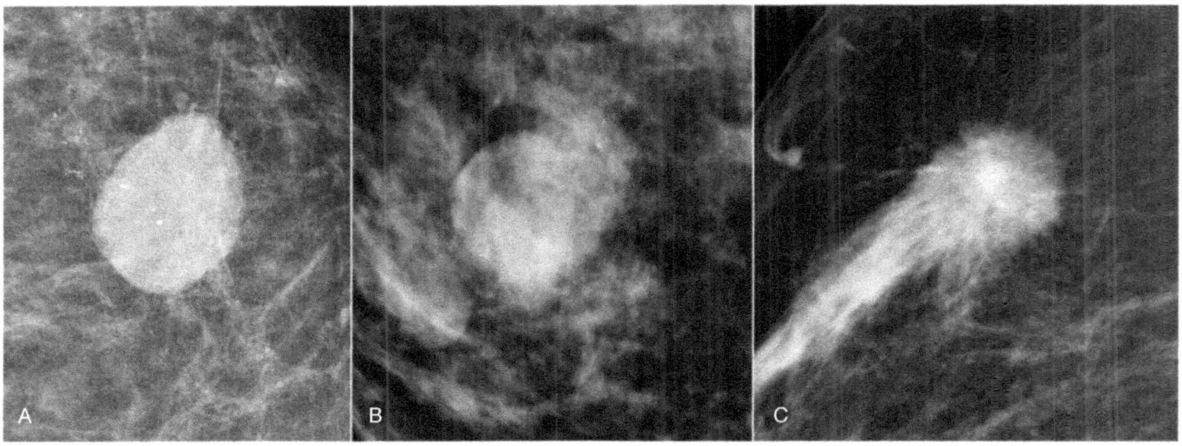

Figura 9.6 Exemplos das margens do nódulo. **A** Margem circunscrita. **B** Margem indistinta. **C** Margem espiculada. (Acervo pessoal da Dra. Linei Augusta Brolini Dellê Urban, Curitiba, PR.)

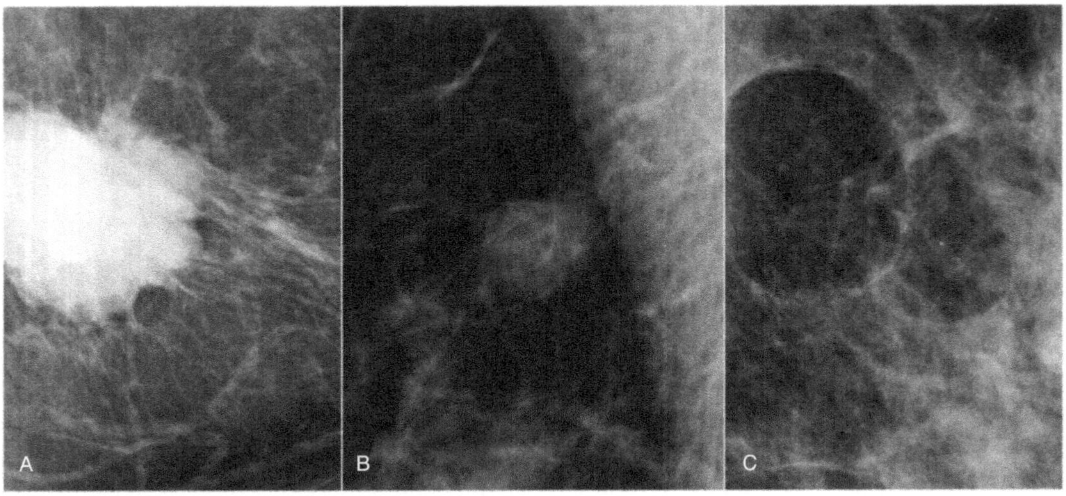

Figura 9.7 Exemplos da densidade do nódulo. **A** Nódulo de alta densidade. **B** Nódulo isodenso. **C** Nódulo com densidade de gordura. (Acervo pessoal da Dra. Linei Augusta Brolini Dellê Urban, Curitiba, PR.)

- **Tipicamente benignas:** calcificações geralmente maiores, bem delimitadas e redondas, costumam estar relacionadas com processos fisiológicos benignos. Podem ser subdivididas de acordo com suas particularidades, como vasculares, grosseiras, de pele, redondas, distróficas, leite de cálcio, em fios de sutura, em casca de ovo e em aro (Figura 9.8).
- **Suspeitas:** são calcificações cuja morfologia indica a suspeição de malignidade. Fazem parte desse grupo as amorfas (sem forma definida), as pleomórficas finas (de formas variadas), as heterogêneas grosseiras e as finas lineares ou finas lineares ramificadas (Figura 9.9).

Categorias de avaliação

A avaliação final da mamografia é dividida em categorias, de acordo com a suspeição de benignidade e malignidade dos achados. O Quadro 9.1 apresenta as sete

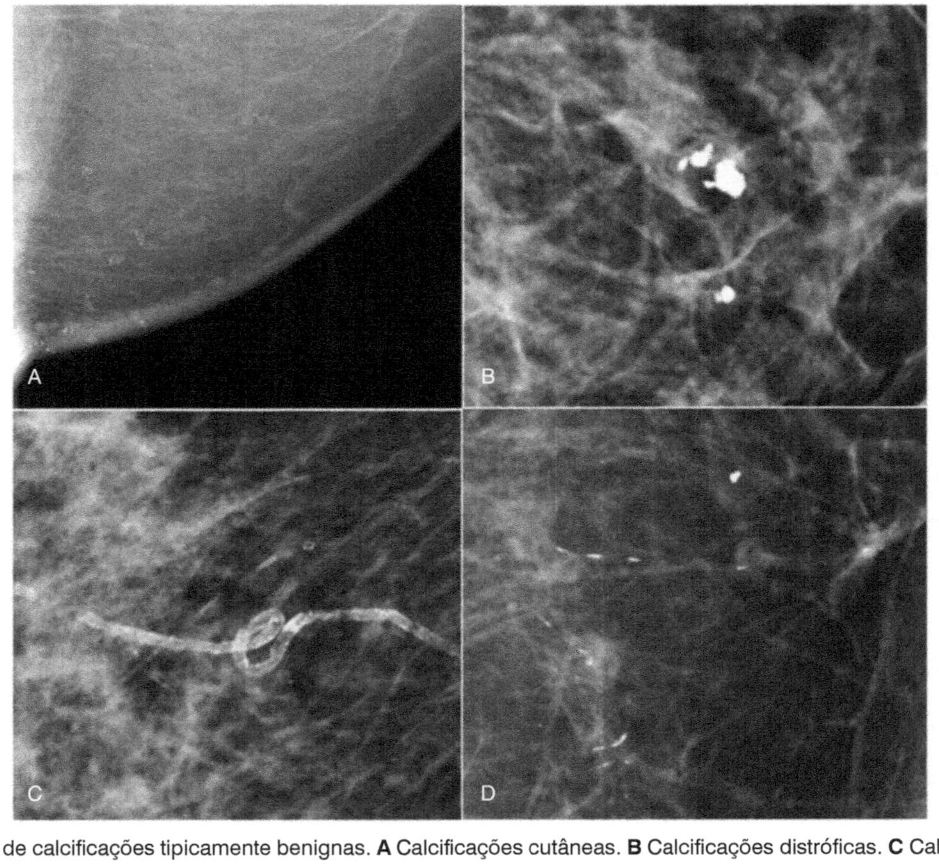

Figura 9.8 Exemplos de calcificações tipicamente benignas. **A** Calcificações cutâneas. **B** Calcificações distróficas. **C** Calcificações vasculares. **D** Calcificações em bastonetes. (Acervo pessoal da Dra. Linei Augusta Brolini Dellê Urban, Curitiba, PR.)

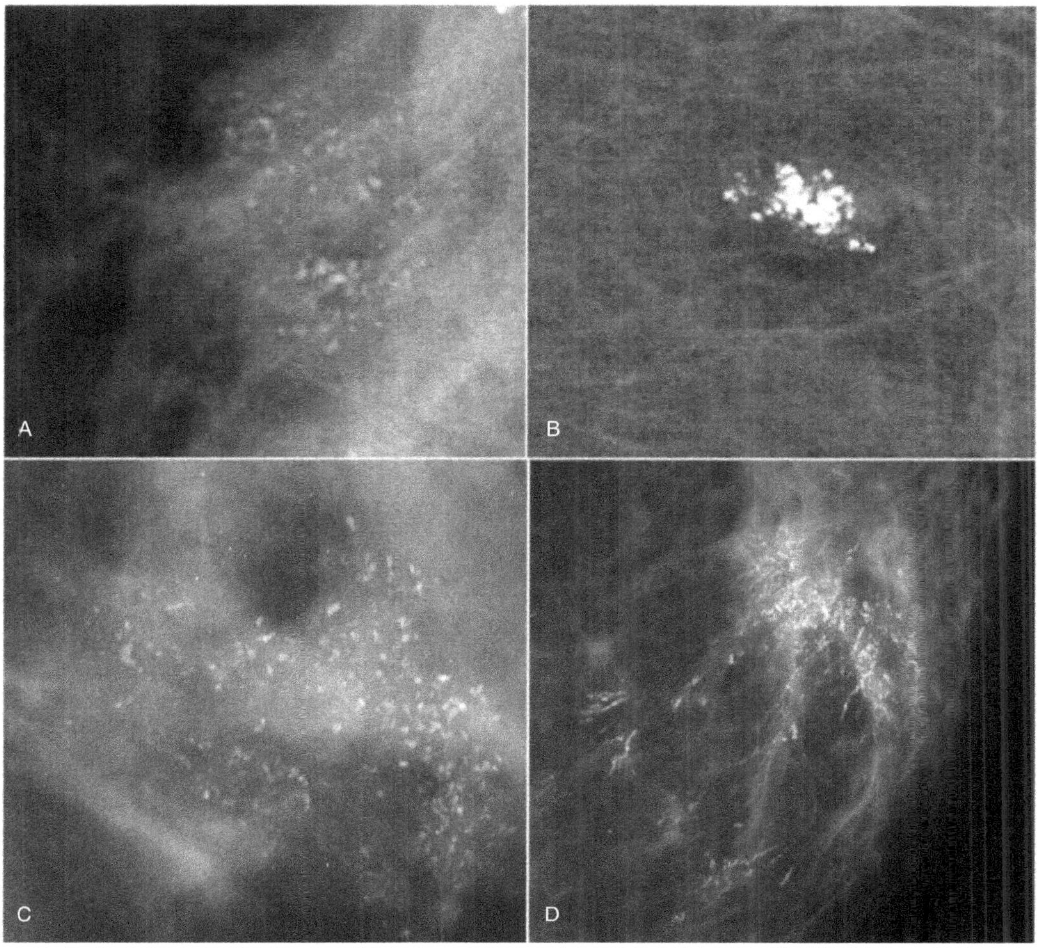

Figura 9.9 Exemplos de calcificações suspeitas. **A** Amorfas. **B** Grosseiras e heterogêneas. **C** Pleomórficas finas. **D** Finas lineares e ramificadas. (Acervo pessoal da Dra. Linei Augusta Brolini Dellê Urban, Curitiba, PR.)

Quadro 9.1 Categorias de avaliação BI-RADS

Categoria BI-RADS	Definição	Probabilidade de correspondência para câncer	Conduta indicada
0	Achados inconclusivos	–	Avaliação adicional por exame de imagem
1	Negativo (dentro dos padrões de normalidade)	Cerca de 0%	Não há necessidade de conduta adicional. Seguir os protocolos de rastreamento
2	Benignos (dentro dos padrões de normalidade)	Cerca de 0%	Não há necessidade de conduta adicional. Seguir os protocolos de rastreamento
3	Provavelmente benignos	> 0% e < 2%	Realizar nova mamografia em menos de 1 ano
4	Achados suspeitos	–	Realizar exame para diagnóstico tecidual
4a	Pequena suspeita de malignidade	> 2% e < 10%	–
4b	Suspeita moderada de malignidade	> 10% e < 50%	–
4c	Alta suspeita de malignidade	> 50% e < 95%	–
5	Fortemente sugestivo de malignidade	> 95%	Realização de biópsia para diagnóstico tecidual
6	Malignidade comprovada por biópsia prévia	–	–

Fonte: adaptada das referências 7, 21 e 23.

categorias identificadas, bem como suas definições, probabilidades de correspondência ao câncer e a conduta indicada em cada caso.

A categoria 4 é ampla e comporta diferentes probabilidades de correspondência ao câncer, a depender dos achados. Assim, é essencial uma boa relação médico-paciente para que a decisão seja compartilhada, sendo apresentado o significado de cada subcategoria, bem como os riscos da realização ou não do exame diagnóstico[18,23].

ACURÁCIA E LIMITAÇÕES

Alguns estudos revelam a importância da mamografia para redução da mortalidade por câncer de mama, ao mostrarem a diminuição da incidência de casos fatais em 10 anos após o diagnóstico caso a mamografia de rastreamento seja realizada[24]. No entanto, assim como qualquer método propedêutico, a mamografia apresenta limitações em sua realização e nos resultados.

Entre as principais limitações está a dificuldade de acesso das mulheres em situação socioeconômica mais vulnerável. Em termos técnicos, a indisponibilidade eventual de profissionais ambientados e capacitados para boa realização da metodologia também se revela uma importante limitação, uma vez que a técnica e o posicionamento adequados são imprescindíveis para a qualidade do exame[1,16]. Isso se aplica, por exemplo, aos casos em que há mamoplastia de aumento, o que pode configurar uma limitação ao exame por reduzir sua sensibilidade[25].

Além disso, com o avanço do conhecimento científico e a popularização do exame, dúvidas sobre a necessidade do rastreamento periódico por meio da mamografia são cada vez mais frequentes. Como resultado, inúmeras pesquisas foram realizadas para estabelecer melhor os riscos dessa conduta, sendo os principais a possibilidade de resultados falso-positivos ou falso-negativos e o sobrediagnóstico[12].

Os relatos de exames falso-positivos são consideráveis em algumas regiões, como na Europa e nos EUA, onde as taxas alcançam 20% e 30%, respectivamente, para as mulheres entre 50 e 69 anos de idade[12]. Esse contexto cursa com desvantagens associadas, como o custo aumentado para os sistemas de saúde, os danos psicológicos e a queda na qualidade de vida de mulheres que acreditam estar com uma doença tão delicada quanto o câncer de mama quando na verdade não estão[26].

Os resultados falso-negativos, por sua vez, podem ser decorrentes de uma avaliação ineficaz do exame, seja na liberação do laudo, seja na análise do médico solicitante, podendo resultar ainda de técnica mal realizada ou de uma limitação inerente ao método em razão do tecido mamário denso, por exemplo. Esses resultados podem atrasar a busca e o acesso ao tratamento, comprometendo o prognóstico da paciente[12,26].

O sobrediagnóstico compreende os tumores que foram diagnosticados, mas que não ocasionariam sintomas ou a morte dos pacientes, como os que não chegariam a se manifestar clinicamente ou cujas portadoras viriam a falecer por outras causas antes da manifestação dos sintomas[27]. Esses diagnósticos representam alto custo para o sistema de saúde, que arca com gastos para tratamentos sem um benefício visível – o que constitui um importante dilema ético entre os profissionais de saúde[12].

No entanto, a mamografia ainda tem papel fundamental na detecção precoce do câncer de mama por possibilitar a abordagem antecipada e aumentar a probabilidade de um prognóstico positivo para as pacientes[28].

O aprimoramento das imagens mamográficas é fruto de um progresso de longo prazo que oferece uma possibilidade cada vez maior de redução das taxas de resultados errôneos e de obtenção de taxas melhores de sensibilidade e especificidade[28,29].

CONSIDERAÇÕES FINAIS

A mamografia permanece como importante exame para rastreamento e diagnóstico do câncer de mama, bem como para visualização e acompanhamento de outras lesões. Antes de solicitar o exame, convém valorizar uma conversa franca e esclarecedora com a paciente, explicando os riscos e benefícios do exame de modo a incluí-la na tomada de decisões.

Referências

1. Davis T, Rademaker A, Bennett C et al. Improving Mammography Screening Among the Medically Underserved. Journal of General Internal Medicine 2013; 29(4):628-635.
2. Autier P, Boniol M. Mammography screening: A major issue in medicine. European Journal of Cancer 2018; 90:34-62.
3. Instituto Nacional de Câncer José Alencar Gomes da Silva. Estimativa 2020: incidência de câncer no Brasil. 1. ed. Rio de Janeiro: INCA, 2019. 122 p.
4. Harris R, Yeatts J, Kinsinger L. Breast cancer screening for women ages 50 to 69 years a systematic review of observational evidence. Preventive Medicine 2011; 53(3):108-14.
5. Gøtzsche P, Jørgensen K. Screening for breast cancer with mammography (Review). Cochrane Database of Systematic Reviews 2013; CD001877(6):1465-858.
6. Matsumoto R, Catani J, Campoy M, Oliveira A, Barros N. Radiological findings of breast involvement in benign and malignant systemic diseases. Radiologia Brasileira. 2018; 51(5):328-33.
7. Brasil, Ministério da Saúde, Instituto Nacional de Câncer. A situação do câncer de mama no Brasil: síntese de dados dos sistemas de informação. Rio de Janeiro: INCA, 2019. 85 p.
8. Barbosa Y, Oliveira A, Rabêlo P, Silva F, Santos A. Fatores associados à não realização de mamografia: Pesquisa Nacional de Saúde, 2013. Revista Brasileira de Epidemiologia 2019; 22:22:E190069.
9. Hambly N, McNicholas M, Phelan N, Hargaden G, O'Doherty A, Flanagan F. Comparison of Digital Mammography and Screen-Film Mammography in Breast Cancer Screening: A Review in the Irish Breast Screening Program. American Journal of Roentgenology 2009; 193(4):1010-8.
10. Faridah Y. Digital versus screen film mammography: a clinical comparison. Biomedical Imaging and Intervention Journal 2008; 4:e31.
11. de Gelder R, Fracheboud J, Heijnsdijk E et al. Digital mammography screening: Weighing reduced mortality against increased overdiagnosis. Preventive Medicine 2011; 53(3):134-40.

12. Løberg M, Lousdal M, Bretthauer M, Kalager M. Benefits and harms of mammography screening. Breast Cancer Research 2015; 17(1).
13. Instituto Nacional de Câncer José Alencar Gomes da Silva. Diretrizes para a detecção precoce do câncer de mama no Brasil. Rio de Janeiro: INCA, 2015. 166 p.
14. Urban L, Schaefer M, Duarte D et al. Recomendações do Colégio Brasileiro de Radiologia e Diagnóstico por Imagem, da Sociedade Brasileira de Mastologia e da Federação Brasileira das Associações de Ginecologia e Obstetrícia para rastreamento do câncer de mama por métodos de imagem. Radiologia Brasileira 2012; 45(6):334-9.
15. Hassett M, Somerfield M, Baker E et al. Management of Male Breast Cancer: ASCO Guideline. J Clin Oncol 2021; 38(16):1849-63.
16. Mello G, Stavros A, Oliveira E, Daros K. Mamografia. In: Urban L, Chala L, Mello G. Mama CBR. 1. ed. Rio de Janeiro: Elsevier, 2019, 1071 p.
17. Huppe A, Overman K, Gatewood J, Hill J, Miller L, Inciardi M. Mammography Positioning Standards in the Digital Era: Is the Status Quo Acceptable?. Am J Roentgenol 2017; 209(6):1419-25.
18. Brasil, Ministério da Saúde, Instituto Nacional de Câncer. Mamografia: da prática ao controle. Rio de Janeiro: INCA, 2007. 109 p.
19. Brasil, Ministério da Saúde, Instituto Nacional de Câncer. Atualização em mamografia para técnicos em radiologia. 2. ed. Rio de Janeiro: INCA, 2019. 181 p.
20. Spak D, Plaxco J, Santiago L, Dryden M, Dogan B. BI-RADS® fifth edition: A summary of changes. Diagnostic and Interventional Imaging 2017; 98(3):179-90.
21. Sickles, EA, D'Orsi CJ, Bassett LW et al. ACR BI-RADS® Mammography. In: ACR BI-RADS® Atlas, Breast Imaging Reporting and Data System. Reston, VA, American College of Radiology, 2013.
22. Santos R, Hochhegger B. Mamografia. In: Novita G, Frasson A, Millen E, Zerwes F, Cavalcante F. Breast diseases. 1. ed. Rio de Janeiro: Atheneu, 2011: 5-17.
23. Urban L. Classificação BI-RADS®. In: Novita G, Frasson A, Millen E, Zerwes F, Cavalcante F. Breast diseases. 1. ed. Rio de Janeiro: Atheneu, 2011: 1-4.
24. Duffy S, Tabár L, Yen A et al. Beneficial Effect of Consecutive Screening Mammography Examinations on Mortality from Breast Cancer: A Prospective Study. Radiology 2021; 299(3):541-7.
25. Miglioretti D. Effect of Breast Augmentation on the Accuracy of Mammography and Cancer Characteristics. JAMA 2004; 291(4):442.
26. Kopans D. A New Era in Mammography Screening. Radiology 2014; 271(3):629-31.
27. Sardanelli F, Fallenberg E, Clauser P et al. Mammography: an update of the EUSOBI recommendations on information for women. Insights into Imaging 2016; 8(1):11-8.
28. Lee C, Sickles E, Moy L. Risk Stratification for Screening Mammography: Benefits and Harms. Am J Roentgenol 2019; 212(2):250-8.
29. Witten M, Parker C. Screening Mammography. Surg Clin North Am 2018; 98(4):667-75.

CAPÍTULO

10

Ultrassonografia Mamária

Alexandre de Almeida Barra
Isabela Bahia Ferreira
Ana Carla Araújo Paiva

INTRODUÇÃO

Os experimentos com ondas sonoras atingiram seu ápice durante a Segunda Guerra Mundial, de modo que em 1942 o cientista Theodore Dussik foi o primeiro a documentar seu uso para diagnóstico médico. Essa descoberta, associada à descrição do método Doppler por Christian Doppler em 1842, possibilitou a análise do fluxo, direção e velocidade do sangue por meio do ultrassom[1,2].

A ultrassonografia (USG) é um método de imagem baseado na vibração de ondas sonoras emitidas por um transdutor que, ao transitarem e refletirem nos tecidos, são recaptadas, produzindo imagens. Dessa maneira, tecidos mais densos refletem mais as ondas e geram imagens hiperecogênicas ou hiperecoicas (mais claras) e tecidos menos densos refletem menos as ondas, produzindo imagens hipoecogênicas ou hipoecoicas (mais escuras) (Figura 10.1). Trata-se de um método que possibilita a avaliação de partes moles e a diferenciação entre achados sólidos e císticos, o que pode ser útil na busca por tumores e cálculos e na avaliação da integridade dos órgãos. Nesse método não se utiliza radiação ionizante, como na radiografia ou tomografia computadorizada, e, portanto, a paciente não é exposta à radiação e a seus possíveis efeitos adversos[1].

Na mastologia, a USG tem importante papel – a mama foi um dos primeiros órgãos a serem examinados, e na década de 1950 Wild e Neal foram pioneiros na documentação do uso da USG para diagnóstico de tumores mamários[3].

RASTREAMENTO DE CÂNCER DE MAMA E OUTRAS INDICAÇÕES DA ULTRASSONOGRAFIA

A USG apresenta vantagens em relação a outros métodos de imagem, como não usar radiação ionizante, não depender da densidade mamária para sua acuidade e não envolver o uso de contraste endovenoso[4]. Por outro lado, suas desvantagens incluem a incapacidade de detectar microcalcificações e a dificuldade em avaliar mamas lipossubstituídas, distorções arquiteturais do parênquima mamário e nódulos menores que 5mm ou dispostos em planos

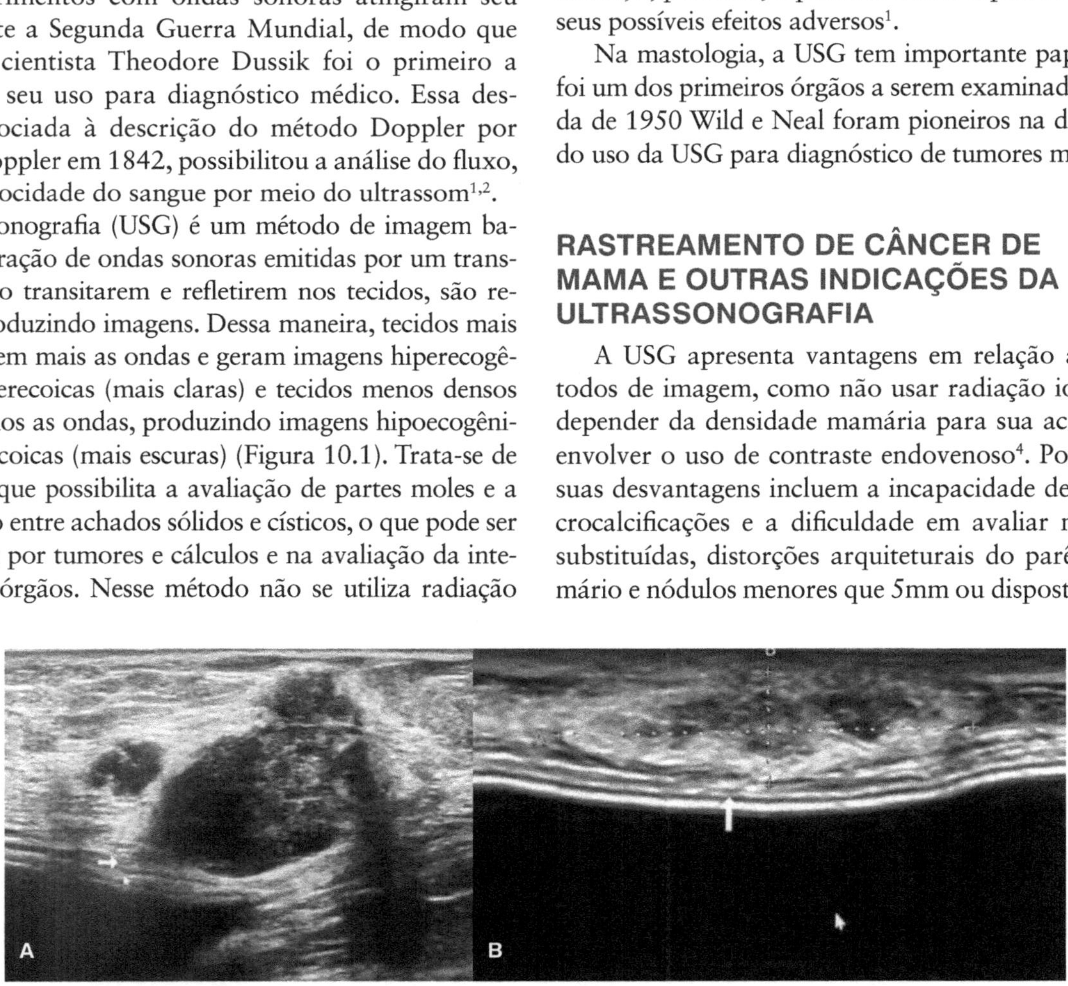

Figura 10.1 Lesões de morfologias variadas presentes na mesma paciente. **A** Lesão multinodular hipoecoica sem sombra acústica posterior com maior eixo longitudinal à pele. **B** Lesão isoecoica com conteúdo heterogêneo hipoecoico, sem sombra acústica posterior e com maior eixo paralelo à pele. (Acervo pessoal do Dr. Alexandre de Almeida Barra, Belo Horizonte, MG.)

profundos[4,5]. Além disso, existem muitas características comuns às afecções benignas e malignas, o que diminui a acuidade diagnóstica e torna a habilidade do avaliador uma variável importante para a qualidade do exame.

Apesar de sua importância, a USG não deve ser realizada arbitrariamente: suas indicações são específicas e, por isso, cada caso merece avaliação individual. Em geral, trata-se de um método complementar e, portanto, quando utilizado junto à mamografia (MMG), promove resultados melhores do que com seu uso isolado[6]. Como nenhum método de imagem é capaz de fornecer sozinho informações suficientes para comprovar a existência de neoplasia maligna, a USG pode contribuir para o esclarecimento das características das lesões e a definição da conduta clínica ou cirúrgica na grande maioria dos casos (Figura 10.2)[7].

O uso da USG é favorecido entre as pacientes consideradas de alto risco (> 20%) para desenvolvimento do câncer de mama, o que inclui critérios como a realização prévia de radioterapia torácica, entre 10 e 30 anos de idade, a presença de mutação BRCA1 e BRCA2 ou síndromes, como as de Li-Fraumeni, Cowden e Bannayan-Riley-Ruvalcaba, identificadas na paciente ou em familiares próximos. Para as pacientes consideradas de risco habitual, por sua vez, o método é contraindicado (Quadro 10.1)[8,9].

O Instituto Nacional de Câncer (INCA) recomenda a realização de USG em conjunto com a MMG quando esta obtiver resultados inconclusivos, enquanto que a Federação Brasileira das Associações de Ginecologia e Obstetrícia (FEBRASGO) preconiza sua realização complementar à MMG em pacientes com mamas densas[8,10].

Além de usada para detecção do câncer de mama, a USG é muito adotada para monitorização de procedimentos invasivos para diagnóstico de lesões mamárias, como

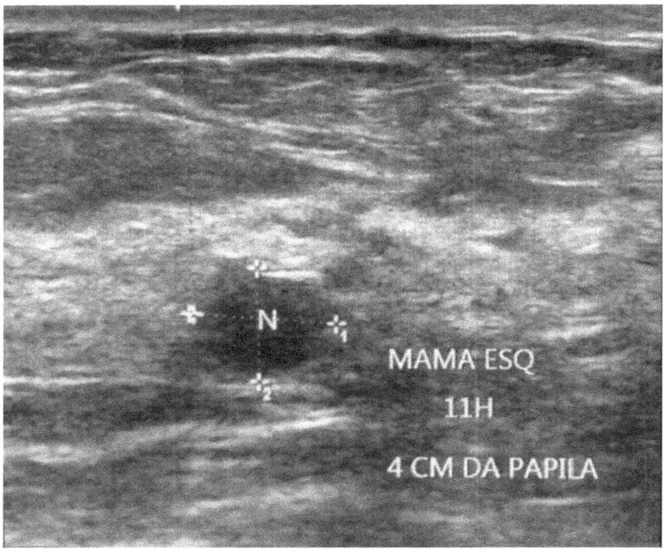

Figura 10.2 Formação nodular em mama esquerda, a 4cm da papila no quadrante superior interno (11 horas). Observam-se margens bem delimitadas e conteúdo hipoecoico – veja encarte colorido. (Imagem gentilmente cedida pela Dra. Viviane Maria Costanza Cisari, Rio de Janeiro, RJ.)

Quadro 10.1 Parecer do Ministério da Saúde sobre a indicação da ultrassonografia mamária para rastreamento de câncer de mama

Questão norteadora	Qual a eficácia do rastreamento com ultrassonografia na redução da mortalidade global e por câncer de mama?
Recomendação	O Ministério da Saúde recomenda contra o rastreamento do câncer de mama com ultrassonografia das mamas, seja isoladamente, seja em conjunto com a mamografia (recomendação contrária forte: os possíveis danos provavelmente superam os possíveis benefícios)

Fonte: Diretrizes para Detecção Precoce do Câncer de Mama no Brasil do Ministério da Saúde – INCA[8].

punção aspirativa por agulha fina (PAAF) e outras biópsias guiadas[7], sendo ainda de suma importância no estadiamento de pacientes com câncer de mama, uma vez que é o método de escolha para avaliação de alterações morfológicas em linfonodos, possibilitando a busca por sinais nas vias de drenagem linfática das mamas. Por ser menos invasiva e por não utilizar radiação ionizante, a USG pode ser útil também no controle evolutivo de tumores em quimioterapia neoadjuvante, tornando possível a avaliação tridimensional e reprodutível do maior eixo da lesão[11].

Muito solicitada na complementação de MMG duvidosas, a USG contribui para esclarecer a natureza dos nódulos (sólidos ou císticos) e identificar lesões ocultas em mamas radiologicamente densas, uma vez que a sobreposição de estruturas pode ocultar alguma imagem nodular de interesse[7].

BI-RADS ULTRASSONOGRÁFICO

O *Breast Imaging-Reporting and Data System* (BI-RADS) é um método de padronização da classificação dos exames de imagem da mama que promoveu melhora considerável na maneira de conceder laudos, na comunicação entre especialidades e na conduta e propedêutica dos pacientes[5]. Seu uso se fundamenta em três objetivos: padronizar os laudos, visando melhorar a promoção de saúde, facilitar a comparação de exames e laudos provenientes de diferentes profissionais e possibilitar a comparação de dados em longo prazo[5,12].

Desenvolvido em 1992 por um conjunto de organizações de saúde e inicialmente voltado apenas para o diagnóstico por MMG, em 2003 foi lançada a primeira edição do BI-RADS ultrassonográfico, a qual relacionava o léxico da USG ao da MMG[13]. Dez anos depois foi lançada uma versão mais atualizada e completa, que inclui avanços tecnológicos que aprimoraram seu uso[14].

Apesar de amplamente utilizada na MMG, a difusão da classificação BI-RADS na USG foi mais lenta em vista de seu léxico ter sido introduzido posteriormente e por ainda não haver estudos e controles de qualidade em todos os países. Ainda assim, o BI-RADS ultrassonográfico obedece aos mesmos princípios utilizados na MMG e, seguindo o protocolo de exame adequado, pode auxiliar a diferenciação entre massas benignas e malignas e, principalmente, o manejo das mamas com achados provavelmente benignos (BI-RADS 3)[12,15,16].

A classificação BI-RADS ultrassonográfica foi concebida para complementar a mamográfica, de modo a se correlacionarem, e capacitar o profissional para comparação dos achados em ambos os exames e para encontrar suas correspondências. Alguns termos e expressões, por sua vez, são exclusivos da USG, como orientação e ecogenicidade da lesão[12].

A documentação dos achados é realizada de acordo com a forma (oval, arredondado, irregular), lobulação, orientação quanto à superfície cutânea (paralelo ou não), circunscrição de margens, limites da lesão, tipos de ecogecidade interna (anecoico, hiperecoico, complexo, hipoecoico ou isoecoico), presença de reforço acústico posterior e efeitos nos tecidos vizinhos (compressão, retração, distorção arquitetural etc.). Além disso, procede-se à avaliação de linfonodos intramamários (até 1cm) e axilares (até 2cm), observando o tamanho (até 1cm para intramamários e até 2cm para axilares) e o aspecto (córtex e hilo). A descrição da vascularização pode também ser detalhada[12].

Dessa maneira, a classificação BI-RADS é dividida em sete categorias (de 0 a 6):

- **BI-RADS 0:** são necessários exames adicionais, pois a avaliação está incompleta. Pode ser assim classificado quando a USG foi o primeiro exame de imagem realizado ou quando exames prévios (como MMG) ainda não foram apresentados. Em caso de disponibilidade desses exames anteriores, deve ser feito um adendo ao laudo inicial com a inclusão das conclusões revisadas[12,14].
- **BI-RADS 1:** o exame é normal, sem necessidade de comentários adicionais. Contudo, vale salientar que o diagnóstico é considerado negativo caso a USG tenha sido realizada em associação a outros exames também negativos (MMG, exame clínico, USG prévias), tendo em vista que o exame de mamas mais lipossubstituídas e com baixo contraste pode ser incerto, apesar da ausência de achados[12,14].
- **BI-RADS 2:** o exame é normal, ou seja, sem achados de malignidade, contudo com algum achado benigno. Nesse caso, o achado deve ser descrito, podendo incluir um ou mais cistos, linfonodos intramamários, coleções de líquido pós-cirúrgicas, implantes de silicone e fibroadenomas que não sofrem alterações há pelo menos 2 anos, entre outros[14].
- **BI-RADS 3:** lesão provavelmente benigna. Essa classificação é reservada especificamente para achados que tenham entre 0% e 2% de chance de malignidade. Para a USG, massas sólidas com margem circunscrita, formato oval e orientação paralela à pele (em sua maioria fibroadenomas) e cistos complicados isolados têm reconhecidamente probabilidade inferior a 2% de malignidade, enquadrando-se nessa categoria. Poucos achados diferentes podem ser enquadrados como BI-RADS 3. A conduta nesses casos consiste em acompanhamento com repetição de exames depois de 6 meses[14].
- **BI-RADS 4:** lesão suspeita de malignidade. Nessa classificação são incluídos achados que não apresentam sinais clássicos de malignidade, mas que são suficientemente suspeitos para justificar a realização de biópsia. A probabilidade de malignidade nesses casos é de 2% a 95%. Com o objetivo de melhorar o alinhamento da conduta médica ao desejo da paciente, essa categoria foi dividida em três: 4A (probabilidade > 2% e ≤ 10%), 4B (probabilidade > 10% e ≤ 50%) e 4C (probabilidade > 50% e < 95%). A conduta diante de achados BI-RADS 4 consiste na realização de biópsia[14].
- **BI-RADS 5:** lesão com grande probabilidade de malignidade (≥ 95%). Biópsia deve ser realizada na ausência de contraindicações clínicas[14].
- **BI-RADS 6:** exame de lesão submetida previamente à biópsia e que já teve resultado positivo para malignidade, mas que ainda não foi submetida à excisão cirúrgica. Nesses casos, a conduta consiste em tratamento cirúrgico, quando clinicamente apropriado[14].

Apesar das recomendações, cada caso deve ser avaliado individualmente, e o médico pode seguir condutas diferentes, como é o caso de cistos simples corretamente classificados na categoria 2 submetidos à aspiração para controle da dor[14]. Ademais, cabe levar em conta que a classificação não considera fatores de risco inerentes a cada paciente, como história familiar e idade, o que pode conduzir ao tratamento especializado, contrariando as recomendações básicas do American College of Radiology e do INCA (Quadros 10.2 e 10.3)[17].

DIFERENCIAÇÃO DE ACHADOS MAIS COMUNS

- **Cistos simples:** podem ser caracterizados a partir de 2 a 3mm, a depender da profundidade. Podem ser únicos ou múltiplos e apresentam paredes finas com contorno

Quadro 10.2 Categorias BI-RADS associadas aos graus de anormalidade

Categoria BI-RADS	Grau de anormalidade
1	Menor
2	
3	
0	
4	
5	
6	Maior

Fonte: adaptado de ACR BI-RADS[13].

Quadro 10.3 Classificações BI-RADS associadas às chances de malignidade e condutas correspondentes

Classificação	Chance de malignidade	Conduta
Categoria 0: é necessária avaliação adicional	Indefinido	Complementar com exames de imagem adicionais
Categoria 1: negativo	Essencialmente 0% de chance	Rastreamento de rotina
Categoria 2: achado benigno	Essencialmente 0% de chance	Rastreamento de rotina
Categoria 3: achado provavelmente benigno	> 0% e ≤ 2%	Acompanhamento de curto intervalo (6 meses)
Categoria 4A: achado com baixa suspeita de malignidade	> 2% e ≤ 10%	Biópsia
Categoria 4B: achado com suspeita moderada de malignidade	> 10% e ≤ 50%	Biópsia
Categoria 4C: achado com alta suspeita de malignidade	> 50% e < 95%	Biópsia
Categoria 5: achado muito sugestivo de malignidade	≥ 95% de chance	Biópsia
Categoria 6: lesão comprovadamente maligna	–	Excisão cirúrgica quando clinicamente apropriado

Fonte: adaptado de ACR BI-RADS[13].

interno liso, conteúdo anecoico e reforço acústico posterior. Podem ser septados e, mesmo na presença de septos, ainda são classificados como BI-RADS 2 (Figura 10.3*A*)[11].

- **Fibroadenomas:** apresentam-se como nódulos ovais, hipo ou isoecoicos e circunscritos. Costumam atingir de 2 a 3cm e não apresentam reforço acústico posterior (Figura 10.4).
- **Tumores filoides:** podem ser benignos, malignos ou *borderline*, a depender do índice mitótico. Sua variante benigna mostra-se na USG como nódulos ovais hipoecoicos e circunscritos ou obscurecidos. Diagnóstico diferencial para fibroadenomas (Figura 10.4*B*).
- **Carcinoma ductal:** comumente se apresenta como nódulos sólidos com morfologia irregular e margens não circunscritas. Tem, na maioria dos casos, orientação

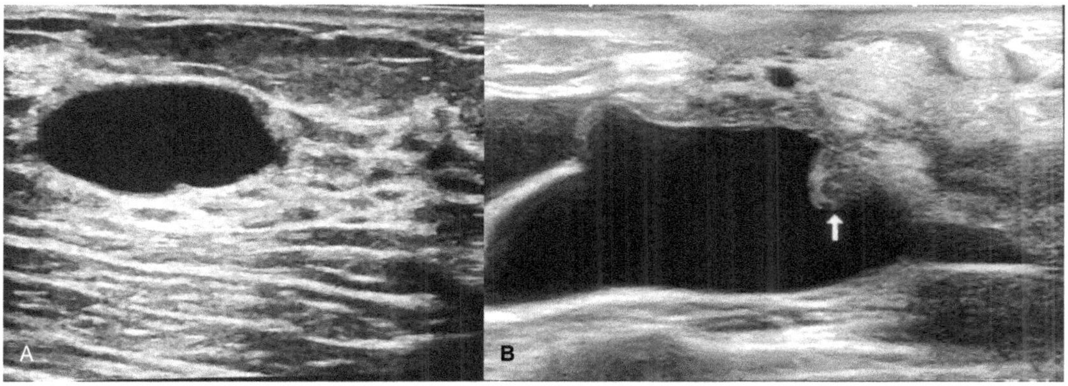

Figura 10.3A Cisto simples. Observe a fina cápsula de contorno interno liso, delimitando estrutura oval, de maior eixo paralelo à pele, conteúdo anecoico e reforço acústico posterior. **B** Papiloma intracístico. (Acervo pessoal do Dr. Alexandre de Almeida Barra, Belo Horizonte, MG.)

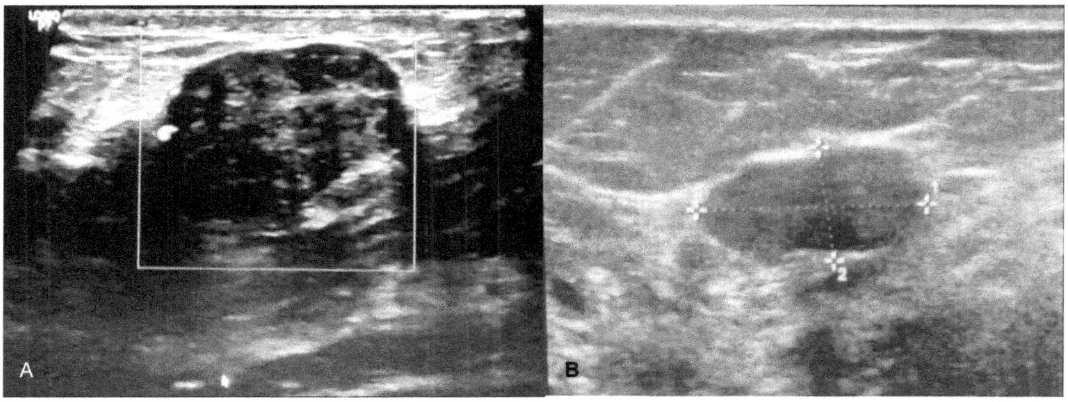

Figura 10.4A Fibroadenoma. Nódulo oval heterogêneo de conteúdo hipoecoico sem sombra acústica posterior. **B** Tumor filoides – veja encarte colorido. (Acervo pessoal do Dr. Alexandre de Almeida Barra, Belo Horizonte, MG.)

espacial paralela, sem presença de reforço acústico posterior e de conteúdo hipoecoico, apesar de poder apresentar-se de modos distintos.

AVALIAÇÃO DE PRÓTESES MAMÁRIAS

A USG é o exame de escolha para avaliação de mamas com próteses. O implante costuma apresentar-se à USG como uma grande coleção de líquido homogêneo circundada por cápsula ecogênica bem definida (Figura 10.5). Podem ser observadas e investigadas, ainda, alterações patológicas, como encapsulamento fibroso, ruptura do implante, granulomas ou tumores[7].

DOPPLER MAMÁRIO

O Doppler mamário é uma variação da USG que avalia a vascularização de estruturas mamárias, tumores e cistos, contribuindo para determinação de possíveis fatores de malignidade (Figura 10.6)[2]. Baseia-se na neovascularização dos nódulos mamários, que aumenta o fluxo sanguíneo em seu interior e na periferia. Apesar de aumentar a sensibilidade da ecografia, o uso do Doppler em caso de nódulos mamários pode resultar em diminuição significativa da especificidade, favorecendo resultados falso-positivos e procedimentos diagnósticos invasivos desnecessários. Dessa maneira, seu uso permanece controverso e não é amplamente aceito em mastologia[5,18].

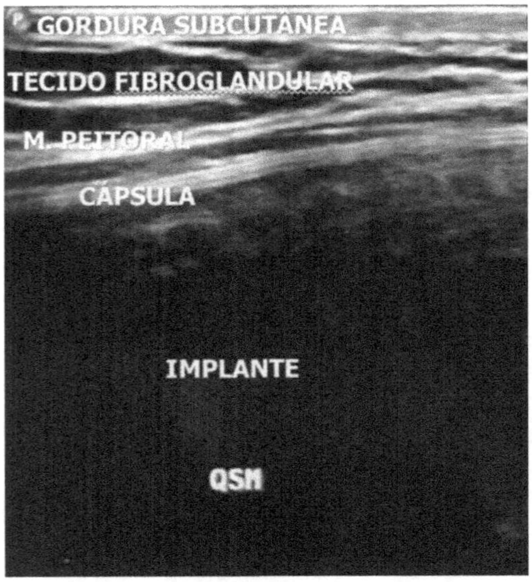

Figura 10.5 Ultrassonografia de mama com implante de silicone. Observe o interior do implante anecoico com cápsula ecogênica abaixo do músculo peitoral – veja encarte colorido.

ELASTOGRAFIA

A elastografia é um exame que utiliza ultrassom para avaliação dos tecidos a partir de sua deformação elástica durante a compressão de áreas de interesse e tem por base suas propriedades mecânicas: tecidos mais densos são menos elásticos e os menos densos são mais elásticos. Isso impacta a diferenciação de achados císticos e sólidos, uma vez que nas lesões císticas não se propagam as ondas de corte[5].

Estudos recentes demonstraram que a elastografia é capaz de fornecer informações confiáveis acerca da diferenciação entre lesões malignas e benignas, podendo contribuir para um diagnóstico mais preciso e diminuindo os resultados falso-positivos e a realização desnecessária de biópsias[19,20]. Contudo, com a classificação BI-RADS ultrassonográfica atualizada de 2013 e a subdivisão da categoria 4, considerando as subcategorias, a elastografia ainda não se mostrou capaz de melhorar significativamente o desempenho diagnóstico, apesar dos resultados promissores, e por isso ainda não é uma técnica amplamente difundida[21].

CONSIDERAÇÕES FINAIS

Na presença de lesões mamográficas, a USG auxilia não só a caracterização e realização de biópsias, mas também é capaz de identificar lesões adicionais em 14% das mulheres com mamas densas. Entretanto, o rastreamento de mulheres com exame físico e mamografia normais é uma questão controversa na literatura. Alguns autores

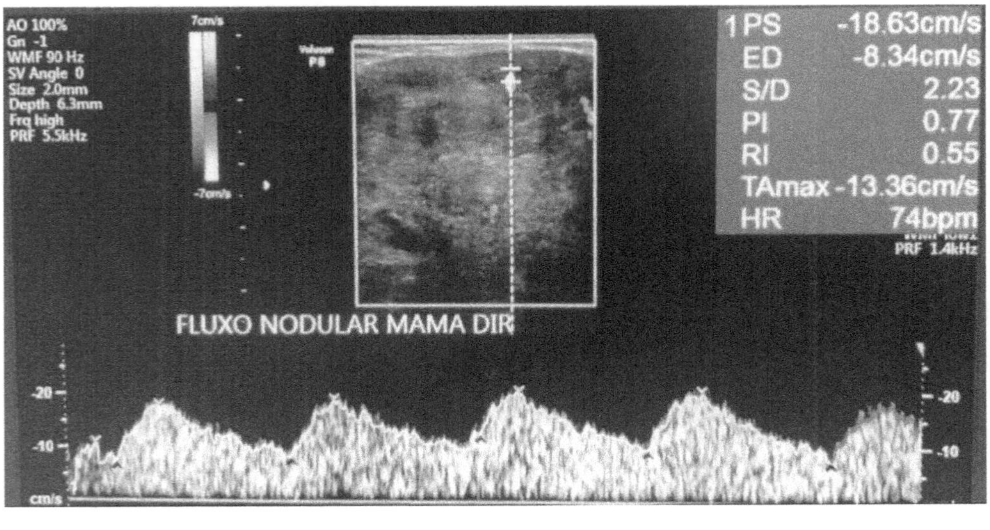

Figura 10.6 Ecografia mamária com Doppler mostrando lesão com fluxo central e periférico em nódulo da mama direita – veja encarte colorido. (Imagem gentilmente cedida pela Dra. Viviane Maria Costanza Cisari, Rio de Janeiro, RJ.)

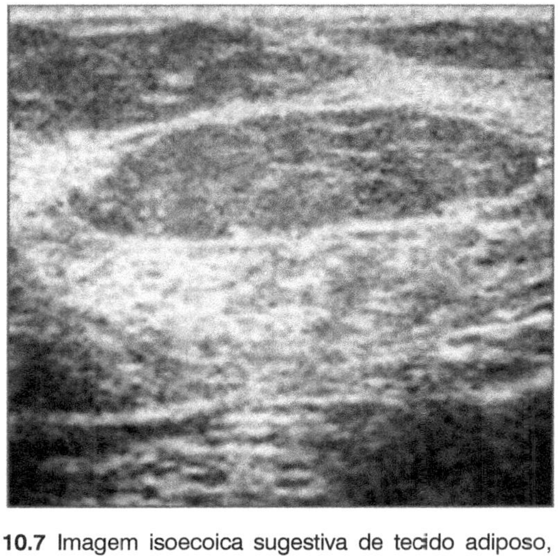

Figura 10.7 Imagem isoecoica sugestiva de tecido adiposo, achado frequentemente responsável por falso-positivos – veja encarte colorido. (Acervo pessoal do Dr. Alexandre de Almeida Barra Belo Horizonte, MG.)

sugerem que a USG pode ser uma ferramenta útil, principalmente para as mulheres com mamas densas ou com alto risco de câncer de mama, por ser capaz de diagnosticar alguns tumores não identificados de outra maneira.

Diversos achados merecem uma avaliação detalhada por meio do exame ultrassonográfico, objetivando minimizar as chances de erros de diagnóstico. Lóbulos de gordura apresentam-se como a principal causa de diagnóstico equivocado de nódulo mamário, sendo sempre necessário tentar reproduzir uma imagem nodular em dois planos de incidência ecográfica para evitar resultados falso-positivos (Figura 10.7). Em virtude da dificuldade em detectar microcalcificações e em razão dos resultados falso-positivos potenciais, o ultrassom de mama não é recomendado como método de rastreamento de rotina[7].

Algumas técnicas aplicadas à USG podem melhorar sua especificidade, diminuindo os resultados falso-positivos. Essas ferramentas incluem o uso de Doppler, agentes de contraste ultrassonográficos, USG tridimensional, USG automatizada e elastografia mamária.

Pesquisas têm avançado com o objetivo de aprimorar as técnicas de imagem e alcançar diagnósticos cada vez mais acurados. Elas envolvem, por exemplo, o uso de inteligência artificial e diagnóstico auxiliado por computador (*Computer-Aided Diagnosis*) no diagnóstico por imagem. Nelas, a melhora das imagens obtidas com detecção automatizada e quantificação de anormalidades associa-se à classificação BI-RADS, promovendo resultados promissores na diferenciação entre massas benignas e malignas e sua identificação. Novos estudos são necessários para desenvolvimento e maior alcance dessas técnicas[22-24].

Referências

1. Woo, J. History of ultrasound in obstetrics and gynecology, Part 1. Last revised March, 2006
2. Santos HC, Amaral WN, Tacon KC. A história da ultrassonografia no Brasil e no mundo. EFDeportes. com Rev Digit. 2012; 17(167).
3. Wild JJ, Neal D. The use of high frequency ultrasonic waves for detecting changes of texture in the living tissue. Lancet 1951; 1:655-7.
4. Bassett L, Kimme-Smith C. Breast sonography. Am J Roentgenol 1991; 156(3):449-55.
5. Vasconcelos RG, Uemura G, Schirmbeck T, Vieira KM. Ultrassonografia mamária – Aspectos contemporâneos. Breast sonography – Contemporary Aspects. Com Ciências Saúde – 22;1:S129-S140, 2011. p 129-139.
6. Sickles EA, Filly RA, Callen PW. Breast cancer detection with sonography and mammography: comparison using state-of-the-art equipment. AJR 1983; 140:843-5.
7. Lucena, CEM. Ultrassonografia das mamas. In: Lucena CEM, Silva-Junior GA, Barra AA, editores. Propedêutica em Mastologia. Rio de Janeiro: Guanabara Koogan; 2005: 153-88.
8. Diretrizes para a Detecção Precoce do Câncer de Mama no Brasil [Internet]. 1st ed. Rio de Janeiro: Ministério da Saúde Instituto Nacional de Câncer José Alencar Gomes da Silva (INCA); 2015 [acesso em 2021 Abr 28]. Disponível em: https://www.inca.gov.br/sites/ufu.sti.inca.local/files//media/document//diretrizes_deteccao_precoce_cancer_mama_brasil.pdf
9. ACS Breast Cancer Early Detection Recommendations [Internet]. Cancer.org. 2021 [cited 2021 Jun 23]. Available from: https://www.cancer.org/cancer/breast-cancer/screening-tests-and-early-detection/american-cancer-society-recommendations-for-the-early-detection-of-breast-cancer.html.
10. Urban L, Chala L, Bauab S et al. Breast cancer screening: updated recommendations of the Brazilian College of Radiology and Diagnostic Imaging, Brazilian Breast Disease Society, and Brazilian Federation of Gynecological and Obstetrical Associations. Radiologia Brasileira 2017; 50(4):244-9.
11. Cerr, G. Tratado de Radiologia. 1. ed. São Paulo: Manole, 2017: 302-547.
12. Levy L, Suissa M, Chiche J, Teman G, Martin B. BIRADS ultrasonography. European Journal of Radiology 2007; 61(2):202-11.
13. Reston, VA: American College of Radiology. Breast Imaging Reporting and Data System, 2003.
14. Sickles EA, d'Orsi CJ, Bassett LW, Appleton CM, Berg WA, Burnside ES. Acr bi-rads® mammography. ACR BI-RADS® atlas, breast imaging reporting and data system. 2013 Feb; 5:2013.
15. Hong A, Rosen E, Soo M, Baker J. BI-RADS for Sonography: Positive and Negative Predictive Values of Sonographic Features. Am J Roentgenol 2005; 184(4):1260-5.
16. Kim E, Ko K, Oh K et al. Clinical Application of the BI-RADS Final Assessment to Breast Sonography in Conjunction with Mammography. Am J Roentgenol 2008; 190(5):1209-15.
17. Paulinelli RR, Freitas-Junior R, Lucena CEM et al. Sonobreast: predicting individualized probabilities of malignancy in solid breast masses with echographic expression. Breast J 2011 Mar; 17 152-9.
18. Tozaki M, Fukuma E., Does power Doppler ultrasonography improve the BI-RADS category assessment and diagnostic accuracy of solid breast lesions?. Acta Radiologica 2011; 52(7):706-10.
19. Evans A, Whelehan P, Thomson K et al. Quantitative shear wave ultrasound elastography: initial experience in solid breast masses. Breast Cancer Research 2010; 12(6).
20. Chaves J, Pires I, Chaves Júnior M, Favero P. Avaliação da eficácia da elastografia na diferenciação de nódulos mamários. Research, Society and Development 2020; 9(10):e9479109374.
21. Hao S, Jiang Q, Zhong W et al. Ultrasound Elastography Combined with BI-RADS-US Classification System: Is it Helpful for the Diagnostic Performance of Conventional Ultrasonography? Clinical Breast Cancer 2016; 16(3):e33-e41.
22. Mendelson E. Artificial Intelligence in Breast Imaging: Potentials and Limitations. Am J Roentgenol 2019; 212(2):293-9.
23. Tanaka H, Chiu S, Watanabe T, Kaoku S, Yamaguchi T. Computer-aided diagnosis system for breast ultrasound images using deep learning. Physics in Medicine & Biology 2019; 64(23):235013.
24. Shan J, Alam S, Garra B, Zhang Y Ahmed T. Computer-Aided Diagnosis for Breast Ultrasound Using Computerized BI-RADS Features and Machine Learning Methods. Ultrasound in Medicine & Biology 2016; 42(4):980-8.

CAPÍTULO

11

Ressonância Magnética das Mamas

Linei Augusta Brolini Dellê Urban
Rafaela Galvão Arivabene
Guilherme Campos da Silva Couto

INTRODUÇÃO

A ressonância magnética (RM) é um método diagnóstico consolidado na prática clínica, e seu uso tem se tornado cada vez mais frequente em mastologia. Isso se deve à maior sensibilidade para detecção da doença entre os métodos de imagem disponíveis[1]. Nesse sentido, trata-se de um procedimento útil para reconhecimento e descrição de diversas doenças mamárias, com análise adequada das dimensões, e avaliação da resposta a tratamentos e orientação para biópsias[2].

Assim como outros exames complementares, a RM apresenta vantagens e desvantagens. Apesar de uma elevada sensibilidade e de não utilizar radiação ionizante para o exame, sua especificidade é menor e seu custo elevado, o que limita sua disponibilidade, além de ser necessário o uso de contraste endovenoso[3]. Entretanto, há diversos avanços técnicos em estudo para aperfeiçoar o exame e torná-lo mais específico e acessível, como a técnica de difusão e o protocolo abreviado.

EQUIPAMENTO E TÉCNICA DE EXAME

Triagem e preparação

O médico responsável pelo exame deve supervisionar a preparação da paciente com uma anamnese em que investigue os dados clínicos e possíveis contraindicações para a RM[2]. Convém conhecer o momento do ciclo menstrual em que a paciente realizou o exame, sendo considerado o melhor período entre o sétimo e o 14º dia, uma vez que a variação hormonal pode aumentar o realce de fundo do parênquima mamário, dificultando a interpretação e levando a um resultado falso-positivo[4]. Além disso, pode ser necessária a sedação ou auxílio para pacientes ansiosas ou claustrofóbicas; nesses casos, a administração de ansiolíticos ou sedação moderada deve ser considerada para garantir um exame apropriado[2]. São contraindicações absolutas: história de alergia ao gadolínio, marca-passo, implante coclear, clipe em aneurisma cerebral e outros objetos ferromagnéticos presentes no corpo.

Equipamento

O método de imagem fundamenta-se no comportamento dos prótons de hidrogênio presentes no organismo humano, principalmente na forma de H_2O. Os átomos encontram-se desalinhados inicialmente e, quando submetidos ao campo magnético intenso formado pelo equipamento, dispõem-se ao longo do eixo magnético gerado. A imagem é constituída pela energia previamente captada pelas moléculas, liberada após a interrupção da força magnética, quando os prótons retornam à configuração inicial[5].

Técnica

A fim de garantir resolução espacial satisfatória, recomendam-se a utilização de uma intensidade de campo de 1,5T ou 3T e a realização em posição pronada, dispondo de bobina específica para a mama. A glândula mamária deve ser posicionada nas concavidades da bobina, de modo a aumentar a superfície de contato e reduzir a distorção relacionada com os movimentos respiratórios[3,4]. Por se tratar de um exame capaz de detectar lesões não identificadas por outros dispositivos, é importante dispor de ferramentas de biópsia, como agulhas e equipamentos que mantenham a mama imóvel[3].

O exame tem a duração de cerca de 20 a 40 minutos. Embora as sequências sejam variáveis de acordo com cada protocolo, geralmente são constituídas por T2 com supressão de gordura, T1 pré-contraste sem supressão, T1 pré-contraste com supressão e diversas imagens T1 pós-contraste com supressão de gordura[4]. As imagens podem ser obtidas nos planos axial, sagital e coronal, com adequada correspondência anatômica em todas as opções – a escolha depende do protocolo utilizado[6].

A administração endovenosa de gadolínio, um meio de contraste paramagnético, é essencial para análise das propriedades estruturais e cinéticas da mama[4]. O gadolínio não é composto por iodo e raramente está associado a reações alérgicas; quando elas ocorrem, a permeabilidade dos vasos sanguíneos provoca um extravasamento rápido dos agentes de contraste, levando a um imediato realce local e a um sinal mais alto nas imagens ponderadas, normalmente de leve intensidade[7]. Com o contraste é possível diferenciar lesões benignas e malignas, visto que nas lesões malignas a angiogênese é maior em T1[4,7]. Com isso a cinética é avaliada por meio de um estudo dinâmico em que são realizadas entre quatro e oito sequências (com duração de 60 a 90 segundos cada), logo após a administração do contraste.

Após a aquisição das imagens, realiza-se a técnica de subtração, que consiste na subtração das imagens que antecederam a administração do contraste, identificando as lesões. Caso seja notada alguma alteração, realiza-se a curva de realce do contraste relacionada com o tempo e analisa-se, principalmente, o comportamento da lesão nas fases inicial e subsequente. Assim, classifica-se a fase inicial em lenta (aumento de sinal até 50%), moderada (aumento entre 50% e 90%) e rápida (aumento > 90%) (Figura 11.1).

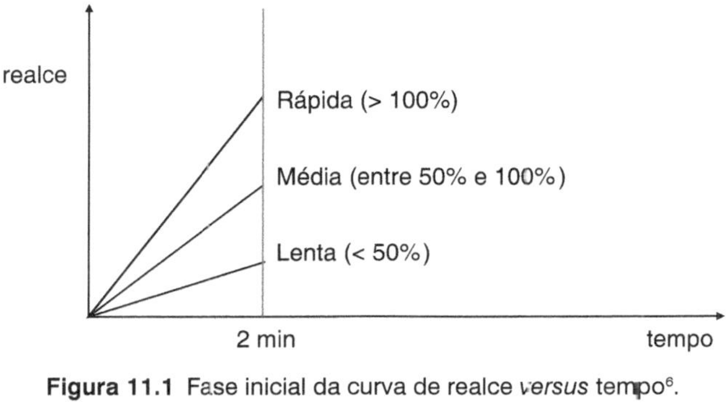

Figura 11.1 Fase inicial da curva de realce *versus* tempo[6].

As curvas são definidas, de acordo com seu comportamento após a fase inicial, em tipos I, II e III (Figura 11.2). O tipo I apresenta aumento progressivo da captação e o tipo II, captação em platô (acréscimo e decréscimo de sinal ausentes), ao passo que o tipo III apresenta redução de sinal maior que 10%. A benignidade é sugerida quando uma lesão apresenta curvas lentas e do tipo I; por outro lado, pensa-se em malignidade na presença de curvas rápidas e do tipo III (Figura 11.3)[6].

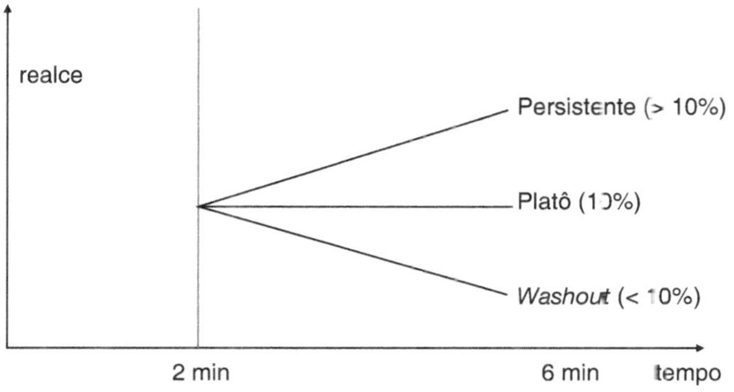

Figura 11.2 Fase tardia da curva de realce *versus* tempo[6].

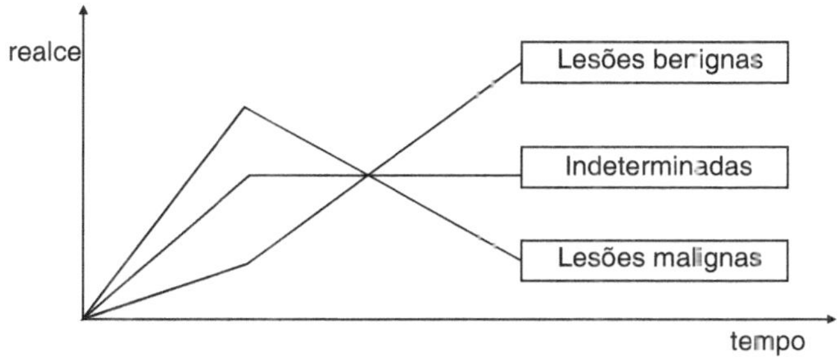

Figura 11.3 Padrões de curva observados na avaliação cinética[6].

As ponderações em T1 e T2 são sequências adquiridas em momentos diferentes, tornando-se complementares na identificação e caracterização das lesões, junto à técnica de supressão de gordura. A ponderação em T1 é utilizada principalmente na avaliação da morfologia do parênquima mamário, demonstrando anatomia adequada dos tecidos moles e da gordura, e é a principal técnica para identificação e caracterização da captação de contraste (realce), o que configura o potencial de malignidade[8,9].

Desse modo, em T1 o gadolínio e a gordura apresentam alta intensidade de sinal (hiperintenso), aparecendo brancos, enquanto a água e os líquidos são retratados nas imagens com sinal escuro (hipointenso), o que demonstra menor intensidade de sinal[8]. Já as imagens ponderadas em T2 mostram água e líquidos brilhantes/brancos (hiperintensos), e o gadolínio aparece escuro (hipointenso). Assim, T2 é a ponderação ideal para detecção de líquidos e patologias, como cistos, seromas e edema, com alta proporção de água na composição, além de contribuir para diagnóstico ou suspeição de malignidade, uma vez que a maioria das lesões cancerígenas é hipointensa em T2[8,9].

Outras técnicas

- **Imagem ponderada por difusão**: a sequência ponderada em difusão (DWI) é uma técnica baseada no movimento browniano, que se refere ao deslocamento aleatório das moléculas de água nos tecidos corporais[10]. Nesse sentido, nas lesões com menor celularidade, a água consegue movimentar-se de maneira mais facilitada, apresentando maior difusibilidade e menor intensidade de sinal (escuro)[8,9]. Já as doenças malignas apresentarão difusibilidade restrita devido à maior celularidade, exibindo sinal mais intenso (brilhante)[8,9]. O desenvolvimento dessa técnica reduziu as limitações da RM, tornando-se indispensável na imagem oncológica[10].

- **Ressonância magnética abreviada:** trata-se de protocolo reduzido, com duração de 3 a 10 minutos, com o objetivo de tornar a RM mais acessível para rastreamento do câncer de mama, em especial para as mulheres de risco intermediário, que ainda não apresentam indicações estabelecidas[8,10]. Dessa maneira, diversos estudos recentes examinaram protocolos abreviados e ultrarrápidos de RM, os quais foram considerados adequados para diagnóstico de câncer de mama, com sensibilidade média de 93% a 96%. Entretanto, são necessários estudos prospectivos maiores para avaliar o real valor da RM abreviada no rastreamento do câncer de mama[10].

PRINCIPAIS ACHADOS E LESÕES

Na RM podem ser descritos três tipos de achados: nódulo, realce não nodular e foco.

Nódulos

Os nódulos constituem achados em que é possível observar as três dimensões da lesão e analisá-los de acordo com a morfologia e o padrão de realce[6,8,11]. Morfologicamente, a forma é o primeiro atributo a ser descrito, podendo ser caracterizada como oval, associada a achado benigno, irregular, compatível com malignidade, ou redonda, quando se deve descartar a possibilidade de tumores de alto grau (Figura 11.4)[8].

O segundo atributo é a margem, que pode ser descrita como circunscrita, irregular ou espiculada, sendo as duas últimas mais suspeitas no que diz respeito à malignidade (Figura 11.5)[8].

O terceiro e último atributo é o padrão de realce interno do nódulo, que pode ser classificado como homogêneo, heterogêneo, anelar e com septações internas escuras (sugestivo de fibroadenoma) (Figura 11.6)[8].

Os padrões homogêneos e com septações são sugestivos de achado benigno, enquanto os heterogêneos e anelares são suspeitos de malignidade[8]. Os nódulos sólidos que não apresentam captação geralmente indicam achados benignos[6].

Todas as lesões devem ter seu tamanho e localização bem descritos, utilizando-se as seguintes informações: lado, quadrante, raio, profundidade e as distâncias da pele, do

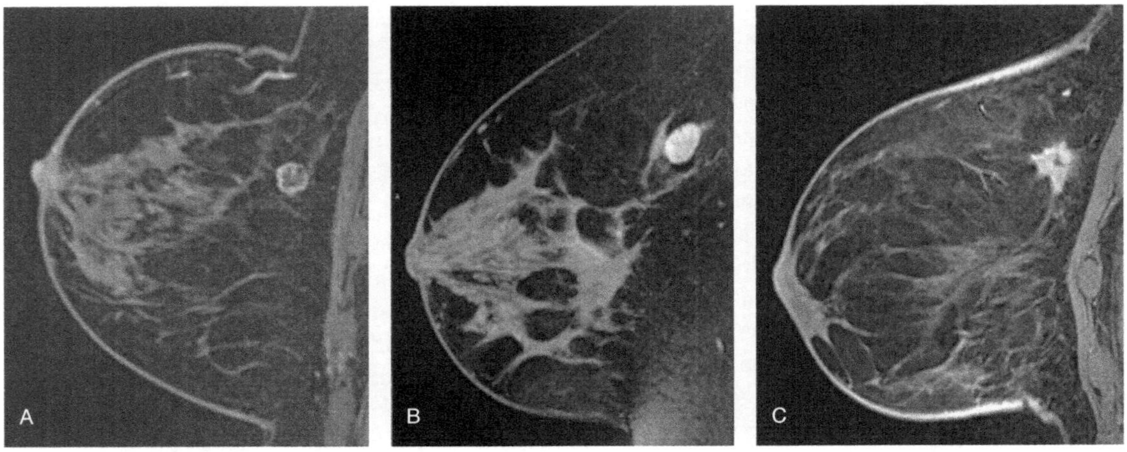

Figura 11.4 Forma dos nódulos: redonda (**A**), oval (**B**) e irregular (**C**). Sequência sagital T1 pós-contraste. (Acervo pessoal da Dra. Linei Augusta Brolini Dellê Urban, Curitiba, PR.)

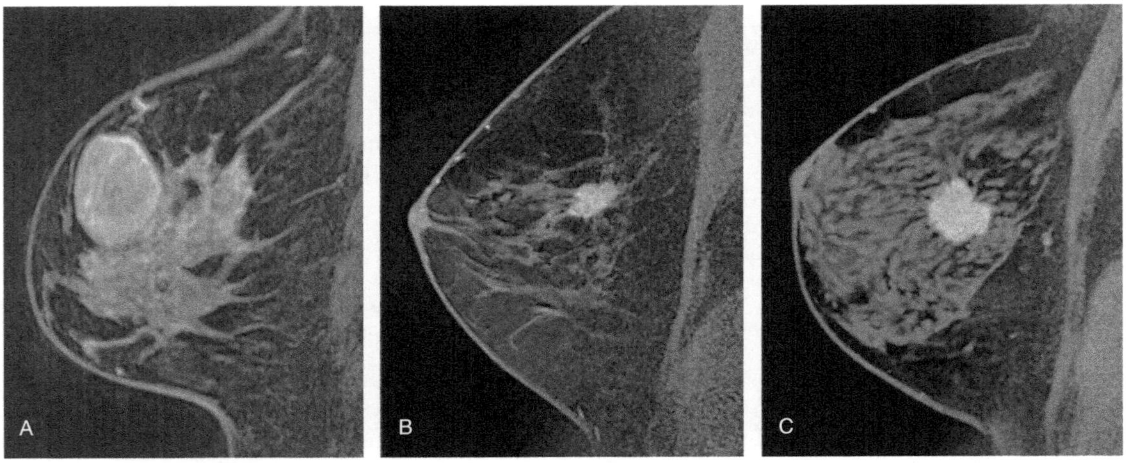

Figura 11.5 Margem dos nódulos: circunscrita (**A**), irregular (**B**) e espiculada (**C**). Sequência sagital T1 pós-contraste. (Acervo pessoal da Dra. Linei Augusta Brolini Dellê Urban, Curitiba, PR.)

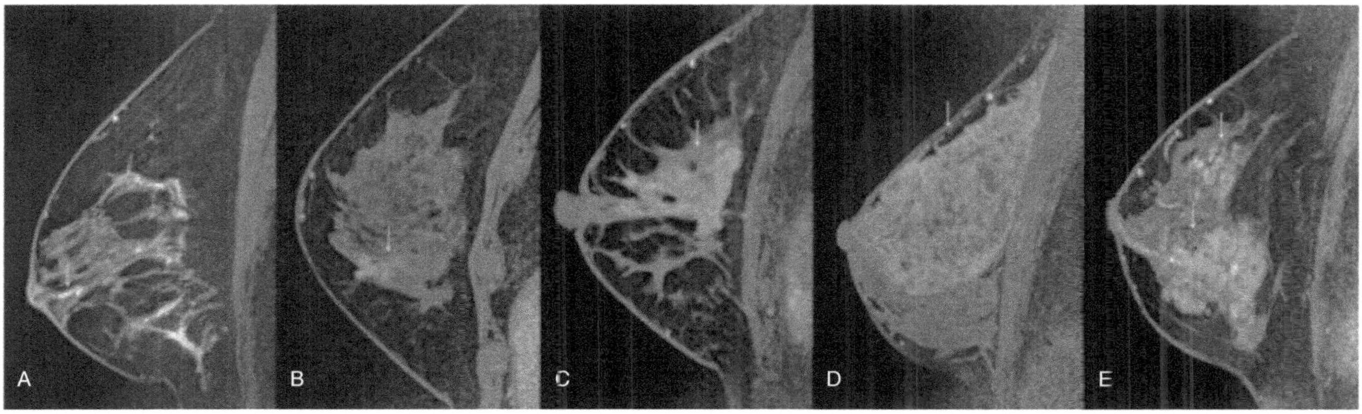

Figura 11.6 Padrões de realce interno dos nódulos: homogêneo (**A** – *seta*), heterogêneo (**B** – *seta*), anular (**C** – *seta*) e septações internas escuras (**D**). Sequência sagital T1 pós-contraste (Acervo pessoal da Dra. Linei Augusta Brolini Dellê Urban, Curitiba, PR.)

mamilo ou do plano posterior[6]. Quanto ao tamanho, pode ser utilizada a medida em centímetros ou milímetros, sempre descrevendo os três eixos maiores da lesão.

Realce não nodular

Realce não nodular consiste em uma área maior que 5mm de captação do contraste, habitualmente não visualizada nas imagens pré-contraste. Na maioria dos casos, contém porções de tecido mamário normal ou gordura em seu interior[6,8,11].

Essa área deve ser avaliada quanto à distribuição (Figura 11.7) e ao padrão de realce (Figura 11.8). A distribuição varia de acordo com a orientação, ou seja, se está disposta ao longo da distribuição dos ductos mamários, pode assumir uma apresentação segmentar (formato triangular com ápice apontado para o mamilo) ou linear (apenas uma linha, com ou sem correlação com ductos).

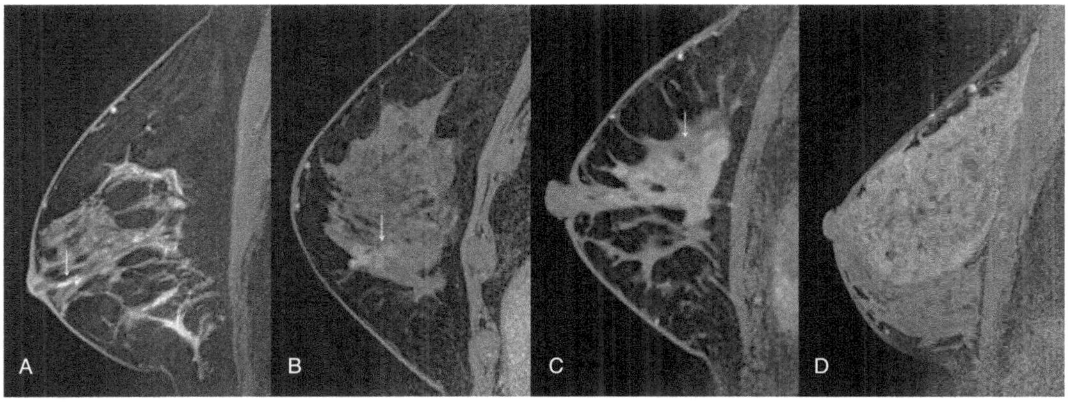

Figura 11.7 Distribuições do realce não nodular: linear (**A** – *seta*), focal (**B** – *seta*), segmentar (**C** – *seta*), regional (**D** – *seta*) e múltiplas regiões (**E** – *seta*). Sequência sagital T1 pós-contraste. (Acervo pessoal da Dra. Linei Augusta Brolini Dellê Urban, Curitiba, PR.)

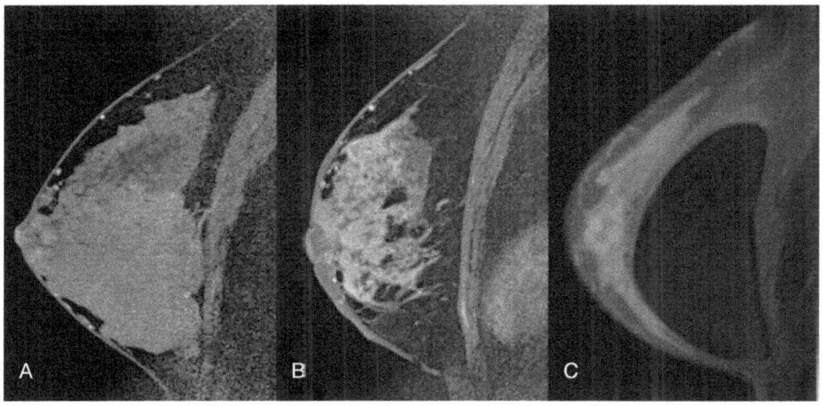

Figura 11.8 Padrões de realce interno do realce não nodular: homogêneo (**A**), heterogêneo (**B**) e, anelar agrupado (**C**). Sequência sagital T1 pós-contraste. (Acervo pessoal da Dra. Linei Augusta Brolini Dellê Urban, Curitiba, PR.)

A área também pode ter distribuição focal (volume inferior a 25% do quadrante em que se localiza), regional (maior volume de tecido, ocupando mais de um sistema ductal) ou difuso (por toda a extensão da mama)[8,11].

Os dois últimos padrões (regional e difuso) são sugestivos de benignidade, enquanto os padrões linear e segmentar apresentam potencial maior de malignidade, tendo como principal suspeita o carcinoma ductal[8]. Quanto aos padrões de realce, é possível ter um realce homogêneo ou heterogêneo, os quais são sugestivos de benignidade e malignidade, respectivamente[6,8].

Foco

Trata-se de uma área de realce inferior a 5mm que, assim como no realce não nodular, é reconhecida apenas no estudo dinâmico, após a administração do gadolínio (Figura 11.9)[6]. Nesse sentido, por se tratar de área pequena, a resolução obtida com a RM é incapaz de definir e descrever sua morfologia[8,11]. Convém valorizar os focos em que há aumento significativo em relação aos exames anteriores ou nos casos em que há correspondência do achado em outros exames, correlacionados à maior frequência de malignidade[6,11].

INDICAÇÕES

A RM pode ser utilizada como primeiro método de investigação diagnóstica ou, mais frequentemente, como exame complementar. Em virtude de sua grande sensibilidade para detectar diversas patologias, fornece dados adicionais à clínica e a outros exames de imagem, como mamografia, tomossíntese e ultrassonografia, de modo a reduzir o número de procedimentos invasivos[10].

Estadiamento pré-operatório de mulheres com câncer de mama diagnosticado

As diretrizes divergem quanto à recomendação de realização da RM pré-operatória para estadiamento local em mulheres com diagnóstico recente de câncer de mama, uma vez que não há comprovação de que a detecção de mais doenças beneficie o resultado final. Alguns subgrupos de mulheres com risco maior de apresentar tumores de intervalo podem ser beneficiados, como citado nas diretrizes da American Breast Society of Breast Surgeons (ASBrS) e do American College of Radiology (ACR): diagnóstico em idade jovem (< 50 anos), câncer de intervalo, mamas densas ou cânceres negativos para receptores hormonais[3].

Além disso, a maioria das diretrizes recomenda a RM para estadiamento de cânceres lobulares invasivos por apresentar desempenho significativamente maior que o de modalidades convencionais e o exame clínico das mamas[3]. Nos casos de carcinoma invasivo ou carcinoma ductal *in situ* (CDIS), a RM da mama pode ser útil para determinar a extensão da doença e a presença de multifocalidade e multicentricidade, as quais são consideravelmente

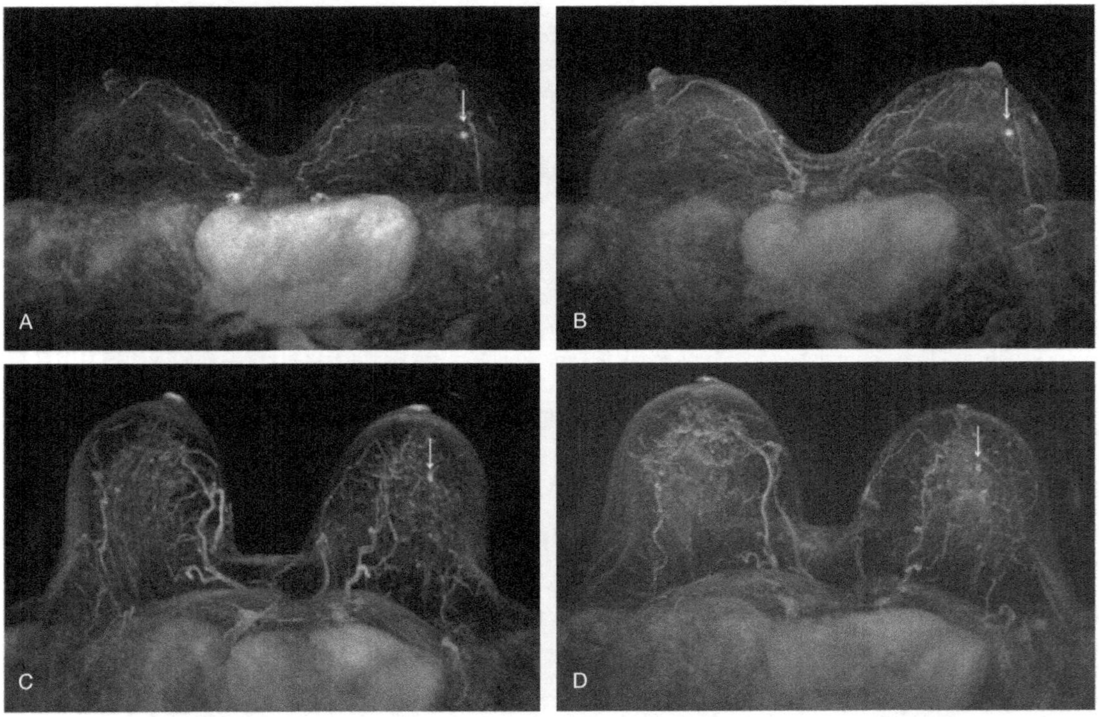

Figura 11.9 Foco de realce. Dois casos de foco de realce para comparação. Uma das pacientes apresentou foco (*seta*) na mama esquerda, classificado como provavelmente benigno (**A**). Controle após 6 meses mostrou evidência maior do achado, sendo submetido à biópsia percutânea com diagnóstico de carcinoma ductal invasor (**B**). A outra paciente também apresentou foco na mama esquerda (**C**), classificado como provavelmente benigno, que se apresentou menos evidente no controle evolutivo, confirmando a natureza benigna (**D**). Reconstrução MIP. (Acervo pessoal da Dra. Linei Augusta Brolini Dellê Urban, Curitiba, PR.)

perdidas na mamografia e ao exame físico de muitas pacientes. A RM também pode ser útil no planejamento cirúrgico para as pacientes que tiveram margens cirúrgicas insuficientes ou positivas, podendo identificar padrão multicêntrico ou multifocal[2].

Rastreamento em mulheres de alto risco

A RM é recomendada como exame de rastreamento complementar à mamografia nas populações consideradas de alto risco em várias diretrizes nacionais e internacionais e deve ser realizada anualmente, de acordo com as diretrizes da American Cancer Society (ACS)[5]. Ensaios clínicos americanos e europeus atestaram detecção por meio da RM em estádio mais precoce, quando comparada à mamografia, bem como maior eficácia em relação aos cânceres não detectáveis ao exame clínico, à mamografia e à ultrassonografia[2]. A combinação de RM à mamografia está associada a taxas de sobrevida maiores[3,7].

As mulheres classificadas como de alto risco são aquelas com risco maior que 20% de desenvolver câncer de mama, segundo a ACS e o ACR[3]. Os fatores de risco abrangem diversas mutações germinativas (p. ex., BRCA1, BRCA2, TP53, PTEN), história familiar e fatores de risco pessoais, como mulheres que realizaram radioterapia torácica com menos de 30 anos de idade, geralmente para tratamento de linfoma de Hodgkin[3]. Desse modo, podem ser incluídas nessa categoria a partir de testes genéticos ou modelos de previsão de risco, como o de Tyrer-Cuzick ou o de Gail.

Carcinoma de mama de origem primária desconhecida

A RM é útil em pacientes com doença metastática de origem mamária, principalmente nas cadeias linfáticas axilares, sem outros achados no exame físico ou mamográfico[2,3]. Ensaios clínicos demonstram detecção de 60% a 80% do tumor primário nas mulheres com câncer de origem oculta na mama, sendo importante para que o tratamento adequado reduza a recorrência local e aumente a sobrevida geral[2,3].

Avaliação de mulheres tratadas com quimioterapia neoadjuvante

A RM pode ser realizada antes, durante ou após a quimioterapia. Nesse sentido, pode servir como parâmetro de comparação para imaginologia subsequente, determinando a resposta ao tratamento e indicando se há doença remanescente e sua extensão, bem como guiando o procedimento cirúrgico. Recomenda-se a inserção de marcadores para localização do tumor antes da quimioterapia neoadjuvante, no caso de regressão total da lesão[2]. Trata-se do método mais preciso para avaliação de tumor residual, por distinguir fibrose de lesão, algo que muitas vezes as outras modalidades não conseguem alcançar[3].

Resolução de problemas

Essa indicação deve ser adotada com cautela, e apenas quando todas as etapas de investigação pelos métodos convencionais (mamografia e ultrassonografia) tiverem sido previamente cumpridas (p. ex., nos casos em que persiste dúvida sobre a malignidade da lesão, quando o exame físico, além das outras modalidades diagnósticas de imagem, for inconclusivo, ou quando a suspeita clínica é grande, apesar de cursar com achados mamográficos e ultrassonográficos normais).

Além disso, a RM é muito útil para diferenciar fibrose de recidiva ou para avaliar lesões presentes em apenas uma incidência da mamografia, sem correlação com a ultrassonografia[2]. Cabe frisar que a RM não deve ser utilizada como substituta da biópsia em caso de lesão suspeitada pelos métodos convencionais.

Implantes ou próteses mamárias

A RM pode ser útil em pacientes com implantes ou próteses mamárias por apresentar maior acurácia para detecção de rupturas e outras complicações. Nesse sentido, as pacientes que realizaram mastectomia e foram submetidas à reconstrução com implante, por exemplo, se beneficiam do exame com contraste. Caso o exame seja realizado apenas para qualificar a integridade da prótese, não é necessário o uso do contraste[2].

ACURÁCIA E LIMITAÇÕES

A RM é o método de imagem mais sensível para detecção do câncer de mama, apresentando maior sensibilidade que os demais – em torno de 89% a 100% para os carcinomas invasores[12]. Estudos recentes demonstram que a RM tem maior sensibilidade do que a mamografia para detecção de carcinoma ductal *in situ*, chegando a 89% a 92%, em especial nas lesões não calcificadas de alto grau e nas mamas densas[9]. Ademais, apresenta baixas taxas de falso-negativos e, portanto, há poucos relatos de tumor de intervalo quando a RM é utilizada para rastreamento[3].

Além disso, a RM torna possível estabelecer uma correlação maior entre o tamanho da lesão descrita e o da lesão visualizada no estudo histopatológico (cerca de 75% das lesões malignas apresentam diferença de apenas 1cm entre as avaliações), com taxas de superestimação semelhantes às de subestimação. Apesar dessa diferença, as medidas fornecidas pela RM são mais fidedignas, quando comparadas às do exame clínico, da mamografia ou da ultrassonografia, como demonstra a literatura. A precisão diminui nos casos de cânceres maiores e piora em realces não nodulares em comparação com as lesões nodulares[3].

Algumas limitações da RM diminuem sua sensibilidade, como a interferência dos hormônios no realce do parênquima, dificultando a diferenciação de lesões malignas com o padrão fisiológico, a dificuldade em detectar lesões com baixa angiogênese, uma vez que não são realçadas com o contraste, além de menor sensibilidade na detecção de calcificações, para a qual a mamografia se mostra superior. Entretanto, diferentemente da mamografia, a sensibilidade da RM não é comprometida por mamas mais densas, com áreas de tecido cicatricial, submetidas à radioterapia ou com implantes mamários[11].

Os primeiros estudos realizados com a RM de mama com contraste, como se sabe, revelaram valores baixos para especificidade (em torno de 30%) e valor preditivo positivo, responsáveis pela reputação ainda hoje lembrada[11]. Entretanto, os mesmos estudos adotaram um único critério para determinação do achado como positivo: a presença de realce[10]. Atualmente, quando se detecta uma área de realce, muitas outras técnicas são utilizadas para investigá-la e caracterizá-la[11]. Com isso, a literatura atual demonstra que a RM não aumenta indevidamente a taxa de biópsias e que seus valores preditivos positivos variam de 35% a 64%, ou seja, são maiores do que os obtidos por meio da mamografia ou da ultrassonografia nas mesmas coortes. Além disso, atualmente sua especificidade gira em torno de 85% a 90% para detecção de lesões malignas, superando em muito os valores obtidos anteriormente[8].

CLASSIFICAÇÃO BI-RADS

O Sistema de Relatórios e Dados de Imagens da Mama (BI-RADS) é utilizado para avaliação dos achados na RM, assim como na mamografia e na ultrassonografia[3]. Desse modo, os resultados dos exames são classificados em sete categorias – de 0 a 6 – facilitando a comunicação entre os médicos e fornecendo recomendações de condutas para cada uma delas:

- **Categoria 0 – incompleta:** avaliação incompleta, necessitando análise adicional. Pode ser utilizada para uma imagem que foi insatisfatória ou quando há necessidade de mais informações para interpretá-la. A RM pode ser repetida ou outro procedimento pode ser realizado, como mamografia ou ultrassonografia. Se uma avaliação de categoria 0 for feita por RM, recomendações detalhadas deverão descrever a investigação de diagnóstico por imagem subsequente e o nível de suspeita (pertinente no caso de imagens adicionais não estabelecerem benignidade)[12]. Nas demais categorias, a avaliação é considerada completa.
- **Categoria 1 – negativa:** trata-se de um exame em que há descrição normal da mama, sem achados a serem comentados.
- **Categoria 2 – benigna:** trata-se de uma avaliação normal, assim como na categoria 1, em que há a descrição de um achado benigno. Podem ser linfonodos intramamários, implantes, corpos estranhos metálicos (como biópsia central e clipes cirúrgicos), fibroadenomas com e sem realce, cistos, cicatrizes antigas sem realce ou cicatrizes recentes, coleções pós-operatórias ou lesões contendo gordura (como cistos oleosos, lipomas, galactoceles e hamartomas). Não há evidência de malignidade[8].
- **Categoria 3 – provavelmente benigna:** trata-se de um achado que apresenta chance maior do que zero e menor/igual a 2% de malignidade. Não se espera que esse achado se altere durante o período de vigilância, mas os especialistas preferem confirmar a estabilidade do achado antes de retornarem ao rastreamento de rotina. Se em uma RM de acompanhamento esse achado for menor ou menos proeminente, pode-se considerá-lo um achado benigno e classificá-lo como BI-RADS 2, excluindo a necessidade de vigilância contínua. O seguimento é realizado com novo exame no intervalo de 6 meses; caso mantenha a estabilidade, deve ser repetido em 6 meses e, supondo que mantenha a estabilidade, 1 ano depois. Após 2 a 3 anos de estabilidade, pode-se avaliá-lo como categoria 2 (benigno).
- **Categoria 4 – suspeito:** trata-se da categoria destinada aos achados que não preenchem os critérios clássicos de malignidade, mas que são suspeitos o bastante para justificar a realização de biópsia guiada. Probabilidade de malignidade de 2% a 95%. Essa categoria pode ser subdividida em 4A, 4B e 4C. A categoria 4A contempla baixa suspeita de câncer, com probabilidade de 2% a 10%, enquanto a 4B reflete suspeita intermediária, de 11% a 50%, e a 4C indica suspeita moderada, de 50% a 95%[12]. Muitos desses pacientes, principalmente os com lesões com mais de 5mm, devem ser examinados por meio de ultrassonografia. Caso seja encontrada uma anormalidade correspondente, é possível uma biópsia guiada por ultrassom, que é mais rápida, barata e confortável do que as guiadas por RM[12].
- **Categoria 5 – altamente sugestivo de malignidade:** os achados dessa categoria apresentam probabilidade de malignidade maior ou igual a 95%. Essa categoria é reservada aos casos em que o diagnóstico de lesão não maligna é considerado discordante, tornando necessária, portanto, a repetição da biópsia. Vale ressaltar que a RM não contém nenhum descritor capaz de predizer probabilidade de malignidade maior ou igual a 95%. Desse modo, para se enquadrar nessa categoria é necessária a combinação de características suspeitas.
- **Categoria 6 – malignidade comprovada por biópsia:** essa categoria é exclusiva para os casos em que já há o diagnóstico a partir da biópsia e a lesão retratada corresponde ao câncer diagnosticado, mas ainda não foi realizada a cirurgia. Essa classificação não é apropriada após ressecção bem-sucedida do tumor. Caso a mama com o câncer conhecido apresente outra lesão (que não seja o câncer já diagnosticado) suspeita, deve-se enquadrá-la na categoria 4 ou 5 para que se realize uma intervenção diagnóstica imediata.

O Quadro 11.1 sintetiza a conduta a ser adotada de acordo com a classificação BI-RADS[12].

Quadro 11.1 Classificação BI-RADS e concordância entre categorias, recomendações e risco de câncer de mama

Categoria e impressão diagnóstica	Manejo	Risco de câncer
Categoria 0: inconclusivo	Complementar o estudo de imagem: mamografia ou ultrassonografia direcionada	Exame inconclusivo
Categoria 1: negativo	Rastreio de rotina com ressonância magnética se risco cumulativo em vida ≥ 20%	0%
Categoria 2: achado benigno	Rastreio de rotina com ressonância magnética se risco cumulativo em vida ≥ 20%	0%
Categoria 3: achado provavelmente benigno	Realizar controle precoce (6 meses)	≥ 0% e ≤ 2%
Categoria 4: suspeito	Prosseguir investigação com realização de biópsia	>2%, mas <95%
Categoria 5: altamente suspeito de malignidade	Prosseguir investigação com realização de biópsia	≥ 95%
Categoria 6: achado positivo prévio para malignidade	Tratamento adequado	100%

Fonte: Morris *et al.*, 2013[12].

Referências

1. Li J, Zheng H, Cai W, Wang Y, Zhang H, Liao M. Subclassification of BI-RADS 4 Magnetic Resonance Lesions: A Systematic Review and Meta-Analysis. J Comput Assist Tomogr 2020; 44(6): 914-20.
2. American College of Radiology. ACR Practice Parameter for the Performance of Contrast Enhanced Magnetic Resonance Imaging (MRI) of the Breastfile. Iowa; 2018. 11 p.
3. Mann RM, Cho N, Moy L. Breast MRI: State of the Art. Radiology. 2019; 292(3):520-36.
4. Schoub PK. Understanding indications and defining guidelines for breast magnetic resonance imaging. SA J Radiol 2018; 22(2):1353.
5. Marchiori E, Santos ML. Introdução à radiologia. 1. ed. Rio de Janeiro: Guanabara Koogan, 2009. 195 p.
6. Canella E, Breyer F. Ressonância magnética de mamas. In: Urban L, Chala L, Mello G. Mama. Rio de Janeiro: Elsevier, 2019: 33-44.
7. Heller SL, Moy L. MRI breast screening revisited. J Magn Reson Imaging 2019 May; 49(5):1212-21.
8. Urban L, Freitas L. Ressonância magnética. In: Frasson A, Novita G, Millen E, Zerwes F, et al. Doenças da mama: guia de bolso baseado em evidências. 2. ed. Rio de Janeiro: Atheneu, 2018: 211-59.
9. Greenwood HI, Wilmes LJ, Kelil T, Joe BN. Role of Breast MRI in the Evaluation and Detection of DCIS: Opportunities and Challenges. J Magn Reson Imaging 2020; 52(3):697-709.
10. Leithner D, Wengert GJ, Helbich TH et al. Clinical role of breast MRI now and going forward. Clin Radiol 2018; 73(8):700-14.
11. Kuhl C. The current status of breast MR imaging. Part I. Choice of technique, image interpretation, diagnostic accuracy, and transfer to clinical practice. Radiology 2007; 244(2):356-78.
12. Morris EA, Comstock CE, Lee CH et al. ACR BI-RADS® Magnetic Resonance Imaging. In: ACR BI-RADS® Atlas, Breast Imaging Reporting and Data System. Reston, VA, American College of Radiology, 2013.

CAPÍTULO

12

Novas Tecnologias de Imaginologia Mamária

Eduardo Carvalho Pessoa
Larissa Moreira Santos
Lucas Hideki Gradin Nagaoka

INTRODUÇÃO

A mamografia e a ultrassonografia das mamas são os exames clássicos utilizados para rastreamento e diagnóstico do câncer de mama. Entretanto, novas tecnologias surgiram para auxiliar o diagnóstico e o manejo das lesões mamárias. Nesse contexto, as melhorias tecnológicas na área de imaginologia têm contribuído para o avanço do diagnóstico precoce do câncer de mama, além de possibilitar a aferição de aspectos importantes da biologia tumoral.

Os principais exemplos dessas novas tecnologias são a mamografia contrastada, a ressonância magnética e a tomossíntese, as quais serão abordadas neste capítulo.

MAMOGRAFIA CONTRASTADA

A mamografia com contraste, também conhecida como mamografia espectral com contraste, angiomamografia ou mamografia contrastada[1], baseia-se na neoangiogênese, comum aos processos malignos. A partir de sua rica vascularização, o tumor adquire maior permeabilidade ao contraste do que o tecido saudável, de modo a tornar-se mais visível[2].

O exame foi pensado inicialmente para avaliação de mulheres com contraindicação à ressonância magnética, principalmente no rastreamento daquelas com risco elevado para câncer de mama.

Realização do exame

A mamografia contrastada, por se tratar de um exame de mamografia, utiliza radiação ionizante. Após a injeção do contraste ionizado via endovenosa, a mama é comprimida para obtenção das imagens, o que ocorre por meio da mesma máquina de mamografia convencional – nos minutos 2 a 7. Nesse período são realizadas duas séries de imagem: uma de baixa energia e outra de alta energia, ambas nas incidências craniocaudal (Figuras 12.1 e 12.2) e mediolateral das mamas. Em seguida há a subtração entre as imagens de alta e de baixa energia, resultando apenas em áreas evidenciadas pelo contraste.

As vantagens gerais da mamografia contrastada são:

- Alta sensibilidade na detecção do câncer de mama.
- Não apresenta interferência da densidade mamária[2].

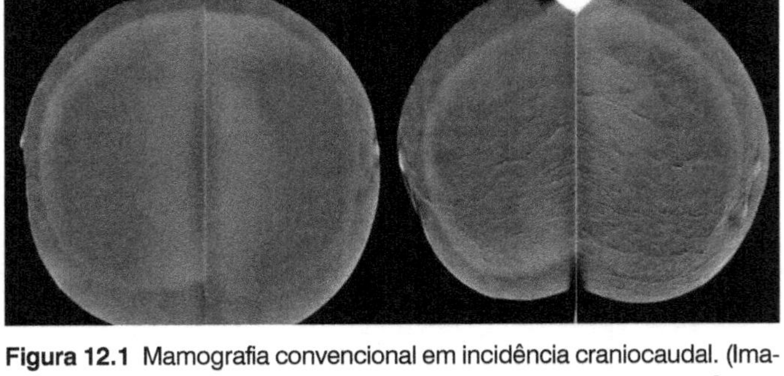

Figura 12.1 Mamografia convencional em incidência craniocaudal. (Imagem gentilmente cedida pelo Dr. Rodrigo Pepe, Belo Horizonte, MG.)

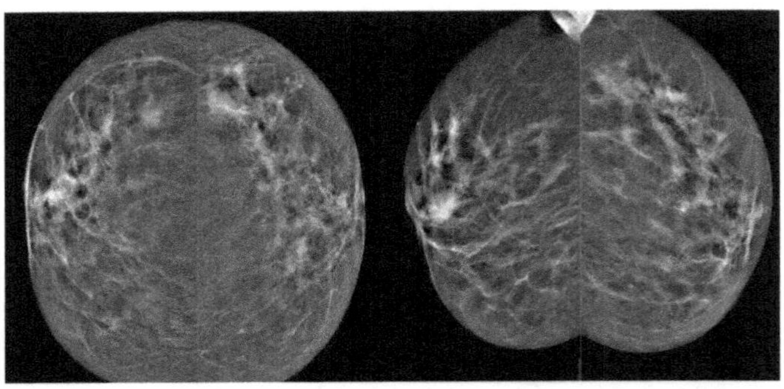

Figura 12.2 Mamografia contrastada em incidência craniocaudal. (Imagem gentilmente cedida pelo Dr. Rodrigo Pepe, Belo Horizonte, MG.)

Em comparação à ressonância magnética das mamas, apresenta ainda custo menor, menos tempo para obtenção e a ocorrência de menos artefatos de movimentação.

As desvantagens da mamografia contrastada, além da exposição à radiação – também comum à mamografia convencional –, baseiam-se no uso do contraste, que pode causar reações adversas e inviabilizar seu uso em pacientes com insuficiência renal. Ademais, a técnica é inviável em caso de uso de prótese ou implante mamário.

RESSONÂNCIA MAGNÉTICA DAS MAMAS

A ressonância magnética das mamas tem alta sensibilidade para diagnóstico do câncer de mama, mas seu uso na prática clínica é restrito em razão de seu alto custo, necessidade de contraste e especificidade variável. Desse modo, está indicada para rastreamento de pacientes de alto risco por apresentar melhor desempenho do que a mamografia, mesmo quando esta é associada à ultrassonografia[1]. Outras indicações ganham cada vez mais espaço, como o monitoramento da resposta tumoral à quimioterapia neoadjuvante e o estadiamento locorregional do câncer de mama (carcinomas lobulares, doença de Paget, tumores ocultos, pacientes jovens com mamas densas e dissociação entre exame clínico, mamografia e ultrassonografia)[3].

Realização do exame

Para o exame, é necessário um aparelho de ressonância com potência mínima de 1,5 Tesla e uma bobina dedicada à mama[4]. Na primeira etapa, a paciente entra na máquina e é posicionada em decúbito ventral, com encaixe das mamas na bobina. Assim como a mamografia contrastada, a ressonância magnética das mamas consegue utilizar a neoangiogênese para diagnosticar o câncer de maneira precoce, além de possibilitar a avaliação das alterações anatômicas das mamas (Figuras 12.3 e 12.4).

O exame pode ser dividido em duas fases: a primeira sem contraste, na qual são obtidas sequências em tempo 2 (T2), tempo em que a água é o tecido que brilha mais, e no

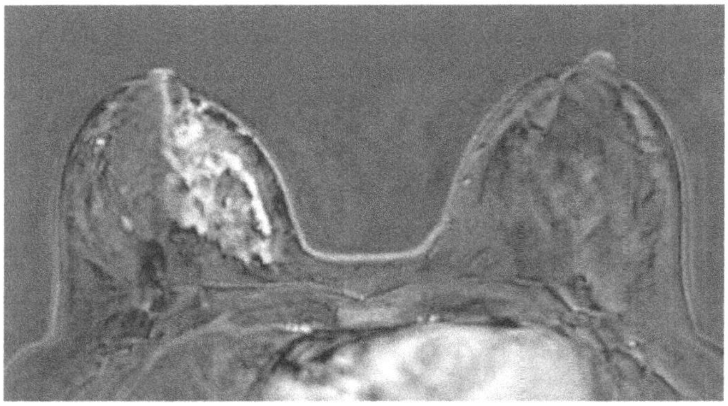

Figura 12.3 Ressonância magnética em plano axial com realce de fundo de parênquima assimétrico: maligno × benigno. (Acervo pessoal do Dr. Eduardo Carvalho Pessoa, Botucatu, SP.)

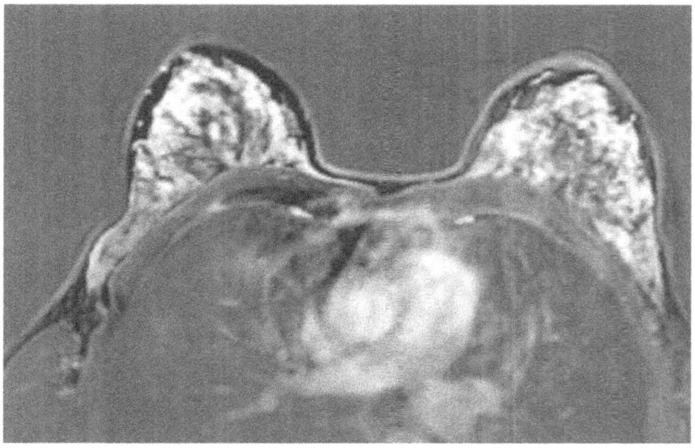

Figura 12.4 Ressonância magnética em plano axial com realce de fundo de parênquima simétrico: normalmente benigno. (Acervo pessoal do Dr. Eduardo Carvalho Pessoa, Botucatu, SP.)

tempo 1 (T1), em que a gordura é o tecido que mais brilha; na segunda etapa, a fase contrastada é realizada também em T1. Administra-se, via endovenosa, um contraste paramagnético que brilha em T1 (o gadolínio) e são obtidas de quatro a cinco sequências em T1 pós-contraste[4].

O pico de intensificação do contraste ocorre entre 60 e 120 segundos após sua administração. Os 90 segundos pós-contraste constituem o período escolhido para separar a fase de captação (antes dos 90 segundos) da fase de lavagem – *washout* (após os 90 segundos). A aquisição das imagens na fase pré-contraste em T1 e T2 auxilia o diagnóstico das lesões, principalmente por aumentar a especificidade do exame. A fase T1 contrastada com subtração da gordura é a mais importante para diagnóstico das lesões mamárias, sendo responsável pela alta sensibilidade do método[4].

O exame tem como vantagem sua alta sensibilidade, o que favorece a detecção de tumores não observados ao exame físico ou em propedêutica prévia (como mamografia ou ultrassonografia das mamas)[3]. Ao contrário da mamografia contrastada, o exame pode ser utilizado em pacientes com prótese mamária, sendo ainda considerado o método padrão ouro para sua avaliação[4].

A especificidade variável e a necessidade de contraste são desvantagens da técnica. Além disso, a realização do exame é dificultada em pacientes com claustrofobia e/ou em uso de marca-passo ou próteses metálicas[1].

TOMOSSÍNTESE

A tomossíntese mamária digital (DBT, do inglês: *Digital Breast Tomosynthesis*), também conhecida por mamografia tomográfica ou em 3D, é um complemento da mamografia convencional[5]. Nesse exame, o tubo de raios X desloca-se em arco, realizando entre nove e 25 aquisições (dependendo do modelo do aparelho utilizado), visando reduzir o artefato de sobreposição do tecido mamário provocado pela compressão[7].

Assim, reduz a necessidade de incidências adicionais, além de ter o potencial de detectar cânceres ocultos à mamografia convencional – especialmente para tumores de baixo grau caracterizados por áreas de distorção arquitetural[6]. Desse modo, quando disponível, pode ser utilizado como método de rastreio em substituição à mamografia convencional (Figura 12.5).

Realização do exame

A obtenção das imagens sofreu alteração com a evolução dos equipamentos utilizados. Nos de primeira geração, as imagens da tomossíntese eram obtidas apenas após a realização da mamografia convencional. Nos equipamentos mais recentes, as imagens podem ser capturadas e posteriormente agrupadas em imagens 2D, seguindo o padrão de realização único, assim como a mamografia[5]. Essa evolução tornou possível a redução da exposição à radiação, que é uma das principais críticas ao método.

Uma das vantagens da tomossíntese é possibilitar a localização mais exata da lesão, uma vez que elimina a superposição de tecidos (o que ocorre na mamografia 2D). Isso reduz a suspeita de lesões inexistentes, o que evita novas convocações para realização de incidências adicionais[6,7].

Apesar da evolução da técnica, a dose de radiação é maior do que a utilizada na mamografia bidimensional.

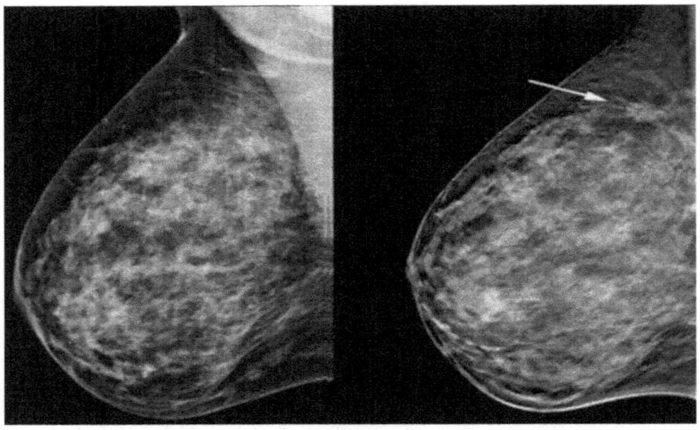

Figura 12.5 Tomossíntese em incidência mediolateral oblíqua. A seta branca indica a lesão mamária identificada. (Imagem gentilmente cedida pelo Dr. Rodrigo Pepe, Belo Horizonte, MG.)

Além disso, o acesso ao exame é restrito aos grandes centros e sua realização pode favorecer a ocorrência do sobrediagnóstico por aumentar a taxa de detecção de tumores de baixo grau.

CONSIDERAÇÕES FINAIS

É fundamental conhecer as indicações, vantagens e limitações de cada método de diagnóstico por imagem. Ademais, o atendimento à paciente deve ser integral, de modo a se obter uma visão ampla sobre seu caso clínico, o sistema de saúde em que está inserida e a patologia mamária a ser investigada. Somente assim será possível personalizar a escolha da técnica de imagem, sempre visando oferecer o que há de melhor às pacientes. Por fim, a recomendação dos exames não deve ser indiscriminada: ao solicitá-los, deve haver sempre uma finalidade, de modo a não sobrecarregar o sistema de saúde nem expor a paciente a riscos desnecessários.

Referências

1. Heck L, Herzen J. Recent advances in X-ray imaging of breast tissue: From two- to three-dimensional imaging. Physica Medica 2020; 79:69-79.
2. Suter M, Pesapane F, Agazzi G et al. Diagnostic accuracy of contrast-enhanced spectral mammography for breast lesions: A systematic review and meta-analysis. The Breast 2020; 53:8-17.
3. Hernández M, Osorio S, Florez K, Ospino A, Díaz G. Abbreviated magnetic resonance imaging in breast cancer: A systematic review of literature. European Journal of Radiology Open 2021; 8:100307.
4. Gonçalves J, Paz W, Rangel K. Ressonância magnética das mamas: revisão de literatura. Mastology 2013; 22(3):100-4.
5. Movik E, Dalsbø T, Fagelund B et al. Digital Breast Tomosynthesis with Hologic 3D Mammography Selenia Dimensions System for Use in Breast Cancer Screening: A Single Technology Assessment. Norwegian Institute of Public Health. Oslo, Norway, 2017: 8.
6. Campos de Araújo A, Peixoto J, da Silva S et al. Atualização em Mamografia para Técnicos em Radiologia [Internet]. 2. ed. Rio de Janeiro: Christine Dieguez, 2019. Disponível em: https://www.inca.gov.br/sites/ufu.sti.inca.local/files//media/document//2a_edicao_atualizacao_em_mamografia_para_tecnicos_em_radiologia_2019.pdf. Acesso em 30 abr 2021.
7. Alabousi M, Wadera A, Kashif Al-Ghita M et al. Performance of Digital Breast Tomosynthesis, Synthetic Mammography, and Digital Mammography in Breast Cancer Screening: A Systematic Review and Meta-Analysis. JNCI: Journal of the National Cancer Institute 2020; 113(6):680-90.

CAPÍTULO

13

Procedimentos Diagnósticos Minimamente Invasivos

Henrique Lima Couto
Gustavo Santana Esperidião
Thiago Alves Mareto

INTRODUÇÃO

As lesões mamárias apresentam amplo espectro de possibilidades diagnósticas. Apesar de o diagnóstico da lesão ser clinicamente possível, por vezes com apoio radiológico, a maioria das lesões necessita de avaliação citológica ou histológica. Com o rastreamento mamográfico, lesões pequenas e muitas vezes não palpáveis passaram a ser diagnosticadas, resultando no desenvolvimento das biópsias guiadas por imagem.

A biópsia cirúrgica aberta guiada por método de imagem de lesão da mama não palpável já foi considerada o padrão ouro para diagnóstico e por algum tempo a única opção disponível. Com o passar do tempo, diversos métodos minimamente invasivos guiados por imagem foram desenvolvidos, substituindo a biópsia aberta em muitas indicações. A biópsia cirúrgica apresenta custo elevado e taxas maiores de complicações em relação aos procedimentos diagnósticos minimamente invasivos (PDMI). Além disso, cerca de 60% a 90% das lesões não palpáveis da mama recebem o diagnóstico patológico de doenças benignas, o que torna as cirurgias invasivas desnecessárias[1,2].

Atualmente, os procedimentos percutâneos guiados por imagem são os métodos iniciais para diagnóstico das lesões palpáveis e não palpáveis da mama, reservando-se a cirurgia para os casos inconclusivos à biópsia percutânea, quando da indisponibilidade desses métodos e para situações em que os PMDI não são tecnicamente possíveis. Os PDMI apresentam eficácia semelhante à biópsia cirúrgica aberta com tempo menor de recuperação e menos danos estéticos[3,4].

Os métodos mais utilizados são a punção aspirativa por agulha fina (PAAF), a *core biopsy* (também conhecida como biópsia por agulha grossa ou TRU-CUT) e a biópsia assistida a vácuo (ou "mamotomia"). Esses procedimentos ambulatoriais são de rápida execução (p. ex., 20 a 30 minutos) com anestesia local. As complicações mais comuns são formação de hematoma, síncope ou reações vasovagais e infecções da ferida, que ocorrem em menos de 2% dos casos[1,4]. Não é necessária a realização de antibioticoprofilaxia, tampouco a solicitação de exames laboratoriais, exceto nos casos de coagulopatia.

A suspensão de anticoagulantes orais e antiagregantes plaquetários antes do procedimento é algo controverso, uma vez que poucos estudos compararam os riscos de sangramento e formação de hematomas em pacientes anticoagulados. Os estudos disponíveis, no entanto, não demonstram risco aumentado de formação de hematomas com a manutenção dos medicamentos antiplaquetários quando se utilizam agulhas de calibre menor[5-7].

Entretanto, esses estudos envolvem número limitado de pacientes e não comparam os riscos entre as diferentes classes de medicamentos[8]. De modo geral, a decisão pela suspensão desses fármacos deve ser individualizada, considerando os riscos de eventos trombóticos após a retirada e de sangramento persistente após a biópsia; nos casos em que o risco de sangramento é maior, principalmente quando se utilizam agulhas mais grossas, o anticoagulante ou antiagregante plaquetário deve ser suspenso antes do procedimento.

Antes do procedimento, a paciente deve ser esclarecida sobre a técnica utilizada, os possíveis riscos e benefícios e as finalidades do procedimento, assim como a existência de técnicas alternativas. Convém solicitar o preenchimento e a assinatura, após os devidos esclarecimentos, de um consentimento pós-informado.

Os PDMI correspondem a um dos pilares do "teste-triplo", composto por exames radiológico, clínico e histopatológico. Portanto, esses três componentes devem ser analisados de maneira conjunta no diagnóstico de lesão mamária, e a concordância de um diagnóstico benigno em todos os exames afasta a possibilidade de lesão maligna, bem como a necessidade de outros testes invasivos, em praticamente 100% dos casos[9,10].

MÉTODOS DE IMAGEM

Antes de qualquer procedimento invasivo na mama, é imprescindível revisar todas as imagens e informações clínicas a respeito da lesão para determinação da melhor modalidade radiográfica[4]. As modalidades radiográficas utilizadas para guiar os procedimentos são a ultrassonografia (USG), a mamografia, a tomossíntese e a ressonância magnética (RM). A escolha entre esses métodos depende de vários fatores, como características da lesão, disponibilidade dos exames, custos, desejo e conforto da paciente. Desse modo, quando a lesão é visualizada por todos os métodos, cabe utilizar a USG para guiar a biópsia em razão de baixo custo, ausência de radiação, possibilidade de observar a agulha em tempo real e maior conforto da paciente[2,4,10].

Convém evitar a palpação da lesão como a única forma de guiar a biópsia ou a punção, pois isso reduz significativamente a sensibilidade do procedimento, uma vez que diversas patologias produzem tecido inflamatório circundante palpável e assim não é possível confirmar a presença da agulha dentro da lesão[10-12].

Embora seja possível utilizar todos os métodos de imagem para guiar tanto a PAAF como a *core biopsy* e a biópsia assistida a vácuo, não está indicada a escolha da mamografia ou da RM associada à PAAF[10]. A mamografia deve ser utilizada somente quando a lesão é vista à mamografia e não é bem vista à USG, o que ocorre frequentemente nas microcalcificações. Distorções de arquitetura e assimetrias sem correspondência com a USG devem ser acessadas preferencialmente pela tomossíntese (tomobiópsia ou biópsia 3D), uma vez que a triangulação na estereotaxia pode ser desafiadora[4,10].

Na estereotaxia, duas imagens digitais da lesão são obtidas: a +15 graus e a −15 graus do eixo central da mama. A partir disso, um computador é capaz de determinar com precisão as coordenadas da lesão e orientar o trajeto do disparo da agulha. Após o disparo da agulha, uma nova imagem é realizada para confirmar seu posicionamento dentro da lesão.

As imagens por estereotaxia podem ser geradas tanto pelos dispositivos acoplados aos mamógrafos convencionais (Figura 13.1), em que a paciente fica sentada e consegue ver o procedimento, como pelas mesas dedicadas (Figura 13.2), com a paciente em decúbito ventral e a mama pêndula através de um orifício, e o procedimento é realizado por baixo da mesa. Após a coleta do material, deve-se realizar uma radiografia do espécime para confirmar a excisão da lesão, especialmente em caso de lesões com microcalcificações[4,13].

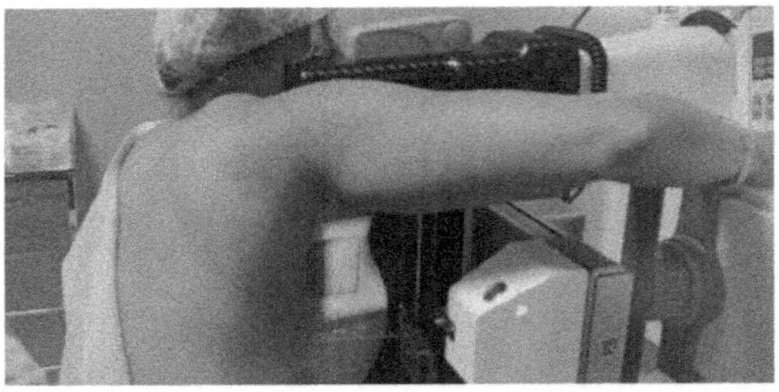

Figura 13.1 BAV guiada por estereotaxia em mamógrafo convencional (*add-on devices*). (Acervo pessoal do Dr. Henrique Lima Couto, Belo Horizonte, MG.)

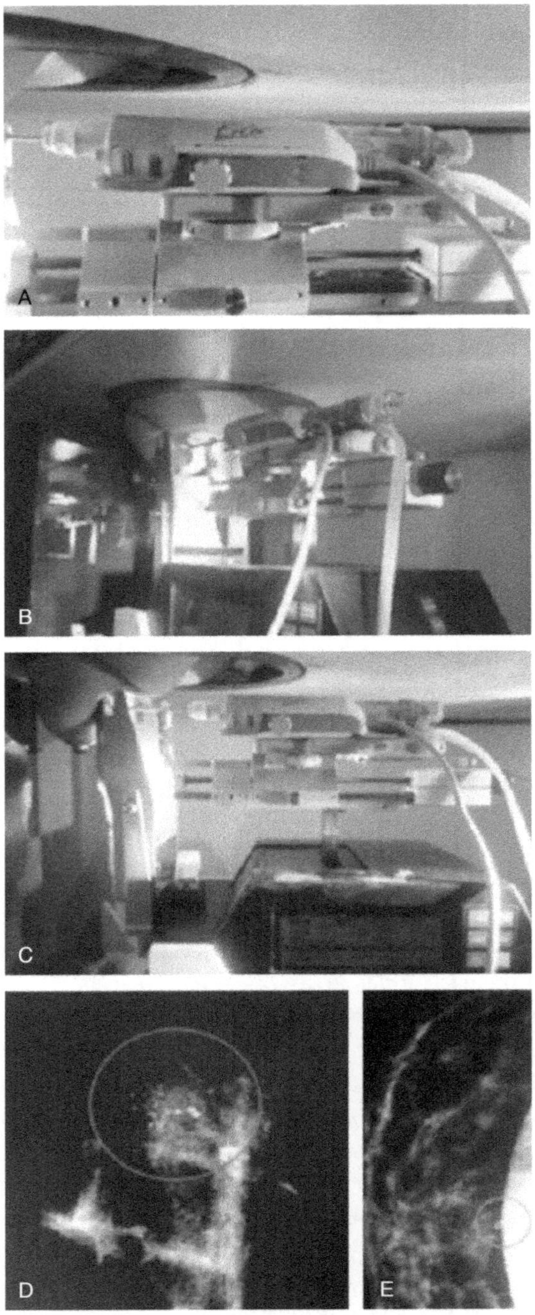

Figura 13.2A a **C** BAV guiada por estereotaxia em mesa dedicada. **D** Lesão (*circulada*) com microcalcificações sendo coletada pela agulha a vácuo. **E** Clipe metálico (*circulado*) posicionado no pós-operatório. (Acervo pessoal do Dr. Henrique Lima Couto, Belo Horizonte, MG.)

A tomossíntese, também conhecida como mamografia 3D, fornece imagens de finas camadas da mama e com isso possibilita uma localização muito precisa da lesão. Trata-se do método mais efetivo para localização das distorções de arquitetura e assimetrias não visíveis à USG, que são achados radiológicos com risco de malignidade de 26% a 47%[10,14].

A RM é mais comumente associada à biópsia assistida a vácuo e deve ser utilizada somente quando a lesão é visualizada apenas por esse método[4,10]. Costuma ser recomendada em caso de mulheres com alto risco de câncer de mama que realizam o rastreamento por esse método. No entanto, em 46% a 71% das pacientes uma nova USG direcionada (*second-look*) consegue identificar a lesão vista na RM e, nesses casos, a USG torna-se o método de escolha[10].

PUNÇÃO ASPIRATIVA POR AGULHA FINA

A PAAF é um método rápido e com ótimo custo-benefício que utiliza agulhas com diâmetro de 0,4 a 0,8mm acopladas a um porta-seringa tipo pistola Cameco (Figura 13.3) para coleta de material citológico de lesões da mama.

Em mãos experientes, a confecção da PAAF não exige a realização rotineira de botão anestésico na pele antes da punção[15]. O exame é realizado com a inserção da agulha na lesão e a criação de pressão negativa com a retração do êmbolo da seringa. Com o êmbolo ainda retraído são realizados diversos movimentos para frente e para trás com a agulha dentro da lesão para coleta de maior quantidade de material. Em geral, após a punção, o conteúdo aspirado presente na luz da agulha é expelido em duas lâminas: uma é fixada com soluções alcoólicas para coloração com o método Papanicolau e a outra é enviada a seco para coloração pelo método Giemsa.

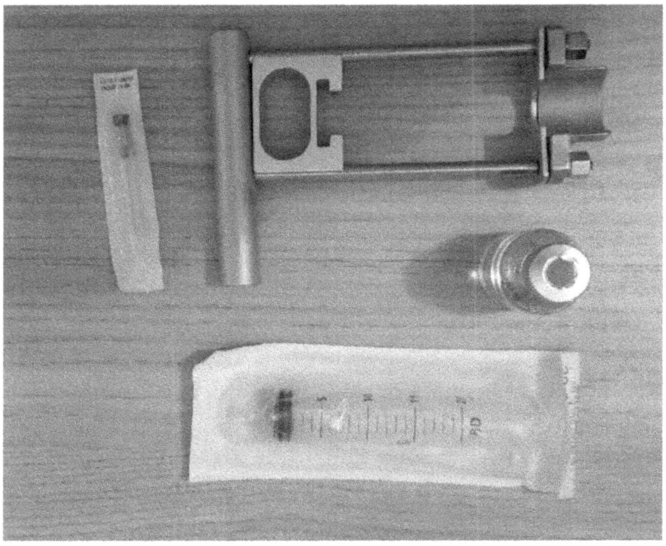

Figura 13.3 Materiais e instrumentos utilizados na PAAF: agulha 22G, porta-seringa tipo pistola de Cameco, frasco de anestésico e seringa. (Acervo pessoal do Dr. Henrique Lima Couto, Belo Horizonte, MG.)

Nos países desenvolvidos, a *core biopsy* substituiu a PAAF nos últimos anos como método de investigação inicial das lesões com características de malignidade nos exames de imagem em virtude de sua maior especificidade e capacidade de fornecer mais informações, tornando possível diferenciar mais precisamente o carcinoma *in situ* do invasor e fornecer o *status* dos receptores tumorais de estrogênio, de progesterona, HER-2 e Ki-67[9,11,15,16].

A PAAF apresenta como desvantagens a grande dependência da experiência de quem executa o método, taxas de amostras insuficientes, que variam de 9% a 30%, e menos especificidade na diferenciação entre um carcinoma ductal *in situ* (CDIS) e um carcinoma invasor[17,18]. A PAAF é o método de escolha para abordagem de lesões císticas.

Com o objetivo de padronizar a abordagem clínica da PAAF da mama e estabelecer diretrizes práticas para melhor desempenho diagnóstico dessa técnica, a Academia Internacional de Citologia (IAC na sigla em inglês) desenvolveu, em 2016, o sistema IAC Yokohama, que estabelece cinco categorias de relato da citologia mamária, cada uma com um termo descritivo claro para a categoria, uma definição, um risco de malignidade e um algoritmo de manejo clínico sugerido[11,15,18,19]. As cinco categorias definidas pelo sistema IAC Yokohama são: insuficiente/inadequada (categoria 1), benigna (categoria 2), atípica (categoria 3), suspeita de malignidade (categoria 4) e maligna (categoria 5). O risco de malignidade de cada categoria vem sendo estabelecido por estudos retrospectivos e prospectivos e deve sofrer algumas alterações à medida que esses estudos forem realizados e o sistema IAC Yokohama se consolide nos laboratórios de citopatologia. Os dados atuais apontam para os riscos de malignidade por categoria descritos no Quadro 13.1[9,11,18-21].

Além de definir e padronizar as categorias de malignidade do laudo citopatológico, o sistema IAC Yokohama estabelece outras práticas que devem ser adotadas durante a realização da PAAF para aumentar a eficácia do procedimento. Inicialmente foi recomendada a avaliação imediata do esfregaço pelo citopatologista, logo após a punção (*Rapid On-Site Evaluation* [ROSE]), o que diminui a ocorrência de esfregaços com material insuficiente ou paucicelular e possibilita a triagem de amostras de acordo com o grau de malignidade observado na avaliação imediata. Estudos demonstram que a adoção da avaliação imediata pode reduzir a taxa de amostra insuficiente de 17,1% para 4%[11,15].

Adicionalmente, recomendou-se o uso dos materiais biológicos coletados na punção para realização de testes auxiliares à PAAF. Um desses testes é a imuno-histoquímica a partir de blocos celulares (*cellblocks*) preparados com fluidos coletados na punção por meio do fixador especial chamado solução de Bouin. A imuno-histoquímica realizada a partir dos blocos celulares torna possíveis o estudo e a identificação de receptores de estrogênio, progesterona e HER-2 nas células tumorais, o que auxilia a definição do prognóstico da lesão e pode orientar a quimioterapia neoadjuvante[15,19].

Quadro 13.1 Risco de malignidade de acordo com a categoria do sistema IAC Yokohama e o manejo clínico recomendado

Categoria	Risco de malignidade (%)	Manejo clínico recomendado
1– Insuficiente/ Inadequado	2,6 a 30,3	Se a imagem for BI-RADS 3, 4 ou 5, deve-se repetir a PAAF ou realizar a *core biopsy*. Se BI-RADS 2, deve-se considerar repetição da PAAF
2– Benigno	1,4 a 4,9	Se os achados clínicos e radiológicos forem benignos, nenhuma propedêutica adicional deve ser realizada. Se achados clínicos e/ou radiológicos forem indeterminados ou suspeitos de malignidade, deve-se repetir a PAAF ou realizar a *core biopsy*
3– Atípico	13 a 51,5	Se os achados clínicos e radiológicos forem benignos, pode-se repetir a PAAF em 6 meses, caso não haja erro na técnica da PAAF. Caso os achados clínicos e/ou radiológicos sejam indeterminados ou suspeitos, deve-se repetir a PAAF ou, preferencialmente, realizar a *core biopsy*
4– Suspeito de malignidade	78,7 a 97,1	Deve-se realizar a *core biopsy* preferencialmente
5– Maligno	98,7 a 100	Se os achados clínicos e radiológicos forem concordantes com a PAAF, deve-se realizar o tratamento do carcinoma. Caso os achados sejam discordantes, deve-se realizar a *core biopsy* preferencialmente

Fonte: adaptada de Field *et al.*[9,10,16-19].

Ao utilizarem o sistema IAC Yokohama e analisarem todos os resultados na histologia pertecentes à categoria 3 (atípicos), 4 (suspeito de malignidade) ou 5 (maligno), os estudos apontam especificidade de 46,3% (IC95%: 43,8 a 48,8) e sensibilidade de 98,9% (IC95%: 98,3 a 99,4) da PAAF nessas categorias[11,20,21]. No entanto, quando são analisados apenas os resultados na histologia pertencentes à categoria 5, observam-se especificidade de 100% (IC95%: 95,1 a 100) e sensibilidade de 86,7% (IC95%: 81,5 a 90,8) da PAAF nessa categoria[10,19,20]. Isso indica que muito raramente uma PAAF com resultado citológico de malignidade (categoria 5) corresponderá a um resultado falso-positivo.

As categorias 3 (atípicos) e 4 (suspeitos de malignidade) englobam tanto lesões malignas avançadas como lesões benignas, e esses resultados devem ser abordados de maneira mais cautelosa, necessitando, na maioria das vezes, de confirmação histológica, principalmente nos casos em que há discordância nas informações clínico-radiológicas da lesão. Apesar do abandono recente do uso da PAAF nos países desenvolvidos, percebe-se que esse método apresenta ótimo desempenho para diagnóstico das lesões da mama, especialmente das lesões com características benignas na imagem, como fibroadenomas e cistos simples.

Outra aplicação clínica da PAAF é na pesquisa de metástases linfonodais. Em pacientes com lesões classificadas como BI-RADS 4, 5 ou 6 ou com linfonodos palpáveis e características de malignidade, é indicada a realização de PAAF guiada por ultrassom ou *core biopsy* por USG[22]. A PAAF apresenta alta especificidade (90% a 100%) na pesquisa de metástases linfonodais, mas baixa sensibilidade (40% a 91%) e baixo valor preditivo negativo (aproximadamente 34%)[23,24]. Diante disso, na presença de câncer de mama confirmado, um resultado negativo da PAAF na pesquisa inicial de metástases linfonodais não afasta a possibilidade de acometimento axilar e não exclui a necessidade de biópsia do linfonodo sentinela.

CORE BIOPSY (CB)

A CB, também conhecida como biópsia de fragmentos, punção por agulha grossa ou TRU-CUT, é um procedimento estéril em que se utilizam agulhas denteadas, em geral com diâmetro externo de 1,6mm (ou 14G), acopladas a uma pistola automática para coleta de amostras de tecido da mama (Figura 13.4). A CB pode ser guiada por USG, mamografia ou RM. Quando guiada por USG, a paciente costuma ser posicionada em decúbito dorsal com o membro superior ipsilateral à lesão apoiado atrás da cabeça[25].

Inicialmente é montado um campo estéril sobre uma mesa com todos os equipamentos utilizados na biópsia (Figura 13.5). Após calçar as luvas, o(a) profissional acopla a agulha na pistola e faz o teste do disparo, conferindo o avanço adequado da agulha[25]. Em seguida é realizada antissepsia extensa ao redor do local da punção com polivinilpirrolidona-iodo (PVP-I) ou clorexidina e aplicados de 5 a 10mL de lidocaína 1% ao longo de todo o trajeto da agulha até a lesão guiada por USG.

Por fim, realiza-se com o bisturi uma pequena incisão na pele, no local de entrada da agulha, e insere-se a agulha guiada por USG pela incisão paralelamente à parede torácica até chegar próximo à lesão, porém sem transfixá-la. O disparo da pistola é realizado, a agulha penetra na lesão, e então a amostra é coletada; a amostra, por fim, é inserida em solução com formaldeído.

Finalizada a coleta dos fragmentos da biópsia, deve-se comprimir o local da incisão por 5 a 10 minutos ou utilizar gelo para realizar hemostasia e posteriormente aplicar o curativo[25]. A paciente deve ser orientada a evitar exercícios físicos intensos por 2 dias após o procedimento e, se necessário, podem ser prescritos analgésicos e anti-inflamatórios. Em geral, recomenda-se a coleta de três a seis amostras de tecido ou dez, se houver microcalcificações. No entanto, na maioria das vezes, duas amostras

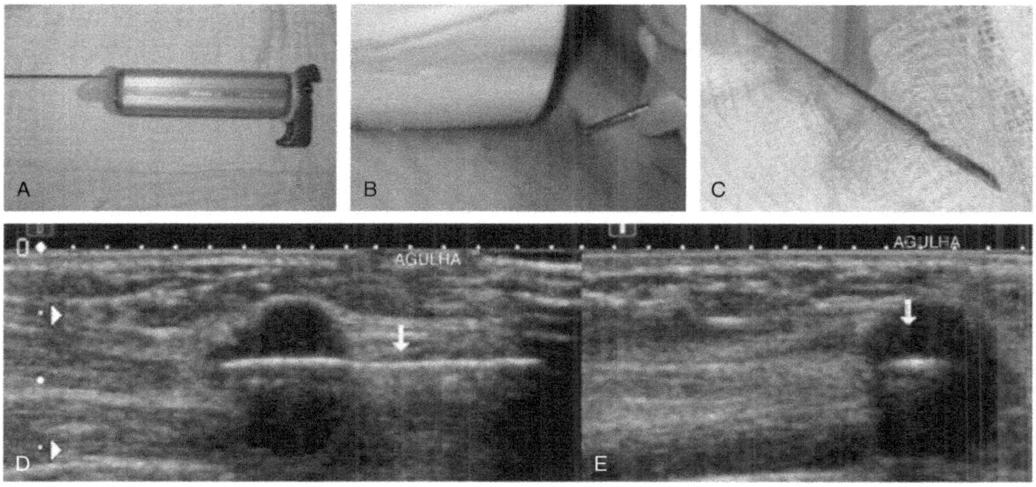

Figura 13.4 Técnica de *core biopsy.* **A** Pistola e agulha de *core biopsy.* **B** Inserção da agulha orientada por USG. **C** Fragmento coletado na abertura da agulha. **D** Agulha dentro da lesão vista à USG (Acervo pessoal do Dr. Henrique Lima Couto, Belo Horizonte, MG.)

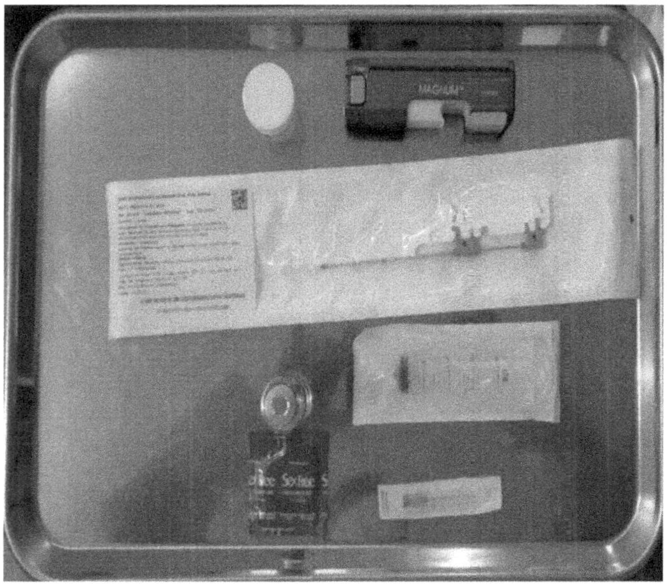

Figura 13.5 Materiais necessários para *core biopsy:* recipiente com formaldeído, pistola automática, agulha de *core biopsy* 14G, seringa, anestésico, agulha de seringa e material de látex para melhor exposição da mama. (Acervo pessoal do Dr. Henrique Lima Couto, Belo Horizonte, MG.)

são suficientes para o diagnóstico[26,27]. A inserção de um clipe metálico ou outro marcador pode ser realizada após a biópsia em toda lesão suspeita, para facilitar a futura localização e o planejamento cirúrgico, principalmente em caso de lesões com menos de 1cm[12].

Atualmente, a CB é o exame de escolha para investigação inicial dos nódulos palpáveis e não palpáveis classificados na imagem como BI-RADS 4 ou 5[12,28]. Lesões classificadas como BI-RADS 3 também podem ser biopsiadas por CB caso haja dificuldade no seguimento radiológico, se for o desejo da paciente e em caso de gravidez ou de pacientes com alto risco de câncer de mama. Sua sensibilidade é de 97,7% (IC95%: 95 a 98,2) e a especificidade é de 99% (IC95%: 97 a 100), com taxas de falso-negativos de apenas 1,1% a –3,3%[3,29,30].

Os valores de sensibilidade e especificidade registrados para diagnóstico de lesões malignas assemelham-se aos da biópsia cirúrgica aberta, porém a CB apresenta como vantagens menos tempo de recuperação e taxa menor de complicações que exijam intervenção (menos de 1% dos casos de CB e até 10% dos de biópsias cirúrgicas abertas[15]. Em comparação à PAAF, a CB apresenta sensibilidade muito maior (embora as especificidades sejam semelhantes), menos dependência de quem realiza o procedimento e, sobretudo, possibilita mais facilmente a realização de imuno-histoquímica para pesquisa de receptores hormonais e HER-2 superexpresso em carcinomas invasivos[16,31].

No entanto, algumas desvantagens devem ser levadas em consideração. A taxa de subestimação de uma lesão coletada por CB é de aproximadamente 17% a 23%[30] – a subestimação refere-se a lesões que apresentam diagnóstico de benignidade na CB e que na biópsia cirúrgica confirmam malignidade ou lesões diagnosticadas como carcinoma *in situ* na CB que na biópsia aberta confirmam ser carcinoma invasor. As lesões benignas à CB que apresentam risco de subestimação são classificadas como lesões de potencial de malignidade incerto (B3). Outra desvantagem é a dificuldade de realização em pacientes muito magras (índice de massa corporal [IMC] < 20kg/m²), com lesões muito próximas à parede torácica ou localizadas na axila, mamas extremamente densas, lesões com menos de 1cm e mamas com prótese de silicone.

Após resultado patológico de benignidade, convém estabelecer a correlação clínica e imaginológica e, nos casos discordantes, repetir a CB ou realizar outro método de biópsia, como a excisional ou a assistida a vácuo. Nos casos de resultado benigno e concordância clínica e imaginológica deve ser realizado seguimento clínico-radiológico semestral. Os resultados de tumor maligno devem ser encaminhados para tratamento.

BIÓPSIA ASSISTIDA A VÁCUO (BAV)

A BAV, também conhecida como "mamotomia", foi desenvolvida em 1995 pelo médico radiologista Fred Burbank e o engenheiro Mark Retchard, na Califórnia, com o objetivo de aprimorar as técnicas da biópsia de mama com pistola automática[13]. A BAV utiliza agulhas de 1,6 a 4,6mm (14 a 7G) de diâmetro externo, o que possibilita a coleta de quantidade maior de tecido da mama entre todos os procedimentos minimamente invasivos, principalmente quando se utiliza a agulha mais grossa disponível, de 4,6mm (7G). O procedimento pode ser guiado por USG, mamografia (estereotaxia ou tomossíntese) ou RM. Quando são utilizadas as mesas dedicadas, seja na RM, seja na mamografia, a paciente encontra-se em decúbito ventral com as mamas pêndulas em um orifício, e o procedimento é realizado por baixo da mesa (veja a Figura 13.2).

A BAV por mamografia ou tomossíntese (estereotaxia) também pode ser realizada com a paciente sentada, através dos aparelhos acoplados aos mamógrafos convencionais (*add-on devices*). Para USG, a paciente é posicionada em decúbito dorsal. Após antissepsia local e injeção de anestésico por todo o trajeto da agulha, realiza-se pequena incisão na pele proporcional à espessura da agulha, a qual, acoplada ao dispositivo de sucção a vácuo, é então inserida na incisão.

O vácuo produzido pelo dispositivo suga para dentro do orifício da agulha o tecido da lesão, o qual é fatiado por um cortador rotatório, e a amostra é transportada para coleta. Várias amostras em formato cilíndrico podem, portanto, ser coletadas em sequência sem a necessidade de retirada da agulha da mama ou de novas incisões na pele. Em geral, seis a dez amostras são suficientes para o diagnóstico com uma agulha 9G[32,33]. Assim como na biópsia realizada por CB, um clipe metálico deve ser posicionado no local da lesão para futuro planejamento cirúrgico ou avaliação da resposta à quimioterapia neoadjuvante, especialmente em caso de lesões com menos de 1cm.

A ocorrência de dor durante o procedimento é incomum, e a formação de hematomas é eventual; ambas, porém, são mais frequentes do que com a CB (0,39% *vs.* 2,9%); ainda assim, essas complicações são muito menos frequentes do que na cirurgia aberta[34]. A BAV apresenta desempenho diagnóstico semelhante ao da cirurgia aberta para diagnóstico de lesões malignas da mama, com taxa de falso-negativos de 0,6% a 3,5% e taxa de concordância diagnóstica com a cirurgia aberta de 99,62%[29,35]. Além disso, a BAV demonstra menor dependência do(a) profissional que realiza o procedimento e oferece uma curva de aprendizado muito rápida, sendo necessários apenas 10 a 20 procedimentos de biópsia para alcançar resultados satisfatórios com a técnica[36].

Comparada à CB, a BAV apresenta melhor desempenho para diagnóstico de lesões com menos de 5mm, microcalcificações agrupadas e distorções de arquitetura, bem como taxas menores de subestimação[34,37]. Assim, as principais indicações para uso diagnóstico da BAV são os casos de resultados inconclusivos após realização de PAAF ou CB com discordância clínico-radiológica, lesões com menos de 1cm, pequenos focos de microcalcificações agrupadas e lesões situadas em locais de difícil abordagem, como próximo à parede torácica ou a próteses de silicone, lesões muito superficiais e aquelas próximas à papila mamária[12,13,33,34].

Como a BAV possibilita a excisão completa de lesões pequenas, seu uso também tem fins terapêuticos[36]. A excisão assistida a vácuo (VAE na sigla em inglês) consiste na excisão completa de lesões, habitualmente inferiores a 15mm, ou na retirada de 4g ou mais de tecido da mama, o que equivale à quantidade de tecido retirada na biópsia cirúrgica aberta. A VAE é tecnicamente semelhante à BAV, porém utiliza agulhas de 7 ou 8G.

Em média, uma em cada cinco lesões classificadas como B3 (potencial de malignidade incerto) a partir da CB apresenta risco de ser reclassificada como carcinoma invasor ou *in situ* (B5) quando submetida à exérese completa da lesão. Dessa maneira, as lesões classificadas como B3 à CB devem ser submetidas preferencialmente à VAE ou à cirurgia aberta em caso de indisponibilidade da VAE[34,37].

As lesões B3 representam um grupo heterogêneo de lesões com riscos diferenciados de malignidade. Entre as lesões que se inserem nesse grupo estão hiperplasias ductais com atipias (HDA), cicatrizes radiais (CR), neoplasia lobular, atipia epitelial plana (AEP), lesões papilares (LP) e fibroepiteliais (incluindo o tumor filoides). Essas lesões apresentam risco variável de subestimação: de 10% para lesões papilares e cicatrizes radiais a 28% para hiperplasia ductal com atipias[38,39]. A VAE é recomendada como método de escolha para excisão de AEP, CR, LP e carcinoma lobular *in situ* (CLIS), e suas indicações têm se expandido para HDA e tumores filoides benignos com menos de 2cm, embora para os dois últimos a cirurgia ainda seja considerada o método padrão[38-40].

Em 2002, o Food and Drug Administration (FDA) aprovou o uso da VAE para exérese de lesões benignas em virtude de sua capacidade de retirar grande quantidade de tecido[13]. Desse modo, a VAE é uma alternativa à cirurgia aberta para exérese de fibroadenomas, cistos complicados e lesões intraductais causadoras de descarga papilar. O emprego desse método nas lesões benignas é capaz de remover toda a lesão em 95% a 100% dos casos (com < 2cm de diâmetro)[13,41,42].

O uso da VAE para tratamento de pequenos cânceres de mama ainda não foi aprovado pelo FDA, estando restrito ao campo das pesquisas acadêmicas[43]. No entanto, com o avanço da tecnologia e o desenvolvimento de novos dispositivos de BAV, espera-se que no futuro esses dispositivos sejam empregados no tratamento minimamente invasivo dos pequenos tumores malignos da mama.

CONSIDERAÇÕES FINAIS

Atualmente, os objetivos dos procedimentos minimamente invasivos da mama são estabelecer o diagnóstico pré-operatório de lesões malignas e pré-malignas e evitar a realização de cirurgias abertas ou procedimentos desnecessários em pacientes com anormalidades benignas[12]. Em 2010, a Sociedade Europeia de Especialistas em Câncer de Mama (EUSOMA) sugeriu que 90% de todas as mulheres com câncer de mama (CDIS ou carcinoma ductal invasor) deveriam ser diagnosticadas no pré-operatório por meio de procedimentos percutâneos minimamente invasivos[10].

Diante das inúmeras possibilidades clínicas, a escolha do método inicial deve ser individualizada. No entanto, é consensual que a cirurgia aberta não deve ser empregada como método diagnóstico inicial[10,12,28]. Algumas situações fogem do óbvio e, nesses casos, o conhecimento das vantagens e limitações de cada técnica é essencial para uma decisão clínica acertada.

Referências

1. Santen RJ. Benign Breast Disease in Women. [Updated 2018 May 25]. In: Feingold KR, Anawalt B, Boyce A et al., editors. Endotext [Internet]. South Dartmouth (MA).
2. Vlastos G, Verkooijen H M. Minimally Invasive Approaches for Diagnosis and Treatment of Early-Stage Breast Cancer. The Oncologist jan 2007; 12(1):1-10.
3. Bruening W. Systematic Review: Comparative Effectiveness of Core-Needle and Open Surgical Biopsy to Diagnose Breast Lesions. Annals of Internal Medicine 2010; 152(4):238.
4. Huppe A, Brem R. Minimally Invasive Breast Procedures: Practical Tips and Tricks. Am J Roentgenol 2020; 214(2):306-15.
5. Somerville P, Seifert P, Destounis S, Murphy P, Young W. Anticoagulation and Bleeding Risk After Core Needle Biopsy. Am J Roentgenol 2008; 191(4):1194-7.
6. Melotti MK, Berg WA. Core needle breast biopsy in patients undergoing anticoagulation therapy: preliminary results. AJR Am J Roentgenol 2000; 174(1):245-9.
7. Chetlen AL, Kasales C, Mack J et al. Hematoma formation during breast core needle biopsy in women taking antithrombotic therapy. AJR Am J Roentgenol 2013; 201(1):215-22.
8. McMahon P, Reichman M, Dodelzon K. Bleeding risk after percutaneous breast needle biopsy in patients on anticoagulation therapy. Clinical Imaging 2021; 70:114-7.
9. Montezuma D, Malheiros D, Schmitt F. Breast Fine Needle Aspiration Biopsy Cytology Using the Newly Proposed IAC Yokohama System for Reporting Breast Cytopathology: The Experience of a Single Institution. Acta Cytol 2019; 1:1-6.
10. Bick U, Trimboli R M, Athanasiou A et al. Image-guided breast biopsy and localisation: recommendations for information to women and referring physicians by the European Society of Breast Imaging. Insights Into Imaging 2020; 11(1):12.
11. Wong S, Rickard M, Earls P, Arnold L, Bako B, Field A. The International Academy of Cytology Yokohama System for Reporting Breast Fine Needle Aspiration Biopsy Cytopathology: A Single Institutional Retrospective Study of the Application of the System Categories and the Impact of Rapid Onsite Evaluation. Acta Cytologica 2019; 63(4):280-91.
12. Consensus Guideline on Image-Guided Percutaneous Biopsy of Palpable and Nonpalpable Breast Lesions. ASBS. 2017.
13. Bennett I, Saboo A. The Evolving Role of Vacuum Assisted Biopsy of the Breast: A Progression from Fine-Needle Aspiration Biopsy. World J Surg 2021; 43:1054-61.
14. Patel B, Covington M, Pizzitola V et al. Initial Experience of Tomosynthesis-Guided Vacuum-Assisted Biopsies of Tomosynthesis-Detected (2D Mammography and Ultrasound Occult) Architectural Distortions. Am J Roentgenol 2018; 210(6):1395-400.
15. Field A, Raymond W, Rickard M, Schmitt F. Breast fine needle aspiration biopsy cytology: the potential impact of the International Academy of Cytology Yokohama System for Reporting Breast Fine Needle Aspiration Biopsy Cytopathology and the use of rapid on-site evaluation. Journal of the American Society of Cytopathology 2020; 9(2):103-11.
16. Wang M, He X, Chang Y, Sun G, Thabane L. A sensitivity and specificity comparison of fine needle aspiration cytology and core needle biopsy in evaluation of suspicious breast lesions: A systematic review and meta-analysis. The Breast 2017; 31:157-66.
17. Boerner S, Sneige N. Specimen adequacy and false-negative diagnosis rate in fine-needle aspirates of palpable breast masses. Cancer 1998; 84(6):344-8.
18. Hoda R, Brachtel E. International Academy of Cytology Yokohama System for Reporting Breast Fine-Needle Aspiration Biopsy Cytopathology: A Review of Predictive Values and Risks of Malignancy. Acta Cytologica 2019; 63(4):292-301.
19. Field A, Raymond W, Schmitt F. The International Academy of Cytology Yokohama System for Reporting Breast Fine Needle Aspiration Biopsy Cytopathology. Acta Cytologica 2019; 63(4):255-6.
20. Agarwal A, Singh D, Mehan A et al. Accuracy of the International Academy of Cytology Yokohama system of breast cytology reporting for fine needle aspiration biopsy of the breast in a dedicated breast care setting. Diagnostic Cytopathology 2020; 49(2):195-202.
21. De Rosa F, Migliatico I, Vigliar E et al. The continuing role of breast fine-needle aspiration biopsy after the introduction of the IAC Yokohama System for Reporting Breast Fine Needle Aspiration Biopsy Cytopathology. Diagnostic Cytopathology 2020; 48(12):1244-53.
22. Senkus E, Kyriakides S, Ohno S et al. Primary breast cancer: ESMO Clinical Practice Guidelines for diagnosis, treatment and follow-up. Ann Oncol 2015; 26:8-30.
23. Yu Y, Mo Q, Zhu X et al. Axillary fine needle aspiration cytology is a sensitive and highly specific technique for the detection of axillary lymph node metastasis: a meta-analysis and systematic review. Cytopathology 2014; 27(1):59-69.
24. Gibbons C, Quinn C, Gibbons D. Fine-Needle Aspiration Biopsy Management of the Axilla in Primary Breast Carcinoma. Acta Cytologica 2019; 63(4):314-8.
25. Rocha RD, Pinto RR, Aquino D, Aires CS. Passo-a-passo da core biópsia de mama guiada por ultrassonografia: revisão e técnica. Radiol Bras 2013; 46(4):234-41.
26. American College of Radiology (ACR). ACR practice parameter for the performance of ultrasound-guided percutaneous breast interventional procedures [cited 2021 jul 21]. Available in: http://www.acr.org/~/media/ACR/ Documents/PGTS/guidelines/Stereotactically_Guided_ Breast.pdf.
27. Lucena CEM, Santos Júnior JL, Resende CAL, Amaral VF, Barra AA, Reis JHP. Ultrasound-guided core needle biopsy of breast masses: How many cores are necessary to diagnose cancer? J Clin Ultrasound 2007; 35(7):363-6.
28. National Comprehensive Cancer Network. NCCN Guidelines for Breast Cancer Screening and Diagnosis. Version 3.2021.
29. Nakano S, Imawari Y, Mibu A, Otsuka M, Oinuma T. Differentiating vacuum-assisted breast biopsy from core needle biopsy: Is it necessary?. Brit J Radiol 2018; 91(1092):20180250.
30. Verkooijen H. Diagnostic accuracy of stereotactic large-core needle biopsy for nonpalpable breast disease: Results of a multicenter prospective study with 95% surgical confirmation. International Journal of Cancer 2002; 99(6):853-9.
31. Willems SM, van Deurzen CH, van Diest PJ. Diagnosis of breast lesions: fine-needle aspiration cytology or core needle biopsy? A review. J Clin Pathol 2012; 65:287-92.

32. den Dekker B, van Diest P, de Waard S, Verkooijen H, Pijnappel R. Stereotactic 9-gauge vacuum-assisted breast biopsy, how many specimens are needed?.European Journal of Radiology 2019; 120:108665.
33. Hahn M, Krainick-Strobel U, Toellner T et al. Interdisciplinary Consensus Recommendations for the use of Vacuum-Assisted Breast Biopsy under Sonographic Guidance: First update 2012. Ultraschall in der Medizin - European Journal of Ultrasound 2012; 33(04):366-71.
34. Huang X, Hu X, Wang X et al. A comparison of diagnostic performance of vacuum-assisted biopsy and core needle biopsy for breast microcalcification: a systematic review and meta-analysis. IrishJournalof Medical Science 2018; 187(4):999-1008.
35. Peretta T, Lamacchia F, Ferrari D et al. Evaluation of Ultrasound-guided 8-Gauge Vacuum-assisted Excision System for the Removal of US-detectable Breast Lesions. Anticancer Research 2020; 40(3):1719-29.
36. Bennett I, de Viana D, Law M, Saboo A. Surgeon-Performed Vacuum-Assisted Biopsy of the Breast: Results from a Multicentre Australian Study. World J Surg 2019; 44(3):819-24.
37. Pandelidis S, Heilman D, Jones D, Stough K, Trapeni J, Suliman Y. Accuracy of 11-Gauge Vacuum-Assisted Core Biopsy of Mammographic Breast Lesions. Ann Surg Oncol 2003; 10(1):43-7.
38. Forester N, Lowes S, Mitchell E, Twiddy M. High risk (B3) breast lesions: What is the incidence of malignancy for individual lesion subtypes? A systematic review and meta-analysis. European Journal of Surgical Oncology 2019; 45(4):519-27.
39. Pinder S, Shaaban A, Deb R et al. NHS Breast Screening multidisciplinary working group guidelines for the diagnosis and management of breast lesions of uncertain malignant potential on core biopsy (B3 lesions). Clin Radiol 2018; 73(8):682-92.
40. Rageth C, O'Flynn E, Pinker K et al. Second International Consensus Conference on lesions of uncertain malignant potential in the breast (B3 lesions). Breast Cancer Research andTreatment 2018; 174(2):279-96.
41. Luo H, Chen X, Tu G, Wang J, Wu C, Yang G. Therapeutic Application of Ultrasound-Guided 8-Gauge Mammotome System in Presumed Benign Breast Lesions. The Breast Journal 2011; 17(5):490-7.
42. Hahn M, Krainick U, Peisker U. Is a Handheld Mammotome® Suitable for the Complete Removal of Benign Breast Lesions? Geburtsh Frauenheilk 2004; 64:719-22.
43. Morgan J, Potter S, Sharma N et al. The SMALL Trial: A Big Change for Small Breast Cancers. Clin Oncol 2019; 31(9):659-63.

CAPÍTULO

14

Marcação Pré-cirúrgica de Lesões não Palpáveis

Vinícius Milani Budel
Geovanna Cota Caetano
Rafaela de Souza Furtado

INTRODUÇÃO

A prática de rastreamento do câncer de mama e a evolução das técnicas de diagnóstico por imagem tornam possível a visualização de lesões cada vez menores e por vezes indetectáveis ao exame clínico[1]. Assim, o aparecimento de qualquer anormalidade à mamografia representa uma demanda frequente na prática da mastologia e pode indicar um carcinoma em estádio inicial, mesmo que não se manifeste por meio de nódulos, massas irregulares ou distorção arquitetural da mama acometida[2].

Antigamente, diante da identificação de uma lesão não palpável por meio do exame de imagem, a coleta da amostra tecidual para análise histopatológica era feita apenas através de biópsia cirúrgica. O exame de imagem, por garantir apenas uma estimativa da localização da lesão, tornava comum a ressecção de uma porção desnecessária de tecido saudável.

Nesse contexto, o desenvolvimento das técnicas de marcação pré-cirúrgica favoreceu uma maior exatidão na ressecção do tumor, já que a delimitação precisa de suas margens poupa maior quantidade de tecido saudável, garantindo os melhores resultados estéticos e terapêuticos possíveis[3]. Assim, o advento de abordagens menos invasivas para marcação da lesão, como a biópsia percutânea guiada por imagem, tornou menos frequente a adoção da biópsia cirúrgica na prática médica[4].

Ademais, a marcação pré-cirúrgica ainda tem grande importância para o tratamento conservador da mama por possibilitar um único ato cirúrgico. Nessa situação, torna possível a avaliação intraoperatória por congelação e cortes histológicos da lesão, demonstrando, portanto, que as margens do tecido removido estão livres de tumor em suas bordas.

São elegíveis para essa modalidade os casos em que o resultado histopatológico obtido por agulha de *core biopsy* é inconclusivo ou quando o diagnóstico de carcinoma é confirmado ou há desacordo entre os achados de imagem e histológicos com relação às lesões BI-RADS 4 e 5[4]. Nessas condições, a localização exata da lesão é necessária para evitar a remoção incompleta do tumor e a retirada desnecessária de tecido saudável.

O primeiro método de marcação pré-cirúrgica empregado foi o fio metálico (agulhamento), ainda amplamente utilizado como método de escolha em vários países. No entanto, algumas desvantagens do procedimento motivaram a elaboração de métodos alternativos, como *Radioguided Occult Lesion Localization* (ROLL), *Carbon Marking Localization* (carvão), marcações utilizando corante (azul patente, indocianina verde, azul dimetileno), *Radioactive Seed Localization* (RSL), *Non-radioactive Radar Localization* (SAVI SCOUT) e *Magnetic Seed Localization* (Magseed), entre outros.

Para escolha da técnica mais apropriada, precisam ser consideradas a segurança e a experiência dos profissionais envolvidos, tendo em vista que todo o procedimento dependerá de grande integração da equipe composta por radiologista, patologista e cirurgião responsável. Neste capítulo são abordadas três das principais técnicas empregadas para marcação pré-operatória de lesões não palpáveis da mama: fio metálico, ROLL e suspensão de carvão.

PROCEDIMENTOS PRÉ-MARCAÇÃO

Seja qual for a modalidade escolhida para marcação pré-operatória, há etapas comuns que precedem sua execução. Tão logo se comprove a necessidade de marcação, cabe ao radiologista responsável a revisão dos achados de imagem e histopatológicos mais importantes para garantir a escolha do método de orientação mais adequado, além de definir detalhes do procedimento. Nesse momento, a discussão entre o cirurgião e o radiologista é essencial para alinhar com precisão o local do tumor em relação à mama, especialmente nos casos complexos em que os tumores estão mais profundos, próximos à musculatura peitoral ou aos espaços intercostais, por exemplo[3,5].

O preparo pré-operatório inclui, ainda, a assinatura do termo de consentimento pela paciente após a devida orientação sobre os riscos e benefícios do procedimento. Nesse documento devem constar os principais dados da paciente, a breve descrição do procedimento, os motivos de sua indicação e eventuais complicações. Ciente de todas essas informações, a paciente terá a oportunidade de sanar suas dúvidas e sentir-se mais segura.

FIO METÁLICO

A utilização do fio metálico foi a primeira técnica desenvolvida para marcação pré-cirúrgica de lesões não palpáveis e ainda é amplamente empregada na atualidade. A técnica é frequentemente orientada por mamografia ou ultrassonografia, mas também pode ser utilizada a ressonância magnética ou a tomografia computadorizada[3,5,6]. A modalidade que guiará o procedimento será determinada pelo radiologista com base no exame que melhor caracterizou a lesão[3].

O fio utilizado nessa técnica encontra-se disponível em diferentes tipos, formatos e comprimentos (podendo variar de 3 a 15cm). Preconiza-se que seja resistente à tração, de modo a evitar o rompimento durante a manipulação, mas maleável o suficiente para o posicionamento adequado[6]. Costuma apresentar formas diferentes de ganchos em sua extremidade ou, ainda, um segmento médio mais espesso, que servirão para auxiliar a ancoragem do fio. Quando a lesão é maior, múltiplos fios são utilizados para demarcação, visando aumentar a precisão do procedimento[6].

A técnica consiste na introdução percutânea de uma agulha contendo o fio metálico em seu interior, o qual, após posicionado, será liberado da agulha e fixado no interior ou próximo da lesão, enquanto a outra extremidade ficará exteriorizada além da pele, fora da mama (Figura 14.1). Em seguida, verifica-se a posição do fio por meio do exame de imagem escolhido. O cirurgião deverá determinar se a agulha permanecerá na lesão junto ao fio, que deverá manter-se posicionado até a cirurgia. Assim, a paciente será deslocada até o centro cirúrgico com cautela, evitando-se grandes movimentos para não comprometer a estabilidade do fio até a operação, o que demanda harmonia na atuação da equipe médica assistente[3].

A técnica é bem estabelecida e prontamente acessível. Segurança, efetividade e custo relativamente baixo são vantagens que tornaram o agulhamento, por décadas, o método padrão para marcação pré-operatória[3,5,6]. Margens limpas são observadas em 70% a 88% dos casos relatados com o uso da técnica[1,7].

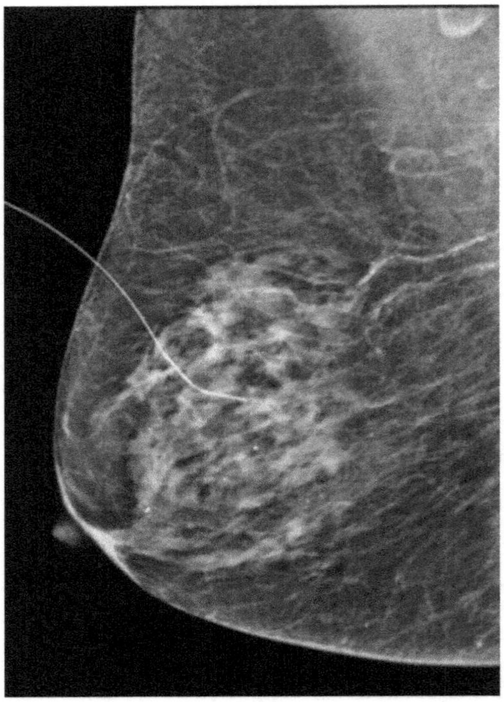

Figura 14.1 Marcação com estereotaxia com fios metálicos para microcalcificações. (Acervo pessoal do Dr. Vinícius Milani Budel, Curitiba, PR.)

No entanto, o procedimento não está livre de eventuais complicações: o fio pode fragmentar-se ou sofrer transecção durante a cirurgia, de modo que parte dele pode permanecer na mama[3,5,6]. Para evitar que isso ocorra, é necessário realizar uma radiografia de amostra e verificar se toda a extensão do fio pode ser visualizada. Caso contrário, o cirurgião deve ser informado para que o fragmento seja devidamente localizado e retirado[3,5].

A migração do fio também é possível e, quando no interior da mama, poderá interferir na localização da lesão. Quando fora da mama, em sítios que incluem cavidade pleural, pericárdio e hilo pulmonar, por exemplo, acaba lesionando o tecido e causando complicações, como pneumotórax e lesão cardíaca[3,6]. Reações vasovagais não são incomuns e podem acompanhar dor local e hematomas[1,6].

Além disso, o ponto de introdução do fio é definido pelo radiologista, podendo ou não coincidir com o local da incisão, a depender da escolha do cirurgião. Assim, em alguns casos, o posicionamento do fio interfere na extensão da incisão e no resultado estético[4,6].

Ademais, como o procedimento costuma ser realizado no mesmo dia da cirurgia, a logística do agendamento é limitada pela disponibilidade dos profissionais. Eventualmente, a operação sofrerá atrasos no caso de complicações ou imprevistos durante a marcação pré-operatória[1,3,4].

ROLL

Desenvolvido em 1996 como uma alternativa à marcação por fio metálico, o ROLL consiste na injeção, no centro da lesão de mama, de uma solução de radiofármaco composta por moléculas de albumina de soro humano marcadas com tecnécio radioativo (Tc-99m)[8]. O procedimento costuma ser realizado sob a orientação da ultrassonografia ou estereotaxia. Quando a visualização da lesão é possível por ambos os métodos, a ultrassonografia costuma ser a escolhida por estar associada a melhores resultados[9].

A partir do exame de imagem, o radiologista calculará as coordenadas tridimensionais que direcionarão a introdução da agulha no interior da lesão e, assim, o radiofármaco poderá ser injetado. No caso da ultrassonografia, o sucesso da marcação será determinado pela mudança da ecogenicidade que ocorre no momento da injeção do radiofármaco[10].

Por conta da meia-vida curta do radiofármaco, a marcação deve ser realizada de 12 a 24 horas antes da cirurgia. Para iniciar o procedimento, a radioatividade é medida com a utilização do Gama Probe, uma sonda portátil que possibilita a localização e a delimitação da lesão-alvo ao identificar a área de maior emissão de radiação[9,11].

Nesse momento, o linfonodo sentinela também pode ser localizado, técnica conhecida como SNOLL (*Sentinel Node and Occult Lesion Localization*). Para tal, utiliza-se mais um radiofármaco, de menor peso molecular, que irá fluir por meio da circulação linfática e acumular-se no linfonodo sentinela, identificando-o[10]. Assim, evita-se a realização de dois procedimentos separadamente.

Em geral, o ROLL possibilita a obtenção de margens livres de tumor em 75% a 94% dos casos. Assim, além de apresentar taxas de sucesso semelhantes às do fio de carvão, trata-se de um procedimento menos complexo e menos associado a complicações[7,10,11]. Ademais, quando comparado ao fio metálico, apresenta melhores resultados estéticos e é mais rápido, o que agiliza a cirurgia e favorece a alta precoce, reduzindo o desconforto da paciente[9,11].

Além disso, como o tecnécio tem meia-vida curta e a radiação gama é utilizada em doses baixas, a técnica é considerada segura tanto para a paciente como para os profissionais envolvidos no procedimento[10]. A utilização do Gama Probe para checagem das bordas da lesão torna possível a remoção de menor quantidade de tecido saudável e reduz as chances de uma nova intervenção.

O agendamento do procedimento, porém, não permite flexibilidade: é necessário realizar a cirurgia no mesmo dia ou no dia seguinte à marcação. Exige-se ainda a participação do serviço de radiofármaco especializado para disponibilidade e manejo adequado dos materiais utilizados, o que encarece o procedimento[10].

Algumas recomendações são necessárias para garantir a acurácia e a realização adequada do procedimento. Especialmente quando for utilizada a estereotaxia para orientação, é importante atentar para a quantidade de radiofármaco utilizada. Preconiza-se a menor quantidade necessária para marcação com o objetivo de evitar o extravasamento do material no momento da descompressão da mama. Além disso, nos casos em que a lesão não palpável se localiza próximo ao mamilo, o cirurgião deverá observar o risco de migração ductal do radiofármaco. Para tanto, a análise da posição do meio de contraste é essencial, já que o radiofármaco não é visível à mamografia. Em mamas maiores, recomenda-se o método tradicional de agulhamento com múltiplos fios[10].

SUSPENSÃO DE CARVÃO

Mais uma alternativa à marcação de lesões não palpáveis de mama, a suspensão de carvão consiste na injeção de micropartículas de carvão a 4%, diluídas em solução salina 0,9%8. Por se tratar de uma solução insolúvel de material inerte, apirogênico e não alérgeno, seu conteúdo se concentra na região da aplicação, sem extravasar para áreas de tecido adjacente, ao contrário do que ocorre com outros corantes[2,12]. Assim como nos demais métodos, a modalidade de imagem escolhida para orientação é a que possibilita melhor visualização da lesão. Em geral, emprega-se a ultrassonografia, a mamografia ou a ressonância magnética[8]. A técnica do procedimento segue o padrão exposto anteriormente, diferindo apenas na última etapa, em que, após posicionada a agulha, injeta-se cerca de 0,3mL de solução junto à lesão (Figura 14.2).

Esse método apresenta baixo custo e é de fácil execução, promove menos desconforto físico para a paciente e pode ser realizado até 1 mês antes da cirurgia, o que reduz os

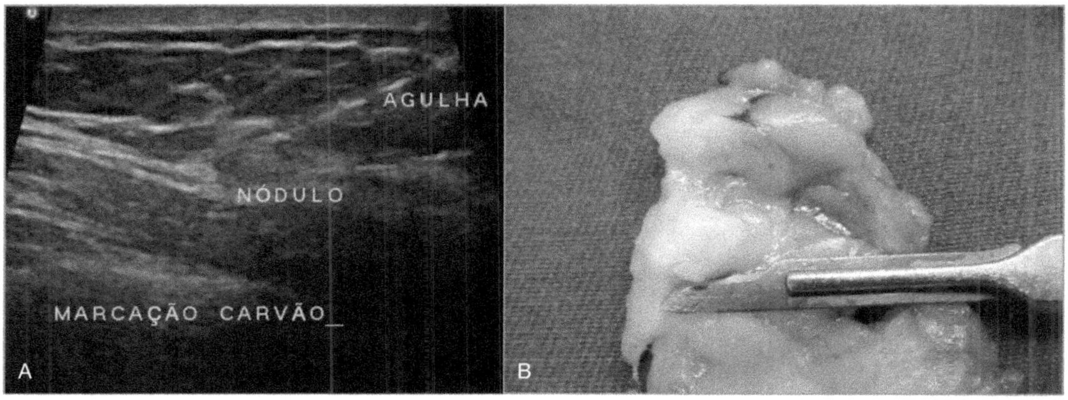

Figura 14.2 Marcação de nódulo de mama utilizando o método de suspensão de carvão. **A** Imagem da marcação vista à ultrassonografia. **B** Peça cirúrgica removida, na qual se observa "tatuagem" de carvão ao lado da lesão – veja encarte colorido. (Acervo pessoal do Dr. Vinícius Milani Budel, Curitiba, PR.)

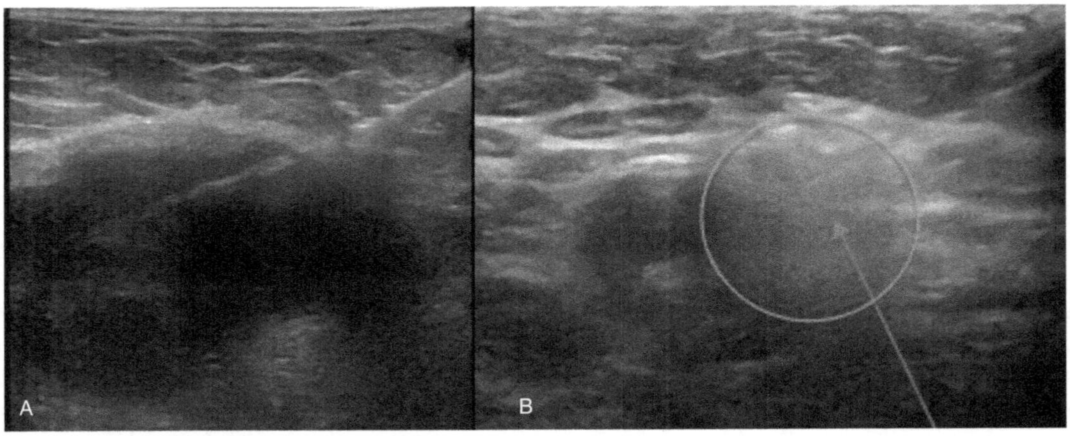

Figura 14.3 Marcação utilizando suspensão de carvão após biópsia percutânea da lesão. **A** Introdução da agulha de *core biopsy* no interior da lesão para obtenção de fragmento para anatomopatologia. **B** Injeção de carvão ao lado da lesão, utilizando o mesmo exame ultrassonográfico como orientação. (Acervo pessoal do Dr. Vinícius Milani Budel, Curitiba, PR.)

problemas de agendamento previamente reportados[2,8,13]. Além disso, possibilita visualização clara da lesão para o cirurgião, garantindo a preservação do tecido saudável e melhor resultado estético[2,14]. Quanto à acurácia do procedimento, seus resultados são comparáveis aos do fio metálico, o que favorece sua utilização[13].

A marcação com carvão pode ser realizada logo após a biópsia percutânea da lesão, tanto pelo método de agulha grossa como pela biópsia vácuo-assistida (Figura 14.3)[13]. Esse é um processo extremamente rápido (2 a 5 minutos), que não adiciona custos à intervenção e evita a necessidade de submeter a paciente a outro procedimento invasivo para marcação da lesão[12,13].

De modo geral, poucas complicações foram reportadas com essa técnica, especialmente quando é feita a remoção do material junto à ressecção da lesão. Assim como em outros métodos, podem ocorrer hematoma e inflamação local sem grandes repercussões clínicas. Quando o carvão não é completamente removido, a porção residual que permanece retida no tecido mamário pode desencadear uma reação inflamatória de corpo estranho que, na maioria das vezes, não será visualizada em exames de imagem futuros[2,15].

Por outro lado, quando a marcação ocorre logo após a biópsia e a malignidade é descartada no exame histopatológico, a cirurgia não é realizada e todo o conteúdo injetado permanece no tecido. A reação inflamatória desencadeada pela exposição ao material por tempo prolongado pode levar à formação de granuloma, que se confunde com lesão maligna em avaliação posterior dos exames de controle.

Como consequência, se o histórico médico da paciente não apresentar registros da marcação a que foi submetida, o resultado falso-positivo poderá motivar uma nova biópsia, que se mostrará desnecessária.

CONSIDERAÇÕES FINAIS

O aperfeiçoamento dos métodos de marcação foi motivado pelo interesse em oferecer à paciente os melhores resultados, ou seja, uma excisão precisa com resultado estético favorável e a probabilidade mínima de um novo procedimento. Diversas técnicas foram desenvolvidas, cada uma delas com nível de investimento técnico-científico, vantagens e desvantagens que, de modo geral, mantêm taxas de sucesso semelhantes, quando bem executadas.

A escolha do profissional responsável poderá ser pautada nos recursos disponíveis e na experiência prática, sempre com o objetivo final de otimizar os resultados estéticos e a segurança oncológica da paciente. Ademais, valoriza-se a atuação multidisciplinar coesa, em que cada profissional desempenha um papel decisivo na obtenção de um diagnóstico e tratamento seguros.

Referências

1. Cheang E, Ha R, Thornton C, Mango V. Innovations in image-guided preoperative breast lesion localization. Brit J Radiol 2018; 91:20170740.
2. Cavalcanti T, Malafaia O, Nassif P et al. Lesões impalpáveis da mama marcadas com suspensão de carvão: avaliação de aspectos anatomopatológicos, viabilidade de interpretação e resposta inflamatória. Revista do Colégio Brasileiro de Cirurgiões 2012; 39(6):469-75.
3. Kapoor M, Patel M, Scoggins M. The Wire and Beyond: Recent Advances in Breast Imaging Preoperative Needle Localization. RadioGraphics 2019; 39(7):1886-906.
4. Jeffries D, Dossett L, Jorns J. Localization for Breast Surgery: The Next Generation. Archives of Pathology & Laboratory Medicine 2017; 141(10):1324-9.
5. Hayes M. Update on Preoperative Breast Localization. Radiol Clin North Am 2017; 55(3):591-603.
6. Mayo R, Kalambo M, Parikh J. Preoperative localization of breast lesions: Current techniques. Clinical Imaging 2019; 56:1-8.
7. Green M, Vidya R. Techniques Used to Localize Occult Breast Lesions: An Update. Clinical Breast Cancer 2018; 18(3):e281-e283.
8. Franceschini G, Mason E, Grippo C et al. Image-Guided Localization Techniques for Surgical Excision of Non-Palpable Breast Lesions: An Overview of Current Literature and Our Experience with Preoperative Skin Tattoo. Journal of Personalized Medicine 2021; 11(2):99.
9. Mastoraki A, Tsakali A, Mastoraki S, Danias N, Arkadopoulos N. Radioguided Occult Lesion Localization Techniques for Nonpalpable Breast Cancer Identification. J Gynecol Surg 2017; 33(3):92-6.

10. Aydogan F, Velidedeoglu M, Kilic F, Yilmaz H. Radio-guided localization of clinically occult breast lesions: current modalities and future directions. Expert Review of Medical Devices 2013; 11(1):53-63.
11. Alamdaran SA, Farokh D, Sharifi Haddad A et al. Assessment of Ultrasound / Radio-guided Occult Lesion Localization in Non-palpable Breast Lesions. Asia Ocean J Nucl Med Biol 2018; 6(1):10-4.
12. Mullen D, Eisen R, Newman R, Perrone P, Wilsey J. The Use of Carbon Marking after Stereotactic Large-Core-Needle Breast Biopsy. Radiology 2001; 218(1):255-60.
13. Rose A, Collins J, Neerhut P, Bishop C, Mann G. Carbon localisation of impalpable breast lesions. The Breast 2003; 12(4):264-9.
14. Jiang Y, Lin N, Huang S et al. Tracking Nonpalpable Breast Cancer for Breast-conserving Surgery With Carbon Nanoparticles. Medicine 2015; 94(10):e605.
15. Salvador G, Barbieri P, Maschke L, Nunes A, Louveira M, Budel V. Charcoal granuloma mimicking breast cancer: an emerging diagnosis. Acta Radiologica Open 2018; 7(12): 205846011881572.

SEÇÃO

III

DOENÇAS BENIGNAS DAS MAMAS

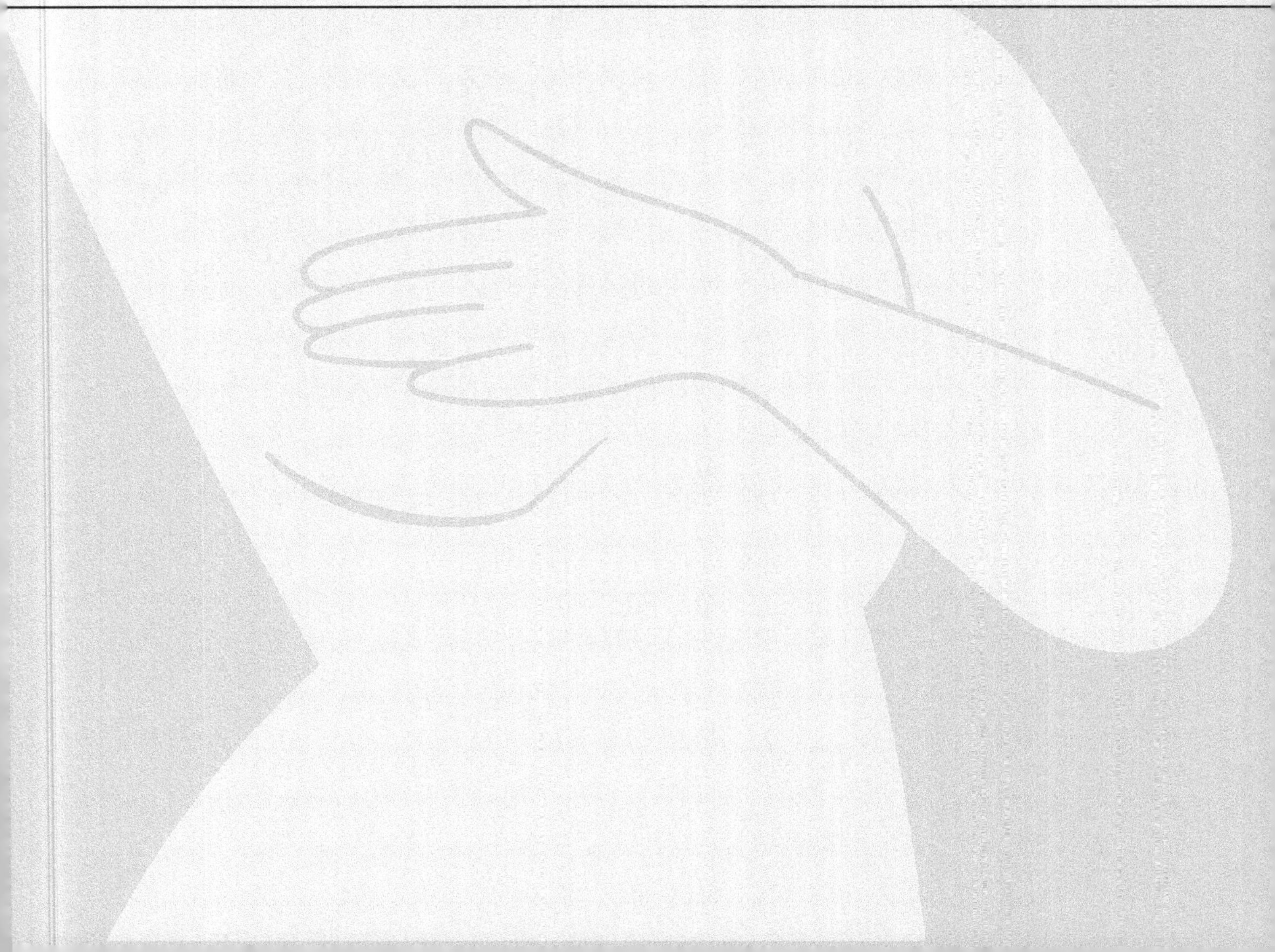

CAPÍTULO

15

Anomalias do Desenvolvimento Mamário

João Bosco Ramos Borges
Clara Nunes Castro
Gabriel de Oliveira Gelape

INTRODUÇÃO

A telarca é marcada pelo aparecimento do broto mamário e ocorre entre os 8 e os 13 anos de idade em indivíduos do sexo biológico feminino. Acompanhada da pubarca, isto é, o aparecimento dos pelos pubianos, a telarca registra o início do desenvolvimento dos caracteres sexuais secundários e antecede em cerca de 2 anos a menarca, que, por definição, é o início dos ciclos menstruais. Desse modo, a ausência do aparecimento do broto mamário até os 13 anos deve ser considerada um atraso no desenvolvimento[1].

Embora esses marcos constituam o desenvolvimento puberal, a formação das mamas tem início ainda na fase embrionária. Por volta de 35 dias de gestação formam-se as linhas de Hughes ou cristas mamárias, que vão desde a axila do embrião até a região inguinal, como mostra a Figura 15.1*A*[1,2].

A maior parte dessas estruturas sofre atrofia ao longo do desenvolvimento fetal: já na décima semana de vida gestacional as cristas localizadas acima e abaixo do músculo peitoral sofrem regressão, restando apenas as localizadas próximo ao quarto espaço intercostal (Figura 15.1*B*). Essas darão origem aos ductos lactíferos e, sob o efeito dos hormônios sexuais femininos, formarão as mamas. Os mamilos, por sua vez, só surgem por volta do oitavo mês de gestação[1,3].

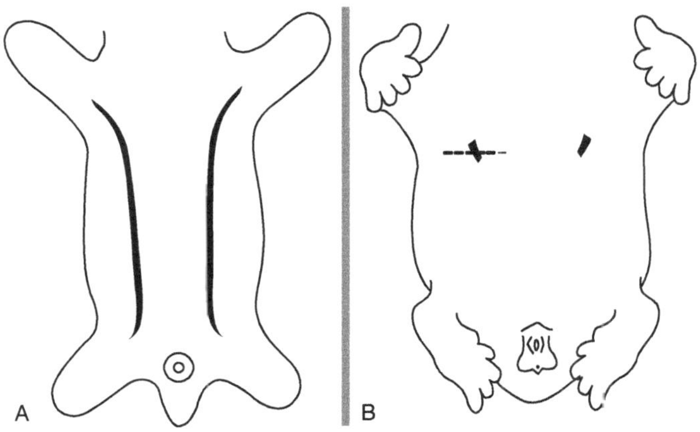

Figura 15.1A Cristas mamárias. **B** Porção residual das cristas mamárias (próximo ao quarto espaço intercostal). (Adaptada de Sun *et al.*[1])

Já na vida extrauterina, a ação dos hormônios sexuais femininos é fundamental para o desenvolvimento mamário. O estrogênio estimula o crescimento do tecido adiposo e dos ductos lactíferos, enquanto a progesterona promove o crescimento lobular e o brotamento alveolar[1]. O sistema de classificação de Tanner descreve o desenvolvimento normal das mamas e dos pelos pubianos na adolescência, que se completa com a interrupção do crescimento de ambas as mamas, por volta dos 18 anos de idade (Figura 15.2)[1,4,5].

Alterações em qualquer uma das etapas descritas pode causar anomalias do desenvolvimento mamário, as quais serão discutidas individualmente neste capítulo.

EXAME DAS MAMAS

O exame físico das mamas apresenta particularidades de acordo com a faixa etária e deve ser realizado todos os anos em crianças e adolescentes como parte da avaliação global mesmo na ausência de queixas relacionadas[6].

Recém-nascidos

Todos os recém-nascidos, independentemente do sexo biológico, devem ser avaliados durante as consultas de puericultura para diagnóstico de alterações congênitas das mamas. Compõem o exame físico a observação do tamanho das mamas, a posição do mamilo e a presença de mamilos acessórios e secreção mamilar[7,8]. A principal alteração mamária nessa faixa etária é a hipertrofia mamária do neonato, discutida mais adiante.

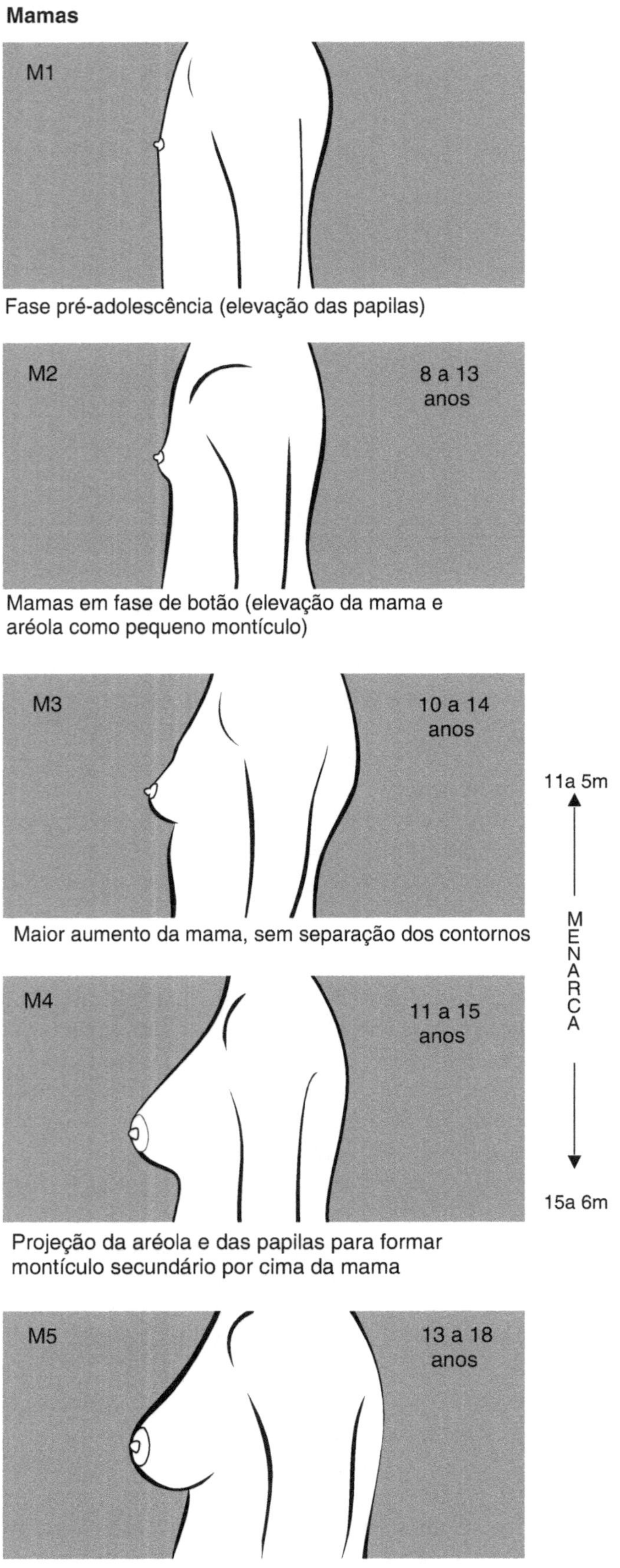

Figura 15.2 Estágios de Tanner do desenvolvimento mamário. (Adaptada da Sociedade Brasileira de Pediatria[4].)

Pré-adolescentes

Nessa faixa etária é importante atentar para alterações sugestivas de puberdade ou telarca precoces e de ginecomastia pré-púbere em meninos. A avaliação deve incluir inspeção e palpação da parede torácica em busca de massas palpáveis, dor e/ou saída de secreção mamilar, além da classificação da mama em pacientes do sexo feminino, de acordo com Tanner (veja a Figura 15.2). Em pacientes do sexo masculino com queixas ou achados ao exame físico, em qualquer faixa etária, o uso de métodos de imagem pode ser necessário para uma avaliação mais criteriosa, apesar de a maioria das alterações mamárias, mesmo nesse sexo, ser benigna[9].

Adolescentes

O aparecimento do broto mamário marca a telarca e o início dos sinais clínicos da puberdade em pacientes do sexo feminino. O objetivo do exame físico das mamas nessa faixa etária inclui tanto a avaliação do desenvolvimento puberal, por meio da classificação de Tanner, como o diagnóstico de anormalidades, a partir de massas palpáveis, por exemplo.

Não há consenso sobre o início do exame completo das mamas, o qual deve ser realizado por meio das técnicas de inspeção e palpação descritas no Capítulo 5 deste livro. A Academia Americana de Pediatria defende a avaliação das mamas para classificação da maturidade sexual entre 11 e 21 anos em pacientes do sexo biológico feminino[10]. Por outro lado, o Colégio Americano de Obstetras e Ginecologistas (ACOG na sigla em inglês) aconselha o início dos exames aos 25 anos, com avaliações a cada 1 a 3 anos[11].

Mesmo que o exame completo das mamas não seja prática de rotina nas consultas de pediatria e/ou de ginecologia da infância e da adolescência, é importante que a avaliação da progressão do desenvolvimento mamário seja sempre realizada de modo a diagnosticar distúrbios relacionados.

Em relação à autopalpação entre adolescentes, não há evidências consistentes na literatura que favoreçam sua recomendação, exceto em casos de risco maior de câncer de mama precoce, como história prévia de malignidade e de radiação no tórax e/ou história familiar de mutações de BRCA1 ou BRCA2[1]. Entretanto, é importante que todas as adolescentes sejam ensinadas pelo médico assistente sobre a consistência normal das mamas, bem como acerca das alterações fisiológicas púberes e cíclicas, para que a assistência médica seja procurada em caso de alteração. Essa abordagem promove, ainda, melhor aceitação corporal e discussões mais aprofundadas sobre a saúde da mulher no consultório médico[1,11].

Telarca prematura

A telarca prematura corresponde ao aparecimento do broto mamário antes dos 8 anos de idade, podendo ser um fenômeno isolado, sem representar irregularidade hormonal ou risco aumentado de doenças mamárias na vida adulta. Entretanto, em até 18% dos casos a telarca prematura é o primeiro sinal da puberdade precoce, o que merece tanto a investigação como o acompanhamento devidos, especialmente em crianças do sexo feminino com mais de 2 anos de idade[12].

ANORMALIDADES CONGÊNITAS

Tecido mamário acessório: polimastia e politelia

Em situações normais, a regressão da maior parte das cristas mamárias ocorre durante a vida intrauterina. Distúrbios nesse processo levam à presença de tecido mamário acessório em algum ponto entre a axila e a virilha, como demonstrado na Figura 15.3.

O tecido mamário acessório pode apresentar-se clinicamente a partir da politelia, de ocorrência mais comum, e da polimastia. A polimastia caracteriza-se pela presença de qualquer tecido mamário ectópico e por ser mais frequente na região axilar inferior, demandando diferenciação com a cauda de Spence, que corresponde à extensão axilar fisiológica do tecido mamário (Figura 15.4)[1]. A politelia, por sua vez, consiste na presença de mamilos supranumerários, em geral logo abaixo do mamilo normal[12,13].

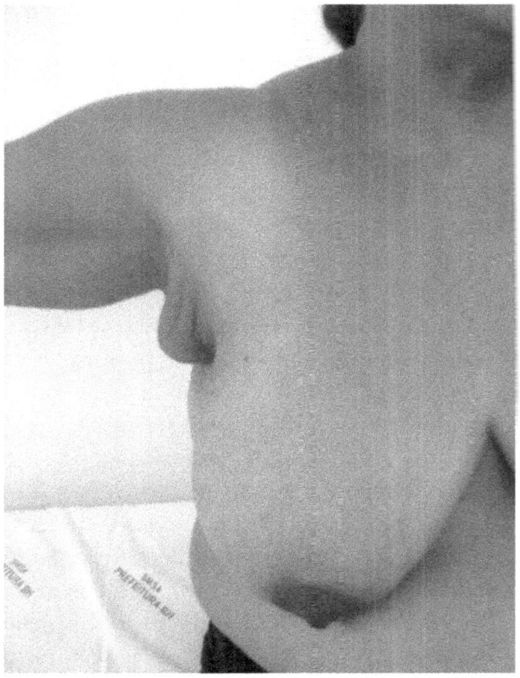

Figura 15.4 Fotografia de paciente adulta apresentando tecido mamário ectópico em região axilar inferior – veja encarte colorido. (Imagem gentilmente cedida pela Dra. Paula Cristina Martins Soares, Belo Horizonte, MG.)

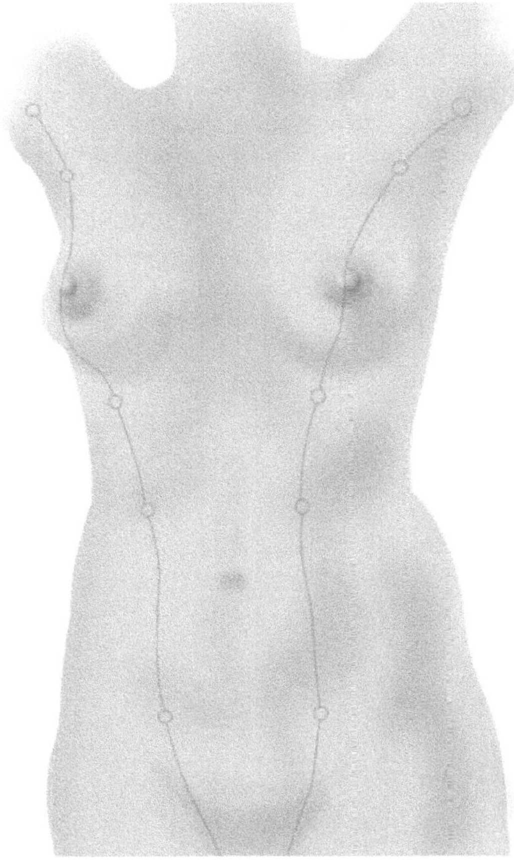

Figura 15.3 Simulação das cristas mamárias: os tecidos mamários extranumerários (polimastia/politelia) podem localizar-se em qualquer ponto ao longo das linhas. (Adaptada de Dixon *et al.*[13].)

Essas manifestações acometem de 1% a 2% da população no momento do nascimento, independentemente do sexo, e na maioria das vezes são diagnosticadas apenas mais tarde. O tecido supranumerário costuma ser único, mas pode haver dois focos ectópicos em até 35% dos casos[1].

A ressecção cirúrgica do mamilo ectópico só está indicada quando há grande prejuízo emocional do paciente, visto tratar-se de uma manifestação assintomática e benigna[1]. Entretanto, a associação da politelia a anomalias renais em alguns estudos favorece a indicação de ultrassonografia renal em indivíduos com essas alterações congênitas[8,14]. Em caso de alteração renal, a ultrassonografia de útero e ovários está indicada em virtude da proximidade no desenvolvimento embrionário dos dois sistemas[8].

A indicação cirúrgica em caso de polimastia, além de englobar a queixa do paciente de desconforto estético, também ocorre nos casos de pacientes do sexo feminino, de modo a evitar que as alterações gestacionais da mama provoquem aumento doloroso do tecido ectópico[1]. Além disso, apesar de serem raras as alterações nesses tecidos, evitar o desenvolvimento de massas – como fibroadenoma ou tumores de mama – no seio supranumerário é também uma indicação cirúrgica[15].

Ausência de tecido mamário: atelia e amastia

Tanto a atelia, ausência de mamilo, como a amastia, ausência de tecido mamário, são condições raras decorrentes da regressão completa das cristas mamárias, inclusive da porção próxima à quarta costela, que formaria o seio normal[16].

A amastia bilateral está comumente associada a outras anormalidades congênitas, como hiperplasia adrenal congênita, desordens intersexuais, síndrome do ovário policístico e tumores ovarianos ou de adrenal. Por isso, diante da queixa de amastia, outros sinais e sintomas devem ser investigados, sempre considerando as síndromes que possam justificá-la[1].

A amastia unilateral também pode estar associada a um quadro genético, enquanto manifestação da síndrome de Poland. Essa condição é caracterizada por alteração congênita do músculo peitoral, que pode ser hipoplásico ou completamente ausente, associada à anormalidade da mão e dos dedos ipsilaterais ao hemitórax acometido. Sindactilia (a união de dois ou mais dedos das mãos), braquidactilia ("dedo curto") e oligodactilia (ausência de um ou mais dedos) são algumas das possíveis manifestações clínicas concomitantes[16].

ANORMALIDADES DE TAMANHO E SIMETRIA

Hipertrofia mamária do recém-nascido

Ao nascer, o neonato ainda apresenta resquícios do estímulo hormonal materno ao qual esteve submetido na vida intrauterina. Nas mamas, isso pode resultar em hipertrofia benigna, uni ou bilateralmente, em ambos os sexos. Essa condição é transitória e autolimitada e pode ou não estar acompanhada de secreção leitosa fina excretada pelo mamilo[9].

Hipomastia

Desordem em que o desenvolvimento das mamas fica comprometido em tamanho e volume, a hipomastia pode ser secundária a diversos fatores endócrinos, como hipotireoidismo, falência ovariana ou excesso de androgênios (p. ex., por tumores secretores). Além disso, pode ser secundária à radiação, quando a paciente apresenta história de tratamento radioterapêutico em parede torácica na fase pré-púbere, e a desordens do tecido conjuntivo ou a prolapso de valva mitral.

Por isso, é importante a investigação de sinais e sintomas sugestivos de fatores possivelmente associados ao quadro[1]. Entretanto, quando a paciente se queixa do tamanho de suas mamas, nem sempre a hipomastia está presente. Quando as mamas têm tamanho reduzido bilateralmente em pacientes com outros marcos do desenvolvimento sexual adequados, como pubarca e menarca, a hipótese principal é de um evento fisiológico. Nesses casos, a tranquilização da paciente e da família é imprescindível, visto que o desenvolvimento mamário só se completa por volta dos 18 anos e está sujeito a alterações até essa idade.

Caso seja identificada uma desordem tratável que justifique a hipomastia, o respectivo tratamento deve ser indicado. Entretanto, o tratamento estético para correção do volume mamário pode ser a única opção para as adolescentes que expressam grande descontentamento com seus seios, sendo sua indicação mais precisa após o desenvolvimento completo.

Atrofia mamária

A atrofia mamária ocorre em pacientes que perdem grande porcentagem de seu peso corporal, especialmente por doença crônica ou desordem alimentar[17]. Além disso, a atrofia mamária é comum em adolescentes transmasculinos submetidos à terapia hormonal com testosterona[18].

Assimetria mamária

Cerca de 25% das mulheres adultas apresentam algum grau de assimetria entre os seios mesmo após finalizado o desenvolvimento mamário (Figura 15.5)[19]. Essa assimetria pode ser ainda mais importante durante a maturação das mamas, especialmente entre os estádios M2 e M4 de Tanner[20].

Apesar de algum grau de assimetria não ser considerado uma irregularidade do desenvolvimento, algumas condições podem contribuir para que seja mais acentuado, como trauma no tecido mamário (por colocação de dreno torácico na infância), infecção (p. ex., com abscesso), cirurgia ou radiação. Anormalidades da caixa torácica e escoliose muito importante também podem conduzir à percepção de assimetria entre as mamas[7]. Além disso, a presença de massas palpáveis também é uma possível causa de assimetria e, por isso, a avaliação das pacientes deve ser minuciosa para excluir essa possibilidade.

Durante a adolescência, as pacientes devem ser tranquilizadas, e o uso de enchimentos no sutiã pode ser recomendado para reduzir o impacto estético da assimetria[1].

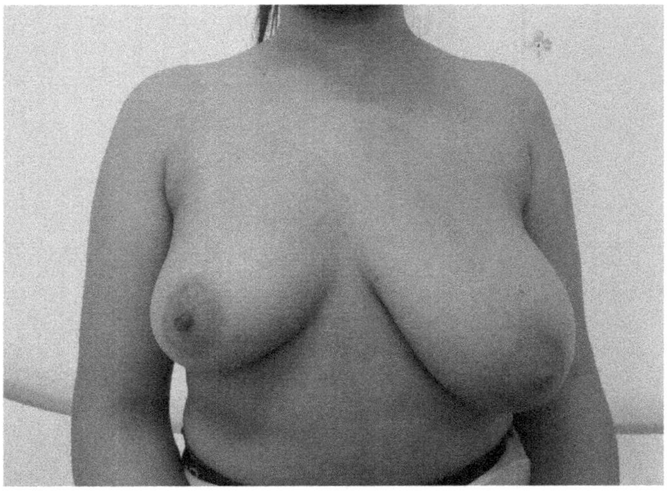

Figura 15.5 Paciente jovem apresentando assimetria mamária – veja encarte colorido. (Imagem gentilmente cedida pela Dra. Paula Cristina Martins Soares, Belo Horizonte, MG.)

As pacientes devem ser acompanhadas, e as dimensões horizontais e verticais dos seios e das aréolas devem ser medidas todos os anos[21,22]. Apenas quando o desenvolvimento mamário estiver completo, isto é, com a interrupção do crescimento nas medidas seriadas – o que ocorre por volta dos 18 anos –, a intervenção cirúrgica pode ser considerada[6], podendo ser realizados tanto o aumento da mama menor como a redução da mama maior.

Macromastia

Caracterizada pelo crescimento exagerado das mamas, a macromastia pode ser provocada por tumores mamários, excesso de hormônios gonadais (por fonte endógena ou exógena) ou gestação, bem como por hipertrofia juvenil. Além disso, pode ser efeito colateral raro de medicações, como a D-penicilamina.

Hipertrofia juvenil

Caracterizada por crescimento espontâneo, acelerado e exagerado de tecido mamário normal na adolescente, uni ou bilateralmente, a hipertrofia juvenil é uma condição benigna, não associada ao aumento do risco de câncer de mama, mas pode ter repercussões importantes na qualidade de vida da paciente, dependendo do tamanho dos seios. Existem casos na literatura em que o crescimento descrito chegou a 22kg em cada seio[3,23].

Especula-se que a hipertrofia juvenil resulte da hipersensibilidade do tecido mamário aos hormônios gonadais[23]. Em virtude do crescimento muito acelerado, lesões de pele podem surgir, como pele em casca de laranja ou necrose[1]. A condição costuma provocar dores nas costas e limitar a atividade física[23].

A redução do tamanho da mama só é possível por meio de intervenção cirúrgica, mas progestogênios ou medicações antiestrogênicas podem ser usados caso a paciente esteja em fase de hipertrofia[12]. O procedimento cirúrgico deve ser indicado em casos refratários ao tratamento medicamentoso ou quando o desenvolvimento mamário não foi completado.

A paciente deve ser orientada sobre a possibilidade de dificuldades na lactação, especialmente no pós-cirúrgico, e que a condição não está relacionada com riscos aumentados de câncer de mama[24].

Mama tuberosa

A mama tuberosa é uma alteração do desenvolvimento mamário caracterizada por mama de formato peculiar, com volume relativamente pequeno e assimetria entre os seios. A base do seio encontra-se reduzida, resultando em ptose e herniação areolar. O tratamento cirúrgico está indicado apenas nos casos em que a paciente manifesta desejo de correção[25].

Referências

1. Sun S, Bostanci Z, Kass R et al. Breast Physiology. The Breast 2018; 37-56.
2. Bock K, Duda VF, Hadji P et al. Pathologic breast conditions in childhood and adolescence: evaluation by sonographic diagnosis. J Ultrasound Med 2005; 24:1347.
3. Duflos C, Plu-Bureau G, Thibaud E, Kuttenn, F. Breast Diseases in Adolescents. Endocrine Development 2004; 7:183-96.
4. Desenvolvimento Puberal de Tanner – SBP [Internet]. SBP. Disponível em: https://www.sbp.com.br/departamentos-cientificos/endocrinologia/desenvolvimento-puberal-de-tanner. Acesso em 16 abr 2021.
5. Marshall WA, Tanner JM. Variations in pattern of pubertal changes in girls. Arch Dis Child 1969; 44:291
6. Laufer MR, Goldstein DP. The breast: examination and lesions. In: Sydor A, ed. Pediatric & Adolescent Gynecology. 5th ed. Philidelphia, Lippincott Williams & Wilkins, 2005: 729-59.
7. Greydanus DE, Matytsina L, Gains M. Breast disorders in children and adolescents. Prim Care 2006; 33:455.
8. DiVasta AD, Weldon CB, Labow BI. The breast: Examination and lesions. In: Emans SJ, Laufer MR, DiVasta AD, eds. Emans Laufer, Goldstein's Pediatric & Adolescent Gynecology. 7th ed. Philadelphia: Wolters Kluwer, 2020: 781.
9. Yitta S, Singer C, Toth H, Mercado C. Sonographic Appearances of Benign and Malignant Male Breast Disease With Mammographic and Pathologic Correlation. Journal of Ultrasound in Medicine 2010; 29(6):931-47.
10. Hagan JF, Shaw JS, Duncan PM, American Academy of Pediatrics. Adolescence visits. In: Bright Futures: Guidelines for Health Supervision of Infants, Children, and Adolescents. 4th ed. Edited by Elk Grove Village, IL, 2017: 731.
11. Practice Bulletin Number 179: Breast Cancer Risk Assessment and Screening in Average-Risk Women. Obstet Gynecol 2017; 130:e1.
12. Templeman C, Hertweck SP. Breast disorders in the pediatric and adolescent patient. Obstet Gynecol Clin North Am 2000; 27:19.
13. Dixon JM, Mansel RE. ABC of breast diseases. Congenital problems and aberrations of normal breast development and involution. BMJ 1994; 309:797.
14. Ferrara P, Giorgio V, Vitelli O et al. Polythelia: still a marker of urinary tract anomalies in children? Scand J Urol Nephrol 2009; 43:47.
15. Grossl NA. Supernumerary breast tissue: historical perspectives and clinical features. South Med J 2000 93:29.
16. Skandalakis J, Gray, S, Ricketts R et a: The anterior body wall. In: Gray S, ed. Embryology for Surgeons: The Embryologic Basis for the Treatment of Congenital Anomalies. Baltimore: Williams & Wilkins, 1994: 539-93
17. Huhmann K. Menses Requires Energy: A Review of How Disordered Eating, Excessive Exercise, and High Stress Lead to Menstrual Irregularities. Clinical Therapeutics. 2020; 42(3):401-7
18. Smith K, Madison C, Milne N. Gonadal Suppressive and Cross--Sex Hormone Therapy for Gender Dysphoria in Adolescents and Adults. Pharmacotherapy: The Journal of Human Pharmacology and Drug Therapy 2014; 34(12):1282-97.
19. Eidlitz-Markus T, Mukamel M, Haimi-Cohen Y et al. Breast asymmetry during adolescence: physiologic and nonphysiologic causes. Isr Med Assoc J 2010; 12:203.
20. Greydanus DE, Omar H, Pratt HD. The adolescent female athlete: current concepts and conundrums. Pediatr Clin North Am 2010; 57:697.
21. Capraro VJ, Dewhurst CJ. Breast disorders in childhood and adolescence. Clin Obstet Gynecol 1975; 18:25.
22. Rohn RD. Nipple (papilla) development in puberty: longitudinal observations in girls. Pediatrics 1987; 79:745.
23. O'Hare PM, Frieden IJ: Virginal breast hypertrophy. Pediatr Dermatol 2000; 17:277.
24. Nguyen JT, Palladino H, Sonnema AJ, Petty PM. Long-term satisfaction of reduction mammaplasty for bilateral symptomatic macromastia in younger patients. J Adolesc Health 2013; 53:112.
25. Brown M, Somogyi R. Surgical Strategies in the Correction of the Tuberous Breast. Clin Plast Surg 2015; 42(4):531-49.

CAPÍTULO

16

Mastalgia e Alterações Funcionais Benignas das Mamas

Annamaria Massahud Rodrigues dos Santos
Ana Carla Araújo Paiva
Isabela Bahia Ferreira

INTRODUÇÃO

Apesar da ênfase dada ao câncer de mama em virtude de sua incidência e mortalidade, a maioria das doenças mamárias tem natureza benigna e é diagnosticada, muitas vezes, em exames de imagem para rastreamento ou diagnóstico do câncer. Grande parte dessas alterações não necessita de terapia invasiva por cirurgia, mas causa preocupação e é motivo de consultas médicas. Desse modo, seu estudo é necessário para que sejam abordadas apropriadamente, sem um número excessivo de exames de diagnóstico ou de terapêutica.

As alterações funcionais benignas das mamas (AFBM), também conhecidas por alterações fibrocísticas, mastopatia fibrocística ou displasia mamária, não estão relacionadas com aumento do risco de câncer e estão presentes clinicamente em mais de 50% e histologicamente em cerca de 90% das mulheres[1]. Sua denominação tem relação com várias mudanças clínicas, fisiológicas e histológicas das mamas, associadas a mudanças na maturação e involução local.

As AFBM podem ser bilaterais e multicêntricas, apresentando-se como mastalgia ou sensibilidade mamária, além de nodularidades ou massa palpável com a presença de cistos e descarga papilar. Em geral, a sintomatologia está associada ao período da menacme e pode piorar na fase lútea do ciclo menstrual, sugerindo que sua fisiopatologia estaria relacionada com a ação de estrogênio e progesterona[2].

MASTALGIA

Definição e epidemiologia

Mastalgia ou mastodinia é o termo usado para descrever a dor mamária, podendo ser unilateral, bilateral, focal ou difusa. Acomete cerca de 75% das mulheres em alguma fase da vida reprodutiva, sendo mais comum no início da adolescência, na menacme, e diminuindo na pós-menopausa. Entretanto, apenas 10% a 20% dessas mulheres são acometidas por mastalgia severa, segundo dados epidemiológicos[3].

Classificação

A mastalgia pode ser dividida, para fins didáticos, em cíclica, quando se relaciona com a fase do ciclo menstrual, ou acíclica, quando não há interferência do período em que a paciente se encontra no ciclo menstrual[4].

Pacientes com mastalgia cíclica informam ao médico o aparecimento da dor provavelmente associada ao ingurgitamento das mamas no período pré-menstrual, caracteristicamente na fase lútea, com alívio dos sintomas logo após a menstruação. Ainda assim, nos casos mais severos, a dor pode persistir por todo o ciclo[5].

Em caso de mastalgia acíclica, por sua vez, as pacientes relatam a presença de desconforto em geral localizado focalmente na mama, podendo sofrer irradiação para axilas, braço, ombros e mãos. A dor pode ser constante ou intermitente e ocorre mais frequentemente após a menopausa. Entretanto, a condição primordial é a não associação ao ciclo menstrual[5].

A mastalgia acíclica pode ter origem mamária, mas também pode ser extramamária. Nesse tipo de dor há relato de sintoma referido na mama, mas a origem está em outro local ou órgão. A etiologia mais comum desse tipo de dor é osteomuscular. Outros exemplos são angina de peito, colelitíase (cálculos biliares), espondilite cervical, herpes zóster, fibromialgia, costocondrite e síndrome de Tietze[5].

Etiologia e diagnóstico

A etiologia da mastalgia permanece não muito bem esclarecida, o que dificulta a compreensão e a abordagem clínica. Entretanto, evidências apontam para uma interação entre componentes hormonais, metabólicos e emocionais. Desse modo, mostra-se evidente a relação entre a mastalgia e fatores hormonais, como a concentração endógena de estrogênio. O mecanismo fisiopatológico permanece obscuro, mas tem sido associado ao estímulo do epitélio mamário pelo estradiol. Níveis baixos de progesterona teoricamente resultam em estrogênio sem oposição durante o estímulo do parênquima mamário.

No entanto, estudos randomizados controlados (RCT) demonstraram que a progesterona sérica apresentava níveis normais em pacientes com mastalgia não tratada. Além disso, a reposição de progesterona não promoveu nenhum outro benefício terapêutico quando comparada a placebo. Ademais, estudos demonstraram níveis mais elevados de prolactina em pacientes com mastalgia. A relação entre mastalgia e retenção hídrica não foi identificada[6].

Vale ressaltar, também, a atuação de fatores dietéticos no desencadeamento da mastalgia. Evidências revelam que a redução da ingestão de certos alimentos, como os com grande teor de lipídios e metilxantinas, está relacionada com a amenização dos sintomas. Por outro lado, a ingestão de soja reduziu a mastalgia, e a explicação para esse acontecimento baseia-se na presença de isoflavonas que se ligam aos receptores de estrogênio e bloqueiam sua ligação e seus efeitos finais no tecido mamário. Contudo, não há evidências consistentes para indicação de mudanças dietéticas como parte do controle do sintoma[6].

Um estudo de coorte (n = 874) detectou incidência maior de mastalgia em fumantes do que em não fumantes. O mecanismo etiológico do tabagismo na mastalgia não foi claramente identificado na literatura. O hábito de fumar interfere com a produção de estrogênio endógeno, e fumantes tendem a exibir deficiência de estrogênio e antecipação da idade da menopausa. No entanto, esse mecanismo contrasta com a literatura que sugere que níveis elevados de estrogênio causam mastalgia, como abordado previamente[6].

Outro ponto que vale ressaltar é a relação entre a mastalgia e a composição anatômica da mama. Um estudo envolvendo corredoras da maratona de Londres demonstrou que mulheres com seios maiores relataram dor mais intensa. Foi sugerido, então, que o peso dos seios criaria tensão nos ligamentos suspensores da mama, causando desconforto[6].

Por fim, a mastalgia foi considerada parte de um transtorno psicossomático, uma vez que não há causa orgânica claramente identificada em sua etiologia. Consequentemente, as mulheres com mastalgia foram consideradas com personalidades ansiosas, o que teria resultado em seus sintomas físicos[6].

Cabe destacar que o diagnóstico da mastalgia é clínico e deve envolver anamnese e exame físico detalhados. A investigação deve abordar as características da dor, sua relação com o ciclo menstrual, se a paciente pratica exercícios físicos e qual sua ocupação. Outro questionamento importante é sobre o uso de medicamentos, como, por exemplo, contraceptivos hormonais e terapias hormonais da menopausa, bem como antidepressivos. Em relação ao exame físico, é necessária a avaliação completa das mamas, assim como da parede torácica, axilas e fossas supraclaviculares e infraclaviculares.

Uma manobra para avaliação da dor lateral consiste na palpação mamária com a paciente em decúbito lateral de modo a tornar a palpação torácica mais precisa ao não se palpar também a mama pendente. Os exames complementares, que contribuem para o diagnóstico, devem ser escolhidos de acordo com as características da dor e da paciente. A mamografia, por exemplo, está indicada para pacientes com mais de 35 anos de idade. Já as mulheres com menos de 35 anos ou que apresentem mastalgia acíclica localizada e persistente têm como indicação a realização de ultrassonografia com ênfase na área dolorosa[7].

Relação com câncer de mama e relação psicoemocional

Na maioria das vezes, a mastalgia tem origem benigna, mas o receio quanto à relação entre mastalgia e câncer de mama causa significativa ansiedade nas pacientes. Entretanto, em mais da metade dos casos a dor acíclica pode ser referida pela mulher como preocupação em relação à possibilidade de câncer na região álgica[8].

É possível encontrar evidências relevantes de que as queixas de mastalgia e granulosidade tátil nas mamas não foram significativamente associadas ao diagnóstico de câncer. Estudos mostram também que o valor preditivo positivo para câncer de mama é maior para nódulos palpáveis, quando comparado a queixas de alterações na pele do mamilo e descarga papilar[9].

Tratamento

Para abordagem desse sintoma, é necessário investigar, nas pacientes com queixas de dor mamária, alterações na anatomia e na forma de sustentação das mamas, bem como o uso de medicamentos hormonais ou que interfiram na produção hormonal, além de outras doenças ou morbidades que possam causar ou irradiar dor para a região torácica anterior.

A remissão espontânea da dor pode acontecer, mas antes ela afeta a qualidade de vida da mulher. A orientação verbal, com explicação convincente sobre as possíveis causas e a evolução da dor, desde que afastadas causas patológicas, promove melhora do sintoma em 60% a 85% dos casos, mesmo nos quadros de longa duração[8].

Tratamento medicamentoso

Anti-inflamatórios não esteroides (AINE) tópicos

Os AINE tópicos são utilizados em casos de dores e contusões, com efeito sob a região da pele onde são aplicados. Os efeitos colaterais mais comuns são reações locais, como irritação e erupção, com raros efeitos sistêmicos adversos. O uso dessas medicações no tratamento da mastalgia tem sido pouco investigado.

Entretanto, um estudo prospectivo, randomizado, cego, placebo-controlado, utilizando diclofenaco gel, demonstrou redução significativa da dor em casos de mastalgia cíclica e acíclica, indistintamente, após 6 meses de tratamento, sem efeitos colaterais relevantes. O uso de AINE tópico no tratamento da mastalgia promove melhora de até 81% na dor cíclica e de 72% na acíclica – resultados comparáveis aos do ácido gamalinoleico e de agentes hormonais[10].

Tamoxifeno

O tamoxifeno, um modulador seletivo do receptor de estrogênio (SERM), é um fármaco utilizado para tratamento e prevenção do câncer de mama. Na dosagem de 10mg ao dia, é tão eficaz no controle da mastalgia, principalmente do tipo cíclico, quanto na dose de 20mg, e associa-se a menos efeitos adversos, como fogachos, amenorreia e náuseas.

A prorrogação do tratamento com tamoxifeno de 3 para 6 meses, apesar de não aumentar os efeitos colaterais, não melhora a resposta nem diminui a recidiva da dor, o que acontece em metade dos casos ao término do uso[6]. Dessa maneira, em caso de dor refratária às abordagens não farmacológicas, o uso de tamoxifeno pode ser indicado na dose de 10mg ao dia por 3 meses[6].

Óleo de prímula

O papel do óleo de prímula na mastalgia foi extensivamente revisado (três RCT, um estudo prospectivo e um ensaio comparativo não randomizado). Nesses estudos, o óleo não forneceu nenhum benefício clinicamente significativo no tratamento da mastalgia *versus* placebo.

Essas evidências superaram o único estudo de coorte, realizado na China, que demonstrou melhora da mastalgia em 97% das mulheres que tomaram óleo de prímula. Por isso, diretrizes mais modernas não defendem mais o uso de óleo de prímula para tratamento da mastalgia[6].

Danazol

O danazol, um esteroide sintético derivado da 17α-etinil-testosterona com atividade antiestrogênica e antigonadotrófica, tem sido utilizado com sucesso no tratamento da mastalgia. Sua ação consiste em suprimir a ovulação e o ciclo menstrual. Contudo, seus efeitos androgênicos, como ganho de peso, hirsutismo, alteração no timbre da voz e dislipidemia, podem ser significativos.

Cerca de 15% das mulheres que fazem uso do danazol chegam a suspendê-lo em razão dos efeitos adversos, como ganho de peso, irregularidade menstrual, cefaleia, náusea e vômito. O danazol também se associa à ocorrência de acne, perda de cabelo, alteração na libido e dores musculares. Mesmo sem ação efetiva na síndrome pré-menstrual, o danazol, usado apenas na fase lútea, leva à redução significativa da dor mamária, em comparação com o placebo, sem aumento dos efeitos adversos[11].

Gestrinona e bromocriptina

A gestrinona é antiestrogênica e antiprogestogênica. Um RCT de 1992 evidenciou melhora da dor após 3 meses de tratamento em comparação ao placebo. No entanto, 41% dos participantes experimentaram efeitos colaterais androgênicos, como pele e cabelo oleosos, hirsutismo, acne, sangramento intermenstrual e redução da libido e do tamanho da mama[5].

Três RCT e um estudo prospectivo relataram melhora na mastalgia em 65% das mulheres após o uso de bromocriptina, cuja ação está relacionada com a redução da prolactina sérica. Os efeitos colaterais incluem náusea e tontura secundária à hipotensão em 69% das mulheres – a tontura era às vezes significativa, ocasionando o abandono do ensaio (11%)[6].

Tratamento não medicamentoso

A orientação verbal é a primeira medida a ser tomada para abordagem da mastalgia e consiste, após descartada a possibilidade de câncer, em explicação a respeito da natureza benigna do sintoma, sendo necessário, também, afastar doenças infecciosas e inflamatórias, bem como outras afecções não mamárias com tratamentos específicos. Essa intervenção é mais eficaz em mulheres com mais de 40 anos de idade com mastalgia cíclica e pode ter efeito benéfico mesmo em caso de queixas de dores de longa data[12].

Aproximadamente 70% a 90% das mulheres usam roupas inadequadas que levam ao desenvolvimento da mastalgia. Em ensaio comparativo (n = 200) que envolveu mulheres que usaram sutiã esportivo, mais de 75% sentiram alívio da mastalgia após 12 semanas de uso do sutiã, não tendo sido registrados efeitos colaterais. O tratamento mais popular adotado por mulheres nesse ensaio (sem orientação clínica) consistiu no uso de um bom sutiã de apoio, seguido da administração de analgésicos.

O uso de sutiã adequado ao tórax e ao volume mamário é eficaz para alívio da dor mamária em até 85% dos casos, devendo ser enfatizada a adequação do sutiã para os casos de mastalgia cíclica ou acíclica. Além disso, técnicas de relaxamento autoadministradas reduzem a dor em até 60% e podem contribuir para minimizar os níveis de ansiedade[6].

Está cada vez mais comprovada a importância da mudança de hábitos alimentares e seu impacto na saúde do indivíduo. Em relação à dor mamária, há estudos que avaliam a relação entre os cuidados alimentares e a redução do sintoma. Dois de três estudos demonstraram que a redução da ingestão de metilxantina diminui os sintomas de mastalgia. Evidências mostram, também, a correlação entre a inserção da ingesta de leite de soja na dieta e a diminuição das dores mamárias.

Em pequeno RCT sobre o uso de proteína de soja no tratamento da mastalgia cíclica idiopática, 20 participantes receberam leite de soja ou leite de vaca por 3 meses, e 56% das pacientes experimentaram alguma melhora com o leite de soja, em comparação com 11% no grupo que consumiu leite de vaca. Entretanto, não há evidências suficientes para recomendar mudanças na dieta, como redução de metilxantina ou uso de soja, para tratamento da mastalgia[6].

Em alguns casos, a mastalgia e a dorsalgia são decorrentes do peso exercido pelas mamas, levando ao estiramento cutâneo e dos ligamentos e à alteração do centro gravitacional da mulher, o que aumenta a solicitação dos músculos dorsais e peitorais, além da flexão anterior da coluna cervical.

A mastoplastia redutora é o tratamento cirúrgico indicado nesses casos por promover redução volumétrica em busca de um equilíbrio na relação tamanho da nova mama/dimensões torácicas[6]. Vale ressaltar que, ao contrário dos casos em que a paciente é diagnosticada com câncer de mama ou com mutação que aumente o risco da doença, quando a mastectomia pode ser indicada, para os quadros de dor mamária não existem evidências que confirmem sua eficácia[6,13].

DERRAME PAPILAR

O derrame papilar é um sintoma muito frequente e corresponde à terceira queixa mamária mais comum, depois da mastalgia e de massas palpáveis, com prevalência de 5% a 10%[14], sendo suspeitado quando ocorre espontaneamente, quando é persistente, unilateral, sanguinolento ou serossanguinolento, e quando não está associado à gravidez ou à lactação. Na maioria dos casos, o derrame papilar suspeito é causado por lesões benignas, como ectasia ductal (6% a 59%) e papiloma (35% a 56%). O risco de lesão maligna subjacente não é negligenciável, variando entre 5% e 23%[15].

A anamnese e o exame físico, com inspeção visual e palpação das mamas e das papilas, têm papel essencial na diferenciação entre derrames papilares fisiológicos e patológicos. Convém investigar a data aproximada de aparecimento do sintoma, sua duração e frequência e se o derrame é espontâneo ou acontece mediante expressão, bem como sua quantidade/volume. Além disso, é importante investigar a data da última gravidez, aleitamento recente, uso de medicamentos (anticoagulantes, neurolépticos, antidepressivos, antieméticos etc.), trauma e tabagismo, assim como o estado hormonal da paciente e os antecedentes pessoais e familiares de doenças da mama ou dos ovários[16].

No exame físico, recomenda-se localizar o derrame papilar (uni ou multiorificial, uni ou bilateral) e avaliar a coloração do líquido, o que é mais bem efetuado ao se colocar um pouco sobre uma gaze[16].

Os derrames papilares fisiológicos, ou não suspeitos, apresentam as seguintes características: são bilaterais, não espontâneos, antigos ou intermitentes, poliductais e de coloração branca (láctea), amarela, verde ou escura. Por sua vez, os derrames unilaterais, uniorificiais, espontâneos, persistentes, transparentes (água de rocha) ou hemáticos devem ser considerados patológicos e investigados por meio de exames de imagem e procedimentos invasivos[16].

Além disso, apesar de ser um distúrbio endocrinológico, a galactorreia é queixa frequente no consultório do mastologista e pode decorrer tanto de um tumor hipofisário como da estimulação mecânica da mama ou do uso de determinados fármacos, sendo necessário o esclarecimento de sua etiologia. Alguns antipsicóticos típicos ou de primeira geração podem elevar os níveis de prolactina, deflagrando o quadro de galactorreia. Outra substância também relacionada com esse achado é a alfametildopa[17,18].

Por outro lado, a descarga papilar sanguinolenta é conhecida como telorragia. Uma das causas desse achado é a presença de papiloma intraductal, um tumor intraductal benigno que se desenvolve no lúmen de grandes e médios ductos subareolares, não formando massa palpável. Pode apresentar-se como papiloma solitário, na maioria das vezes (90%) no ducto central de maior calibre (ductos principais), manifestando-se com descarga papilar sero-hemorrágica, espontânea, uniductal e unilateral. Em apenas 10% dos casos apresenta-se na forma de papilomatose múltipla (PM), caracterizada pela presença de múltiplos papilomas no mesmo ducto ou em ductos diferentes[19].

Além disso, a telorragia pode ser encontrada em gestantes e lactantes em decorrência de ectasia ductal benigna. Entretanto, a descarga papilar sanguínea causa grande preocupação, uma vez que também está presente em alguns carcinomas[20].O derrame papilar em homens deve ser sempre considerado um achado suspeito, dado que a incidência de carcinoma, nesse contexto, é de cerca de 23%[21].

A propedêutica da descarga papilar é realizada por mamografia e ultrassonografia, em conjunto, como métodos de imagem de primeira linha. No entanto, a sensibilidade da mamografia é baixa nesses casos, uma vez que as lesões são comumente retroareolares, pequenas e não calcificadas. A sensibilidade e a especificidade da ultrassonografia variam amplamente na literatura, sendo importante o uso de técnicas corretas para avaliação de lesões intraductais e retroareolares. Recentemente, a ressonância magnética tem sido indicada nos casos de derrame papilar suspeito com mamografia e ultrassonografia normais, sendo o achado mais comum o realce não nodular.

Outra indicação da ressonância é nos casos de papilomatose mamária. Desse modo, pacientes com papilomas múltiplos têm risco aumentado de desenvolver câncer e devem ser mantidas sob revisão anual com mamografia regular (preferencialmente digital) se tratadas de maneira conservadora. A ressonância magnética também pode ser utilizada para vigilância em virtude de sua alta sensibilidade. Como o risco é pequeno, de longo prazo e afeta ambas as mamas, o acompanhamento de longo prazo é mais apropriado do que a mastectomia profilática.

As pacientes comprovadamente com papiloma de ducto solitário apresentam aumento insuficiente no risco de malignidade subsequente para justificar acompanhamento diferenciado[22]. A cirurgia não é mais considerada a única solução para as pacientes com derrame papilar suspeito e com todos os exames de imagem normais, tendo em vista que um seguimento em curto prazo pode ser proposto com segurança[16].

Em casos de derrame papilar, convém dar mais atenção à região retroareolar. Não existem, na literatura, protocolos de análise específica da região, mas, em caso de dúvida, deve ser feita compressão localizada ou magnificação (Figura 16.1)[16].

CISTOS MAMÁRIOS

Os cistos mamários podem ser únicos ou múltiplos, uni ou bilaterais, asssumindo diferentes formas: um nódulo único ou múltiplos nódulos independentes. Clinicamente, apresentam-se como nódulo de aparecimento súbito, com contorno regular e móvel. Podem ser dolorosos ou não. Têm consistência principalmente amolecida. Entretanto, quando o líquido intracístico se encontra sob tensão ou na presença de cistos complexos, a sensação palpatória tende a ser mais fibroelástica[23,24].

Na maioria dos casos, cistos mamários são simples e se caracterizam por lesões benignas, não proliferativas, que se desenvolvem no ducto terminal da unidade lobular mamária, sem maior significado clínico para a saúde. Podem ser classificados como cistos mamários simples ou complicados.

Cistos mamários simples são alterações que apresentam apenas líquido e nenhum componente sólido no interior de uma ou das duas mamas. Com bordas bem definidas, paredes e septos finos, trata-se de uma lesão bem circunscrita que, por definição, é benigna em uma ou nas duas mamas. Já os cistos mamários complicados apresentam, ao mesmo tempo, as características das lesões líquidas dos cistos simples com debris.

Os cistos complicados são classificados como BI-RADS 3, categoria utilizada nas avaliações em que o resultado é "provavelmente benigno". Nesses casos, o exame de imagem deverá ser repetido após 6 meses. Se o novo exame repetir a classificação de BI-RADS 3, um novo exame deverá ser realizado após 6 meses (12 meses após a primeira). Se no 12º mês o resultado do exame continuar a apontar BI-RADS 3, o exame poderá ser repetido 12 meses depois, totalizando 24 meses a partir do exame inicial.

Alguns cistos podem apresentar paredes espessas e septos, havendo também microcistos agrupados, também considerados da categoria 3 do sistema de classificação BI-RADS. A presença de um componente sólido, incluindo nódulos murais sólidos, caracteriza a lesão imaginológica como nódulo complexo sólido-cístico e não deve ser confundida com cisto complicado[23-25].

Vale ressaltar que componentes císticos com mais de 3mm identificados dentro de nódulos mamários que apresentam as demais características provavelmente benignas podem ser considerados clinicamente irrelevantes na caracterização ultrassonográfica. Por outro lado, nódulos que apresentam um componente cístico medindo 3mm devem ser classificados na categoria BI-RADS/ultrassonografia[4,23].

A mamografia pode demonstrar nódulo único ou várias imagens de formato oval ou redondo e margens circunscritas, porém o método de escolha é a ultrassonografia, que se revela apropriada para diferenciar as lesões sólidas e as císticas, além de guiar procedimentos invasivos. A conduta é expectante para cistos assintomáticos, reservando-se as punções para os casos de cistos sintomáticos ou de dúvida diagnóstica (Figura 16.2)[26].

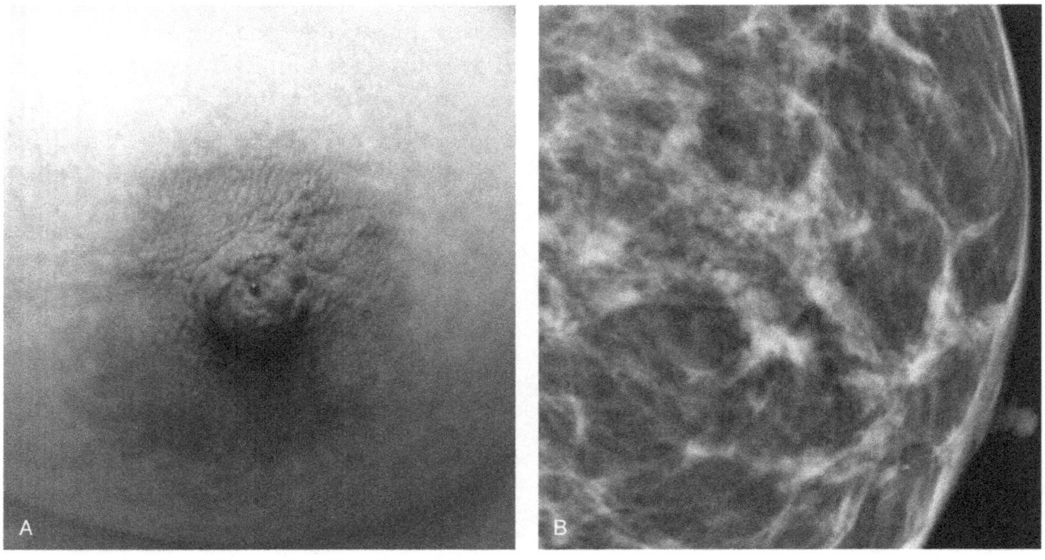

Figura 16.1A Complexo areolopapilar de paciente portadora de carcinoma ductal *in situ* grau II sólido, cribriforme e com necrose, apresentando derrame papilar sanguinolento de orifício único. **B** Mamografia – magnificação em incidência mediolateral oblíqua – demonstrando calcificações pleomórficas finas com distribuição segmentar na região retroareolar da mama esquerda – veja encarte colorido. (Acervo pessoal da Dra. Annamaria Massahud Rodrigues dos Santos, Belo Horizonte, MG.)

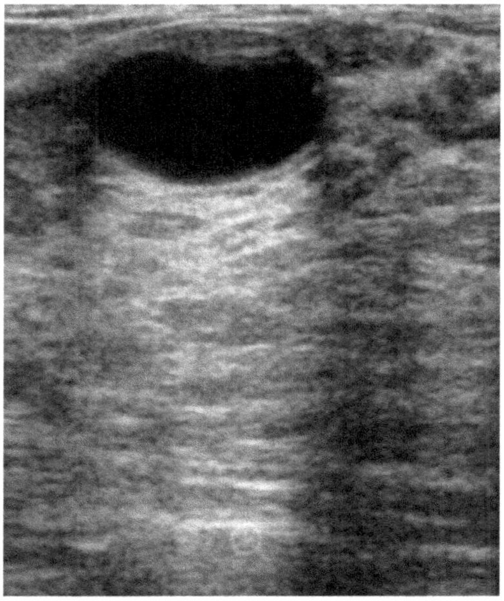

Figura 16.2 Cisto de mama na ultrassonografia (Acervo pessoal da Dra. Annamaria Massahud Rodrigues dos Santos, Belo Horizonte, MG.)

Referências

1. Guray M, Sahin AA. Benign Breast Diseases: Classification, Diagnosis, and Management. The Oncologist 2006; 11(5):435-49.
2. Stachs A, Stubert J, Reimer T, Hartmann S. Benign Breast Disease in Women. Deutsches Aerzteblatt Online, 2019.
3. Nunes AR, Conde DM, Sousa JA. Mastalgia cíclica: abordagem clínica. Rev Bras Mastologia 2011; 21(3);135-9.
4. Sivini FN, Teixeira T, Belo Filho D, Beltrão JE. A mastalgia pré-menstrual está associada a ciclos ovulatórios? Rev Bras Mastologia 2011; 21(2):61-5.
5. Souza PSL. Mastalgia: que identidade? [Tese de Mestrado – Ginecologia]. Repositório científico da UC 2011.
6. Hafiz SP, Barnes NLP, Kirwan CC. Clinical management of idiopathic mastalgia: a systematic review. J Prim Health Care 2018; 10(4):312-23.
7. Smith RL, Pruthi S, Fitzpatrick L A. Evaluation and management of breast pain. Mayo Clin Proc 2004; 79(79):353-72.
8. Santos AMR. Mastalgia: avaliação das características clínico-epidemiológicas. Belo Horizonte. Dissertação [mestrado em Ciências da Saúde]. Instituto de Previdência dos Servidores do Estado de Minas Gerais, 2009.
9. Sanger MK. Fatores de risco de câncer de mama: evolução temporal em intervalos de 10 e 20 anos. [Dissertação]. Chapecó. Universidade Federal da Fronteira Sul, 2018. 69 p.
10. Davies EL, Cochrane RA, Stansfield K, Sweetland HM, Mansel RE. Is there a role for surgery in the treatment of mastalgia? The Breast 1999; 8:285-8.
11. O'Brien PMS, Abukhalil IEH. Randomized controlled trial of the management of premenstrual syndrome and premenstrual mastalgia using luteal phase-only danazol. Am J Obstet Gynecol 1999; 180:18-23.
12. Sivini FN, Molina A, Costa CFF, Sivini FMP. Fatores que influenciam os resultados do tratamento medicamentoso das mastalgias cíclicas. RGBO 2001; 23(8):499-504.
13. Gabrielloni MC. Fundamentação teórica Câncer de mama e mastalgia. Especialização em saúde da família [Curso] Una SUS, 2018.
14. Chen L, Zhou WB, Zhao Y et al. Secreção mamilar com sangue é um preditor de risco de câncer de mama: uma meta-análise. Breast Cancer Research and Treatment 2011; 132(1):9-14.
15. Van Gelder L, Bisschops RHC, Menke-Pluymers MBE, Westenend PJ, Plaisier PW. Magnetic resonance imaging in patients with unilateral bloody nipple discharge: useful when conventional diagnostic are negative?World J Surg 2014; 39(1):184-6.
16. Paula IB, Campos AM. Avaliação imaginológica da paciente com derrame papilar. Radiol Bras 2017; 50(6):383-8.
17. Kohlmann O, Gus M, Ribeiro AB et al. Tratamento medicamentoso. Braz J Nephrol 2010; 32(1):29-43.
18. Ávila DP, Santos JRB. Identificação de Reações Adversas Decorrentes de Interações Medicamentosas em Prescrições Médicas de Pacientes Psicóticos. [Trabalho de Conclusão de Curso (Graduação em Farmácia] – Universidade Federal Rural do Rio de Janeiro. Itaguaí/RJ. 2018.
19. Weber AAP, Corte ED, Vargas VRA. Analysis of cytopathologic breast examinations and mammography in the diagnosis of breast diseases, Santo Ângelo (RS), Brazil. Re Bras Mastologia 2012; 22(4):124-30.
20. Affranchino PN, Oglietti JP, Amoedo D, Nastri M. Telorragia en el lactante por ectasia ductal: Consideraciones acerca de dos casos [Bloody nipple discharge: duct ectasia]. Arch Argent Pediatr 2013; 111(6):e152-5.
21. Muñoz CR, Álvarez BM, Rivin CE. Value of mammography and breast ultrasound in male patients with nipple discharge. Eur J Radiol 2013; 82(1):478-84.
22. Sarakbi WI, Worbu D, Escobar PF, Mokbek K. Breast papillomas: current management with a focus on a new diagnostic and therapeutic modality. Int Semin Surg Oncol 2006; 3(1).
23. Jales RM, Araujo KG, Sarian LOZ, et al. Cistos no interior de nódulos mamários benignos: risco de malignidade. Rev Bras Ginecol Obstet 2016 Abr; 38(4):170-6.
24. Weber AP, Corte ED, Vargas VRA. Analysis of cytopathologic breast examinations and mammography in the diagnosis of breast diseases, Santo Ângelo (RS), Brazil. Rev Bras Mastologia 2012 Jun; 22(4):124-30.
25. Lee KA, Talati N, Oudsema R, Steinberger S, Margolies LR. BI-RADS 3: Current and Future Use of Probably Benign. Curr Radiol Rep 2018; 6(5):1-2.
26. Rodrigues D, Patrocínio LAB, Sawaca M , Santos RAS. Mamografia. 1 ed. São Paulo: Editora Senac, 2021. 216 p.
27. Kosir MA. Massas mamárias. In: Manual MSD. Assuntos Médicos e capítulos. Kenilworth, 2019.

CAPÍTULO

17

Amamentação e Mastite Puerperal

Paula Cristina Martins Soares
Fernanda Vieira Caliman
Maria Eduarda Marques Borges

AMAMENTAÇÃO

O aleitamento materno é reconhecido como a prática ideal de alimentação por seus benefícios para a saúde infantil e materna, sendo uma ótima estratégia de nutrição, imunomodulação e criação de vínculo entre a mãe e seu filho. Considerado a primeira vacina de um recém-nascido, o leite materno confere grande imunidade ao longo de toda a vida, em especial na primeira infância. Tem a temperatura certa, não precisa ser preparado, é de fácil digestão e contém as quantidades certas de vitaminas, minerais, gorduras, proteínas, carboidratos e anticorpos que protegem o bebê. O aleitamento deve ser iniciado na primeira hora de vida, ainda na sala de parto, e constitui a mais barata, acessível e eficaz intervenção para redução da morbimortalidade infantil[1].

Independentemente da classe social ou do nível socioeconômico, o leite materno consegue salvar vidas. Segundo a Organização Mundial da Saúde (OMS), cerca de 820 mil crianças poderiam ser salvas a cada ano se fosse seguida a recomendação de aleitamento materno exclusivo por 6 meses e complementado por 2 anos[2].

Segundo o Estudo Nacional de Alimentação e Nutrição Infantil (ENANI), pesquisa que avaliou 14.505 crianças menores de 5 anos de vida entre fevereiro de 2019 e março de 2020, 60,9% das crianças com menos de 24 meses foram amamentadas, 45,7% das crianças com menos de 6 meses estavam em aleitamento materno exclusivo no país e 53,1% das crianças com 12 a 15 meses de idade estavam em aleitamento materno continuado[3].

Doutor em epidemiologia pela Escola de Higiene e Medicina Tropical da Universidade de Londres (1983), Cesar Gomes Victora é um grande pesquisador brasileiro sobre a saúde materno-infantil (com ênfase em nutrição e amamentação), desigualdades sociais e a avaliação de serviços de saúde. Segundo ele[4]:

> O aleitamento é um dos raros comportamentos saudáveis que são mais frequentes em países pobres do que em países ricos; e em entre mães e crianças pobres, dentro de cada país. A muito custo tentamos ser uma sociedade de maior riqueza, mas se adotarmos essa lógica vamos esvaziar ainda mais a prática da amamentação. É preocupante que os dados do Brasil sugiram uma estabilização.

O aleitamento diminui os riscos de desnutrição, obesidade, diarreia, alergia, leucemia e infecções do trato respiratório ao longo da infância, além de favorecer o desenvolvimento da musculatura da face, beneficiando a fala e a respiração, e de estar associado ao melhor desempenho nos testes cognitivos por toda a vida[1].

Para a saúde feminina, a amamentação reduz as chances de câncer de mama e de ovário, anemia e hemorragia pós-parto, além de promover involução uterina e perda ponderal mais rápida no puerpério. Em relação à saúde reprodutiva, quando realizado de maneira exclusiva, adia o retorno dos ciclos menstruais ovulatórios, favorecendo a contracepção.

O estresse, a privação de sono e o cansaço materno nos cuidados com o recém-nascido podem prejudicar a amamentação, o que demanda a conscientização dos profissionais de saúde, familiares e amigos quanto ao apoio à mulher lactante. Ela deve ser encorajada a acreditar nos benefícios de seu leite e em sua capacidade de nutrir o filho. A falta de orientação adequada e as dificuldades na amamentação podem resultar no desmame precoce.

FISIOLOGIA DA LACTAÇÃO

As modificações mamárias e os mecanismos neuro-humorais da lactação durante o ciclo gravídico-puerperal são complexos. O desenvolvimento da mama se inicia ainda na puberdade, mas é durante a gestação que esse processo se intensifica, tornando o tecido mamário especializado na produção e secreção do leite. O processo de lactação pode ser dividido em três fases: mamogênese, lactogênese e ejeção ou "descida" do leite.

Mamogênese

O desenvolvimento mamário durante a gravidez é especialmente estimulado pela liberação de estrogênio e progesterona pela placenta. A grande quantidade de estrogênio secretada durante a gestação promove o crescimento e a ramificação do sistema de ductos mamários, bem como o aumento quantitativo do estroma e do depósito de gordura no tecido mamário.

A progesterona, por sua vez, age concomitantemente ao estrogênio, promovendo o crescimento dos lóbulos mamários, além da multiplicação e desenvolvimento de células alveolares (Figura 17.1)[5].

Lactogênese

Apesar de essenciais no desenvolvimento mamário, o estrogênio e a progesterona atuam de modo inibitório na produção e secreção do leite – função desempenhada pela prolactina, hormônio secretado pela hipófise anterior materna, cuja concentração aumenta a partir da quinta semana de gestação.

A somatomamotropina coriônica humana, cuja produção é placentária, também tem propriedades lactogênicas[5]. No entanto, a presença de sinais antagônicos durante a gestação faz com que apenas poucos milímetros de leite sejam produzidos até os primeiros dias após o nascimento. Trata-se do colostro, líquido rico em proteínas e com baixa concentração de gorduras. Após o parto e a dequitação placentária, os níveis de estrogênio e progesterona diminuem e o efeito positivo da prolactina na lactogênese se sobressai, possibilitando o início da produção de leite nas primeiras semanas.

Após o nascimento, os níveis de prolactina tendem a retornar aos valores basais não gravídicos, o que ocorre a partir da inibição do hipotálamo anterior por meio do hormônio inibidor da prolactina (PIH). Portanto, o estímulo para produção de leite torna-se outro: cada vez que a mãe amamenta o bebê, a sucção do mamilo envia sinais neurais para o hipotálamo, que inibe a produção de PIH, ocasionando, então, um pico da produção da prolactina, que irá estimular as glândulas mamárias a produzirem e secretarem leite nos alvéolos (Figura 17.2).

Assim, após o parto, espera-se a liberação da prolactina em picos, a cada amamentação, o que garante a produção de leite para a próxima mamada.

Ejeção ou descida do leite

A sucção da mama também libera ocitocina, hormônio hipofisário posterior essencial para expulsão do leite dos alvéolos, uma vez que este não flui naturalmente até os ductos e seios lactíferos, e a sucção do bebê não basta para a descida do leite. Assim, ao promover a contração das células mioepiteliais que revestem as paredes dos alvéolos, a ocitocina possibilita a expulsão do leite dos alvéolos até os ductos lactíferos (Figura 17.3). Esse processo ainda conta com o reflexo neurogênico, também participante na sucção efetiva do bebê e na devida ejeção do leite pelo mamilo.

TÉCNICAS DE AMAMENTAÇÃO – A PEGA CORRETA

A técnica adequada de amamentação – também chamada de "pega correta" – é definida como uma série de recomendações que facilitam o contato apropriado entre a boca do bebê e a mama de modo a permitir uma sucção eficiente. De modo geral, grande parte das dificuldades encontradas durante o aleitamento está relacionada com erros de técnica que podem levar ao surgimento de dores no mamilo, ferimentos, infecções e mastites, bem como à

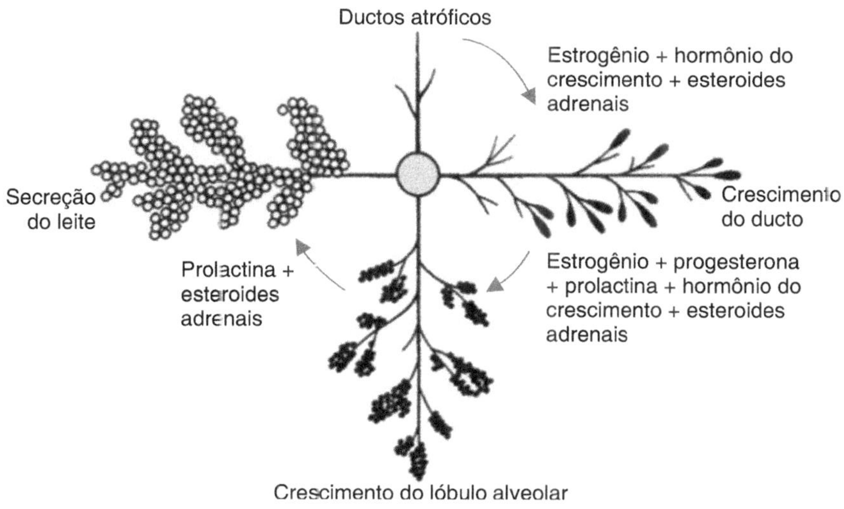

Figura 17.1 Desenho esquemático da mamogênese e lactogênese[6].

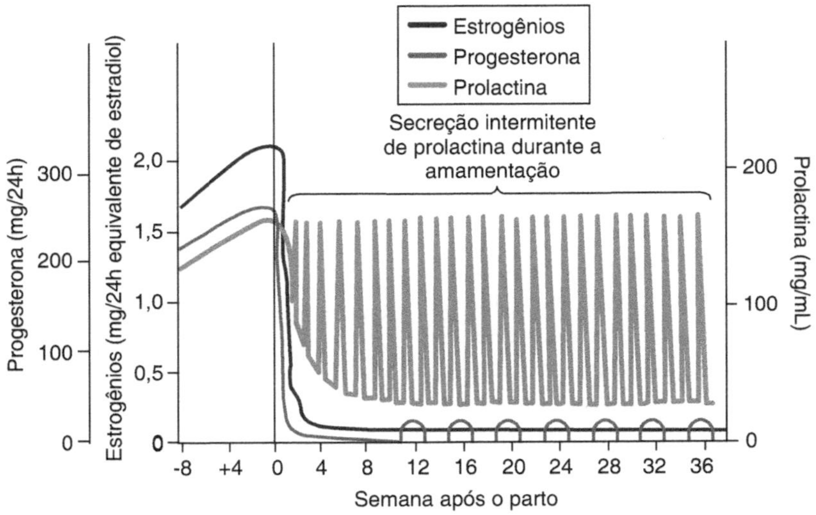

Figura 17.2 Variação da secreção de estrogênios, progesterona e prolactina durante 8 semanas antes e 36 semanas depois do parto[5].

produção inadequada de leite – que pode acarretar ganho inadequado de peso do bebê[7].

A pega adequada é aquela em que o bebê abocanha boa parte da mama com a boca bem aberta e os lábios evertidos, compreendendo quase toda a aréola e não somente o mamilo. Além disso, a criança deve estar bem apoiada, com o corpo virado para a mãe, cabeça e corpo alinhados, narinas livres e queixo tocando o seio[8].

De acordo com a OMS, são considerados pontos-chave[9]:

- **Para posicionamento adequado:**
  - Rosto do bebê de frente para a mama, com nariz na altura do mamilo.
  - Corpo do bebê próximo ao da mãe.
  - Bebê com cabeça e tronco alinhados (pescoço não torcido).
  - Bebê bem apoiado.
- **Para pega adequada:**
  - Mais aréola visível acima da boca do bebê.
  - Boca bem aberta.
  - Lábio inferior virado para fora.
  - Queixo tocando a mama.

De modo geral, o conhecimento da pega correta é essencial para o sucesso do aleitamento, de modo que todo profissional de saúde que presta assistência a mães e bebês saiba avaliar e orientar a técnica adequada (Figura 17.4).

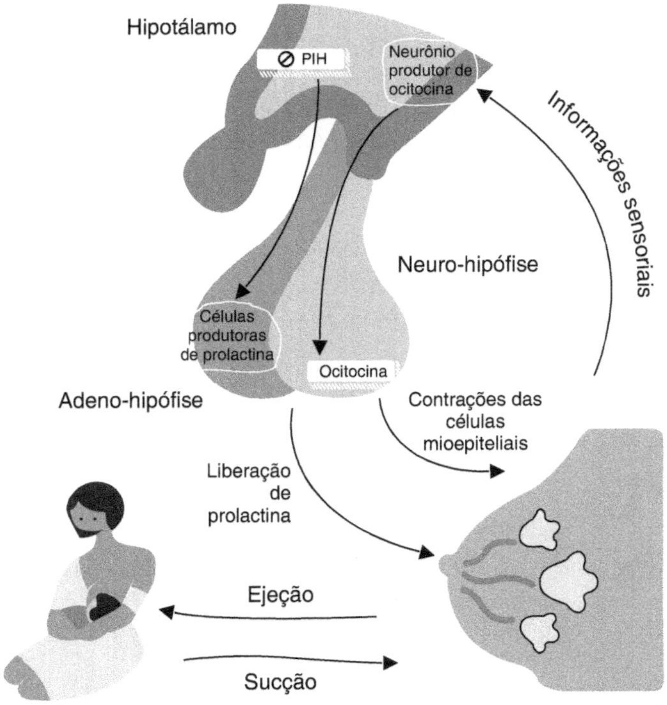

Figura 17.3 Mecanismo de liberação de prolactina e ocitocina.

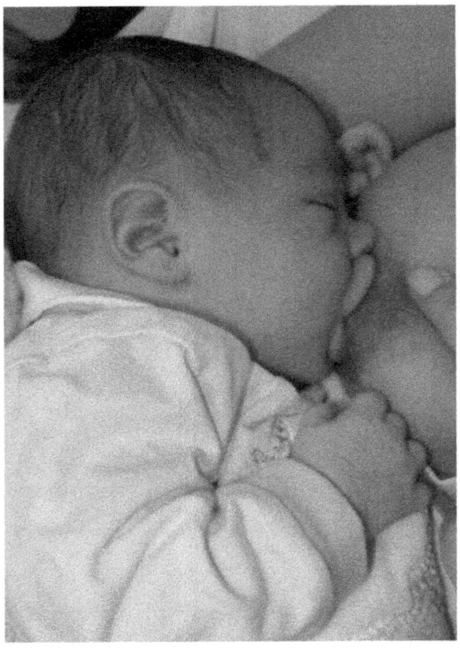

Figura 17.4 Fotografia demonstrando a amamentação com a pega correta – veja encarte colorido. (Acervo pessoal da Dra. Paula Cristina Martins Soares, Belo Horizonte, MG.)

PRINCIPAIS TRANSTORNOS DO ALEITAMENTO E SEU MANEJO

Diversos problemas podem surgir durante o aleitamento, causando desconforto à mãe e atrapalhando a amamentação adequada do bebê. Neste capítulo serão discutidos brevemente os principais transtornos da lactação e seu manejo.

Ingurgitamento mamário

O ingurgitamento mamário consiste no acúmulo exagerado de leite nos alvéolos, causando grande desconforto e dificultando a pega do bebê. Por volta do terceiro ao quinto dia de puerpério ocorre a apojadura ou ingurgitamento primário, resposta fisiológica mamária ao desbloqueio hormonal placentário, aumentando a produção de leite e fazendo a transição de colostro para leite maduro.

A queda dos níveis de progesterona causa edema das mamas, aumento do volume, dor, desconforto, sensação de peso, vermelhidão e aumento da temperatura. Algumas mulheres podem chegar a relatar calafrios e tremores.

A apojadura pode acontecer mais precocemente em mães que amamentam na primeira hora de vida do bebê e em livre demanda e mais tarde em mães que não realizaram alojamento conjunto e/ou foram submetidas à cesariana eletiva, vivenciaram parto prematuro, apresentam comorbidades prévias, como hipotireoidismo ou diabetes, já realizaram mamoplastia ou, ainda, apresentam dificuldade na técnica da amamentação (Figura 17.5).

O aspecto benigno do quadro deve ser enfatizado, e a mulher deve ser estimulada a amamentar em livre demanda. Podem ser prescritos analgésicos e anti-inflamatórios não esteroides para alívio do desconforto, bem como compressas frias. A apojadura é autolimitada e tem a duração de 12 a 24 horas.

O ingurgitamento secundário pode ocorrer após esse período inicial da lactação. A retenção de leite nos alvéolos causa distensão alveolar e compressão dos ductos, levando à obstrução do fluxo de leite e à piora do quadro. Com a estase vascular e linfática, forma-se o edema e, caso não haja alívio, a produção de leite é interrompida e a quantidade acumulada passa a ser reabsorvida, o que torna o líquido mais viscoso, também conhecido como "leite empedrado"[10]. Ao exame, as mamas estão aumentadas de tamanho, dolorosas, com áreas avermelhadas e brilhantes; pode haver febre e mal-estar geral. Ademais, os mamilos tornam-se achatados e o leite flui com dificuldade, prejudicando a amamentação.

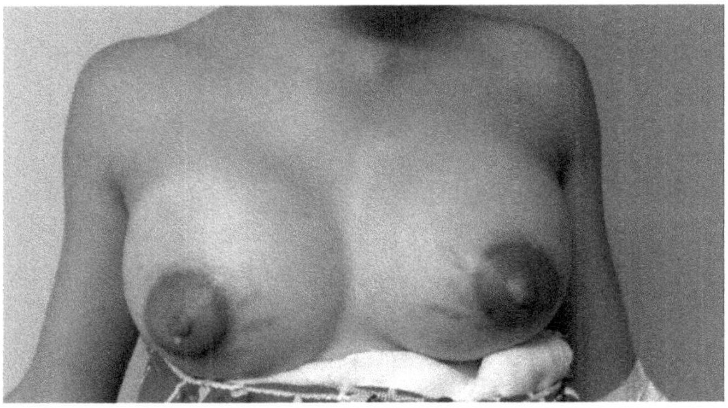

Figura 17.5 Paciente jovem apresentando apojadura ou descida do leite, que ocorre do terceiro ao quinto dia do puerpério e é autolimitada. As mamas ficam edemaciadas, "duras", com aumento do calor local. Após a melhora espontânea, observam-se início da produção de leite maduro e aumento de seu volume – veja encarte colorido. (Acervo pessoal da Dra. Paula Cristina Martins Soares, Belo Horizonte, MG.)

Os principais fatores associados ao desenvolvimento do ingurgitamento incluem início tardio da amamentação, sucção ineficaz do bebê e mamadas infrequentes e com restrição quanto à duração. Em casos de envolvimento areolar, está indicada a ordenha manual antes da mamada, de modo a torná-la mais macia, facilitando a pega do bebê.

Além disso, o uso de anti-inflamatórios e analgésicos pode ajudar a reduzir o desconforto. Iniciar a amamentação o mais cedo possível, com livre demanda e técnica correta, é a principal forma de prevenir o ingurgitamento mamário.

Baixa produção de leite

A queixa de "pouco leite" ou "leite fraco" é uma das preocupações mais frequentes e a principal causa de interrupção precoce da amamentação. A grande maioria das mulheres tem capacidade de produzir leite suficiente para a demanda nutricional do bebê apenas em uma mama; entretanto, a insegurança e a falta de informações levam a percepções errôneas. Essa situação acarreta a introdução de complementos desnecessários e afeta negativamente a lactação. Crianças com baixa ingestão de leite não ganham peso de maneira adequada, urinam menos de seis vezes ao dia, choram com mais frequência, fazem mamadas muito longas e evacuam poucas vezes e em pouca quantidade, sempre com fezes secas e duras.

A pega inadequada é a principal causa de ingestão insuficiente, limitando o esvaziamento da mama e, consequentemente, reduzindo o estímulo à produção de leite. Fatores como mamadas infrequentes, uso de chupetas, complementação alimentar e patologias mamárias também afetam negativamente a produção. Alterações na capacidade de sucção da criança e o uso de medicamentos que reduzem a síntese láctea também são possíveis causas da hipogalactia[10].

Desse modo, são indispensáveis a coleta de informações e a descrição da história pregressa de maneira detalhada para o diagnóstico diferencial. De modo geral, não estão prescritos os galactogogos, medicações que aumentam a produção do leite, sendo as mais comuns a metoclopramina e a domperidona, em virtude da falta de comprovação científica de seus benefícios[11].

Traumas mamilares

De acordo com Giugliani, a maioria das mulheres sente discreta dor ou desconforto nos mamilos nas primeiras mamadas, sendo descrita uma sensação de "fisgada" nos primeiros 30 a 60 segundos após o início da sucção pelo bebê em decorrência da pressão negativa nos ductos retroareolares. Entretanto, mamilos muito dolorosos e machucados, apesar de muito comuns, não são normais[10]. Dentre os traumas mamilares destacam-se a formação de fissuras e bolhas e a presença de eritema, edema e equimose (Figura 17.6).

A principal causa de lesão mamilar é a técnica incorreta de amamentação, mas, com frequência menor, disfunções orais na criança (anquiloglossia), limpeza excessiva da mama, uso de substâncias irritantes e exposição prolongada à umidade também contribuem para o trauma mamilar. O manejo das lesões, além de identificar e corrigir a causa do trauma, deve também diminuir o desconforto da mãe e promover a cicatrização mais eficaz dessas feridas.

Iniciar pela mama menos afetada, corrigir a técnica e prover analgesia tem por objetivo aumentar o conforto materno durante a lactação. Os mamilos traumatizados são tratados enquanto feridas úmidas, sendo usados cremes e óleos apropriados para manter a hidratação da epiderme e formar uma camada protetora no local[10].

É importante também evitar a limpeza excessiva dos mamilos, principalmente com substâncias que ressecam e retiram a proteção natural, como sabão e álcool.

Candidíase

A candidíase mamilar é uma complicação comum no período de lactação, sendo controversa sua associação à dor ao amamentar. Além disso, estudos não indicam diferenças significativas nos níveis de (1,3)-β-D-glucano – indicador do crescimento fúngico – entre amostras de leite coletadas de mulheres sintomáticas e no grupo controle[12].

A infecção mamilar ocorre após contato com a criança infectada, mesmo que assintomática[10]. As manifestações incluem prurido, queimação nas mamas e dores profundas, descritas como "fisgadas". À inspeção, é possível

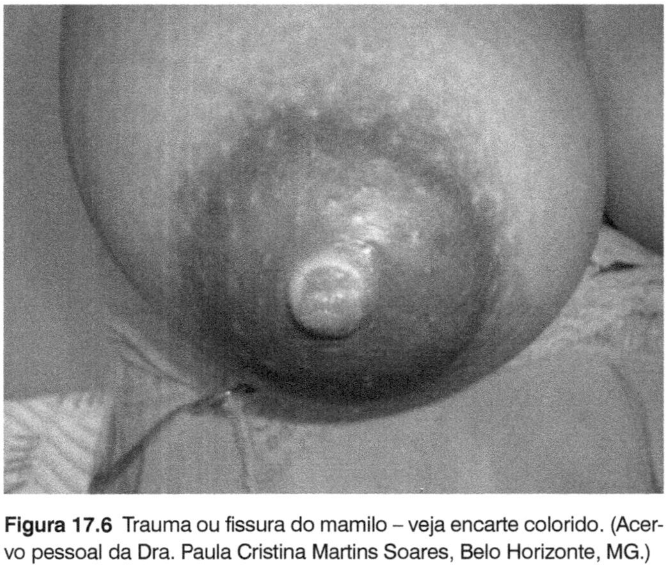

Figura 17.6 Trauma ou fissura do mamilo – veja encarte colorido. (Acervo pessoal da Dra. Paula Cristina Martins Soares, Belo Horizonte, MG.)

notar mamilos vermelhos e brilhantes, pele fina, descamativa e fissuras, sendo essencial a inspeção da cavidade oral do bebê. Crostas brancas orais que se distinguem das crostas de leite – essas últimas de mais fácil remoção e sem a exposição de áreas cruentas – sugerem o diagnóstico, que é clínico. Mãe e bebê devem ser tratados simultaneamente para evitar a reinfecção[13,14].

O tratamento da candidíase mamilar é eficaz e se inicia com o uso de miconazol gel ou clotrimazol creme, espalhando-se uma camada fina três a ou quatro vezes ao dia, após cada mamada, durante 14 dias, até o desaparecimento. A suspensão tópica de nistatina também pode ser usada, mas há mais resistência das espécies de cândida[13,14]. O cetoconazol deve ser evitado em razão da potencial hepatotoxicidade para o bebê[15,16].

Quando o tratamento tópico não é eficaz, recomenda-se o tratamento sistêmico com fluconazol oral, na dose inicial de 400mg no primeiro dia, seguida de 200mg/dia por 14 dias. Com essa dose, haverá um nível de 4,1mg/L no leite materno, o qual é considerado seguro para o bebê. A dose de 150mg, utilizada para tratamento da candidíase vaginal, é insuficiente para resolver a candidíase de mama e mamilo[16]. Manter os mamilos secos, em contato com o ar e expostos ao sol é uma medida útil para cicatrização.

Bloqueio de ductos lactíferos

O bloqueio de ductos lactíferos é decorrente da estase do leite em determinadas áreas da mama devido à drenagem inadequada, sendo muitas vezes associado ao esvaziamento inadequado da mama[17]. O uso de sutiãs mal ajustados e cirurgias de mama prévias também parecem contribuir para a estase láctea nos ductos[10].

O bloqueio apresenta-se como nódulos sensíveis e dolorosos na mama, geralmente unilaterais e localizados, sem achados sistêmicos[17]. Uma vez identificado o bloqueio, o tratamento inclui aumento da frequência das mamadas, utilizando primeiro a mama afetada e evitando a interrupção antes do esvaziamento adequado. Alguns estudos recomendam o posicionamento do queixo da criança em direção à área afetada para melhorar a drenagem no local[10].

Ademais, a variação de posicionamento do bebê durante a amamentação, o uso de compressas frias e massagem manual são medidas que parecem facilitar a drenagem da mama[10]. Algumas mulheres podem apresentar um ponto esbranquiçado no mamilo muito doloroso durante as mamadas. Nesses casos, é recomendada a remoção com o uso de uma agulha ou toalha esterilizada[17].

Galactocele

A galactocele caracteriza-se por formações císticas constituídas a partir de ductos de leite bloqueados. O conteúdo é leitoso e fluido, podendo tornar-se mais viscoso[10]. À palpação, apresenta-se como nódulo arredondado, de superfície lisa, doloroso ou não. O diagnóstico é confirmado por ultrassonografia mamária ou aspiração por agulha fina para afastar outros diagnósticos, como adenoma, fibroadenoma ou abscesso mamário[18]. O tratamento consiste na aspiração do conteúdo cístico ou em remoção cirúrgica sob anestesia local em casos de recorrência, não sendo necessário interromper a amamentação[17].

CIRURGIA PLÁSTICA E SUAS CONSEQUÊNCIAS PARA A AMAMENTAÇÃO

As cirurgias para aumento ou redução da mama ocupam, respectivamente, a primeira e a sétima posição no *ranking* de procedimentos de cirurgia plástica realizados em 2019, segundo dados do *International Study on Aesthetic/Cosmetic Procedures* (ISAPS)[19]. Os impactos da cirurgia de redução da mama na lactação parecem depender em grande parte da técnica cirúrgica aplicada, com o sucesso do aleitamento variando entre 4% e 75%.

Técnicas que mantenham intacta a coluna do parênquima mamário subareolar parecem aumentar a probabilidade de produção adequada de leite[20]. Quanto maior a quantidade de tecido mamário ressecado, menor a probabilidade de produção adequada de leite.

Estudos sugerem que a mamoplastia de aumento está associada à incidência maior de hipogalactia e à redução de cerca de 40% nas chances de manutenção de amamentação exclusiva, em comparação com mulheres que nunca realizaram o procedimento[21,22]. Entretanto, o simples aumento da frequência das mamadas estimula a produção láctea, podendo chegar ao volume ideal para o bebê em até 48 horas. Vale ressaltar que os estudos sobre o real impacto das mamoplastias na amamentação ainda são limitados, sendo grande a variabilidade de resultados.

Desse modo, são necessários estudos com coortes maiores e populações mais representativas. Ainda assim, todas as mulheres submetidas à mamoplastia devem ser estimuladas a amamentar, e a avaliação da produção suficiente do leite materno deverá ser feita a partir da hidratação e do desenvolvimento e ganho de peso do bebê nos primeiros meses de vida.

MASTITE LACTACIONAL

A infecção mamária constitui importante complicação no puerpério, pode atingir até um terço das lactantes e tem grande responsabilidade no desmame precoce. Costuma ocorrer entre a segunda e terceira semanas pós-parto e na fase de desmame[17].

Clinicamente, a mama apresenta-se com hiperemia, dor, edema, calor local e ingurgitamento (Figura 17.7). Se não tratada prontamente, pode haver formação de abscesso, bem como manifestações sistêmicas importantes, como febre alta, anorexia, mal-estar geral, calafrios e, apesar de rara, sepse.

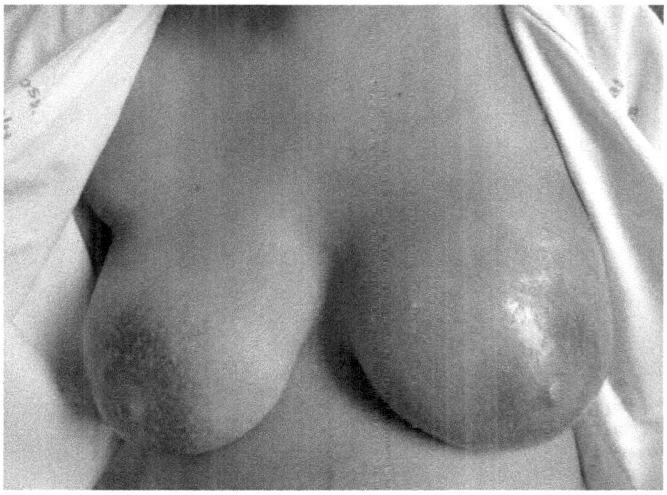

Figura 17.7 Mamas apresentando extensa mastite à esquerda, edema, hiperemia e dor local – veja encarte colorido. (Acervo pessoal da Dra. Paula Cristina Martins Soares, Belo Horizonte, MG.)

A principal via de transmissão é a transpapilar, por contaminação da orofaringe do recém-nascido, mas a mastite lactacional pode ser causada por fissuras mamilares. O principal agente etiológico é o *Staphylococcus aureus*, presente em 60% dos casos, mas também é possível a infecção por *S. epidermidis*, *Streptococcus* do grupo B, *Escherichia coli*, *Pseudomonas*, *Serratia* e *Enterobacter*.

O principal fator predisponente é o ingurgitamento mamário com estase láctea, o que aumenta a pressão nos alvéolos e nos ductos. A retenção do leite materno por 12 a 24 horas pode desencadear a mastite, tempo suficiente para indução da resposta inflamatória no tecido circundante por conta de citocinas que passam do leite ao interstício mamário (Quadro 17.1).

Diagnóstico

O diagnóstico da mastite puerperal é essencialmente clínico, mediante a observação dos sinais e sintomas. Na mastite inicial, a mulher queixa-se de dor bem localizada na área eritematosa e edemaciada. Os abscessos superficiais são palpáveis, podendo apresentar área de flutuação em pele descamativa e brilhante. A ultrassonografia está

Quadro 17.1 Fatores de risco para desenvolvimento da mastite puerperal[12,23]
Ingurgitamento mamário
Mamadas infrequentes
Pega incorreta
Preferência por uma mama
Sucção ineficiente
Freio lingual curto
Fissura mamilar
Produção excessiva de leite
Mastite prévia
Uso de chupeta ou mamadeira
Roupas apertadas

indicada para avaliação e localização de abscesso profundo, nos casos de mastite de difícil resolução e como guia para punções diagnósticas e terapêuticas.

A cultura do leite para pesquisa de bactérias só está indicada em casos de infecções graves, que não respondem ao tratamento apropriado e que foram adquiridas em ambiente hospitalar.

Tratamento

Segundo a OMS, o tratamento da mastite puerperal baseia-se principalmente em quatro princípios: remoção eficaz do leite, antibioticoterapia, tratamento dos sintomas e aconselhamento.

A antibioticoterapia deve ser iniciada precocemente, aos primeiros sinais de hiperemia e dor localizada persistente, e ter 7 a 14 dias de duração. Períodos menores estão associados à reincidência da infecção. O Quadro 17.2 lista os principais antibióticos usados no tratamento da mastite.

Quadro 17.2 Principais antibióticos utilizados no tratamento de mastite puerperal[17,23,24]
Amoxicilina + clavulanato (500mg + 125mg 8/8h ou 875mg + 125mg 12/12h)
Cefalexina (500mg 6/6h)
Cefadroxila (500mg 12/12h)
Eritromicina* (500mg 6/6h)
Clindamicina** (450mg 8/8h)
Sulfametoxazol-trimetoprima** (160/800mg 12/12h)

* Em caso de hipersensibilidade a betalactâmicos.
** Em caso de infecção por *Staphylococcus aureus* resistente à meticilina (MRSA na sigla em inglês).

A amamentação deve ser mantida sempre que tolerada, valorizando as técnicas da pega e o posicionamento correto. A dor causada pode ser intensa e deve ser tratada com analgésicos ou anti-inflamatórios, como ibuprofeno, dipirona ou paracetamol.

Por fim, entendendo que a mastite é uma experiência desagradável e dolorosa para a mãe, é muito importante que o profissional de saúde esteja preparado para fornecer todo o suporte necessário. Os benefícios da amamentação devem ser relembrados e a mãe encorajada a continuar, visto que manter a amamentação durante o quadro é seguro e ainda pode contribuir para a recuperação da lactante[17].

Abscesso mamário lactacional

A formação do abscesso é uma das principais complicações da mastite puerperal e apresenta-se como nódulo inchado, flutuante e preenchido com material purulento. O diagnóstico pode ser confirmado por meio de punção aspirativa por agulha fina ou ultrassonografia, que mostra a secreção no interior do nódulo. O tratamento consiste em drenagem da coleção por aspiração guiada por ultrassom ou através de uma pequena incisão cirúrgica (Figura 17.8) – vale a premissa "abscesso diagnosticado, abscesso drenado".

A cultura do material coletado pode confirmar a eficácia do antibiótico prescrito, que não deve ter seu início postergado. Além disso, não é necessário interromper a amamentação caso a lactante tolere mantê-la.

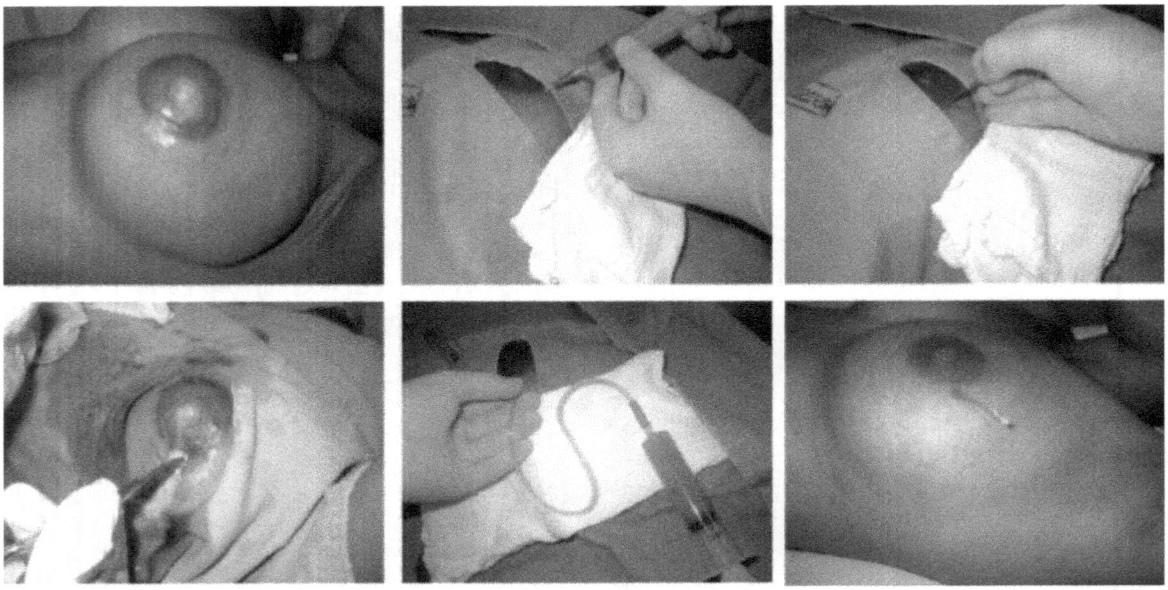

Figura 17.8 Drenagem de abscesso puerperal. Em sentido horário, mama com edema e hiperemia, abscesso periareolar com área de flutuação. Infiltração da pele e tecido subcutâneo com anestésico local. Incisão puntiforme com lâmina de bisturi 11 ou 15 (convém dar preferência à linha periareolar para uma cicatriz mais cosmética). Drenagem da secreção purulenta – manipulação da cavidade com uma pinça. Lavagem da cavidade com soro fisiológico com uma sonda fina. Deixa-se o dreno para manter o orifício aberto. A paciente é reavaliada diariamente, a cavidade lavada com soro fisiológico e os curativos trocados até cessar a secreção purulenta – veja encarte colorido. (Acervo pessoal da Dra. Paula Cristina Martins Soares, Belo Horizonte, MG.)

Prevenção

Medidas que auxiliam a drenagem e o esvaziamento total da mama e reduzem a estase de leite são as principais formas de prevenção da mastite puerperal. Dentre elas, destacam-se:

- Iniciar a amamentação o mais cedo possível após o parto.
- Aplicação da técnica e posição corretas.
- Mamadas por livre demanda e sem limite de tempo.
- Drenagem manual do leite após as mamadas, quando necessário.
- Uso de sutiãs que não exerçam muita pressão sobre as mamas.

As mulheres grávidas com histórico de mastite puerperal em gestações anteriores parecem beneficiar-se da administração oral de *Lactobacillus salivarius* PS2, reduzindo a probabilidade de desenvolvimento de mastite puerperal[25].

Diagnóstico diferencial da mastite

O carcinoma inflamatório da mama é uma forma rara e agressiva de câncer, já metastático em um terço dos casos ao diagnóstico, caracterizado por hiperemia e edema difusos da pele (pele em casca de laranja) e linfonodos axilares frequentemente aumentados, podendo ou não haver tumoração palpável. As mulheres com câncer de mama durante a gestação ou a lactação apresentam com mais frequência o tipo inflamatório, e o diagnóstico costuma ser mais tardio em virtude da dificuldade de avaliação por causa das alterações fisiológicas da mama e da postergação da propedêutica pela equipe de saúde (Figura 17.9).

Convém suspeitar dessa condição nas pacientes que apresentam inflamação de rápida progressão na mama sem resposta ao tratamento com antibióticos. A biópsia da pele e do tecido mamário está indicada com urgência.

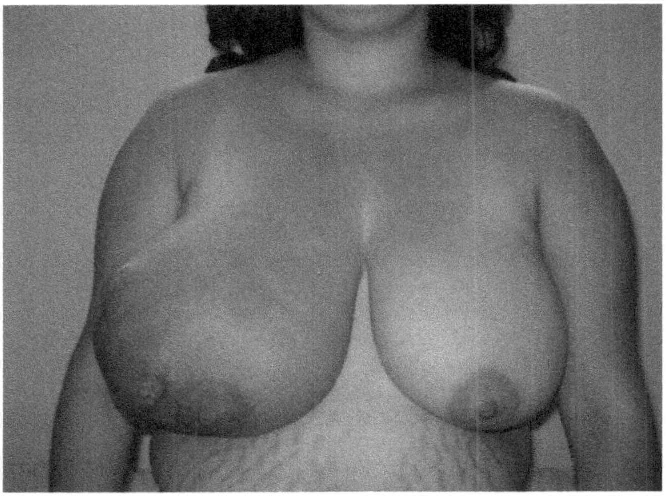

Figura 17.9 Lactante de 23 anos apresentou, 10 meses após o parto, edema e hiperemia difusa na mama direita com tumoração de rápido crescimento, sem resposta à antibioticoterapia. Biópsia confirmou tratar-se de carcinoma inflamatório – veja encarte colorido. (Acervo pessoal da Dra. Paula Cristina Martins Soares, Belo Horizonte, MG.)

AMAMENTAÇÃO E COVID-19

Uma revisão sistemática das evidências científicas disponíveis, realizada pela Organização Pan-Americana da Saúde (OPAS) e a OMS e publicada em junho de 2020, demonstrou que, de um total de 46 gestantes com diagnóstico positivo para SARS-CoV-2, três apresentaram amostras de leite positivas para partículas virais no método de transcrição reversa seguida de reação em cadeia da polimerase (RT-PCR).

Dos três lactentes cujas mães apresentavam leite materno positivo para partículas virais no RNA, apenas um testou positivo para Covid-19, não sendo possível identificar por qual via ou fonte o bebê se infectou: se pelo leite materno ou por gotículas da mãe infectada[26].

Apesar da insuficiência de dados disponíveis, não há grandes indícios de transmissão vertical da Covid-19 através do aleitamento materno. Ademais, em lactentes, a infecção costuma ser leve ou assintomática, ao passo que as consequências por não amamentar e separar a mãe da criança podem ser significativas.

Além disso, a revisão da OMS sugere que a Covid-19 em bebês e crianças representa uma ameaça bem menor à sobrevida e à saúde do que outras infecções contra as quais o aleitamento materno age como protetor[26]. Portanto, segundo orientações da Federação Brasileira das Sociedades de Ginecologia e Obstetrícia (FEBRASGO), as mulheres com diagnóstico de Covid-19 que desejam amamentar devem ser estimuladas a fazê-lo, sempre tomando as seguintes precauções para evitar a disseminação viral para o recém-nascido[27]:

- Lavar as mãos antes de tocar no bebê, em bomba extratora de leite ou mesmo em mamadeira.
- Usar máscara facial durante as mamadas.
- Seguir rigorosamente as recomendações para limpeza das ordenhadeiras após cada uso.
- Considerar a possibilidade de solicitar a ajuda de alguém que esteja saudável para oferecer o leite materno ordenhado ao bebê.

CONTRAINDICAÇÕES RELATIVAS E ABSOLUTAS DA AMAMENTAÇÃO

O aleitamento materno pode não ser recomendado em algumas situações específicas por ser via de transmissão de agentes infecciosos e/ou substâncias prejudiciais à criança. Para Lamounier, doenças envolvendo tanto a mãe como o recém-nascido podem constituir obstáculos para a amamentação[28]. Essa interrupção pode ser temporária – até que a condição se resolva – ou definitiva, sendo chamadas de contraindicações relativas e absolutas, respectivamente.

Dentre as situações em que o aleitamento materno não deve ser recomendado destaca-se a infecção materna por retrovírus. A transmissão pelo leite materno de infecções causadas pelo vírus da imunodeficiência humana (HIV-1) e pelos vírus T-linfotrópicos humanos tipo I (HTLV I) e tipo II (HTLV II) foi demonstrada na literatura, de modo que o Ministério da Saúde recomenda que as portadoras desses vírus não amamentem[1]. Um resumo das infecções maternas mais importantes e respectivas condutas encontra-se no Quadro 17.3.

O uso de alguns fármacos específicos pela mãe também é considerado contraindicação à amamentação. O aleitamento materno só deve ser interrompido quando a mãe necessita de um fármaco contraindicado e para o qual não há substituto, como os antineoplásicos e radiofármacos[1]. Como essas informações estão sendo sempre atualizadas, recomenda-se que antes da prescrição o profissional de saúde consulte o manual *Amamentação e uso de medicamentos e outras substâncias* do Ministério da Saúde[29].

O tabagismo, o consumo de álcool e o uso de drogas de abuso também são temas muito discutidos quando se trata da manutenção do aleitamento materno. A OMS orienta que mães que usam essas substâncias por períodos curtos devem evitar temporariamente a amamentação. Acredita-se que os benefícios do aleitamento superem os malefícios da exposição à nicotina. Desse modo, convém desestimular o tabagismo materno e orientar as mães para que não fumem no mesmo ambiente que a criança.

Dentre as condições relacionadas com o bebê destaca-se a galactosemia, doença rara em que a criança não pode ingerir leite humano ou qualquer outro que contenha lactose. O Quadro 17.4 sintetiza as principais contraindicações relativas e absolutas do aleitamento materno[1].

Quadro 17.3 Principais infecções e recomendações relacionadas com o aleitamento materno

Tipos de infecção	Recomendação
HIV	Não amamentar
HTLV I e II	Não amamentar
Herpes simples	Amamentar, exceto em caso de lesões localizadas na mama
Doença de Chagas (crônica)	Amamentar, exceto em caso de sangramento mamilar ou fissuras
Varicela	Amamentar, exceto em caso de infecção 5 dias antes ou 3 dias após o parto
Hepatite A	Amamentar
Hepatite B	Amamentar[1]
Hepatite C	Amamentar[2]
Rubéola	Amamentar
Caxumba	Amamentar
Citomegalovírus	Amamentar
Tuberculose	Amamentar[3]
Dengue	Amamentar

[1] A vacina e a administração de imunoglobulina específica (HBIG) após o nascimento praticamente eliminam qualquer risco teórico de transmissão da doença via leite materno.
[2] A prevenção de fissuras mamilares em lactantes HCV-positivas é importante, visto que não se sabe se o contato da criança com sangue materno favorece a transmissão da doença.
[3] Recomenda-se que as mães não tratadas ou ainda bacilíferas (primeiras semanas de tratamento) amamentem com o uso de máscaras e restrinjam o contato próximo com a criança por causa da transmissão potencial por gotículas do trato respiratório.

Quadro 17.4 Contraindicações relativas e absolutas do aleitamento materno

Contraindicações absolutas
Criança com galactosemia
Mãe infectada com HIV
Mãe infectada com HTLV I ou II
Mãe faz uso contínuo de fármaco contraindicado
Contraindicações relativas
Lesões ativas de herpes vírus na mama
Sangramento mamilar em mães com doença de Chagas na forma crônica
Uso de fármacos contraindicados temporariamente
Varicela ativa que se desenvolveu entre 5 dias antes e 2 dias após o parto
Etanol (amamentar apenas após 1 hora por cada dose ou até estar sóbria)
Anfetamina, *ecstasy* (amamentar apenas após 24 a 36 horas)
Barbitúricos, LSD (amamentar apenas após 48 horas)
Cocaína, *crack*, heroína, morfina, maconha (amamentar apenas após 24 horas)
Fenciclidina (amamentar apenas após 1 a 2 semanas)

Referências

1. Brasil. Ministério da Saúde. Secretaria de Atenção à Saúde. Departamento de Atenção Básica. Saúde da criança: aleitamento materno e alimentação complementar. Brasília: Ministério da Saúde, 2015. 186 p.
2. Victora CG, Bahl R, Barros AJ, França GV et al; Lancet Breastfeeding Series Group. Breastfeeding in the 21st century: epidemiology, mechanisms, and lifelong effect. Lancet 2016; 387(10017):475-90.
3. Victora, CG, Adair L, Fall C, Hallal PC, Martorell R, Richter L, Sachdev HS. Series: Maternal and child undernutrition: consequences for adult health and human capital. The Lancet 371(9609):340-57.
4. UFRJ – Universidade Federal do Rio de Janeiro. Estudo Nacional de Alimentação e Nutrição Infantil – ENANI-2019: Resultados preliminares – Indicadores de aleitamento materno no Brasil. UFRJ: Rio de Janeiro, 2020. 9 p.
5. Guyton AC, Hall JE. Tratado de Fisiologia Médica. 13. ed. Rio de Janeiro: Elsevier, 2017.
6. Austin CR, Short RV, editors. Reproduction in Mammals. 2nd ed. Cambridge: Cambridge University Press; 1984. (Reproduction in Mammals Series; vol. 3).
7. Comitê de Nutrição da Academia Americana de Pediatria. Amamentação. In: Kleinman RE, Greer FR (eds) Pediatric Nutrition., 8th ed. American Academy of Pediatrics, Itasca, IL 2019. p.45.
8. Lucas FD. Aleitamento materno posicionamento e pega adequada do recém-nascido. Orientadora: Prof. Dra. Virginia Resende Silva Weffort. 2014. 26 f. TCC (Especialização) – Curso de Especialização em Atenção Básica em Saúde da Família, Universidade Federal de Minas Gerais, Minas Gerais, 2014. Disponível em: https://www.nescon.medicina.ufmg.br/biblioteca/imagem/aleitamento-materno-posicionamento-pega.pdf. Acesso em 20 abril 2021.
9. Fundo das Nações Unidas para a Infância; Organização Mundial da Saúde. Iniciativa Hospital Amigo da Criança: revista, atualizada e ampliada para o cuidado integrado: módulo 3: Promovendo e Incentivando a Amamentação em um Hospital Amigo da Criança: Curso de 20 horas para Equipes de Maternidade. Brasília, DF: Ministério da Saúde, 2009. 276p. (Série A. Normas e Manuais Técnicos).
10. Giugliani E. Problemas comuns na lactação e seu manejo. Jornal de Pediatria. 2004; 80(5).

11. Foong SC, Tan ML, Foong WC, Marasco LA, Ho JJ, Ong JH. Oral galactagogues (natural therapies or drugs) for increasing breast milk production in mothers of non-hospitalised term infants. Cochrane Database Syst Rev 2020; 5(5).
12. Hale T, Bateman T, Finkelman M, Berens P. The Absence of Candida albicans in Milk Samples of Women with Clinical Symptoms of Ductal Candidiasis. Breastfeeding Medicine 2009; 4(2):57-61.
13. Wiener S. Diagnosis and management of Candida of the nipple and breast. J Midwifery Womens Health 2006; 51(2):125-8.
14. Silva CHM, Couto HL, Almeida WJ. Manual SOGIMIG - Mastologia. 1.ed. Rio de Janeiro: MedBook, 2018.
15. Anderson PO. Medicamentos tópicos em mães que amamentam. Breastfeed Med 2018; 13(1):5-7.
16. Universidade Federal do Rio Grande do Sul. Faculdade de Medicina. Programa de Pós-Graduação em Epidemiologia. TelessaúdeRS (TelessaúdeRS-UFRGS). Telecondutas Aleitamento Materno. Porto Alegre: TelessaúdeRS-UFRGS, 2 jan. 2020 [acesso 2021 Abr 22]. Disponível em: https://www.ufrgs.br/telessauders/documentos/telecondutas/tc_aleitamento_materno_10.01.20.pdf.
17. World Health Organization. Mastitis. Causes and management. Geneva: World Health Organization, 2000. 50 p.
18. Baker T, Lenert J, Parker J et al. Lactating Adenoma: A Diagnosis of Exclusion. The Breast Journal 2001; 7(5):354-7.
19. International Society of Aesthetic Plastic Surgery (ISAPS). International Survey on Aesthetic/Cosmetic. Procedures performed in 2019 [cited 2021Apr 20]. ISAPS. Disponível em: https://www.isaps.org/wp-content/uploads/2020/12/Global-Survey-2019.pdf.
20. Kraut RY, Brown E, Korownyk C et al. The impact of breast reduction surgery on breastfeeding: Systematic review of observational studies. PLoS One 2017; 12(10):e0186591.
21. Schiff M, Algert CS, Ampt A, Sywak MS, Roberts CI. The impact of cosmetic breast implants on breastfeeding: a systematic review and meta-analysis. Int Breastfeed J 2014; 9:17.
22. Hurst NM. Lactation after augmentation mammoplasty. Obstet Gynecol 1996; 87(1):30-4.
23. Spencer J. Management of mastitis in breastfeeding women. American Family Physician 2008; 78:727-31.
24. Jahanfar S, Ng C, Teng C. Antibiotics for mastitis in breastfeeding women. Sao Paulo Medical Journal 2016; 134(3):273-273
25. Fernández L, Cárdenas N, Arroyo R et al. Prevention of Infectious Mastitis by Oral Administration of Lactobacillus salivarius PS2 During Late Pregnancy. Clin Infect Dis 2016; 62:568.
26. World Health Organization. Breastfeeding and COVID-19: scientific brief, 23 June 2020. World Health Organization [cited 2021 May 30]. Available from: https://apps.who.int/iris/handle/10665/332639.
27. Neto M. Nótula complementar sobre COVID-19 e Aleitamento Materno. FEBRASGO, 18 março 2020 [acesso em 2021 Abr 20]. Disponível em https://www.febrasgo.org.br/pt/noticias/item/949-notula-complementar-sobre-covid-19-e-aleitamento-materno
28. Lamounier JA, Moulin ZS, Xavier CC. Recomendações quanto à amamentação na vigência de infecção materna. J Pediatr (Rio J) 2004; 80(5):S181-S188.
29. Brasil. Ministério da Saúde. Secretaria da Atenção à Saúde. Departamento de Ações Programáticas e Estratégicas. Amamentação e uso de medicamentos e outras. 2. ed. Brasília: Ministério da Saúde, 2014. 92 p.

CAPÍTULO

18

Mastites Crônicas

Joaquim Teodoro de Araújo Neto
Larissa Verçosa Tramontina
Natascha Pisciottano

INTRODUÇÃO

As mastites crônicas (MC) ou não lactacionais são doenças mamárias benignas que podem ocorrer em qualquer faixa etária, com prevalência variável de acordo com a causa, a etnia da paciente e a localização do acometimento[1,2]. Apesar de não relacionadas com o período gravídico-puerperal, podem estar presentes nesse período[3]. As principais causas incluem infecção, trauma, corpo estranho, lesões vasculares e ruptura de cistos mamários, além de doenças autoimunes e idiopáticas[1-4].

As MC podem ser definidas como condições inflamatórias insidiosas da mama, possivelmente acompanhadas de tecido de granulação. Ao exame físico, costumam apresentar-se como nódulos acompanhados de sinais flogísticos, como endurecimento, dor, edema, calor, eritema e febre[1-3].

A apresentação clínica da doença demanda a exclusão de lesões malignas da mama, especialmente do carcinoma inflamatório, se acompanhada de edema e eritema importantes[2,3]. Testes diagnósticos devem ser realizados para identificação da etiologia, apesar de nem sempre possibilitarem o reconhecimento[2].

As MC podem ser divididas em dois grupos: o primeiro engloba os quadros inespecíficos, como doença de Mondor, abscesso subareolar recorrente, mastites periductal e granulomatosa idiopática; e o segundo, de causas específicas, tem como principais exemplos a sarcoidose e a mastite tuberculosa, sifilítica, fúngica e viral[1]. Neste capítulo serão abordados os diagnósticos mais comuns no Brasil.

ABSCESSO SUBAREOLAR CRÔNICO RECIDIVANTE (ASCR)

O ASCR é a condição inflamatória crônica mamária mais comum no período da menacme, especialmente entre 20 e 58 anos, e cursa com a formação de múltiplos abscessos na região periareolar de maneira recidivante. Em razão do colágeno mais frágil, a drenagem por meio de fístula ocorre mais comumente na transição entre a pele e a aréola[1,4,5]. Responde por cerca de 1% a 2% de todas as condições sintomáticas da mama e, apesar do aspecto benigno, representa grande morbidade para as pacientes[1].

A fisiopatologia do quadro envolve a inflamação e/ou infecção dos ductos lactíferos terminais[1,5-9]. Há uma tendência de associar-se a patogenia à metaplasia escamosa desses ductos, o que promove a produção anormal de queratina pelo epitélio e a formação de placas obstrutivas em seu interior[1,4,6-9]. O ducto acometido pode sofrer ruptura e estimular uma resposta inflamatória local, além de ser suscetível à infecção bacteriana e à formação de abscesso, o qual pode drenar espontaneamente por fístula cutânea[1,4,6,9].

Após a cicatrização, esse processo pode repetir-se no mesmo local, com o estabelecimento de uma fístula crônica no trajeto e agudizações recidivantes, ou em outras áreas da região subareolar mamária[1,4,8]. Os principais agentes associados ao abscesso incluem bactérias anaeróbias e *Staphylococcus aureus*[1,6,9].

O principal fator de risco para o surgimento da metaplasia escamosa é o tabagismo, principalmente pela ação da cotinina, metabólito da nicotina[1,5]. Além disso, fatores hormonais, relacionados com o estrogênio e a progesterona, e nutricionais, como a deficiência de vitamina A, também são relatados como fatores de risco para o desenvolvimento da condição[4,7,9]. Segundo Gollapalli e cols., em estudo de caso-controle que incluiu 68 pacientes com abscesso mamário, o risco de recorrência foi 15 vezes maior entre as tabagistas, quando comparadas às não tabagistas, seja devido ao efeito tóxico direto sobre os ductos, seja por estimular a secreção mamária de maneira hormonal indireta[1,7].

O diagnóstico é estabelecido por meio de anamnese e exame físico. Na anamnese, as queixas incluem massa palpável, dor, eritema, edema e calor periareolares, podendo haver drenagem intermitente pela pele[1,4]. No exame físico é encontrado abscesso retroareolar com sinais flogísticos, normalmente associado à fístula de drenagem, a qual costuma estar localizada na borda areolar. À expressão mamilar, convém avaliar a presença de massa subareolar ou de fluxos de secreção tanto no mamilo como no local da fístula[4].

Quando a massa palpável se apresenta fixada a planos adjacentes ou está associada à retração mamilar, é importante excluir malignidade[6]. Para isso, é necessário avaliar a faixa etária de ocorrência, a presença de outras alterações na pele e o local de acometimento, sendo mais comuns quadros malignos em pacientes idosas e nos quadrantes superior e lateral[6]. Essas condições podem ser diferenciadas por meio de exames de imagem, como mamografia (MMG), ultrassonografia (USG) e ressonância magnética (RM).

O tratamento baseia-se na suspensão do tabagismo, na associação de antibióticos com cobertura contra bactérias anaeróbias e aeróbias na fase aguda, além da excisão cirúrgica do ducto acometido, que recebe o nome de fistulectomia (Figura 18.1). Em alguns casos pode ser necessária a retirada parcial da papila acometida por ser o local em que se dá o processo obstrutivo, em um procedimento conhecido como hemipapilectomia[4-9]. Esse tratamento objetiva a cura definitiva e resultados estéticos satisfatórios.

Os antibióticos são prescritos por 10 a 14 dias, e as principais opções são clindamicina, cefalexina associada a metronidazol, ciprofloxacino e amoxicilina associada a clavulanato[4,7]. Na fase aguda, além de antibióticos, pode ser realizada aspiração por agulha ou drenagem do abscesso para retirada de secreção purulenta[4-6,8]. Após resolução do processo agudo, geralmente entre 4 e 6 semanas, o tratamento cirúrgico definitivo deve ser realizado depois de suspenso o tabagismo – o que não evita completamente as recorrências[1,8]. A RM pode ser de grande valia para o planejamento cirúrgico[7].

MASTOPATIA DIABÉTICA

A mastopatia diabética consiste em um tipo raro de lesão benigna da mama e ocorre em portadoras de *diabetes mellitus* (DM) de longo prazo, ou seja, é mais comum no tipo 1. As pacientes mais afetadas são as mulheres diagnosticadas com DM tipo 1 entre 20 e 40 anos, com prevalência próxima de 13%. A lesão também pode ocorrer em portadoras de DM tipo 2 insulino-dependentes, sendo rara entre os homens diabéticos[10-12].

A fisiopatologia dessas lesões ainda não está bem definida, sendo mais comum atribuí-las à expansão da matriz extracelular por aumento da produção de colágeno. Esse processo seria consequência de uma glicosilação intensa de proteínas, as quais formam neoantígenos e sensibilizam o sistema imune, devido ao estado crônico de hiperglicemia; ocorre, então, proliferação perivascular de linfócitos B com a produção de anticorpos e a liberação de citocinas, ocasionando o processo inflamatório e levando à expansão da matriz celular e fibrose, característica da mastopatia diabética[12,13]. As células imunes típicas são os linfócitos B, em contraste com outros tipos de mastite em que predominam os linfócitos T[12].

Clinicamente, a mastopatia diabética apresenta-se como massa palpável de consistência dura, indolor, de contorno irregular e móvel, sem espessamento ou retração da pele[10-12], podendo ser unilateral, bilateral, múltipla ou até mesmo impalpável, com recidivas em até 80% dos casos[10]. Na MMG,

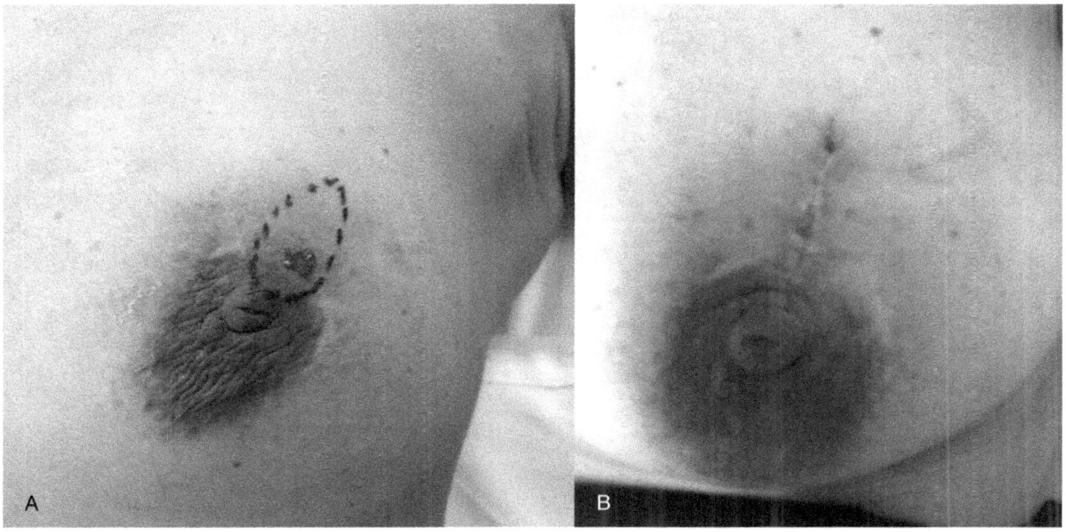

Figura 18.1 Paciente apresentando recidiva da fístula após cessação do tabagismo e instituição de tratamento que não havia contado com a abordagem da papila. **A** Recidiva da fístula (*seta vermelha*), cicatriz da fistulectomia inicial com abordagem periareolar sem hemipapilectomia (*seta branca*) e planejamento cirúrgico da nova fistulectomia com incisão radiada e hemipapilectomia (*seta preta*). **B** Cicatriz da incisão radiada (*seta vermelha*) e da hemipapilectomia (*seta branca*) – veja encarte colorido. (Acervo pessoal do Dr. Joaquim Teodoro de Araújo Neto, São Paulo, SP.)

usualmente se apresenta como tecido glandular denso com densidade assimétrica no parênquima fibroglandular[11,12]. Na USG, a presença de massa irregular e hipoecoica, com sombra acústica posterior bem acentuada, é achado característico, mas não exclusivo da lesão, e demanda diagnóstico diferencial com carcinoma mamário[10,11].

A análise histológica mostra proliferação fibrótica, inflamação com predomínio de linfócitos e fibrose do estroma[11] e se caracteriza por ductite linfocítica, lobulite com graus variados de fibrose queloidal, vasculite e formação de nódulos linfoides[13].

O diagnóstico e a exclusão de possível malignidade são dificultados sem a realização de biópsia. A punção aspirativa por agulha fina (PAAF) não está indicada por se tratar de lesão de baixa celularidade, tornando impróprio o diagnóstico citológico. Assim, o exame de escolha é a *core biopsy* guiada por USG, que evita a realização desnecessária de biópsia excisional ou incisional e ao mesmo tempo possibilita um diagnóstico histológico[11].

Além disso, é importante estabelecer uma correlação cuidadosa com a história clínica da paciente com DM de longa duração[12]. Os principais diagnósticos diferenciais são com carcinoma inflamatório e carcinoma lobular invasivo[13].

O seguimento das pacientes acometidas por mastite diabética baseia-se na exclusão de malignidade por meio do diagnóstico diferencial, e o tratamento é conservador, consistindo em acompanhamento mais frequente desses indivíduos com a realização anual de US, uma vez que ainda não se sabe se a condição é fator de risco para o desenvolvimento de câncer de mama[12,13]. Ademais, é imprescindível o bom controle dos níveis glicêmicos e de eventuais infecções secundárias[14].

MASTITE GRANULOMATOSA (MG)

As MG são classificadas em dois subtipos principais: específicas e idiopáticas. A MG específica está relacionada com condições em que o fator etiológico pode ser identificado, como mostra o Quadro 18.1. Na MG idiopática (MGI), o agente etiológico não está definido.

Mastites granulomatosas específicas

Mastite tuberculosa (MT)

A tuberculose é uma doença infectocontagiosa que afeta prioritariamente os pulmões, mas que pode acometer outros órgãos[15-17]. Causada por diferentes espécies do gênero *Mycobacterium*, em especial *M. tuberculosis*, a transmissão se dá principalmente pelas vias respiratórias. O acometimento das mamas é incomum, mas deve ser considerado em países em que a doença continua prevalente, como o Brasil[15,17].

O acometimento ocorre de maneira secundária por via linfática (a mais frequente), hematogênica ou contígua. A forma primária, em que a mama é o único foco da doença, é extremamente rara[15-17].

As manifestações clínicas consistem em nódulo normalmente indolor, abscessos múltiplos, fístulas com drenagem de secreção purulenta, úlceras, retração do mamilo e linfadenopatia[15,17]. Além disso, sintomas sistêmicos podem estar presentes e ocorrer em qualquer idade, sem relação com gravidez ou lactação[16].

Os exames para identificação de tuberculose pulmonar não têm a mesma utilidade para o diagnóstico da forma mamária da doença, uma vez que esta é paucibacilar. Assim, é importante pesquisar, na história clínica, se a paciente teve contato com pessoa infectada pelo *Mycobacterium*[15].

O teste tuberculínico (PPD), por sua vez, sugere exposição ao bacilo, mesmo que não estabeleça o diagnóstico definitivo, e a radiografia de tórax pode auxiliar a identificação de uma doença pulmonar parenquimatosa[15-17].

Para a propedêutica mamária, a USG evidencia áreas nodulares hipoecogênicas e a MMG demonstra densidade assimétrica focal ou difusa, distorção do parênquima mamário e espessamento cutâneo[16]. A avaliação histológica pode ser realizada por meio de PAAF ou *core biopsy*, considerada o método de escolha por demonstrar a arquitetura tecidual[16,17]. A avaliação histológica é especialmente importante por estabelecer a diferenciação entre MGI e MT: a primeira apresenta células gigantes multinucleadas do tipo corpo estranho, enquanto a segunda tem seu diagnóstico favorecido pela presença de células de Langerhans[15-17].

Na avaliação microbiológica pode ser realizada a cultura de material coletado da lesão mamária, sendo preferível a cultura tecidual, método considerado padrão ouro para diagnóstico de MT, mesmo com apenas 25% de resultados positivos para *M. tuberculosis*, o que mostra a dificuldade na definição desse diagnóstico. Assim, a reação em cadeia da polimerase (PCR) é um exame útil na identificação do DNA do bacilo no tecido mamário, sendo bastante sensível mesmo na forma paucibacilar, como é o caso da MT[15-17].

Desenvolvido recentemente, o *Interferon Gama Release Assay* (IGRA) é um teste sanguíneo que detecta a produção de interferon-gama por linfócitos T estimulados por antígenos específicos presentes no bacilo da tuberculose[17]. Trata-se de um teste com sensibilidade de 95% e especificidade de 98%, já que os antígenos utilizados não estão presentes na maioria das outras micobactérias. Suas desvantagens incluem o custo e a incapacidade de diferenciação entre infecção latente e ativa[17].

O tratamento é semelhante ao da tuberculose pulmonar e tem 6 meses de duração, utilizando rifampicina, isoniazida, pirazinamida e etambutol (RIPE). O esquema pode ser prolongado por até 9 meses, caso a evolução não seja satisfatória[16].

Mastite associada à sarcoidose

A sarcoidose é uma doença inflamatória idiopática caracterizada pela formação de granulomas em vários tecidos, sendo mais comumente afetados os pulmões, o sistema linfático, a pele e os olhos[18]. A prevalência dessa doença é maior entre as mulheres de meia-idade e sua fisiopatologia ainda é desconhecida, possivelmente associada a uma resposta imune exagerada a antígenos ainda não identificados. Essa reação inflamatória resulta em proliferação epitelioide com formação do granuloma[18-20]. O envolvimento das mamas é raro, ocorrendo em menos de 1% dos casos, e dificilmente representa a primeira ou a única manifestação da doença.

A apresentação clínica mais comum consiste no aparecimento de uma massa palpável, móvel e de consistência variável, podendo ser fibroelástica ou densa[18-20]. Em alguns casos também é possível a presença de alterações cutâneas do tipo casca de laranja (*peau d'orange*)[20]. À MMG, usualmente se apresenta como massa única ou lesões múltiplas, irregulares, com margens circunscritas ou espiculadas[19,20]. À USG, aparece como massa hipoecoica com bordas pouco definidas, impedindo a distinção de malignidade. Assim, torna-se necessária a realização de biópsia para definição e exclusão de malignidade, que pode coexistir[20].

O diagnóstico é estabelecido a partir da realização de *core biopsy*, que revelará um granuloma não caseoso, sem evidências de malignidade[18]. A suspeita desse tipo de mastite granulomatosa aumenta com a concomitância de sinais e sintomas sistêmicos da sarcoidose, como eritema nodoso, artralgias, episclerite ocular e linfadenopatia hilar bilateral[18]. A sarcoidose, por sua vez, é diagnosticada a partir da apresentação clínica e radiológica, sendo um diagnóstico de exclusão para outras condições que formam granulomas, como tuberculose e infecções fúngicas. A elevação da enzima conversora de angiotensina está presente em 60% dos pacientes com sarcoidose e pode ser utilizada como marcador de monitorização da atividade da doença[18,20].

O tratamento da sarcoidose é realizado por meio de corticosteroides orais e outros imunossupressores, como metotrexato[18].

Mastite sifilítica

A sífilis é uma infecção sexualmente transmissível provocada pela bactéria *Treponema pallidum*. A doença apresenta quatro fases: primária, secundária, latente e terciária. A primária caracteriza-se pelo desenvolvimento de cancro duro na região genital, uma lesão no local de inoculação da espiroqueta que se apresenta com bordas elevadas e endurecidas, circundando uma região ulcerada de necrose central[21,22]. A sífilis secundária é caracterizada por *rash* cutâneo, lesões em mucosa, linfonodomegalia e sintomas gerais inespecíficos, como febre, anorexia, artralgia e cefaleia. Se não tratada, essa fase é seguida por um período de latência de duração variada. Ao final da fase de latência, o paciente pode apresentar manifestações da sífilis terciária, cuja principal forma de apresentação é a neurossífilis[22].

Apresentações extragenitais da sífilis primária, com o surgimento do cancro duro, podem variar de 2% a 31% dos casos, sendo a cavidade oral o principal local de manifestação. Sua ocorrência nas mamas é rara, havendo poucos casos descritos na literatura[21-25]. Normalmente, essa condição está associada ao contato com parceiro com cancro extragenital na boca, a partir de mordeduras no mamilo com consequente inoculação do treponema, ou ao contato com parceiro portador de sífilis secundária ou latente que apresente pequena lesão na mucosa oral e, a partir da mesma via, inocule o patógeno na mama do(a) paciente. Essa patologia é mais frequente em homens[21,23-25]. Uma via alternativa de contato seria em pacientes lactantes com lactentes portadores de sífilis congênita[1,25].

A lesão, de formato semilunar, costuma apresentar-se ao redor do mamilo[22], podendo manifestar-se como o cancro duro típico ou como lesões erosivas no mamilo[23,24], dentre outras formas.

O diagnóstico costuma ser estabelecido a partir da história de contato, das características da lesão e da dosagem dos títulos de *Venereal Disease Research Laboratory* (VDRL) com resultado positivo para sífilis. Em geral, em virtude das características de apresentação, a suspeita diagnóstica pode ser difícil, tornando necessária a biópsia da lesão[21,23,24]. O diagnóstico diferencial inclui doença de Paget, eczema mamilar, carcinoma de células basais, carcinoma de células escamosas, adenomatose erosiva do mamilo, leishmaniose e hiperplasia linfoide cutânea[21,23-25]. O tratamento é realizado com penicilina benzatina, 2,4 milhões de unidades por via intramuscular, sendo suficiente uma dose[21,23-25].

Mastite viral

O vírus do herpes simples (HSV) é contraído por contato direto com a superfície mucocutânea de um indivíduo infectado. Nas mastites causadas por esse vírus, a transmissão se dá do lactente com infecção oral e perioral para os mamilos da mãe. O trauma facilita a transmissão do vírus, e as lesões herpéticas surgem normalmente em sítios de erosão e de quebra da continuidade da pele, como ocorre no mamilo durante o processo de aleitamento. Esse tipo de mastite é bastante raro, havendo poucos casos descritos na literatura[26].

A mastite viral apresenta-se com múltiplas vesículas com base eritematosa que afetam o mamilo, a aréola e a pele adjacente. No entanto, os achados podem assemelhar-se aos do carcinoma inflamatório de mama, como edema de pele e aspecto de casca de laranja, o que exige o estabelecimento de um diagnóstico diferencial para essa condição[26,27].

O diagnóstico é estabelecido por meio do teste de Tzanck, no qual a base e os lados de uma vesícula são raspados com um bisturi e o material coletado passa pela coloração de Wright ou Giemsa. Células gigantes multinucleadas são sinais de herpes simples ou infecção por herpes zóster[26]. Também é possível o estudo imuno-histoquímico (PCR), que revelará o antígeno do HSV.

A MMG, nesses casos, tem como única função promover um diagnóstico diferencial para malignidade, uma vez que é inespecífica e demonstra apenas aumento de densidade assimétrico do tecido fibroglandular da mama e diminuição da espessura cutânea[26,27]. O tratamento consiste em terapia com aciclovir por via oral[26].

Mastite granulomatosa idiopática (MGI)

A MGI é uma condição benigna rara da mama que, apesar de autolimitada, tem resolução lenta, podendo levar de 6 a 12 meses, com altas taxas de recidiva (aproximadamente 50%). Os achados clínicos e de imagem são pouco específicos e muitas vezes similares aos das neoplasias de mama[28,29].

Alguns possíveis fatores etiológicos envolvidos incluem resposta autoimune a secreções extravasadas dos lóbulos em virtude de traumas, infecções ou irritantes químicos, hiperprolactinemia, DM, tabagismo e deficiência de alfa-1-antitripsina[28]. Essa condição afeta mais comumente mulheres em idade reprodutiva, com história de gestação e lactação, sendo a lactação o principal fator de risco[28].

Ao exame clínico, a MGI pode apresentar-se como nódulo doloroso ou indolor de crescimento rápido, associado a eritema e espessamento difuso da pele e do complexo areolopapilar, o que o torna quase indistinguível do carcinoma inflamatório (Figura 18.2)[28,29].

O fluxo papilar pode ou não estar presente, sendo incomum o acometimento bilateral. À MMG, pode ser evidenciado aumento difuso da densidade mamária em comparação com a mama não acometida, com ausência de microcalcificações ou espículas, que aumentariam a suspeita de câncer[29]. À USG, apresenta múltiplas imagens hipoecoicas e com ecotextura heterogênea. Além disso, a pesquisa de fungos e cultura para tuberculose e bactérias inespecíficas devem ser negativas[29].

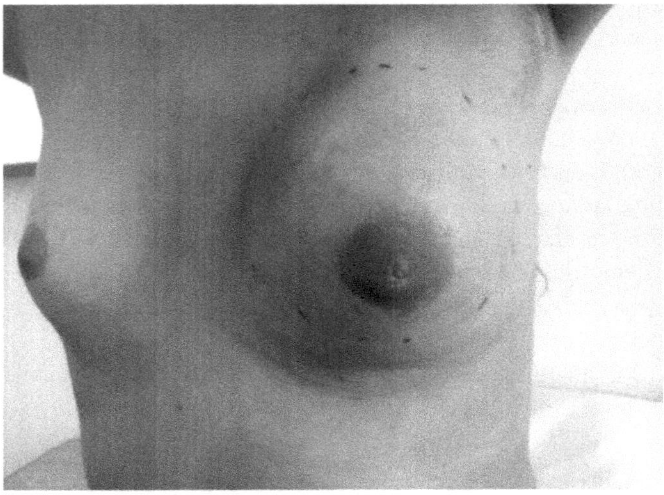

Figura 18.2 Paciente jovem com carcinoma inflamatório de mama – veja encarte colorido. (Acervo pessoal do Dr. Joaquim Teodoro de Araújo Neto, São Paulo, SP.)

Como a análise clínica e mamográfica é muito semelhante à dos casos de câncer, os achados à USG de múltiplas imagens tubulares hipoecoicas, contíguas e confluentes é importante para elucidação do quadro (Figura 18.3*A*)[29].

O diagnóstico definitivo é fundamentado na histologia da lesão, que revela granulomas não caseosos e lobocêntricos, nos quais não são encontrados microrganismos ou outros patógenos[28].

Ainda não existe consenso sobre a melhor modalidade de tratamento para a condição. Atualmente, utilizam-se excisão cirúrgica e terapia com corticosteroides e metotrexato, o qual tem a vantagem de controlar o processo inflamatório e prevenir complicações futuras, sem os efeitos colaterais dos corticoides em longo prazo. Antibióticos devem ser prescritos apenas quando houver celulite, abscesso ou orifícios de drenagem associados[28,29].

DIAGNÓSTICO

O diagnóstico das mastites crônicas demanda uma anamnese bastante detalhada, com informações a respeito de possíveis fatores desencadeantes da lesão, uso de medicamentos, tabagismo, gravidez e lactação recentes, presença de doenças autoimunes, história pregressa de quadros semelhantes e presença de lesões em outras regiões do corpo e demais sintomas que possam auxiliar a suspeição diagnóstica[2]. O contato com portadores de infecções sexualmente transmissíveis e sintomáticos respiratórios deve ser pesquisado[2]. O exame físico deve ser completo, caracterizando a lesão mamária e as demais lesões encontradas na paciente[2]. Testes sorológicos específicos podem ser solicitados de acordo com a suspeita diagnóstica[2].

Em virtude do difícil diagnóstico diferencial com algumas condições malignas, é essencial uma boa investigação da lesão para evitar procedimentos cirúrgicos desnecessários[30]. A biópsia da lesão pode ser realizada para melhor entendimento de seus componentes, descartando lesões tumorais e tornando possível a realização de exames bioquímicos específicos para as diferentes patologias, além de coloração de Gram e cultura para bactérias do material coletado[2]. Inicialmente, podem ser realizadas biópsia de fragmento por agulha grossa (*core biopsy*) e, caso inconclusiva, biópsia cirúrgica[2].

O uso de métodos de imagem é limitado. À MMG, os achados são considerados inespecíficos, com densidades assimétricas e a presença de pequenas massas com margens bem ou mal definidas, podendo até mesmo não apresentar alterações[30]. Os achados à USG também são variados e não costumam contribuir para o diagnóstico diferencial com lesões malignas[30]. A RM pode auxiliar a diferenciação entre mastites e neoplasias, mas os estudos sobre o uso desse método ainda são incipientes, não sendo possível a definição diagnóstica com base apenas em

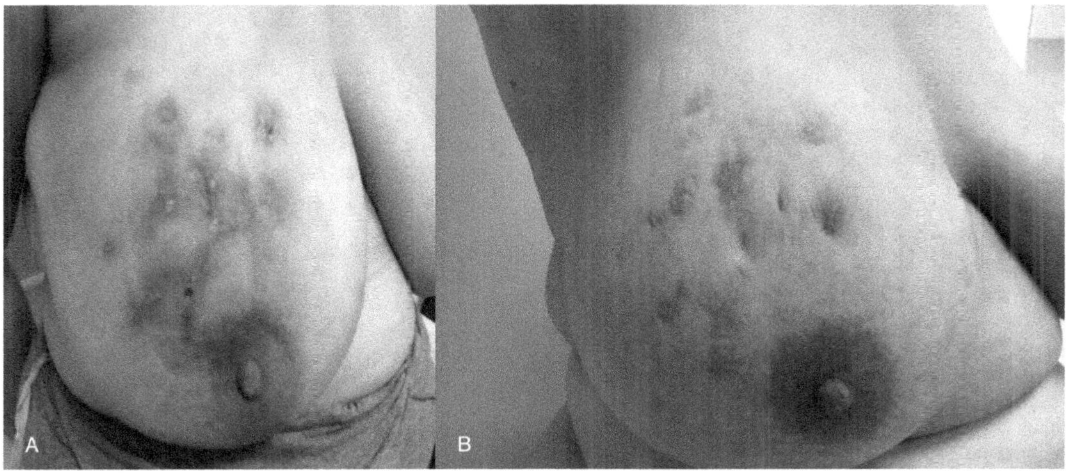

Figura 18.3A Paciente com mastite granulomatosa idiopática com granuloma volumoso de 20cm. **B** Paciente 6 meses após o tratamento com dose inicial de prednisona (1mg/kg/dia) – veja encarte colorido. (Acervo pessoal do Dr. Joaquim Teodoro de Araújo Neto, São Paulo, SP.)

seu uso[27]. A imagem de RM na sequência ponderada de difusão pode colaborar nessa definição; no entanto, ainda são necessários mais estudos para o uso desse recurso[31].

CONSIDERAÇÕES FINAIS

As mastites crônicas são condições pouco comuns na prática clínica, mas seu reconhecimento é essencial para diagnóstico diferencial correto das lesões mamárias malignas, de modo a evitar procedimentos e cirurgias desnecessárias que, além de causarem angústia e sofrimento às pacientes, oneram o sistema de saúde. Ademais, as próprias lesões provocam grande desconforto e alterações estéticas, o que pode reduzir a autoestima da paciente.

Quando diagnosticadas, a maioria das mastites não lactacionais tem preconizado um tratamento específico, o que possibilita a resolução mais rápida da condição, diminuindo as sequelas. Desse modo, diagnóstico e tratamento precoces oferecem diversos benefícios tanto para o sistema de saúde como, principalmente, para as pacientes e devem ser sempre uma meta para todos os profissionais da saúde (Figura 18.4).

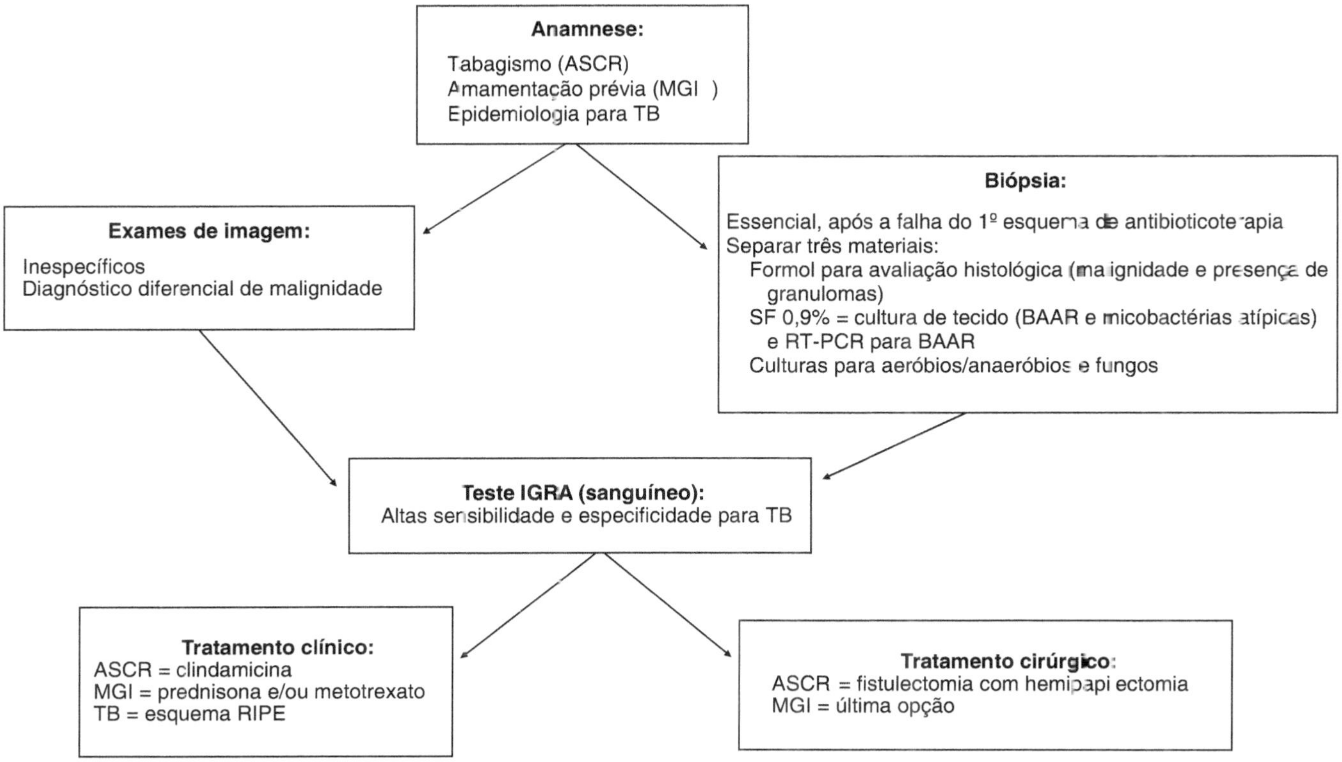

Figura 18.4 Fluxograma geral das mastites crônicas, destacando as três mais comuns: abscesso subareolar crônico recidivante (ASCR), mastite granulomatosa idiopática (MGI) e tuberculose (TB).

Referências

1. Camargos AF; Melo VH. Ginecologia ambulatorial. 2.ed. Belo Horizonte: Coopmed, 2008: 685-7.
2. García-Vilanova Comas A, Galbis Caravajal J, Sabater Marco V et al. Etiología de la mastitis crónica: propuesta de secuencia diagnóstica. Clínica e Investigación en Ginecología y Obstetricia 2018; 45(3):98-108.
3. An J, Woo J, Lee S. Non-puerperal mastitis masking pre-existing breast malignancy: importance of follow-up imaging. Ultrasonography 2016; 35(2):159-63.
4. Valente S, Grobmyer S. Mastitis and Breast Abscess. The Breast 2018: 93-103.e2.
5. Li S, Grant C, Degnim A, Donohue J. Surgical management of recurrent subareolar breast abscesses: Mayo Clinic experience. Am J Surg 2006; 192(4):528-9.
6. Kasales C, Han B, Smith J, Chetlen A, Kaneda H, Shereef S. Nonpuerperal Mastitis and Subareolar Abscess of the Breast. Am J Roentgenol 2014; 202(2):W133-W139.
7. Gollapalli V, Liao J, Dudakovic A, Sugg S, Scott-Conner C, Weigel R. Risk Factors for Development and Recurrence of Primary Breast Abscesses. J Am Coll Surg 2010; 211(1):41-8.
8. Versluijs-Ossewaarde F, Roumen R, Goris R. Subareolar Breast Abscesses: Characteristics and Results of Surgical Treatment. The Breast Journal 2005; 11(3):179-82.
9. Meguid M, Oler A, Numann P, Khan S. Pathogenesis-based treatment of recurring subareolar breast abscesses. Surgery 1995; 118(4):775-82.
10. Elias S, Francisco M, Kemp C, Verenhitach B, Francisco F, Wolgien M. Mastopatia diabética: um inusitado diagnóstico diferencial: relato de caso. Radiologia Brasileira 2008; 41(4):275-6.
11. Mak C, Chou C, Chen S, Lee P, Chang J. Case report: diabetic mastopathy. Br J Radiol 2003; 76(903):192-4.
12. Thorncroft K, Forsyth L, Desmond S, Audisio R. The Diagnosis and Management of Diabetic Mastopathy. The Breast Journal 2007; 13(6):607-13.
13. Reis F, Silva P, Gouveia P, Capelinha A, Freitas R. Mastopatia diabética: quando equacionar este diagnóstico? Acta Obstétrica e Ginecológica Portuguesa 2016; 10(2):156-9.
14. Mottola Jr. J, Mazzoccato F, Berretini Jr. A, Assunção M. Mastopatia Diabética: Causa Incomum de Doença Inflamatória da Mama. Revista Brasileira de Ginecologia e Obstetrícia 2002; 24(8).
15. Furtado J. Estudo comparativo da mastite granulomatosa idiopática e mastite por tuberculose: achados clínicos, métodos de investigação diagnóstica e desfechos terapêuticos. Universidade Federal do Ceará, 2018.
16. Seo H, Na K, Yim H et al. Differential Diagnosis in Idiopathic Granulomatous Mastitis and Tuberculous Mastitis. J Breast Cancer 2012; 15(1):111.
17. Sinha R, Rahul. Breast tuberculosis. Indian Journal of Tuberculosis. 2019; 66(1):6-11.
18. Lower E, Hawkins H, Baughman R. Breast disease in sarcoidosis. Sarcoidosis Vasc Diffuse Lung Dis 2001; 18(3):301-6.
19. Reis J, Boavida J, Lyngra M, Geitung JT. Radiological evaluation of primary breast sarcoidosis presenting as bilateral breast lesions. BMJ Case Rep 2019; 12(7):e229591.
20. Mason C, Yang R, Hamilton R, Punar M, Shah Z, Spigel J, Wang J. Diagnosis of sarcoidosis from a biopsy of a dilated mammary duct. Proc (Bayl Univ Med Cent) 2017; 30(2):197-9.
21. Podlipnik S, Giavedoni P, Alsina M, García-Herrera A, Ferrando J, Mascaró JM Jr. An erythematous nodule on the nipple: An unusual presentation of primary syphilis. J Cutan Pathol 2015; 42(4):239-43.
22. Dourmishev LA, Dourmishev AL. Syphilis: uncommon presentations in adults. Clin Dermatol 2005; 23(6):555-64.
23. Zheng S, Liu J, Xu XG, Gao XH, Chen HD. Primary syphilis presenting as bilateral nipple-areola eczematoid lesions. Acta Derm Venereol 2014; 94(5):617-8.
24. Lee JY, Lin MH, Jung YC. Extragenital syphilitic chancre manifesting as a solitary nodule of the nipple. J Eur Acad Dermatol Venereol 2006; 20(7):886-7.
25. Oh Y, Ahn SY, Hong SP, Bak H, Ahn SK. A case of extragenital chancre on a nipple from a human bite during sexual intercourse. Int J Dermatol 2008; 47(9):978-80.
26. Gupta S, Malhotra AK, Dash SS. Child to mother transmission of herpes simplex virus-1 infection at an unusual site. J Eur Acad Dermatol Venereol 2008; 22(7):878-9.
27. Brown H, Kneafsey P, Kureishi A. Herpes simplex mastitis: Case report and review of the literature. Can J Infect Dis 1996; 7(3): 209-12.
28. Olsen ML, Dilaveri CA. Idiopathic granulomatous mastitis: a case report of breast abscess. BMJ Case Rep 2011; 2011:bcr0520114271.
29. Stefanon CC, Gonçalves AF, Lima R, Rossi K. Mastite granulomatosa idiopática: aspectos clínicos, radiológicos e ultra-sonográficos. Radiologia Brasileira 2005; 38(3):225-30.
30. Tan H, Li R, Peng W, Liu H, Gu Y, Shen X. Radiological and clinical features of adult non-puerperal mastitis. Br J Radiol 2013; 86(1024):20120657.
31. Zhang L, Hu J, Guys N et al. Diffusion-weighted imaging in relation to morphology on dynamic contrast enhancement MRI: the diagnostic value of characterizing non-puerperal mastitis. Eur Radiol 2018; 28(3):992-9.

CAPÍTULO

19

Nódulos Mamários e Derrames Papilares

Débora Balabram
Stephanie Bruna Camilo Soares de Brito
Renato Camata Couto

NÓDULOS BENIGNOS DA MAMA

Em virtude da alta incidência do câncer de mama, os nódulos da mama costumam ser motivo de muita ansiedade para as pacientes que os identificam. Todavia, cerca de 90% dos nódulos palpáveis em mamas de mulheres entre 20 e 50 anos de idade são benignos (Figura 19.1)[1]. Em todos os casos, independentemente da idade, é essencial que, ao identificar uma lesão nodular na mama, o médico assistente promova a devida investigação a fim de excluir o câncer de mama e detectar possíveis lesões que necessitem de tratamento e/ou representem fatores de risco para o desenvolvimento futuro de neoplasia maligna[2,3].

Nódulos são causas frequentes de procura pela assistência médica, sendo muitas vezes incidentalmente encontrados pela própria paciente. Em outras ocasiões são identificados nos exames de rotina por profissional da saúde e podem estar associados a outros sintomas, como dor, descargas papilares ou relatos de trauma recente[2,3].

Um nódulo mamário identificado no exame físico não deve ser negligenciado mesmo em pacientes jovens, sem história familiar de neoplasia maligna de mama ou fatores de risco, ou quando se trata de paciente do sexo masculino (veja os Capítulos 20 e 29)[4].

Manifestações clínicas

Os nódulos mamários assumem apresentações diversas: podem ter consistência macia, firme ou endurecida; podem ser móveis ou fixos; sensíveis ou não; com limites bem ou pouco definidos. Ademais, podem estar associados a equimose, eritema, edema de pele (aspecto em casca de laranja), abaulamentos ou retrações. Em casos de abscessos mamários, também pode haver sintomas sistêmicos, como febre e mal-estar geral[3].

Diagnóstico

Anamnese

A investigação do nódulo mamário inicia com a identificação do sexo e da idade – alguns nódulos mamários são mais frequentes em determinadas faixas etárias (veja a Figura 19.1)[5].

A fim de compreender o quadro de maneira adequada e auxiliar o diagnóstico diferencial, é importante perguntar sobre o momento em que o nódulo foi observado

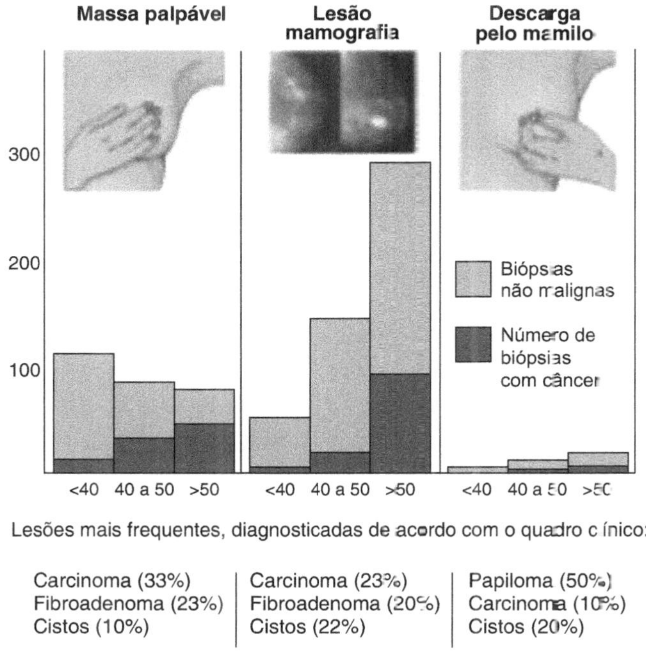

Figura 19.1 Frequência de lesões mamárias benignas e malignas conforme apresentação clínica e idade das pacientes. (Reproduzida de Robbins SL, Kumar V, Cotran RS. Patologia, Bases Patológicas das Doenças. 8.ed., 2010.)

pela primeira vez e como foi descoberto – se em exame clínico anterior ou pela própria paciente –, se há sintomas associados (dor, rubor, calor local, prurido, sensibilidade, febre, mal-estar), se há variação de tamanho ou na sintomatologia e se essa variação é influenciada pelo ciclo menstrual, bem como se há outras alterações na mama, como assimetrias, retrações, abaulamentos, alterações de cor e no mamilo, como inversões e descargas papilares.

Convém pesquisar, ainda, a presença de febre, déficits neurológicos, tosse, doenças cardiovasculares e pulmonares, dores ósseas e musculares sem causas aparentes, limitação de movimento de membros superiores e problemas de coagulação, visto que a revisão de sistemas pode auxiliar os diagnósticos diferenciais, aprimorar a compreensão a respeito da condição atual e direcionar os tratamentos e a propedêutica[4].

Cabe questionar se a paciente já realizou procedimentos prévios na mama, como colocação de prótese mamária, mamoplastia redutora, biópsias, injeções de substâncias (como silicone líquido), cirurgias, além da ocorrência prévia de acidentes automobilísticos com uso de cinto de segurança, quedas ou traumas, os quais podem alterar as características da mama[2]. Ademais, é importante saber se a paciente já teve outros nódulos mamários ou se há histórico de doença proliferativa na mama. Caso a resposta seja positiva, será necessário coletar os dados sobre como e quando foi o diagnóstico e quais os tratamentos utilizados, o que ajudará a explicar possíveis alterações aos exames de imagem e definir o risco subsequente de câncer[4].

Além disso, é importante conhecer os hábitos de vida, alguns dos quais, como o etilismo, constituem importante fator de risco para neoplasias malignas[2]. Por outro lado, a realização regular de atividade física (pelo menos 150 minutos por semana) está associada à diminuição do risco de câncer. As medicações em uso e as comorbidades e alergias diagnosticadas anteriormente também devem ser pesquisadas[2].

Do mesmo modo, algumas alterações podem ser mais proeminentes no período pré-menstrual e regredir na fase folicular, o que revela a importância de perguntar sobre a fase do ciclo menstrual, o uso de tratamentos hormonais (anticoncepcionais e terapia hormonal) e se a paciente nota variação no tamanho do nódulo mamário[1].

A história obstétrica também deve ser valorizada, bem como deve ser considerado se a paciente está gestante, amamentando atualmente ou se amamentou no passado, além do recordatório de gestações e partos[2]. Esses dados devem ser devidamente registrados no prontuário médico, pois serão de suma importância no seguimento da paciente (veja o Capítulo 21).

Na história familiar, é fundamental investigar sobre neoplasias malignas da mama e ovário em parentes de primeiro grau[2].

Exame físico

Inspeção

Nessa etapa do exame físico, o médico assistente deve atentar para possíveis retrações, abaulamentos, assimetrias, alterações na coloração ou no aspecto da pele, eritemas, edemas, inversão do mamilo, ulcerações, crostas ou quaisquer outras alterações[3].

Palpação

O primeiro passo consiste em identificar se se trata de nódulo verdadeiro, uma vez que a glândula mamária tem consistência heterogênea. Muitos dos nódulos da mama têm características similares ao exame físico, o que torna a história clínica e os exames complementares essenciais para o diagnóstico diferencial. A palpação da mama deve ser sistematizada para que não haja áreas que não sejam examinadas (veja o Capítulo 5). As cadeias linfonodais cervicais, supra e infraclaviculares e axilares devem ser palpadas. Após a palpação das cadeias linfonodais, segue-se a palpação de toda a glândula mamária e suas adjacências, inclusive a região inframamária (e não apenas a região do nódulo).

Caso o nódulo seja palpável, é importante mensurar seu tamanho, se há limites bem ou mal definidos, se há dor à palpação, se há mobilidade ou se está aderido à pele ou à parede torácica e se tem consistência macia, fibroelástica ou endurecida. Ao registrar os dados referentes ao nódulo no prontuário, é importante precisar sua localização, incluindo a distância até o mamilo e o posicionamento em relação às horas de um relógio, cujo centro é a papila[4]. É importante comparar a região do nódulo com a mesma área na mama contralateral – com frequência, o que a paciente percebe como nódulo é um espessamento, ou seja, uma lesão que não pode ter sua extensão definida em três dimensões[4].

Por fim, durante a expressão papilar, convém observar se há descarga, sua cor, se há sangue, se ela sai de um ducto ou mais, se é ipsilateral ao nódulo mamário ou se é bilateral (veja a segunda parte deste capítulo). A ausência de alterações clínicas, diante da queixa de nódulo ou exame de imagem alterado, também deve ser registrada em prontuário.

Exames complementares

Apesar da importância do exame clínico, este não possibilita diferenciar com certeza nódulos benignos de malignos. Em geral, a abordagem do nódulo mamário segue a avaliação tripla de exame clínico, imagem radiológica e análise patológica[6]. Essa abordagem deve ser considerada mesmo quando a lesão apresenta características de benignidade nos exames de imagem, pois algumas lesões malignas podem assumir essa apresentação[1,4,7].

Os exames de imagem na investigação de nódulos mamários incluem a mamografia (MMG) diagnóstica, a ultrassonografia (USG) e, eventualmente, a ressonância magnética

(RM)[7] e devem preceder os exames anatomopatológicos. A escolha do método diagnóstico depende da idade da paciente e do grau clínico e radiológico de suspeição[3]. A MMG é o principal, porém apresenta alguns limites, como baixa sensibilidade em mulheres jovens[4]. Em mulheres com menos de 30 anos, a USG é o método de escolha para avaliação das lesões palpáveis.

A partir dos 30 anos, recomenda-se a inclusão da MMG[3]. Se possível, convém comparar os exames de imagem atuais com exames prévios. Nódulos palpáveis não identificados aos exames de imagem não devem ser desconsiderados, uma vez que a acurácia (sensibilidade, especificidade e valores preditivos) dos exames varia de acordo com as características das mamas e a posição dos nódulos[4].

O diagnóstico definitivo é confirmado pela biópsia, por meio da análise cito ou histopatológica da amostra tecidual. Pode ser usada biópsia de fragmento (*core biopsy*), biópsia incisional, punção aspirativa por agulha fina ou ainda mamotomia, a qual eventualmente possibilita a exérese completa de lesões benignas. No geral, em caso de nódulos suspeitos, recomenda-se análise histopatológica por *core biopsy*, uma vez que esta fornece boa amostragem da lesão e torna possível a avaliação da arquitetura tecidual[3,8]. Nas pacientes com menos de 30 anos de idade com nódulos com características clínicas e radiológicas benignas e que não tiverem alto risco para câncer, é possível o acompanhamento com USG a intervalos de 6 meses por um total de 2 anos, sem exame patológico da lesão, uma vez que a probabilidade de malignidade é muito baixa.

Lesões mais comuns

Os nódulos benignos da mama apresentam diversas características histológicas que acarretam distintas manifestações clínicas. As causas mais comuns de nódulos benignos da mama são descritas a seguir.

Fibroadenoma

Os fibroadenomas são os tumores benignos da mama mais comuns e estão presentes em cerca de 10% das mulheres. De composição histológica heterogênea, são formados por componentes mesenquimal e estromal (veja o Capítulo 6)[2,5,6]. Trata-se da causa mais comum de nódulos em mulheres jovens. Podem ser únicos ou múltiplos em uma mama ou bilateralmente, sendo múltiplos em 20% dos casos.

As causas não estão bem elucidadas, mas acredita-se que haja interferência hormonal, uma vez que esses tumores são mais comuns durante os anos reprodutivos (encontrados principalmente em mulheres entre os 15 e os 35 anos de idade), podendo aumentar de tamanho durante a gestação ou durante terapia com estrogênio. Quando ultrapassam 5cm de diâmetro, são considerados fibroadenomas gigantes.

Apesar de mais frequentes em mulheres jovens, os fibroadenomas podem ser identificados em exames de imagem de mulheres mais velhas, às vezes associados a calcificações grosseiras. As características dos fibroadenomas aos exames de imagem estão descritas nos Capítulos 9 e 10.

O fibroadenoma caracteriza-se como um nódulo sólido, de consistência fibroelástica, bem delimitada, pseudoencapsulada e móvel, sendo considerado atualmente uma lesão proliferativa da mama. Vale salientar que as características histológicas do fibroadenoma (principalmente os complexos) influenciam o risco de câncer de mama. Para a maioria das mulheres com fibroadenomas simples, não há aumento do risco de desenvolvimento da doença. Todavia, a associação desse tumor benigno a uma doença proliferativa ou história familiar significativa de neoplasia maligna da mama torna o risco subsequente de desenvolvimento neoplásico significativamente mais elevado do que na população feminina em geral[9].

Caso proliferação epitelial atípica ou alterações estromais incomuns sejam detectadas na biópsia, é necessária a excisão completa para descartar transformação maligna ou tumor filoides[6]. Salvo essas situações, a exérese é solicitada em casos de diagnóstico discordante ou duvidoso (p. ex., imagens suspeitas com diagnóstico histológico de fibroadenoma), em lesões volumosas e/ou incômodas ou que têm apresentado crescimento significativo[10].

Cistos

Os cistos são decorrentes do acúmulo de líquido derivado da unidade ductolobular terminal por distensão e/ou obstrução do ducto eferente. Podem ser micro ou macroscópicos, são quase sempre multifocais e bilaterais e podem estar associados ou não a dor e desconforto. Cistos mamários são influenciados pelas flutuações hormonais, o que justifica seu pico de incidência entre os 25 e os 45 anos de idade. Além disso, são mais comumente encontrados na pré-menopausa, na perimenopausa e ocasionalmente em mulheres na pós-menopausa.

A classificação dos cistos se dá de acordo com suas características ultrassonográficas, podendo ser simples, complicados ou complexos[6,11]. Os cistos simples são muito frequentes, tipicamente benignos, apresentam conteúdo líquido anecoico e reforço acústico posterior e, à palpação, podem ter consistência macia, fibroelástica ou de nódulo firme[12]. Cistos complicados são provavelmente benignos, têm conteúdo hipoecoico e podem ou não apresentar reforço acústico posterior. Os cistos complexos são assim denominados por conterem septos, partes sólidas entremeadas por conteúdo cístico e paredes espessas. De natureza indeterminada, podem ser associados tanto a condições benignas como malignas e necessitam investigação mais aprofundada com biópsia, remoção percutânea e/ou excisão cirúrgica (para mais informações, veja o Capítulo 10)[6].

Galactocele

Comum em mulheres que estejam amamentando, a galactocele consiste em um cisto causado pela retenção de leite em ductos obstruídos. Apresenta-se como um nódulo de consistência amolecida, mas não é sensível e não é associado a sintomas sistêmicos, sendo importante atentar para a história clínica da paciente, uma vez que à USG a galactocele pode assemelhar-se a nódulos complexos[1]. À MMG é possível confirmar que se trata de nódulo gorduroso.

Necrose gordurosa (esteatonecrose)

A necrose gordurosa ocorre principalmente após traumas mamários contusos ou procedimentos cirúrgicos e radioterapêuticos na mama e pode ser um fator de confusão com nódulos malignos nos exames de imagem e no exame clínico por poder ser firme, associada a retrações na pele da mama e sensibilidade[6].

Lesões mais antigas podem conter fibrose e calcificações grosseiras centralizadas à MMG. Algumas vezes, também podem apresentar-se como assimetrias focais ou mesmo lesões espiculadas[6]. Assim, é essencial questionar a paciente sobre traumas na mama, acidentes e procedimentos cirúrgicos e terapêuticos prévios.

Abscesso mamário

Caracterizado por uma coleção localizada de secreção inflamatória purulenta na mama, ao exame clínico o abscesso mamário apresenta-se como um nódulo flutuante e macio, podendo ser consequência de mastite ou celulite não tratada ou que não respondeu ao tratamento com antibióticos[13]. Está associado a dor e inflamação local e pode ser acompanhado de sintomas sistêmicos, como febre e mal-estar[13]. Quando profundo, o diagnóstico é estabelecido por meio de USG, que demonstra coleção líquida. Em geral, há história clínica compatível com processo inflamatório na mama.

Lipoma

Os lipomas consistem em nódulos benignos circunscritos, compostos por tecido adiposo, que não aumentam o risco de câncer de mama[6], incidindo principalmente em mulheres de meia-idade e podendo estar presentes em até 4,6% das biópsias excisionais[5]. Normalmente, os lipomas são assintomáticos, exceto se atingirem grandes dimensões[5].

Outros nódulos da mama

Outros nódulos da mama são menos comuns, como tumores filoides (fazem diagnóstico diferencial com fibroadenomas), hamartomas, adenomas tubulares, hiperplasia pseudoangiomatosa do estroma, miofibroblastoma e adenoma da lactação, dentre outros[5].

Outras considerações

Existem divergências quanto ao acompanhamento das pacientes com nódulos benignos comprovados por biópsia. Em caso de exames concordantes (exame clínico, imagem e biópsia sugestivos de benignidade), é possível o acompanhamento anual, visto que alguns estudos demonstram não haver aumento na frequência de diagnósticos de malignidade com o acompanhamento semestral. Nódulos não concordantes (suspeitos aos exames, mas com achados histológicos benignos) devem ser novamente biopsiados ou excisados[2,3].

DERRAMES PAPILARES

As descargas papilares ou derrames papilares também constituem uma queixa frequente na atenção à saúde da mulher (veja a Figura 19.1). Estima-se que cerca de 80% das mulheres terão pelo menos um episódio de descarga papilar durante seus anos reprodutivos, sendo essa a terceira causa mais frequente de queixas mamárias – atrás da dor e de nódulos na mama – com prevalência de 4,8% a 7,4%[14]. A descarga papilar espontânea responde por cerca de 3% a 6% das consultas nos serviços especializados em mama[6].

O derrame papilar pode ser fisiológico ou patológico e, felizmente, a maior parte dos casos tem origem benigna[6]. Todavia, entre 5% e 21% dos casos de descarga mamilar patológica biopsiados apresentam malignidade, e esse risco aumenta com a idade[14]. Características como descarga espontânea, unilateral, de ducto único, de aspecto seroso (ou transparente, em "água de rocha") ou sanguinolento remetem a etiologias suspeitas, e na presença de qualquer uma dessas características o derrame papilar é considerado patológico. De maneira distinta, as descargas que se apresentam bilateralmente, advindas de múltiplos ductos e com coloração branca, amarelada ou esverdeada, comumente se associam a etiologias benignas[14].

Classificação

Em cerca de dois terços das mulheres não lactantes é possível observar pequena quantidade de secreção dos ductos papilares à expressão mamária. Essa descarga corresponde à secreção apócrina, visto ser a mama uma glândula apócrina modificada[4]. Na classificação dos derrames papilares, a lactação e a galactorreia são consideradas descargas fisiológicas e as suspeitas são as patológicas.

Lactação

Esse tipo de secreção ocorre durante a gestação e no período pós-parto, podendo variar em consistência e coloração, e inclui, além do leite materno, o colostro. Essa secreção advém da produção da glândula mamária, que é estimulada pelos hormônios da gestação, principalmente a prolactina[6]. Por outro lado, no segundo e terceiro trimestres de gestação e durante a lactação, 20% das mulheres podem apresentar derrame papilar sanguinolento mesmo na ausência de lesões clinicamente significativas[6,12]. Isso se deve à hipervascularidade da mama nesse momento e é um processo benigno, sendo necessário investigá-lo apenas se a secreção for recorrente ou apresentar outras características de derrame papilar suspeito[6,12].

Galactorreia

Associada ao desbalanço hormonal, a galactorreia pode ser secundária à hiperprolactinemia, que pode ter diferentes etiologias, como medicamentos e tumores na hipófise que aumentam a secreção desse hormônio. Cerca de 50% das pacientes com adenoma hipofisário apresentam descarga papilar[6].

As pacientes com insuficiência renal e/ou hepática podem apresentar galactorreia por prejuízo na depuração da prolactina. Além disso, pode haver elevações transitórias da prolactina por estimulação das mamas ou traumas torácicos[6].

O uso de algumas drogas psicotrópicas pode também induzir esse quadro (como reserpina, risperidona, metildopa, inibidores seletivos da recaptação de serotonina), bem como os bloqueadores dopaminérgicos (metoclopramida), alguns anti-hipertensivos, opioides e bloqueadores dos receptores H2. Nesses casos, a interrupção do uso da medicação cessa o quadro de descarga papilar[6].

A galactorreia pode eventualmente ser observada em pequena quantidade na puberdade (durante o período de rápido desenvolvimento das mamas) e na menopausa, ou seja, nos extremos da vida reprodutiva[12].

Vale ressaltar que a galactorreia consiste na saída de secreção láctea não relacionada com a gestação ou a amamentação. Essa secreção tem aspecto leitoso, advém de múltiplos ductos e na maioria das vezes é bilateral. As cores podem variar entre branco, amarelo, verde e até mesmo marrom. A presença de sangue depõe contra esse diagnóstico[12].

Derrames benignos

Em geral, os derrames benignos são multiductais, bilaterais e apresentam secreção de diferentes cores, sendo mais comumente provocados. Uma causa comum é a ectasia ductal, uma dilatação dos ductos mamários por perda da elastina, às vezes associada a fibrose e inflamação crônica, mas que pode causar derrame suspeito (Figura 19.2)[14]. Em aproximadamente 60% a 88% dos casos, a descarga papilar por ectasia ductal contém bactérias. Entretanto, ainda não foi elucidado se a infecção é uma causa primária ou uma colonização secundária[6].

Caso o derrame papilar seja purulento, a etiologia pode ser infecciosa, como nos casos de mastite, quando estará associado a dor, calor e eritema locais, além de poderem estar presentes sintomas sistêmicos, como febre e mal-estar[13].

Derrames suspeitos

As principais características do derrame papilar suspeito são: é unilateral, tem ducto único, é espontâneo e persistente. A secreção pode ser serosa (em "água de rocha"), sanguinolenta ou serossanguinolenta[6].

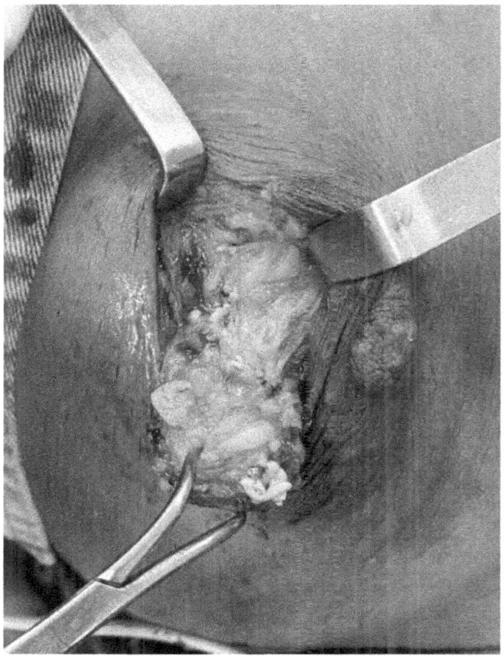

Figura 19.2 Intraoperatório de cirurgia para retirada dos ductos principais em paciente com ectasia ductal. Note os ductos dilatados e a secreção espessa – veja encarte colorido. (Imagem gentilmente cedida pela Dra. Bruna Silviano Brandão Vianna, Belo Horizonte, MG.)

A causa mais comum de derrame papilar suspeito são os papilomas, que representam 52% a 57% dos casos[6]. Os papilomas crescem no revestimento dos ductos mamários e são tumores benignos, representando um espectro de doenças cuja apresentação mais comum é o papiloma intraductal isolado[5,6]. Entretanto, podem conter áreas de atipia ou de carcinoma ductal *in situ* associadas. O derrame papilar associado a esse tumor pode ser transparente (em "água de rocha") ou sanguinolento, devido à friabilidade dos papilomas[6]. Estão associados a pequeno aumento do risco para carcinomas invasores, principalmente se periféricos[5].

A segunda causa mais comum de derrame papilar patológico é a ectasia ductal (17% a 36% dos casos). A correlação entre derrames papilares suspeitos e neoplasias malignas, principalmente carcinoma ductal *in situ* e neoplasias papilíferas, aumenta com a idade. Em estudo com 136 pacientes, entre as que apresentavam descarga papilar patológica com menos de 40 anos de idade, cerca de 3% dos casos estavam associados à malignidade; naquelas entre 40 e 60 anos, a associação era de 10%, sendo de 32% para as pacientes com mais de 60 anos de idade[14].

Apesar da etiologia majoritariamente benigna dos derrames papilares, 5% a 21% dos derrames suspeitos são causados por neoplasias malignas, principalmente o carcinoma ductal *in situ* e as neoplasias papilíferas[14].

Em pacientes do sexo masculino, apesar da baixa frequência, as descargas papilares estão associadas à incidência maior de câncer de mama (23% a 57%), e o derrame papilar pode ser a única manifestação clínica, muitas vezes não havendo nódulos palpáveis associados[14].

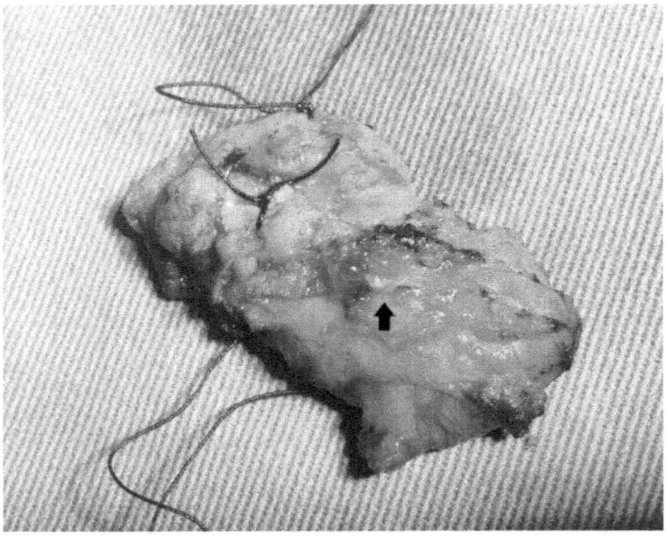

Figura 19.3 Setor de mama apresentando papiloma com eixo conjuntivo-vascular visível (*seta preta*) – veja encarte colorido. (Acervo pessoal da Dra. Débora Balabram, Belo Horizonte, MG.)

Investigação do derrame papilar

Anamnese

A anamnese é uma ferramenta essencial para avaliação dos casos de derrame papilar. Assim, convém averiguar quando o derrame foi notado pela primeira vez, se houve algum trauma na mama, se há alteração na pele ou no mamilo e se houve algum sintoma sistêmico, como febre ou mal-estar, além da coloração e lateralidade. O fator mais importante da história é a saída espontânea da descarga, podendo ser notada como manchas nas roupas, quando é maior a suspeita de origem patológica, ou se é provocada[6]. Ademais, é importante questionar se há prurido ou ardência na papila[12].

Várias condições podem mimetizar o derrame papilar, especialmente o exsudato da pele provocado por eczema no mamilo e a secreção dos tubérculos de Montgomery, que ocorre principalmente em adolescentes[12].

Os diagnósticos pregressos e os medicamentos em uso também são importantes para identificação da causa dos derrames papilares, pois algumas medicações podem causar hiperprolactinemia, como salientado previamente[6].

A última vez que a mulher realizou MMG também é uma informação importante – esse exame pode acarretar leve trauma em razão da compressão e consequentemente provocar o derrame papilar[12].

A história obstétrica também auxilia o diagnóstico diferencial da etiologia do derrame papilar, já que algumas mulheres podem continuar com derrame papilar lácteo meses após a interrupção da amamentação e com ciclos menstruais regulares já estabelecidos[12]. A data da última menstruação deve ser indagada, bem como a regularidade e a duração dos ciclos menstruais, uma vez que o início recente de amenorreia ou de ondas de calor e secura vaginal pode indicar hipogonadismo por hiperprolactinemia[12].

Exame físico

Todos os aspectos da mama devem ser devidamente observados. Na inspeção estática e dinâmica, convém atentar para assimetrias, abaulamentos, alterações de pele, eritema, edema, inversão do mamilo, ulcerações e outras alterações. A posição dos mamilos também é importante, além do padrão vascular e da presença de cicatrizes no mamilo. As cadeias axilares, supra e infraclaviculares devem ser devidamente examinadas[6,12].

É importante avaliar se a secreção sai da papila ou de outra possível lesão nas adjacências da mama. Um exame que pode auxiliar essa questão consiste na palpação de toda a mama em busca de outras alterações, como nódulos ou focos doloridos. Por fim, a expressão areolar deve ser realizada com atenção para identificar o(s) ducto(s) que origina(m) o derrame papilar. Em seguida, a coloração da secreção deve ser analisada e, se houver sangue, se é serosa ou purulenta. Cabe também investigar se há um ponto-gatilho na aréola (cuja compressão leva à descarga)[6,12].

Exames complementares

Para escolha do método complementar de diagnóstico, é mandatório avaliar a apresentação clínica da paciente. Portanto, a classificação do derrame papilar é importante, já que derrames com características fisiológicas e patológicas terão seguimentos distintos[14].

Pacientes com descarga papilar com características fisiológicas (galactorreia)

O médico assistente deve permanecer atento para não menosprezar essas descargas papilares, uma vez que elas podem reduzir a qualidade de vida da paciente e podem ser secundárias a alterações endócrinas ou do sistema nervoso central. Nesses casos, não é necessário um exame de imagem da mama, mas pode ser uma boa oportunidade para, caso a paciente já esteja na faixa etária de rastreio para câncer de mama, averiguar se ela o está realizando devidamente[14].

A avaliação laboratorial deve incluir teste de gravidez, dosagem de prolactina e funções renal e tireoidiana. Em caso de alterações, a paciente deve ser encaminhada ao endocrinologista[15].

Pacientes com descarga papilar com características patológicas

Nesse grupo de pacientes, exames complementares são necessários, sendo as principais indicações os casos de descarga unilateral, sanguinolenta e caso haja nódulos ou lesões associados[12].

Para as pacientes que necessitarão de exames de imagem, a escolha é embasada na idade. Como as mulheres com menos de 30 anos de idade têm mama mais densa, o ideal é iniciar a investigação com a USG; a partir dos 30 anos, convém iniciar com a MMG e a USG[14]. Outros métodos, como RM de mamas, ductoscopia e ductografia, podem auxiliar o diagnóstico e a localização das lesões[14].

Cabe destacar que o exame de citologia da secreção não está indicado por não ter impacto no manejo clínico da paciente, uma vez que é difícil diferenciar células apoptóticas de atípicas, além de não elencar as possíveis lesões na mama[16].

À MMG, a visualização de microcalcificações lineares ao longo dos ductos é alarmante por poder indicar carcinoma intraductal. Todavia, calcificações grosseiras em ductos proeminentes são achados típicos da ectasia ductal[12]. Os exames de imagem não costumam diferenciar com precisão lesões malignas ou de alto risco das lesões benignas que causam derrames papilares. Desse modo, após o exame de imagem identificar uma lesão nas pacientes com derrames papilares, é necessária uma biópsia ou exérese cirúrgica da lesão.

A exérese dos ductos principais é o padrão ouro para exclusão de malignidade após a investigação com exames de imagem da descarga patológica ter resultado negativo[14]. No entanto, em mulheres jovens, essa cirurgia impossibilita a amamentação do lado operado. São possíveis ressecções mais econômicas, guiadas pela posição dos ductos afetados, por marcação pré-operatória guiada por exames de imagem ou injeção de azul de metileno através do ducto que originou a descarga[17].

Nos homens de 25 anos de idade ou mais com derrame papilar, inicia-se a investigação por imagem com MMG e USG em razão da alta incidência de câncer de mama em homens com derrames papilares[14].

Referências

1. Michael S Sabel, MD. Clinical manifestations, differential diagnosis, and clinical evaluation of a palpable breast mass. 2021, UpToDate Acesso em 23 de outubro de 2021.
2. Klein S. Evaluation of palpable breast masses. Am Fam Physician 2005; 71(9):1731-8.
3. Moy L, Heller SL, Bailey L et al. ACR Appropriateness Criteria ® Palpable Breast Masses. J Am Col Radiol 2017; 14(5):S203-24.
4. Harris JR (Org.) Diseases of the breast. 5th ed. Philadelphia: Wolters Kluwer, 2014. 1196 p.
5. Lokuhetty D, White VA, Watanabe R, Cree IA, WHO, International Agency for Research on Cancer (Orgs.) Breast tumours. 5th ed. Lyon: International Agency for Research on Cancer, 2019. 356 p. (World Health Organization Classification of tumours).
6. Bland KI, Klimberg VS, Copeland EM, Gradishar WJ (Orgs.) The breast: comprehensive management of benign and malignant diseases. 5th ed. Philadelphia, PA: Elsevier, 2018. 1114 p.
7. Park Y-M, Kim E-K, Lee J-H et al. Palpable breast masses with probably benign morphology at sonography: can biopsy be deferred? Acta Radiol 2008; 49(10):1104-11.
8. Bonnie N Joe. Breast biopsy 2021 [cited 2021 Oct 24]. UpToDate.
9. Dupont WD, Page DL, Parl FF et al. Long-term risk of breast cancer in women with fibroadenoma. N Engl J Med 1994; 331(1):10-5.
10. Sabel MS. Overview of benign breast diseases, 2021 [cited 2021 Oct 23] UpToDate.
11. American College of Radiology, BI-RADS Committee. ACR BI-RADS atlas: breast imaging reporting and data system. Reston, VA: American College of Radiology, 2013.
12. Mansel RE, Webster DJT, Sweetland H, Hughes LE. Hughes, Mansel & Webster's benign disorders and diseases of the breast. 3rd ed. Edinburgh: Saunders, 2009.
13. Bodine AM, Holahan B, Mixon A. Benign Breast Conditions. J Osteopath Med 2017; 117(12):755-60.
14. Expert Panel on Breast Imaging: Lee S-J, Trikha S, Moy L, Baron P, diFlorio RM, et al. ACR Appropriateness Criteria® Evaluation of Nipple Discharge. J Am Coll Radiol JACR 2017; 14(5S):S138-53.
15. Golshan M. Nipple discharge, 2021 [cited 2021 Oct 23] UpToDate.
16. Kooistra BW, Wauters C, van de Ven S, Strobbe L. The diagnostic value of nipple discharge cytology in 618 consecutive patients. Eur J Surg Oncol 2009; 35(6):573-7.
17. Roshni Rao. Surgical management of pathologic nipple discharge, 2021 [cited 2021 Oct 26] UpToDate.

CAPÍTULO

20

Ginecomastia

Lucas Barbosa da Silva
Matheus Assis dos Anjos Bastos Oliveira
Calliny Cristina Pimentel Alves

INTRODUÇÃO

A ginecomastia pode ser definida como proliferação benigna do tecido glandular masculino, de maneira transitória ou definitiva, que, se suficientemente grande, aparece clinicamente como aumento visual da mama[1,2]. Essa condição é causada pelo aparecimento de ramificações secundárias dos ductos e hiperplasia estromal e deve ser diferenciada da lipomastia, que é decorrente do aumento de volume em razão do acúmulo de gordura[2].

Extremamente comum, a ginecomastia pode ser encontrada em 30% a 60% dos homens, mas deve ser avaliada para exclusão de condições patológicas subjacentes e para discriminação de outros nódulos mamários que a imitam, particularmente o câncer de mama[3,4]. Além disso, o crescimento da mama nos homens pode causar desconforto estético, acarretando problemas de ordem emocional[1,4].

FORMAS DE APRESENTAÇÃO

A proliferação glandular mamária comumente apresenta distribuição trimodal quanto à idade, ocorrendo na infância, durante a puberdade e em idade avançada[1,5].

Em média, 60% a 90% dos bebês apresentam desenvolvimento transitório de tecido mamário palpável devido à estimulação estrogênica materno-placentária/fetal. Esse estímulo para o crescimento da mama cessa à medida que os estrogênios são eliminados da circulação neonatal e o tecido mamário gradualmente regride em um período de 2 a 3 semanas[1].

O segundo pico, durante a puberdade, apresenta prevalência de 30% a 60%[1,5]. Essa grande variação é possível por conta das divergências quanto ao que é considerado tecido glandular normal, o responsável pelo diagnóstico e as variações de acordo com a idade[5]. Entre os meninos púberes, a maior prevalência é detectada entre os 13 e os 14 anos de idade (correspondendo ao estágio III ou IV do desenvolvimento puberal de Tanner), seguida por involução, em geral completa por volta dos 16 aos 17 anos[1,5].

O terceiro pico de incidência ocorre entre os 50 e os 80 anos de idade, acometendo 24% a 65% dos homens dessa faixa etária[1]. A ginecomastia senil, como é chamada, geralmente pode ser atribuída ao aumento da adiposidade com o envelhecimento, uma vez que o tecido adiposo é o principal tecido em que os androgênios são convertidos em estrogênios. As taxas reduzidas de testosterona nessa idade e o uso de medicamentos também podem alterar as concentrações ou ações do androgênio ou estrogênio[5].

FISIOPATOLOGIA

Acredita-se que a principal causa da ginecomastia consista no desequilíbrio entre os efeitos de hormônios sexuais, seja pelo aumento absoluto na produção de estrogênio (como pelo aumento na disponibilidade de precursores de estrogênio para sua conversão periférica), seja pela diminuição relativa na produção de androgênios (como no hipogonadismo), seja ainda por uma combinação de ambos[5,6]. Os fatores que definem o equilíbrio de estrogênio/androgênio são[7-10]:

- A produção desses esteroides ou de seus precursores pelos três locais produtores de esteroides (as suprarrenais, os testículos e a placenta).
- A conversão extraglandular de androgênios em estrogênios, como no tecido adiposo.
- A concentração circulante e a ligação do hormônio esteroide da globulina ligadora de hormônios sexuais (SHBG).
- A capacidade de resposta das células-alvo aos androgênios e estrogênios.

As alterações glandulares do tecido mamário durante a ginecomastia são idênticas e independentes quanto à etiologia, embora a extensão da proliferação glandular varie conforme a intensidade e a duração do estímulo.

O estrogênio atua como o hormônio do crescimento da mama e suprime a secreção de testosterona; portanto, o excesso de estradiol em homens induz hiperplasia epitelial ductal, alongamento e ramificação ductal, proliferação de fibroblastos periductais e aumento da vascularização[5,8]. A exposição ao estrogênio tem resultados histológicos semelhantes em homens e mulheres, exceto pela progesterona, que costuma aumentar na fase lútea do ciclo menstrual e levar ao desenvolvimento de ácinos, o que não ocorre nos homens.

A aromatização extragonadal de androgênios em estrogênios é a causa mais comum de níveis séricos elevados de estrogênio, os quais também podem derivar de tumores produtores de estrogênio.

Outra causa importante: condições que aumentam as concentrações de SHBG diminuem a testosterona livre em homens com prejuízo na produção de testosterona. Isso porque a maioria dos androgênios e estrogênios que entram na circulação está fortemente ligada ao SHBG e fracamente ligada à albumina. Assim, dada a maior afinidade de SHBG por androgênios do que por estrogênios, qualquer substância que desloque hormônios sexuais de SHBG poderá levar a uma concentração relativamente aumentada de estrogênios[11,12].

Fatores teciduais locais na mama também são importantes, como aumento da atividade da aromatase, que pode causar produção local excessiva de estrogênio, diminuição do estrogênio, degradação e mudanças nos níveis ou na atividade do estrogênio ou dos receptores de androgênios.

Embora os receptores de prolactina (PRL) estejam presentes no tecido mamário masculino, a hiperprolactinemia pode causar ginecomastia por meio de efeitos no hipotálamo, ocasionando hipogonadismo central. A ativação de PRL reduz os androgênios e aumenta os estrogênios e os receptores de progesterona nas células do câncer de mama. Se eventos semelhantes ocorrem no tecido mamário masculino, podem levar à ginecomastia[5].

Temporalmente, a ginecomastia no período neonatal ocorre porque durante a gravidez a placenta transforma a desidroepiandrosterona e o sulfato de desidroepiandrosterona (derivado da mãe e do feto) em estrona (E1) e estradiol (E2), que entram na circulação fetal e estimulam a proliferação da glândula mamária, resultando em ginecomastia transitória.

Durante a puberdade, um aumento relativo na produção extratesticular de estrogênio desempenha um papel no desenvolvimento da ginecomastia. O principal androgênio secretado pelas glândulas suprarrenais é a androstenediona. A maioria dos circulantes E2 e E1 no início da puberdade masculina deriva da conversão de testosterona e androstenediona em E2 e E1, respectivamente, pelos tecidos, todos contendo uma enzima aromatase. Na puberdade média e tardia – de meninos para homens adultos – a principal causa é o aumento relativo na produção testicular de estrogênio em comparação com a testosterona[12-15].

DIAGNÓSTICO

A história clínica é fundamental para orientação diagnóstica. A maioria dos pacientes com ginecomastia apresenta-se de maneira assintomática, o que torna indispensável o exame físico para diagnóstico dessa condição. Cerca de 10% a 15% dos pacientes referem história de trauma mamário, sendo esse o fator desencadeante da percepção da ginecomastia[16-18].

O sinal clínico mais relevante é o aumento do tecido mamário em pelo menos 0,5cm de diâmetro, usualmente embaixo do mamilo e na maioria dos casos bilateralmente (Figura 20.1). O primeiro passo consiste em excluir os possíveis diagnósticos diferenciais e confirmar a ginecomastia. A partir do exame físico, em caso de ginecomastia verdadeira, identifica-se a presença de tecido firme ou elástico, retroareolar e concêntrico, enquanto em pacientes com pseudoginecomastia esse disco de tecido retroareolar não é encontrado[8,19].

Além disso, é preciso diferenciar a ginecomastia do carcinoma de mama, que costuma ser tipicamente unilateral, firme ou endurecido, localizado fora da área retroareolar e raramente bilateral. Ondulações na pele, retrações do complexo areolomamilar (CAM) e linfadenopatia regional não estão presentes na ginecomastia, mas podem ser vistas no câncer de mama. Pode haver descarga mamilar em alguns casos de câncer, mas trata-se de um achado inesperado na ginecomastia.

Se a diferenciação entre ginecomastia e câncer de mama não puder ser estabelecida, indica-se a mamografia, a qual apresenta boas sensibilidade (90%) e especificidade (92%) para diferenciar achados benignos e malignos das

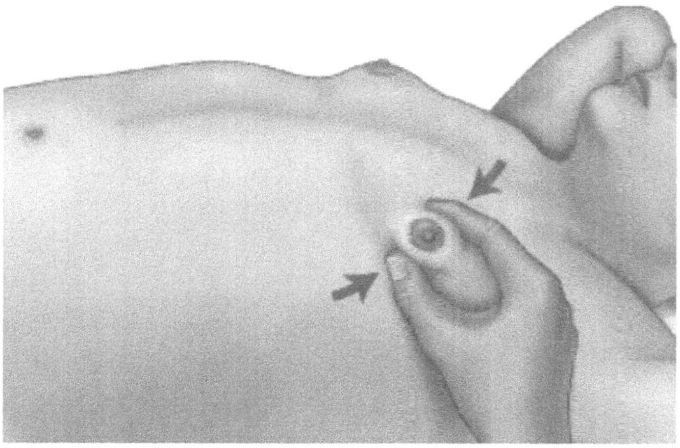

Figura 20.1 Pinçamento digital do tecido retroareolar para avaliação da presença de tecido mamário. (Reproduzida de: https://www.clinen.com.br/2018/06/o-que-e-ginecomastia-causas-e-tratamento/.)

mamas. A ecografia pode ser utilizada como método complementar ou para guiar a punção. Os achados habituais para ginecomastia são imagem hipoecoica retroareolar e/ou a presença de área heterogeneamente difusa[3,19].

A abordagem clínica dos homens com aumento do tecido mamário deve seguir três passos: (1) estabelecer o diagnóstico de ginecomastia verdadeira; (2) buscar um possível fator etiológico para orientar ainda mais o manejo do caso; e (3) classificá-la em níveis de gravidade[19].

Estabelecimento do diagnóstico de ginecomastia verdadeira

A anamnese é uma etapa muito importante do diagnóstico, e algumas perguntas são cruciais nesse processo. Convém questionar sobre início e duração, sensibilidade ou dor, medicamentos, doenças concomitantes, sinais de hipogonadismo (infertilidade, diminuição da libido e disfunção erétil), drogas recreativas e uso de esteroides anabolizantes. O exame físico deve abranger a glândula tireoide e sinais de hipogonadismo, entre outras condições. A investigação deve ter como foco especificamente as mamas e os órgãos genitais. Além disso, como parte de uma investigação complementar, é possível realizar testes laboratoriais e ultrassonografia das glândulas suprarrenais e testículos[2,19].

Busca por um possível fator etiológico

Uma vez estabelecido o diagnóstico, é necessário avaliar suas possíveis causas para guiar a melhor propedêutica para o paciente (Quadro 20.1). As possíveis causas são: diminuição da produção ou da ação da testosterona, podendo ser congênita ou adquirida; aumento da ação estrogênica devido ao incremento da produção (tumores testiculares, pulmonares) ou da aromatização periférica (doenças hepáticas, suprarrenais, hiper e hipotireoidismo, desnutrição), sendo o hipertireoidismo a doença mais associada à ginecomastia; indução por drogas; ou outras causas, como as relacionadas com a parede torácica (p. ex., derrame pleural, *cor pulmonale* crônico, tuberculose ou após toracotomia) e a idiopática, que corresponde a 50% dos casos (Quadro 20.2). A ginecomastia deverá ser considerada sem causa detectável quando nenhuma evidência etiológica for encontrada[2,19].

Convém realizar a dosagem sérica dos seguintes hormônios: testosterona total, testosterona livre, estradiol, gonadotropina coriônica humana (hCG), hormônio luteinizante (LH), hormônio folículo-estimulante (FSH), PRL, T3, T4

Quadro 20.1	Principais causas de ginecomastia
Congênita	Anorquidia congênita
	Síndrome de Klinefelter: cromossomo 47XXY, com testículos pequenos, hipofunção das células de Leydig, ocasionando níveis baixos de testosterona e concentração elevada de estrogênios Há aumento significativo do câncer de mama nesses indivíduos
	Síndromes de Rosewater e Gwinup e ginecomastia familiar de Hamwi: hipogonadismo sem hipospadia e padrão XY normal
	Síndromes de Reifenstein e de feminilização testicular: resistência a androgênios
	Defeitos na produção de testosterona
Adquirida	Traumatismo
	Orquite viral
	Tratamento com radioterapia ou quimioterapia
	Distrofias musculares

Fonte: adaptado de Canhaço *et al.*, 2015[2].

Quadro 20.2	Medicamentos que podem induzir ginecomastia	
Mecanismo conhecido	Ligação aos receptores	Cremes ou substâncias que contenham estrogênio (p. ex., digitálicos, clomifeno, *cannabis*, isoniazida)
	Estímulo à síntese de estrogênio	Gonadotropinas, hormônio de crescimento
	Precursores para aromatização	Androgênios exógenos
	Lesão testicular	Bissulfano, nitrosureia, vincristina, etanol
	Bloqueio da síntese de testosterona	Cetoconazol, espironolactona, metronidazol, etomidato, leuprolide
	Bloqueio da ação androgênica	Flutamida, finasterida, ciproterona, cimetidina, espironolactona
	Liberação do estrogênio da globulina ligadora dos hormônios sexuais (SHBG)	Espironolactona, etanol
Mecanismo desconhecido	Agentes anti-hipertensivos ou com ação cardíaca	Bloqueadores de canal de cálcio, inibidores da enzima conversora de angiotensina (ECA), betabloqueadores, amiodarona, metildopa, nitratos
	Agentes psicotrópicos	Neurolépticos, diazepam, fenitoína, antidepressivos tricíclicos, haloperidol
	Medicamentos contra doenças infecciosas	Medicamentos para terapia anti-HIV
	Outros	Anfetaminas, teofilina, omeprazol, domperidona, heparina

Fonte: adaptado de Canhaço *et al.*, 2015[2].

e hormônio tireoestimulante (TSH). Testosterona total e livre e LH devem ser medidos pela manhã, uma vez que apresentam ritmo circadiano com valores mais elevados nas primeiras horas[2,3,19-21] (Figura 20.2).

Classificação em níveis de gravidade

Segundo o sistema de classificação de Cordova e Moschella (2008), todos os tipos de ginecomastia podem ser classificados entre os graus I e IV, em ordem crescente de severidade (Figura 20.3)[20]:

- **Grau I:** aumento no diâmetro e protrusão limitada à região areolar.
- **Grau II:** hipertrofia moderada de todos os componentes estruturais da mama – o CAM está acima do sulco inframamário.
- **Grau III:** hipertrofia de todos os componentes estruturais – CAM na mesma altura ou cerca de 1cm abaixo do sulco inframamário; nesse grupo pode ser incluída a mama tuberosa masculina.
- **Grau IV:** hipertrofia de todos os componentes estruturais – CAM mais de 1cm abaixo do sulco inframamário (Figura 20.4).

TRATAMENTO

A escolha do tratamento baseia-se na causa de ginecomastia subjacente, podendo ser uma decisão conservadora ou cirúrgica. É importante estabelecer um vínculo com o paciente e explicar que a condição é benigna e limitada, assim como oferecer suporte para seus medos e anseios. O tratamento da condição de base, na maioria das vezes, é suficiente para reverter o quadro espontaneamente. Em caso de ginecomastia fisiológica, o paciente deve ser acompanhado de perto, se necessário estendendo a propedêutica imediatamente[2,19,21].

Três classes de medicamentos são consideradas opções para o tratamento clínico: inibidores da aromatase, androgênios e antiestrogênios. Os inibidores da aromatase bloqueiam a enzima responsável pela conversão periférica de androstenediona e testosterona em estradiol e estrona[2]. Três estudos investigaram a eficácia do anastrozol, um potente inibidor da aromatase usado no tratamento puberal. Embora dois estudos observacionais com pequenas amostras tenham encorajado o uso de anastrozol, um ensaio clínico randomizado, controlado e bem desenhado, com 80 meninos púberes, relatou que o anastrozol não foi significativamente mais eficaz do que placebo em reduzir o volume da mama calculado a partir de medições de ultrassonografia (38,5% *versus* 31,4%; P = 0,47)[22-24].

O androgênio testosterona pode ser recomendado se a causa da ginecomastia for o hipogonadismo. Já o danazol é um androgênio fraco que inibe a secreção de gonadotropinas – uma dose diária de 200 a 600mg pode promover controle eficaz dos sintomas com efeitos colaterais aceitáveis[19].

O antiestrogênico mais utilizado é o tamoxifeno, na dose diária de 20mg, via oral, por mais de 3 meses, com registro de regressão parcial da ginecomastia em 80% e regressão completa em até 60% dos casos, além de

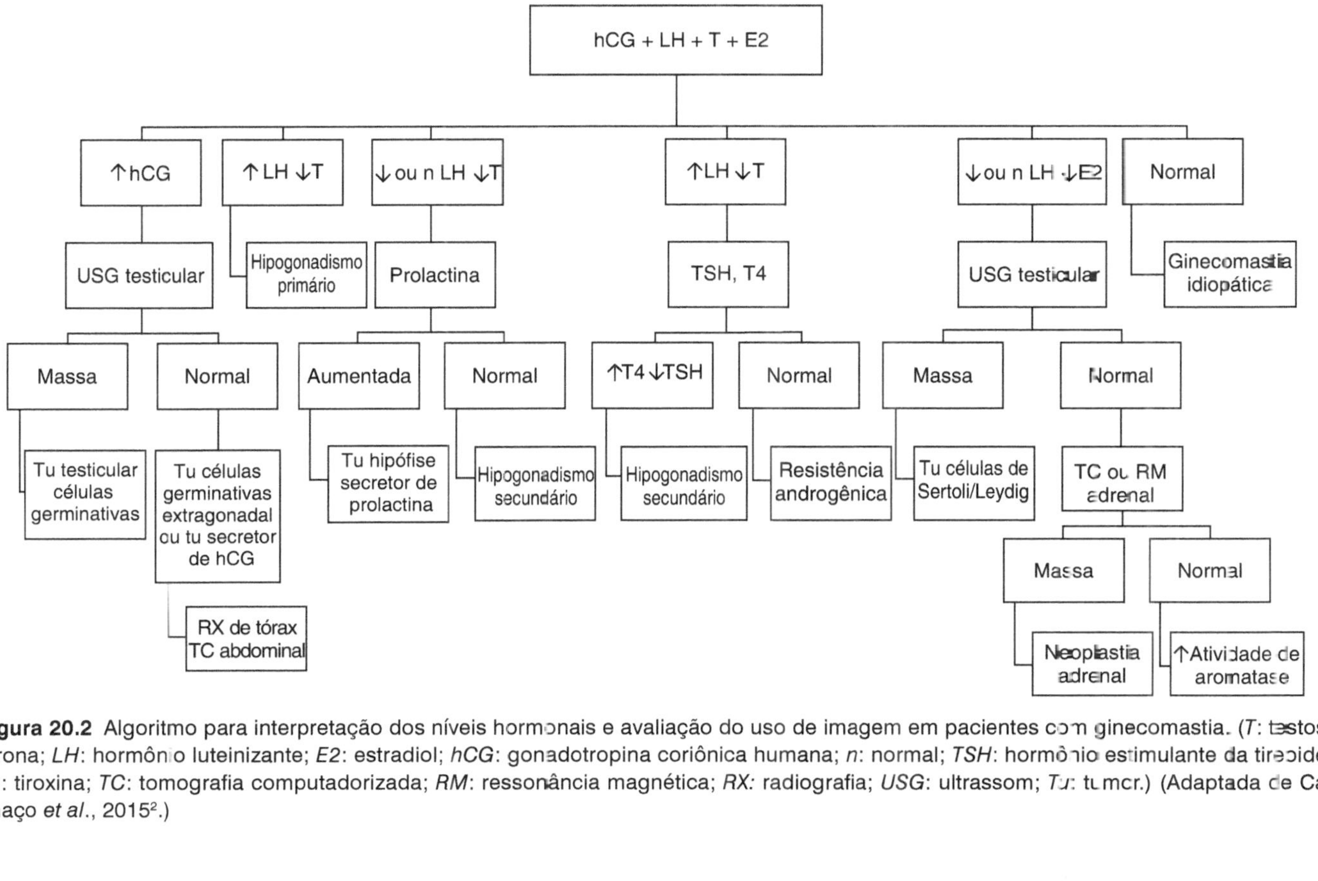

Figura 20.2 Algoritmo para interpretação dos níveis hormonais e avaliação do uso de imagem em pacientes com ginecomastia. (*T*: testosterona; *LH*: hormônio luteinizante; *E2*: estradiol; *hCG*: gonadotropina coriônica humana; *n*: normal; *TSH*: hormônio estimulante da tireoide; *T4*: tiroxina; *TC*: tomografia computadorizada; *RM*: ressonância magnética; *RX*: radiografia; *USG*: ultrassom; *Tu*: tumor.) (Adaptada de Canhaço *et al*., 2015[2].)

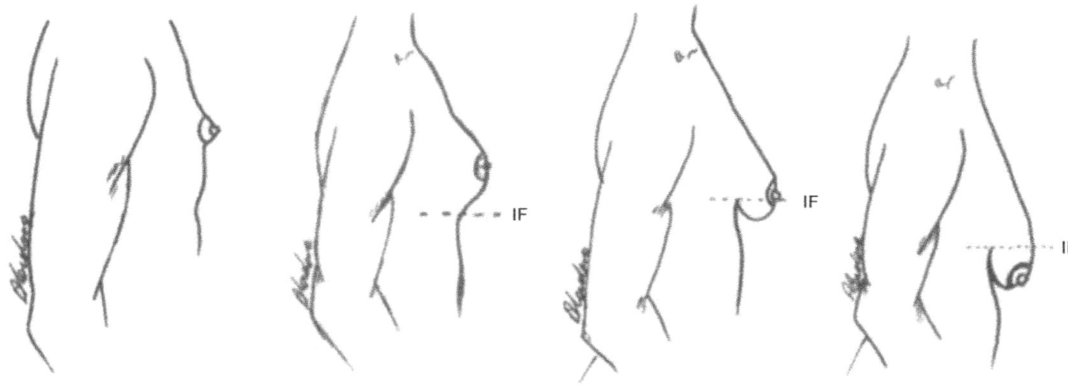

Figura 20.3 Classificação de ginecomastia – graus I a IV, em ordem crescente de severidade, da esquerda para direita. (*IF*: sulco inframamário.) (Reproduzida de Cordova A, Moschella F. Algorithm for clinical evaluation and surgical treatment of gynaecomastia. J Plast Reconstr Aesth Surg [Internet] 2008 jan; 61[1]:41-9. Available from: http://dx.doi.org/10.1016/j.bjps.2007.09.033.)

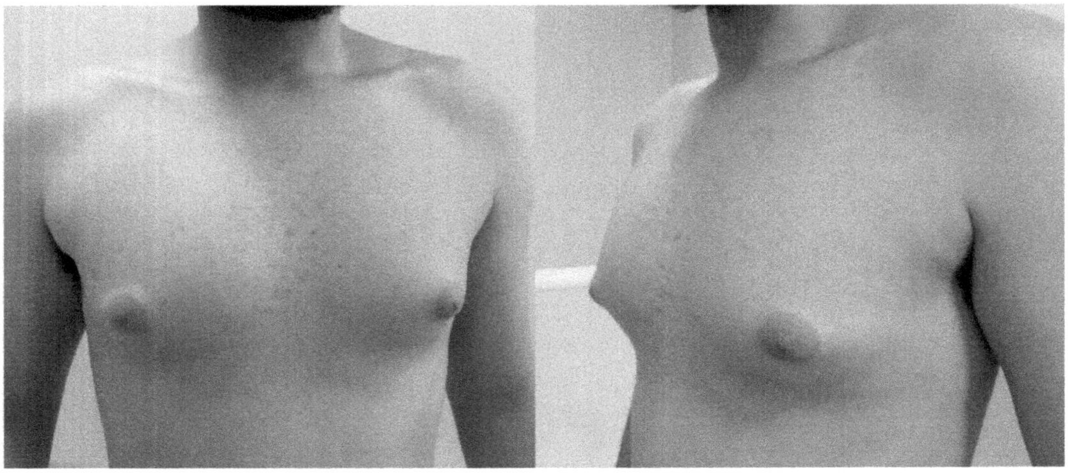

Figura 20.4 Visões frontal e lateral de paciente do sexo masculino com ginecomastia grau II. (Imagem gentilmente cedida pela Dra. Paula Cristina Martins Soares, Belo Horizonte, MG.)

diminuição da dor e da hipersensibilidade ao fim de 1 mês de tratamento[21,25].

Caso a ginecomastia seja de longa duração ou demonstre improvável capacidade de regredir espontaneamente, opta-se pelos procedimentos cirúrgicos como terapêutica. O tratamento cirúrgico deve ser individualizado com base no grau de ginecomastia para a escolha da técnica a ser utilizada. Os objetivos são a retirada do tecido hipertrófico glandular e do excesso de pele e a correção do CAM e da simetria das mamas e seu contorno[3,19,21].

Ginecomastia de grau I

A ginecomastia de grau I caracteriza-se pelo aumento glandular sem acúmulo de gordura, não sendo necessária a lipoaspiração. Recomenda-se a incisão direta periareolar com retirada do tecido mamário.

Ginecomastia de grau II

Em caso de ginecomastia de grau II, caracterizada por aumento glandular e adiposidade local, recomenda-se iniciar o procedimento por lipoaspiração e incisão direta periareolar com retirada do tecido mamário (Figura 20.5).

Ginecomastia de grau III

Nesses casos, também está recomendado iniciar o procedimento por lipoaspiração e incisão direta periareolar com retirada do tecido mamário. O excesso de pele é retirado por meio de decorticação periareolar excêntrica, como de rotina, através de uma incisão em duplo círculo.

Ginecomastia de grau IV

Nesses casos, recomenda-se a ressecção em forma de T invertido com migração do CAM usando pedículos dérmicos superiores ou superomediais, à semelhança do procedimento para mamoplastia realizado em mulheres. Outras técnicas, como incisões horizontais ou oblíquas, também podem ser utilizadas (Figura 20.6).

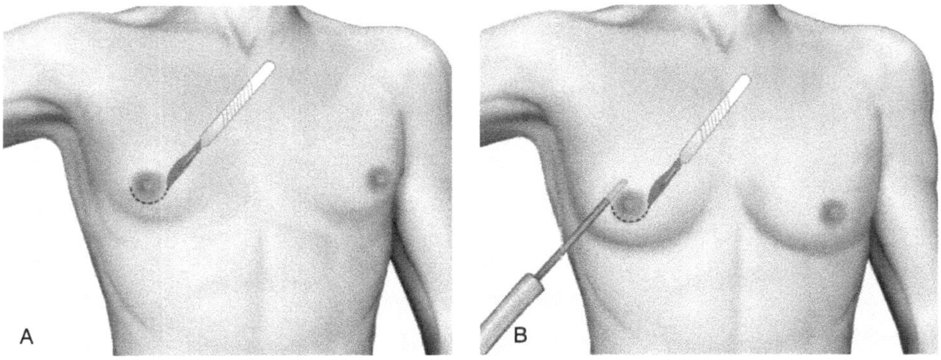

Figura 20.5A Adenectomia mamária com incisão direta periareolar para correção de ginecomastia de grau I. **B** Adenectomia mamária com incisão direta periareolar seguida de lipoaspiração para correção de ginecomastia de grau II. (Reproduzida de Barros ACSD, Sampaio MCM. Gynecomastia: physiopathology, evaluation and treatment. Sao Paulo Med J [Internet] 2012; 130[3]:187-97. Available from: http://dx.doi.org/10.1590/S1516-31802012000300009.)

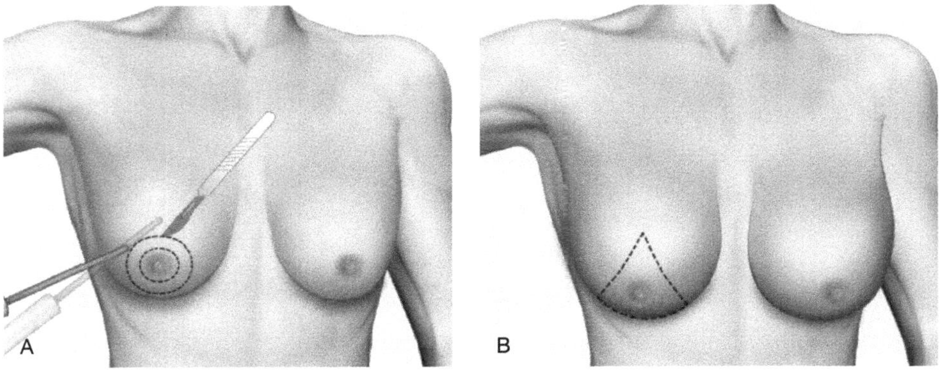

Figura 20.6A Adenectomia mamária com incisão direta periareolar seguida de lipoaspiração e decorticação periareolar excêntrica para correção de ginecomastia de grau III. **B** Ressecção em forma de T invertido para correção de ginecomastia de grau IV. (Adaptada de Barros & Sampaio, 2012[19].)

Referências

1. Harris JR, Lippman ME, Morrow M, Kent Osborne C. Diseases of the breast: Fifth edition. Wolters Kluwer Health Adis 2014. 1224 p.
2. Canhaço EE, Elias S, Nazário ACP. Ginecomastia. FEMINA 2015; 43(5):197-202.
3. Lucena CEM, Paulinelli RR, Pedrini JL. Oncoplastia e Reconstrução Mamária. Rio de Janeiro: Medbook, 2017. 416 p.
4. Kanakis GA, Nordkap L, Bang AK et al. Diretrizes de prática clínica da EAA - avaliação e tratamento da ginecomastia. Andrologia 2019; 7(6):778-93.
5. Polat S, Cuhaci N, Evranos B, Ersoy R, Cakir B. Ginecomastia: Avaliação clínica e gestão. Indian J Endocr Metab 2014; 18(2):150.
6. Binder G, Iliev DI, Dufke A et al. Transmissão dominante de ginecomastia pré-púbere devido ao excesso de estrona sérica: análise hormonal, bioquímica e genética em uma grande família. J Clin Endocrinol Metabol 2005; 90(1):484-92.
7. Swerdloff RS, Ng CM. Gynecomastia: Etiology, Diagnosis, and Treatment. [Updated 2019 Jul 7]. In: Feingold KR, Anawalt B, Boyce A et al., editors. Endotext [Internet]. South Dartmouth, 2000.
8. Vandeven HA, Pensler JM. Gynecomastia. In: StatPearls. Treasure Island (FL): StatPearls Publishing; August 13, 2020.
9. Rochefort H, Garcia M. As atividades estrogênicas e antiestrogênicas de androgênios em tecidos-alvo femininos. Farmacologia e Terapêutica 1983; 23(2):193216.
10. Edmondson HA, Glass SJ, Soll SN. Ginecomastia associada à cirrose hepática. Biologia Experimental e Medicina 1939; 42(1):97-9.
11. Rose LI. Fisiopatologia da Ginecomastia Induzida por Espironolactona. Ann Intern Med 1977; 87(4):398.
12. Grosso DS, Boyden TW, Pamenter RW, Johnson DG, Stevens DA, Galgiani JN. Inibição do cetoconazol da secreção testicular de testosterona e deslocamento dos hormônios esteróides das proteínas de transporte do soro. Antimicrob Agents Chemother 1983; 23(2):207-12.
13. Barros ACSD de, Sampaio M de CM. Gynecomastia: physiopathology, evaluation and treatment. Sao Paulo Med J 2012; 130(3):187-97.
14. Wilson JD, Aiman J, MacDonald PC. A patogênese da ginecomastia. Adv Intern Med. 1980; 25:1-32.
15. Smals AG. Gynaecomastia. Neth J Med 1987; 31:47.
16. Weinstein RL, Kelch RP, Jenner MR, Kaplan SL, Grumbach MM. Secreção de androgênios não conjugados e estrogênios pelos testículos humanos normais e anormais antes e depois da gonadotrofina coriônica humana. J Clin Invest 1974; 53(1):1-6.
17. Desforges JF, Braunstein GD. Ginecomastia. N Engl J Med 1993; 328(7):490-5.
18. Bulard J, Mowszowicz I, Schaison G. Increased aromatase activity in pubic skin fibroblasts from patients with isolated gynecomastia. J Clin Endocrinol Metab 1987; 64:618.
19. Wilson JD, Aiman J, MacDonald PC. A patogênese da ginecomastia. Adv Intern Med 1980; 25:1-32.
20. Cordova A, Moschella F. Algorithm for clinical evaluation and surgical treatment of gynaecomastia. J Plast Reconstr Aesth Surg 2008; 61(1):41-9.
21. Baumann K. Gynecomastia - Conservative and Surgical Management. Breast Care 2018; 13(6):419-24.
22. Riepe FG, Baus I, Wiest S, Krone N, Sippell WG, Partsch C-J. Treatment of Pubertal Gynecomastia with the Specific Aromatase Inhibitor Anastrozole. Horm Res Paed atr 2004; 62(3):113-8
23. Mauras N, Bishop K, Merinbaum D, Emeribe U, Agbo F, Lowe E. Pharmacokinetics and Pharmacodynamics of Anastrozole in Pubertal Boys with Recent-Onset Gynecomastia. J Clin Endocrinol Metabol [Internet] 2009; 94(8):2975-8.
24. Plourde PV, Reiter EO, Jou H-C et al. Safety and Efficacy of Anastrozole for the Treatment of Pubertal Gynecomastia: A Randomized, Double-Blind, Placebo-Controlled Trial. J Clin Endocrinol Metabol 2004; 89(9):4428-33.
25. Braunstein GD. Gynecomastia. N Engl J Med. 2007; 357(12): 1229-37.

SEÇÃO

IV

CÂNCER DE MAMA

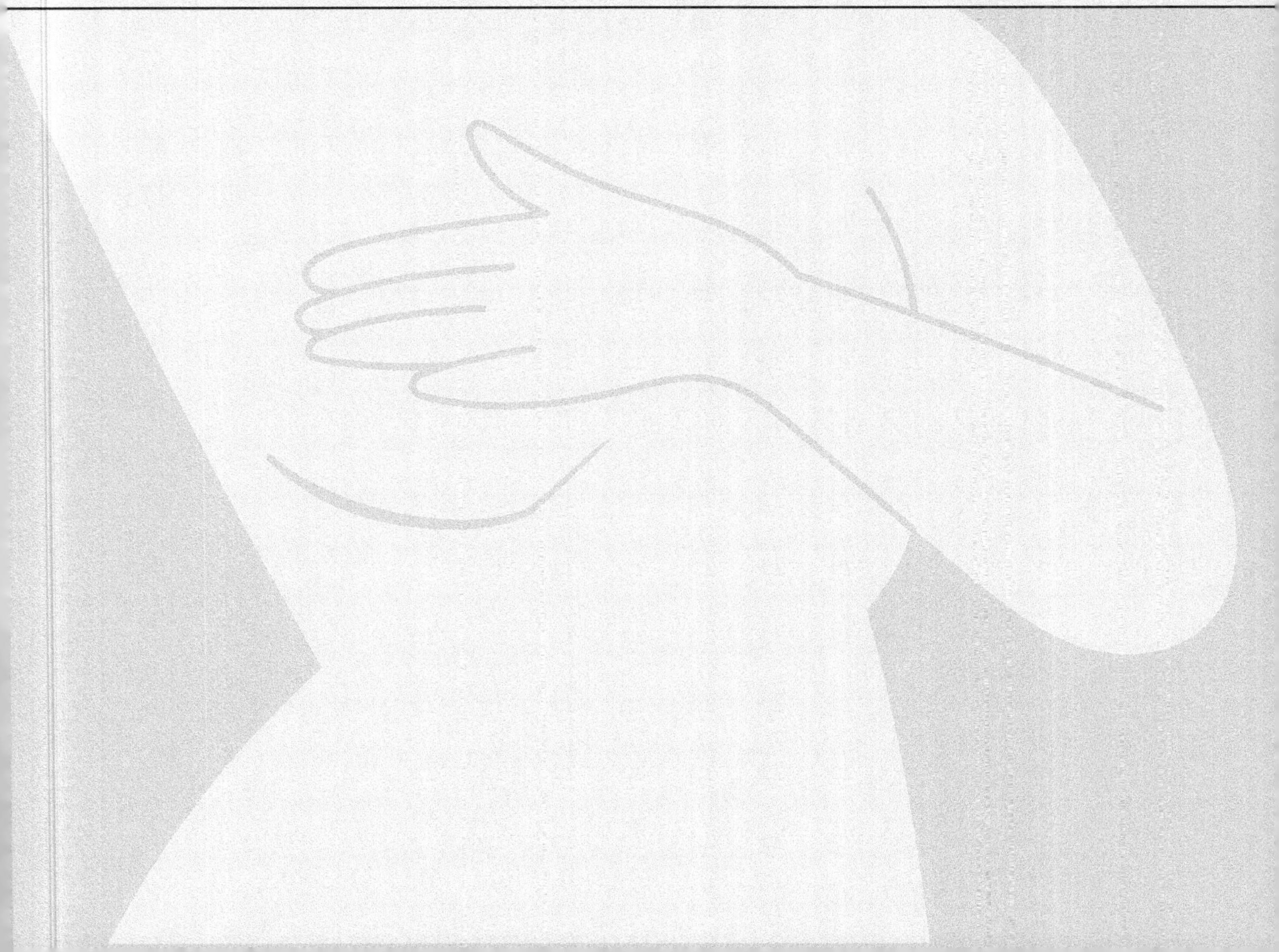

CAPÍTULO

21

Epidemiologia e Fatores de Risco para Câncer de Mama

Ruffo de Freitas Júnior
Gustavo Chaves de Almeida
Arthur Chaves de Almeida

EPIDEMIOLOGIA

O câncer de mama compreende um grupo heterogêneo de neoplasias malignas da mama com diferentes manifestações clínicas, fatores relacionados e respostas terapêuticas. O tipo histológico mais comum é o carcinoma mamário infiltrante, que corresponde a mais de 80% dos casos de doenças malignas da mama[1]. Trata-se do câncer mais incidente e de maior mortalidade em mulheres no mundo, representando 24,2% do total de casos em 2018, com aproximadamente 2,1 milhões de casos novos[2].

As taxas de incidência são maiores na Austrália e na Nova Zelândia, nos países do Norte da Europa e na Europa Ocidental. Isso provavelmente se deve às maiores taxas de rastreio efetivo do câncer de mama nessa população, além dos hábitos de vida que são fatores de risco para neoplasia mamária, como será abordado neste capítulo.

Em 2020, a incidência do câncer de mama posicionou a patologia como o principal tipo de neoplasia maligna feminina em todos os países do mundo, não considerando os tumores de pele não melanoma[2]. Os últimos dados do Global Cancer Observatory (Figuras 21.1 a 21.4) demonstraram que o câncer de mama foi o câncer mais diagnosticado em 2020 e superou a incidência do câncer de pulmão em mulheres, acometendo mais de 2,26 milhões dessas pacientes, o que corresponde a 11,7% de novos casos de câncer no mundo e 24,5% dos cânceres em mulheres.

No Brasil, com exceção dos tumores de pele não melanoma, o câncer de mama é o mais incidente em mulheres, com estimativa de 66.280 casos novos em 2021, o que corresponde a 43,74 casos novos para cada 100 mil mulheres e a 29,7% dos casos de câncer em mulheres[4]. As maiores taxas de incidência concentram-se nas regiões Sudeste e Sul, provavelmente em razão do acesso maior da população aos serviços de saúde, tornando possível

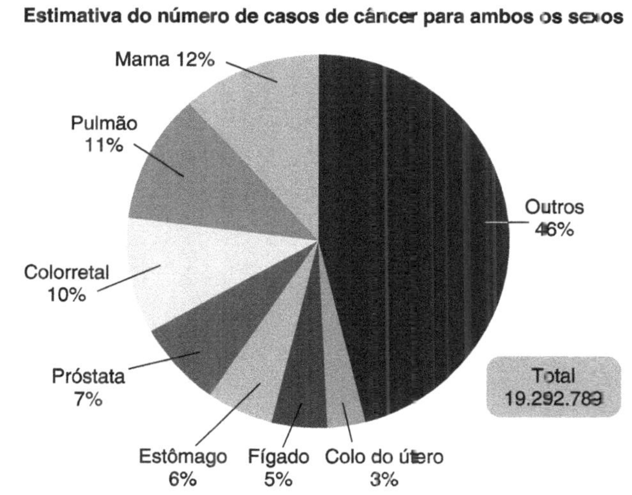

Figura 21.1 Estimativas, para todas as idades, do número de casos de câncer para 2020. (Dados do GLOBOCAN 2020 – OMS[3].)

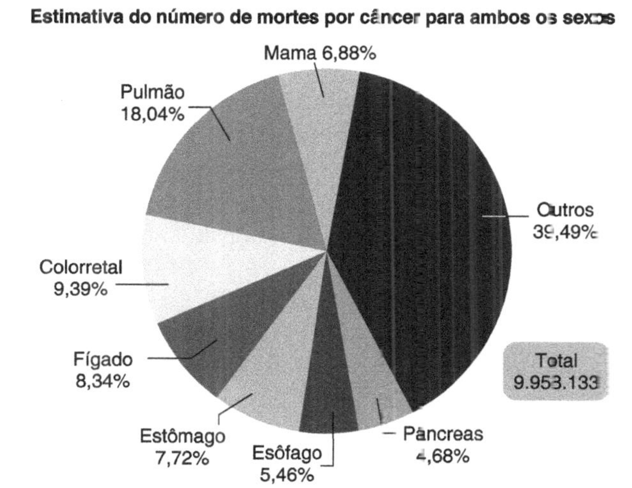

Figura 21.2 Estimativas, para todas as idades, do número de mortes por câncer para 2020. (Dados do GLOBOCAN 2020 – OMS[3].)

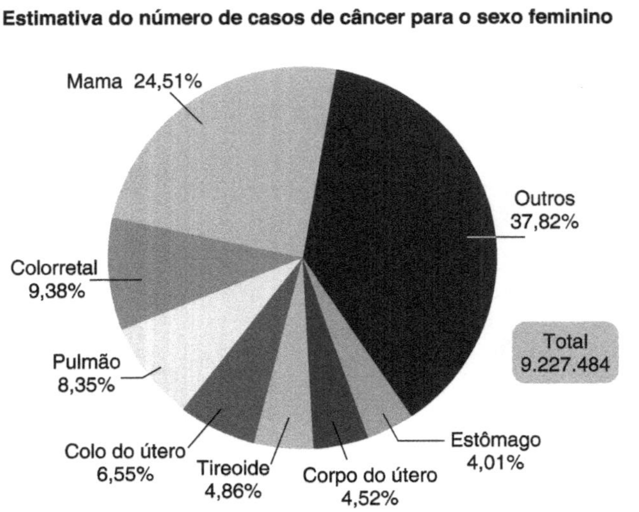

Figura 21.3 Estimativas, para todas as idades, do número de casos de câncer para 2020 no sexo feminino. (Dados do GLOBOCAN 2020

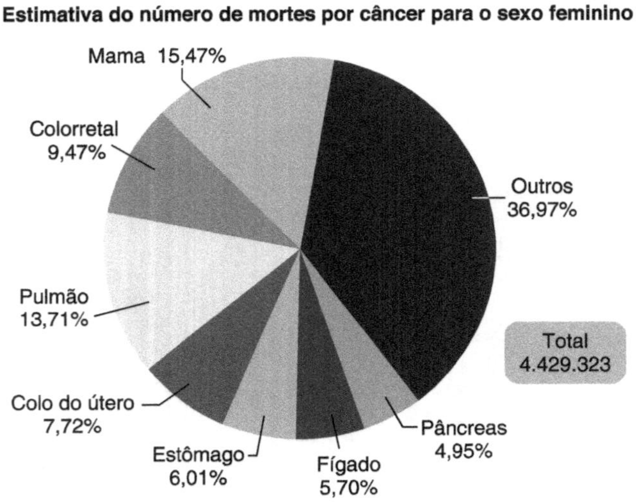

Figura 21.4 Estimativas, para todas as idades, do número de mortes por câncer de mama no sexo feminino – para 2020. (Dados do GLOBOCAN 2020 – OMS[3].)

estabelecer o diagnóstico da patologia de maneira mais efetiva. No Brasil, é alta a proporção de mulheres com diagnóstico de câncer de mama antes dos 50 anos, sendo de 54 anos a média de idade ao diagnóstico, e 41,1% dessas mulheres são diagnosticadas com menos de 50 anos[5].

O estudo Amazona III, um estudo prospectivo realizado entre janeiro de 2016 e março de 2018, buscou entender melhor a epidemiologia no câncer de mama no país. Nesse estudo, evidenciou-se que 66% das mulheres com diagnóstico de câncer de mama já eram sintomáticas, sendo ainda maior (70%) o número de mulheres com menos de 50 anos. O carcinoma ductal foi o mais comum, com prevalência de 81%. Em relação ao estadiamento, o estádio I correspondeu a 26,4% das pacientes, o II, a 41,6%, o III, a 27%, e o IV, a 5%. Em relação à imuno-histoquímica, a prevalência foi a seguinte: luminal A, 48%; luminal B, 12%; luminal HER-2 positivo, 17%; não luminal HER-2 positivo, 7,3%; triplonegativo, 15,5%[6].

Quanto à mortalidade registrada no país, o câncer de mama representa a primeira causa de morte por câncer na população feminina, sendo responsável por 18.068 óbitos em 2019 (16,4% dos óbitos em mulheres em virtude do câncer), porém tem sido observada discreta redução – de 4,45% – na taxa de mortalidade por câncer de mama entre 1990 e 2017[7,8], mais significativamente nos estados com maior índice de desenvolvimento humano[9].

Vale destacar que os países em desenvolvimento, como os africanos, asiáticos e da América Central, apresentam taxas baixas de incidência e altas de mortalidade, diferentemente dos países desenvolvidos da Europa Ocidental e América do Norte, nos quais a incidência é alta e a mortalidade é menor. Os países em desenvolvimento precisam enfrentar o pior acesso aos programas de rastreio e diagnóstico do câncer de mama e a falta de recursos financeiros para aumentar o investimento no tratamento adequado da patologia, além de apresentar controle menor sobre os fatores de risco ambientais relacionados com o câncer de mama[10].

Dados estatísticos indicam aumento das taxas de mortalidade por câncer de mama em todos os países, à exceção daqueles com alto nível de desenvolvimento[11]. No Brasil, as mulheres apresentam mais chances de receberem o diagnóstico de câncer de mama em estádio mais avançado e com idade mais baixa em relação às que vivem em países desenvolvidos[5]. O diagnóstico e tratamento precoces são vitais para supressão das taxas mundiais de mortalidade no Brasil e no mundo.

FATORES DE RISCO

O câncer de mama não tem uma etiologia clara, mas é possível afirmar que apresenta diversos fatores de risco para sua incidência. Esses fatores podem ser de natureza genética, hormonal, ambiental e comportamental, os quais podem agir de maneira sinérgica, aumentando ainda mais o risco do câncer de mama. Desse modo, considera-se, dentro da etiopatogenia da doença, uma natureza multifatorial[12].

Os fatores de risco podem ser divididos em modificáveis e não modificáveis. Entre os não modificáveis estão uma genética com risco maior, como a presença de mutação nos genes BRCA1 e BRCA2, idade, sexo, história familiar e etnia. Entre os modificáveis estão incluídos obesidade, atividade física, consumo de álcool, uso de estrogênio de forma exógena e história reprodutiva, entre outros.

Por se tratar de uma neoplasia hormônio-dependente, já que os hormônios estimulam a proliferação celular dos tecidos mamários, aumentando o risco de dano ao DNA, vários fatores de risco estão relacionados com maior ou mais longa exposição aos esteroides sexuais femininos: estrogênio e, principalmente, progesterona (Quadro 21.1).

Quadro 21.1 Fatores de risco para o câncer de mama

Fatores ambientais	Fatores da história reprodutiva e hormonal	Fatores genéticos
Obesidade e sobrepeso após menopausa Sedentarismo e inatividade física Consumo de bebida alcoólica Exposição frequente à radiação ionizante	Primeira menstruação antes dos 12 anos Não ter tido filhos Primeira gravidez após os 30 anos Menopausa após os 55 anos Uso de contraceptivos hormonais (estrogênio mais progesterona) Terapia de reposição hormonal pós-menopausa, principalmente por mais de 5 anos	História familiar de câncer de ovário Casos de câncer de mama na família principalmente antes dos 50 anos História familiar de homem com câncer de mama Mutações genéticas, principalmente nos genes BRCA1 e BRCA2

Fonte: adaptado do INCA[4].

Sexo

O sexo é fator de risco preponderante para o desenvolvimento de câncer de mama, uma vez que a incidência da neoplasia maligna mamária é de aproximadamente 100 casos em mulheres para um caso entre os homens. O câncer de mama também ocorre nos homens, embora seja bem mais raro e menos incidente do que nas mulheres.

Idade

A idade é considerada um dos principais fatores de risco. Até os 30 anos de idade é bastante incomum a ocorrência de câncer de mama, mais frequentemente relacionada com mutações genéticas, já que o tempo de exposição aos outros fatores ainda é considerado curto ou inexistente. A partir dos 40 anos, a incidência aumenta drasticamente, atingindo o pico entre os 50 e os 70 anos de idade, o que comprova que o avanço da idade da mulher torna maior o risco de desenvolvimento desse tipo de neoplasia maligna. Isso acontece em razão do tempo maior de exposição aos fatores de risco, o que possibilita o aparecimento de mutações somáticas que causam neoplasias[12].

Nos EUA, a probabilidade de desenvolvimento do câncer de mama por toda a vida é de 12,5%, ou seja, um caso a cada oito mulheres[13]. As taxas de incidência nos países em desenvolvimento, como o Brasil, tendem a diferir das registradas nos países desenvolvidos. As mulheres são diagnosticadas mais jovens, sendo de 54 anos a média de idade ao diagnóstico, e em 41,1% dos casos elas têm menos de 50 anos[5].

Etnia

Há relatos de que as mulheres de origem caucasiana apresentam incidência maior da doença, sendo os tumores luminais os mais prevalentes nessa etnia. Já nas mulheres negras é maior a incidência de neoplasias mais agressivas, como os tumores triplonegativos[12]. Em geral, as mulheres negras têm diagnóstico mais tardio e, consequentemente, tumor mais avançado, o que decorre das desigualdades socioeconômicas e de acesso aos serviços de saúde. Além das questões étnicas, as variações na incidência também se devem à distribuição geográfica da doença, a qual é mais comum nos países desenvolvidos.

História ginecológica

Dentre os parâmetros da história ginecológica, a menarca precoce, antes dos 11 anos de idade, e a menopausa tardia, quando a última menstruação ocorre após os 55 anos, representam importantes acréscimos no risco para o câncer de mama. São considerados fatores de risco porque submetem a mulher por mais tempo à exposição aos hormônios esteroides endógenos, promovendo importante ação na proliferação do tecido mamário, uma vez que ela terá uma menacme mais longa. Reside aí a importância da história ginecológica na etiopatogenia da doença. O tipo de ciclo menstrual também representa um fator de risco, uma vez que ciclos menstruais irregulares e mais curtos estão associados ao aumento da incidência de câncer de mama.

História reprodutiva

A gravidez pode reduzir o risco de câncer de mama por promover o amadurecimento da glândula mamária, tornando-a menos suscetível aos carcinógenos. Isso ocorre porque, ao se preparar para a lactação, as células do epitélio mamário, por ação do hormônio lactogênio placentário, tornam-se maduras, exibindo um ciclo celular com fase G1 mais longa, o que aumenta a possibilidade e o tempo de reparo do DNA[14]. Existe uma proporcionalidade direta entre o número maior de partos e a redução do risco de desenvolvimento do câncer de mama, principalmente quando o primeiro parto a termo acontece em idade precoce.

Com a amamentação, completa-se a diferenciação da glândula mamária e diminui a ação dos hormônios esteroides endógenos. Com isso, ocorre a redução do risco de câncer de mama. A lactação também está associada à redução do risco em mulheres com mutação genética[15].

Contraceptivos hormonais

A relação entre o uso de contraceptivos hormonais e o câncer de mama tem sido exaustivamente estudada, sendo apontado um possível aumento de 10%, aproximadamente, no risco de desenvolvimento da doença. Alguns estudos indicam que o risco pode aumentar com a duração de uso e com a idade mais jovem das pacientes (antes dos 20 anos de idade). Os riscos com o uso desses contraceptivos devem ser balanceados com seus benefícios para redução do risco de câncer de endométrio, ovário e colorretal[16].

Terapia hormonal

A terapia hormonal (TH) para tratamento dos sintomas do climatério, principalmente na peri e pós-menopausa, consiste na administração de hormônios sexuais exógenos, podendo ser somente o estrogênio, para as mulheres histerectomizadas, ou de maneira combinada, com estrogênio e progesterona. Desse modo, há maior exposição da mulher à proliferação celular aumentada, estimulada por esses hormônios.

Nos poucos estudos prospectivos randomizados sobre o tema, as maiores evidências mostram que o risco ocorre após 5 anos de uso de TH e com a combinação de estrogênio e progesterona, havendo dados que indicam que o estrogênio isoladamente não provoca aumento significativo do risco de câncer de mama. Em estudo randomizado com mais de 20 anos de seguimento de mulheres que usavam reposição hormonal, não houve diferença significativa na mortalidade por câncer de mama[17].

Doenças benignas da mama

As lesões benignas podem ser divididas em não proliferativas, proliferativas sem atipia e proliferativas com atipia. As mulheres com alterações proliferativas com atipias apresentam risco maior de desenvolver câncer de mama, destacadamente as com hiperplasia atípica e neoplasia lobular *in situ*, não tendo sido observadas mudanças de risco nas outras.

Densidade mamária

Alguns estudos associam a maior densidade mamária ao risco maior de câncer de mama em razão do aumento do risco relativo para 4,08, segundo a classificação BI-RADS (*Breast Image Reporting and Data System*) na comparação de mamas densas com mamas lipossubstituídas[18,19].

Radiação local

Qualquer tipo de radiação ionizante, principalmente em altas doses e de maneira precoce na vida da mulher, está associado a risco maior de desenvolvimento de câncer de mama em virtude da sensibilidade das células mamárias à radiação, provocando danos no DNA que podem não ser reparados. Isso ocorre com a radioterapia de tumores de pulmão ou pleura e de mediastino e com a repetição frequente de tomografias computadorizadas ou radiografias de tórax. A radioterapia para tratamento de linfomas em meninas é um dos principais fatores de risco para o desenvolvimento do câncer de mama, e elas devem ser acompanhadas de perto.

História familiar

Vale destacar que a maioria dos tumores de mama tem caráter esporádico, mas a incidência é maior em pacientes com história de câncer de mama na família. Apenas 5% a 10% das neoplasias malignas da mama são ocasionadas por mutações germinativas herdadas. Cerca de 20% das mulheres com câncer de mama têm algum parente de primeiro grau com essa neoplasia[1]. O risco é ainda maior quando o câncer ocorreu em parente com idade precoce, antes dos 40 anos, e quando se trata de tumores bilaterais.

Fatores genéticos

Os fatores genéticos e hereditários foram relacionados com a presença de mutações em vários genes. As mutações dos genes BRCA1 e BRCA2 são as mais associadas a tumores mamários de característica genética hereditária. Apesar de geralmente esporádicas, as mutações nesses genes estão associadas a um risco de 40% a 80% dessas mulheres desenvolverem câncer de mama ao longo de suas vidas[1]. Também são relacionadas mutações em outros genes, como PALB2, CHEK2, BARD1, ATM, RAD51C, RAD51D e TP53[20].

As pacientes com câncer de mama com mutações germinativas costumam apresentar a doença em idade precoce, além de alta prevalência de tumores bilaterais e pouco diferenciados. Testes genéticos estão indicados para as pacientes com alto risco familiar, ou seja, com vários casos de câncer de mama na família, caso de câncer de ovário, homem na família com câncer de mama e caso de câncer de mama em mulher jovem com menos de 35 anos de idade.

Obesidade

A obesidade promove um estado crônico de inflamação dos tecidos adiposos em razão do aumento da expressão de citocinas pró-inflamatórias e do estresse oxidativo, o que pode aumentar o risco de desenvolvimento do câncer de mama[21]. Outros mecanismos relacionados com o incremento do risco de câncer em virtude da obesidade são o aumento de fatores de crescimento *insulin-like* (IGF-1), a mudança no metabolismo dos hormônios sexuais e a alteração da resposta imune.

A conversão periférica de androgênio em estrogênio pela enzima aromatase no tecido adiposo, processo conhecido como aromatização, também aumenta o risco de câncer de mama em virtude do aumento dos adipócitos, o que acarreta maior exposição sistêmica ao estrogênio[22]. Além de aumento do risco de desenvolvimento do câncer, as mulheres obesas podem apresentar pior prognóstico, bem como maiores complicações durante cirurgias, radioterapia e quimioterapia e menor efetividade da hormonioterapia, especialmente nos inibidores da aromatase[23].

Dados prospectivos com a análise de mulheres obesas, especialmente das que não utilizaram terapia hormonal, revelaram risco maior para desenvolvimento de câncer de mama após 15 anos de seguimento[24]. Em outro estudo prospectivo, o ganho de peso ao redor dos 18 anos de idade e após a menopausa também foi associado a risco maior de câncer de mama, ao passo que a perda de peso, especialmente nas mulheres que conseguiram mantê-la, foi relacionada com a redução do risco de desenvolvimento desse tipo de câncer[25]. Corroborando esses dados, estudo clínico randomizado com acompanhamento de 19 anos e meio mostrou que as pessoas que adotavam dieta com menor teor de gordura apresentaram redução na prevalência e na mortalidade por câncer de mama[26].

Dieta

As dietas hipercalóricas, ricas em glicose e gorduras e com muitos alimentos processados, são associadas ao aumento do risco da doença, bem como aumentam o risco de obesidade[21]. A carne vermelha ultraprocessada contém uma série de substâncias carcinogênicas, como hidrocarbonetos policíclicos aromáticos, aminas aromáticas heterocíclicas e nitrosaminas, e tem sido associada ao aumento do risco de desenvolvimento do câncer de mama[27].

A hipercolesterolemia plasmática parece estar ligada ao aumento da velocidade de progressão tumoral e de sua agressividade[28]. Já a dieta rica em fibras, frutas, verduras e legumes promove redução do risco de câncer de mama. Um exemplo desse tipo de dieta é a mediterrânea, que apresenta em sua constituição alimentos antioxidantes que comprovadamente diminuem os riscos de desenvolvimento de câncer de mama[29].

Sedentarismo

O exercício físico, além de levar à diminuição da obesidade, que é um fator de risco, promove uma série de alterações hormonais e imunológicas no organismo. Dentre elas, é válido destacar a diminuição do estrogênio circulante e da produção de IGF-1 e o aumento da globulina carreadora de hormônios sexuais (SHBG), provocando redução de agentes circulantes inflamatórios.

Os dados atuais sobre a incidência do câncer de mama apontam para aumento dos casos de tumores luminais, os quais estão associados ao grande aumento dos índices de obesidade no mundo. Um estudo prospectivo com mais de 70 mil mulheres indicou que as que realizavam atividade física de maneira regular apresentavam 14% menos chance de desenvolvimento do câncer de mama na comparação com as sedentárias[30]. Em metanálise que incluiu 38 estudos de coorte foi verificada uma associação consistente entre atividade física regular, com mais de 150 minutos por semana, e redução do câncer de mama[31]. Em relação à mortalidade, estudos indicam que 12% dos óbitos causados pelo câncer de mama poderiam ser evitados se as mulheres realizassem atividade física regularmente[21].

Álcool

O álcool aumenta o risco de diferentes tipos de câncer, inclusive o de mama. Há uma evidente relação dose-resposta entre o consumo de bebidas alcóolicas e o risco de câncer, sendo o consumo de álcool o fator dietético de maior consistência nessa relação. Uma metanálise indicou que a cada aumento de 10g de álcool ingeridos por dia aumenta em 5% a possibilidade de desenvolvimento de câncer de mama em mulheres na menacme e em 9% nas mulheres pós-menopáusicas[32].

O mecanismo responsável pelo aumento do risco é a elevação dos níveis de estrogênio, a qual é maior quando o consumo é contínuo[4]. Há ainda outros mecanismos potenciais, como a presença do acetaldeído no álcool, uma substância carcinogênica, e o fato de os efeitos do álcool serem mediados pela produção de prostaglandinas, a peroxidação lipídica e a produção de radicais livres.

Fatores ambientais

Existem controvérsias em relação a substâncias medicamentosas (p. ex., substâncias organocloradas e agentes citotóxicos) como fatores estimuladores do câncer de mama e anti-inflamatórios não esteroides como redutores do risco.

Tabagismo

Há grande divergência nos estudos a respeito do aumento ou não do risco de câncer de mama em razão do tabagismo, existindo tanto os que apontam uma associação positiva entre o tabagismo e o câncer de mama como os que são contrários a essa afirmação, considerando não haver tal associação ou até mesmo defendendo a redução desse risco em virtude da diminuição do estrogênio circulante observada em mulheres fumantes[33].

Referências

1. Coughlin SS. Epidemiology of Breast Cancer in Women. Adv Exp Med Biol 2019; 1152:9-29.
2. Bray F, Ferlay J, Soerjomataram I, Siegel RL, Torre LA, Jemal A. Global cancer statistics 2018: GLOBOCAN estimates of incidence and mortality worldwide for 36 cancers in 185 countries. CA Cancer J Clin 2018; 68(6):394-424.
3. Instituto Nacional de Câncer José Alencar Gomes da Silva. Estimativa 2020. Incidência do Câncer no Brasil [acesso em 2021 Mai 12]. Rio de Janeiro: INCA, 2019.
4. Simon SD, Bines J, Werutsky G et al. Characteristics and prognosis of stage I-III breast cancer subtypes in Brazil: The AMAZONA retrospective cohort study. The Breast 2019; 44:113-9.
5. Rosa D, Barrios C, Bines J et al. Abstract P1-08-29: Current status of clinical and pathological characteristics of breast cancer patients in Brazil: Results of the AMAZONA III study (GBECAM 0115). Poster Session Abstracts [Internet]. 2019 Feb 15 [cited 2021 May 30]; Available from: https://cancerres.aacrjournals.org/content/79/4_Supplement/P1-08-29.short.
6. Instituto Nacional de Câncer José Alencar Gomes da Silva. Atlas da Mortalidade [acesso em 2021 Mai 12]. Rio de Janeiro: INCA.
7. Guerra MR, Nogueira MC, Malta DC et al. Inequalities in the burden of female breast cancer in Brazil, 1990–2017. Popul Health Metrics 2020; 18(8).

8. Gonzaga CMR, Freitas-Junior R, Curado MP et al. Temporal trends in female breast cancer mortality in Brazil and correlations with social inequalities: ecological time-series study. BMC Public Health 2015; 15(96).
9. Francies FZ, Hull R, Khanyile R, Dlamini Z. Breast cancer in low-middle income countries: abnormality in splicing and lack of targeted treatment options. Am J Cancer Res 2020; 10(5): 1568-91.
10. Azamjah N, Soltan-Zadeh Y, Zayeri F. Global Trend of Breast Cancer Mortality Rate: A 25-Year Study. Asian Pacific Journal of Cancer Prevention 2019; 20(7):2015-20.
11. Veronesi U, Boyle P, Goldhirsch A, Orecchia R, Viale G. Breast cancer. Lancet 2005; 365(9472):1727-41.
12. Merrill RM, Weed DL. Measuring the public health burden of cancer in the United States through lifetime and age-conditional risk estimates. Ann Epidemiol 2001; 11(8):547-53.
13. Harbeck N, Gnant M. Breast cancer. Lancet 2017; 389(10074): 1134-50.
14. Khincha PP, Best AF, Fraumeni JF Jr, Loud JT, Savage SA, Achatz MI. Reproductive factors associated with breast cancer risk in Li-Fraumeni syndrome. Eur J Cancer 2019; 116:199-206.
15. White ND. Hormonal Contraception and Breast Cancer Risk. Am J Lifestyle Med 2018; 12(3):224-6.
16. Chlebowski RT, Anderson GL, Aragaki AK et al. Association of Menopausal Hormone Therapy with Breast Cancer Incidence and Mortality during Long-term Follow-up of the Women's Health Initiative Randomized Clinical Trials. JAMA 2020; 324(4):369-80.
17. McCormack VA, dos Santos Silva I. Breast density and parenchymal patterns as markers of breast cancer risk: a meta-analysis. Cancer Epidemiol Biomarkers Prev 2006; 15(6):1159-69.
18. Wang AT, Vachon CM, Brandt KR, Ghosh K. Breast density and breast cancer risk: a practical review. Mayo Clin Proc 2014; 89(4):548-57.
19. Breast Cancer Association Consortium, Dorling L, Carvalho S et al. Breast Cancer Risk Genes – Association Analysis in More than 113,000 Women. N Engl J Med 2021; 384(5):428-39.
20. Kolak A, Kamińska M, Sygit K et al. Primary and secondary prevention of breast cancer. Ann Agric Environ Med 2017; 24(4):549-53.
21. Bousquenaud M et al. Obesity promotes the expansion of metastasis-initiating cells in breast cancer. Breast Cancer Research 2018; 20(1):1-11.
22. Lee K, Kruper L, Dieli-Conwright CM, Mortimer JE. The Impact of Obesity on Breast Cancer Diagnosis and Treatment. Current Oncology Reports 2019; 21(5).
23. Kabat GC, Kim MY, Lee JS et al. Metabolic Obesity Phenotypes and Risk of Breast Cancer in Postmenopausal Women. Cancer Epidemiology Biomarkers & Prevention 2017; 26(12):1730-5.
24. Eliassen AH, Colditz GA, Rosner B, Willett WC, Hankinson SE. Adult Weight Change and Risk of Postmenopausal Breast Cancer. JAMA 2006; 296(2):193.
25. Chlebowski RT, Aragaki AK et al. Dietary Modification and Breast Cancer Mortality: Long-Term Follow-Up of the Women's Health Initiative Randomized Trial. J Clin Oncol 2020; 38(13):1419-28.
26. Buja A, Pierbon M, Lago L, Grotto G, Baldo V. Breast Cancer Primary Prevention and Diet: An Umbrella Review. International Journal of Environmental Research and Public Health 2020; 17(13):4731.
27. Engin A. Obesity-associated Breast Cancer: Analysis of risk factors. Obesity and Lipotoxicity 2017; 571-606.
28. Turati F, Carioli G, Bravi F et al. Mediterranean Diet and Breast Cancer Risk. Nutrients 2018; 10(3):326.
29. McTiernan A, Kooperberg C, White E et al. Recreational Physical Activity and the Risk of Breast Cancer in Postmenopausal Women. JAMA 2003; 290(10):1331.
30. Chen X, Wang Q, Zhang Y, Xie Q, Tan X. Physical Activity and Risk of Breast Cancer: A Meta-Analysis of 38 Cohort Studies in 45 Study Reports. Value Health 2019; 22(1):104-28.
31. Diet, Nutrition, Physical Activity and Cancer: a Global Perspective A summary of the Third Expert Report. World Cancer Research Fund, 2018.
32. Egan KM, Stampfer MJ, Hunter D et al. Nurses' Health Study. Active and passive smoking in breast cancer: prospective results from the Nurses' Health Study. Epidemiology 2002; 13(2):138-45.
33. Oliveira MF. Estudo retrospectivo de pacientes diagnosticados com câncer de mama internados em hospital universitário. Revista Brasileira de Mastologia 2016; 26(2):56-9.

CAPÍTULO

22

Estilo de Vida e Câncer de Mama

Alfredo Carlos Simões Dornellas de Barros
Caio Nobuyoshi Koga
Pollyanna Faria Fradico

EPIDEMIOLOGIA

No Brasil, o câncer de mama é o segundo mais incidente na população feminina, representando 29,7% dos casos novos de neoplasias malignas em 2020, atrás apenas do câncer de pele não melanoma[1]. Além disso, apresenta alta taxa de mortalidade – 2,99% em 2019 –, sendo responsável por 16,4% do total de mortes por neoplasia maligna nesse ano e apresentando grande impacto na vida das mulheres brasileiras[2].

DIFERENTES TIPOS DE CÂNCER DE MAMA

O câncer de mama pode ser classificado em diferentes tipos histológicos e moleculares, associados a diversos fatores de risco relacionados com estilo de vida, hábitos reprodutivos e fatores genéticos. Em alguns casos, a multiplicidade de casos na família justifica a investigação de uma condição familial, o que possibilita a classificação dessa neoplasia em hereditária ou não hereditária.

O câncer de mama hereditário é caracterizado pela ocorrência de muitos casos em uma mesma família, geralmente em mulheres com diagnóstico mais jovem, associado a genes predisponentes, como BRCA1/BRCA2, bem como a diversas outras neoplasias, como de ovário, cólon, pâncreas, próstata etc. O câncer de mama é considerado não hereditário quando o diagnóstico ocorre de maneira esporádica[3]. Em geral, não há casos recorrentes na família e o diagnóstico é mais tardio, havendo estreita relação com fatores de risco associados ao estilo de vida e aos hábitos reprodutivos[4].

Neste capítulo será abordada com mais detalhes a influência dos hábitos e do estilo de vida no câncer de mama em suas diversas nuances, envolvendo fatores de risco e de proteção. Didaticamente, os fatores de risco são considerados endógenos (mais relacionados intrinsecamente com o organismo da mulher) ou exógenos (mais relacionados com os fatores ambientais e comportamentais).

FATORES ENDÓGENOS LIGADOS AOS HÁBITOS E AO ESTILO DE VIDA QUE INFLUENCIAM O RISCO DO CÂNCER DE MAMA

O Fundo Mundial de Pesquisa contra o Câncer (WCRF na sigla em inglês) e o Instituto Americano de Pesquisa em Câncer (AICR na sigla em inglês) estimam que cerca de 40% de todos os cânceres de mama na pré-menopausa poderiam ser prevenidos por meio de hábitos e estilo de vida mais saudáveis, envolvendo a diminuição do consumo de álcool e do peso corporal e o aumento do tempo de atividade física[5]. Além disso, um fator importante a ser observado nessas pacientes é a disparidade étnico-racial presente na abordagem do câncer de mama, o que influencia o cuidado de cada grupo[6].

Dieta

É importante o impacto da dieta no desenvolvimento do câncer. Uma dieta saudável, que mantenha o peso corporal do paciente, está relacionada com a prevenção do câncer (Quadro 22.1). Essa dieta, de acordo com o AICR, deve ser:

- **Farta em frutas, vegetais, cereais e legumes:** representam uma dieta saudável com manutenção do peso corporal.
- **Rica em fibras vegetais:** estimulam a fermentação anaeróbia no intestino grosso, aumentando a formação de ácidos graxos de cadeia curta, os quais diminuem a proliferação celular e aumentam a apoptose. Além disso, o alto consumo de fibras reduz a circulação de estrogênio e androstenediona.

Quadro 22.1 Dietas consideradas protetoras e de risco

Dieta protetora	Dieta de risco
Frutas	Muita carne vermelha
Vegetais	Carne processada
Cereais	Gordura *trans*
Legumes	Bebidas industrializadas adoçadas
Dieta rica em fibras	Produtos com alto índice glicêmico

Por ouro lado, deve ser pequeno o consumo de:

- Carne vermelha.
- Sal.
- Bebidas industrializadas adoçadas, como refrigerantes.
- Produtos com alto índice glicêmico (muito associados ao aumento de peso, aumentando o risco e a mortalidade relacionados com câncer de mama).
- Bebidas alcoólicas.
- Gorduras *trans* (aumentam a quantidade de lipídios na corrente sanguínea, estimulando o processo de inflamação, disfunção do endotélio vascular, a obesidade abdominal e a resistência insulínica).

Por fim, algumas dietas aumentam o risco de câncer de mama e devem ser evitadas (p. ex., o consumo de carne processada, relacionado com risco maior de câncer de mama, deve ser preferencialmente eliminado da dieta[7]).

Atividade física

Para redução do risco de câncer de mama, recomenda-se a prática de 150 minutos semanais de atividade física moderada a intensa. Um estudo recente mostra que essa recomendação diminui o risco em 25%, em média[5]. Além de diminuir a incidência de câncer de mama, alguns estudos indicam que a carga semanal de 150 minutos de atividade física moderada a intensa também está relacionada com redução da mortalidade geral: a cada 180 minutos a mais de atividade física por semana, a mortalidade diminui 3%[8].

Controle de peso e obesidade

Já está bem estabelecido que o ganho de peso no período pré-menopausa e o sobrepeso ou a obesidade no período pós-menopausa estão relacionados com aumento da possibilidade de desenvolvimento do câncer de mama. Estudos mostram que o aumento de $5kg/m^2$ no índice de massa corporal (IMC) no período pré-menopausa aumenta em 12% o risco de câncer de mama. Outras evidências apontam para diminuição da mortalidade em pacientes que apresentam perda de peso tanto na pré como na pós-menopausa, demonstrando que o ganho de peso é fator de risco independente desse período[5].

Além disso, a obesidade também é fator de risco independente dos receptores hormonais positivos[9], ou seja, além do risco maior de desenvolvimento de câncer de mama, nas mulheres com sobrepeso ou obesidade que apresentam essa neoplasia as taxas de mortalidade costumam ser maiores do que nas com IMC adequado.

Acredita-se que o mecanismo por trás do aumento do risco esteja associado ao estado inflamatório crônico do tecido adiposo, cuja cascata inflamatória resulta em incremento local da concentração de estradiol[9].

Disparidades étnico-raciais

Apesar da incidência equivalente de câncer de mama entre mulheres brancas não hispânicas e negras nos EUA, a mortalidade é maior no segundo grupo, e as causas dessa disparidade são diversas: diagnóstico tardio, menos acesso aos serviços de saúde, maior prevalência de obesidade e índices mais elevados de comorbidades[6].

Por outro lado, a prevalência maior de obesidade é também multifatorial e envolve fatores políticos, econômicos e ambientais, alterando os padrões de comportamento e o estilo de vida. Os fatores que limitam uma mudança positiva no estilo de vida entre as minorias étnico-raciais são complexos e compreendem, por exemplo, a dificuldade no transporte, que impede o acesso ao espaço da atividade física, o acesso a recursos alimentares e a dependência familiar, entre outros aspectos. Essas limitações dificultam o comprometimento com atividades físicas e hábitos de vida mais saudáveis e desfavorecem o prognóstico em caso de desenvolvimento de câncer de mama[6].

Diante da visível disparidade, recomenda-se a prevenção contra o câncer de mama por meio de intervenções individualizadas conforme a cultura, o acesso e as limitações relacionadas com os mais variados grupos étnico-raciais. Nesse contexto, estudos indicam que atividades de prevenção contra câncer de mama que envolvam a comunidade, com a ajuda e a motivação das pacientes de modo individualizado, favorecem a adesão em até 90% dos casos[6].

Depressão

A crença de que a depressão pode causar câncer é muito recorrente. Por isso, uma metanálise de estudos de coorte com mais de 2.300 casos de câncer de mama e mais de 180 mil participantes buscou avaliar a relação entre a depressão e o risco de câncer de mama. Não foi encontrada significância estatística capaz de relacioná-los, mas alguns estudos registraram uma relação importante entre depressão e fatores de risco conhecidos, como sedentarismo, obesidade, consumo de álcool e hábitos pouco saudáveis, como tabagismo[10].

FATORES EXÓGENOS LIGADOS AOS HÁBITOS E AO ESTILO DE VIDA QUE INFLUENCIAM O RISCO DE CÂNCER DE MAMA

Nas últimas décadas, os hábitos e o estilo de vida da população mundial sofreram inúmeras e importantes mudanças: predomínio da população urbana, índices maiores de poluição, maior inserção da mulher no mercado de trabalho, aumento do tabagismo e do consumo de álcool e consumo maior de produtos industrializados (Quadro 22.2). Grande parte dessas mudanças influencia o risco de desenvolvimento de diversos tipos de cânceres[11], mas qual seria a relação desses fatores exógenos com o desenvolvimento específico do câncer de mama?

Tabagismo

Apesar de ainda controverso, o tabagismo mostrou estar mais estreitamente relacionado com o câncer de mama no período pré-menopausa. Os estudos que procuram estabelecer a relação do tabagismo com o desenvolvimento de câncer de mama sugerem, mas não confirmam, uma relação causal do tabagismo ativo e passivo, mas ainda são necessários mais estudos para comprovar essa relação[8]. No que tange à mortalidade, uma revisão sistemática de 2014 encontrou aumento de 33% na mortalidade por câncer de mama em pacientes que eram tabagistas no momento do diagnóstico, quando comparadas às que nunca fumaram[12].

O aconselhamento para interrupção do tabagismo é sempre preferível, visto estar fortemente associado ao aumento da mortalidade por motivos cardiovasculares na população em geral.

Consumo de álcool

O consumo diário de 10g de álcool (284mL de cerveja com 4% de teor alcoólico ou 80L de vinho com 12% de teor alcoólico) aumenta o risco de 2% para 12%, sendo acumulativo caso o consumo ocorra antes da primeira gestação[8]. Além disso, alguns estudos sugerem que o consumo de 10g de álcool está relacionado com aumento de 8% no risco de desenvolvimento de câncer de mama no período pré-menopausa e de 9% no período pós-menopausa[7].

É possível que o mecanismo subjacente sejam as alterações que ocorrem nos genes supressores de carcinógenos e nos receptores hormonais[8]. Além disso, o consumo excessivo de álcool aumenta o nível de estrogênio na circulação sanguínea por reduzir a concentração da proteína hepática carreadora de esteroides[7].

Curiosamente, porém, o consumo de álcool na quantidade adequada pode reduzir a mortalidade geral entre aquelas que o usam com moderação (de 0,1 a 4,9g de álcool por dia)[5]. Nesses casos, o consumo está relacionado com a redução de até 17% na mortalidade geral e 20% na cardiovascular[8].

Quadro 22.2 Fatores relacionados com hábitos e estilo de vida que influenciam o risco de câncer de mama

Fatores protetores	Fatores de risco	Fatores controversos
Dieta saudável Atividade física	Ganho de peso Obesidade Consumo pesado de álcool Disruptores endócrinos Xenoestrogênios	Tabagismo Depressão

Industrialização, poluição e disruptores endócrinos

A poluição é classificada como carcinógeno pelo AICR, sendo particularmente importante nos casos de câncer de pulmão, por conter carcinógenos e componentes que podem atuar como disruptores endócrinos[13]. Essas substâncias interferem na fisiologia endócrina normal, alterando a síntese de hormônios, seu metabolismo e/ou ação celular. A principal fonte de disruptores endócrinos é o processo industrial[14].

Diversos estudos buscam estabelecer a relação entre esses disruptores e o câncer de mama, uma vez que a exposição contínua e prolongada aos estrogênios aumenta o risco de maneira marcante. Alguns estudos ecológicos mostram que populações de áreas urbanas com níveis maiores de poluição apresentam risco também maior de câncer de mama, comparadas com as que vivem em áreas rurais. Um estudo de coorte prospectivo encontrou relação importante entre os níveis aumentados de poluição e o câncer de mama tanto invasivo como *in situ* em algumas regiões com composição específica de poluentes[13].

Produtos industrializados e xenoestrogênios

Os xenoestrogênios ou estrogênios ambientais são substâncias liberadas no processo de produção industrial de alimentos conservados, plásticos, produtos de beleza, inseticidas, pesticidas, entre outros, que atuam à semelhança dos hormônios endógenos, interferindo na síntese, metabolismo e ação dos estrogênios[15]. A íntima relação entre estrogênio e câncer de mama levanta uma preocupação a respeito dessas substâncias, o que levou alguns estudos *in vitro* a avaliarem a associação entre os xenoestrogênios e as neoplasias da mama e a analisarem a resposta desses tumores à exposição às seguintes substâncias:

- **Bisfenol:** é usado para confecção de plásticos e resinas, sendo os pacotes de alimentos a principal fonte expositora. Ativa genes que aumentam a gravidade do tumor, podendo também incrementar a produção de proteínas com ação antiapoptótica e com capacidade de reduzir os efeitos da quimioterapia[15,16].
- **Ftalatos:** são usados em pacotes de alimentos e fórmulas cosméticas. Pesquisas indicam que essas substâncias são disruptores endócrinos e podem aumentar a proliferação celular e a capacidade invasora da neoplasia. Alguns estudos mostram que a exposição aos ftalatos aumenta a incidência de câncer de mama[15,16].
- **Benzofenona/nonilfenol:** são usados em vários produtos industriais, como óleos lubrificantes, detergentes e emulsificantes, e considerados disruptores endócrinos[15].

- **Per e poliflúor alquil:** substâncias usadas para tornar diversos produtos, como plásticos, embalagens, couros e carpetes, resistentes às manchas com propriedade hidrofóbica. Suspeita-se que sejam disruptores endócrinos e potencialmente ligados ao câncer de mama, mas seus mecanismos não são conhecidos[15].
- **Óxido de etileno:** passou a ser menos utilizado na produção de plásticos, detergentes e inúmeros outros produtos orgânicos depois de ter sido considerado um carcinógeno pela IACR; no entanto, é possível que ainda haja resíduos em alguns cosméticos manufaturados[16]. Trata-se de um xenoestrogênio e atua como disruptor endócrino.
- **Parabenos:** usados no processamento de alguns alimentos e como agentes antimicrobianos em muitos produtos cosméticos, como hidratantes corporais, xampu, protetor solar etc., têm efeito estrogênico, e seu uso por longo prazo associa-se a acúmulo. Ademais, evidências sugerem que seu uso na região axilar pode estar relacionado com tumores no quadrante superior lateral das mamas[16].

CONSIDERAÇÕES FINAIS

Os hábitos e o estilo de vida têm reconhecidamente grande importância no risco de câncer de mama. Alguns fatores, principalmente os exógenos, como poluição e produtos industrializados, são pouco modificáveis individualmente. No entanto, fatores protetores, como atividade física e dieta saudável, podem ser facilmente abordados na prática clínica e em projetos comunitários e ter impacto positivo no câncer de mama e na mortalidade geral e cardiovascular[5].

As diretrizes para prevenção do câncer de mama apontam que as orientações são similares às direcionadas à prevenção da obesidade e têm os mesmos objetivos[5]:

- Fazer da atividade parte da rotina.
- Deixar alimentos e bebidas saudáveis mais disponíveis em todos os locais.
- Difundir hábitos e estilos de vida saudáveis.
- Expandir o papel de escolas, locais de trabalho e serviços de saúde no estímulo a um estilo de vida saudável.

Vale lembrar que algumas barreiras dificultam a mudança do estilo de vida para prevenção contra o câncer, como[5]:

- Ceticismo quanto à prevenção do câncer.
- Pesquisas em câncer muito focadas no curto prazo.
- Intervenções tardias.
- Pesquisas focadas no tratamento e não na prevenção.
- Fatores sociais que afetam a saúde.
- Falta de abordagem multidisciplinar.
- Complexidade de uma implementação bem-sucedida.

São muitos os fatores a observar no que se refere às pacientes com câncer de mama, mas é sempre importante lembrar que a paciente deve ser considerada em sua integralidade, pensando na abordagem biopsicossocial para uma pessoa submetida a diversos fatores, desde genéticos a sociais e étnico-raciais[5,6].

Referências

1. Instituto Nacional de Câncer José Alencar Gomes da Silva. Estimativa 2020: incidência de câncer no Brasil. Rio de Janeiro: INCA, 2019.
2. Instituto Nacional de Câncer José Alencar Gomes da Silva. Atlas de Online de Mortalidade por Câncer [acesso em 2021 Mai 21]. Disponível em: https://www.inca.gov.br/app/mortalidade.
3. Ministério da Saúde; Instituto Nacional de Câncer José Alencar Gomes da Silva. Rede nacional de câncer familial: manual operacional. Rio de Janeiro: INCA, 2009. 229 p.
4. Organização Mundial de Saúde. Breast cancer: prevention and control. [cited 2021 May 21]. Available from: http://www.who.int/cancer/detection/breastcancer/en/http://www.who.int/cancer/detection/breastcancer/en/.
5. Howell A, Anderson AS, Clarke RB et al. Risk determination and prevention of breast cancer. Breast Cancer Res 2014, 16:446.
6. Bandera EV, Alfano CM, Qin B, Kang DW, Friel CP, Dieli-Conwright CM. Harnessing Nutrition and Physical Activity for Breast Cancer Prevention and Control to Reduce Racial/Ethnic Cancer Health Disparities. American Society of Clinical Oncology Educational Book 2021; 41:e62-e78.
7. Kolak A, Kamińska M, Sygit K et al. Primary and secondary prevention of breast cancer. Ann Agric Environ Med 2017; 24(4):549-53.
8. Harvie M, Howell A, Evans DG. Can diet and lifestyle prevent breast cancer: what is the evidence? Am Soc Clin Oncol Educ Book 2015; 35(1):e66-73.
9. Garcia-Estevez L, Moreno-Bueno G. Updating the role of obesity and cholesterol in breast cancer. Breast Cancer Res 2019; 21(1):35.
10. SunHL, Dong X, Cong YJ et al. Depression and the risk of breast cancer: a meta-analysis of cohort studies. Asian Pacific Journal of Cancer Prevention 2015; 16(8):3233-9.
11. Institute of Medicine and National Research Council. Fulfilling the Potential of Cancer Prevention and Early Detection. Washington, DC: The National Academies Press, 2003. 564 p.
12. Parada H Jr, Sun X, Tse CK, Olshan AF, Troester MA. Lifestyle Patterns and Survival Following Breast Cancer in the Carolina Breast Cancer Study. Epidemiology 2019; 30(1):83-92.
13. White AJ, Keller JP, Zhao S, Carroll R, Kaufman JD, Sandler DP. Air pollution, clustering of particulate matter components, and breast cancer in the Sister Study: a U.S. –wide cohort. Environ Health Perspect 2019; 127(10):107002.
14. Mallozzi M, Leone C, Manurita F, Bellati F, Caserta D. Endocrine Disrupting Chemicals and Endometrial Cancer: An Overview of Recent Laboratory Evidence and Epidemiological Studies. International Journal of Environmental Research and Public Health 2017; 14(3):334.
15. Koual M, Tomkiewicz C, Cano-Sancho G, Antignac J, Bats A, Coumoul X. Environmental chemicals, breast cancer progression and drug resistance. Environ Health 2020; 19(1):117.
16. Konduracka E, Krzemieniecki K, Gajo G. Relationship between every day use cosmetics and female breast cancer. Polskie Archiwum Medycyny Wewnetrznej 2014; 124(5):264-9.

CAPÍTULO

23

Identificação das Pacientes de Alto Risco (Esporádico e Hereditário) e Síndromes Hereditárias

José Cláudio Casali da Rocha
Daniele Paixão Pereira
Natascha Pisciottano
Larissa Verçosa Tramontina

INTRODUÇÃO

Em 2020, segundo dados do Instituto Nacional de Câncer (INCA), o número estimado de casos novos de câncer de mama foi de 66.280, e o de mortes no mesmo ano, 18.295[1]. Desses, cerca de 5% a 10% são considerados hereditários, ou seja, relacionados com mutações genéticas herdadas, principalmente nos genes BRCA1 e BRCA2[2]. Essas mutações são transmitidas através das gerações e, graças aos avanços na genética molecular, podem ser identificadas por meio de testes genéticos em pacientes com história pessoal de câncer de mama e em familiares assintomáticos, que potencialmente podem carregar a alteração genética. Desse modo, a identificação das pacientes com risco moderado a alto de desenvolvimento do câncer de mama possibilita que estratégias de rastreamento e prevenção sejam instituídas para evitar a progressão da doença e diminuir a mortalidade.

IDENTIFICAÇÃO DOS GRUPOS DE ALTO RISCO

A identificação dos grupos de alto risco é essencial para definição de uma conduta preventiva. São consideradas de alto risco:

1. Mulheres com história familiar positiva, principalmente com familiares de primeiro grau com câncer de mama ou predisposição genética comprovada.
2. Mulheres com diagnóstico de hiperplasia lobular atípica, carcinoma lobular *in situ* ou hiperplasia ductal atípica em biópsia prévia[2-8].
3. Mulheres com história de irradiação torácica prévia entre 10 e 30 anos[4-6].

Mulheres irradiadas no tórax, em geral como parte do tratamento de linfomas torácicos, apresentam risco de 20% a 25% de desenvolverem câncer de mama durante a vida, sendo comum a ocorrência em idade jovem[3,6,7].

A história pessoal e familiar oncológica é fundamental para suspeita de uma síndrome de predisposição ao câncer hereditário e para indicação de testes moleculares germinativos.

Avaliação da história oncológica pessoal e familiar

Quando suspeitar de câncer hereditário?

Suspeita-se de câncer de mama hereditário quando a paciente apresenta história pessoal ou familiar de câncer de mama (incluindo câncer de mama em indivíduos do sexo masculino), ovário, próstata, pâncreas, dentre outros tumores, em parentes de primeiro e segundo graus. Além disso, mulheres com câncer de mama diagnosticado antes dos 45 anos de idade, acometimento bilateral do câncer de mama ou de dois tumores primários na mesma mama e câncer de mama com imunofenótipo triplonegativo devem ser encaminhadas para aconselhamento genético.

A suspeita de câncer hereditário a partir da história do paciente ou de sua família, mediante coleta de dados mais detalhados, pode indicar a realização de testes genéticos para investigação por meio do aconselhamento genético. Diretrizes nacionais e internacionais podem ser utilizadas para indicação dos testes genéticos para diagnóstico das principais síndromes de predisposição hereditária ao câncer[3,5].

O que o heredograma é capaz de revelar?

O heredograma deve conter no mínimo três gerações com informações dos lados materno e paterno da linhagem da paciente (probando). A partir da análise do heredograma é possível perceber se existe um padrão de herança:

1. Mendeliano (autossômico dominante, autossômico recessivo) – sugestivo de um fator genético de moderado ou alto risco, ou seja, "câncer hereditário".
2. Agrupamento familial de cânceres de causas multifatoriais (genéticas e ambientais) – "agrupamento familial de câncer".

Quando não existe padrão, ou seja, os tumores são ocasionais e estão associados a envelhecimento, hábitos e ambiente, são chamados de "cânceres esporádicos".

Os modelos de estimativa de risco avaliam a chance de uma mulher desenvolver câncer de mama a partir de modelos matemáticos que utilizam o histórico familiar para esse tipo de câncer e outros fatores de risco[9].

Para que serve o aconselhamento genético?

O aconselhamento genético em oncologia consiste na identificação de indivíduos em risco para desenvolver câncer hereditário e tem como objetivo fornecer orientações em relação aos fatores genéticos, biológicos e ambientais associados à ocorrência de câncer e/ou ao risco de doença, bem como sobre testes genéticos, rastreamento e prevenção do câncer[9].

Indivíduos com antecedentes pessoais ou familiares sugestivos de câncer hereditário devem ser encaminhados para aconselhamento genético. Inicialmente, realiza-se o levantamento da história pessoal e familiar oncológica com a construção do heredograma e a coleta de dados, como etnia, ancestralidade, sítio primário do tumor, tipo histológico de câncer e idade ao diagnóstico[9].

Aqueles pacientes com critérios clínicos para alguma síndrome recebem indicação para realização do teste genético para detecção de mutações germinativas em genes relacionados, bem como aconselhamento genético pré e pós-teste. No aconselhamento pré-teste, os pacientes devem receber informações sobre o teste genético indicado, seus benefícios e limitações, resultados possíveis (positivo, negativo, inconclusivo), riscos e tipos de câncer envolvidos, aspectos psicossociais e opções de rastreamento e prevenção do câncer[9].

Caso realize o teste genético, o paciente deve receber o aconselhamento pós-teste, no qual devem ser discutidos o resultado do exame e as limitações e implicações para o paciente e sua família. Caso seja identificada uma variante patogênica que aumente o risco de desenvolvimento de câncer, o paciente deve ser orientado sobre os riscos associados e as medidas disponíveis para prevenção. Em seguida, seus familiares devem ser orientados a também realizar o aconselhamento genético[9].

A posterior interpretação do teste e a adequada percepção dos riscos e da eficácia das medidas preventivas são requisitos necessários para o profissional que faz o aconselhamento oncogenético.

O que o teste genético muda na vida da mulher?

Existem três possibilidades de desfecho ao ser realizado um teste genético:

- **Identificação da variante patogênica ou provavelmente patogênica que explica o fenótipo (positivo):** confirma o diagnóstico de uma síndrome de predisposição ou o risco aumentado de desenvolver a doença. Torna possível tomar providências acerca do tratamento ou prevenção da doença, assim como abordar outros membros da família que possam ser portadores da mesma variante genética.
- **Variante patogênica ou provavelmente patogênica (que explica o fenótipo) não identificada (negativo):** ausência de variantes nos genes avaliados. No entanto, é possível haver variantes genéticas em outros genes não avaliados (ou ainda não descritos) ou em regiões ainda não estudadas ou que não podem ser detectadas pela tecnologia disponível no momento.
- **Identificação de uma variante de significado incerto – VUS (indeterminado):** identificação de uma ou mais variantes genéticas cujos dados disponíveis a respeito de seu impacto na função da proteína e sua importância clínica são insuficientes e cuja associação ao risco de doença é desconhecida. Esse tipo de resultado pode ser mais comum em populações menos representadas nos bancos genômicos utilizados para desenvolver os testes genéticos, como a população brasileira.

O objetivo do teste genético é determinar a probabilidade de um indivíduo desenvolver certa condição ou fenótipo clínico e, em alguns casos, caracterizar como será a resposta a determinado tratamento. A avaliação oncogenética está indicada na presença de qualquer um dos itens apresentados no Quadro 23.1.

O teste genético deve ser considerado em situações em que: (a) preencha critérios de triagem oncogenética predefinidos, (b) desde que haja a garantia do aconselhamento genético, (c) que seja fornecida a educação pré-teste apropriada e (d) que haja garantias de acesso aos exames e propedêuticas no pós-teste e ao longo da vida.

A probabilidade de manifestação clínica de qualquer fenótipo associado a uma síndrome de predisposição hereditária ao câncer específica é denominada *penetrância* e é calculada em porcentagem para a faixa etária. A maioria das síndromes de predisposição está associada à alta penetrância (> 70% até 80 anos – p. ex., a maioria de mutações em BRCA1, BRCA2, PAL2, STK11 e TP53 manifestando-se clinicamente em quase todos os portadores já em idade jovem). Outros genes, no entanto, têm penetrância moderada, e o fenótipo é frequentemente incompleto. Em síndromes de câncer hereditário com herança autossômica dominante, mas com penetrância incompleta, o heredograma pode mostrar afetados com fenótipos leves a moderados, dificultando o diagnóstico principalmente por pular a geração em um portador assintomático.

A *expressividade* clínica de uma variante genética refere-se às manifestações clínicas típicas dos tumores associados

Quadro 23.1 Critérios para indicação de testes dos genes associados a câncer de mama hereditários com variantes de alto e moderado risco, de acordo com as recomendações da NCCN, versão 2.2021

1. Indivíduos com parentes com variante patogênica ou provavelmente patogênica em um gene de suscetibilidade para câncer
2. Indivíduos que apresentam os critérios abaixo, mas testaram negativo em testes anteriores limitados (p. ex., testagem para somente um gene e/ou ausência de análise de duplicação de deleção) e interessados em buscar testagem para diversos genes
3. História pessoal – câncer de mama com pelo menos um dos seguintes:
   - Diagnóstico com 45 anos ou menos ou
   - Diagnóstico entre 46 e 50 anos com: história familiar desconhecida ou limitada OU um segundo câncer de mama diagnosticado em qualquer idade OU um ou mais parentes com câncer de mama, ovário, pâncreas ou próstata em qualquer idade
   - Diagnóstico aos 60 anos ou menos com câncer de mama triplonegativo
   - Diagnóstico em qualquer idade com ancestralidade judaica Ashkenazi OU um ou mais parentes com câncer de mama com menos de 50 anos ou câncer ovariano, pancreático, prostático metastático, de histologia intraductal/cribriforme ou risco elevado ou muito elevado para câncer de próstata em qualquer idade OU três ou mais diagnósticos de câncer de mama no paciente e/ou em parentes próximos
   - Diagnóstico em qualquer idade de câncer de mama em homem

   Câncer ovariano epitelial (incluindo câncer de tubas de Falópio ou câncer peritoneal) em qualquer idade

   Câncer exócrino pancreático em qualquer idade

   Câncer prostático em qualquer idade associado a:
   - Metástase, histologia intraductal/cribriforme ou grupo de risco elevado ou muito elevado
   - Qualquer grupo de risco com a seguinte história familiar: ancestralidade judaica Ashkenazi OU um ou mais parentes com câncer de mama em idade ≤ 50 anos ou câncer ovariano, pancreático, câncer prostático metastático ou com histologia intraductal/cribriforme em qualquer idade OU dois ou mais parentes com câncer de mama ou de próstata (qualquer grau) em qualquer idade

   Uma mutação identificada no teste genômico tumoral que tem implicações clínicas quando também identificada na linhagem

   Indivíduo com os critérios de testagem para síndrome de Li-Fraumeni ou síndrome de Cowden/síndrome do tumor hamartoma-PTEN

   Para auxiliar a decisão terapêutica de terapia sistêmica, como para câncer de mama metastático HER-2-negativo
4. História familiar de câncer de mama

   Um indivíduo afetado ou não com parente de segundo ou terceiro grau com qualquer um dos critérios listados acima (exceto indivíduos que atendem a critérios somente para decisão terapêutica de terapia sistêmica): se o parente afetado tem câncer de pâncreas ou próstata (metastático, intraductal/cribriforme ou grupo de risco elevado ou muito elevado para câncer de próstata), a testagem deve ser oferecida somente para parentes de primeiro grau, a não ser que seja indicada por uma história familiar adicional

   Um indivíduo afetado ou não que, caso contrário, não atende aos critérios acima, mas tem probabilidade > 5% de apresentar uma variante patogênica do BRCA1/2 com base em modelos de probabilidade (p. ex., Tyrer-Cuzick, BRCAPro, CanRisk)

Fonte: National Comprehensive Cancer Network.

a uma variante patogênica germinativa. A expressividade variável explica por que a mesma variante patogênica familiar pode expressar-se por meio de padrões de risco clínico entre as diversas mulheres e homens. Costuma haver diferenças no risco oncogenético dentro da própria família, tanto nos tumores desenvolvidos como na idade em que se deu o diagnóstico.

Na Figura 23.1, a família 1 mostra um padrão de herança autossômica dominante (Quadro 23.2 e Figuras 23.2 e 23.3*A* a *C*).

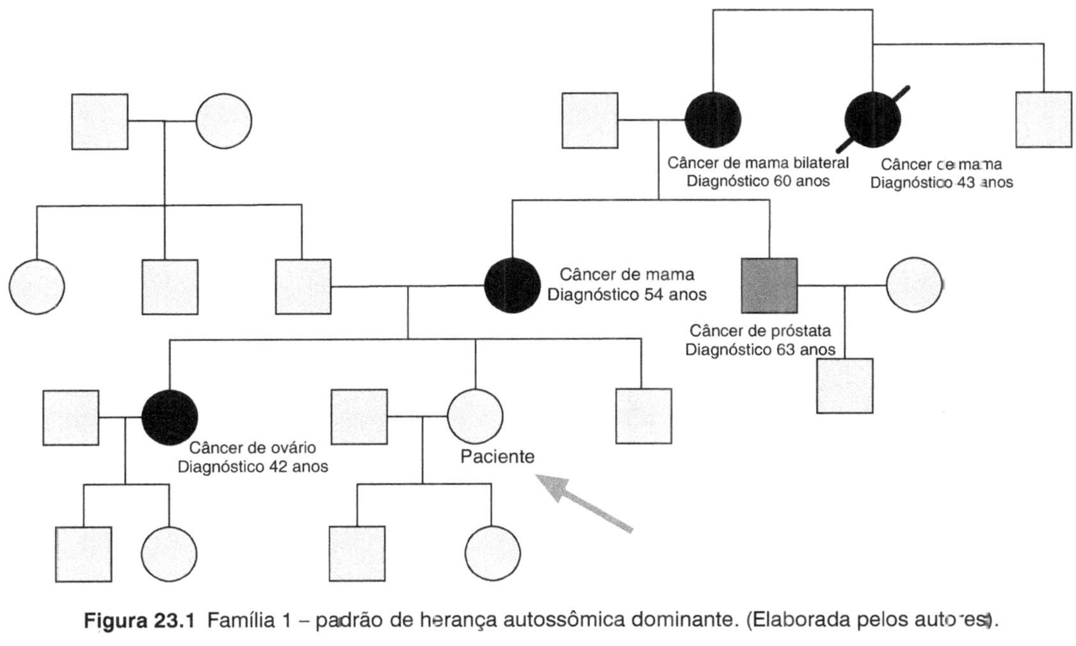

Figura 23.1 Família 1 – padrão de herança autossômica dominante. (Elaborada pelos autores).

Quadro 23.2 Características da paciente da família 1 para cálculo do risco com base na história pessoal e familiar (método BOADICEA)

Fator de risco	Valor
Idade	35 anos
Altura/peso/IMC	1,65m/70kg /25,71kg/m^2
Bebidas alcoólicas	1,17 ou 9,33g de álcool por dia (quatro copos de vinho por semana e duas doses de destilados por mês)
Idade da primeira menstruação	11 anos
Já fez uso de pílula anticoncepcional ou terapia de reposição hormonal?	Não
Filhos	Um filho nascido em 2006 e uma filha nascida em 2008
Mamografia	Já realizou, e a densidade foi classificada como BI-RADS C (densidade heterogênea)
História clínica	Nunca foi diagnosticada com endometriose, não foi submetida à ligadura de trompas, não realizou ooforectomia ou mastectomia, nunca teve diagnóstico de câncer
Escore de risco poligênico	Nunca foi avaliada
Antepassados judeus Ashkenazi	Não possui

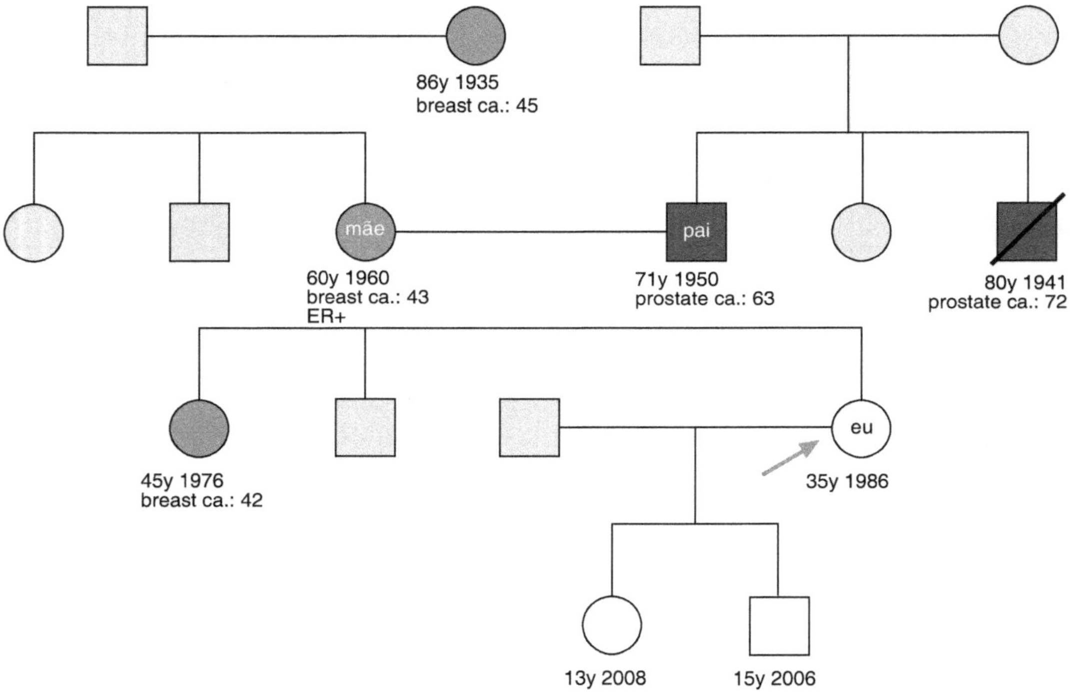

Figura 23.2 Heredograma construído na plataforma BOADICEA.

Lesões precursoras

As lesões benignas com alto risco de malignidade constituem um grupo heterogêneo de lesões precursoras cuja detecção aumentou bastante com a evolução dos exames de imagem (achados acidentais), mas ainda é grande a divergência quanto ao seguimento dessas pacientes, uma vez que grande parte desses achados não evolui para câncer, devendo ser decididas quais lesões devem seguir para biópsia e quais devem ser apenas mantidas sob vigilância. O acompanhamento de lesões mamárias por imagem pode evitar procedimentos invasivos desnecessários.

Segue uma breve descrição das principais lesões de alto risco e das chances de malignização de cada uma delas.

Lesões papilares

As lesões papilares incluem um amplo espectro de achados, que vão desde papilomas intraductais benignos a papilomas com a presença de atipias, caracterizadas por proliferação e hiperplasia ductal. Quando maiores que 1cm e/ou na presença de atipias na análise histológica, é maior a possibilidade de malignização, o que pode implicar a necessidade de excisão cirúrgica[10].

A **Risco absoluto de câncer de mama a partir da idade atual**

O risco de uma mulher desenvolver **câncer de mama nos 5 anos seguintes é de 1,8%.** Em outras palavras, cerca de 18 em um total de 1.000 mulheres com esses fatores de risco desenvolverão câncer nos próximos 5 anos.

O risco de uma mulher desenvolver **câncer de mama nos 10 anos seguintes é de 4,9%.** Em outras palavras, cerca de 49 em um total de 1.000 mulheres com esses fatores de risco desenvolverão câncer nos próximos 10 anos.

O risco de uma mulher desenvolver **câncer de mama entre os 35 e os 80 anos é de 29,3%.** Em outras palavras, cerca de 293 em um total de 1.000 mulheres com esses fatores de risco desenvolverão câncer até os 80 anos de idade.

B **Risco pessoal de desenvolver câncer de mama comparado com o da população**

O risco de uma mulher desenvolver **câncer de mama até os 80 anos é de 29,3%**, comparado com o **risco populacional médio de 11,3%**

Em outras palavras, cerca de 293 em um total de 1.000 mulheres com esses fatores de risco desenvolverão câncer até os 80 anos, comparado com uma mulher comum, entre as quais 113 em 1.000 desenvolverão câncer de mama.

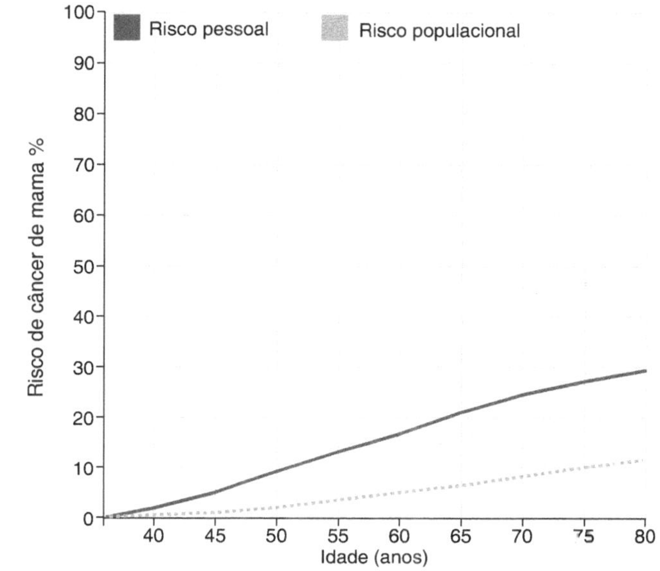

Eixo y da escala

C **Probabilidade de ser portadora de mutações**

Segundo o modelo do câncer de mama, baseado na informação da mulher, a probabilidade de ser portadora de uma mutação de uma variante patogênica de:

- BRCA1 é de 0,70%
- BRCA2 é de 4,70%
- BRCA1 ou BRCA2 é de 5,40%
- PALB2 é de 1,30%
- CHEK2 é de 1,90%
- ATM é de 1,30%

Segundo o modelo do câncer de ovário, baseado na informação da mulher, a probabilidade de ser portadora de uma mutação de uma variante patogênico de:

- RAD51D é de 0,00%
- RAD51C é de 0,00%
- BRIP1 é de 0,10%

Isso resulta na probabilidade de ser portadora de uma variante patogênica de:

- Qualquer dos genes – dos genes BRCA1, BRCA2, PALB2, CHEK2, ATM, RAD51D, RAD51C ou BRIP1 é de 10,00%.
- Nenhum dos genes – dos genes BRCA1, BRCA2, PALB2, CHEK2, ATM, RAD51D, RAD51C ou BRIP1 é de 90,00%.

Figura 23.3A a **C** Resultados do cálculo de risco para a paciente da família 1 pelo método BOADICEA. A paciente foi classificada como de risco elevado, apresentando, a partir dos 20 anos de idade, a probabilidade de 30,6% de ter câncer de mama durante sua vida.

Cicatriz radial e lesão esclerosante complexa

A cicatriz radial é composta de túbulos proliferativos que emanam de um núcleo de tecido fibroelástico em posição central com menos de 1cm. A lesão esclerosante complexa apresenta as mesmas características, porém tem mais de 1cm[10].

Essas lesões estão associadas a outros elementos proliferativos, como papilomas, hiperplasia ductal e adenose esclerosante[10]. Estudos demonstram que 26% das lesões com atipias e 7,5% das lesões sem atipias evoluem para malignidade, o que pode ser usado como critério para excisão cirúrgica; além disso, é menos provável a malignização de lesões com menos de 5mm, sendo sugeridos exames de imagem para o seguimento desses casos[10].

Atipia epitelial plana

Tipo raro de lesão benigna da mama, a atipia epitelial plana consiste em um espectro de lesões colunares que apresentam pequena quantidade de atipias nucleares envolvendo o ducto lobular terminal, mas que não contêm os elementos arquiteturais da hiperplasia ductal atípica ou do carcinoma ductal *in situ*[10,11]. São frequentemente encontradas nas análises histológicas de carcinoma lobular *in situ* e carcinoma tubular invasivo[11], o que indica a necessidade de investigação mais aprofundada da lesão quando esse padrão é encontrado nas biópsias, para exclusão de malignidade já instalada[10].

Estudos mostram evolução para malignidade em 11% dos casos, uma taxa similar à de lesões colunares sem atipias[10], ou seja, esse tipo de lesão não está sozinho, mas associado ao aumento da probabilidade de desenvolvimento de câncer de mama em longo prazo[11].

Hiperplasia ductal atípica

Esse tipo de lesão compartilha alterações citogenéticas com o carcinoma ductal *in situ* e o carcinoma ductal invasivo, sendo uma lesão precursora cuja identificação e acompanhamento se revestem de extrema importância[10]. A evolução para malignidade é, em média, de 23%, sendo comumente recomendada a biópsia excisional da lesão. Além disso, deve ser realizado acompanhamento mais frequente por meio de exames de imagem, inclusive com ressonância magnética[10].

Neoplasia lobular

As neoplasias lobulares representam um grupo de lesões que inclui hiperplasia lobular atípica, carcinoma lobular *in situ* e carcinoma lobular pleomórfico *in situ*[10]. Microscopicamente, essas lesões apresentam células neoplásicas com expansão dos ácinos e ductos intralobulares e, por consequência, expansão das unidades lobulares, formando complexos padrões arquiteturais[10,12,13]. Mais de 50% dos ácinos devem estar distendidos para o diagnóstico de carcinoma lobular *in situ*. Quando a distensão for menor que 50%, a lesão será classificada como hiperplasia lobular atípica[10,12].

O carcinoma lobular pleomórfico *in situ* exibe mais pleomorfismo nuclear das células, sendo mais raro e mais agressivo, frequentemente apresentando necrose central[10,12]. A taxa de malignização da hiperplasia lobular atípica é de 9%, e a porcentagem de evolução do carcinoma lobular *in situ* para carcinoma ductal *in situ* ou carcinoma invasor é de 18%[10].

Modelos matemáticos de cálculo de risco

Os modelos matemáticos de cálculo de risco são utilizados para estimativa do risco de desenvolvimento de neoplasia mamária em curto e longo prazo, e seus resultados podem guiar diferentes condutas, como quimioprevenção e rastreamento clínico especializado[3,5]. No entanto, esses modelos não costumam ser aplicáveis aos pacientes com síndromes hereditárias[5].

Gail

Um dos métodos principais e mais usados é o Gail, que associa fatores hormonais e reprodutivos, como idade da menarca e do primeiro parto, a fatores patogênicos, incluindo número de biópsias mamárias realizadas e presença de hiperplasia atípica, e à história familiar de primeiro grau de câncer de mama, predizendo o risco de desenvolvimento da neoplasia em 5 anos e até os 90 anos[2,3,5,7]. No entanto, o método subestima o risco em populações com alto risco hereditário, não podendo ser utilizado em caso de história pessoal de câncer de mama, carcinoma lobular *in situ*, carcinoma ductal *in situ*, radiação torácica entre os 10 e os 30 anos de idade para tratamento de linfoma e mutação genética conhecida[2,3,5,7]. Além disso, não considera a idade de desenvolvimento do câncer em familiares[2,3,5]. (A calculadora de risco pelo método de Gail encontra-se disponível em: https://bcrisktool.cancer.gov/calculator.html.)

Claus

Esse método inclui a idade da paciente e maior detalhamento da história familiar de câncer de mama e ovário, bem como a idade ao diagnóstico de parentes de segundo e terceiro graus das linhagens materna e paterna, mas não inclui a história hormonal e reprodutiva da paciente[2,3,5,7]. Além disso, não é um bom modelo para avaliação de pacientes com alto risco de câncer hereditário[2,3,5,7]. Alguns estudos mostraram pouca concordância da estimativa de risco medida pelos métodos de Claus e de Gail, principalmente em nulíparas e em caso de história de múltiplas biópsias e história familiar pela linhagem paterna[7]. (A calculadora de risco pelo método de Claus encontra-se disponível em: https://www.princetonradiology.com/service/mammography/breast-cancer-risk-assessment/.)

Tyrer-Cuzick

Esse método incorpora fatores de risco pessoais a fatores de risco familiares, com variáveis como idade, peso e altura, idade da menarca, idade do primeiro parto, uso de terapia de reposição hormonal, história de lesões mamárias, história familiar das linhagens materna e paterna para câncer de mama e de ovário, incluindo a idade ao diagnóstico e a positividade para BRCA1 e BRCA2 em testes genéticos[5,6]. No entanto, tende a superestimar o risco em pacientes apenas com um familiar com câncer de mama ou ovário e subestimar esse risco em uma história familiar com múltiplos casos[5]. (A calculadora de risco pelo método de Tyrer-Cuzick encontra-se disponível em: https://ibis-risk-calculator.magview.com/.)

BRCAPRO e Breast and Ovarian Analysis of Disease Incidence and Carrier Estimation Algorithm (BOADICEA)

Assim como variações do modelo de Tyrer-Cuzick, esses métodos podem ser utilizados para estimativa da probabilidade de mutação dos genes BRCA1 e BRCA2, bem como para avaliação do risco de desenvolvimento de câncer de mama durante a vida[2,3,5,7]. (As calculadoras de risco para os métodos BRCAPRO e BOADICEA encontram-se disponíveis, respectivamente, em https://projects.iq.harvard.edu/bayesmendel/brcapro e https://www.canrisk.org/pt/.)

Como os modelos matemáticos não apresentam boa estimativa de risco para aqueles pacientes com síndromes de predisposição hereditária, a avaliação da extensão de familiares acometidos, idade do diagnóstico, história de câncer de mama em homens, entre outros, deve ser utilizada para indicação ou não de testes genéticos.

Testes genéticos

Os genes relacionados com as síndromes de câncer hereditário são os supressores tumorais e os oncogenes, os quais conferem ao indivíduo portador de mutação germinativa risco aumentado de desenvolvimento de câncer em comparação com a população geral da mesma faixa etária. Variantes patogênicas nesses genes são raras, sendo identificadas em cerca de 5% a 10% dos casos de câncer de mama.

Genes BRCA1 e BRCA2

Os genes BRCA1 e BRCA2 estão associados às síndromes de predisposição ao câncer de mama e ovário hereditário, de herança autossômica dominante[14,15]. Cerca de 2% a 3% das mulheres com câncer de mama apresentam uma variante patogênica nesses genes, mas esse percentual pode chegar a 70% quando a média de idade ao diagnóstico do câncer de mama na família está abaixo de 45 anos (55% em famílias com histórico de câncer de mama e de ovário e 75% em famílias com câncer de mama e de ovário no mesmo indivíduo)[15,16]. As variantes patogênicas nesses genes estão relacionadas com aumento do risco de desenvolvimento de câncer de mama, ovário/peritônio, pâncreas e próstata, além de câncer de mama contralateral[15-17].

Localizado no braço longo do cromossomo 17q21, o gene BRCA1 está associado ao risco de 65% a 67% de desenvolvimento de câncer de mama e 27% a 45% de câncer de ovário[15,16]. Os tumores de mama com imunofenótipo triplonegativo (ou seja, ausência de expressão dos receptores hormonais e HER-2) estão mais associados à presença de variantes patogênicas no gene BRCA1.

Já o gene BRCA2, localizado no braço longo do cromossomo 13q12-13, está relacionado com risco de 45% a 84% de desenvolvimento de câncer de mama ao longo da vida e de 10% a 20% de câncer de ovário, além de aumentar o risco de câncer de pâncreas[15,16]. Em homens, esse gene está associado ao risco de 6% de câncer de mama e ao aumento do risco de câncer de próstata[15].

Gene TP53

Variantes patogênicas no gene TP53 estão relacionadas com a síndrome de Li-Fraumeni, de herança autossômica dominante, bem como com aumento do risco de desenvolvimento de um amplo espectro de tumores, incluindo câncer de mama, câncer cerebral, leucemia, osteossarcomas e sarcomas de partes moles, tumores adrenocorticais, entre outros[15,18,19]. A prevalência da síndrome de Li-Fraumeni em mulheres com câncer de mama em idade jovem (< 40 anos) é de cerca de 1%[15,20], enquanto sua frequência geral entre os tumores mamários oscila entre 20% e 50%[21,22] e está associada a pior prognóstico e menores sobrevida geral e sobrevida livre de câncer em 10 anos[18,19].

Vale ressaltar que, no Brasil, a variante TP53 R337H é prevalente nas regiões Sul e Sudeste, com incidência de 1 a cada 300 nascidos vivos, sendo ocasionalmente descrita em outras regiões. A síndrome de Li-Fraumeni, de herança autossômica dominante, envolve predisposição hereditária ao câncer e está associada a essa variante patogênica em 90% dos casos no Sul e Sudeste do Brasil, sendo o motivo da alta prevalência da síndrome no Paraná. Esse fenômeno está ligado a um efeito fundador, ou seja, a mutação R337H foi estabelecida na população brasileira a partir de um ancestral comum.

Gene CHEK2

As variantes patogênicas do gene CHEK2 estão relacionadas com aumento do risco de câncer de mama, o qual aumenta quando há familiares de primeiro e/ou segundo graus afetados[23]. Dos pacientes com câncer de mama hereditário não relacionado com mutações dos genes BRCA1 e BRCA2, 5,1% apresentam mutação no gene CHEK2, localizado no cromossomo 22[15,24]. Está associado ao aumento do risco de câncer de mama, colorretal e de próstata[15,23,24].

Gene PTEN

O PTEN é um gene supressor tumoral associado à síndrome de Cowden, e o risco de desenvolvimento de câncer de mama em pacientes com variantes patogênicas desse gene está em torno de 67% a 85%[25,26].

A síndrome de Cowden é uma síndrome hereditária rara, caracterizada pelo aumento do risco de desenvolvimento de tumores benignos e malignos em diversos sítios, como tireoide, endométrio e mama, bem como de lesões mucocutâneas, entre outros[15,25]. Cerca de 25% a 50% dos pacientes com essa síndrome desenvolvem câncer de mama invasivo[15,26]. Os portadores de variante patogênica do gene

PTEN costumam desenvolver câncer de mama em idades mais jovens e com alta taxa de metástase linfonodal, mas são mais responsivos à terapia com tamoxifeno[26].

Gene STK11

O STK11 é um gene supressor de tumor relacionado com a síndrome de Peutz-Jeghers, a qual é caracterizada pelo desenvolvimento de hamartomas no trato gastrointestinal, máculas melanocíticas nos lábios e aumento do risco de neoplasias, como de mama, ovário, testículos, útero e trato gastrointestinal[15,27,28]. Trata-se de uma síndrome rara, mas que está associada ao risco de 45% a 50% de desenvolvimento de câncer de mama, em geral com alto grau de malignidade[15,28].

Gene PALB2

Variantes patogênicas do gene PALB2 (*partner and localizer of BRCA2*), quando em heterozigose, acarretam aumento do risco de câncer de mama. Já a presença de variantes patogênicas bialélicas está associada à anemia de Fanconi, de herança autossômica recessiva[29-31].

O gene PALB2 codifica uma proteína que funciona como supressor tumoral, a qual, por meio da ligação com BRCA2 no núcleo celular, promove uma ligação molecular desse complexo que é essencial para que o gene BRCA2 cumpra sua função de corrigir erros e garantir a estabilidade do genoma[30,31]. Nos estudos mais recentes, sugere-se que o risco de câncer de mama em mulheres portadoras da mutação PALB2, em comparação com a população em geral, é cerca de oito a nove vezes maior entre as que têm menos de 40 anos, de seis a oito vezes maior entre as de 40 a 60 anos e cinco vezes maior nas que têm mais de 60 anos de idade. O risco absoluto de câncer de mama para portadoras da mutação em PALB2 aos 70 anos de idade foi de 33% (IC95%: 25 a 44), para aquelas com história familiar de câncer de mama, e de 58% (IC95%: 50 a 66) aos 50 anos, para as que tinham dois ou mais parentes de primeiro grau com câncer de mama[29].

Gene ATM

O gene ATM está localizado no cromossomo 11 e codifica uma proteína que interage com genes envolvidos no processo de supressão tumoral, como BRCA1 e p53[32]. A presença de duas variantes patogênicas (homozigose) está associada à ataxia-telangiectasia (caracterizada por ataxia cerebelar, apraxia oculomotora, imunodeficiência, dentre outras manifestações), enquanto a presença de uma variante patogênica (heterozigose) está relacionada com aumento do risco de câncer de mama e outros tumores.

O gene ATM interage com múltiplos substratos no sítio do dano, promovendo o reparo em caso de quebra da fita dupla do DNA por recombinação homóloga[32,33]. De penetrância moderada, confere aumento de 2,23 vezes no risco relativo de desenvolvimento de câncer de mama, comparado à população em geral[32].

MANEJO DAS PACIENTES DE ALTO RISCO

Rastreamento

O rastreamento por meio de métodos de imagem, indicado para as pacientes de risco habitual, é insuficiente para as de alto risco, já que essas pacientes apresentam risco de desenvolvimento mais precoce do câncer e de tipos histológicos mais agressivos[7,8].

De acordo com a National Comprehensive Cancer Network (NCCN), nas portadoras da síndrome hereditária de câncer de mama e/ou ovário (relacionada com mutações nos genes BRCA1 e BRCA2), o rastreamento deve ser iniciado entre os 25 e os 29 anos de idade com realização anual de ressonância magnética (RM) com contraste. Dos 30 aos 75 anos, recomenda-se mamografia (MMG) anualmente, alternada com RM. A partir dos 75 anos de idade, o rastreio deve ser individualizado.

Segundo as referências nacionais, como o Colégio Brasileiro de Radiologia e Diagnóstico por Imagem, a Sociedade Brasileira de Mastologia e a Federação Brasileira das Associações de Ginecologia e Obstetrícia (FEBRASGO), o rastreamento com mamografia deve ser realizado a partir dos 30 anos de idade em mulheres com mutação dos genes BRCA1 ou BRCA2 ou com parentes de primeiro com essas mutações comprovadas, com periodicidade anual[34].

As pacientes com risco ao longo da vida maior ou igual a 20%, calculado a partir da história familiar, devem iniciar o rastreamento mamográfico 10 anos antes do diagnóstico do parente mais jovem, mas não antes dos 30 anos, mantendo periodicidade anual[34]. As mulheres com lesões consideradas de alto risco devem iniciar rastreamento mamográfico anual a partir do diagnóstico da lesão[34]. Aquelas com história de irradiação de tórax entre 10 e 30 anos devem iniciar o rastreamento anual a partir do oitavo ano após o tratamento, mas não antes dos 30 anos de idade[34]. Vale lembrar o risco da exposição repetida à radiação, que pode induzir variantes patogênicas e desenvolvimento de malignidades[16,34].

De acordo com essas mesmas entidades, o rastreamento com RM tem as mesmas indicações e periodicidade do rastreamento mamográfico, mas pode ser iniciado a partir dos 25 anos de idade[34]. Em virtude da baixa sensibilidade da MMG para essas pacientes jovens, que apresentam mamas mais densas, a RM é considerada o método suplementar de escolha, com sensibilidade de quase 90% para detecção de lesões mamárias[7,8,34-36]. Outro benefício da RM é não utilizar radiação ionizante[15]. Entretanto, pode aumentar o número de biópsias por ser um método menos específico para malignidade[7,9].

A ultrassonografia mamária, apesar da sensibilidade de 40%, quando usada isoladamente, e de 55%, quando associada à MMG, pode ser um método suplementar em caso de indisponibilidade da RM ou de limitações para seu uso[34].

Intervenções no estilo de vida

As mudanças no estilo de vida podem diminuir a incidência de câncer de mama em mulheres com alto risco de desenvolvimento da doença.

Atividade física

A atividade física é considerada fator de proteção provável contra o câncer de mama na pós-menopausa com evidência limitada para mulheres na pré-menopausa[35]. A prática de exercício reduz a gordura corporal, promove o equilíbrio dos níveis de insulina e os hormônios sexuais, diminui a inflamação e fortalece as defesas do corpo[35]. Nos estudos desenvolvidos até o momento, observou-se efeito protetor apenas da atividade física por mais de 6 horas/semana e para o câncer de mama invasivo, sendo necessários mais estudos para expandir o conhecimento sobre os demais tipos de tumores de mama[35].

Consumo de álcool e tabagismo

Considera-se que não existem níveis seguros para ingestão de bebidas alcoólicas: quanto maiores a dose ingerida e o tempo de exposição, maior o risco de desenvolvimento de diversos tipos de câncer, incluindo o de mama, o que se deve à maior produção de espécies reativas de oxigênio e consequentes danos ao DNA, com aumento dos níveis circulantes de estrogênio[35]. Pessoas que consomem grandes quantidades de bebida alcoólica também podem desenvolver deficiência de nutrientes, como folato, tornando o tecido mamário mais suscetível aos efeitos carcinogênicos da bebida alcoólica[35].

Por outro lado, os resultados acerca do tabagismo são contraditórios no que diz respeito à relação com o desenvolvimento de câncer de mama, sendo considerado agente carcinogênico com limitada evidência de aumento do risco de câncer de mama em humanos[35].

Índice de massa corporal e obesidade

A relação entre o desenvolvimento de câncer de mama e o índice de massa corporal (IMC) varia de acordo com o *status* hormonal da mulher. Em mulheres na pós-menopausa, um IMC maior está associado a risco maior de desenvolvimento da doença. O excesso de peso promove aumento do nível de estrogênio circulante, uma vez que o tecido adiposo é o principal local de síntese desse hormônio em mulheres na pós-menopausa, bem como de insulina e fator de crescimento semelhante à insulina (IGF-1) circulantes[35]. Essas substâncias, juntamente com outros fatores pró-inflamatórios produzidos pelos adipócitos (fator de necrose tumoral, interleucina e proteína C reativa), induzem a progressão do ciclo celular e a inibição da apoptose, aumentando assim o risco de desenvolvimento do câncer [35].

Já em mulheres na pré-menopausa, a associação com o IMC é inversa, ou seja, elas apresentam risco menor de desenvolvimento de câncer de mama. A explicação para esse fenômeno ainda é incerta.

Terapia de reposição hormonal

A reposição hormonal na pós-menopausa aumenta em até duas vezes o risco de câncer de mama[35]. A terapia de reposição hormonal com estrogênio e progesterona por mais de 5 anos está associada a aumento na incidência de câncer de mama e ao diagnóstico mais tardio da doença[35]. A decisão quanto à recomendação desse tipo de terapia para amenizar os sintomas da menopausa deve incluir uma discussão com a paciente quanto aos benefícios e riscos e um plano de descontinuação do tratamento assim que ocorrer a melhora dos sintomas[35].

No entanto, em mulheres que realizaram histerectomia, a reposição hormonal apenas com estrogênio não foi associada a risco aumentado de desenvolvimento de câncer de mama.

Contraceptivos

O risco de desenvolvimento de câncer é maior durante o uso, mas essa associação desaparece dentro de 2 a 5 anos após a descontinuação.

Amamentação

Os fatores hormonais têm papel preponderante em mulheres geneticamente predispostas ao desenvolvimento do câncer de mama. A amamentação reduz a exposição da mulher aos hormônios que aumentam o risco de câncer, uma vez que nos períodos de gestação de amamentação a mama está livre do estímulo estrogênico – quanto maior o tempo de aleitamento materno, maior o benefício[35]. Verifica-se efeito protetor significativo apenas contra neoplasia ductal, sugerindo que os diversos tipos de câncer de mama podem apresentar diferentes etiologias[35].

Quimioprevenção

As mulheres diagnosticadas com câncer de mama têm na quimioprevenção uma opção à cirurgia redutora de risco para minimizar a possibilidade de recorrência do câncer e de surgimento de câncer contralateral[6]. Aquelas com risco maior que 1,7% em 5 anos pelo método de Gail ou que apresentam carcinoma lobular *in situ* também são potenciais candidatas à quimioprevenção[35].

No entanto, essa conduta é menos efetiva na redução do risco de câncer de mama, quando comparada à cirurgia redutora de risco, e apresenta efeitos colaterais potencialmente sérios[6]. Além disso, existe dúvida quanto à efetividade desse método contra cânceres negativos para o receptor de estrogênio, o que pode torná-lo mais efetivo para portadores de variantes patogênicas do gene BRCA2, quando comparados a portadores de variantes do gene BRCA1[6,15,16].

Câncer de mama positivo para receptor de estrogênio

Os receptores de estrogênio de alguns tumores de mama têm sido utilizados há anos como alvos tanto para o tratamento como para a prevenção[35]. Os moduladores seletivos do receptor de estrogênio são inibidores competitivos, como o tamoxifeno, que age como antagonista do estrogênio no tecido mamário e agonista do mesmo hormônio no tecido do endométrio. Essa terapia foi avaliada em mulheres com alto risco de desenvolvimento de câncer de mama durante a pré ou pós-menopausa.

Nesse contexto, quando administrado por 5 anos, o risco de desenvolvimento de câncer de mama diminuiu em 49% (segundo o *National Surgical Adjuvant Breast and Bowel Project* [NSABP P-1]), e as portadoras de hiperplasia com atipias apresentaram redução ainda maior do risco (85%). Em análise posterior, realizada pelo estudo europeu *International Breast Cancer Interventional Study* (IBIS-I), o tamoxifeno continuou a reduzir o risco de câncer após 16 anos de acompanhamento[35]. Os efeitos adversos mais importantes incluem ondas de calor, ressecamento da mucosa vaginal e aumento do risco de catarata e de condições mais graves, como trombose venosa profunda, embolia pulmonar, ataque isquêmico transitório e derrame, bem como aumento do risco de câncer de endométrio[35].

No entanto, esses eventos não aumentam significativamente em mulheres com menos de 50 anos de idade, sendo possível definir a população que se beneficiaria da intervenção com o medicamento sem a ocorrência de efeitos adversos graves[35].

O raloxifeno, por sua vez, comporta-se como antagonista do estrogênio em ambos os tecidos[35], reduzindo, como o tamoxifeno, o risco de desenvolvimento de câncer de mama em mulheres com alto risco para a doença, mas com menos efeitos colaterais. Em razão da menor incidência de eventos tromboembólicos, câncer de endométrio, histerectomia e catarata, tornou-se o medicamento de escolha para as mulheres na pós-menopausa[35].

Os inibidores da aromatase – enzima que completa o último passo na síntese de estrogênio – bloqueiam a produção de estrogênio em mulheres na pós-menopausa e se revelaram eficazes no tratamento do câncer de mama avançado ou em estádios iniciais[35]. Os medicamentos dessa classe – exemestano, anastrazol e letrozol – são considerados promissores na quimioprevenção contra o desenvolvimento de câncer de mama em pacientes de alto risco[35].

Estudos com o exemestano, como o *Mammary Prevention 3* (MAP.3). registraram redução de 65% no desenvolvimento desse tipo de câncer na população de alto risco na pós-menopausa. Os efeitos colaterais dessa classe incluem sintomas vasomotores e disfunções sexuais[35].

Mastectomia redutora de risco

A mastectomia redutora de risco é um procedimento comprovadamente eficaz na prevenção do câncer de mama, havendo estudos de caso-controle e de coorte que relatam redução de 90% a 95% no risco de desenvolvimento de câncer nas mulheres com variante patogênica dos genes BRCA1 e BRCA2[6,15,16,35,37]. Na comparação entre as mulheres de alto risco que não realizaram cirurgia e as que a realizaram, a taxa de desenvolvimento de câncer de mama em acompanhamento de 3 anos caiu de 7% ou 8% para 0% em alguns estudos[15,38]. No entanto, não existem estudos randomizados que demonstrem a efetividade desse método[6,16,37].

A realização dessa cirurgia é uma decisão importante para a mulher, que deve receber o apoio necessário com informações claras sobre as opções e os tipos de cirurgia existentes[6,15,16,37]. As opções cirúrgicas incluem mastectomia bilateral com remoção da pele sobre as mamas, mastectomia bilateral com preservação da pele associada ou não à preservação do mamilo e do complexo areolar e mastectomia contralateral em pacientes com variante patogênica em genes de alto risco que já tiveram câncer em uma das mamas[6,15,16]. Não existem evidências que tenham demonstrado diminuição da eficácia do procedimento quando o mamilo e o complexo areolar são preservados, mas as pacientes devem ser esclarecidas quanto à possibilidade de necrose[37].

Existe uma pequena possibilidade de uma neoplasia mamária estar oculta durante o procedimento, mas não há recomendações custo-efetivas de um rastreamento diferenciado para essa ocorrência nas mulheres que serão submetidas à cirurgia, como a realização de biópsia do linfonodo sentinela[6,15,16].

A cirurgia costuma reduzir a ansiedade das pacientes, e a maior parte fica satisfeita com sua decisão, mas nem sempre com o resultado estético, comumente apresentando redução da autoestima e da sensação de feminilidade[6,37].

Salpingooforectomia bilateral redutora de risco

Variantes patogênicas dos genes BRCA1 e BRCA2 aumentam o risco de desenvolvimento de câncer de mama, ovário, peritônio e tubas uterinas[16,37]. Como não há métodos confiáveis para diagnóstico precoce do câncer de ovário, o diagnóstico é tardio na maioria dos casos com pior prognóstico[35]. Por esse motivo, muitas mulheres optam pela salpingooforectomia bilateral redutora de risco após constituição de prole, a qual é capaz de reduzir em 80% a 95% o risco de desenvolvimento de câncer de ovário e em 50% o de câncer mama, quando realizada nos anos pré-menopausa, com diminuição também significativa da mortalidade[6,15,16,35,38]. O motivo apontado para essas reduções é a diminuição nos níveis de estrogênio[6,16].

Quando associada à mastectomia redutora de risco, houve diminuição de cerca de 95% no risco de desenvolvimento de câncer de mama[16]. No entanto, essa técnica não está indicada especificamente para redução do risco de câncer de mama, sendo a mastectomia bilateral a melhor escolha para essas pacientes[16].

A idade ideal para a cirurgia ainda não está clara, mas estudos sugerem que, devido ao desenvolvimento mais precoce do câncer de mama em pacientes com variante patogênica no BRCA1, essas devem realizar o procedimento em idade mais precoce, por volta dos 40 anos, comparadas às pacientes com variante patogênica no BRCA2, que podem submeter-se à cirurgia por volta dos 40 aos 45 anos de idade[6].

A salpingooforectomia bilateral redutora de risco provoca o desencadeamento de sintomas prematuros da menopausa, bem como aumento no risco cardiovascular e de osteoporose[6,15,35]. Por isso, deve ser discutida com a paciente a indicação de terapia de reposição hormonal, que parece não alterar o efeito protetor da cirurgia contra o desenvolvimento de câncer de mama, quando usada por curtos períodos e em mulheres com menos de 50 anos de idade[6,15,35]. As pacientes devem ser sempre esclarecidas quanto aos riscos e benefícios dessa terapia.

Em virtude do grande impacto da cirurgia na vida da paciente, é importante um acompanhamento multidisciplinar tanto para a tomada de decisão como após o procedimento, que pode ter repercussões negativas na autoestima da mulher, na maneira de encarar seu próprio corpo e nos relacionamentos[35]. Mesmo com a cirurgia, é importante que as pacientes continuem fazendo acompanhamento com profissional de saúde e exames de imagem regulares[35].

CONSIDERAÇÕES FINAIS

Algumas mulheres conseguem pesar os riscos e os benefícios das diferentes opções de prevenção[39]. No entanto, outras são movidas pelo medo, pela preocupação e pela experiência prévia com algum membro da família no momento de escolher o curso do tratamento, tomando medidas agressivas sem pesar os riscos iatrogênicos[39]. É importante que as mulheres com alto risco para o desenvolvimento de câncer de mama sejam instruídas quanto às opções, esclarecendo os riscos e benefícios de cada uma delas[37,39]. Desse modo, o aconselhamento genético é fundamental para essas pacientes.

As pacientes devem conhecer seu risco absoluto de desenvolver o câncer antes da tomada de decisão, uma vez que estudos mostram que muitas mulheres superestimam o risco e encaram um risco alto como o desenvolvimento inevitável do câncer de mama, o que pode ser dirimido por meio de esclarecimento[37,39].

Além disso, essas mulheres devem ser acompanhadas regularmente por uma equipe multidisciplinar, em especial com suporte psicossocial, e receber informações completas e passíveis de entendimento, esclarecendo quaisquer dúvidas existentes[37,39]. O teste genético deve ser oferecido às pacientes com essas indicações, devendo ser encaminhadas para suporte as portadoras de síndromes genéticas[37].

É essencial que as pacientes entendam que a maioria das mulheres diagnosticadas com câncer de mama precocemente não morre por causa dessa patologia[39]. Além disso, devem ser esclarecidas de que, apesar da mastectomia redutora de risco, ainda apresentam risco de desenvolvimento de câncer de mama no tecido remanescente[37,39]. Por fim, apesar de socialmente mais aceita em virtude da experiência compartilhada por celebridades e pela internet, não se pode esquecer que a mastectomia redutora de risco é uma escolha individual[37].

Essa é uma decisão que tem forte impacto na vida da paciente e, por isso, é exclusivamente pessoal, devendo o profissional de saúde garantir sempre uma boa relação médico-paciente e o completo esclarecimento da situação[37,39].

Referências

1. Ministério da Saúde/Instituto Nacional de Câncer José Alencar Gomes da Silva (INCA). Estimativa 2020 Incidência de Câncer no Brasil. Rio de Janeiro: INCA, 2019. 122 p. No: 159.
2. Federação Brasileira das Associações de Ginecologia e Obstetrícia. Mastologia. Manual de Orientação. 2010: 45-56.
3. Lee TC, Reyna C, Shaughnessy E, Lewis JD. Screening of populations at high risk for breast cancer. J Surg Onco. 2019; 120(5): 820-30.
4. Desreux JAC. Breast cancer screening in young women. Eur J Obstet Gynecol Reprod Biol 2018; 230:208-11.
5. Barke LD, Freivogel ME. Breast Cancer Risk Assessment Models and High-Risk Screening. Radiol Clin North Am 2017; 55(3):457-74.
6. Armstrong AC, Evans DG. Management of women at high risk of breast cancer. BMJ 2014; 348. g2756.
7. Amir E, Freedman OC, Seruga B, Evans DG. Assessing women at high risk of breast cancer: a review of risk assessment models. J Natl Cancer Inst 2010; 102(10):680-91.
8. Apesteguía Ciriza L. Manejo de pacientes de alto riesgo de cáncer de mama [Managing patients with high risk for breast cancer]. Elsevier Radiologia 2010; 52(1):18-21.
9. Trepanier A, Ahrens M, McKinnon W et al. Genetic cancer risk assessment and counseling: recommendations of the national society of genetic counselors. J Genet Couns 2004; 13(2):83-114.
10. Gulla S, Lancaster R, De Los Santos J. High-Risk Breast Lesions and Current Management. Semin Roentgenol 2018; 53(4):252-60.
11. Said SM, Visscher DW, Nassar A et al. Flat epithelial atypia and risk of breast cancer: A Mayo cohort study. Cancer 2015; 121(10): 1548-55.
12. Lewin AA, Mercado CL. Atypical Ductal Hyperplasia and Lobular Neoplasia: Update and Easing of Guidelines. Am J Roentgenol 2020; 214(2), 265-75.
13. Thomas PS. Diagnosis and Management of High-Risk Breast Lesions. J Natl Compr Canc Netw 2018 16(11):1391-6.
14. Ricci M, Junqueira P. Marcadores moleculares em câncer de mama preditivos de metástases axilares. Revista da Associação Médica Brasileira 2008; 54:189-189.
15. Harris JR, Lippman ME, Morrow M, Osborne CK. Diseases of the breast. 5th ed. Philadelphia, USA: Wolters Kluwer Health, 2014.
16. Jatoi I, Benson JR. Management of women with a hereditary predisposition for breast cancer. Future Oncol 2016; 12(19):2277-88.
17. Bordeleau L, Panchal S, Goodwin P. Prognosis of BRCA-associated breast cancer: a summary of evidence. Breast Cancer Res Treat 2010; 119(1):13-24.
18. Børresen-Dale AL. TP53 and breast cancer. Hum Mutat 2003; 21(3):292-300.

19. Olivier M, Langerød A, Carrieri P et al. Independent prognostic value of somatic TP53 gene mutations in 1794 breast cancer patients. Breast Cancer Res 2005; 7(2):4-48.
20. Schon K, Tischkowitz M. Clinical implications of germline mutations in breast cancer: TP53. Breast Cancer Res Treat 2018; 167(2):417-23.
21. Patocs A, Zhang L, Xu Y et al. Breast-cancer stromal cells with TP53 mutations and nodal metastases. N Engl J Med 2007; 357(25):2543-51.
22. Moura-Gallo CV, Simão TA, Ribeiro FS, Andrada-Serpa MAJ, Cardoso LEB, Mendonça GAS. Mutações no gene TP53 em tumores malignos de mama: associação com fatores de risco e características clínico-patológicas, inclusive risco de óbito, em pacientes residentes no Rio de Janeiro. Rev Bras Epidemiol 2004; 7(2):167-75.
23. Apostolou P, Papasotiriou I. Current perspectives on CHEK2 mutations in breast cancer. Breast Cancer (Dove Med Press) 2017; 9:331-5.
24. Cybulski C, Górski B, Huzarski T et al. CHEK2 is a multiorgan cancer susceptibility gene. Am J Hum Genet 2004; 75(6):1131-5.
25. Ngeow J, Sesock K, Eng C. Breast cancer risk and clinical implications for germline PTEN mutation carriers. Breast Cancer Res Treat 2017; 165(1):1-8.
26. Zhang HY, Liang F, Jia ZL, Song ST, Jiang ZF. PTEN mutation, methylation and expression in breast cancer patients. Oncol Lett 2013; 6(1):161-8.
27. Chen J, Lindblom A. Germline mutation screening of the STK11/LKB1 gene in familial breast cancer with LOH on 19p. Clin Genet 2000; 57(5):394-7.
28. Fenton H, Carlile B, Montgomery EA et al. LKB1 protein expression in human breast cancer. Appl Immunohistochem Mol Morphol 2006; 14(2):146-53.
29. Antoniou AC, Casadei S, Heikkinen T et al. Breast-cancer risk in families with mutations in PALB2. N Engl J Med 2014; 371(6):497-506.
30. Tischkowitz M, Xia B, Sabbaghian N et al. Analysis of PALB2/FANCN-associated breast cancer families. Proc Natl Acad Sci USA 2007; 104(16):6788-93.
31. Rahman N, Seal S, Thompson D et al. PALB2, which encodes a BRCA2-interacting protein, is a breast cancer susceptibility gene. Nat Genet 2007; 39(2):165-7.
32. Ahmed M, Rahman N. ATM and breast cancer susceptibility. Oncogene 2006; 25(43):5906-11.
33. Jerzak KJ, Mancuso T, Eisen A. Ataxia-telangiectasia gene (ATM) mutation heterozygosity in breast cancer: a narrative review. Curr Oncol 2018; 25(2):e176-e180.
34. Urban LABD, Chala LF, Bauab SP et al. Recomendações do Colégio Brasileiro de Radiologia e Diagnóstico por Imagem, da Sociedade Brasileira de Mastologia e da Federação Brasileira das Associações de Ginecologia e Obstetrícia para o rastreamento do câncer de mama. Radiol Bras 2017; 50(4):244-9.
35. Nelson H. Risk Factors for Breast Cancer for Women Aged 40 to 49 Years. Annals of Internal Medicine 2012; 156(9):635.
36. Nadler M, Al-Attar H, Warner E et al. MRI surveillance for women with dense breasts and a previous breast cancer and/or high risk lesion. Breast 2017; 34:77-82.
38. Domchek SM, Friebel TM, Singer CF etal. Association of risk-reducing surgery in BRCA1 or BRCA2 mutation carriers with cancer risk and mortality. JAMA 2010; 304(9):967-75.
39. Fielden HG, Brown SL, Saini P, Beesley H, Salmon P. How do women at increased breast cancer risk perceive and decide between risks of cancer and risk-reducing treatments? A synthesis of qualitative research. Psychooncology 2017; 26(9):1254-62.

CAPÍTULO

24

Estadiamento e Seguimento do Câncer de Mama

Leandro Cruz Ramires da Silva
Bárbara Caroline Dias Faria
Vitor Santos de Souza

INTRODUÇÃO

O estadiamento do câncer de mama, como qualquer outro, tem por objetivo a estimativa de sua localização e extensão, possibilitando a avaliação do avanço da doença e a indicação do melhor tratamento. Além disso, torna possível uma estimava a respeito do prognóstico da paciente[1].

Para o estadiamento é utilizada a classificação dos tumores malignos (TNM), a qual se baseia nas características do tumor primário, dos linfonodos das cadeias de drenagem linfática do órgão em que o tumor se localiza e na presença ou ausência de metástases à distância. Nesse sentido, a letra T se refere ao tumor primário, bem como a seu tamanho e extensão para estruturas vizinhas. Para indicar o número de linfonodos acometidos pelo câncer utiliza-se a letra N[2], enquanto a disseminação da neoplasia primária para outras estruturas regionais ou órgãos à distância – metástase – é designada pela letra M[3]. Além do estadiamento anatômico, desde 2018 é recomendada a utilização da oitava edição do *Manual de Estadiamento do Câncer*, criado e disponibilizado pelo Comitê Conjunto Americano de Câncer (AJCC na sigla em inglês), cujas definições englobam o estadiamento anatômico e os marcadores de prognóstico clínico e patológico.

T – TUMOR PRIMÁRIO

A maior dimensão contínua de um tumor é adotada para estabelecer seu tamanho (o T da classificação TNM [Quadro 24.1]), a qual pode ser estimada por meio de achados clínicos e patológicos. Para definição clínica (cT), pode-se usar tanto o exame físico como o imaginológico (p. ex., mamografia, ultrassonografia e/ou a ressonância magnética [RM]). Cabe ressaltar que muitas vezes essa definição pode não ser acurada para determinada finalidade, uma vez que alguns tipos de invasão não podem ser avaliados[4].

Dentre os métodos de imagem, a RM é o que apresenta melhor correlação com o tamanho da neoplasia. Vale ressaltar que, se os métodos de imagem diferirem de modo a afetar a classificação T, torna-se necessária a confirmação por meio de biópsia excisional.

A estimativa patológica (pT) pode ser definida por meio da microscopia ou da avaliação macroscópica da biópsia, sendo preferível por tornar possível, com a ressecção do tumor, definir se há fibrose envolvendo a lesão e se o tumor é não invasivo ou invasivo[5].

Para essa classificação, a letra T é seguida pelos números de 0 a 4 e descreve o tamanho do tumor primário, bem como se este se espalhou para a pele ou para a parede torácica sob a musculatura peitoral. Nesse sentido, um valor de T elevado significa maior tamanho do tumor e/ou disseminação mais ampla para os tecidos próximos[6].

N – LINFONODOS REGIONAIS

A definição do *status* linfonodal pode ser estabelecida por meio do exame clínico ou de estudo por imagem, utilizando a descrição cN, a qual é também utilizada para designar linfonodos analisados histologicamente, caso não tenha sido realizada a ressecção cirúrgica do tumor, ou seja, na ausência de pT.

Essa categoria é classificada pela letra N, seguida por um número de 0 a 3. Essa classificação determina se o câncer se espalhou para os linfonodos próximos à mama e, em caso afirmativo, a quantidade de linfonodos envolvidos. Para alterar o estágio N é necessário que exista um depósito de no mínimo 200 células cancerosas ou com pelo menos 0,2mm de diâmetro. Áreas com pelo menos

Quadro 24.1 Classificação T do TNM

Classificação	Subclassificação	Definição – maior diâmetro (mm)
Tx		Não avaliável
T0		Sem evidência de tumor
Tis (CDIS)		Carcinoma ductal *in situ**
Tis (Paget**)		
T1	T1mi	Tumor ≤ 1 – microinvasivo (mi)
	T1a	1 < tumor ≤ 5
	T1b	5 < tumor ≤ 10
	T1c	10 < tumor ≤ 20
T2		20 < tumor ≤ 50
T3		Tumor > 50
T4 (qualquer tamanho de tumor)	T4a	Extensão para parede torácica (NÃO está incluída invasão do músculo peitoral)
	T4b	Extensão para pele (edema, lesão em casca de laranja, úlceras, nódulos)
	T4c	Misto de T4a e T4b
	T4d*** ou cT4d	Câncer inflamatório – diagnóstico clínico

**In situ*: não invasivo.
**A doença de Paget é classificada a partir da presença de exsudato ou crosta em mamilo e aréola.
***cT4d – eritema difuso e edema envolvendo ≥ 1/3 da pele da mama. Tem rápida evolução.

0,2mm ou 200 células, mas que ainda não atingiram 2mm de foco metastático, são chamadas de micrometástases, enquanto as áreas maiores que 2mm são denominadas macrometástases ou metástases axilares[6].

Após confirmação por biópsia do linfonodo sentinela (BLS [Quadro 24.2]) ou biópsia por agulha fina (PAAF)/biópsia de fragmento (*core biopsy*), à descrição cN deverá ser adicionado o sufixo -sn ou -f para sentinela e agulha fina, respectivamente.

Em caso de BLS com resultado positivo, nem sempre são necessárias a dissecção axilar e a análise patológica dos demais linfonodos para determinação do *status* axilar na atualidade, dependendo do protocolo a ser seguido.

A técnica da BLS consiste na injeção de fármaco marcado radioativamente ou de corante azul nas proximidades do tumor. O primeiro linfonodo a receber essa substância, imitando o caminho que os êmbolos neoplásicos percorrem no(s) linfonodo(s) sentinela(s), será identificado por meio de uma aparelhagem adequada ou mediante identificação visual do linfonodo corado e removido cirurgicamente para análise (Figura 24.1).

M – METÁSTASE À DISTÂNCIA

A investigação de metástase à distância é feita por meio de anamnese, exame físico e métodos de imagem.

Apesar de fornecer informações valiosas, na maioria das vezes o exame físico não é suficiente, por exemplo, para determinação do cM1 (presença de metástase clínica ou radiológica). Desse modo, quando apropriado, busca-se a associação de clínica, imagem e achados laboratoriais para obtenção de informações mais acuradas.

Vale ressaltar que os exames de imagem não estão indicados para todos os diagnósticos de câncer de mama, tampouco são necessários para afirmar que a paciente está livre de metástase (cM0). O pedido de exames diagnósticos por imagem dependerá da categorização dos sinais e sintomas, do TN e do estádio clínico da paciente. De acordo com o estádio clínico (Quadro 24.3), é possível considerar a solicitação de propedêutica imaginológica.

A confirmação patológica da lesão deve ser realizada sempre que possível. Além disso, é desejável a investigação dos biomarcadores, principalmente quando não foram estabelecidos os biomarcadores da neoplasia primária. Além disso, esses marcadores podem apresentar um perfil distinto do tumor primário.

PROGNÓSTICO DO CÂNCER DE MAMA

O prognóstico do câncer de mama depende do *status* da classificação TNM e dos biomarcadores, como o receptor tipo 2 do fator de crescimento epidérmico humano

Quadro 24.2 Classificação N do TNM – linfonodos regionais

Classificação	Definição	Cadeias	Observação
cN1	Metástase em linfonodos ipsilaterais móveis	Axilares níveis I e II	–
cN2a	Metástase em linfonodos ipsilaterais aderidos uns aos outros	Axilares níveis I e II	–
cN2b	Metástase ipsilateral	Mamária interna	Ausência de linfonodos em cadeias axilares I e II
cN3a	Metástase ipsilateral infraclavicular	Axilar nível III	Acomete ou não axilares níveis I e II
cN3b	Metástases ipsilaterais	Axilares e mamária interna	
cN3c	Metástase ipsilateral	Supraclavicular	Acomete ou não cadeias axilares ou mamária interna

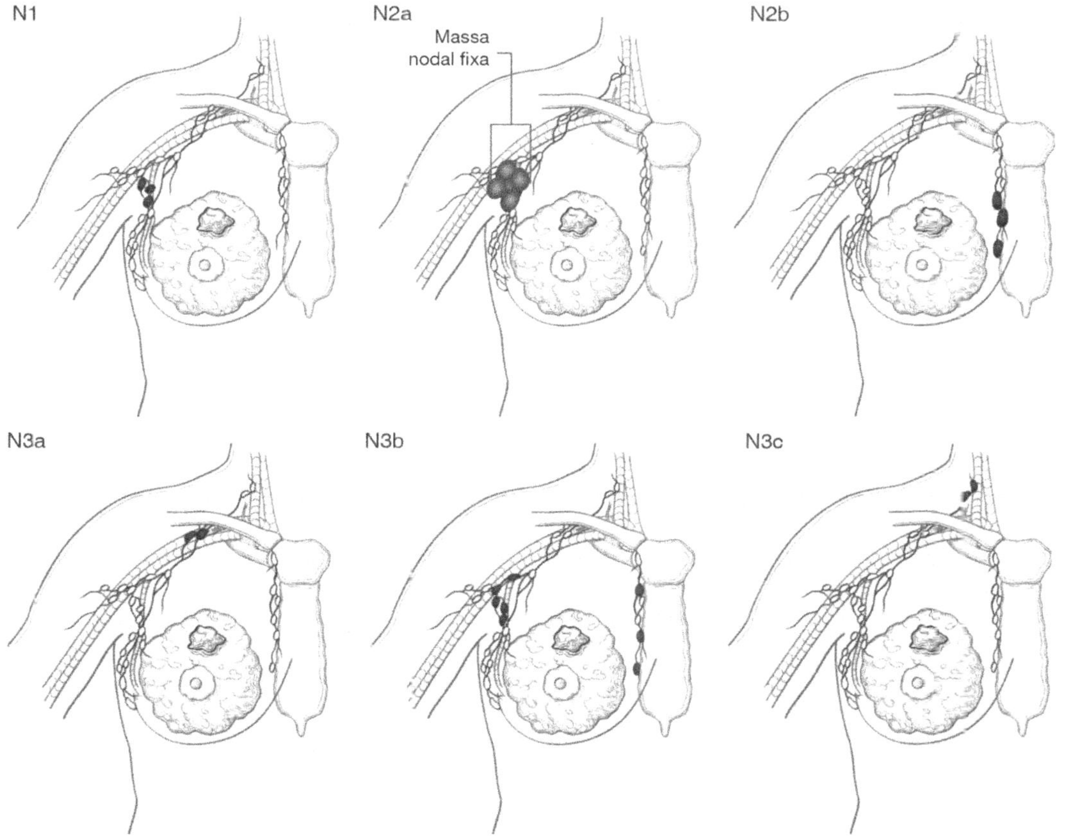

Figura 24.1 Demonstração anatômica das cadeias linfonodais.

Quadro 24.3 Solicitação de propedêutica imaginológica conforme estádio clínico da paciente

Estádio	T	N	M	Indicação de exame de imagem de rotina
0	Tis	N0	M0	Desencorajada
IA	T1	N0	M0	Desencorajada. Considerar em caso de sinais e sintomas*
IB	T0/T1	N1mi	M0	Desencorajada. Considerar em caso de sinais e sintomas*
IIA	T0/T1	N1	M0	Desencorajada. Considerar em caso de sinais e sintomas*
	T2	N0	M0	Desencorajada. Considerar em caso de sinais e sintomas*
IIB	T2	N1	M0	Desencorajada. Considerar em caso de sinais e sintomas*
	T3	N0	M0	Desencorajada. Considerar em caso de sinais e sintomas*
IIIA	T0-T3	N2	M0	Considerar mesmo na ausência de sinais e sintomas
	T3	N1	M0	Considerar mesmo na ausência de sinais e sintomas
IIIB	T4	N0-N2	M0	Considerar mesmo na ausência de sinais e sintomas
IIIC	Qualquer	N3	M0	Considerar mesmo na ausência de sinais e sintomas
IV	Qualquer	Qualquer	M1	Diagnóstico de metástase já firmado

*Dor abdominal, fosfatase alcalina elevada, função hepática anormal, sintomas abdominais, exames físicos do abdome e da pelve anormais e sintomas pulmonares.

(HER-2), o receptor de estrogênio (RE) e o receptor de progesterona (RP), bem como dos fatores morfológicos tradicionais.

A manipulação hormonal é há muito tempo reconhecida como potente estimulador do crescimento do câncer de mama. Além disso, a positividade do HER-2 nos casos de câncer de mama está associada a uma baixa diferenciação celular, estando presente, portanto, em tumores de alto grau. O HER-2 positivo também está associado a altas taxas de proliferação celular, aneuploidia de DNA e negatividade de receptores hormonais.

Os moduladores seletivos de RE, como tamoxifeno, retardam ou interrompem a progressão de tumores RE-positivos e RP-positivos, com resposta mais baixa para tumores RE-positivos e RP-negativos e ainda mais baixa para RE-negativos e RP-positivos. Já em mulheres com câncer de mama HER-2-positivo, a administração de vários regimes quimioterapêuticos associados ao anticorpo monoclonal trastuzumabe e agentes direcionados ao HER-2 melhora o prognóstico desse grupo de pacientes.

O Comitê Conjunto Americano de Câncer (AJCC na sigla em inglês), na oitava edição do *AJCC Cancer Staging Manual*, explica detalhadamente a complexa classificação do prognóstico do câncer de mama a partir de dezenas de tabelas disponíveis em seu *site* oficial[4].

Referências

1. Federação Brasileira de Instituições Filantrópicas de Apoio à Saúde da Mama. Estágios do câncer de mama. 2019 [acesso em 2021 Mai 27]. Disponível em: https://www.femama.org.br/site/br/noticia/estagios-do-cancer-de-mama.
2. National Cancer Institute. About Cancer: Diagnosis and Staging. 2015 [acesso em 2021 Mai 27]. Disponível em: https://www.cancer.gov/about-cancer/diagnosis-staging/staging.
3. Instituto de Ciências Biológicas da Universidade Federal de Minas Gerais. Morfologia: Patologia em Hipertexto. Neoplasias. [acesso em 2021 Mai 27]. Disponível em: http://depto.icb.ufmg.br/dpat/old/morfologia.htm.
4. American Joint Committee on Cancer. AJCC Cancer Staging Form Supplement. 2018 [acesso em 2021 Mai 27]. Disponível em: https://cancerstaging.org/references-tools/deskreferences/Documents/AJCC%208th%20Edition%20Breast%20Cancer%20Staging%20System.pdf.
5. American Cancer Society. Surgery for Breast Cancer. 2021 [acesso em 2021 Mai 27]. Disponível em: https://www.cancer.org/cancer/breast-cancer/treatment/surgery-for-breast-cancer/lymph-node-surgery-for-breast-cancer.html.
6. American Cancer Society. Understanding a Breast Cancer Diagnosis. 2021 [acesso em2021 Mai 27]. Disponível em: https://www.cancer.org/cancer/breast-cancer/understanding-a-breast-cancer-diagnosis/stages-of-breast-cancer.html.

CAPÍTULO

25

Carcinomas *in situ* das Mamas

Waldeir Jose de Almeida Júnior
Isabela Safar Paim
Pedro Francisco Lucena de Oliveira

INTRODUÇÃO

Os carcinomas *in situ* são definidos como uma proliferação epitelial maligna restrita aos ductos e/ou ácinos mamários[1]. Diferenciam-se dos carcinomas invasivos pelo confinamento das células malignas à membrana basal, sem invasão do estroma mamário[2]. O principal tipo é o carcinoma ductal *in situ* (CDIS).

O carcinoma lobular *in situ* (CLIS) não é mais classificado como carcinoma *in situ*. Na última classificação da Organização Mundial da Saúde (OMS), ele passou a fazer parte das neoplasias *in situ*, juntamente com a hiperplasia atípica. Contudo, trata-se também de uma lesão que pode evoluir para carcinoma de mama invasivo e, por conta disso, será retratado no final deste capítulo.

A implementação de programas de rastreamento e o aumento da conscientização das mulheres sobre o câncer de mama resultaram em aumento significativo do número de diagnósticos desses carcinomas[2,3]. Atualmente, os carcinomas *in situ* correspondem a 25% de todos os cânceres de mama diagnosticados a cada ano e por isso têm grande importância clínica[1].

CARCINOMA DUCTAL *IN SITU*

O CDIS é uma lesão pré-neoplásica caracterizada pela proliferação de células epiteliais que revestem o ducto mamário[4,5]. Diferentemente do carcinoma invasivo, o CDIS não invade as células mioepiteliais sobrepostas à membrana basal e por isso as células neoplásicas não originam metástases[6,7]. Todavia, essa lesão pode evoluir para carcinoma ductal invasor, o que explica por que o diagnóstico de câncer de mama ainda no estádio *in situ* pode melhorar drasticamente o prognóstico das pacientes[4,7].

Epidemiologia

A ampla adoção da mamografia (MMG) para rastreamento levou a um aumento expressivo do número de mulheres com diagnóstico de câncer de mama e lesões pré-neoplásicas, como o CDIS[6,7]. No Brasil, segundo a Sociedade Brasileira de Mastologia, em parceria com a Rede Brasileira de Pesquisa em Mastologia na análise de dados coletados do SAI/DATASUS, no ano de 2019 esperava-se a realização de 12.154.979 MMG nas mulheres na faixa etária de 50 a 69 anos, que corresponde à idade recomendada para rastreamento mamográfico no país. Foram realizados 2.460.469 exames, o que corresponde a 21,9% do número esperado, bem abaixo dos 70% recomendados pela OMS para um rastreamento mamográfico adequado[8]. Mesmo com esses dados de rastreamento, houve aumento na incidência de casos de câncer de mama *in situ* no Brasil.

A MMG é importante no rastreamento por identificar calcificações, cuja associação com o CDIS tem alta sensibilidade. Entre os anos de 1982 e 2003, o uso da MMG para rastreamento aumentou em 500% a frequência de diagnósticos de CDIS em mulheres com mais de 50 anos de idade[9].

Atualmente, o CDIS responde por cerca de 20% a 30% de todos os casos recém-diagnosticados de câncer de mama nos EUA, e uma em cada 1.300 MMG estabelece o diagnóstico de CDIS. Em 1970, a incidência de CDIS nos EUA era de 5,8 para cada 100 mil mulheres. Com o aumento do rastreamento mamográfico, essa proporção subiu para 32,5 a cada 100 mil em 2004[10].

Esse contexto representa um grande impacto na saúde pública. No Brasil, de acordo com os dados do Instituto Nacional de Câncer (INCA), o câncer de mama é o mais prevalente no sexo feminino, representando 29,9% de todos os diagnósticos de câncer do gênero feminino no ano de 2020, e é a principal causa de morte entre as mulheres, responsável por 16,4% das mortes por câncer no sexo feminino no mesmo ano[11]. Dessa maneira, como o diagnóstico precoce de lesões *in situ* reduz a taxa de mortalidade, apenas 1% a 2,6% das mulheres com CDIS morrerão de câncer de mama invasivo dentro de 8 a 10 anos após o diagnóstico[9].

Fatores de risco

Os fatores de risco para CDIS são semelhantes aos do câncer de mama invasivo[7], dentre os quais se destacam história familiar positiva, nuliparidade, menopausa tardia, obesidade pós-menopausa, mama densa e uso de terapia hormonal após a menopausa[4,7]. A incidência de CDIS também está aumentada em mulheres com mutações nos genes BRCA1 e BRCA2; contudo, apenas 5% a 10% dos casos de câncer de mama são atribuídos a esse fator hereditário[11,12].

A obesidade e a vida sedentária são fatores de risco modificáveis muito prevalentes no Brasil. Em 2013, de acordo com pesquisa realizada pelo Instituto Brasileiro de Geografia e Estatística (IBGE), mais da metade (58,9%) da população adulta feminina brasileira apresentava excesso de peso[10,12]. Em relação ao consumo de álcool, segundo os dados do IBGE, cerca de 6,5% da população adulta feminina apresentavam consumo abusivo de bebidas alcoólicas[10].

O CDIS acomete principalmente mulheres com mais de 40 anos de idade, e sua incidência tende a aumentar com o envelhecimento, atingindo o pico entre 70 e 79 anos[6]. A taxa de prevalência em mulheres com mais de 40 anos varia de 7% a 39%[13]. Por isso, a idade avançada também é considerada um fator de risco para essa lesão.

A amamentação e a menarca precoce são consideradas fatores de proteção contra o câncer de mama por reduzirem a exposição da mulher aos hormônios pró-cancerígenos[9]. Além disso, quanto maior o tempo de aleitamento materno, maior o benefício. Por último, ao contrário do que acontece com a maioria dos outros tipos de câncer, o tabagismo não parece estar associado a risco maior de CDIS[9].

História natural

A etiologia do CDIS é heterogênea, multifatorial e tem uma história natural pouco elucidada[7]. O reconhecimento do CDIS como uma doença específica e distinta do carcinoma invasivo se deu de maneira gradual, principalmente durante a primeira metade do século XX[14]. Antes, o CDIS representava apenas 1% a 2% dos casos de câncer recém-diagnosticados, os quais, quando identificados, já se encontravam em estádio avançado.

Sabe-se que as mutações celulares que acarretam o surgimento do CDIS são decorrentes da perda de um dos alelos do gene CDH1, que codifica a molécula de adesão E-caderina do cromossomo 12[7,15]. Inicialmente, a lesão surge como uma atipia epitelial plana (AEP), consistindo em agregados de ductos microcísticos revestidos por uma camada de células colunares atípicas. A AEP evolui para hiperplasia ductal atípica (HDA), definida pela OMS como lesão proliferativa com características morfológicas idênticas às do CDIS, mas de menor extensão. A lesão passa a ser chamada de CDIS quando alcança mais de 2mm ou apresenta envolvimento heterogêneo da membrana basal[3,15].

Assim, o CDIS não é mais considerado uma doença, e sim um espectro de doenças que variam de lesões extensas de alto grau, as quais precisam ser retiradas por mastectomia, a lesões pequenas de baixo grau, que podem ser curadas com tratamento cirúrgico conservador, seguido por radioterapia[16]. Contudo, a distinção histopatológica entre o HDA e o CDIS de baixo grau não é fácil, e o impacto de um diagnóstico errôneo pode ser grande.

O CDIS pode progredir para carcinoma de mama invasivo quando as células neoplásicas penetram a membrana basal e invadem o parênquima circundante, mas a taxa de progressão é incerta e ocorre na minoria dos casos[17]. Assim, o grande desafio atual reside em diferenciar os CDIS indolentes e inofensivos daqueles potencialmente perigosos[13]. Em geral, os pacientes com diagnóstico de CDIS apresentam taxa de sobrevivência de 98% após 10 anos de acompanhamento e expectativa de vida normal.

O CDIS pode evoluir para carcinoma invasivo em aproximadamente 15 anos após o diagnóstico[4]. Estudos com CDIS erroneamente identificados como lesões benignas sugerem que essa progressão ocorre em um terço dos casos. É importante que o médico considere isso no momento do tratamento, tendo em vista que os CDIS de baixo grau necessitam de terapias menos invasivas. Além disso, quando o CDIS evolui para carcinoma invasivo, muitas vezes o faz para carcinoma de baixo grau, que tem crescimento lento e excelente prognóstico[13].

Já as lesões de alto grau evoluem em cerca de 5 anos. Esse risco é maior nas lesões em que estão presentes comedonecroses, alto grau nuclear e em mulheres com diagnóstico em idade precoce, etnias afrodescendentes, menarca precoce, história familiar positiva, nulíparas, etilistas, em uso de terapia hormonal, obesas ou com mutações nos genes BRCA1 e BRCA2[18].

As recidivas locais de CDIS já se manifestam como tumores invasivos em 30% a 50% dos casos[5]. Os principais fatores de risco são idade jovem, margens positivas após biópsia, alto grau histológico e presença de comedonecrose[5].

Histopatologia

Existem vários sistemas de classificação do CDIS, e um dos métodos histológicos de classificação é baseado em graus de crescimento microscópico predominante com os subtipos comedo, cribriforme, sólido, micropapilar, papilar e misto[14]. Todavia, os CDIS costumam apresentar mais um subtipo composto por uma mistura de padrões de crescimento.

Uma abordagem mais recente classifica os CDIS com base nos graus de diferenciação celular e na taxa de proliferação celular. Nesse sistema são usados escores ou pontuações a partir de certas características do tumor, como taxa de mitoses, grau nuclear, presença de necrose central e formação de glândulas ou papilas[14]. Após a soma dos pontos, os CDIS são divididos em bem diferenciados (grau 1), moderadamente diferenciados (grau 2) e mal diferenciados (grau 3).

Os CDIS de baixo grau (grau 1) apresentam baixo índice de proliferação celular[5,14] e são formados por células monomórficas, podendo desenvolver diferentes padrões de arquitetura[1]. O núcleo é pequeno e o nucléolo pouco evidente, e a cromatina é difusa e finamente dispersa. As células encontram-se usualmente polarizadas, podendo haver mitoses ocasionais sem áreas de necrose (Figura 25.1).

Nos CDIS de grau moderado, as células exibem proliferação com variação de leve a moderada. A forma e o tamanho da cromatina e do nucléolo são grosseiros, e a polarização celular não é muito bem desenvolvida (Figura 25.2)[4].

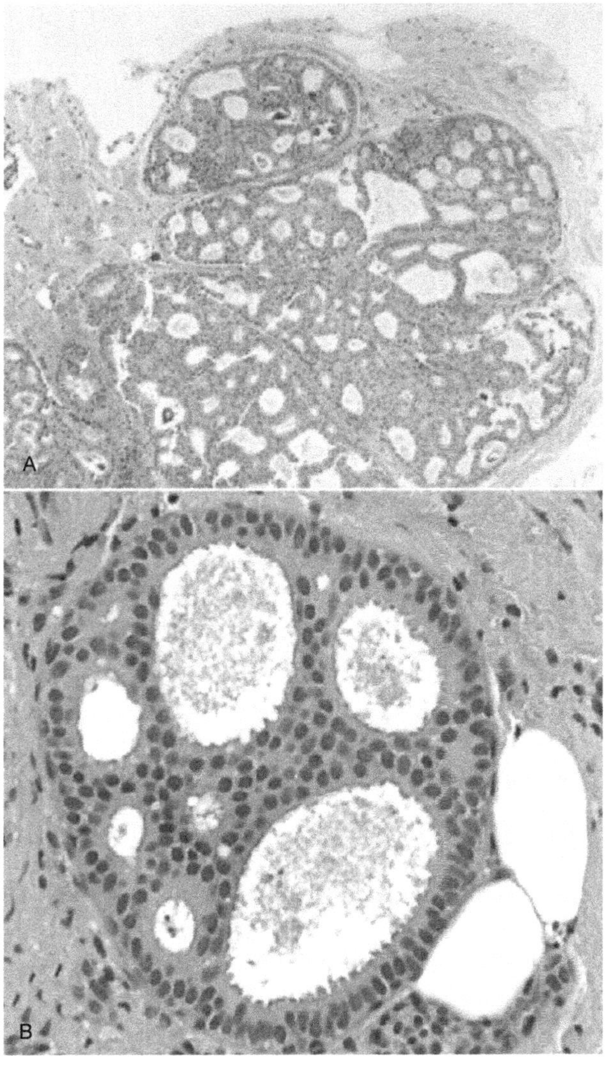

Figura 25.1 CDIS de baixo grau. **A** Unidade lobular de um ducto terminal envolvida por proliferação epitelial intraductal com atipia nuclear de baixo grau e padrão de crescimento cribriforme com calcificações. **B** Visão em grande aumento de espaço ductal envolvido por proliferação intraductal com atipia nuclear de baixo grau e padrão cribriforme[19] – veja encarte colorido..

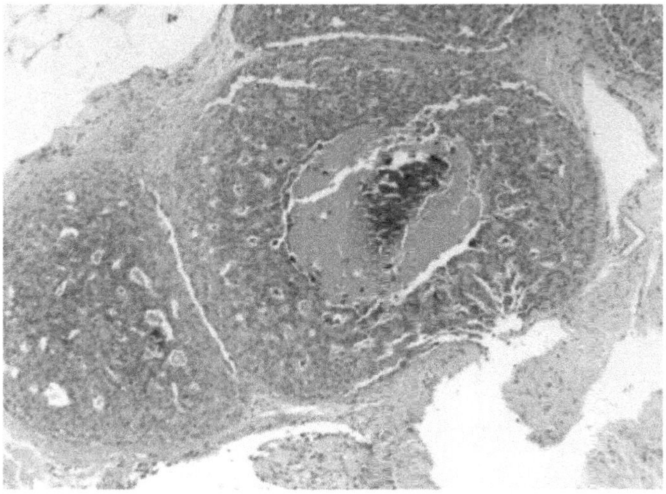

Figura 25.2 Proliferação epitelial intraductal com atipias celulares de grau intermediário e padrão de crescimento cribriforme, comedonecrose e calcificações[19] – veja encarte colorido.

O CDIS de alto grau, também chamado tipo comedo, é associado a risco maior de recorrência e progressão para carcinoma invasor[4,7]. O núcleo é grande e apresenta pleomorfismo acentuado com nucléolo múltiplo e proeminente (Figura 25.3)[1,5]. Uma das principais características é a presença de necrose extensa no interior do ducto, denominada comedonecrose. O tipo comedo é o mais relevante clinicamente em vista de sua grande associação a focos de invasão celular, indicando, consequentemente, lesão mais invasiva. Já as células com arquitetura micropapilar estão frequentemente associadas à multicentralidade[1].

Muitos estudos têm tentado identificar marcadores moleculares para avaliação do risco de um processo maligno (Figura 25.4). Entretanto, atualmente é usada a avaliação por imuno-histoquímica dos biomarcadores moleculares, a qual, no entanto, costuma analisar somente os receptores hormonais de estrogênio e progesterona.

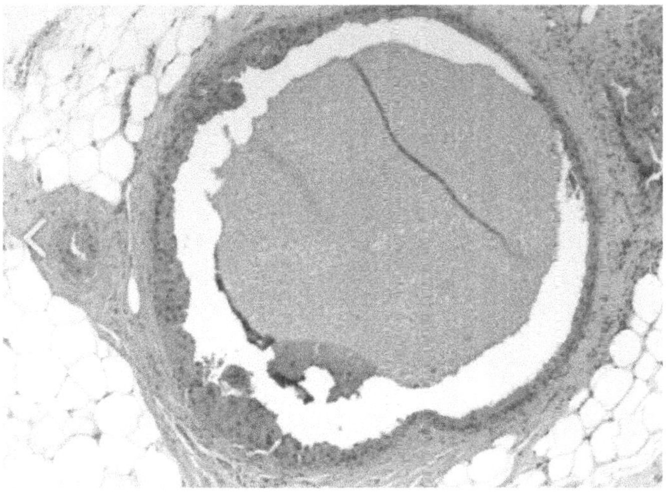

Figura 25.3 CDIS de alto grau. Presença de proliferação epitelial intraductal com atipia nuclear de alto grau, padrão de crescimento plano e necrose central[19] – veja encarte colorido.

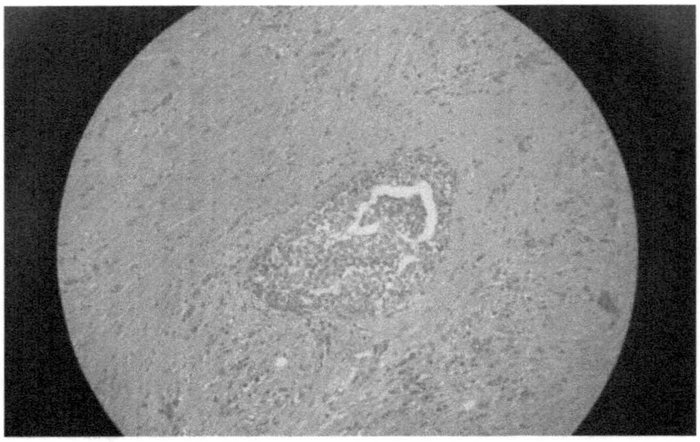

Figura 25.4 Carcinoma lobular *in situ* com carcinoma invasivo ao redor – veja encarte colorido. (Imagem gentilmente cedida pelo Dr. Marco Antônio Dias Filho, Belo Horizonte, MG.)

Diagnóstico

Em 90% dos casos, o CDIS não apresenta sintomas, e o diagnóstico é estabelecido a partir dos achados nos exames de rastreamento mamário (Figura 25.5)[4,5]. No entanto, a certeza diagnóstica se dá apenas com a biópsia[20].

A apresentação mamográfica mais comum consiste na observação de calcificações, que podem ser amorfas ou pleomórficas com distribuição linear ou segmentar (Figura 25.6*A* e *B*). Nos exames classificados como BI-RADS 4,

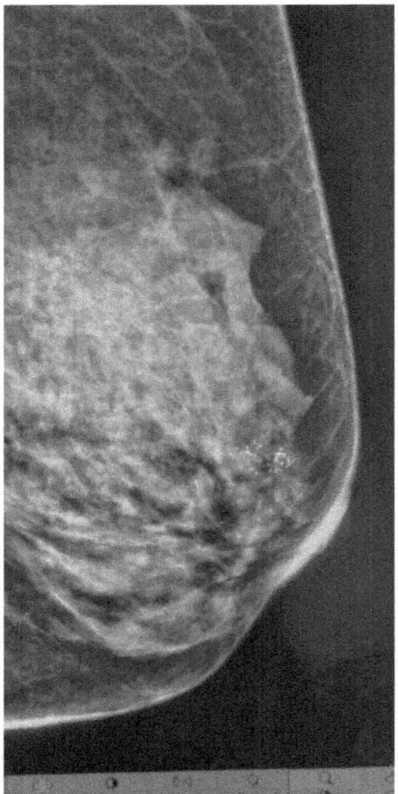

Figura 25.5 Mamografia em incidência mediolateral apresentando calcificações agrupadas compatíveis com possível CDIS. (Imagem gentilmente cedida pelo Dr. Jairo Luis Coelho Junior, Belo Horizonte, MG.)

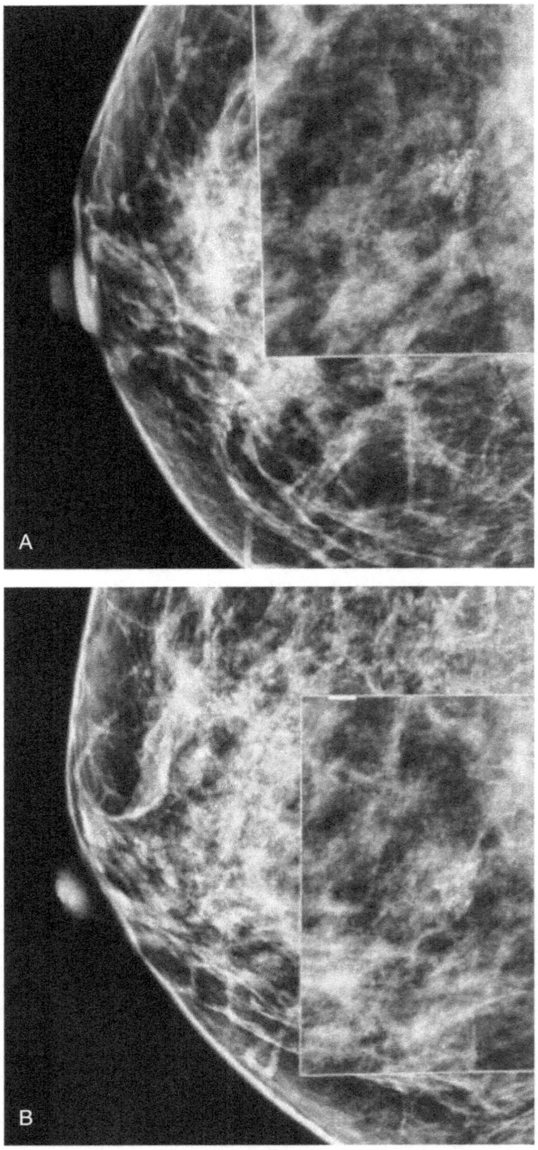

Figura 25.6A e **B** Mamografia em incidência craniocaudal mostrando agrupamentos de calcificações altamente sugestivos de CDIS. (Imagem gentilmente cedida pelo Dr. Jairo Luis Coelho Junior, Belo Horizonte, MG.)

a maioria das lesões é CDIS (65%) ou CDIS com focos de invasão (30%)[5]. MMG com calcificações pleomórficas e lineares estão comumente associadas a um CDIS de alto grau, enquanto as calcificações granulares e segmentares são encontradas nos CDIS de baixo grau (Figura 25.7)[21,22].

A ultrassonografia (USG) mamária não se mostrou útil no diagnóstico de CDIS[4]. Quanto à ressonância magnética (RM), de maneira geral, os estudos consideram que pode aumentar a identificação de lesões biologicamente insignificantes, ocasionando incremento na quantidade de diagnósticos sem que isso indique redução da incidência de carcinoma invasor[5,7]. Assim, esse exame causaria danos psicológicos e financeiros sem ter de fato um benefício concreto, devendo ser utilizado em populações específicas com alto risco para câncer de mama[7].

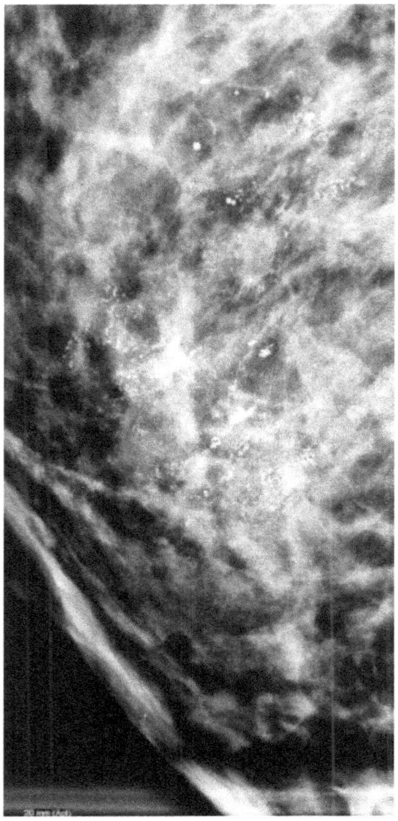

Figura 25.7 Mamografia em incidência craniocaudal mostrando calcificações pleomórficas com distribuição segmentar. (Imagem gentilmente cedida pelo Dr. Jairo Luis Coelho Junior, Belo Horizonte, MG.)

O exame de imagem isoladamente não torna possível determinar quando se trata de um CDIS ou de uma lesão invasiva, devendo o diagnóstico ser confirmado por meio de biópsia, exame com altas sensibilidade e especificidade (90%). A técnica mais usada é a de fragmentos (*core biopsy*), que possibilita o diagnóstico histológico da lesão. A grande desvantagem dessa técnica é não ser capaz de elucidar as margens e a associação ao carcinoma invasor, sendo necessária, após o diagnóstico, a complementação com biópsia cirúrgica em sequência à demarcação da lesão com fio metálico ou injeção de substâncias radioativas, como tecnécio[23]. Outra técnica é a biópsia assistida a vácuo guiada por estereotaxia. Essa modalidade, além de confirmar a histologia da lesão, ajuda o planejamento e a escolha do tratamento.

Tratamento

O objetivo do tratamento do CDIS é prevenir o desenvolvimento de câncer de mama invasivo[6,21]. Para isso, as abordagens terapêuticas incluem mastectomia, cirurgia conservadora da mama, cirurgia complementada com radioterapia e terapia endócrina adjuvante[22]. Atualmente, para reduzir as taxas de recidiva local, a morbidade pós-operatória e os danos estéticos, a técnica conservadora da mama (BCT na sigla em inglês) seguida por radioterapia é a mais utilizada[5].

Como salientado previamente na história natural, a real dimensão da progressão dessa lesão *in situ* para câncer invasor é muito controversa, uma vez que o aumento das taxas de diagnóstico dessa lesão não reduziu a incidência de câncer de mama invasivo[17]. Assim, algumas mulheres são submetidas a tratamento excessivo, sendo rotuladas como portadoras de câncer de mama[13].

Como o diagnóstico e o tratamento dessas lesões têm impacto psicossocial na vida de qualquer mulher, uma percepção adequada sobre o risco real de mortalidade e morbidade deve estar sempre presente para determinação do melhor tratamento. Uma das maneiras de alcançar esse objetivo é mediante a classificação das mulheres em grupos de risco de modo a oferecer-lhes orientações precisas e completas para que o médico e a paciente compartilhem a decisão sobre a melhor opção terapêutica.

A realização de cirurgia conservadora das mamas tem como critérios a proporção de volume tumoral e volume mamário compatível com um resultado estético adequado, a possibilidade de acesso à terapia complementar com radioterapia e o desejo da paciente de preservar as mamas[23]. O objetivo da cirurgia conservadora é remover o tumor com margens livres e obter um bom resultado estético. As margens são consideradas negativas quando não há tumor microscópico a uma distância de 2mm da tinta nanquim utilizada para delimitar as bordas da peça cirúrgica[13,21]. Se as margens estiverem comprometidas, convém cogitar a reabordagem cirúrgica da lesão, uma vez que as margens livres são um fator primordial para evitar a recorrência da lesão. A biópsia do linfonodo sentinela não costuma ser indicada para pacientes submetidas à terapia conservadora[21].

Radioterapia adjuvante deve ser associada à cirurgia conservadora. A vantagem dessa associação é evidenciada pela redução de até 50% no risco de recorrência local[5]. Um grande estudo sueco de base populacional, recentemente publicado no *JAMA Surgery*, mostra vantagem em termos de sobrevida com o tratamento conservador, em comparação à mastectomia, mesmo após ajuste dos fatores de confusão, sendo mais uma dentre tantas evidências a favor do tratamento conservador.

A mastectomia não deveria ser oferecida rotineiramente como boa opção de tratamento para as pacientes candidatas ao tratamento conservador[24]. A mastectomia pode ser a técnica de escolha em caso de tumores volumosos ou nos quais a relação tumor/volume mamário é inadequada para tratamento cirúrgico conservador, caso haja calcificações difusas suspeitas de câncer invasivo na MMG, quando há margens comprometidas após BTC, em mulheres com mutações no BRCA ou nas pacientes com contraindicação à realização de radioterapia[18,25]. As pacientes costumam superestimar a recorrência do câncer de mama e o risco de morte, e muitas desejam realizar a mastectomia bilateral; contudo, o médico deve sempre esclarecer os riscos reais e explicar os malefícios de um tratamento mais extenso do que o necessário[17].

Quando se opta pela mastectomia, a biópsia de linfonodo sentinela (BLS) está indicada para afastar a presença de metástase para os linfonodos axilares[5]. A dissecção axilar não deve ser realizada por não ter impacto significativo, e a BLS deve ser realizada apenas quando se optar pela mastectomia total, não sendo necessária a lumpectomia adjunta[17].

As taxas de recorrência tanto da lesão *in situ* como de carcinoma invasor, após 5 anos de acompanhamento, são de 0,8% após mastectomia e de 4,1% após cirurgia conservadora seguida de radioterapia, alcançando 7,2% após cirurgia de mama conservadora sem radioterapia[13].

O tratamento sistêmico adjuvante para CDIS também foi associado à redução da recorrência de lesão ipsilateral, bem como contralaterais[18]. Aproximadamente 75% dos CDIS expressam receptores de estrogênio (RE) e/ou de progesterona (RP). Independentemente da técnica cirúrgica utilizada, as pacientes com RE ou RP positivo podem beneficiar-se da terapia sistêmica com tamoxifeno por 5 anos[3,10]. Entretanto, como esse tratamento pode causar muitos efeitos colaterais, ainda não há consenso sobre seu uso[2,18].

O tamoxifeno inibe o RE no tecido mamário e, em mulheres tratadas para CDIS sem a realização de radioterapia, sua utilização foi associada à redução do risco de câncer de mama invasivo ipsilateral em 50% das pacientes com RE positivo[13]. O ensaio clínico *Estudo Nacional de Prevenção do Câncer de Mama do Projeto Nacional Cirúrgico Adjuvante de Mama e Intestino* (NSABP B)[24] demonstrou que os benefícios do tamoxifeno são exclusivos para pacientes com tumores RE-positivos, não havendo nenhum benefício naquelas com tumores RE-negativos[25]. No entanto, o tamoxifeno também apresenta efeitos colaterais, como risco maior de eventos tromboembólicos e de câncer de endométrio, aumento dos sintomas vasomotores e distúrbios sexuais e ginecológicos, o que reduz bastante a qualidade de vida das mulheres e a adesão ao tratamento[26].

A terapia endócrina deve ser oferecida como quimioprevenção para mulheres com CDIS recorrente. O principal fármaco utilizado para esse fim é o tamoxifeno, na dose de 20mg/dia, o que reduz pela metade o risco de recorrência[21]. Contudo, um estudo demonstrou que o uso de 5mg de tamoxifeno em dias alternados por 3 anos foi tão eficiente quanto o de doses mais altas, além de ter sido associado a uma taxa menor de sintomas vasomotores, mas essa dose ainda não está disponível no mercado[26].

Os inibidores de aromatase inibem a conversão periférica de androgênio em estrogênio e constituem uma opção para pacientes que não podem usar o tamoxifeno[21]. Esses medicamentos são mais eficientes do que o tamoxifeno para prevenir a recorrência de câncer invasivo com receptor hormonal positivo em mulheres na pós-menopausa. O estudo da International Breast Cancer Intervent mostrou que o anastrozol pode ser uma opção para prevenção de recorrência de CDIS em mulheres na pós-menopausa receptores hormonais-positivas[27]. A escolha da terapia deve ser fundamentada nas particularidades de cada paciente e nos riscos e benefícios de cada tratamento.

Em relação à terapia direcionada para o HER-2, até o momento os dados não são conclusivos[21]. Apesar de o CDIS expressar frequentemente esse receptor, ainda não foi possível comprovar que o uso de medicações como o trastuzumabe seria benéfico[21].

Após o tratamento do CDIS, é importante que a paciente seja acompanhada para reconhecimento precoce de recorrência. A recorrência local é definida como reaparecimento da lesão na mama preservada ipsilateral (em caso de tratamento com terapia conservadora) ou na parede torácica (em caso de mastectomia)[27]. Já a recorrência regional ocorre quando o tumor envolve linfonodos, ou seja, causa metástase. Esse risco pode ser estimado mediante a avaliação de fatores, como idade da paciente, número de parentes de primeiro grau com câncer de mama, nuliparidade, quantidade de biópsias de mama, diagnóstico histopatológico e idade da menarca. Para isso, a paciente deve ser submetida a exames físicos e MMG de rotina[21]. Como cerca de metade das recorrências ocorre com a forma invasiva, essa vigilância deve ser realizada da melhor maneira possível[9].

Assim, uma importante limitação no tratamento do CDIS é a falta de conhecimento sobre o risco real de uma lesão evoluir para carcinoma invasor. Desse modo, é provável que muitas mulheres estejam sendo submetidas a tratamentos excessivos, com grande impacto físico, emocional e financeiro para a sociedade.

CARCINOMA LOBULAR *IN SITU*

Em 1978, a OMS passou a utilizar a expressão *neoplasia lobular* (NL) para designar o espectro histopatológico constituído pelo CLIS e a hiperplasia lobular atípica (HLA)[2,3], tumores assintomáticos e sem achados patognomônicos em exames de imagem. Por isso, esses tumores são geralmente diagnosticados a partir de achados ocasionais em biópsias ou excisões cirúrgicas realizadas por outros motivos.

Epidemiologia e fatores de risco

O CLIS representa 10% a 30% dos carcinomas *in situ* e são identificados em 0,5% a 3,8% das biópsias mamárias. A incidência exata das NL é desconhecida, tendo em vista que consistem em lesões assintomáticas que não costumam apresentar-se radiologicamente de maneira específica[22].

Entre os anos de 1978 e 1980, a incidência de CLIS era de 0,90/100 mil pessoas/ano. Com o incremento da MMG de rastreamento, entre os anos de 1996 e 1998, a incidência passou a ser de 3,19/100 mil/ano. As NL são encontradas em mulheres de todas as idades, mas sua incidência é maior entre mulheres brancas de 40 a 55 anos de idade na pré-menopausa[22].

Os fatores de risco para CLIS assemelham-se aos dos tumores invasivos e aos CDIS, sendo história familiar e biópsia mamária prévia os principais[3].

Patogenia

As NL, também chamadas de neoplasias intraepiteliais, são caracterizadas por um grupo de células pequenas, monótonas e pouco coesas que preenchem as unidades lobulares, distendendo os espaços envolvidos e com tendência à disseminação para os ductos terminais[15]. Essas lesões são decorrentes da perda dos dois alelos do gene CDH1, que codifica a molécula de adesão E-caderina no cromossomo 16[22].

As HLA e o CLIS apresentam características histológicas muito semelhantes, sendo o diagnóstico diferencial estabelecido com base nos diferentes graus de envolvimento dos ácinos dentro de uma unidade lobular. Ambos apresentam proliferações celulares uniformes arredondadas ou cuboides com citoplasma claro. A HLA é diagnosticada quando essas células ocupam menos de 50% dos ácinos na unidade lobular do ducto terminal afetado e quando essas células não obstruem completamente o lúmen[1,3], ao passo que o CLIS é caracterizado por mais de 50% dos ácinos da unidade lobular do ducto terminal completamente preenchidos e distendidos[15].

A HLA é uma entidade patológica reconhecidamente única, enquanto o CDIS pode ser subdividido em formas clássica, florida ou pleomórfica. A forma clássica é a mais comum e a menos agressiva[3,12], não apresentando necrose significativa nem pleomorfismo celular, e contém células de baixo grau (tipo A) ou de grau intermediário (B). Na forma florida ou macroacinar, o grau de proliferação celular é maior, podendo haver necrose. Já o CDIS pleomórfico é raro, porem mais agressivo, com alto grau de atipia nuclear e frequentemente apresentando necrose central do tipo comedo e calcificações[22]. A taxa de malignidade do CDIS pleomórfico é de aproximadamente 27%, devendo por isso ser tratado de maneira mais agressiva. As NL frequentemente são positivas para RE e RP e raramente apresentam superexpressão para HER ou p53.

História natural

As NL são consideradas fatores de risco para câncer de mama invasivo, CDIS e qualquer malignidade invasiva da mama, porém a evolução é lenta e gradual[15]. O risco relativo de evolução do CLIS para câncer de mama invasivo é aproximadamente nove a dez vezes maior, e a incidência anual de carcinoma de mama em mulheres com CLIS é de 2% a 12%[16]. Já o risco de evolução para HLA é menor, mas cerca de quatro a cinco vezes maior que o do restante da população[1,22]. Convém ressaltar que essas lesões são marcadores de risco e de aumento das taxas de carcinoma de mama para as duas mamas e não somente para a mama em que foi identificada a lesão.

Em estudos que analisaram a presença de NL em mulheres com e sem mutações BRCA foi relatada proporção de 42% de HDA e CLIS nas mulheres com a mutação contra 4% nas sem a mutação.

Apresentação clínica e diagnóstico

As NL apresentam-se comumente como lesões assintomáticas em mulheres de meia-idade[22] e costumam ser caracteristicamente bilaterais e multifocais[2].

Na apresentação mamográfica, as HLA e os CLIS são identificados de maneira imprecisa como calcificações grosseiras, amorfas, heterogêneas ou pleomórficas[2]. Menos comumente, podem apresentar-se como massas distorcendo a arquitetura da mama. À RM, apresentam-se como imagens heterogêneas e pouco específicas. A Sociedade Americana de Câncer (ACS na sigla em inglês) não recomenda a realização anual de RM para triagem de CLIS, pois esse exame aumenta o número de biópsias mamárias sem impacto na sobrevida das pacientes[2]. À USG, as neoplasias lobulares costumam apresentar-se como massas hipoecogênicas de formato oval ou circular, com margens lobuladas e reforço acústico posterior; esses achados, no entanto, são pouco específicos.

Em virtude da pobreza de achados nos exames de imagem, os diagnósticos de CLIS e HLA costumam ser estabelecidos acidentalmente, sendo identificados em até 4% das biópsias de mama por outros motivos[22]. Assim, para fechar um diagnóstico de NL é preciso haver uma concordância de achados radiológicos e patológicos antes da avaliação da necessidade de uma conduta decisiva.

Tratamento

O tratamento de CLIS e HLA permanece um desafio, uma vez que não se sabe com precisão como estimar o risco e o tempo de evolução dessas lesões para câncer de mama invasivo[22]. Dessa maneira, um percentual considerável de mulheres possivelmente é tratado de maneira excessiva, sem apresentar um real benefício.

Para a maioria dos autores, quando o CLIS ocorre de maneira isolada, não associada a nenhuma outra lesão de alto risco, deve ser tratado com vigilância ativa, a qual pode ser associada ao uso de tamoxifeno por 5 anos. De acordo com a National Comprehensive Cancer Network (NCCN), a vigilância deve ser conduzida por meio de consultas a cada 6 ou 12 meses e MMG anual. A complementação com RM deve ser considerada em pacientes com outros fatores de risco para câncer de mama[26]. Além disso, o médico deve orientar a paciente sobre a importância de mudanças no estilo de vida, reforçando a importância de exercícios diários, controle de peso e redução do consumo de álcool.

Em alguns casos de NL, a NCCN recomenda abordagem cirúrgica, como no CLIS do tipo pleomórfico, que, em razão do potencial mais agressivo, é tratado do mesmo modo que o CDIS, bem como naqueles em que a análise histopatológica não for compatível com o exame de imagem e no CLIS extenso, envolvendo mais de quatro ductos terminais. Nesses casos, pode-se optar por uma cirurgia conservadora da mama ou pela excisão assistida a vácuo, que é uma alternativa minimamente invasiva à excisão cirúrgica de lesões benignas e uma opção interessante para reduzir tanto a morbidade cirúrgica como o custo.

Em geral, a mastectomia bilateral profilática para CLIS não é recomendada, exceto para casos selecionados, envolvendo pacientes com alto risco, especialmente as com alterações genéticas associadas ao câncer de mama[3].

Estudos clínicos sobre a prevenção do câncer de mama relatam redução no risco de desenvolvimento de carcinoma invasor com o uso de SERMS (tamoxifeno e raloxifeno). O estudo da NSABP-P1 concluiu que o uso do tamoxifeno como quimioprevenção reduziu em 54% o risco de câncer de mama nas pacientes com diagnóstico de CLIS. Além disso, estudo realizado por King *et al.* mostrou risco cumulativo em 10 anos de 7% contra 21% nas pacientes sem quimioprevenção.

Referências

1. Schmitt F, Gobbi H. Mama. In: G. Brasileiro Filho, ed., Bogliolo Patologia. 8 ed. Belo Horizonte: Guanabara Koogan, 2011:651-80.
2. Obeng-Gyasi S, Ong C, Hwang E. Contemporary management of ductal carcinoma in situ and lobular carcinoma in situ. Chinese Clinical Oncology 2016; 5(3):32-32.
3. Clauser P, Marino M, Baltzer P et al. Management of atypical lobular hyperplasia, atypical ductal hyperplasia, and lobular carcinoma in situ. Expert Review of Anticancer Therapy. 2016;16(3):335-346.
4. Schnitt SJ, Allred C, Britton P et al. Ductal carcinoma in situ. In: Lakhani SR, Ellis IO, Schnitt SJ, Tan PH, van de Vijver MJ, editors. WHO classification of tumours of the breast. 4. Lyon: International Agency for Research on Cancer; 2012:90–94.
5. Chade C, Novita M, Fallaci M. Carcinoma Ductal In Sit. In: Bagnoli F, Branelli P, Pedrini J, R Freitas-Júnior, Oliveira V. Mastologia Do Diagnóstico Ao Tratamento, 1st ed. Goiânia - Goiás: Conexão Propaganda e Editora; 2017:172-76.
6. Parker C, Martin C. Management of Breast Cancer, 89th ed. Pennsylvania: Surgical Clinics of North America, pp.725-46.
7. Virnig BA, Shamliyan T, Tuttle TM, Kane RL, Wilt TJ. Diagnosis and Management of Ductal Carcinoma in Situ (DCIS). Evidence Report/Technology Assessment No. 185 (Prepared by the Minnesota Evidence-based Practice Center under Contract No. 290-02-10064-I). AHRQ Publication No.09-E018. Rockville, MD. Agency for Healthcare Research and Quality. September 2009.
8. Freitas-Junior R, Rodrigues D, Corrêa R et al. Opportunistic mammography screening by the Brazilian Unified Health System in 2019. Mastology. 2020;30:1-4, 2020.
9. Kerlikowske K. Epidemiology of Ductal Carcinoma In Situ. JNCI Monographs. 2010;2010(41):139-141.
10. Kuhl CK, Schrading S, Bieling HB, et al. MRI for diagnosis of pure ductal carcinoma in situ: a prospective observational study. Lancet 2007;370:485.
11. Ministério da Saúde. A situação do câncer de mama no Brasil: Síntese de dados dos sistemas de informação. Rio de Janeiro: Instituto Nacional de Câncer José Alencar Gomes da Silva (INCA); 2019:18-46.
12. Morrow M, Katz S. Addressing Overtreatment in DCIS: What Should Physicians Do Now?Journal of the National Cancer Institute. 2015;107(12):djv290.
13. Allred D. Ductal Carcinoma In Situ: Terminology, Classification, and Natural History. JNCI Monographs. 2010;2010(41):134-138.
14. Barros A, Carvalho M. Lesões precursoras do câncer de mama (hiperplasia atípicas e carcinoma in situ). In: C. Fernandes and M. Sá, ed., Tratado de Ginecologia FEBRASGO, 1st ed. São Paulo: Elsevier Editora Ltda; 2019:2535-48.
15. Sanders M, Schuyler P, Dupont W, Page D. The natural history of low-grade ductal carcinoma in situ of the breast in women treated by biopsy only revealed over 30 years of long-term follow-up. Cancer. 2005;103(12):2481-2484.
16. Fu F, Guilmore C, Jacobs R. Ductal Carcinoma In Situ. In: C. Parker, ed., Management of Breast Cancer, 4th ed. Sirurgical Clinics Of North America;2018. pp.725-47.
17. Tozbikian, G.2020. Ductal carcinoma in situ. [online] [Accessed 2021 May 21]. Pathology Outlines. Available at: https://www.pathologyoutlines.com/topic/breastmalignantdcis.html
18. Hoda S. Ductal carcinoma In Situ. In: Hoda S, Brogi E, Koerner F, Rose P. ed., Rosen's Breast Pathology, 4th ed. Philadelphia: Wolters Kluwer; 2015.pp.331-412.
19. de Boniface J, Szulkin R, Johansson A. Survival After Breast Conservation vs Mastectomy Adjusted for Comorbidity and Socioeconomic Status. JAMA Surgery. 2021;156(7):628.
20. Allred D, Anderson S, Paik Set al. Adjuvant Tamoxifen Reduces Subsequent Breast Cancer in Women with Estrogen Receptor–Positive Ductal Carcinoma in Situ: A Study Based on NSABP Protocol B-24. Journal of Clinical Oncology. 2012;30(12):1268-1273.
21. DeCensi A, Puntoni M, Guerrieri-Gonzaga A et al. Randomized Placebo Controlled Trial of Low-Dose Tamoxifen to Prevent Local and Contralateral Recurrence in Breast Intraepithelial Neoplasia. Journal of Clinical Oncology. 2019;37(19):1629-1637.
22. Forbes J, Sestak I, Howell A et al. Anastrozole versus tamoxifen for the prevention of locoregional and contralateral breast cancer in postmenopausal women with locally excised ductal carcinoma in situ (IBIS-II DCIS): a double-blind, randomised controlled trial. The Lancet. 2016;387(10021):866-873.
23. Boland P, Dunne E, Kovanaite Aet al. Lobular intraepithelial neoplasia: Outcomes and optimal management. The Breast Journal. 2020;26(12):2383-2390.
24. Fisher B, Costantino J, Wickerham Det al. Tamoxifen for Prevention of Breast Cancer: Report of the National Surgical Adjuvant Breast and Bowel Project P-1 Study. JNCI: Journal of the National Cancer Institute. 1998;90(18):1371-1388.
25. Wen H, Brogi E. Lobular Carcinoma In Situ. Surgical Pathology Clinics. 2018;11(1):123-145.
26. INCA - Instituto Nacional de Câncer. Estatísticas de câncer [Internet]. 2021 [acesso em 2021jun 30]. Disponível em: https://www.inca.gov.br/numeros-de-cancer
27. Lewin A, Mercado C. Atypical Ductal Hyperplasia and Lobular Neoplasia: Update and Easing of Guidelines. American Journal of Roentgenology. 2020;214(2):265-275.

CAPÍTULO

26

Carcinomas Invasores – Características e Planejamento Terapêutico

Rosemar Macedo Souza Rahal
Leonardo Ribeiro Soares
Felipe Santa Cruz Mesquita
Flaviane Marques de Assis

INTRODUÇÃO

O carcinoma é uma neoplasia maligna da mama ocasionada pela proliferação celular associada à perda da apoptose, levando ao aumento celular desordenado. Quando essa multiplicação celular rompe a membrana basal do epitélio da unidade ductolobular terminal, denomina-se carcinoma invasor. Nesse momento são adquiridas tanto a propriedade de invasão do estroma adjacente como a possibilidade de metástases regionais e/ou à distância. A expressão *carcinoma mamário invasor* representa um grupo de neoplasias com vários subtipos e diferentes comportamentos biológicos, a exemplo da apresentação clínica e da resposta terapêutica[1].

CLASSIFICAÇÃO

O carcinoma mamário invasor pode ser classificado de acordo com seu padrão morfológico, bem como por suas características imuno-histoquímicas (fenótipo tumoral)[2]. De acordo com as características histológicas, os carcinomas mamários invasores podem ser divididos em:

- **Carcinoma mamário invasor de subtipo não especial (SNE):** anteriormente denominado carcinoma ductal invasor, representa cerca de 50% a 75% dos casos de carcinomas mamários.
- **Carcinoma invasivo de tipo especial:** quando mais de 90% do tumor apresentam um padrão específico do ponto de vista histológico (p. ex., lobular, mucinoso, adenoide-cístico, metaplásico, entre outros)[2,3].

Quanto às características imuno-histoquímicas, adotam-se como critérios a presença ou a ausência de receptores hormonais de estrogênio e/ou progesterona, a superexpressão de uma proteína de superfície celular denominada HER-2 e o índice de proliferação celular Ki-67 (Quadro 26.1)[2,4].

Quadro 26.1 Critérios para classificação do fenótipo tumoral à imuno-histoquímica

Luminal A-*like*	RE (> 20%), RP (> 20%), HER-2 (–) Ki-67(≤ 14%)
Luminal B-*like*	RE (+) ou RP (+), HER-2 (–), Ki-67 (> 14%)
Luminal B-HER	RE (+) ou RP (+), HER-2 (+)
HER-2 superexpresso	RE (–), RP (–) HER-2 (+)
Triplonegativo	RE (–), RP (–) HER-2 (–)

RE: receptores de estrogênio; RP: receptores de progesterona.
Fonte: Gannon *et al.*, 2013; Lebeau & Denkert, 2021.

ESTADIAMENTO CLÍNICO

O estadiamento do câncer de mama é de fundamental importância para definição do prognóstico e da conduta terapêutica. O estadiamento clínico avalia três critérios: tamanho do tumor primário (T), envolvimento de linfonodos regionais (N) e presença de metástases à distância (M). Em estudos prévios, observou-se que o estadiamento clínico para diagnóstico é um importante fator prognóstico do câncer de mama, refletindo-se na redução da sobrevida global das pacientes diagnosticadas com doença localmente avançada e/ou metastática (Quadros 26.2 a 26.4)[5-7].

TRATAMENTO

Tratamento cirúrgico

O tratamento cirúrgico do câncer de mama invasor deve associar a abordagem da mama à da axila e ser individualizado com base na idade, no tamanho do tumor e no *status* linfonodal, entre outros fatores[3].

A mastectomia consiste na remoção do parênquima mamário e está indicada, principalmente, para tratamento do câncer de mama localmente avançado. Atualmente, as

Quadro 26.2 Definição das subcategorias do tamanho do tumor – classificação TNM	
Estádio	**Definição**
T1	Tumor medindo até 2cm
T2	Tumor medindo > 2cm e < 5cm
T3	Tumor medindo > 5cm
T4	Qualquer tamanho com extensão direta à parede torácica ou à pele **T4a** – Extensão à parede torácica **T4b** – Extensão à pele, ocupando menos de um terço da mama **T4c** – Extensão da parede torácica até a pele **T4d** – Edema, hiperemia e espessamento da pele em aspecto de casca de laranja (*peau d'orange*), ocupando mais de dois terços da mama (carcinoma inflamatório)

Fonte: Brasil, 2004.

Quadro 26.3 Definição do estádio dos linfonodos regionais – classificação TNM	
Estádio	**Definição**
N0	Ausência de metástases em linfonodos regionais
N1	Metástase em linfonodo axilar homolateral e móvel
N2	Metástase em linfonodo axilar homolateral e fixo
N3	Metástase em linfonodo infraclavicular ou supraclavicular homolateral

Fonte: Brasil, 2004.

Quadro 26.4 Definição do estádio quanto à metástase à distância – classificação TNM	
Estádio	**Definição**
M0	Ausência de metástase à distância
M0	Presença de metástase à distância

Fonte: Brasil, 2004.

Quadro 26.5 Estadiamento clínico do câncer de mama

	T	N	M
Estádio 0	Tis	N0	M0
Estádio I	T1	N0	M0
Estádio IIA	T0	N1	M0
	T1	N1	M0
	T2	N0	M0
Estádio IIB	T2	N1	M0
	T3	N0	M0
Estádio IIIA	T0	N2	M0
	T1	N2	M0
	T2	N2	M0
	T3	N1	M0
	T3	N2	M0
Estádio IIIB	T4	Qualquer N	M0
Estádio IIIC	Qualquer T	N3	M0
Estádio IV	Qualquer T	Qualquer N	M1

indicações para mastectomia costumam referir-se à "mastectomia radical modificada" (MRM) com preservação do músculo grande peitoral (Patey) ou dos dois músculos peitorais (Madden)[8].

Recentemente, diversas outras modalidades de mastectomia foram introduzidas na prática cirúrgica em todo o mundo, como a mastectomia poupadora de pele e aréola[9]. Por outro lado, a cirurgia conservadora da mama consiste na ressecção do segmento mamário peritumoral. Nesse contexto, diante de margens cirúrgicas livres de neoplasia, não há benefício oncológico na extensão da ressecção cirúrgica. Entre as mulheres submetidas à quadrantectomia, convém ressaltar a importância da radioterapia adjuvante, que reduziu a recorrência local de 39,2% para 14,3%[10]. Ademais, cabe destacar o benefício estético dessas cirurgias, com repercussão favorável na função sexual, na qualidade de vida e na autoimagem corporal[11].

Considerando a abordagem axilar, a linfadenectomia era considerada tradicionalmente a abordagem axilar de escolha no tratamento cirúrgico do câncer de mama. Entretanto, em virtude do caráter radical dessa cirurgia, observam-se taxas significativas de complicações pós-operatórias[12]. Já a biópsia do linfonodo sentinela consiste na avaliação do primeiro linfonodo a receber a drenagem tumoral e atualmente é indicada na maioria dos casos com estadiamento clínico I, II e IIIA[13]. Na ausência de metástase no linfonodo sentinela, admite-se que os demais linfonodos também estejam livres de neoplasia. A linfadenectomia continua sendo indicada nos casos de axila francamente comprometida e de linfonodo sentinela positivo, com exceção das pacientes portadoras de tumores cT1/cT2, cN0, submetidas à quadrantectomia e sem quimioterapia neoadjuvante[14].

Abordagem axilar (conforme *status* linfonodal)

- Axila clinicamente livre (Figura 26.1).
- Axila clinicamente positiva (Quadro 26.6).

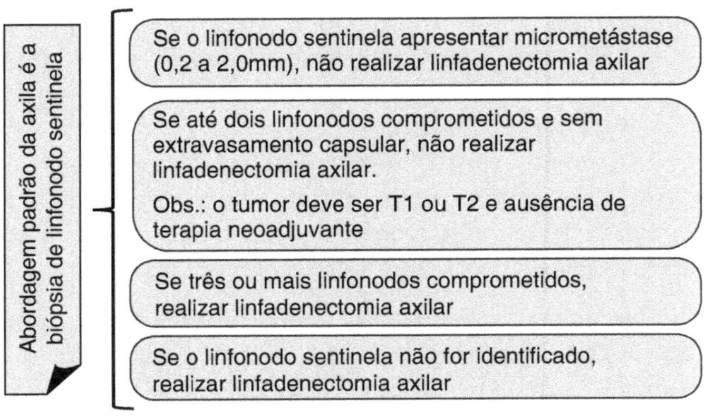

Figura 26.1 Fluxograma para abordagem da axila clinicamente livre. (Reproduzida de Miranda *et al.*, 2011; Donker *et al.*, 2014; Giuliano *et al.*, 2016[14-16].)

Quadro 26.6 Abordagem da axila clinicamente positiva

Axila N1	Tumores cT1/T2: • Luminal/HER-2 negativo: indicar biópsia de linfonodo sentinela • HER-2 positivo ou triplonegativo: indicar terapia neoadjuvante
Axila N2	Indicar terapia neoadjuvante

Fonte: Miranda *et al.*, 2011; Donker *et al.*, 2014; Giuliano *et al.*, 2016.

Abordagem da mama (Quadros 26.7 a 26.9)

Quadro 26.7 Abordagem da axila clinicamente positiva

Ec I e II	Quadrantectomia e biópsia de linfonodo sentinela
Ec III	Terapia neoadjuvante

Fonte: Miranda *et al.*, 2011; Donker *et al.*, 2014; Giuliano *et al.*, 2016; Waks & Winer, 2019.

Quadro 26.8 Abordagem da axila clinicamente positiva

T1 e N0	Quadrantectomia e biópsia de linfonodo sentinela
Outros estadiamentos	Terapia neoadjuvante (veja protocolo específico)

Fonte: Miranda *et al.*, 2011; Donker *et al.*, 2014; Giuliano *et al.*, 2016; Waks & Winer, 2019.

Quadro 26.9 Abordagem da axila clinicamente positiva

Tumor < 1,0cm e N0	Quadrantectomia e biópsia de linfonodo sentinela
Outros estadiamentos	Terapia neoadjuvante

Fonte: Miranda *et al.*, 2011; Donker *et al.*, 2014; Giuliano *et al.*, 2016; Waks & Winer, 2019.

Tratamento neoadjuvante

O tratamento neoadjuvante caracteriza-se pela utilização de terapias sistêmicas previamente à cirurgia. A resposta à terapia neoadjuvante constitui uma alternativa para aumentar as taxas de cirurgia conservadora em pacientes não candidatas ao procedimento devido à relação desfavorável entre o volume da mama e o tamanho do tumor[13,17]. Além disso, é considerado um fator preditivo de sobrevida livre de doença e de sobrevida global[18]. Cabe ressaltar que a escolha do regime de quimioterapia é complexa e individualizada e que é possível associar terapias-alvo moleculares nos casos pertinentes (Figuras 26.2 e 26.3)[17].

Tratamento adjuvante

Quando indicado, inicia-se o tratamento adjuvante o mais breve possível, e sua indicação baseia-se em critérios clínicos e patológicos[17]:

- Não fazer quimioterapia (baixo risco – risco de morte < 10%):
  - T < 0,5cm (incluindo micrometástase) e HER-2 negativo;
  - T entre 0,6 e 1,0cm na ausência de todos os seguintes fatores de prognóstico adverso: grau histológico 3, invasão vascular ou linfática, idade < 35 anos e HER-2 positivo;
  - T entre 1,0 e 2,0cm, grau histológico 1 na ausência de todos os seguintes fatores de prognóstico adverso: invasão vascular ou linfática, idade < 35 anos e HER-2 positivo;
  - T com histologia favorável (mucinoso, tubular, adenoide-cístico, medular típico) menores ou iguais a 3,0cm[17].

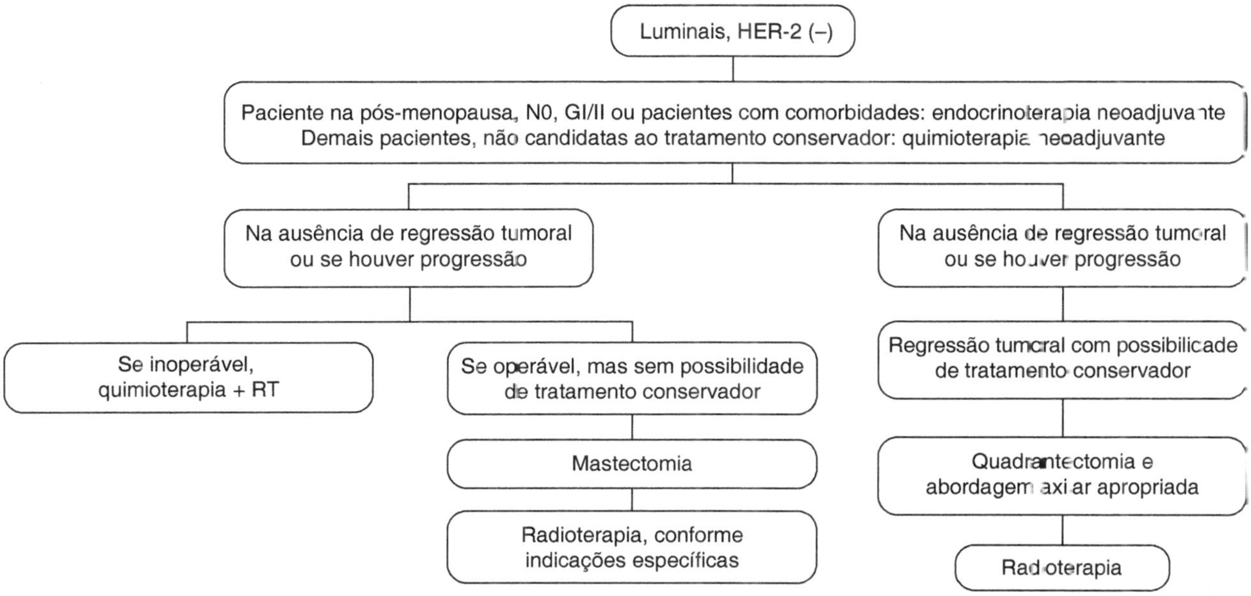

Figura 26.2 Fluxograma para abordagem do carcinoma luminal. (Elaborada pelos autores a partir das referências 14, 15 e 17.)

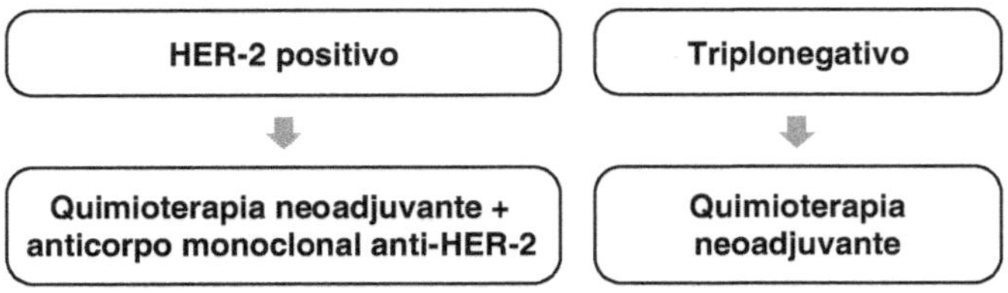

Figura 26.3 Fluxograma para abordagem da axila clinicamente livre[3,13,19,20].

- Considerar quimioterapia:
  - Risco intermediário (risco de morte entre 10% e 20%):
    - T entre 0,6 e 1,0cm e qualquer um dos seguintes fatores de prognóstico adverso: grau 3, invasão vascular ou linfática e idade < 35 anos;
    - T entre 1,0 e 2,0cm, HER-2 negativo e qualquer um dos seguintes fatores de prognóstico adverso: grau 3, invasão vascular ou linfática e idade < 35 anos;
    - T maior que 1,0cm com HER-2 positivo[17].
  - Risco alto (risco de morte > 20%):
    - T maior que 1,0cm e HER-2 positivo;
    - linfonodo positivo;
    - linfonodo negativo, se T maior que 3,0cm[17].

Endocrinoterapia adjuvante

Inicia-se a endocrinoterapia adjuvante após a quimioterapia naqueles casos em que esta está indicada. A escolha de cada medicação é baseada em critérios clínicos diversos, como índice de massa corporal, tabagismo, efeitos colaterais, perfil de segurança e estado menstrual, além do padrão de evolução e progressão da doença (Figura 26.4)[13,17].

Radioterapia adjuvante

A utilização da radioterapia no tratamento locorregional do câncer de mama está associada à redução das taxas de recidiva e ao aumento da sobrevida global em casos selecionados. Tradicionalmente, a dose total usada no tratamento do câncer de mama, após cirurgias radicais ou conservadoras, varia de 45 a 50Gy, com dose-dia de 180 a 200cGy. Eventualmente indica-se uma dose de reforço (*boost*), em sistema de fracionamento diário, direcionada ao leito tumoral de maior risco[12,13]. Entre as indicações clássicas da radioterapia

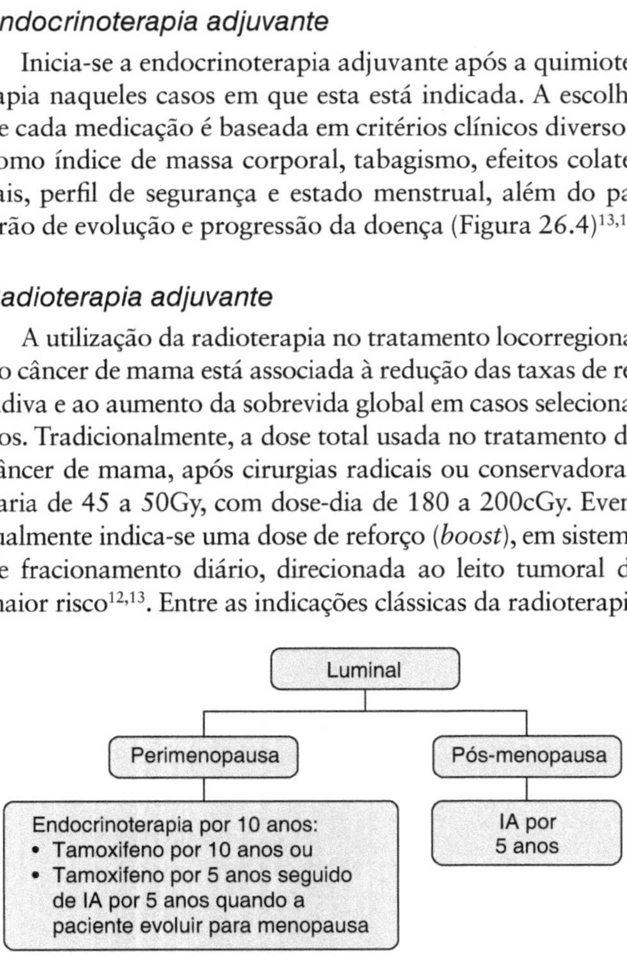

Figura 26.4 Abordagem da axila clinicamente livre. (Elaborada pelos autores a partir das referências 3,13 e 17). (IA: inibidor da aromatase.)

adjuvante destacam-se todos os casos de cirurgias conservadoras da mama. Após mastectomias, a radioterapia deve ser considerada em caso de tumores localmente avançados e/ou comprometimento axilar extenso[13,17].

Tratamento do câncer de mama metastático (EC IV)

O tratamento do câncer de mama em estádio metastático deve priorizar a abordagem sistêmica em detrimento da abordagem cirúrgica. Em tumores luminais sem crise visceral, a endocrinoterapia deve constituir o tratamento de primeira linha, associada a algum inibidor de ciclinas. Em tumores com expressão de HER-2, a associação de quimioterapia e duplo bloqueio de HER-2 constitui a primeira escolha de terapia sistêmica. Já em pacientes com tumores triplonegativos, a quimioterapia é a base do tratamento metastático, com a possibilidade recente de realizar imunoterapia em casos específicos. O uso dessas medicações segue protocolos bem definidos e, conforme a progressão da doença ou a toxicidade clínica, novas medicações são indicadas[13,17].

Referências

1. Chagas C, Menke C, Vieira R, Boff R. Tratado de Mastologia da SBM. 1. ed. Rio de Janeiro: Revinter, 2011: 733.
2. Lebeau A, Denkert C. Aktualisierte WHO-Klassifikation der Tumoren der Mamma: Die wichtigsten Änderungen. Der Pathologe 2021; 42(3):270-80.
3. Waks A, Winer E. Breast Cancer Treatment. JAMA 2019; 321(3):288.
4. Gannon LM, Cotter MB, Quinn CM. The classification of invasive carcinoma of the breast. Expert Rev Anticancer Ther 2013; 13(8):941-54.
5. Wu D, Spangler A, de Hoyos A, Vo D, Seiler S. Quality of Anatomic Staging of Breast Carcinoma in Hospitals in the United States, with Focus on Measurement of Tumor Dimension. American Journal of Clinical Pathology 2021; 156(3):356-69.
6. Weiss A, Chavez-MacGregor M, Lichtensztajn D et al. Validation Study of the American Joint Committee on Cancer Eighth Edition Prognostic Stage Compared With the Anatomic Stage in Breast Cancer. JAMA Oncology 2018; 4(2):203.
7. Brasil. Ministério da Saúde. Secretaria de Atenção à Saúde. Instituto Nacional de Câncer. TNM: classificação de tumores malignos/traduzido por Ana Lúcia Amaral Eisenberg. 6. ed. Rio de Janeiro: INCA, 2004: 2137-48.
8. Jatoi I, Kaufmann M, Petit JY. Surgery for Breast Carcinoma. Atlas of Breast Surgery. Berlin: Springer-Verlag, 2006: 133.
9. Pestana IA, Jones VM, Velazquez C. Breast Reconstruction and Nipple-Sparing Mastectomy: Technical Modifications and Their Outcomes Over Time at an Academic Breast Center. Ann Plast Surg 2021; 86(5):521-5.
10. Fisher B, Anderson S, Bryant J et al. Twenty-year follow-up of a randomized trial comparing total mastectomy, lumpectomy, and lumpectomy plus irradiation for the treatment of invasive breast cancer. N Engl J Med 2002; 347(16):1233-41.
11. Flanagan MR, Zabor EC, Romanoff A et al. A Comparison of Patient-Reported Outcomes after Breast-Conserving Surgery and Mastectomy with Implant Breast Reconstruction. Ann Surg Oncol 2019; 26(10):3133-40.
12. Freitas-Júnior R, Oliveira EL, Pereira RJ et al. Modified radical mastectomy sparing one or both pectoral muscles in the treatment of breast cancer: intra and postoperative complications. Sao Paulo Med J 2006; 124(3):130-4.

13. National Comprehensive Cancer Network (NCCN). NCCN Clinical Practice Guidelines in Oncology: Breast Cancer. Fort Washington, PA: NCCN; 2021.5. [citado 2021 jul 20]. Disponível em: https://www.nccn.org/professionals/physician_gls/pdf/breast.pdf;
14. Giuliano AE, Ballman K, McCall L et al. Locoregional Recurrence after Sentinel Lymph Node Dissection with or without Axillary Dissection in Patients with Sentinel Lymph Node Metastases: Long-term Follow-up from the American College of Surgeons Oncology Group (Alliance) ACOSOG Z0011 Randomized Trial. Ann Surg 2016; 264(3):413-20.
15. Donker M, van Tienhoven G, Straver ME et al. Radiotherapy or surgery of the axilla after a positive sentinel node in breast cancer (EORTC 10981-22023 AMAROS): a randomised, multicentre, open-label, phase 3 non-inferiority trial. Lancet Oncol 2014; 15(12):1303-10.
16. Miranda K, Pace D, Cintron R et al. IBCSG 23-01 randomised controlled trial comparing axillary dissection versus no axillary dissection in patients with sentinel node micrometastases. Lancet Oncol 2011; 76(6):1358-75.
17. Burstein HJ, Curigliano G, Thürlimann B et al; Panelists of the St Gallen Consensus Conference. Customizing local and systemic therapies for women with early breast cancer: The St. Gallen International Consensus Guidelines for treatment of early breast cancer 2021. Ann Oncol 2021:0923-7534(21)02104-9.
18. Huang M, O'Shaughnessy J, Zhao J et al. Association of Pathologic Complete Response with Long-Term Survival Outcomes in Triple-Negative Breast Cancer: A Meta-Analysis. Cancer Res 2020; 80(24):5427-34.
19. Cameron D, Piccart-Gebhart MJ, Gelber RD et al.Equipe de estudo de ensaio de Herceptin Adjuvant (HERA). Acompanhamento de 11 anos de trastuzumabe após quimioterapia adjuvante em câncer de mama inicial HER2-positivo: análise final do estudo HERceptin Adjuvant (HERA). Lancet 2017; 389(10075):1195-205.
20. Tolaney SM, Barry WT, Guo H et al. Acompanhamento de sete anos de paclitaxel e trastuzumb (ensaio APT) adjuvantes para câncer de mama HER2 + com linfonodo negativo. J Clin Oncol 2017; 35(15).

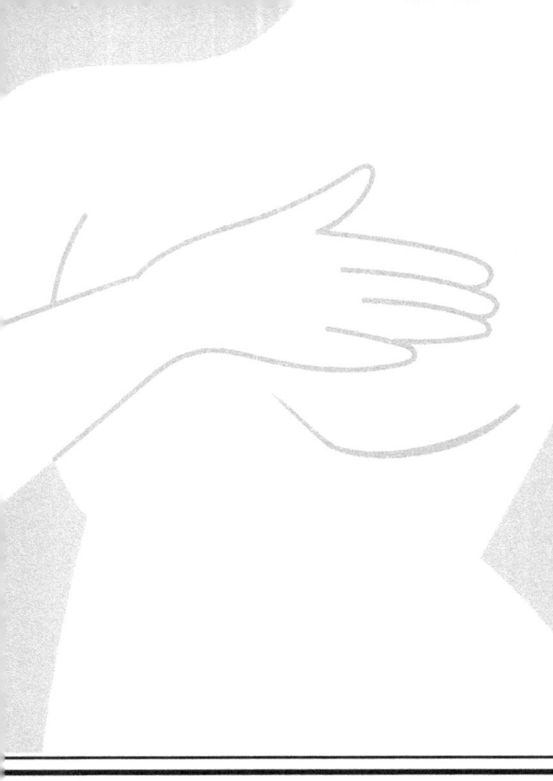

CAPÍTULO

27

Câncer de Mama em Situações Especiais

Patrícia Bittencourt Marques Lauria
Júlia Assis Rodrigues
Laura da Silva Teixeira
Admilson Lemos da Costa Filho

CÂNCER DE MAMA NA MULHER JOVEM

O câncer de mama em mulheres jovens acomete a população feminina com idade inferior a 40 anos. Em geral, apenas 7% das mulheres com câncer de mama têm menos de 40 anos de idade. Esse percentual representa mais de 13 mil mulheres diagnosticadas a cada ano apenas nos EUA[1]. No Brasil, segundo dados reportados pelo Instituto Nacional de Câncer (INCA), correspondeu a mais de 12% de todos os casos de câncer de mama em 2020.

O câncer de mama é a principal causa de morte relacionada com neoplasia em mulheres com menos de 50 anos, e a taxa de sobrevida é menor em comparação à das mulheres diagnosticadas após essa idade, a despeito da maior radicalidade dos tratamentos e dos procedimentos realizados nessa faixa etária[1]. Esse prognóstico pode estar associado à maior prevalência de tumores maiores e com acometimento linfonodal ao diagnóstico inicial, bem como ao comportamento biológico mais agressivo nessa faixa etária[2,3].

Além da questão fisiopatológica, o adoecimento na juventude traz à tona questões como fertilidade e estética, com repercussões psicossociais ainda maiores entre essas mulheres. Como consequência de seu tratamento, é possível observar, com frequência, a presença de falência ovariana prematura, expressa em quadros de amenorreia temporária ou permanente e em quadros de infertilidade. Elas também podem apresentar disfunção sexual, sendo os principais fatores de risco a idade jovem, o surgimento prematuro da menopausa e o tratamento sistêmico com quimioterapia ou hormonioterapia. Tudo isso contribui para o impacto sobre a autoestima e a confiança das mulheres, as quais se encontram fragilizadas nesse momento de vida[4,5]. Por isso, é importante que o médico assistente realize ampla abordagem e esclareça essas questões a fim de propiciar uma melhor decisão terapêutica com o consentimento e a participação da paciente[5,6].

Fatores de risco

O principal fator de risco para câncer de mama em mulheres jovens é o histórico familiar da doença, especialmente quando há relato de parentes de primeiro grau diagnosticados com essa doença antes dos 40 anos de idade. O câncer de mama hereditário é responsável por pelo menos 10% de todos os tumores malignos da glândula mamária, e essa incidência parece ser maior em mulheres jovens acometidas. As variantes patogênicas dos genes BRCA1 e BRCA2 são responsáveis pela maioria dos casos e associam-se a outros tipos de câncer, como os de ovário e próstata.

Além desses, outros genes de alta e média penetrância estão relacionados com esse caráter hereditário, como o TP53 e o PTEN, que estão associados a síndromes genéticas, como a de Li-Fraumeni e a de Cowden, respectivamente. Por isso, espera-se que mulheres jovens com câncer de mama e histórico familiar de risco considerem a realização de testes de aconselhamento genético[5-9].

Mulheres expostas à radiação ionizante na infância ou na adolescência também estão mais suscetíveis ao desenvolvimento de câncer de mama quando jovens, especialmente aquelas com histórico de tratamento oncológico prévio, como a radioterapia. Fatores hormonais, como menarca precoce, uso de contraceptivos orais e paridade tardia (após os 30 anos), podem aumentar o risco de desenvolvimento de câncer de mama[10,11].

Alguns estudos sugerem que a incidência do câncer de mama foi maior em mulheres jovens com índice de massa corporal (IMC) baixo ou eutróficas, o que pode sugerir que a obesidade não é um fator de risco entre as mulheres jovens, ao contrário do observado nas mulheres pós-menopausadas[12-14]. Entretanto, apesar da escassa literatura, alguns estudos sugerem que a prática regular de exercícios físicos e uma dieta vegetariana ou escassa em proteína animal poderiam ser fatores de proteção[14,15].

A associação do consumo de álcool ao desenvolvimento do câncer de mama em mulheres jovens não está tão bem elucidada como entre as mulheres na pós-menopausa e precisa ser mais profundamente estudada, mas estudos indicam que o consumo moderado de álcool é fator de risco para as mulheres em todas as idades[6].

Diagnóstico

Em virtude da maior densidade tecidual da mama das mulheres jovens, a mamografia (MMG) pode não ser tão eficaz para o diagnóstico de câncer de mama nessa população. Nesses casos, a MMG deve ser realizada em conjunto com exames como ultrassonografia (USG) e ressonância magnética (RM) para maior detalhamento e para obtenção de informações que possam estar ocultas à MMG[5].

O diagnóstico nas mulheres jovens tende a ser mais tardio e, portanto, em estádio mais avançado da doença do que em mulheres com mais de 40 anos. Isso se deve, parcialmente, ao rastreio menor da doença nessa faixa etária[2].

Tratamento

O tratamento do câncer de mama nas mulheres jovens tende a assemelhar-se ao direcionado às mulheres de outras faixas etárias e baseia-se nas características do tumor, nas peculiaridades da paciente, na probabilidade de recorrência e no potencial de resposta à terapia.

A idade jovem é fator de risco para recorrência em ambas as formas, invasiva e não invasiva, ipsilateral e contralateral, como se pode observar nas Figuras 27.1 e 27.2[16,17].

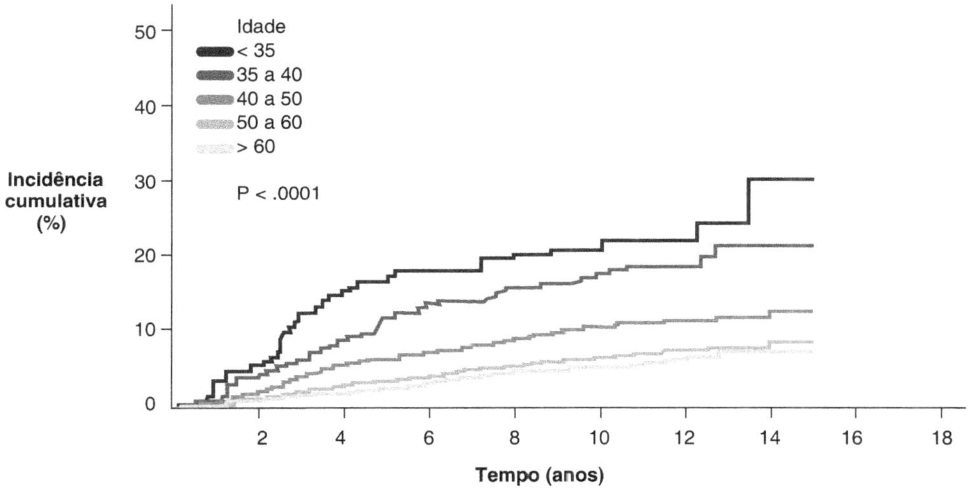

Figura 27.1 Taxa de recorrência de acordo com a idade. (Adaptada de Bartelink *et al.*, 2007[19].)

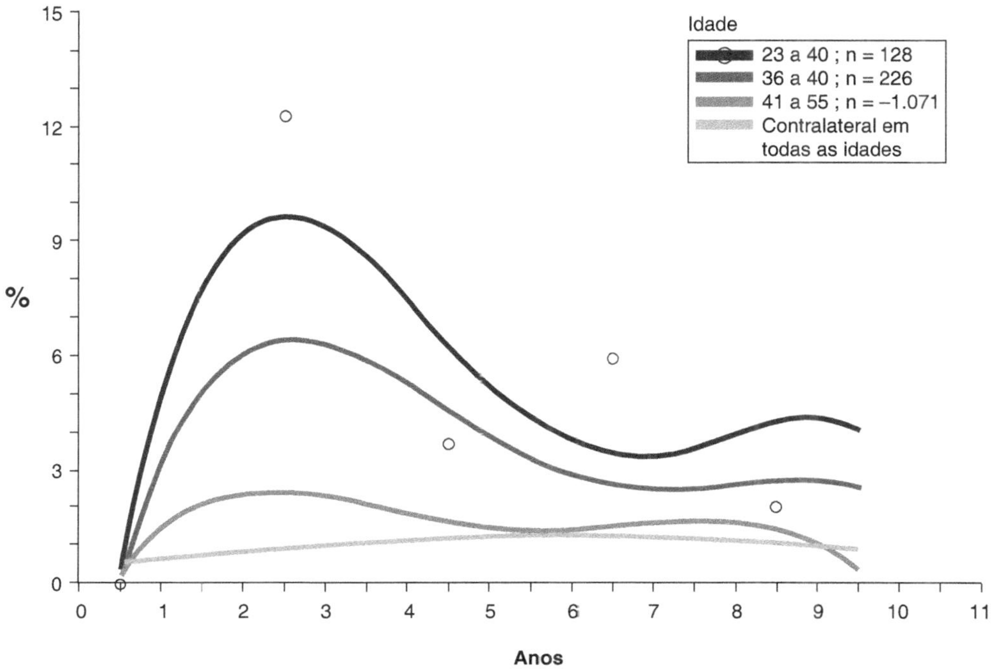

Figura 27.2 Risco anual de recorrência de acordo com a idade. (Adaptada de Piccart *et al.*, 2007[20].)

Além disso, os diagnósticos tardios e em estádio mais avançado indicam que um tratamento sistêmico pré-operatório pode ser benéfico[2,5]. O número de mulheres que optam não apenas pela mastectomia, mas pela mastectomia profilática da mama contralateral, tem aumentado de maneira expressiva[18].

Em virtude de sua maior recorrência nessa faixa etária, convém dar atenção ao status *axilar*. Evidências sugerem que as mulheres jovens podem beneficiar-se, após a mastectomia, de irradiação adicional na presença de um a três linfonodos axilares positivos[21].

Em relação à implementação de terapias adjuvantes, a resposta endócrina deve ser a primeira consideração, independentemente da idade. Para mulheres com câncer de mama com receptor hormonal (RH) negativo antes da menopausa, a quimioterapia adjuvante é essencial para o sucesso do tratamento, reduzindo em até 50% as chances de recorrência (Figura 27.3)[5,6]. Nos casos com expressão de RH positivos devem ser administrados moduladores seletivos dos receptores de estrogênio (SERM na sigla em inglês), como o tamoxifeno, e a combinação de supressão ou ablação ovariana deve ser avaliada, levando em conta a proteção ovariana e o futuro reprodutivo da paciente.

A paciente deverá ser informada sobre os efeitos do tamoxifeno em curto e longo prazo – secura vaginal, disfunção sexual e sintomas vasomotores – de modo a garantir boa adesão ao tratamento[22]. Em casos de câncer de mama HER-2-positivo, com menos de 2cm, o tratamento com paclitaxel por 12 semanas, associado ao trastuzumabe (TH) por 1 ano, mostrou-se eficaz. Nos casos HER-2-positivos com tumores maiores ou linfonodos positivos, é preferível o uso de TH associado ao pertuzumabe, uma vez que estudos recentes reportaram ganho em sobrevida nas pacientes que utilizaram esses medicamentos[6,23].

Nos casos em que foi detectada doença metastática, adiciona-se ao tratamento quimioterapêutico a endocrinoterapia com supressão ovariana. A salpingooforectomia bilateral é recomendada às mulheres jovens com metástase e câncer de mama RH-positivo, visando otimizar a supressão de estrogênio. Além disso, deverá ser considerada na prevenção de tumores ovarianos em mulheres carreadoras de genes de alto risco[6]. Em geral, o tratamento não difere significativamente do adotado para mulheres com 50 anos ou mais de idade, com exceção da castração química com inibidores do eixo hormônio liberador de gonadotrofina (GNRH)-hormônio luteinizante (LH) ou da realização da ooforectomia bilateral.

CÂNCER DE MAMA NA MULHER IDOSA

Consideram-se idosas as mulheres com mais de 65 anos de idade. Nos EUA, a prevalência de câncer da mama nessa população, entre os anos de 2004 e 2008, foi de 1 para cada 15 casos[1,5]. Segundo o Instituto Brasileiro de Geografia e Estatística (IBGE), a população de mulheres com mais de 70 anos cresceu 128% nos últimos anos. Por se tratar de uma doença que acomete mais mulheres idosas, é esperado aumento em sua incidência com o envelhecimento populacional[25].

Em relação à histologia tumoral, assim como nas demais faixas etárias, é maior a representatividade dos carcinomas ductais infiltrantes. Os casos com diagnóstico histológico de carcinoma lobular invasivo frequentemente se associam ao uso de terapia de reposição hormonal ou a mais tempo de exposição aos hormônios endógenos, como nos casos de menarca precoce, menopausa tardia e nuliparidade[26].

Carcinomas mais indolentes e com expressão de receptores de estrogênio e progesterona, como os mucinosos, são mais frequentemente diagnosticados em mulheres

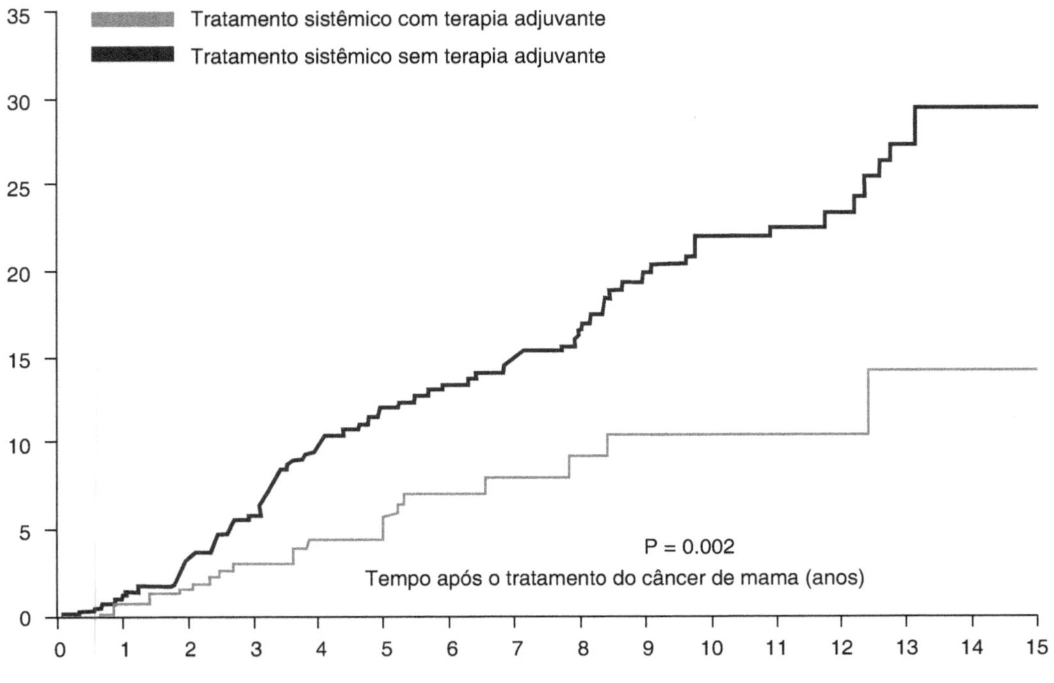

Figura 27.3 Tratamento sistêmico e risco de recorrência local em mulheres com 40 anos de idade ou menos. (Adaptada de Van der Leest *et al.*, 2007[24].)

idosas e são responsáveis por melhor prognóstico e pela ótima resposta ao tratamento com antiestrogênicos[5].

A expectativa de vida dessas pacientes está relacionada não apenas com o avançar da idade, mas com a presença de outras comorbidades – pacientes com três ou mais comorbidades tendem a ter sobrevida menor. O estado funcional da paciente, ou seja, a habilidade para realizar tarefas diárias e viver de maneira independente, é um importante indicativo do risco de mortalidade[5,25]. Esses fatores são importantes e definitivos, também, para a escolha terapêutica.

Diagnóstico

O rastreio do câncer de mama envolve autoexame das mamas, consultas médicas regulares e MMG. Em mulheres na pós-menopausa é maior a probabilidade de detecção de uma massa na mama ao exame físico ou de identificação de uma alteração mamográfica associada ao câncer de mama. Como as alterações mamográficas têm valor preditivo positivo maior em mulheres mais velhas, outros exames de imagem, como RM, são menos necessários e, portanto, são pouco utilizados para rastreamento nessa população[25].

A Sociedade Americana de Geriatria recomenda a realização anual ou bienal da MMG em mulheres entre 50 e 75 anos de idade. As evidências são insuficientes quanto às orientações para realização desse exame em mulheres com mais de 75 anos. Aquelas com expectativa de vida de no mínimo 4 anos podem beneficiar-se de exames de rastreamento, apesar de o limite de idade não ser claramente estabelecido. Recomenda-se, nesses casos, a realização da MMG com a periodicidade de 3 anos.

O exame clínico das mamas de mulheres idosas deve ser realizado anualmente por profissional médico capacitado, o qual deverá orientá-las quanto à prática do autoexame mensal. Desaconselha-se a realização rotineira de MMG em pacientes com 70 ou mais anos de idade que apresentem déficit cognitivo avançado ou que sejam portadoras de comorbidades importantes[25,27].

Tratamento

Os critérios para escolha do tratamento para câncer de mama em mulheres idosas não diferem dos adotados nas outras idades e baseia-se nas características tumorais e nas peculiaridades da paciente. Entretanto, a eficácia e a toxicidade dos tratamentos nessas mulheres são questionáveis, já que estudos prospectivos sobre o tema são escassos nessa faixa etária[5,25].

O tratamento cirúrgico deve ser considerado de acordo com as peculiaridades de cada paciente e pode ser indicado para aquelas com mais de 70 anos com escala de desempenho (ECOG) 0, 1 ou 2 e que apresentem comorbidades controladas e expectativa de vida superior a 5 anos. As taxas de sobrevida da cirurgia conservadora e da mastectomia nessas mulheres mostraram-se semelhantes às das mais jovens.

Para as mulheres idosas com comorbidades severas e que não queiram ou não possam submeter-se ao tratamento cirúrgico, recomenda-se o tratamento isolado com hormonioterapia, utilizando-se o tamoxifeno ou os inibidores da aromatase[5,25].

A quimioterapia é recomendada em caso de risco maior de recorrência do câncer de mama, na presença de bom estado de saúde da paciente e quando a expectativa de sobrevida supera os 5 anos. Mulheres portadoras de tumores com expressão de receptores hormonais de estrogênio ou progesterona (RE ou RP) negativa ou HER-2 positiva respondem melhor ao tratamento químio e imunoterápico e correspondem ao grupo de eleição para sua realização.

Pacientes com tumores expressores de receptores hormonais devem receber tratamento com hormonioterapia adjuvante. Nesses casos (RE e RP positivos), a decisão pela realização da quimioterapia deverá ser individualizada, levando em conta o estádio mais avançado, o risco maior de recorrência e as condições clínicas da paciente[5].

A adoção de terapia adjuvante leva em consideração a biologia tumoral, o estadiamento clínico e histopatológico da doença, o risco de recorrência e a toxicidade do tratamento. Além disso, é de extrema importância na definição do tratamento uma avaliação completa da *performance-status* da paciente. Assim como nas mulheres mais jovens, o objetivo dessa terapêutica é melhorar o prognóstico e as chances de cura. No entanto, nessa população de mulheres, um tratamento agressivo pode comprometer a qualidade de vida e a sobrevida global. As recomendações para terapia adjuvante em mulheres com mais de 70 anos de idade estão descritas no Quadro 27.1[5].

Recomendada para mulheres idosas com expectativa de vida superior a 2 anos, a radioterapia pode favorecer a menor incidência de recorrência local, reduzindo em 60% a 70% as chances de recidiva em pacientes submetidas à mastectomia e aumentando em 8% a 9% a sobrevida geral. A radioterapia costuma ser bem tolerada, desde que seja adequadamente dosada e fracionada, uma vez que pode ser exaustiva e afetar a qualidade de vida dessas mulheres[25].

Em casos de metástase, os objetivos do tratamento nas mulheres idosas são o controle dos sintomas, a manutenção da funcionalidade e a maximização da qualidade de vida. Os medicamentos mais utilizados são o tamoxifeno, o fulvestranto e os inibidores da aromatase. Nesses casos, a quimioterapia deve ser reservada para mulheres sintomáticas com progressão da doença metastática apesar da terapia endócrina[5].

Em relação ao manejo axilar, a realização de biópsia do linfonodo sentinela é apropriada para todas as mulheres sem expressão clínica de doença axilar em atividade. Por outro lado, nas pacientes com *status* axilar clinicamente positivo que apresentem contraindicação à quimioterapia neoadjuvante, convém considerar o esvaziamento axilar completo[5].

Quadro 27.1 Recomendações para terapia adjuvante em mulheres com mais de 70 anos

Categoria	Definição	Tratamento
Status axilar e HER-2 negativos		
Pequeno	< 1cm, RE ou RP positivos, grau I	Não se utiliza endocrinoterapia adjuvante
Moderado	> 1cm e < 2cm, RE ou RP positivos, grau I ou II	Endocrinoterapia associada ou não à quimioterapia; se RE ou RP positivo, GEP é indicado para determinar a necessidade de quimioterapia
Extenso	> 2cm ou grau II ou III	Endocrinoterapia associada ou não à quimioterapia; se RE ou RP positivos, GEP é indicado para determinar a necessidade de quimioterapia; se RE ou RP negativos, está indicada a quimioterapia
Status axilar positivo, HER-2 negativo, RE ou RP positivos	Qualquer tamanho/grau	Endocrinoterapia + quimioterapia; em caso de um a três linfonodos positivos, GEP é indicado para determinar a necessidade de quimioterapia
RE ou RP negativos	Qualquer tamanho/grau	Quimioterapia
HER-2 positivos	≥ 1 cm, RP ou RE negativos ou positivos	Considerar quimioterapia + trastuzumabe; se RE ou RP positivos, endocrinoterapia

Fonte: adaptado de Harris *et al.*, 2014[5].
RE: receptores de estrogênio; RP: receptores de progesterona; GEP: perfil de expressão gênica.

CÂNCER DE MAMA NO CICLO GRAVÍDICO-PUERPERAL

O câncer de mama no ciclo gravídico-puerperal é diagnosticado durante o período gestacional, 1 ano após a gestação ou no período de lactação. Trata-se do câncer mais comum nessa população – mais de 20% dos cânceres de mama em mulheres com menos de 30 anos de idade são associados à gestação. A incidência de câncer de mama associado à gravidez é de 1,5 a 3,5 casos a cada 10 mil partos[28,29].

Apesar de a gravidez ser considerada um fator de proteção contra o desenvolvimento do câncer de mama, esse efeito não é imediato nem constante. Estudos mostraram que a gravidez em idades mais jovens está associada à menor proteção[5]. Além disso, como a idade também é um fator de risco para a doença, são maiores as chances de o câncer de mama ser diagnosticado durante a gravidez em mulheres que engravidam. A amamentação também é um dos fatores de proteção contra o câncer de mama.

Não há evidências de que a interrupção da gravidez melhore o prognóstico do câncer de mama e, de acordo com o Código Penal brasileiro, ela não é permitida nesses casos. Estudos sugerem que portadoras da mutação BRCA, associadas às mudanças hormonais da gravidez, são potencialmente mais suscetíveis ao surgimento da doença[28,30].

O câncer de mama mais comumente associado à gravidez é o carcinoma ductal invasivo. Mulheres grávidas têm mais chances de apresentar tumores maiores e metástase axilar devido, em parte, ao diagnóstico tardio. Em relação à expressão dos receptores hormonais, os tumores de mama em gestantes ou puérperas tendem a não expressar nem RE nem RP[28].

Diagnóstico

A alteração da densidade e do volume das mamas na gestação e na lactação em razão do aumento dos níveis de estrogênio e progesterona nessa fase dificulta tanto o exame clínico como a MMG. Em decorrência dessas modificações na mama, a MMG apresenta menor sensibilidade, porém pode ser excepcionalmente empregada com a devida proteção por oferecer riscos mínimos ao feto no início da gestação.

O período ideal para exame adequado das mamas é o primeiro trimestre da gestação, época em que as alterações mamárias ainda não são tão expressivas. Como o rastreio por meio da MMG não é indicado para mulheres com menos de 40 anos de idade, é improvável o diagnóstico de casos sem sinais e sintomas clínicos[31-33]. Assim, a tendência é que o câncer de mama nessas mulheres seja diagnosticado de maneira tardia e, consequentemente, em estádio mais avançado. Por isso, devem ser realizadas uma avaliação criteriosa da mama no período pré-natal e a orientação do autoexame das mamas.

A presença de massa palpável ou de sintomas inflamatórios nas mamas ou nas axilas que persistam por mais de 2 semanas deve ser investigada para descartar malignidade. É importante valorizar esses achados, mesmo que 80% das lesões da mama palpáveis nessa época se devam a doenças mamárias benignas[29,31,32].

O exame de imagem indicado para avaliação das mamas durante a gestação é a USG, que apresenta, nesses casos, elevado valor preditivo negativo para exclusão de malignidade. A MMG pode ser realizada, desde que seja garantida uma proteção de chumbo abdominal para segurança do feto. Como a sensibilidade desse exame diagnóstico é menor nessa situação, a MMG pode ser recomendada para avaliação da extensão da doença, da multifocalidade e da presença de microcalcificações[29-32].

A RM, por sua vez, é limitada, uma vez que seu uso sem contraste tem pouca utilidade para investigação de lesões mamárias e o uso do contraste gadolínio é contraindicado em gestantes em razão do possível efeito teratogênico[34]. Assim, os riscos e benefícios de cada exame de imagem devem ser cuidadosamente avaliados antes de sua solicitação como exames complementares.

Biópsias deverão ser realizadas sempre que massas suspeitas forem encontradas. O método mais indicado, no ciclo gravídico-puerperal, é a *core biopsy*, que possibilita a avaliação histopatológica do material coletado, tornando possível analisar também o *status* dos receptores hormonais e o HER-2. A punção aspirativa com agulha fina (PAAF) também pode ser realizada para avaliação de nódulos mamários e linfonodos; entretanto, devido às alterações típicas da gravidez e da lactação, esse método apresenta elevado índice de falso-positivos e falso-negativos[32,33]. Após o período pós-parto, recomendam-se tanto a suspensão da amamentação como o uso de antibioticoterapia profilática antes da biópsia, visando minimizar os riscos de formação de fístula, hemorragias e infecções[28].

Em relação ao estadiamento do câncer de mama, o instrumento utilizado é o TNM, e os critérios são os mesmos adotados para mulheres não grávidas. Nos casos de *status* axilar positivo ou de tumores T3 ou T4, convém investigar a presença de metástase, podendo ser solicitadas radiografias do tórax com blindagem abdominal, USG de abdome e RM. Além disso, devem ser realizados exames para avaliação da função renal e hepática e hemograma, como nos casos de tumores T1 e T2 com axila negativa[29,31,32].

Tratamento

O tratamento segue os mesmos critérios recomendados para pacientes não grávidas. Portanto, devem ser consideradas as características imuno-histoquímicas do tumor, o *status* genético, o estadiamento clínico e as peculiaridades da paciente, como a idade gestacional (Figura 27.4)[32,34].

Como o tratamento conservador exige radioterapia, o que pode ser prejudicial para a saúde do feto, considera-se a mastectomia o tratamento de escolha em caso de diagnóstico estabelecido no primeiro trimestre da gestação. Os riscos de aborto espontâneo e de malformações congênitas associados à químio e à radioterapia também não devem ser desprezados nessa fase da gravidez. A cirurgia pode ser realizada a qualquer momento, de preferência a partir do segundo trimestre. Os riscos para a gestante e o feto devem ser considerados na escolha do procedimento, sendo recomendada a presença de equipe multidisciplinar durante a cirurgia.

A reconstrução mamária imediata é contraindicada em gestantes devido ao aumento do tempo cirúrgico e dos riscos de complicações per e pós-operatórias. Entretanto, caso seja a vontade da paciente, cabe avaliar a possibilidade de reconstrução por meio de expansores dérmicos[28].

A abordagem axilar deverá ser semelhante à realizada nas mulheres não grávidas. As pacientes com axilas clinicamente negativas deverão submeter-se à biópsia do linfonodo sentinela por meio da administração pré-operatória do coloide radioativo (macroagregado de albumina mais tecnécio 99). A injeção do corante azul patente deve ser proscrita em virtude dos riscos de anafilaxia e consequentes danos à gestante e ao feto[35].

A radioterapia complementar ao tratamento cirúrgico está contraindicada durante a gestação em razão dos riscos de exposição fetal à radiação com alterações no crescimento e desenvolvimento neurológico, bem como em virtude do surgimento de neoplasias na infância. Postergar a radioterapia até o período pós-parto, entretanto, pode resultar em aumento do risco de recorrência da doença. Aconselha-se, portanto, a realização da cirurgia conservadora da mama, desde que o intervalo entre o procedimento e o início da radioterapia não ultrapasse 6 meses[32,35].

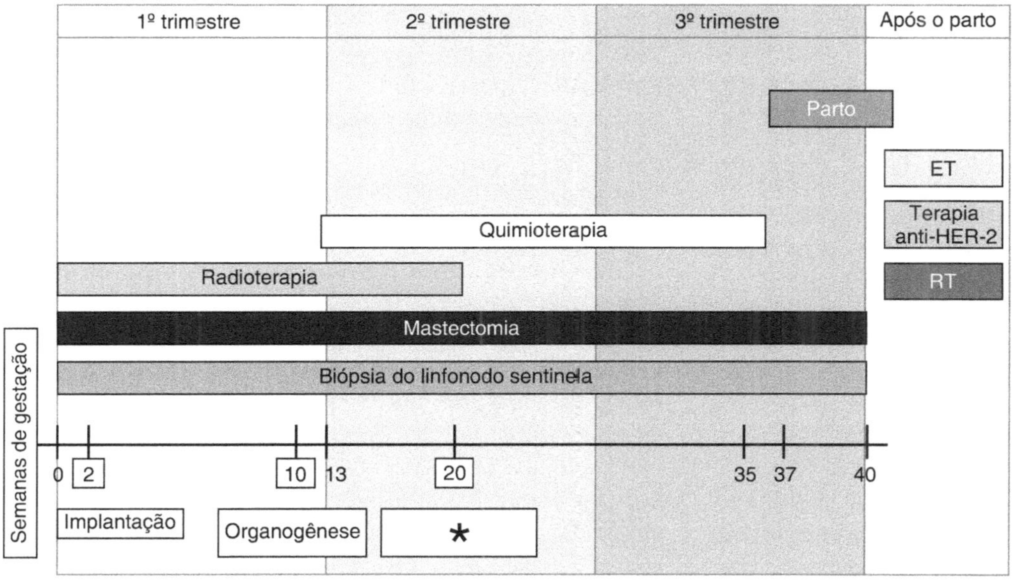

Figura 27.4 Opções terapêuticas durante a gestação. (Adaptada de Loibl *et al.*, 2015[37].) (*: Final do desenvolvimento placentário; ET: terapia endócrina; RT: radioterapia.)

A administração de quimioterapia, em caráter adjuvante ou neoadjuvante, está autorizada a partir do segundo trimestre até 34 semanas de gestação. Entretanto, ainda podem ocorrer complicações, como parto prematuro, muito baixo peso ao nascer e alterações no crescimento e no desenvolvimento da criança[36].

São indicados regimes contendo antraciclina e contraindicados os com antimetabólitos, como metotrexato, em razão do alto risco de teratogenia. A administração do trastuzumabe, com provável risco de redução do líquido amniótico, fica restrita ao pós-parto para aqueles casos com amplificação ou superexpressão de HER-2. O esquema quimioterápico padrão mais utilizado em gestantes é o FAC – 5-fluorouracil, doxorrubicina, ciclofosfamida– ou o FEC, em que se substitui a doxorrubicina pela epirrubicina, em um ciclo a cada 21 dias, totalizando seis ciclos. A duração do tratamento pode variar de 4 a 6 meses, a depender do esquema escolhido. A terapia endócrina não é recomendada durante a gestação em virtude dos efeitos teratogênicos e do risco de aborto espontâneo, reservando-se a administração de tamoxifeno para o puerpério[29,36].

Amamentação

O tratamento cirúrgico conservador possibilita uma amamentação segura, especialmente por meio da mama contralateral, apesar de poder reduzir a produção de leite na mama operada. Não se recomenda a amamentação na mama irradiada quando se realiza radioterapia adjuvante[38].

Gestação após o câncer de mama

Antes do início da terapia antitumoral, recomenda-se que as mulheres em idade fértil sejam orientadas sobre as opções de conservação da fertilidade, como a criopreservação. A amenorreia permanente pode ser uma reação adversa da quimioterapia gonadotóxica, sendo observada em 50% das pacientes com 35 anos ou mais. Entretanto, entre aquelas com menos de 25 anos de idade, esse efeito foi incomum[29,38]. Alguns estudos demonstraram que as gestações após o câncer de mama não foram afetadas e que os fetos dessas novas gestações não apresentaram efeitos adversos relacionados com a terapia antitumoral prévia[39].

É aconselhável aguardar pelo menos 2 anos após o tratamento para o planejamento de uma nova gravidez, já que as recidivas e a ocorrência de metástases são mais comuns nos primeiros 2 anos após o tratamento do tumor[29,36].

CARCINOMA DE PAGET

Em 1307, John of Aderne, um dos pais da cirurgia, descreveu lesões muito semelhantes à doença de Paget da mama (DPM). Durante alguns anos, Aderne acompanhou a evolução da ulceração do mamilo de um padre, que consistia no desenvolvimento de um câncer mamário. Velpeau, em 1840, foi o primeiro a descrever a presença da crosta, sangramento e ulceração do complexo areolopapilar (CAP) em dois pacientes. Entretanto, Sir James Paget, em 1874, conseguiu relacionar os achados clínicos com o desenvolvimento de um câncer subjacente em um estudo com 15 pacientes. Apesar disso, Paget acreditava que as lesões crônicas da pele tinham caráter benigno, o que foi contestado por Thin, em 1881. Sabe-se hoje que a doença de Paget é um tipo raro de câncer de mama ou, mais especificamente, do CAP[40].

Epidemiologia

A DPM é rara, representando de 1% a 4,3% de todos os carcinomas mamários, e frequentemente está associada ao carcinoma ductal *in situ* e/ou ao câncer ductal invasivo. Acomete, principalmente, mulheres mais velhas, na sexta década da vida, no período da pós-menopausa, mas há relatos de DPM tanto em adolescentes como em mulheres mais idosas[40].

Fisiopatologia

A teoria mais aceita em relação ao desenvolvimento de DPM é a epidermotrópica, segundo a qual as células malignas, originadas nos ductos mamários, espalham-se pelo seio lactífero até chegarem à epiderme que forma o CAP. A DPM está quase sempre associada a um câncer de mama subjacente, variando de 90% a 100% de acordo com diversos estudos[28].

Exame físico

Os sinais e sintomas mais clássicos da DPM são eczema ou ulceração do CAP. Nas fases mais iniciais é comum a presença de eritema pruriginoso e descamação local de modo a progredir para lesão crostosa no CAP e depois na pele[28]. Cerca de 50% das pacientes com doença de Paget apresentam-se com uma massa palpável na região central da mama e próxima ao CAP. Esses achados, considerados tardios, podem indicar a presença de carcinoma invasor associado. Por outro lado, pacientes com apresentação clínica mais inicial, sem massa palpável, têm mais chances de apresentar acometimento pelo carcinoma ductal *in situ* (Figuras 27.5 e 27.6).

Tratamento

O tratamento varia conforme o caso, sendo muitas as opções descritas na literatura, dentre as quais se destacam a ressecção isolada do mamilo, a quadrantectomia com ou sem radioterapia e a mastectomia total. A terapia definitiva mais adequada vai depender dos achados histológicos à biópsia, da extensão da doença na mama e do estadiamento axilar. Felizmente, graças ao diagnóstico precoce e aos resultados de estudos previamente realizados, foi possível demonstrar equivalência entre a preservação da mama e a mastectomia em termos de sobrevivência e controle locorregional[5].

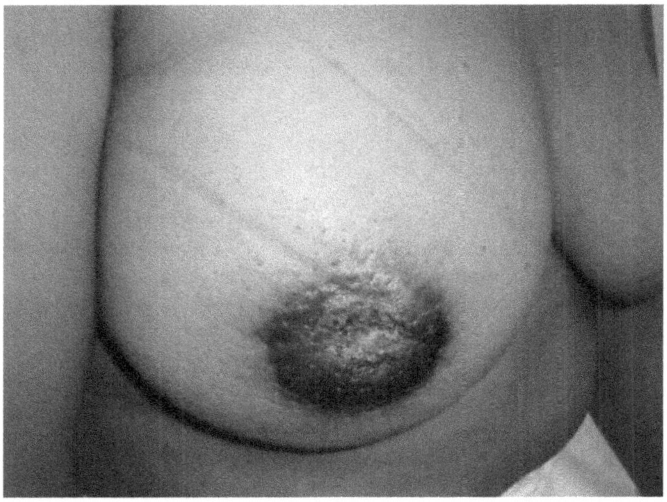

Figura 27.5 Carcinoma de Paget – veja encarte colorido. (Imagem gentilmente cedida pela Dra. Paula Cristina Martins Soares, Belo Horizonte, MG.)

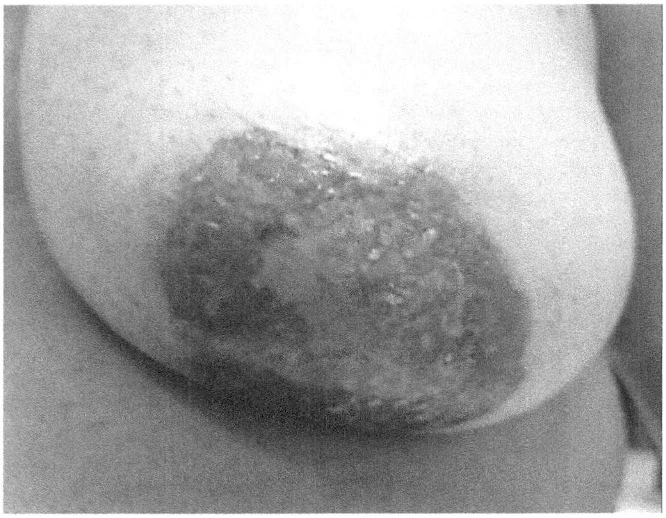

Figura 27.6 Carcinoma de Paget avançado – veja encarte colorido. (Acervo pessoal da Dra. Patrícia Bittencourt Marques Lauria, Belo Horizonte, MG.)

Prognóstico

A presença de tumores palpáveis ou não é um fator prognóstico muito importante. Quando há tumores palpáveis, o prognóstico costuma ser pior, uma vez que nesses casos é muito grande a possibilidade de haver um carcinoma invasivo subjacente e metástase do linfonodo axilar. Um estudo relatou sobrevida de 10 anos em 47% dos pacientes com massa palpável e em 93% dos casos sem massa. Outros fatores que indicam mau prognóstico são linfoadenomegalia, tipo histológico do câncer de mama e pacientes com menos de 60 anos de idade[5].

CARCINOMA INFLAMATÓRIO

Em 814, Sir Charles Bell descreveu pela primeira vez o que viria a ser considerado o câncer de mama inflamatório (CMI): "cor roxa na pele sobre o tumor acompanhada por dores agudas." Mais tarde, em 1887, Thomas Bryant elucidou a causa dessas alterações na pele, as quais estavam ligadas à invasão linfática da derme. Ao longo do tempo essa entidade clínico-patológica foi chamada de mastite carcinomatosa, carcinoma mastoide e carcinoma agudo da mama. Em 1924, entretanto, Lee e Tannenbaum a classificaram como *câncer de mama inflamatório*. Trata-se, portanto, de uma forma rara e mais agressiva de neoplasia mamária em razão de sua progressão rápida e do alto potencial metastático[5,28].

Epidemiologia

O CMI responde aproximadamente por 1% a 5% dos casos de câncer de mama nos EUA, mas sua incidência varia sensivelmente nas diversas regiões do mundo[5]. A literatura chama a atenção, por exemplo, para a alta incidência da doença nos países da África do Norte – estima-se que represente de 5% a 7% dos casos de câncer de mama na Tunísia, 4% a 5% no Marrocos e 11% no Egito[41].

Cabe destacar a prevalência maior em mulheres afro-americanas, latinas e indígenas americanas em relação às caucasianas e asiáticas[5]. As mulheres afro-americanas apresentam uma possibilidade 50% maior de desenvolverem CMI do que as caucasianas[4]. Além disso, o CMI atinge mulheres mais jovens, independentemente da etnia, cujo diagnóstico se dá na faixa dos 40 aos 59 anos de idade. Essa manifestação é considerada precoce em relação aos cânceres de mama do tipo não inflamatório[28]. Outro fator de risco muitas vezes associado a esse tipo de câncer é um índice de massa corporal (IMC) elevado[41].

Fisiopatologia/classificação

Não há fisiopatologia específica nem marcadores moleculares que definam o diagnóstico de CMI, o qual é meramente clínico[41]. O CIM é classificado como estádio IIIB (T4d) segundo o Manual de Estadiamento TNM do American Joint Committee on Cancer (AJCC). O Instituto Gustave Roussy, na França, tem defendido sua própria classificação: *Poyssee evolutive* (PEV). O CIM não é um subtipo histológico específico, mas a evolução de qualquer subtipo histológico do câncer da mama[42].

Exame físico

Segundo o AJCC, é necessária a presença de alguns sinais e sintomas, como eritema difuso ocupando pelo menos um terço da mama, edema e/ou mama com aspecto de casca de laranja e/ou mama quente. Massas palpáveis podem estar presentes em um terço dos casos. Desse modo, as pacientes que manifestam sinais flogísticos na mama (dor, vermelhidão e inchaço), de início abrupto e que se desenvolvem há menos de 3 meses, merecem atenção especial para investigação de um provável CMI (Figura 27.7)[5,28,41].

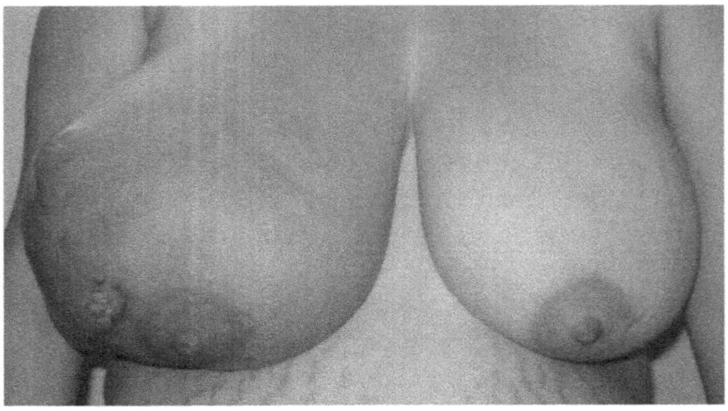

Figura 27.7 Carcinoma inflamatório – veja encarte colorido. (Imagem gentilmente cedida pela Dra. Paula Cristina Martins Soares, Belo Horizonte, MG.)

Tratamento

Em geral, o CMI é tratado de maneira multidisciplinar com base no tripé formado por cirurgia, radioterapia e quimioterapia. Para aqueles tumores com expressão de receptores hormonais, a adição dos SERM também é encorajada.

Inicialmente empregado de maneira isolada, o tratamento cirúrgico apresentou taxas precárias de sobrevida em 5 anos (> 10%). Com a introdução da radioterapia complementar à cirurgia ou em regime isolado, observou-se ganho expressivo no controle locorregional da doença, mas sem efeito na sobrevida global das pacientes. A administração de agentes quimioterápicos, particularmente no pré-operatório, possibilitou uma redução do estádio clínico do câncer e a transformação de tumores inicialmente inoperáveis em operáveis. A adição da doxorrubicina a esses esquemas resultou em ganhos consideráveis na resposta parcial e na resposta patológica completa, com taxas entre 33% e 93% em diversos estudos[43].

Prognóstico

O prognóstico, em geral, é mau. As células do CMI apresentam expressão excessiva da E-caderina, molécula responsável pela adesão celular, com grande capacidade de formação de êmbolos tumorais, o que resulta em rápida progressão metastática e em prognóstico mais reservado. Ainda assim, com a descoberta de novos agentes antineoplásicos, considera-se real a possibilidade de boa resposta ao tratamento com ganho de sobrevida[41].

Referências

1. American Cancer Society. Breast Cancer Facts & Figures 2011–2012. Atlanta, GA: American Cancer Society, 2012.
2. Partridge AH, Hughes ME, Ottesen RA et al. The effect of age on delay in diagnosis and stage of breast cancer. The Oncologist 2012; 17:775-82.
3. Martinez-Ramos D, Escrig J, Torrella A et al. Risk of recurrence of nonmetastatic breast cancer in women under 40 years: a population-registry cancer study in a European country. Breast J 2012; 18:118-23.
4. Ruddy KJ, Partridge AH. Fertility (male and female) and menopause. J Clin Oncol 2012; 30:3705-11.
5. Harris J, Pine J, Goolsby J, Moyer E, Dougherty B, Mallon T. Diseases of the breast. 5th ed. Philadelphia: Wolters Kluwer Health, 2014.
6. Cathcart-Rake EJ, Ruddy KJ, Bleyer A, Johnson RH. Breast Cancer in Adolescent and Young Adult Women Under the Age of 40 Years. JCO Oncol Pract 2021; 17:305-13.
7. Partridge AH, Hughes ME, Ottesen RA et al. The effect of age on delay in diagnosis and stage of breast cancer. The Oncologist 2012; 17:775-82.
8. Lalloo F, Varley J, Moran A et al. BRCA1, BRCA2 and TP53 mutations in very early-onset breast cancer with associated risks to relatives. European Journal of Cancer 2006; 42(8):1143-50.
9. Nusbaum R, Vogel KJ, Ready K. Susceptibility to breast cancer: hereditary syndromes and low penetrance genes. Breast Dis 2006; 27:21-50.
10. Kotsopoulos J, Lubinski J, Moller P et al. Timing of oral contraceptive use and the risk of breast cancer in BRCA1 mutation carriers. Breast Cancer Research and Treatment 2014; 143(3):579-86.
11. Suba Z. Circulatory estrogen level protects against breast cancer in obese women. Recent Pat Anticancer Drug Discov 2013; 8:154-67.
12. Wang F, Liu L, Cui S et al. Distinct Effects of Body Mass Index and Waist/Hip Ratio on Risk of Breast Cancer by Joint Estrogen and Progestogen Receptor Status: Results from a Case-Control Study in Northern and Eastern China and Implications for Chemoprevention. The Oncologist 2017; 22(12):1431-43.
13. White A, Nichols H, Bradshaw P, Sandler D. Overall and central adiposity and breast cancer risk in the sister study. Cancer 2015; 121(20):3700-8.
14. Chen G, Chen S, Zhang R et al. Central obesity and risks of pre-and postmenopausal breast cancer: a dose-response meta-analysis of prospective studies. Obesity Reviews 2016; 17(11):1167-77.
15. Suzuki R, Iwasaki M, Hara A et al. Fruit and vegetable intake and breast cancer risk defined by estrogen and progesterone receptor status: the Japan Public Health Center-based Prospective Study. Cancer Causes & Control 2013; 24(12):2117-28.
16. Botteri E, Bagnardi V, Rotmensz N et al. Analysis of local and regional recurrences in breast cancer after conservative surgery. Annals of Oncology 2010; 21(4):723-8.
17. Drooger J, Hooning M, Seynaeve C et al. Diagnostic and therapeutic ionizing radiation and the risk of a first and second primary breast cancer, with special attention for BRCA1 and BRCA2 mutation carriers: A critical review of the literature. Cancer Treatment Reviews 2015; 41(2):187-96.
18. Tuttle T, Habermann E, Grund E, Morris T, Virnig B. Increasing Use of Contralateral Prophylactic Mastectomy for Breast Cancer Patients: A Trend Toward More Aggressive Surgical Treatment. Journal of Clinical Oncology 2007; 25(33):5203-9.
19. Bartelink H, Horiot J, Poortmans P et al. Impact of a Higher Radiation Dose on Local Control and Survival in Breast-Conserving Therapy of Early Breast Cancer: 10-Year Results of the Randomized Boost Versus No Boost EORTC 22881-10882 Trial. Journal of Clinical Oncology 2007; 25(22):3259-65.
20. Piccart J, Hun M, Solin L et al. Breast Cancer Management and Molecular Medicine. Springer Science & Business Media, 2007: 279-87.
21. Beadle B, Woodward W, Tucker S et al. Ten-Year Recurrence Rates in Young Women with Breast Cancer by Locoregional Treatment Approach. Int Radiar Oncol Biol Phys 2009; 73(3):734-44.
22. Bernhard J, Luo W, Ribi K et al. Patient-reported endocrine symptoms, sexual functioning, and quality of life (QoL) in the IBCSG TEXT and SOFT trials: Adjuvant treatment with exemestane (E) plus ovarian function suppression (OFS) versus tamoxifen (T) plus OFS in premenopausal women with hormone receptor-positive (HR+) early breast cancer (BC). Journal of Clinical Oncology 2014; 32(15):557-7.
23. Tolaney S, Guo H, Pernas S et al. Seven-Year Follow-Up Analysis of Adjuvant Paclitaxel and Trastuzumab Trial for Node-Negative, Human Epidermal Growth Factor Receptor 2–Positive Breast Cancer. Journal of Clinical Oncology 2019; 37(22):1868-75.

24. van der Leest M, Evers L, van der Sangen M et al. The safety of breast-conserving therapy in patients with breast cancer aged ≤40 years. Cancer 2007; 109(10):1957-64.
25. Silva L, Amorim W, Castilho M, Guimarães R, Paixão T, Pirfo C. Breast cancer in women over 70 years of age: guidelines for diagnosis and treatment. Revista Médica de Minas Gerais 2013; 23(1):105-12.
26. Dossus L, Benusiglio P. Lobular breast cancer: incidence and genetic and non-genetic risk factors. Breast Cancer Research 2015; 17(1).
27. Screening for Breast Cancer: U.S. Preventive Services Task Force Recommendation Statement. Annals of Internal Medicine 2009; 151(10):716.
28. Bland K, Klimberg V, Copeland E, Gradishar W. The Breast: Comprehensive Management of Benign and Malignant. 5th ed. Philadelphia: Elsevier, 2018.
29. Silva AS, Jesus CR, Lima JT, Filho OB. Câncer de mama e de colo de útero durante a gravidez. São Paulo: Federação Brasileira das Associações de Ginecologia e Obstetrícia (FEBRASGO); 2018. (Protocolo FEBRASGO – Obstetrícia no. 51/ Comissão Nacional Especializada em Ginecologia Oncológica).
30. Cullinane C, Lubinski J, Neuhausen S et al. Effect of pregnancy as a risk factor for breast cancer in BRCA1/BRCA2 mutation carriers. International Journal of Cancer 2005; 117(6):988-91.
31. Shachar SS, Gallagher K, McGuire K et al. Multidisciplinary management of breast cancer during pregnancy. Oncologist 2017; 22(3):324-34.
32. Krishna I, Lindsay M. Breast cancer in pregnancy. Obstet Gynecol Clin North Am 2013; 40(3):559-71.
33. Langer A, Mohallem M, Stevens D, Rouzier R, Lerebours F, Chérel P. A single-institution study of 117 pregnancy-associated breast cancers (PABC): Presentation, imaging, clinicopathological data and outcome. Diagn Interv Imaging 2014; 95(4):435-41.
34. Cordeiro CN, Gemignani ML. Breast cancer in pregnancy: avoiding fetal harm when maternal treatment is necessary. Breast J 2017; 23(2):200-5.
35. Toesca A, Gentilini O, Peccatori F, Azim HA Jr, Amant F. Locoregional treatment of breast cancer during pregnancy. Gynecol Surg 2014; 11(4):279-84.
36. Peccatori F, Azim H, Orecchia R et al. Cancer, pregnancy and fertility: ESMO Clinical Practice Guidelines for diagnosis, treatment and follow-up. Annals of Oncology 2013; 24:160-70.
37. Loibl S, Schmidt A, Gentilini O et al. Breast Cancer Diagnosed During Pregnancy. JAMA Oncology 2015; 1(8):1145.
38. Moran MS, Colasanto JM, Haffty BG, Wilson LD, Lund MW, Higgins SA. Effects of breast conserving therapy on lactation after pregnancy. Cancer J 2005; 11(5):399-403.
39. Azim HA Jr, Santoro L, Pavlidis N et al. Safety of pregnancy following breast cancer diagnosis: a meta-analysis of 14 studies. Eur J Cancer 2011; 47(1):74-83.
40. Karakas C. Paget's disease of the breast. Journal of Carcinogenesis 2011; 10(1):31.
41. Mamouch F, Berrada N, Aoullay Z, El Khanoussi B, Errihani H. Inflammatory Breast Cancer: A Literature Review. World Journal of Oncology 2018; 9(5-6):129-35.
42. Dossus L, Benusiglio P. Lobular breast cancer: incidence and genetic and non-genetic risk factors. Breast Cancer Research 2015;17(1).
43. Jaiyesimi I, Buzdar A, Hortobagyi G. Inflammatory breast cancer: a review. Journal of Clinical Oncology 1992; 10(6):1014-24.

CAPÍTULO

28

Sarcomas Mamários

Mônica Duarte Pimentel
Matheus Gomes Salgado
Luiza Cunha Martins

DEFINIÇÃO CLÍNICA E SUBTIPOS IMPORTANTES

Os sarcomas mamários compõem um pequeno grupo de tumores malignos que não contêm o componente epitelial, presente na maioria dos outros tumores mamários. Os tumores não epiteliais das mamas têm como principais representantes os linfomas e sarcomas, que, somados, representam menos de 1% das neoplasias mamárias. Ainda assim, apresentam relevância clínica significativa, a ser discutida neste capítulo (Quadro 28.1)[1].

Sarcomas de tecidos moles são tumores provenientes de estruturas mesodermais, de etiologia muitas vezes desconhecida. Em geral, apresentam expansão radial com desenvolvimento de pseudocápsula. Nas mamas, é rara a invasão de linfonodos adjacentes. No entanto, a disseminação hematogênica é comum, sendo os pulmões os órgãos mais afetados por metástases, acompanhados pela medula óssea e pelo fígado[1,2].

Esses tumores podem ser classificados ainda como primários ou secundários à irradiação. São considerados sarcomas secundários aqueles que surgem em consequência do tratamento de um tumor epitelial de mama, enquanto os tumores primários aparecem esporadicamente[3]. Estudos apontam que, após radioterapia, a incidência cumulativa desses tumores passa para 3,2 casos por 1.000 em 15 anos contra 2,3 por 1.000 na população não submetida à radioterapia para manejo de neoplasias mamárias[4].

Quadro 28.1 Classificação da Organização Mundial da Saúde para tumores mesenquimais das mamas

Tumores vasculares
Hemangioma Angiomatose Lesão vascular atípica Angiossarcoma pós-irradiação Angiossarcoma primário
Tumores fibroblásticos e miofibroblásticos
Fasciite nodular Miofibroblastoma Fibromatose desmoide Tumor miofibroblástico inflamatório
Tumor da bainha de nervo periférico
Schwannoma Neurofibroma Tumor de célula granular
Tumores de músculo liso
Leiomioma Leiomiossarcoma
Tumores adipocíticos
Lipoma Angiolipoma Lipossarcoma
Outros
Hiperplasia estromal pseudoangiomatosa

Fonte: WHO, 2019[5].

EPIDEMIOLOGIA

Em comparação ao universo de tumores que acometem a região das mamas, o diagnóstico de sarcoma primário é um evento incomum. Estima-se que apenas 0,5% de todos os tumores mamários seja representado especificamente por sarcomas[6]. Além disso, os sarcomas mamários representam apenas cerca de 5% de todos os sarcomas[3]. Na prática, segundo o Instituto Nacional de Câncer estadunidense, a incidência anual de sarcomas mamários é de 4,5 casos por milhão de mulheres[1].

Os sarcomas primários de mama são mais frequentemente encontrados em pacientes com média de idade de cerca de 50 a 55 anos, embora sejam possíveis no intervalo de 12 a 70 anos[3,7].

ASSOCIAÇÃO GENÉTICA

Os sarcomas mamários não têm sua etiologia completamente esclarecida, o que torna o estudo de suas associações genéticas um campo ainda a ser mais bem elucidado. Apesar disso, esses tumores podem surgir nas mamas associados a um tumor prévio de alta suscetibilidade genética. Além disso, a proteína tp53 tem sido associada em análises epidemiológicas a componentes de sarcomas de tecidos moles e osteossarcomas[1]. Por fim, existem evidências que associam especificamente o angiossarcoma a mutações nos genes PLCG1 e KDR, que atuam na sinalização da via VEGFR2[5].

APRESENTAÇÃO CLÍNICA

Ao diagnóstico, a mediana de diâmetro do sarcoma mamário é de 5 a 6cm, sendo reportados casos entre 1 e 40cm. Pode ser encontrada uma massa unilateral, móvel, de crescimento rápido, difuso, indolor, firme e com áreas císticas e hemorrágicas variáveis[1,3].

Atualmente, a dimensão do tumor e a situação das margens tumorais são consideradas os principais fatores prognósticos no sarcoma primário das mamas. O tamanho do tumor está associado ao desenvolvimento de metástases e à recorrência tumoral. Segundo um estudo realizado com 13 pacientes, a sobrevida 5 anos após o diagnóstico foi de 67% (83% em pacientes com tumor < 5cm e 42% em pacientes com tumor > 5cm). Nesse sentido, a idade da paciente não parece ser um fator prognóstico importante[8].

ASPECTOS HISTOLÓGICOS

Apesar de a estrutura histológica dos sarcomas não estar completamente elucidada, os sarcomas primários das mamas surgem de elementos mesenquimais interlobulares associados ao estroma mamário. A estrutura histológica desses tumores é semelhante à dos sarcomas encontrados no restante do corpo. Assim, ao estudo histopatológico, a maioria dos sarcomas mamários demonstra médio a alto grau de hipercelularidade e atipias, além de apresentar pleomorfismo nuclear e atividades mitótica e necrótica[1,5].

DIAGNÓSTICO

O diagnóstico desses tumores é particularmente difícil[2]. A mamografia (MMG) por vezes não é um método muito informativo por pecar em especificidade. Além disso, as pacientes, por serem mais jovens que as acometidas por outros tumores mamários, costumam ter mamas mais densas[3]. Ademais, os achados de MMG incluem massas com margens irregulares e sem calcificações, o que frequentemente leva a resultados falso-negativos. A ultrassonografia (USG), por sua vez, também não é elucidativa para esses tumores[2].

Dessa maneira, a avaliação patológica dos sarcomas de mama exige biópsia incisional ou excisional, de modo a avaliar com atenção amostras extensas e, em casos específicos, marcadores de diferenciação. Os estudos imuno-histoquímico e ao microscópio eletrônico podem ser aliados importantes em determinados casos. Por fim, não é indicada a realização de punção aspirativa por agulha fina (PAAF), que tem sido associada a resultados interpretados como benignos ou inconclusivos em até 74% dos casos analisados[1,2].

Ademais, estudos recentes demonstraram a superioridade da *core needle biopsy* (biópsia percutânea de fragmento mamário por agulha grossa) para diagnóstico de sarcomas de tecidos moles mamários em relação à biópsia incisional, o que se deve às menores taxas de complicações e à maior simplicidade do procedimento. Dessa maneira, esse método se constitui, atualmente, na forma preferencial de biópsia para investigação de sarcomas mamários[9].

DIAGNÓSTICO DIFERENCIAL

Em virtude de seu baixo grau de ocorrência, os sarcomas mamários são considerados um diagnóstico de exclusão. Nesse sentido, o diagnóstico diferencial desses sarcomas passa pela investigação de uma série de outras patologias, como tumores fusocelulares, fibromatose, fasciite nodular, histiocitoma fibroso, carcinoma sarcomatoide e carcinoma metaplásico[1].

TRATAMENTO

O tratamento dos sarcomas mamários é complicado por seu variado espectro de ocorrência, o que os aproxima dos que ocorrem em outros sítios do corpo, em comparação às neoplasias malignas epiteliais da mama. Por isso, valoriza-se a equipe multidisciplinar para melhorar os desfechos para as pacientes[3].

Atualmente, a abordagem cirúrgica é preferida, de modo a estabelecer margens negativas, sem esvaziamento linfático axilar, já que existem evidências de que o sarcoma mamário primário não costuma invadir os gânglios axilares adjacentes. Terapias adjuvantes e neoadjuvantes, apesar de não terem sua função no tratamento totalmente esclarecida, podem ser uma opção, já que o tumor apresenta altos índices de recorrência e metástase[8]. A mastectomia total pode ser um procedimento necessário nos casos em que os tumores atingiram grandes dimensões[2].

Além disso, a quimioterapia neoadjuvante consiste em um método a ser considerado para ajudar a diminuir o tamanho do tumor – quando seu diâmetro ultrapassa 5cm – com vistas a facilitar a obtenção de margens negativas durante sua ressecção. Pacientes com tumores quimiossensíveis também podem beneficiar-se da quimioterapia após ressecção do tumor primário[10].

O tratamento de sarcomas pós-irradiação, por sua vez, também é cirúrgico com amplas margens de ressecção. As terapias adjuvantes e neoadjuvantes, nesses casos, permanecem sem um papel muito bem definido no tratamento desse acometimento específico[11].

Há ainda a relevância de terapias integrativas durante e após o tratamento de sarcomas mamários a fim de melhorar a qualidade de vida das pacientes e promover a contenção de complicações. Uma diretriz desenvolvida pela Society for Integrative Oncology (SIO) e endossada pela American Society of Clinical Oncology (ASCO) recomenda meditação e ioga para melhorar a qualidade de vida e acupressão e acupuntura para reduzir as náuseas e os vômitos provocados pela quimioterapia. A acetil-L-carnitina não é recomendada para prevenir a neuropatia periférica induzida por quimioterapia em virtude da possibilidade de danos. Nenhuma evidência forte apoia o uso de suplementos dietéticos para controle dos efeitos adversos relacionados com o tratamento do câncer de mama[12].

ACOMPANHAMENTO

A investigação constante da história clínica, o exame físico e a MMG são recomendados para acompanhamento do câncer de mama. Os exames físicos devem ser realizados a cada 3 a 6 meses nos primeiros 3 anos, a cada 6 a 12 meses nos anos 4 e 5 e anualmente a partir de então. Para mulheres que foram submetidas à cirurgia conservadora da mama, uma MMG pós-tratamento deve ser obtida 1 ano após a inicial e pelo menos 6 meses após o término da radioterapia. Depois, a menos que indicado de outra forma, deve ser realizada avaliação mamográfica anual[13].

Por fim, cabe ressaltar a importância de uma equipe multidisciplinar coesa, composta por cirurgião, oncologista e outros profissionais, visando a um desfecho melhor para a paciente[1].

TIPOS HISTOLÓGICOS ESPECIAIS: ANGIOSSARCOMA

Tipo histológico de alta prevalência e mau prognóstico[3,14], o angiossarcoma é um tumor vascular maligno responsável por até 25% de todos os casos de sarcomas primários da mama[1,5]. Apresenta-se como massa de crescimento indolor com diâmetro que pode variar de 1 a 14cm, sendo a mediana de 5,5cm[1]. Do ponto de vista histológico, é definido pelo crescimento de células endoteliais que dão origem a redes vasculares que infiltram tanto a glândula como o tecido adiposo[15].

O angiossarcoma acomete mulheres mais jovens, com média de idade de 35 anos[15]. Além disso, foram observadas correlações desse tumor com a gravidez, porém os fatores hormonais que justificariam essa associação ainda são desconhecidos[5].

A investigação propedêutica do caso pode incluir uma série de exames complementares, como MMG, USG e ressonância magnética. No entanto, em razão da limitação desses métodos, o diagnóstico é estabelecido citologicamente. Cabe destacar que o diagnóstico deve ser realizado a partir da *core needle biopsy*, uma vez que a PAAF promove resultados falso-negativos em até 40% dos casos[5].

Em relação ao tratamento, a mastectomia total tem se consolidado como método terapêutico de escolha para o quadro, apesar de recidivas estarem ligadas à metade dos casos. Além disso, a quimioterapia é comumente utilizada no tratamento desse tipo de tumor com drogas como antraciclina e taxano[5]. Por fim, o prognóstico do angiossarcoma é pior em relação ao de outros sarcomas de tecidos moles. Quanto aos quadros metastáticos, por exemplo, estima-se que 90% das pacientes com angiossarcoma morram em 2 anos após o diagnóstico[2].

Ainda assim, apesar de menos observados, uma variedade de outros sarcomas de tecidos moles podem acometer as mamas, como sarcoma do estroma, leiomiossarcoma, lipossarcoma, histiocitoma fibroso maligno, sarcoma de Ewing e fibrossarcoma. Em virtude do aspecto morfológico e do comportamento desses tumores, convém lidar com eles como se aparecessem em outras regiões do corpo[1].

Referências

1. Harris JR, Lippman ME, Morrow M, Osborne CK. Diseases of the breast. 5th ed. Philadelphia, USA: Wolters Kluwer Health, 2014.
2. Ford DW, Koch KA, Ray DE, Selecky PA. Palliative and end-of-life care in lung cancer: diagnosis and management of lung cancer, 3rd ed: American College of Chest Physicians evidence-based clinical practice guidelines. Chest 2013; 143(5):498-512.
3. Piperno-Neumann S. Tumeurs rares du sein Sarcomes du sein Breast sarcomas. La Lettre du Cancérologue 2003; 23(4):178-82.
4. Yap J, Chuba P, Thomas R et al. Sarcoma as a second malignancy after treatment for breast cancer. International Journal of Radiation Oncology BiologyPhysics 2002; 52(5):1231-7.
5. WHO – World Health Organization. International Agency for Research on Cancer. WHO Classification of Tumours, 2019: 356.
6. Gupta S, Gupta V, Aggarwal PN, Kant R, Khurana N, Mandal AK. Primary chondrosarcoma of the breast: a case report. Indian J Cancer 2003; 40:77-9.
7. Pandey M, Mathew A, Abraham EK, Rajan B. Primary sarcoma of the breast. Journal of Surgical Oncology 2004; 87(3):121-5.
8. Fields RC, Aft RL, Gillanders WE, Eberlein TJ, Margenthaler JA. Treatment and outcomes of patients with primary breast sarcoma. American Journal of Surgery 2008; 196(4):559-61.
9. Birgin E, Yang C, Hetjens S, Reissfelder C, Hohenberger P, Rahbari NN. Core needle biopsy versus incisional biopsy for differentiation of soft-tissue sarcomas: A systematic review and meta-analysis. Cancer 2020; 126(9):1917-28.
10. Al-Benna S, Poggemann K, Steinau H, Steinstraesser L. Diagnosis and management of primary breast sarcoma. Breast Cancer Research and Treatment. 2010; 122(3):619-26.
11. Sheth GR, Cranmer LD, Smith BD, Grasso-LeBeau L, Lang JE. Radiation-Induced Sarcoma of the Breast: A Systematic Review. The Oncologist 2012; 17(3):405-18.
12. Lyman GH, Greenlee H, Bohlke K et al. Integrative Therapies During and After Breast Cancer Treatment: ASCO Endorsement of the SIO Clinical Practice Guideline. J Clin Oncol 2018; 36: 2647-55.
13. Khatcheressian JL, Hurley P, Bantug E et al. Breast cancer follow-up and management after primary treatment: American Society of Clinical Oncology clinical practice guideline update. Journal of Clinical Oncology 2013; 31(7):961-5.
14. Brasileiro-Filho G. Bogliolo – Patologia Geral. 9 ed. Rio de Janeiro: Guanabara-Koogan, 2016.
15. Viviani R, Gebrim L, Nazário A, Kemp C, Lima G. Angiossarcoma de Mama: Relato de Caso. Revista Brasileira de Ginecologia e Obstetrícia 2000; 22(7):455-8.

CAPÍTULO

29

Câncer de Mama Masculino

Joaquim Teodoro de Araujo Neto
Calliny Cristina Pimentel Alves
Matheus Assis dos Anjos Bastos Oliveira

EPIDEMIOLOGIA

O câncer de mama masculino (CMM) é uma condição rara, que corresponde a menos de 1% de todos os cânceres em homens e menos de 1% de todos os cânceres de mama[1,2]. Sua incidência varia de acordo com a idade, a raça e a localização geográfica, entre outros fatores. Nas últimas décadas tem sido observado aumento de 20% a 25% em sua incidência, mais destacadamente na Europa e na América do Norte – nos EUA foram registrados 2.620 casos novos com 520 óbitos em 2020 – e menos na Ásia. No entanto, é alta sua incidência na África – de 5% a 15% dos cânceres de mama – devido às doenças endêmicas, como esquistossomose e hepatites B e C, que lesionam o fígado, diminuindo a metabolização dos estrogênios e consequentemente levando ao aumento de sua circulação, sendo importante fator de risco direto. Segundo o Instituto Nacional de Câncer (INCA), no ano de 2019 foram registradas 227 mortes no sexo masculino por causa do câncer de mama[3-7].

FATORES DE RISCO

Vários fatores de risco estão associados ao CMM, o que o torna uma doença de origem multifatorial, sendo os principais os genéticos, endócrinos, nutricionais e os relacionados com o estilo de vida.

Fatores genéticos

As mutações hereditárias, especialmente nos genes supressores de tumores BRCA2 e BRCA1, são consideradas os principais fatores de risco associados ao CMM. Estima-se que a mutação BRCA2 corresponda a um risco absoluto de 8% para desenvolvimento da doença ao longo da vida, enquanto para a mutação BRCA1 o percentual seria de 2%, comparados a 0,1% nos homens sem mutações, o que implica o aumento, respectivamente, de 80 e 20 vezes no risco relativo (RR). Outras mutações também associadas ao aumento do risco ocorrem nos genes CHEK2 e PALB2[8].

Fatores hormonais

A síndrome de Klinefelter (cariótipo 47 XXY) é importante fator de risco para CMM. Os homens apresentam fenótipos com disgenesia testicular, ginecomastia e redução dos níveis de testosterona e aumento das gonadotrofinas, o que resulta em desequilíbrio na produção dos esteroides sexuais com diminuição dos androgênios e aumento dos estrogênios. O aumento do RR para o desenvolvimento da doença varia de 20 a 30 vezes, quando comparado ao de homens com cariótipo 46 XY[9].

Outras causas de desbalanço com diminuição dos androgênios e aumento dos estrogênios incluem o uso de medicamentos antiandrogênicos e antiestrogênicos para tratamento do câncer de próstata e a hormonioterapia para indivíduos transexuais, respectivamente. Obesidade, cirrose e lesões testiculares, como orquite causada por caxumba ou criptorquidia, aumentam a produção endógena de estrogênio e constituem fatores de risco para CMM. Além disso, o álcool e a exposição à radiação são considerados fatores de risco adicionais para a doença[2,10].

Embora a ginecomastia seja citada por muitos como fator de risco, não há consenso na literatura, uma vez que muitos autores relatam que a ginecomastia e o CMM apresentam fatores de risco em comum, que levam ao desbalanço na produção de estrogênios e androgênios, e por isso se associam com frequência sem, no entanto, que a ginecomastia seja fator de risco independente para CMM[11].

No Quadro 29.1 são apresentados os principais fatores de risco para CMM.

Quadro 29.1 Principais fatores de risco associados ao câncer de mama masculino

Endócrinos	Ginecomastia Patologias testiculares (orquites, criptorquidias) Patologias hepáticas (cirrose, lesão alcoólica crônica, esquistossomose) *Diabetes mellitus*
Nutricionais/ estilo de vida	Obesidade Sedentarismo Álcool Estrogênio ou testosterona exógenos Finasterida
Genéticos	História familiar Síndrome de Klinefelter Mutações nos genes BRCA2 e BRCA1 Síndrome de Cowden Síndrome de Li-Fraumeni HNPCC – Síndrome de Lynch

BRCA1: *Breast Cancer Type 1*; BRCA2: *Breast Cancer Type 2*; HNPCC: *Hereditary Nonpolyposis Colorectal Cancer*.
Fonte: adaptado das referências 1 e 8 a 19.

APRESENTAÇÃO CLÍNICA E RADIOLÓGICA

Em virtude da ausência de rastreamento, o CMM raramente é diagnosticado na fase assintomática. O quadro clínico costuma ter início de maneira insidiosa, e o sintoma mais comum é a presença de um nódulo subareolar firme e indolor, que tende a ser central, aparecendo em aproximadamente 80% dos casos. Com o avanço da doença podem ocorrer espessamento do tecido glandular mamário, retração da pele (9%), fluxos sanguinolentos (6%) e ulcerações (6%)[12].

O acometimento da mama esquerda é ligeiramente mais frequente, ao passo que o bilateral é muito raro, com incidência de 1,5% a 2%. Raramente a doença se apresenta como carcinoma oculto, ou seja, com metástase nos linfonodos axilares e sem lesão mamária. Outros achados ao exame de malignidade incluem fixação na pele ou músculo e dor mamária[1]. A Figura 29.1 mostra um paciente com câncer na mama esquerda e a principal alteração clínica: nódulo na região subareolar.

A mamografia (MMG) não é recomendada como método de rastreamento para os homens em razão da incidência extremamente baixa de câncer de mama. Por isso, na maioria dos casos, exames de imagens são utilizados para o diagnóstico, ou seja, para os homens com queixa ou achado clínico. O Colégio Americano de Radiologia (ACR na sigla em inglês) propõe as seguintes recomendações:

- Nenhuma imagem deve ser obtida em pacientes com sinais ou sintomas clínicos de ginecomastia ou pseudoginecomastia (lipomastia).
- Para homens com menos de 25 anos com massa mamária indeterminada ao exame físico, recomenda-se a ultrassonografia (USG) em vez da MMG.
- Para homens com mais de 25 anos com massa mamária suspeita ao exame físico, recomenda-se MMG ou tomossíntese digital (TSD).
- Caso o paciente apresente uma massa mamária durante o exame físico com suspeita de câncer de mama, convém realizar MMG ou TSD independentemente da idade do paciente[13].

O diagnóstico diferencial deve ser feito com outras lesões mamárias em homens, podendo ser benignas, como ginecomastia, lipoma e abscesso mamário, ou malignas, como metástases na mama de outras neoplasias. Diferentemente do câncer, a ginecomastia apresenta-se como aumento mamário simétrico bilateral com bordas regulares, sem fixação na parede torácica e ausência de linfonodos axilares comprometidos. Na MMG, a ginecomastia aparece como área de tecido fibroglandular ou triangular de densidade aumentada, simetricamente concêntrica na região subareolar, enquanto o CMM costuma ser subareolar e excêntrico, com margens espiculadas e frequentemente lobuladas, acentuadas pela distorção da arquitetura mamária habitual.

Nas Figuras 29.2 e 29.3 são apresentadas as incidências de MMG de pacientes com CMM e ginecomastia, respectivamente. As calcificações são mais raras e grosseiras do que as encontradas no câncer de mama feminino (CMF), podendo ocorrer em cerca de 50% a 60% dos casos de câncer nas mulheres[1,13,14].

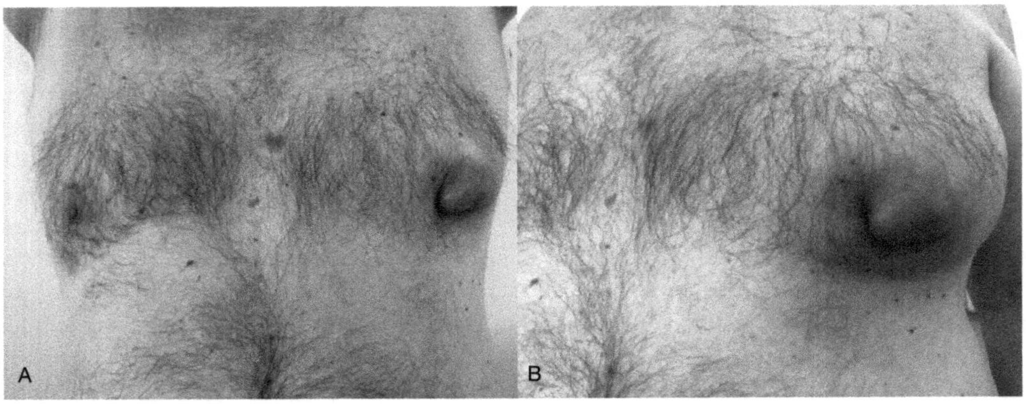

Figura 29.1 Paciente de 71 anos de idade com tumor duro e irregular na região subareolar com hiperemia de pele e mamilo da mama esquerda – veja encarte colorido. (Acervo pessoal do Dr. Joaquim Teodoro de Araujo Neto, São Paulo, SP.)

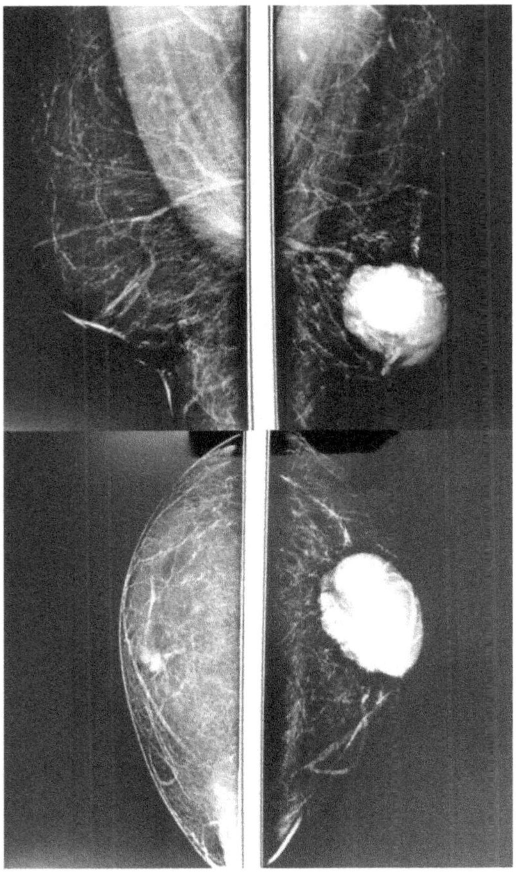

Figura 29.2 Mamografias do paciente da Figura 29.1, apresentando nódulo hiperdenso na região retroareolar da mama esquerda (BI-RADS 4). (Acervo pessoal do Dr. Joaquim Teodoro de Araujo Neto, São Paulo, SP.)

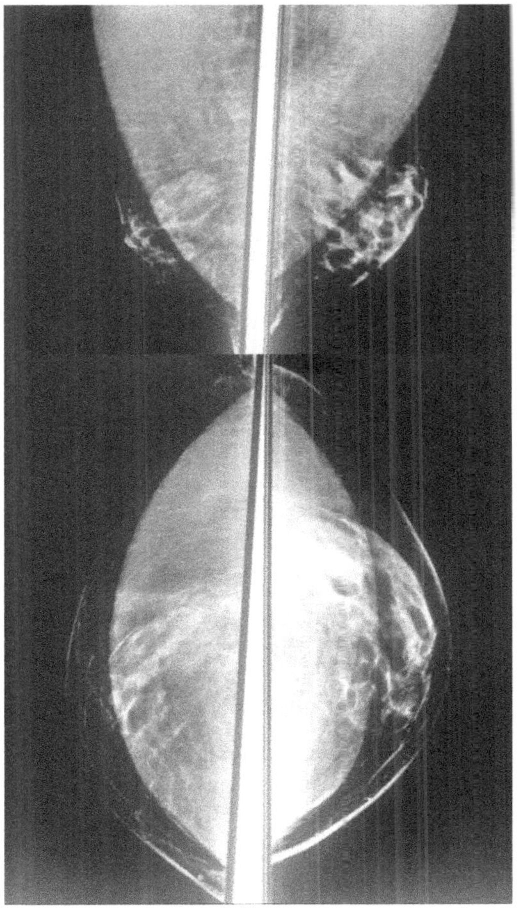

Figura 29.3 Mamografias de paciente do sexo masculino, 40 anos, apresentando hipertrofia dos músculos peitorais e tecidos fibroglandulares bilaterais (ginecomastias bilaterais) com maior quantidade à esquerda, secundárias ao uso de esteroides anabolizantes (BI-RADS 2). (Acervo pessoal do Dr. Joaquim Teodoro de Araujo Neto, São Paulo, SP.)

DIAGNÓSTICO

Para avaliação da mama masculina, o ACR recomenda a USG como primeiro exame para homens com menos de 25 anos com massa palpável indeterminada. Para os homens com mais de 25 anos ou com achados suspeitos ao exame físico, a MMG é recomendada como avaliação inicial, seguida de USG, caso os achados à MMG sejam inconclusivos ou levantem a suspeita de câncer[13].

No entanto, cabe ressaltar que o uso da MMG é limitado pelas dificuldades técnicas e pela condição anatômica da mama masculina; assim, em algumas situações, as incidências mediolaterais oblíquas são as únicas com condições técnicas de serem realizadas.

Em geral, a MMG pode diferenciar malignidade de ginecomastia, sendo anormal em 80% a 90% dos casos de CMM. As características de malignidade à MMG incluem massa densa, excêntrica, muitas vezes espiculada e, mais raramente, a presença de calcificações. A USG costuma revelar uma massa hipoecoica de formato irregular[1,15].

Quaisquer cistos descobertos na imagem devem ser investigados, pois cistos simples são raros em homens e estão associados a lesões papilares neoplásicas. Da mesma maneira, características radiológicas como uma lesão bem definida que sugere um achado benigno em uma mulher não são confiáveis em homens e exigem biópsia com comprovação histopatológica. O CMM pode manifestar-se como massa bem definida em 15% dos casos à MMG e em 23% à USG. O uso de ressonância magnética (RM) das mamas não foi amplamente estudado para casos de CMM e não existem dados prospectivos para seu uso na triagem ou diagnóstico[1].

Uma vez seja identificado um nódulo mamário suspeito, a biópsia é o método de escolha para confirmação do diagnóstico histológico e avaliação do perfil imuno-histoquímico (IHQ) dos receptores hormonais de estrogênio e progesterona (RE e RP), a expressão HER-2 e do Ki-67. A *core biopsy* guiada por USG é o exame que apresenta melhor relação custo-benefício para o diagnóstico e IHQ, enquanto a punção aspirativa por agulha fina (PAAF) é reservada atualmente para avaliação dos linfonodos suspeitos[1,12].

O estadiamento clínico é essencial não só para definição do prognóstico, mas também para delinear o planejamento terapêutico, sendo conduzido por meio do TNM. As diretrizes para estadiamento do CMM são as mesmas adotadas para os casos de CMF, ou seja, nos estádios iniciais (0, I e II) e sem queixas de doença sistêmica não há indicação de rotina, pois a incidência de doença sistêmica assintomática é menor que 2%, apresentando, assim, uma relação custo-benefício desfavorável e com grande risco de iatrogenias por procedimentos invasivos, em virtude da alta taxa de falso-positivos dos métodos de imagem.

No entanto, nos estádios localmente avançados (IIIA, IIIB e IIIC), a incidência de metástases assintomáticas varia entre 20% e 30%, e os métodos de imagem passam a ser indicados. Os principais sítios de metástases do CMM são semelhantes aos documentados em mulheres – em ordem decrescente: ossos, pulmões, fígado e sistema nervoso central (SNC). Assim, são indicados os seguintes exames: cintilografia óssea, radiografia ou tomografia computadorizada (TC) de tórax, USG ou TC de abdome; no entanto, para investigação do SNC, em razão de sua raridade, esses exames estão indicados para diagnóstico apenas nos pacientes sintomáticos, sendo os mais usados a TC e a RM de crânio.

Como no CMF, o estadiamento é fundamental para o planejamento terapêutico, e a primeira opção nos estádios iniciais é a cirurgia; nos localmente avançados estão indicados os tratamentos sistêmicos neoadjuvantes (primários), e nos metastáticos, os tratamentos sistêmicos exclusivos. A indicação de cirurgia para tumor primário está reservada para os casos de progressão local do tumor na vigência do tratamento sistêmico, para controle locorregional[16,17].

A presença de linfonodos comprometidos é um dos principais fatores de prognóstico, sendo de 77% a sobrevida global em 5 anos para os pacientes com linfonodos negativos e de 37,5% para os que têm linfonodos positivos. Em relação ao tamanho do tumor, o prognóstico é considerado ruim para os que têm mais de 5cm. Como as mutações dos genes BRCA2 e BRCA1 constituem o principal fator de risco para CMM, todos os pacientes com CMM, independentemente da idade, devem ser encaminhados para aconselhamento genético[1,12,18].

HISTOPATOLOGIA

Os cânceres de mama podem ser classificados a partir de suas características histopatológicas, imuno-histoquímicas e moleculares.

O tipo histológico mais comum nos homens – aproximadamente 85% dos casos – é o carcinoma invasivo do tipo não especial (antes carcinoma ductal invasivo), à semelhança do que acontece com as mulheres. Em segundo lugar está o carcinoma ductal *in situ* – entre 5% e 10% dos casos.

Por não apresentar o estímulo da progesterona, o tecido mamário masculino contém ácinos e lóbulos mamários atrofiados, e por isso o carcinoma lobular invasivo é raramente encontrado. Poucos casos de carcinomas lobulares *in situ* são citados na literatura. Alguns tipos histopatológicos apresentam maior incidência nos homens do que nas mulheres, como a doença de Paget – incidência de 5% entre os homens e de 1% a 4% nas mulheres – que apresenta pior prognóstico em 5 anos. O carcinoma papilífero invasivo também é mais comum nos homens – 2% a 4% –, enquanto nas mulheres sua incidência é de 1%.

Em relação às características imuno-histoquímicas, o CMM apresenta maior expressão dos RE e RP, sendo de 92% a positividade para RE, em comparação com 77% nas mulheres. Por isso, os subtipos mais comuns são os luminais B e A, com aproximadamente 49% e 42%, respectivamente. No entanto, os subtipos HER-2 superexpresso e triplonegativo (RE negativo, RP negativo e HER-2 negativo) são menos frequentes e mais raros nos homens em comparação às mulheres[19-21].

TRATAMENTO

Ao longo dos anos vêm aumentando significativamente os esforços para ampliar o cuidado, a vigilância, a prevenção, o diagnóstico e os tratamentos do CMF. Além disso, o campo de pesquisa é amplo e muito incentivado. Em contrapartida, o destinado ao CMM é bastante limitado, principalmente em virtude da raridade da doença. Por isso, as diretrizes para os tratamentos clínico e cirúrgico do CMM são extrapoladas dos protocolos voltados para o CMF[17].

Tratamento nos estádios iniciais

As modalidades de tratamento do CMM são as mesmas adotadas para o CMF, ou seja, cirurgias seguidas de radioterapia (RT) adjuvante, endocrinoterapia (ET) ou quimioterapia (QT) e terapias-alvo (TA). A mastectomia radical com dissecção dos linfonodos axilares e a biópsia do linfonodo sentinela (BLS) são as técnicas cirúrgicas mais utilizadas nos casos de CMM. No entanto, alguns pacientes com doenças nos estádios iniciais e com linfonodos clinicamente negativos podem beneficiar-se da cirurgia conservadora da mama e da BLS, a qual apresenta a mesma taxa de identificação e acurácia para o CMF, associada à RT adjuvante.

Assim, o tratamento conservador é menos agressivo e apresenta resultados satisfatórios, em algumas séries com ganho maior de sobrevida global do que com o tratamento radical. Em casos selecionados podem ser realizadas mastectomias poupadoras de pele e do mamilo[22,23].

Tratamento em estádios localmente avançados

As diretrizes para tratamento de doenças localmente avançadas são as mesmas para o CMF, ou seja, prioriza-se o tratamento sistêmico neoadjuvante (primário) e, de acordo com a resposta clínica, avalia-se o tratamento cirúrgico. No entanto, a RT pós-mastectomia (RTPM) ainda é uma abordagem bastante controversa. Alguns estudos retrospectivos demonstraram resultados positivos quanto à diminuição da taxa de recorrência local; no entanto, em relação à taxa de sobrevida global, houve discordância quanto a resultados significativamente relevantes para uma conclusão baseada em evidências. Assim, as indicações de RTPM no CMM seguem as mesmas diretrizes adotadas nos casos de CMF[1,5,12,17].

Uma vez que grande percentual dos CMM é receptor de hormônio-positivo, a ET adjuvante torna-se fundamental no tratamento. O uso de tamoxifeno (TMX), 20mg/dia, é recomendado por 5 a 10 anos, de acordo com as características individuais e os fatores de risco associados. Em razão do tempo prolongado de uso e da influência dos efeitos colaterais, como ganho de peso e disfunção sexual, entre outros, há uma importante taxa de abandono do tratamento. Para os pacientes com contraindicação ao TMX, indica-se um agonista do hormônio liberador de gonadotrofina (GnRH) com inibidor de aromatase (IA). No entanto, é importante ressaltar que em estudos de coorte retrospectivos o IA mostrou-se inferior ao TMX nos casos de CMM[1,9].

Os estudos referentes à QT adjuvante para CMM ainda são limitados. Pacientes tratados com ciclofosfamida, MTX e 5-fluorouracil apresentaram aumento na taxa de sobrevida ao longo de 5, 10 e 20 anos, respectivamente. No entanto, são recomendadas as mesmas opções de QT e TA para mulheres com base nos mesmos critérios de risco[1,10,12].

Tratamento da doença metastática

Como ainda não há dados prospectivos disponíveis para seu tratamento, a abordagem do CMM metastático é realizada a partir de princípios semelhantes aos adotados em caso de CMF[12].

Como a maioria dos tumores nos homens é RE-positiva, a ET é considerada o tratamento de primeira linha. Dentre as medicações, o TMX é a primeira opção, exceto em caso de contraindicações para uso ou de recidiva durante o tratamento. Nessas circunstâncias, outras opções devem ser consideradas, como IA com agonista GnRH – a associação das duas drogas evidenciou melhores resultados. O fulvestranto é uma opção viável. As TA anti-HER-2, incluindo trastuzumabe, pertuzumabe e lapatinibe, apesar de pouco estudadas, seguem as mesmas diretrizes do CMF metastático. A combinação de ET com inibidores de mTOR e CDK 4/6 pode ser usada em pacientes com doença metastática, assim como é indicada para as mulheres. Em geral, a QT é reservada para pacientes com receptores hormonais negativos, crise visceral e doença rapidamente progressiva e altamente sintomática ou refratária à ET[1,5,9].

PROGNÓSTICO

O prognóstico é semelhante em ambos os sexos, mas as taxas de sobrevida global são menores para os homens devido à idade e aos estádios mais avançados no momento do diagnóstico[2].

As taxas de sobrevida de 1 e 5 anos nos estádios iniciais são de 96,1% e 84,7%, respectivamente; assim, o diagnóstico precoce interfere no prognóstico da doença, sendo de 25,9% a sobrevida em 5 anos para os pacientes diagnosticados em estádios mais avançados e de 98,7% entre os diagnosticados em estádios iniciais[24].

CONSIDERAÇÕES FINAIS

O CMM é uma doença rara e sem protocolos específicos. No entanto, quase todas as diretrizes para diagnóstico, estadiamento, tratamento locorregional e tratamento sistêmico seguem as mesmas recomendações estabelecidas para os casos de CMF.

Referências

1. Jain S, Gradishar WJ. Male Breast Cancer. In: Harris JR, Lippman ME, Morrow M, Kent Osborne C. Diseases of the breast: Fifth edition. Philadelphia PA: Wolters Kluwer Health 2014: 819-25.
2. Abdelwahab Yousef AJ. Male Breast Cancer: Epidemiology and Risk Factors. Seminars in Oncology 2017; 44(4):267-72.
3. Giordano SH, Cohen SD, Buzdar AU, Perkins G, Hortobagyi GN. Breast carcinoma in men: a population-based study. Cancer 2004; 101(1):51-7.
4. Stang A, Thomssen C. Decline in breast cancer incidence in the United States: what about male breast cancer? Breast Cancer Res Treat 2008; 112(3):595-6.
5. Siegel RL , Miller KD, Jemal A. Cancer statistics, 2020. CA Cancer J Clin 2020; 70(1):7-30.
6. Salomon MFB, Mendonça JV, Pasqualette HAP, Pereira PMS Sondermman VRM. Câncer de mama no homem. Rev Bras Mastol 2015; 25(4):141-5.
7. Instituto Nacional de Câncer – Ministério da Saúde [homepage na internet] Câncer de mama – versão para Profissionais de Saúde [acesso em 2021 mai 25]. Disponível em: https://www.inca.gov.br/tipos-de-cancer/cancer-de-mama/profissional-de--saúde.
8. Mavaddat N, Barrowdale D, Andrulis IL et al. Pathology of breast and ovarian cancers among BRCA1 and BRCA2 mutation carriers: results from the Consortium of Investigators of Modifiers of BRCA1/2 (CIMBA). Cancer Epidemiol Biomarkers Prev 2012; 21(1):134-47.
9. Brinton LA. Breast cancer risk among patients with Klinefelter syndrome. Acta Paediatr 2011; 100(6):814-8.
10. Gucalp A, Traina TA, Eisner JR et al. Male breast cancer: a disease distinct from female breast cancer. Breast Cancer Res Treat 2018; 173(1):37-48.
11. Olsson HL, Bladstrom A, Alm P. Male gynecomastia and risk for malignant tumours – a coort study. BMC Cancer 2002; 2:26.
12. Khan NAJ, Tirona M. An updated review of epidemiology, risk factors, and management of male breast cancer. Med Oncol 2021; 38(4):39.
13. Korde LA, Zujewski JA, Kamin L et al. Multidisciplinary Meeting on Male Breast Cancer: Summary and Research Recommendations. JCO 2010; 28(12):2114-22.
14. Nogueira SP, Mendonça JV, Pasqualette HAP. Câncer de mama em homens. Rev Bras Mastol 2014; 24 (4):109-4.

15. Giordano SH. Breast Cancer in Men. N Engl J Med 2018; 378(24):2311-20.
16. Louie JR, Tonneson JE, Gowarty M, Goodney PP, Barth Jr RJ, Rosenkranz KM. Complete blood counts, liver function tests, and chest x-rays as routine screening in early-stage breast cancer: value added or just cost? Breast Cancer Res Treat 2015; 154(1):99-103.
17. Gradishar WJ, Anderson BO, Abraham J et al. Breast Cancer, Version 3.2020, NCCN Clinical Practice Guidelines in Oncology. J Natl Compr Canc Netw 2020; 18(4):452-78.
18. Daly MB, Pal T , BerryMP et al. Genetic/Familial High-Risk Assessment: Breast, Ovarian, and Pancreatic, Version 2.2021, NCCN Clinical Practice Guidelines in Oncology. J Natl Compr Canc Netw 2021; 19(1):77-102.
19. Deb S, Lakhani SR, Ottini L, Fox SB. The cancer genetics and pathology of male breast cancer. Histopathology 2015; 68(1): 110-8.
20. Gao Y, Heller SL, MoyL. Male Breast Cancer in the Age of Genetic Testing: An Opportunity for Early Detection, Tailored Therapy, and Surveillance. Radiographics 2018; 38(5):1289-311.
21. Cardoso F, Bartlett JMS, Slaets L, van Deurzen CHM, van Leeuwen-Stok E, Porter P. Characterization of male breast cancer: results of the EORTC 10085/TBCRC/BIG/NABCG International Male Breast Cancer Program. Ann Oncol 2018; 29(2):405-17.
22. Bateni SB, Davidson AJ, Arora M, Daly ME, Stewart SL , Bold RJ. Is Breast-Conserving Therapy Appropriate for Male Breast Cancer Patients? A National Cancer Database Analysis. Ann Surg Oncol 2019; 26(7):2144-53.
23. Flynn LW, Park J, Patil SM, Cody 3rd HS, Port ER. Sentinel lymph node biopsy is successful and accurate in male breast carcinoma. J Am Coll Surg 2008; 206(4):616-21.
24. Ellington TD, Henley SJ, Wilson RJ, Miller JW. Breast Cancer Survival Among Males by Race, Ethnicity, Age, Geographic Region, and Stage — United States, 2007–2016. MMWR Morb Mortal Wkly Rep 2020; 69(41):1481-4.

SEÇÃO

V

CIRURGIA MAMÁRIA

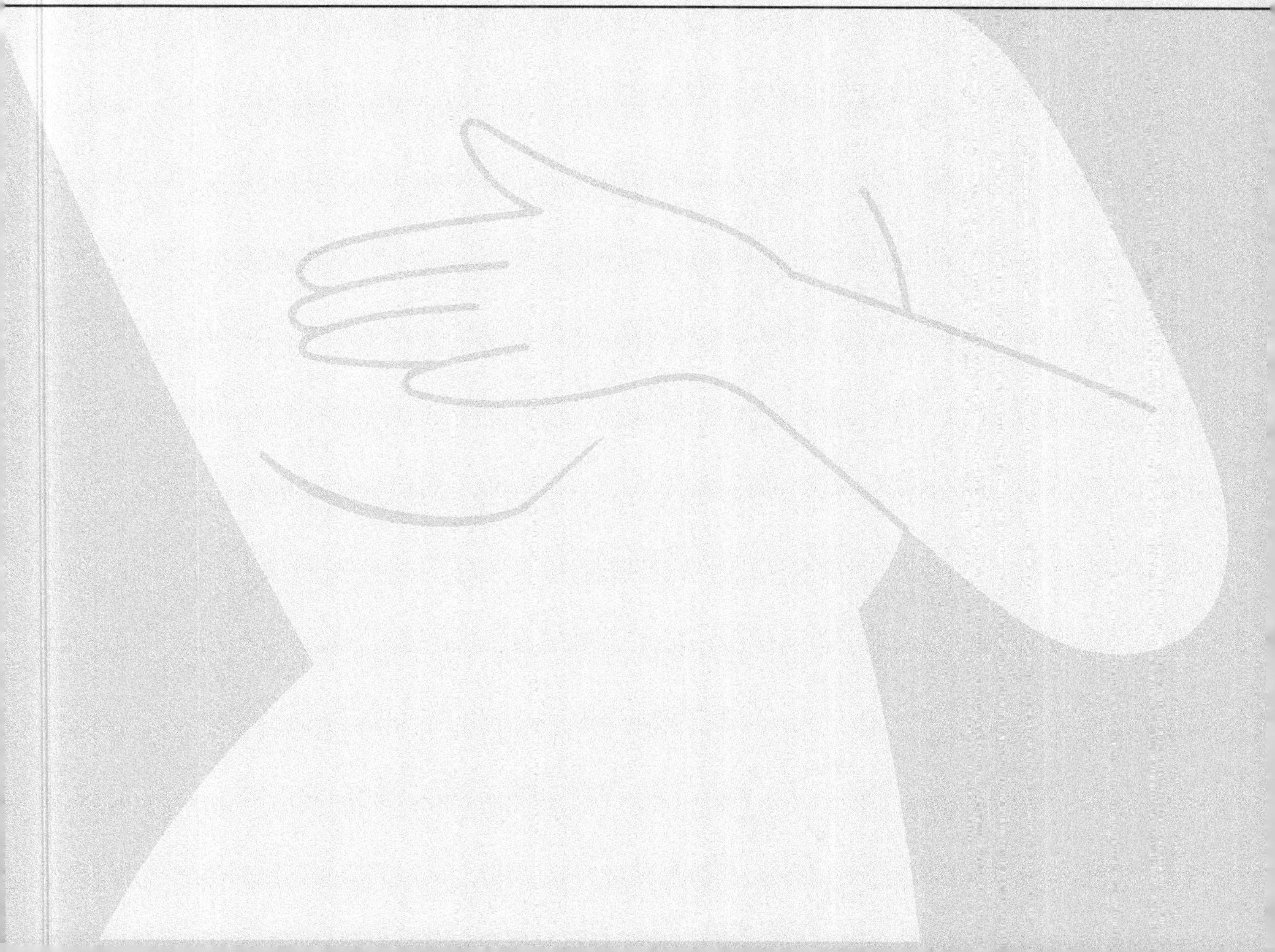

CAPÍTULO

30

Cirurgia Estética das Mamas

Vilmar Marques de Oliveira
Maria Luiza de Oliveira Almeida Bax
Bryan Victor Serafim

INTRODUÇÃO

Em 2019, uma pesquisa realizada pela Sociedade Internacional de Cirurgia Plástica Estética (ISAPS na sigla em inglês) comprovou a vice-liderança mundial do Brasil na realização de procedimentos estéticos cirúrgicos – 13,1% do total mundial – atrás apenas dos EUA[1]. A mama é muito visada para intervenções estéticas, e os procedimentos mais comumente realizados são a mamoplastia de aumento e redutora e a mastopexia de mama. Embora a reconstrução mamária após mastectomia tenha efeito estético, esse procedimento e suas peculiaridades serão abordados com detalhes no Capítulo 35 deste livro[2].

MAMOPLASTIA DE AUMENTO

Histórico e contexto atual

A mamoplastia de aumento é o procedimento cirúrgico estético mais comum no mundo, representando 15,8% de todos os procedimentos realizados. No Brasil, é o segundo mais executado, com 211.287 registrados em 2019[1].

Todavia, a última análise estatística realizada pelo ISAPS indica uma diminuição notável na execução desses procedimentos nos últimos 5 anos, o que pode estar relacionado com a ampla divulgação de complicações, como linfoma anaplásico de células grandes associado a implantes. Apesar de raro, tem favorecido as cirurgias de remoção de implantes, que apresentaram aumento de 10,7% em 2019[1].

Em 1963, Cronin e Gerow apresentaram à comunidade médica a técnica de aumento mamário por meio de implantes de silicone. Antes deles, muitos cirurgiões haviam tentado realizar o procedimento com outros materiais e técnicas sem muito sucesso[2-4]. Algumas etapas são importantes para o sucesso da intervenção, como uma boa anamnese, conhecimento pleno da anatomia e fisiopatologia da região mamária, tipos de implantes e experiência técnica do cirurgião. Detalhes dessas etapas serão retratados no tópico pertinente.

Indicações e contraindicações

A cirurgia para aumento das mamas está indicada quando há o desejo da paciente de alterar o volume mamário. Em geral, a procura acontece em casos de deformidades, assimetrias, hipoplasia mamária uni ou bilateral, alterações na estrutura mamária após emagrecimento importante, gravidez ou mastectomia[5,6].

Entre as contraindicações ao procedimento estão infecção local ou sistêmica, quantidade insuficiente de tecido para realização da cirurgia, patologias carcinomatosas da mama ou qualquer doença que contraindique o procedimento cirúrgico em si[2].

Anamnese e exame físico

O atendimento pré-operatório é crucial para o sucesso da cirurgia por possibilitar o alinhamento das expectativas das pacientes ao conhecimento do cirurgião. É nesse momento que os desejos e as motivações da paciente devem ser ouvidos, seguidos do esclarecimento sobre as limitações anatômicas e a técnica cirúrgica.

Perguntar sobre doenças pregressas e hábitos de vida diários é importante tanto para o planejamento como para a evolução pós-operatória da paciente. Nesse momento, algumas variáveis chamam a atenção, como a presença de doenças mamárias na família, doenças cardiovasculares ou pulmonares, *diabetes mellitus*, colagenoses, tabagismo, uso de hormônios, gravidez e uso regular de medicamentos. Além disso, é grande a importância da idade no aspecto mamário: enquanto o desenvolvimento completo da mama ocorre por volta dos 20 anos, o processo de atrofia ductal e enfraquecimento dos ligamentos suspensores se inicia em torno dos 40 anos de idade. O exame físico deve ser completo, como orientado no Capítulo 5, com destaque para alterações anatômicas que possam comprometer o sucesso da cirurgia.

Preparo pré-operatório e técnicas cirúrgicas

O preparo pré-operatório para o procedimento é semelhante ao convencional para outras cirurgias. Recomendam-se a avaliação de um cardiologista e a realização de exames laboratoriais, sendo também solicitada uma mamografia (MMG) às pacientes com mais de 35 anos de idade. A interrupção do tabagismo é recomendada o mais precocemente possível, de preferência pelo menos 4 semanas antes até 2 semanas após o procedimento[2,6,7].

O Termo de Consentimento Livre e Esclarecido deverá ser fornecido alguns dias antes da cirurgia para leitura atenta e assinatura em tempo hábil para solucionar possíveis dúvidas sobre o procedimento.

A viabilidade do procedimento e a definição da melhor técnica cirúrgica são estabelecidas a partir da medição de distância entre os mamilos e as referências, como a linha medioesternal, o sulco inframamário e a fúrcula esternal, além da linha axilar anterior, da base das mamas, da pinça no polo superior da mama, do perímetro torácico e do estiramento da pele.

Após as medidas e marcações, é comum obter fotografias nas posições frontal, perfil e oblíqua para comprovar a adequação do planejamento e para melhor esclarecimento da paciente[2]. O planejamento cirúrgico se dá em etapas, a partir de decisões referentes a[2,6,7]:

- **Volume do implante:** deve ser discutido com a paciente, de preferência com próteses-modelo em consultório, para decisão mais acertada e coerente com bons resultados, visto que em alguns momentos pode haver desejos irreais e exagerados. É importante a orientação de que, quanto maior o implante, maior o risco de visibilidade da prótese, estrias e futura ptose. Nesse sentido, é essencial a medida da base da mama para definição do volume máximo do implante, uma vez que não é possível que a base da prótese seja maior que a da mama.
- **Textura do implante:** existem três tipos de textura de implantes – liso, texturizado e com poliuretano. Em geral, os texturizados são utilizados na primeira cirurgia de pacientes jovens e os de poliuretano são reservados para cirurgias de correção após contratura capsular. A textura lisa não é muito utilizada no Brasil.
- **Forma e perfil do implante:** o implante pode ter formato anatômico ou redondo, e os perfis são divididos em baixo, médio, alto e muito alto. Os implantes redondos e de perfil alto e muito alto são utilizados na maioria dos casos, enquanto os de formato anatômico são uma opção em caso de hipomastia severa, para projeção no polo inferior, sendo pouco utilizados em procedimentos estéticos.
- **Acesso do implante:** sofre grande influência da experiência do cirurgião e da expectativa da paciente quanto à cicatriz. A abordagem periareolar é adotada quando há o desejo de diminuir o diâmetro da aréola, de modo que a cicatriz seja facilmente escondida em roupas de banho, porém está associada a mais complicações tardias em relação à amamentação e à sensibilidade do complexo areolopapilar (CAP). A incisão inframamária é a mais utilizada, e a técnica possibilita melhor visualização da loja mamária e a inserção do implante; além disso, por garantir uma cicatriz discreta, é bem aceita pelas pacientes. Na incisão axilar, um endoscópio é usado para criar a loja para o implante, o que dificulta a técnica, bem como está relacionado com risco aumentado de infecção pós-operatória por conta da flora bacteriana axilar (Figura 30.1)[8].
- **Localização do implante:** o implante mamário pode ser parcialmente inserido sob o músculo peitoral maior (submuscular) ou sobre o músculo e diretamente sob as glândulas mamárias (subglandulares). Essa decisão depende do corpo e da quantidade de tecido mamário da paciente, que deve ser suficiente para cobrir a prótese. A técnica submuscular deixa o implante menos aparente nos casos de hipoplasia mamária, sendo utilizada quando a espessura mamária tem menos de 2cm, e é menor a possibilidade de contratura capsular, porém a recuperação é mais demorada e dolorosa. A região subglandular é utilizada caso haja quantidade suficiente de tecido mamário e boa elasticidade mamária e não exista o desejo de incisão no músculo.

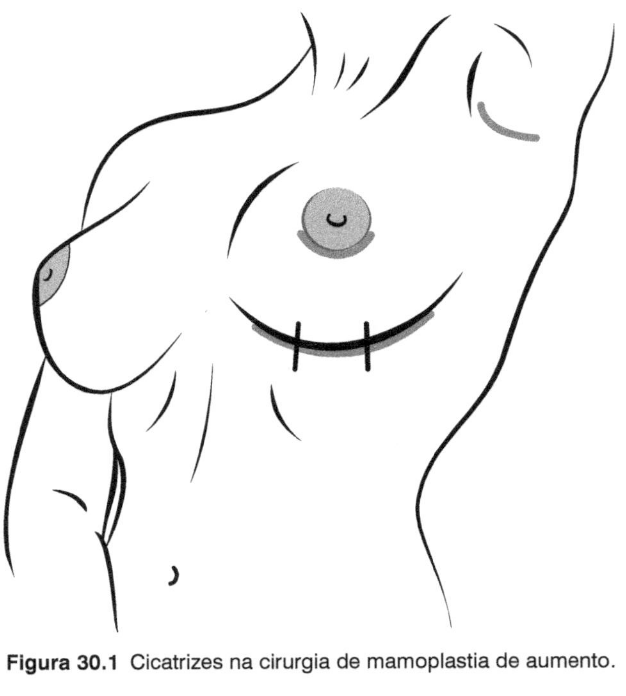

Figura 30.1 Cicatrizes na cirurgia de mamoplastia de aumento.

A anestesia a ser utilizada no procedimento é decidida de acordo com o histórico da paciente, sendo opções a anestesia com infiltração local e sedação, com bloqueios peridural e intercostal, e a anestesia geral.

A obrigatoriedade da antibioticoprofilaxia nessas cirurgias ainda é controversa, de modo que os hospitais optam por protocolos diferentes. Uma das alternativas adotadas rotineiramente consiste no esquema de cefazolina 2g na indução anestésica e 1g de 4/4h apenas no período intraoperatório. A cirurgia é realizada na posição supina, e a paciente deixa o bloco cirúrgico usando sutiã pós-operatório[2,6,7].

Cuidados e complicações pós-operatórias

Bons cuidados pós-operatórios são fundamentais para o sucesso de qualquer cirurgia e, nesse caso, analgésicos podem ser usados para reduzir o desconforto e as dores na primeira semana. Estão contraindicadas a realização de movimentos bruscos com os braços e a movimentação excessiva da musculatura do peitoral maior.

A extensão do braço deve ser realizada de maneira lenta e progressiva ao longo de 30 dias, e as atividades de trabalho podem ser liberadas 3 dias depois, desde que não exijam movimentos abruptos.

O uso de drenos no pós-operatório fica a critério do cirurgião, conforme a quantidade de sangramento no intraoperatório. Já o uso de sutiãs pós-operatórios é recomendado para promover conforto e sustentação por 4 a 6 semanas. Um acompanhante para as primeiras 24 horas após a cirurgia é importante para que a paciente não precise se esforçar além do necessário e receba um cuidado mais adequado[2,6].

As complicações do procedimento são raras, porém é importante fornecer orientações e ter ciência de todas, sendo as mais frequentes[2,6,7]:

- Sangramentos ou hematomas (1%).
- Infecção (< 1%).
- Seroma.
- Mudanças sensoriais no mamilo e/ou na mama (complicação precoce comum).
- Assimetria ou mau posicionamento do implante.
- Ruptura do implante (1% a 2% em 10 anos).
- Rotação do implante (próteses anatômicas) (2%).
- Estrias.
- Galactorreia.
- Contratura capsular após 5 anos (5% em implantes texturizados).
- Rejeição do implante.
- Linfoma anaplásico de células grandes (raro e relacionado com o implante)[9,10].
- Dificuldades financeiras no futuro em virtude da necessidade de reoperação em algum momento.

Os sinais de alarme para essas complicações devem ser elucidados de modo que a paciente busque o serviço de saúde na presença de quaisquer alterações para as quais diagnóstico e tratamento precoces favorecerão melhores desfechos.

No seguimento após a inserção de prótese mamária, o estudo de Miglioretti mostrou que a MMG nesses casos apresenta menos sensibilidade e mais especificidade, provavelmente por conta do bloqueio da visualização adequada das sub-regiões mamárias. Com o passar do tempo, no entanto, não foi observada diferença significativa no prognóstico das mulheres acometidas por câncer de mama com ou sem implantes. Hoje, além da manobra de Eklund na MMG, outras técnicas diagnósticas podem ser utilizadas para auxiliar o rastreio neoplásico dessas pacientes, como a ultrassonografia e a ressonância magnética[11].

MAMOPLASTIA REDUTORA E MASTOPEXIA DE MAMAS

Histórico e contexto atual

O aumento excessivo do volume mamário pode ser motivo importante para a procura pela mamoplastia redutora por parte das mulheres. Problemas físicos, como surgimento de úlceras, mastalgia, cervicalgia e lombalgia (alterações posturais resultantes das mudanças do centro de gravidade) e perda da sensibilidade mamária, podem acontecer. Além disso, a hipertrofia pode ter repercussões psicológicas para a paciente quanto à aceitação de seu corpo e sua autoestima. Em geral, a cirurgia de redução mamária obtém resultado significativamente positivo para a paciente no que diz respeito à qualidade de vida e à convivência social[12].

A ptose mamária é uma alteração que resulta da relação inadequada entre a pele da mama e seu conteúdo e caracteriza-se pela queda das mamas em razão da diminuição do volume e/ou flacidez cutânea. Pode ser definida como a relação entre a aréola e o sulco inframamário[13]. A mastopexia é a cirurgia utilizada para tratamento da ptose, para correção de flacidez das mamas sem retirada ou aumento do volume, reposicionando a aréola e o tecido mamário. Essa técnica pode ser associada à mamoplastia redutora ou à mamoplastia de aumento.

Em geral, a hipertrofia mamária pode estar acompanhada da ptose em virtude da queda das mamas devido ao excesso de peso. Como muitas técnicas cirúrgicas discutidas neste tópico são utilizadas para tratamento de ambas as alterações, os temas serão abordados em conjunto.

O estudo epidemiológico de 2019 conduzido pela ISAPS revelou que a mastopexia é a sexta cirurgia mais realizada no mundo, seguida da mamoplastia redutora. Nesse mesmo ano foram realizadas 114.389 mastopexias e 87.640 intervenções para redução do volume mamário no Brasil[1].

Indicações e contraindicações

As indicações para o procedimento devem considerar os graus variados de hipertrofia mamária e as queixas estéticas e funcionais da paciente, as quais são importantes para a decisão quanto à cirurgia a ser realizada.

As contraindicações são semelhantes às descritas para mamoplastia de aumento, porém com atenção especial à idade e ao desenvolvimento mamário. Recomenda-se aguardar até que as mamam alcancem seu desenvolvimento total ou que a paciente seja maior de idade – as exceções, porém, podem ser analisadas.

Anamnese e exame físico

A anamnese para o procedimento de redução das mamas é semelhante à explicada anteriormente, sendo importante dar atenção às motivações da paciente, já que muitas vezes a procura não se dá apenas por motivos estéticos. Nesse sentido, as queixas mais frequentes no caso de hipertrofia e ptose mamária são[12,14,15]:

- **Dor crônica:** dores na mama, região cervical, ombros e região lombar, geralmente exigindo o uso de analgésicos.
- **Acometimento da pele:** erupções cutâneas podem surgir devido à dificuldade de higienização e a infecções de pele nas áreas de atrito.
- **Efeitos psicológicos:** constrangimento com a própria aparência, queda da autoestima e dificuldade para encontrar vestuário adequado.

Além do exame físico completo das mamas, é importante definir o grau de hipertrofia mamária e se há a presença de ptose.

A classificação de Berrocal Revueltas considera o peso do tecido mamário removido e é apresentada no Quadro 30.1, enquanto no Quadro 30.2 encontra-se a classificação de Regnault para ptose mamária[16,17].

Quadro 30.1 Classificação das hipertrofias mamárias

Grau de hipertrofia	Peso de tecido mamário removido
Grau I	Até 500g
Grau II	500 a 800g
Grau III	Entre 800 e 1.000g
Gigantomastia	> 1.000 gramas

Fonte: adaptado de Berrocal Revueltas *et al.*, 2000[16].

Quadro 30.2 Classificação de ptose mamária

Ptose completa ou verdadeira	**Grau I**	Aréola na altura do sulco mamário e acima do contorno da glândula
	Grau II	Aréola abaixo do sulco mamário e acima do contorno da glândula
	Grau III	Aréola abaixo do sulco mamário e do contorno da glândula
Ptose parcial	Aréola acima do sulco mamário e ptose da glândula	
Pseudoptose	Aréola acima do sulco mamário. Pele frouxa por hipoplasia (perda de peso acentuada, puerpério)	

Fonte: adaptado de Regnault *et al.*, 1976[17].

Técnicas cirúrgicas

O preparo pré-operatório e a indução anestésica tanto para mastopexia como para cirurgia de redução mamária são semelhantes aos adotados para mamoplastia de aumento e descritos neste capítulo.

Também existe controvérsia quanto à antibioticoprofilaxia nessas cirurgias, sendo comum o uso rotineiro do esquema de cefazolina 2g na indução anestésica e 1g de 4/4h apenas no período intraoperatório.

A obtenção de fotografias também é útil para elucidação do procedimento à paciente, sendo vedado pelo Conselho Federal de Medicina o uso desse material para divulgação e propagandas sobre o trabalho do cirurgião.

A técnica a ser adotada costuma ser escolhida pelo cirurgião de acordo com sua segurança e a previsibilidade de seu resultado. As diferenças se dão, principalmente, em relação ao padrão de ressecção da pele, remoção do tecido mamário excessivo e reposicionamento do CAP[18,19].

As técnicas para mastopexia e mamoplastia redutora são muito semelhantes, de modo que ambas são utilizadas para correção da hipertrofia e da ptose mamária no mesmo tempo cirúrgico. Alguns cirurgiões podem optar por associar o uso de implantes de silicone para obtenção de melhores resultados estéticos, conforme o desejo da paciente.

No Brasil, alguns cirurgiões destacaram-se com o aperfeiçoamento e a criação de técnicas. Em 1957, Arie divulgou uma evolução da técnica de Lexer-Kraske, de modo a evitar que a cicatriz ultrapassasse o sulco mamário, formando o que hoje é conhecido como *T invertido*.

Em 1960, Pitanguy associou a técnica de Arie aos princípios de Schwarzmann, descrevendo o ponto A, que corresponde à projeção do sulco mamário na linha hemiclavicular, e o conceito de elevação do CAP sem separar a glândula e a pele. Nessa técnica, Pitanguy utiliza o pedículo superior com nutrição proveniente de perfurantes da artéria torácica interna medialmente e da artéria torácica externa lateralmente (Figura 30.2). A ressecção do tecido mamário

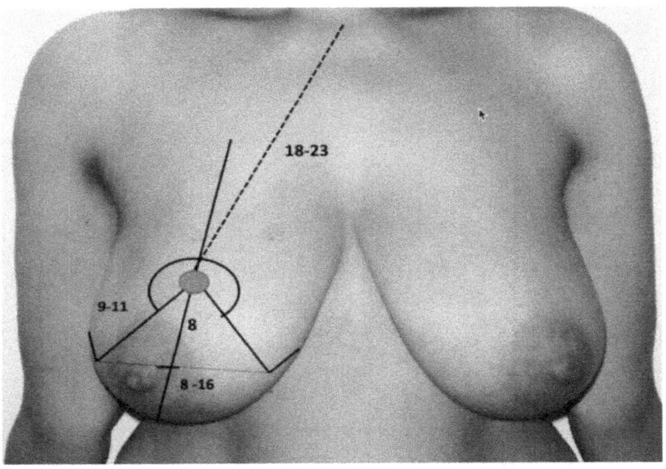

Figura 30.2 Exemplo do esquema de marcação cirúrgica a partir da técnica de Pitanguy. (Acervo pessoal do Dr. Vilmar Marques de Oliveira, São Paulo, SP.)

é realizada mediante o pinçamento digital e a estimativa do excesso tecidual com a elevação do CAP. Segue-se a montagem dos pilares glandulares lateral e medial remanescentes, conferindo à cicatriz final a forma de T invertido[20].

Por outro lado, a técnica proposta por Liacyr Ribeiro utiliza retalho de pedículo inferior não areolado associado a pedículo superior e é conhecida como tipo I. Nesse procedimento, o conteúdo dermoglandular é utilizado para preencher o polo superior da mama, comumente vazio em portadoras de ptose mamária. A irrigação desse pedículo provém de ramos perfurantes do quarto, quinto, sexto e sétimo espaços intercostais, via artéria torácica interna[21].

A marcação cirúrgica ocorre a partir de[12,13,18]:

- **Pontos fixos de referências anatômicas imutáveis:** linha média entre o tórax da fúrcula esternal e o apêndice xifoide, linha hemiclavicular até o CAP e sulco inframamário dividindo o polo inferior em duas metades, medial e lateral.
- **Ponto A:** local de posição do novo CAP, sobre a projeção do sulco inframamário no polo superior, na linha hemiclavicular.
- **Pontos B e C:** manobra de pinçamento bimanual do tecido mamário estimado a ser ressecado, geralmente de 8 a 12cm distante do ponto A, formando um triângulo.
- **Marcação circunferencial da aréola** (cerca de 4 a 5,5cm de diâmetro).

Cuidados e complicações pós-operatórias

Os cuidados operatórios assemelham-se aos adotados para mamoplastia de aumento, porém, em razão da maior cicatriz e da manipulação da mama no intraoperatório, devem estender-se por 60 dias com uso de sutiã adequado e cautela na extensão do braço.

As complicações também são semelhantes às já citadas. Cada técnica cirúrgica apresenta particularidades que podem interferir no tipo de complicação, principalmente relacionadas com o CAP, podendo acontecer perda parcial ou total do enxerto areolar por isquemia, além de deiscências parciais de sutura, na junção das cicatrizes vertical e horizontal.

Apesar dessas particularidades, as complicações mais frequentes ainda estão relacionadas com sangramentos, hematomas, infecção, seroma, mudanças sensoriais no mamilo e/ou na mama, assimetria ou mau posicionamento do implante e contratura capsular.

Quando se consideram as complicações tardias, são lembradas cicatrizes hipertróficas, perda da capacidade de amamentar em razão da retirada de glândulas mamárias e menor sensibilidade do CAP[12,13].

CONSIDERAÇÕES FINAIS

As cirurgias estéticas das mamas são amplamente realizadas no Brasil e no mundo e, quando indicadas corretamente, podem ter efeitos positivos na saúde mental e física dos pacientes. A medida-chave para o êxito do tratamento consiste em uma boa relação médico-paciente, já que é necessário alinhar as expectativas do paciente com as habilidades técnicas e a segurança do cirurgião.

Referências

1. International Society of Aesthetic Plastic Surgery. ISAPS International Survey on Aesthetic/Cosmetic Procedures performed in 2019. ISAPS Website; 2019.55. [cited 2021 May 10]. Available from: https://www.isaps.org/medical-professionals/isaps-global-statistics/.
2. Neto A, Araújo E. Mamoplastia de Aumento. In: Mélega J, Viterbo F, Mendes F, ed. by. Cirurgia Plástica Os Princípios e a Atualidade. 1st ed. Rio de Janeiro: Guanabara Koogan, 2011: 1130-6.
3. Charles-de-Sá L, Gontijo-de-Amorim NF, Albelaez JP, Leal PR. Profile of breast augmentation surgery in Brazil. Revista Brasileira de Cirurgia Plástica (RBCP) – Brazilian Journal of Plastic Sugery 2019; 34(2):174-86.
4. Glicenstein J. History of augmentation mammaplasty. Annales de Chirurgie Plastique Esthetique 2005; 50(5):337-49.
5. Coombs DM, Grover R, Prassinos A, Gurunluoglu, R. Breast augmentation surgery: Clinical considerations. Cleveland Clinic Journal of Medicine 2019; 86(2):111-22.
6. Adams WP, Malluci P. Breast Augmentation. Plastic and Reconstructive Surgery Journal 2012; 130(4):597-611e.
7. Gladfelter J. Breast Augmentation 101- Understanding Cosmetic Augmentation Mammaplasty. Plastic Surgical Nursing. 2007; 27(3):136-45.
8. Strock LL. Surgical Approaches to Breast Augmentation The Transaxillary Approach. Clinics in Plastic Surgery 2015; 42(4):585-93.
9. Batista BN, Garicochea B, Aguilar VLN et al. Relato de caso de linfoma anaplásico de células grandes associado a implante mamário em paciente brasileira. Revista Brasileira de Cirurgia Plástica (RCBP) 2017; 32(3):445-9.
10. de Boer M, vaan Leeuwen FE, Hauptmann M et al. Breast Implants and the Risk of Anaplastic Large-Cell Lymphoma in the Breast. JAMA Oncology 2018; 4(3):335-41.
11. Miglioretti DL, Rutter CM, Geller BM et al. Effect of Breast Augmentation on the Accuracy of Mammography and Cancer Characteristics. JAMA 2004; 291(4):442-50.
12. Hakme F, Silva S, Herdy M, Garrido R. Mamoplastia Redutora Técnicas sem Descolamento Cutâneo. In: Mélega J, Viterbo F, Mendes F, ed. by. Cirurgia Plástica – Os Princípios e a Atualidade. 1st ed. Rio de Janeiro: Guanabara Koogan, 2011: 1160-5
13. Takiri J, Amorim R. Ptose Mamária. In: Mélega J, Viterbo F, Mendes F, ed. by. Cirurgia Plástica – Os Princípios e a Atualidade. 1st ed. Rio de Janeiro: Guanabara Koogan, 2011: 1166-80.
14. André FS, Chociai AC. Tratamento das gigantomastias. Revista Brasileira de Cirurgia Plástica (RCBP) 2010; 25(4):657-62.
15. Hidalgo DA, Spector JA. Mastopexy. Plastic and Reconstructive Surgery Journal 2013; 132(4):642-656e.
16. Berrocal MR. Mamoplastia reductora con incisión mínima en J: una alternativa ideal en el manejo de las gigantomastias. Rev Co Cir Plást 2000; 4(1):15-9.
17. Regnault P. Breast ptosis: definition and treatment. Clin Plast Surg 1976; 3(2):193-203.
18. Graf R, Tolazzi A, Ono M. Mamoplastia Vertical com Retalho de Parede Torácica Associado a Cinta Muscular. In: Mélega J, Viterbo F, Mendes F. Cirurgia Plástica – Os Princípios e a Atualidade. 1st ed. Rio de Janeiro: Guanabara Koogan, 2011: 1151-60.
19. Hall-Findlay EJ, Shestak KC. Breast Reduction. Plastic and Reconstructive Surgery Journal 2014; 136(4):531-44e.
20. Verbicário JPM, Ferreira AV, Holanda TA, Amorim NFG, Pitanguy I. Incisão transareolopapilar para mamoplastia de aumento: experiência dos últimos 10 anos do Instituto Ivo Pitanguy. Revista Brasileira de Cirurgia Plástica (RCBP) 2011; 26(4): 670-4.
21. Ribeiro L, Accorsi Jr A, Buss A, Marcal-Pessoa M. Creation and Evolution of 30 years of the inferior pedicle in reduction mammaplasties. Plastic and Reconstructive Surgery 2002; 110(3):960-70.

CAPÍTULO

31

Cirurgia Radical do Câncer de Mama

Cássio Furtini Haddad
Antônio Davi de Marinho Sousa
Julimar Rocha de Assis

INTRODUÇÃO

O câncer de mama é uma doença que tem forte impacto na sociedade[1]. Em 2022, a incidência do câncer de mama feminino no Brasil foi de 66.280 novos casos, o que representa 29,7% de todas as neoplasias que acometeram o sexo feminino. Ademais, apresentou-se como a neoplasia com maior índice de mortalidade no público feminino em 2019, contabilizando 18.068 óbitos, o que corresponde a 16,4% da mortalidade por câncer registrada no período. Assim, em virtude da importância epidemiológica deste tema, é essencial a discussão sobre as bases teórico-práticas relacionadas com seus recursos terapêuticos[2].

Dentre as terapias disponíveis, encontram-se o tratamento sistêmico – quimioterapia, terapias-alvo, hormonioterapia e imunoterapia – e o locorregional – cirurgia e radioterapia. A cirurgia pode ser dividida em conservadora da mama e mastectomia, a qual é o tema abordado neste capítulo.

Etimologicamente, a palavra mastectomia provém do grego *mastos* (mama) e *ektomia* (remover)[3]. Esse procedimento, descrito brevemente como exérese cirúrgica do tecido mamário, demonstra sua importância há décadas e se mantém até a contemporaneidade como uma via de tratamento curativo para as neoplasias malignas da mama. A mastectomia sofreu mudanças progressivas em suas técnicas e formas de abordagem, substituindo uma abordagem primordialmente mutilante por uma menos invasiva e que proporciona melhor qualidade de vida às pacientes.

Neste capítulo serão abordadas as principais técnicas de mastectomia, evidenciando suas indicações, contraindicações e formas de execução, assim como os aspectos históricos associados às inovações apresentadas.

ASPECTOS HISTÓRICOS

A primeira evidência de realização da mastectomia data de 3.000 a.C. com informações registradas em papiros egípcios[3,4]. Inúmeras teorias sobre tratamento e causas do câncer surgiram nos séculos seguintes, levantando questionamentos se os procedimentos terapêuticos realizados à época, como sangria e exérese com cauterização, seriam a causa dos inúmeros óbitos decorrentes do câncer de mama ou se exerceriam um papel realmente curativo[4].

De acordo com o conhecimento disponível na época, caso a segunda hipótese fosse verdadeira, a causa dos óbitos seria a própria neoplasia, que se instaurava rapidamente. Somente em 1882 (Figura 31.1) o cirurgião americano William Stewart Halsted introduziu uma nova técnica cirúrgica para tratamento do câncer de mama, cuja execução diferia das anteriores, com diferentes procedimentos anestésicos e esterilização de campos. A técnica em questão, cujos resultados foram publicados em 1894, foi denominada mastectomia radical. Com o objetivo primordial de conter o avanço neoplásico, o método utilizado promovia grande extensão cirúrgica e consequente morbidade para os indivíduos a ele submetidos.

Mais tarde surgiram outros procedimentos com ideias de extensão à mastectomia proposta por Halsted, as denominadas mastectomias suprarradicais[4], as quais tinham por objetivo aumentar a taxa de sobrevida das pacientes[5]. Esse objetivo, no entanto, não chegou a ser alcançado, e as técnicas foram abandonadas[4,6].

Em 1932, o médico inglês David Patey propôs uma técnica baseada na mastectomia radical de Halsted, denominada mastectomia radical modificada à Patey, que preservava parte da musculatura peitoral, propiciando menor morbidade às pacientes[1,3,4]. Em 1972, John Madden introduziu a mastectomia radical modificada à Madden, demonstrando

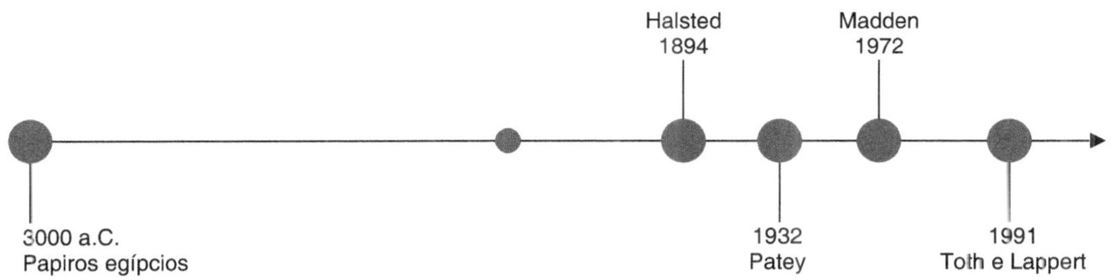

Figura 31.1 Evolução histórica das técnicas cirúrgicas de mastectomia.

ser possível preservar toda a musculatura peitoral e seu suprimento neurovascular. Em seguida, Auchincloss ratificou e complementou a técnica proposta por Madden, introduzindo o conceito de preservação da cadeia linfática do nível III de Berg, sendo necessária sua remoção somente quando acometida clinicamente[1,3,4].

Em 1991, Toth e Lappert foram os primeiros a descrever a mastectomia com preservação de pele em pacientes com neoplasia mamária. Esse método consiste na preservação da camada elíptica de pele, antes retirada segundo as técnicas descritas, possibilitando a preservação do envelope cutâneo e a reconstrução imediata da mama. De modo quase simultâneo, entrava em cena a técnica de mastectomia com preservação de pele e do complexo areolopapilar (CAP): a mastectomia preservadora de pele, aréola e mamilo[3,4].

MASTECTOMIA RADICAL

Halsted, como mencionado previamente, documentou essa nova técnica, conhecida mundialmente como mastectomia radical, além de estabelecer diretrizes para realização do procedimento. A técnica em questão corresponde a uma ressecção em bloco da mama e da musculatura peitoral (músculos peitorais maior e menor) com excisão ampla de pele através de uma incisão oblíqua ou transversal, associada à linfadenectomia axilar de níveis I, II e III de Berg, o que rotineiramente ocasionava o comprometimento do nervo torácico longo e de estruturas vasculonervosas toracodorsais[1,4].

Utilizado por décadas, na atualidade as indicações do procedimento são extremamente restritas, correspondendo a cerca de 0,05% das mastectomias realizadas[5]. Entre as indicações da mastectomia radical está a presença de doença locorregional avançada e refratária à quimiorradioterapia, como as que exibem comprometimento do músculo peitoral maior, grande ulceração e invasão profunda, ou ainda a recorrência ipsilateral após mastectomia parcial com presença de tumoração fixada ao músculo peitoral maior[4,7].

No entanto, devido à extensa excisão e, de certo modo, à mutilação provocada, o método está associado a importante e significativa morbidade. Dentre os problemas evidenciados no pós-cirúrgico estão linfedema do membro superior ipsilateral à mama, parestesias, lesões de cartilagens costais e, eventualmente, pneumotórax em decorrência da perfuração pulmonar durante o procedimento, além de deformidade do tórax e estigmatização[1].

A mastectomia radical à Halsted, em séries antigas, apresentava taxa de recorrência local variando entre 2% e 35%, com aparecimento da recidiva local em um período médio de 3 anos após o procedimento cirúrgico[8,9]. As recorrências tardias de um tumor primário da mama descrito na literatura datam de 10 a 15 anos após a intervenção cirúrgica[8]. Há relatos de recorrência após mais de 40 anos, um evento extremamente raro[8,9].

MASTECTOMIA RADICAL MODIFICADA

Por ser um procedimento menos extenso que o anterior, a mastectomia radical modificada promove melhores resultados estéticos e menor morbidade pós-operatória, mas sem redução da sobrevida[4]. Em contraposição à técnica cirúrgica proposta por Halsted, esse procedimento ganhou paulatinamente espaço no arsenal terapêutico do câncer de mama. A seguir, encontram-se descritas as mastectomias radicais modificadas à Patey e à Madden, as quais podem ser indicadas no contexto do câncer de mama inflamatório, carcinoma mamário localmente avançado e recidivas locais após cirurgia conservadora com radioterapia[4].

Mastectomia radical modificada à Patey

A técnica descrita por Patey consiste em uma modificação da proposta por Halsted e que vigorou por décadas como padrão ouro da mastectomia. Também conhecida à época como mastectomia reduzida, caracteriza-se pela retirada de todo o tecido glandular mamário, do músculo peitoral menor e dos linfonodos axilares, mas com preservação do músculo peitoral maior[3,4].

Dentre as incisões disponíveis e praticadas à época estão a incisão transversal, proposta por Francis Stewart, e a oblíqua, idealizada por Meyer[3,10]. A técnica descrita por Stewart consiste em uma incisão ampla, transversa, com início em borda esternal, no nível mamilar, que contorna a mama até um ponto no mesmo nível na linha axilar posterior[10]. Já a incisão relatada por Meyer consiste em uma incisão oblíqua, paralela às fibras do músculo peitoral maior, e apresenta melhores resultados estéticos [11].

Mastectomia radical modificada à Madden

Com o surgimento dessa técnica, associada às terapias adjuvantes e levando em consideração a segurança oncológica do procedimento, teve início uma quebra de paradigma, predominando, a partir de então, a indicação de métodos cirúrgicos de caráter mais conservador[1]. O procedimento em questão propõe uma cirurgia com excisão de todo o tecido mamário e dos linfonodos axilares (incluindo os três níveis de Berg, caso o terceiro nível esteja acometido clinicamente), mas com preservação de ambos os músculos peitorais (maior e menor)[3,4].

Apesar da redução da morbidade pós-operatória, as técnicas em vigor ainda apresentam complicações, sendo a formação de seroma a mais comumente encontrada[12]. Surgiram hipóteses sobre métodos que poderiam vir a contribuir para redução da incidência do seroma, dentre os quais a mastectomia radical modificada com fixação de retalho. A comparação dos grupos com e sem fixação de retalho, entretanto, não revelou redução estatisticamente significativa na ocorrência desse evento[13]. Assim, de modo geral, recomenda-se a utilização de dreno de sucção após o procedimento de mastectomia.

Com o objetivo de comparar as duas técnicas de mastectomia radical modificada (Patey e Madden), Freitas-Júnior *et al.* realizaram um estudo que envolveu 426 pacientes, levando em consideração os graus de dificuldade percebidos pelos cirurgiões e as complicações do procedimento (secções vasculares e nervosas, hematomas e infecções). Os autores não verificaram diferenças estatisticamente significativas entre as técnicas ao considerarem os desfechos em questão. Desse modo, concluíram que ambas as técnicas são factíveis, sendo a experiência da equipe cirúrgica o ponto decisivo para a escolha[14].

MASTECTOMIA TOTAL/SIMPLES

A mastectomia total/simples caracteriza-se pela retirada de todo o tecido glandular mamário, do envelope de pele que o recobre e do CAP. No entanto, em contraponto às diferentes técnicas de mastectomia radicais, não se inclui a linfadenectomia axilar total. Para avaliação do *status* axilar, pode ser realizada a biópsia de linfonodo sentinela. Atualmente, as mastectomias que não envolvem a linfadenectomia axilar e não preservam a pele são, portanto, denominadas totais ou simples[3,4].

Com o advento de outras técnicas cirúrgicas, como a cirurgia conservadora de mama (CCM) e a cirurgia de reconstrução mamária (RM) pós-mastectomia foi possível a comparação entre as técnicas de cirurgia conservadora, mastectomia total sem reconstrução mamária e mastectomia total com reconstrução mamária. Os estudos evidenciaram melhores índices de qualidade de vida, nos domínios saúde física e imagem corporal, nos grupos submetidos à CCM e à RM pós-mastectomia, comparados aos submetidos à mastectomia sem RM[15].

MASTECTOMIA PRESERVADORA DE PELE

Descrita em 1991 em pacientes com neoplasia mamária e proposta por Toth e Lappert, a mastectomia preservadora de pele (MPP) consiste na retirada de todo o tecido glandular mamário com preservação do envelope cutâneo da mama, mas não do CAP[3,4,16]. O advento desse novo conceito cirúrgico possibilitou o estabelecimento das reconstruções mamárias imediatas, especialmente com a utilização de próteses mamárias, obtendo-se, assim, resultados estéticos mais satisfatórios. A técnica apresenta diferentes tipos de incisão cirúrgica, cuja aplicação deve considerar o biótipo de cada paciente, o tamanho da mama, a localização tumoral e a *expertise* do cirurgião [16].

Dentre suas indicações, é possível citar: presença de doença multicêntrica, carcinoma invasivo com componente intraductal extenso, carcinoma intraductal não passível de conservação mamária, tumor que acomete o CAP, cirurgia profilática em pacientes com alto risco para câncer de mama e mulheres portadoras de neoplasia maligna de mama não elegíveis para tratamento radioterápico. Já as principais contraindicações são o acometimento tumoral da pele sem possibilidades de ressecção com pequena excisão que permita uma margem cirúrgica negativa e os casos de carcinoma inflamatório da mama[3,4]. Como as demais técnicas cirúrgicas, a MPP, também conhecida como *skin-sparing mastectomy*, está sujeita a complicações, sendo a necrose do retalho a mais prevalente e podendo ocorrer em cerca de 11% dos casos[3].

Principais incisões na mastectomia preservadora de pele

Na abordagem cirúrgica atual do câncer de mama é imprescindível que, além da obtenção de bons resultados referentes à segurança oncológica, seja alcançado um resultado estético satisfatório. Assim, as incisões aqui discutidas são frequentemente associadas a técnicas de mamoplastia e de reconstrução mamária imediata. Por envolver o CAP, inúmeras técnicas de incisão podem ser aplicadas na MPP, a depender da localização tumoral, da densidade glandular mamária, do volume mamário e da presença e grau de ptose mamária[17]. As incisões mais comuns são: fusiformes, periareolares, T invertido e em raquete de tênis[3].

Incisão fusiforme

Essa técnica corresponde a uma incisão elíptica que engloba o CAP, abrangendo parcialmente a área medial e lateral da mama e tendo como referencial a aréola (Figura 31.2).

Incisão periareolar

A incisão periareolar consiste em uma incisão circular que engloba toda a aréola (Figura 31.3) e está indicada para pacientes com tumores localizados próximo ao CAP

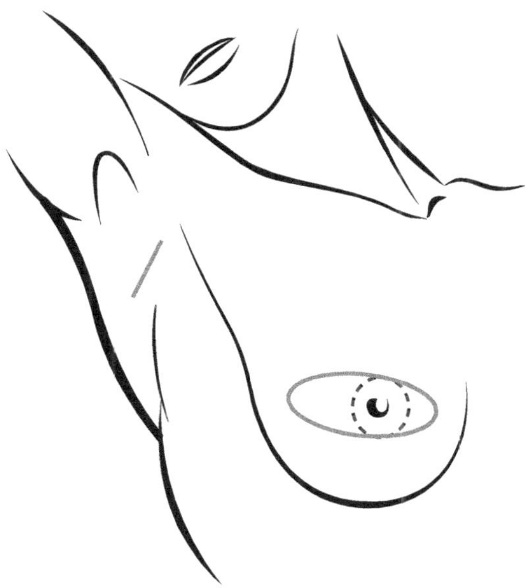

Figura 31.2 Representação da incisão do tipo fusiforme. (Adaptada de Bagnoli *et al.*, 2017[3].)

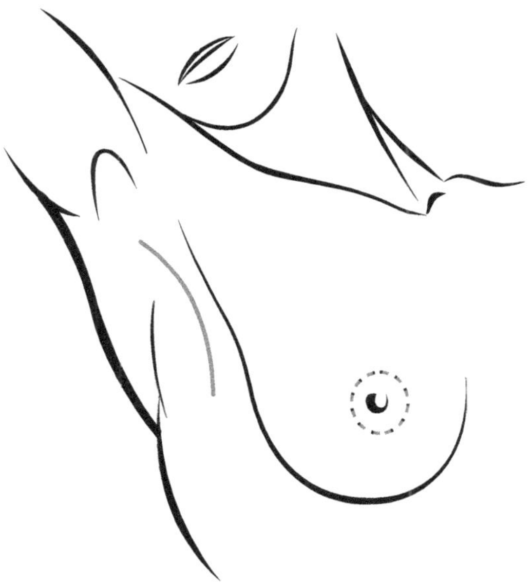

Figura 31.3 Representação da incisão do tipo periareolar. (Adaptada de Bagnoli *et al.*, 2017[3].)

e que têm mamas de tamanho pequeno a médio e sem ptose[17]. Essa técnica de incisão foi associada à menor ocorrência de complicações referentes aos retalhos em comparação às outras[18].

Incisão tipo T invertido

A técnica tipo T invertido (Figura 31.4) consiste em uma incisão periareolar com corte descendente a partir da região areolar que se ramifica para as laterais, englobando o sulco inframamário[17]. Esse padrão está indicado para os casos em que o tumor está localizado nos quadrantes inferiores. Além disso, com a ressecção do excesso de pele da porção inferior da mama, a técnica favorece melhores resultados estéticos, sobretudo em mamas mais volumosas[17].

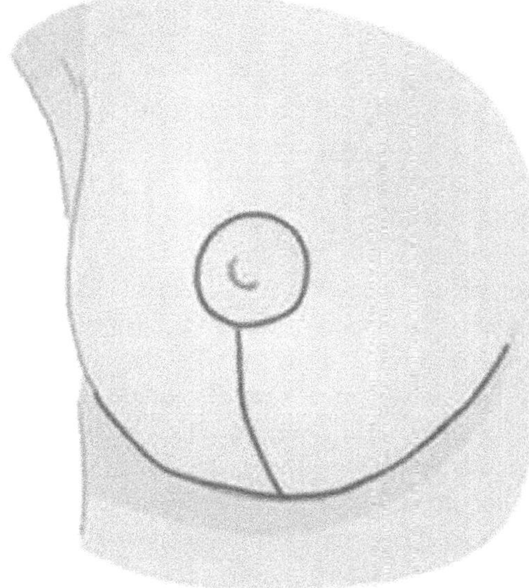

Figura 31.4 Representação da incisão do tipo T invertido. (Adaptada de Bagnoli *et al.*, 2017[3].)

Incisão tipo raquete de tênis

Esse tipo de incisão envolve o CAP e se estende radialmente à região lateral da mama com o objetivo final de expandir o campo cirúrgico e facilitar o acesso para a abordagem axilar (Figura 31.5)[17]. Trata-se de uma técnica pouco utilizada na prática cirúrgica atual.

MASTECTOMIA PRESERVADORA DE PELE E DO COMPLEXO AREOLOPAPILAR

Em 1984, Hinton realizou a técnica de mastectomia com preservação do CAP, na qual contava com a preservação da vascularização mamilar[illegible]. Contudo, a aceitação do procedimento tornou-se questionável entre os cirurgiões em virtude do receio da recorrência da neoplasia e de posteriores complicações referentes ao procedimento. Em 2003 foi demonstrado que a mastectomia poupadora de pele e do CAP (*nipple-sparing mastectomy*) era um

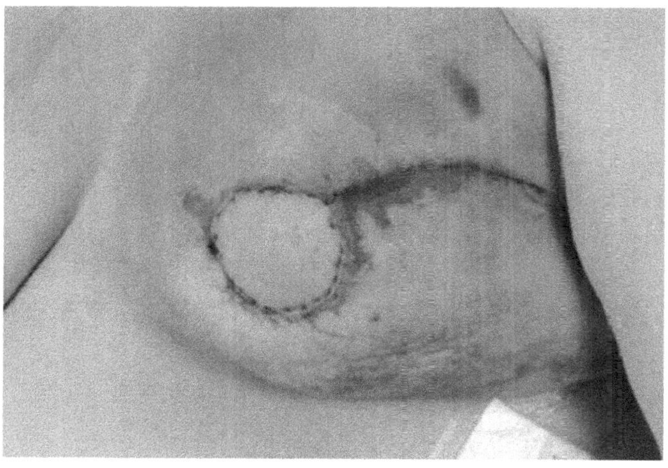

Figura 31.5 Representação da incisão do tipo raquete de tênis. (Reproduzida de Merejota *et al.*, 2008[18].)

procedimento oncologicamente seguro em pacientes com tumores distantes do CAP[5]. Desde então, a técnica vem ganhando espaço crescente no meio cirúrgico, tendo em vista seus bons resultados estéticos, associados à melhora da qualidade de vida das pacientes submetidas à mastectomia. Pode ser considerada, na atualidade, a técnica de escolha para mastectomia com reconstrução, respeitadas as indicações e contraindicações de cada caso.

Há diversas formas de incisão para realização da técnica, sendo as principais: radial, periareolar e sulco inframamário. No entanto, nenhuma forma de incisão evidenciou superioridade em relação à outra[19,20]. A *expertise* do cirurgião com a referida técnica de incisão é imprescindível. Recentemente, em importante metanálise, foram evidenciadas taxas gerais de necrose parcial do CAP de 4,62% e total de 2,49% com o procedimento, principalmente nas mastectomias com incisão periareolar, devido à suspensão do aporte sanguíneo do CAP[19]. A incisão no sulco inframamário associou-se a menores índices de sofrimento, isquemia e necrose de pele, sendo, por outro lado, procedimento de maior dificuldade técnica e que exige material cirúrgico adequado[19].

Dentre as indicações da mastectomia poupadora de pele e CAP é possível destacar os casos de carcinoma de mama com desproporção entre volume tumoral e volume mamário (não possibilitando cirurgia conservadora) e margem livre entre tumor e CAP. O perfil ideal das mulheres candidatas à realização da cirurgia envolve os casos de mulheres com mamas pequenas, baixo índice de massa corporal (IMC), tabagismo não ativo e ausência de ptose mamária[21].

As principais contraindicações ao método são vigência de tumor ou doença que acomete o CAP, tumores em estádios localmente avançados com acometimento da pele e carcinoma de mama inflamatório. Ainda que não classificados como contraindicações ao procedimento, alguns fatores associam-se a chances maiores de desenvolvimento de complicações cirúrgicas ou, ainda, ao risco de resultados estéticos insatisfatórios, quais sejam: pacientes pós-tratamento de radioterapia mamária, IMC maior que 30kg/m², ptose mamária grau 2 ou 3, diabetes com controle irregular, tabagismo ativo e macromastia[21].

Tipos de incisão

Diversas técnicas de incisão podem ser realizadas na mastectomia preservadora de pele e CAP. Em virtude de sua maior relevância, serão brevemente abordadas neste capítulo as incisões radial, periareolar, de sulco inframamário e em T invertido (*wisepattern*). Essas técnicas apresentam perfis diferentes de complicações, ainda que a necrose de CAP e pele seja uma complicação comum a todas as incisões[19].

Incisão radial

Essa é a técnica mais utilizada na prática cirúrgica. Em revisão sistemática da literatura, Endara *et al.* observaram que a incisão radiada foi usada em cerca de 46% dos casos[22]. A técnica consiste em incisão linear que parte da borda do CAP em direção à axila (Figura 31.6) e que tem como principais vantagens a fácil execução e a promoção de bom acesso à região axilar, quando necessário, apresentando taxa de necrose de CAP de aproximadamente 8%. Sua principal desvantagem é um resultado estético que culmina em cicatriz cirúrgica na pele em local desfavorável da mama[19,23].

Incisão periareolar

Essa técnica é fundamentada em uma incisão circular ao redor do CAP. Dentre as técnicas de incisão utilizadas na mastectomia poupadora de pele e de CAP, a periareolar é a que apresenta o melhor resultado estético, com cicatrizes por vezes inaparentes, sendo utilizada em cerca de 27% dos casos[22]. Contudo, em razão da dificuldade de acesso ao tecido distante a ser ressecado, apresenta indicações, especialmente em mamas de pequeno volume e com diâmetro areolar suficiente para permitir acesso cirúrgico satisfatório. Sua principal desvantagem é a taxa maior de necrose de CAP (em torno de 18%)[23].

Incisão de sulco inframamário

A incisão de sulco inframamário consiste na incisão em região pouco exposta das mamas, o sulco inframamário (Figura 31.7), e tem como vantagem a possibilidade de maior extensão na incisão, além da utilização de próteses de volumes maiores. Além disso, apresenta resultado estético satisfatório com cicatriz menos aparente. Terceira

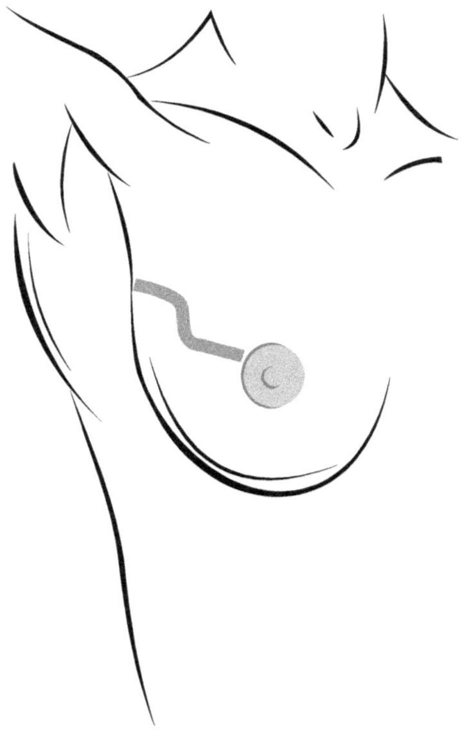

Figura 31.6 Representação da incisão radial. (Adaptada de Pires *et al.*, 2018[23].)

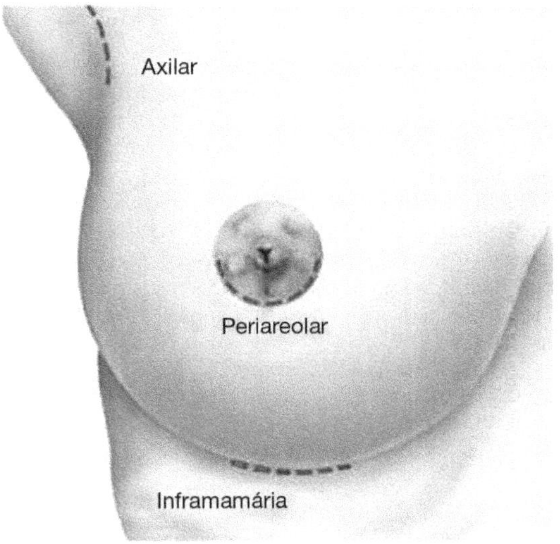

Figura 31.7 Representação da incisão de sulco inframamário. (Adaptada de Daar *et al.*, 2019[19].)

técnica de incisão mais utilizada, é empregada em cerca de 20% dos casos[22]. Sua principal desvantagem é a dificuldade de acesso ao polo superior da mama e à região axilar, sendo frequentemente necessária uma segunda incisão para exploração dos linfonodos axilares[19,23].

Incisão tipo T invertido

A técnica tipo T invertido (veja a Figura 31.4) é executada de maneira semelhante à descrita para mastectomia poupadora de pele, embora preserve o CAP, e é utilizada em cerca de 4% dos casos[22]. Por reduzir o excesso de pele e o espaço morto, é mais indicada para mamas maiores e com ptose, possibilitando a remodelagem da mama e o reposicionamento do CAP. Os principais riscos associados a essa técnica são, em virtude do comprometimento de irrigação da pele, a evolução para deiscências, necrose e exposição da prótese[19,23].

Historicamente, em todas as técnicas e tipos de mastectomias, a preocupação com a segurança oncológica sempre representou o ponto crucial. Nesse contexto, a espessura do retalho cirúrgico foi amplamente analisada, visando estabelecer um ponto de corte que oferecesse risco menor de complicações referentes a um aporte sanguíneo insuficiente para o envelope cutâneo remanescente em retalhos muito finos, bem como que reduzisse o risco de deixar maior quantidade de tecido glandular residual em retalhos muito espessos, aumentando as taxas de recidiva local. Assim, o consenso atual é que a espessura do retalho para as mastectomias deva ser individualizada, de acordo com a espessura do tecido adiposo subcutâneo de cada paciente, obtendo-se um equilíbrio entre o aspecto da irrigação e o da ressecção do tecido glandular, seguindo como preceito permitir a menor quantidade possível de tecido glandular mamário residual após a cirurgia.

CONSIDERAÇÕES FINAIS

A cirurgia de mastectomia, desde as descrições e técnicas propostas por Halsted, cumpre um papel curativo imprescindível no câncer de mama. À medida que os conhecimentos científicos foram se aprimorando, as técnicas cirúrgicas de mastectomia, a segurança oncológica e os resultados estéticos também foram sendo aperfeiçoados. A indicação da técnica a ser utilizada, bem como por meio de qual incisão, envolve diversos fatores, avaliados individualmente, mas sempre visando a uma melhor relação entre o procedimento esteticamente favorável e a segurança oncológica do tratamento.

Embora existam técnicas cirúrgicas menos invasivas, como a crescente cirurgia oncoplástica da mama, a mastectomia ainda se faz presente e se revela essencial na formação técnico-científica do mastologista. Além disso, nos casos em que a cirurgia conservadora e a oncoplastia não podem ser realizadas, a mastectomia ainda representa uma excelente opção cirúrgica dentro do arsenal terapêutico do câncer de mama.

Referências

1. Plesca M, Bordea C, El Houcheimi B, Ichim E, Blidaru A. Evolution of radical mastectomy for breast cancer. J Med Life 2016; 9(2):183-6.
2. Instituto Nacional do Câncer (INCA) [homepage na internet]. Estatísticas de Câncer. [acesso em 2021mai15]. Disponível em: https://www.inca.gov.br/en/node/2244.
3. Bagnoli F, Brenelli FP, Pedrini JL et al. Mastologia: do diagnóstico ao tratamento. Goiânia: Conexão Propaganda e Editora, 2017: 623-7.
4. Jones C, Lancaster R. Evolution of Operative Technique for Mastectomy. Surg Clin North Am 2018; 98(4):835-44.
5. Borgen P. Breast cancer in the 20 century: quest for the ideal therapy. Ochsner J 2000; 2(1):5-9.
6. Zurrida S, Bassi F, Arnone P et al. The Changing Face of Mastectomy (from Mutilation to Aid to Breast Reconstruction). Int J Surg Oncol 2011; 2011:980158.
7. Hannoun-Levi JM, Ihrai T, Courdi A. Local treatment options for ipsilateral breast tumour recurrence. Cancer Treat Rev 2013; 39(7):737-41.
8. Socas-Macías M, Suárez-Artacho G, Valera-Sánchez Z et al. Recidiva local 40 años después de una mastectomía tipo Halsted [Local recurrence 40 years after Halsted mastectomy]. Cir Esp 2005; 78(2):119.
9. Badellino F, Margarino G, Santoro L, Canavese G, Peradotto F, Bianucci P. Recidive loco-regionali dopo mastectomia radicale. Osservazioni su 50 casi [Local regional recurrences after radical mastectomy. Studies of 50 cases]. Minerva Med 1977; 68(54):3681-92.
10. Stewart FT. Amputation of the breast by a transverse incision. Ann Surg 1915; 62(2):250-1.
11. Gronet EM, Halvorson EG. The oblique mastectomy incision: advantages and outcomes. Ann Plast Surg 2014; 72(6):S124-5.
12. Garza-Gangemi AM, Barquet-Muñoz SA, Villarreal-Colín SP et al. Randomized Phase II Study of Talc Versus Iodopovidone for the Prevention of Seroma Formation Following Modified Radical Mastectomy. Rev Invest Clin 2015; 67(6):357-65.
13. Najeeb E, Rashid R, Zaffar S. Effect of Flap Fixation Technique in Modified Radical Mastectomy on Incidence of Postoperative Seroma Formation. J Coll Physicians Surg Pak 2019; 29(5):410-3.
14. Freitas-Júnior R, Oliveira EL, Pereira RJ et al. Modifed radical mastectomy sparing one or both pectoral muscles in the treatment of breast cancer: intra and postoperative complications. São Paulo Med J 2006; 124(3):130-4.

15. Zehra S, Doyle F, Barry M, Walsh S, Kell MR. Health-related quality of life following breast reconstruction compared to total mastectomy and breast-conserving surgery among breast cancer survivors: a systematic review and meta-analysis. Breast Cancer 2020; 27(4):534-66.
16. Toth BA, Lappert P. Modified skin incisions for mastectomy: the need for plastic surgical input in preoperative planning. Plast Reconstr Surg 1991; 87(6):1048-53.
17. Pérez Rocío Vázquez. Incision patterns in breast oncoplasty surgery [Trabajo fin de gradona Internet]: Grado, 2015 [acesso em 2021 jul 26]. Disponível em: https://repositorio.unican.es/xmlui/bitstream/handle/10902/7059/VazquezPerezR.pdf?sequence=1.
18. Meretoja TJ, von Smitten KA, Kuokkanen HO, Suominen SH, Jahkola TA. Complications of skin-sparing mastectomy followed by immediate breast reconstruction: a prospective randomized study comparing high-frequency radiosurgery with conventional diathermy. Ann Plast Surg 2008; 60(1):24-8.
19. Daar DA, Abdou SA, Rosario L et al. Is There a Preferred Incision Location for Nipple-Sparing Mastectomy? A Systematic Review and Meta-Analysis. Plast Reconstr Surg 2019; 143(5):906e-919e.
20. Sisco M, Yao KA. Nipple-sparing mastectomy: A contemporary perspective. J Surg Oncol 2016; 113:883-90.
21. Tousimis E, Haslinger M. Overview of indications for nipple sparing mastectomy. Gland Surg 2018 Jun; 7(3):288-300.
22. Endara M, Chen D, Verma K, Nahabedian MY, Spear SL. Breast reconstruction following nipple-sparing mastectomy: a systematic review of the literature with pooled analysis. Plast Reconstr Surg 2013; 132:1043-54.
23. Pires MD, Fonseca EJF, Valadares CN, Andrade RL, Nascimento MS, Albuquerque AMF. Nipple Sparing Mastectomy: A Literature Review. Mastology 2018; 28(1):40-5.

CAPÍTULO

32

Tratamento Conservador do Câncer de Mama

Gabriel de Almeida Silva Júnior
Andrew Nogueira Albuquerque Leal
Ana Laura Mundim Borges

INTRODUÇÃO

O câncer de mama é a neoplasia mais incidente em mulheres em todo o mundo. Com aproximadamente 2,3 milhões de casos novos estimados em 2020, representa 24,5% dos novos casos de câncer em mulheres. Em termos globais, foram estimados para o ano de 2021 cerca de 685 mil óbitos por câncer de mama – o que, por corresponder a 15,5% dos óbitos por neoplasias malignas em mulheres, constitui a principal causa de morte nesse grupo[1]. Para o ano de 2021, no Brasil, foram estimados 66.280 novos casos, que correspondem a 43,74 casos a cada 100 mil mulheres[2].

Para as pacientes com câncer de mama em estádio inicial, as opções de tratamento incluem o tratamento conservador do câncer de mama (TCCM) e a mastectomia, ambas envolvendo abordagem cirúrgica. Pode-se optar pela cirurgia conservadora, representada pela lumpectomia, ou pela cirurgia radical, representada pela mastectomia.

Apresentada em 1894, a primeira proposta de abordagem cirúrgica consistia na técnica de mastectomia radical. Esse procedimento envolve a retirada de toda a mama, músculos peitorais maior e menor e conteúdo axilar em bloco e é o precursor das técnicas atuais de tratamento cirúrgico radical do câncer de mama[3,4].

A partir da década de 1920 começaram a ser propostas cirurgias menos mutiladoras, já associadas à radioterapia, representando o início do TCCM[4]. Atualmente, mais de 120 anos após a introdução da abordagem cirúrgica do câncer de mama, a evolução do TCCM contemporâneo reflete os avanços na compreensão da patologia e biologia do câncer de mama[5].

O TCCM consiste na combinação de tratamentos multimodais com base na associação de tratamento locorregional: o padrão é que seja realizada cirurgia conservadora (CC), seguida de radioterapia adjuvante (RT). A depender do caso, podem ser associados tratamentos sistêmicos, como o tratamento endócrino e a quimioterapia. Os objetivos do TCCM são fornecer sobrevida equivalente à possibilitada pela mastectomia, baixa taxa de recidivas locorregionais e mama esteticamente aceitável[6].

A CC consiste na excisão completa, com margens livres, e localizada do tumor (lumpectomia), sem que seja necessária a retirada de toda a mama. Para otimização dos desfechos do TCCM é necessário que a CC seja sucedida por radioterapia adjuvante a fim de erradicar quaisquer focos residuais microscópicos de neoplasia[7,8].

Sólidas evidências apontam que o TCCM alcança taxas de recorrência local (RL) e sobrevida global equivalentes às da mastectomia[9,10]. Além disso, o TCCM proporciona um efeito estético mais satisfatório, se comparado aos tratamentos radicais, visto não exigir a excisão completa da mama nem de sua musculatura subjacente. Estudos demonstraram que o TCCM promove desfechos superiores quanto ao bem-estar e à qualidade de vida para a paciente, comparado à mastectomia[11,12].

A minimização da extensão cirúrgica com a preservação dos desfechos de sobrevida, de recidivas locorregionais e estético traduz a modernidade aplicada ao tratamento do câncer de mama. Assim, é importante ressaltar as taxas de sobrevivência equivalentes entre as abordagens, com a duração de mais de duas décadas[9,10]. Desse modo, o TCCM e a mastectomia são opções igualmente plausíveis, e a decisão sobre qual realizar deve ser compartilhada e individualizada com base na preferência da paciente e na opinião da equipe multidisciplinar envolvida no caso.

A despeito da eficácia do TCCM, a realização de mastectomia terapêutica e contralateral profilática é muito comum, em especial para pacientes mais jovens[13].

Apesar de raro, o câncer de mama também ocorre em homens, e o tratamento cirúrgico é comumente orientado segundo o manejo das pacientes do sexo feminino – o que será devidamente abordado ao longo deste capítulo. De modo geral, o TCCM constitui uma opção elegível para esses casos, dados os resultados oncológicos semelhantes aos da mastectomia[14].

INDICAÇÃO

O diagnóstico precoce de câncer de mama favorece a indicação do TCCM, a qual demanda criterioso processo de seleção[15]. A indicação correta da CC é fundamental para proporcionar as condições necessárias para alcançar os desfechos positivos almejados. Os fatores intrínsecos de cada paciente devem ser considerados de maneira individualizada.

Apesar da importância do tamanho e do estádio do tumor para indicação do tratamento conservador, o principal parâmetro para elegibilidade à CC é a relação entre o tamanho do tumor e o da mama[16]. O tumor deve ser pequeno o bastante em relação à mama para que a cirurgia possa promover sua excisão completa com margens seguras e resultado estético satisfatório.

Quando as relações são desfavoráveis, como em pacientes com mamas de pequeno volume com tumores volumosos, a CC apresenta riscos maiores de deformações estéticas devido à necessidade de incisões mais amplas, desproporcionais ao tamanho da mama. Por outro lado, pacientes com mamas volumosas são passíveis de resultados mais satisfatórios. A estimativa da proporção do volume da mama a ser excisado é, portanto, um passo importante no planejamento da cirurgia[17].

Tendo em vista o critério de tamanho da mama *versus* tamanho do tumor, a detecção da neoplasia em estádio inicial é fator importante na elegibilidade para CC. O rastreio mamográfico potencializa o diagnóstico precoce do câncer de mama, resultando, assim, em benefícios, como melhor prognóstico da doença a partir do tratamento mais efetivo e menor morbidade associada[18,19]. Este tema é mais profundamente abordado nos Capítulos 8 e 9 deste livro.

A localização do tumor também deve ser considerada na avaliação. O resultado estético da excisão de tumores mediais, especialmente no quadrante medial superior, é menos satisfatório do que o promovido pela excisão de tumores nos quadrantes laterais da mama[17]. Além dos fatores supracitados, entre aqueles favoráveis à indicação do TCCM é necessário considerar[20]:

- Neoplasia monocêntrica ou multicêntrica.
- Estrutura lobular e ductal.
- Disponibilidade de instituição especializada para realização do tratamento.
- Número de comorbidades da paciente.
- Fatores físicos favoráveis.
- Capacidade de tolerar radioterapia.
- Decisão compartilhada.

O tamanho do tumor por si só não contraindica o TCCM. Em pacientes cujo tamanho do tumor é desfavorável em relação à mama, pode-se recorrer à quimioterapia neoadjuvante ou à terapia endócrina para diminuir o tumor. A redução do tamanho dos tumores por meio dessas terapias é significativa, tornando elegível para CC a maioria das pacientes e possibilitando a conservação da mama com taxas aceitáveis de recorrência local, além de um resultado estético satisfatório[21].

A idade isoladamente não representa uma contraindicação. O impacto isolado da idade é modesto; contudo, pacientes mais idosas podem apresentar risco maior devido à eventual presença de comorbidades.

Todos os tipos histológicos de neoplasia mamária podem ser elegíveis para TCCM. Referências vanguardistas apontam que o TCCM pode ser uma opção mesmo em casos de multifocalidade ou multicentralidade, desde que haja segurança na obtenção de amplas margens livres na excisão do tumor[22].

Os riscos e benefícios do TCCM e da mastectomia devem ser explicados ao paciente, e o pilar da decisão compartilhada deve ser sempre respeitado.

CONTRAINDICAÇÕES RELATIVAS E ABSOLUTAS

Condições que inviabilizem a obtenção de margens livres com resultado estético satisfatório contraindicam a escolha do TCCM. A maioria das contraindicações para o TCCM está relacionada com a falha na obtenção de controle da margem com a CC ou com uma condição clínica que contraindique a radioterapia adjuvante.

Contraindicações relativas

Além da relação desfavorável entre o tamanho do tumor e o das mamas, algumas doenças do tecido conjuntivo são contraindicações relativas à CC.

As pacientes portadores de esclerodermia ou de síndrome de Sjögren têm fragilidade cutânea, o que altera a tolerância e a resposta à radiação[23]. Logo, essas condições de base podem causar complicações com o uso da terapia adjuvante (fibrose, retração da pele), comprometendo, assim, o desfecho do tratamento. É preferível que essas pacientes sejam submetidas à mastectomia, descartando com isso a necessidade de radiação adjuvante[24].

O lúpus eritematoso sistêmico e a artrite reumatoide podem aumentar o risco de intoxicação por radiação, mas os dados são escassos[25]. A estratégia para essas pacientes deve ser individualizada. Um grande tumor em uma mama pequena é uma contraindicação relativa, uma vez que uma ressecção adequada pode conduzir a um resultado estético indesejado.

Pacientes com mutações nos genes BRCA1 e BRCA2 apresentam risco significativamente maior de recidiva locorregional e de doença secundária após a irradiação. Apesar da falta de consenso na literatura, essas pacientes podem ser candidatas ao TCCM, desde que estejam totalmente cientes do risco de recidivas ou de novo câncer. O TCCM foi associado a uma taxa maior de recorrência do câncer de mama ipsilateral em portadores da mutação BRCA. Nas pacientes jovens com as referidas mutações e/ou forte história familiar, a mastectomia bilateral pode ser a escolha, de modo a reduzir o risco[26,27].

Contraindicações absolutas

As contraindicações absolutas ao TCCM são[28,29]:

- Doença multicêntrica com dois ou mais tumores primários em quadrantes separados da mama, que não podem ser removidos com uma única incisão.
- Doença localmente disseminada.
- Microcalcificações malignas difusas na mamografia (MMG).
- Histórico de radioterapia anterior que inclua parte da mama afetada; o somatório das radiações do tratamento prévio e do tratamento proposto ultrapassa o nível aceitável de irradiação, tornando-se arriscado.
- Gravidez em primeiro ou segundo trimestre: a gestação é uma contraindicação absoluta à administração de irradiação mamária. Nesses casos, opta-se pela mastectomia. Contudo, há a possibilidade de realizar a CC no terceiro trimestre e administrar irradiação após o parto.
- Margens de ressecção cirúrgica sucessivamente positivas.
- Tumores com envolvimento da parede torácica.
- Diagnóstico clínico ou presença de alterações cutâneas extensas ou envolvimento linfático dérmico consistente de câncer de mama inflamatório.
- Indisponibilidade de acesso à radioterapia.

DESFECHOS

Sobrevida

Diversos ensaios clínicos randomizados, com cerca de 15 a 20 anos de acompanhamento, compararam a mastectomia com a terapia conservadora de mamas e seus resultados demonstraram sobrevida em longo prazo equivalente entre os dois métodos (Quadro 32.1)[9,30-34].

Novos estudos observacionais sugerem que as pacientes submetidas ao TCCM podem apresentar melhor sobrevida (global e específica da doença) do que as tratadas com mastectomia, independentemente da idade, do estádio, das características e/ou fenótipos de câncer[35,36]. Vale ressaltar que, por se tratar de estudos observacionais, eles podem envolver viés de seleção. Logo, é possível concluir que o TCCM é no mínimo equivalente à mastectomia em relação ao desfecho sobrevida.

Reitera-se, portanto, a equivalência entre o TCCM e a mastectomia, cuja escolha se baseia na preferência da paciente e na opinião da equipe multidisciplinar assistente.

Recidiva locorregional

A cirurgia conservadora da mama promove controle local equivalente à mastectomia[9]. Por representarem risco de metástase à distância, as recidivas locorregionais (RL) merecem ser o foco. Logo, o controle da taxa de RL impacta a sobrevida total – estima-se que a cada quatro relatos de RL uma paciente vá a óbito por câncer de mama[37].

Quadro 32.1 Comparação entre as taxas de recidiva locorregional e sobrevida geral do TCCM e da mastectomia

Ensaio clínico randomizado	Pacientes (n)	Acompanhamento (anos)	Sobrevida geral (%)	Sobrevida específica (%)	Recidiva locorregional (%)	Recorrência à distância (%)
NSABP B-06[9]	2.163	20	M (47)	M (49)	M (14,8)	M (22,4)
			L (46)	L (45)	L (17,5)b	L (24,9)
			L + R (46)	L + R (46)	L + R (8,[illegible])	L + R (26,0)
Consenso de Milão[30]	701	20	M (58,3)	M (73,9)	M (8,8)	M (24,3)
			L + R (58,8)	L + R (75,7)	L + R (2,3)	L + R (23,3)
NCI[31]	237	18	M (58)	M (67)	M (6,9)	M (23,3)
			L + R (54)	L + R (63)	L + R (22)c	L + R (24,8)
IGR[32]	179	15	M (64)	N/A	M (16,5)	M (20)
			L + R (72)	N/A	L + R (13,6)	L + R (13)
Consenso Dinamarquês[33]	1153	20	M (50,6)	M (59,5)	M (11,5)	M (18,7)
			L + R (57,8)	L + R (61,1)	L + R (8,4)	L + R (25,6)
EORTC[34]	902	13.4	M (66,1)	M (66,3)	M (12,2)	M (26,7)
			L + R (65,2)	L + R (60,5)	L + R (19,7)	L + R (26,8)

Fonte: traduzido e adaptado de Margenthaler *et al.*, 2021[7].

[a] Nenhuma comparação de valor de p dentro das células é significativa, exceto onde indicado.

[b] $p < 0,001$ para mastectomia sozinha *vs.* mastectomia com irradiação adjuvante.

[c] $p = 0,001$.

NSABP: *National Surgical Adjuvant Breast and Bowel Project B-06 trial*; NCI: *National Cancer Institute trial*; IGR, *Institut Gustave-Roussy trial*; EORTC: *European Organization for Research and Treatment of Cancer trial*; M: mastectomia; L: lumpectomia sem radiação adjuvante; L + R, lumpectomia associada a radiação adjuvante.

A ocorrência de RL após TCCM depende de fatores relacionados com a paciente, a doença e o tratamento, e os principais preditores são[38,39]:

- Margem cirúrgica positiva após CC.
- Tamanho do tumor (> 2cm).
- Linfonodos positivos.
- Idade jovem.
- Ausência do receptor de estrogênio.
- Ausência de radioterapia.

O principal preditor é a margem cirúrgica positiva após CC, que representa o dobro de risco de recidiva local ipsilateral[40]. Margens cirúrgicas positivas e a localização ipsilateral da RL são os principais preditores de recorrência sistêmica[41,42]. Esses preditores devem influir na decisão quanto ao tratamento sem, contudo, representar contraindicações taxativas.

No século passado, o risco de recorrência local após TCCM chegou a ser estimado em aproximadamente 1% ao ano, o que equivale a 10% em 10 anos[30,31]. Desde então, o refinamento nas técnicas de TCCM, os avanços nos métodos de imagem, a maior atenção às margens e terapias sistêmicas mais eficazes reduziram a taxa de recorrência local após TCCM para apenas 2% em 10 anos[43]. Assim, a taxa de RL após TCCM assemelha-se à relatada após mastectomia.

Pode parecer controverso um procedimento menos invasivo como o TCCM ser equivalente a uma cirurgia tão radical como a mastectomia. Contudo, isso pode ser explicado pelo impacto da radioterapia adjuvante[37]. A eliminação de focos subclínicos de doença na mama ipsilateral por meio de dose moderada de radioterapia adjuvante reduz substancialmente o risco de RL de neoplasia da mama[9].

Qualidade de vida e estética

Em comparação à mastectomia, o TCCM apresenta melhores desfechos relacionados com a saúde física, social e sexual, incluindo imagem corporal. Além disso, favorece o ajuste psicológico e reduz os medos e preocupações relacionados com o câncer[11,12].

A cirurgia e a radiação ditam os resultados estéticos em conjunto com as características individuais de cicatrização da paciente. Tal desfecho depende, assim como os demais, da correta indicação da CC e das escolhas adequadas quanto à técnica cirúrgica e à administração da radiação, além dos devidos cuidados pós-operatórios[17].

PERÍODO PRÉ-OPERATÓRIO

A avaliação inicia por anamnese e exame físico completos. Em virtude das evidências sólidas de redução das taxas de mortalidade da doença, o principal exame para rastreamento do câncer de mama é a MMG[18,19]. As imagens da mama devem ser interpretadas por um especialista em busca de anormalidades locais e, caso seja identificada uma anormalidade mamográfica ou massa mamária palpável, a paciente deve ser encaminhada para biópsia.

A biópsia percutânea por meio de procedimentos minimamente invasivos deve ser preferida à biópsia cirúrgica de modo a evitar cicatrizes, as quais podem interferir no planejamento da CC. Opta-se pela biópsia cirúrgica somente em caso de inviabilidade de uma biópsia percutânea guiada por palpação ou imagem.

Níveis significativos de estresse e ansiedade são relatados entre as mulheres que estão se preparando para realizar biópsias de mama[44], e a participação de mulheres submetidas a biópsias de mama em uma curta intervenção baseada em *mindfulness* foi associada à redução dos níveis de estresse percebido, pressão arterial, frequência cardíaca e saturação de oxigênio em comparação com o grupo controle[45].

A amostra de tecido da biópsia é investigada de modo a fornecer um diagnóstico definitivo sobre a presença ou não de malignidade. Em caso positivo, é realizada a avaliação histológica precisa do tumor primário, incluindo subtipo histológico, *status* do receptor hormonal e *status* de HER-2.

Caso a malignidade seja confirmada, mas persistam dúvidas quanto à possibilidade de multicentricidade e/ou bilateralidade sincrônica, convém realizar propedêutica imaginológica pré-operatória da mama, geralmente baseada em ressonância magnética (RM) ou MMG adicional, incluindo a avaliação bilateral das mamas com visualizações de ampliação adequada. Caso se opte por nova MMG, são utilizadas doses modificadas de radiação, buscando a obtenção de janelas radiográficas diferentes das realizadas na MMG[46].

Além disso, pode ser necessária a associação de exame ultrassonográfico. Assim, busca-se definir a extensão da doença e sua relação com o tamanho da mama, além de identificar multifocalidade e/ou multicentralidade neoplásica, dados fundamentais para a tomada de decisão quanto ao tratamento.

Uma vez estabelecido o diagnóstico de câncer, a coordenação de uma equipe multidisciplinar otimiza o planejamento do tratamento e agiliza o atendimento à paciente[47].

Como destacado previamente, em alguns casos a quimioterapia neoadjuvante e/ou a terapia endócrina podem ser utilizadas para diminuir o tamanho do tumor, aumentando o número de pacientes elegíveis para tratamento conservador sem prejuízo dos desfechos[21]. Enquanto o tempo total de quimioterapia neoadjuvante costuma ser em torno de 6 meses, a duração da terapia endócrina no contexto neoadjuvante é mais variada, podendo promover resposta satisfatória a partir dos 3 meses[48]. Esses temas são mais bem abordados nos Capítulos 39 e 40 desta obra.

Tendo em vista que a terapia neoadjuvante pode erradicar ou reduzir significativamente a massa tumoral, um clipe radiopaco pode ser colocado no tumor com o objetivo de demarcar o local da doença, auxiliando a orientação do acompanhamento e os procedimentos subsequentes. Se mais de uma lesão for biopsiada, diferentes formas ou tipos de clipes podem ser usados para diferenciar os vários locais. É preferível que a clipagem seja realizada junto à biópsia diagnóstica, a fim de marcar o local de pequenas lesões que possam ser completamente removidas ou que não sejam mais visíveis após a biópsia. Além disso, essa medida torna possível documentar se a lesão biopsiada correlaciona-se com a lesão originalmente detectada à MMG ou à RM. Quando é necessária uma biópsia cirúrgica excisional subsequente, o clipe serve como guia para localização da lesão. Este tópico é abordado com mais detalhes no Capítulo 34 desta obra.

O uso da RM da mama para avaliação das candidatas ao TCCM é controverso, havendo correntes que postulam que a MMG e a ultrassonografia (USG) isoladamente poderiam subestimar a extensão da doença e não demonstrar multifocalidade, sugerindo que a RM possibilitaria uma estimativa mais precisa da verdadeira distribuição da malignidade, especialmente para os carcinomas lobulares[49]. Estudos confirmaram que a RM da mama resulta em taxas maiores de indicação de mastectomia, mas não reduz as taxas de recorrência local ou de reabordagem cirúrgica em pacientes que se submetem ao TCCM[50]. Por se revelar superior à MMG e à USG na avaliação da resposta à terapia neoadjuvante, a RM deve ser usada sempre que disponível[51].

PERÍODO PEROPERATÓRIO

Técnica cirúrgica

Os procedimentos cirúrgicos da CC incluem a excisão do tumor (lumpectomia) e a avaliação dos linfonodos axilares. A lumpectomia objetiva a excisão completa do tumor com a presença de margens livres e resultado estético favorável. A técnica mais usada para avaliação dos linfonodos axilares é a biópsia de linfonodo sentinela.

Após os devidos procedimentos de assepsia, antissepsia e anestesia, são iniciadas as incisões; como são diversas as combinações de tipos e localizações, a escolha deve ser individualizada de acordo com a anatomia da paciente e as características do tumor. No intraoperatório pode ser necessária a conversão da CC para uma mastectomia, o que merece uma abordagem no planejamento da incisão[7].

Dentre as diversas técnicas disponíveis, as incisões podem seguir as linhas de Langer (semicirculares e concêntricas à borda da aréola) ou as de Kraissl (paralelas às dobras cutâneas horizontais). As incisões radiais representam mais risco de deslocamento do complexo areolopapilar (CAP). Uma incisão periareolar pode fornecer bom acesso à maioria das lesões, exceto àquelas localizadas na periferia extrema da mama. Em geral, a incisão costuma ser realizada próximo ao tumor para minimizar a extensão do procedimento[6].

O deslocamento do CAP deriva da retração do local incisado, sendo resultante do processo de irradiação e cicatrização da ferida, e pode ocorrer em diversos cenários, dependendo, além dos fatores intrínsecos à paciente, da qualidade das técnicas cirúrgica e radiológica empregadas. É possível adicionar abordagens durante a CC que minimizem o deslocamento do CAP, como a dissecção da pele e dos ductos posteriores ao CAP. Caso seja previsto um desvio significativo do CAP, é possível contrabalançá-lo por meio da desepitelização de um crescente de pele da borda areolar oposta à cicatriz, realocando assim o mamilo. Se necessário, o tecido glandular restante também pode ser dissecado para possibilitar a rotação e a aproximação do tecido, evitando a deformação.

No tratamento de lesões profundas, não é mandatória a retirada da pele subjacente ao tumor. Caso este seja superficial ou exista preocupação em relação ao envolvimento superficial da pele, é possível remover a pele que recobre o tumor.

Há abordagens cirúrgicas específicas de acordo com a porcentagem da mama a ser excisada. As porcentagens são estratificadas em três grupos: excisão de menos de 10%, entre 10% e 20% e de mais de 20% do tecido mamário ipsilateral[6]. Em geral, a retirada de até 10% do volume da mama por meio de excisão local simples e ampla promove resultado cosmético aceitável[17]. Para tumores que ocupam de 10% a 20% do volume da mama, pode ser necessário algum deslocamento do volume mamário para preencher a cavidade[52]. Para os que ocupam 20% a 40% da mama, o deslocamento de volume pode não ser suficiente e, portanto, pode ser necessário o preenchimento por meio da transferência de tecido autólogo. Uma cirurgia na mama contralateral, como mamoplastia redutora ou mastopexia, pode ser solicitada para melhorar a simetria mamária.

A hemostasia meticulosa durante a CC, a preservação da gordura subcutânea e a prevenção de retalhos de pele finos são importantes para manter o contorno normal das mamas após o tratamento. Ao final do procedimento, recomenda-se que a incisão seja fechada com sutura subcutânea.

Abordagem axilar

A biópsia de linfonodo sentinela é a abordagem inicial padrão para pacientes submetidas à CC com exame axilar clinicamente negativo. Para as pacientes com linfonodos axilares clinicamente positivos ou com três ou mais linfonodos sentinelas positivos, está indicada a dissecção axilar[53]. Este tema é abordado de maneira mais aprofundada no Capítulo 33.

Margens

Após a excisão, o tumor é devidamente identificado e orientado de maneira cardinal para então ser enviado para avaliação anatomopatológica. A análise histológica das margens é realizada por microscopia, e o resultado dessa avaliação prediz a necessidade de reoperação. Como salientado previamente, a presença de margem cirúrgica positiva após CC chega a duplicar o risco de RL, representando, portanto, o principal preditor de RL após TCCM[42].

A obtenção de margens livres (ou negativas) é o principal objetivo da CC, atestando o sucesso do TCCM. Contudo, os parâmetros definitivos de margem livre ainda não são consensuais na comunidade científica. Peças cirúrgicas com células tumorais na camada celular periférica da margem excisional são invariavelmente positivas. Margens com ausência de tumor em suas fronteiras, por outro lado, podem ser consideradas positivas ou negativas, a depender da distância entre o tumor e a margem e de seu tipo histológico.

Em estudos mais antigos eram consideradas negativas apenas as margens com mais de 1cm[9,31]. Atualmente, os parâmetros costumam ser mais permissivos, considerando margens mais estreitas. Estudos recentes indicam taxas equivalentes de RL com margens tão próximas quanto 1 a 2mm[54]. A RL é significativamente maior com uma margem positiva do que com uma negativa; contudo, o aumento da largura da margem não diminuiu significativamente as RL[42].

Um estudo publicado em 2020, que analisou 54.502 pacientes, apoia a recomendação "sem tinta no tumor" como a margem padrão para pacientes com câncer de mama invasivo em estádios I e II tratadas com TCCM (CC + irradiação radioterápica de toda a mama)[54]. Cora-se a superfície do material excisado e, caso não existam células tumorais coradas, a margem é considerada livre mesmo com distância entre a margem menor que 1mm.

Por outro lado, um estudo de 2016, que analisou 7.883 pacientes, recomenda como padrão uma margem de 2mm para pacientes com carcinoma ductal *in situ* tratadas com TCCM. Em outros estudos, no entanto, as pacientes com margens livres menores que 2mm não apresentaram desfechos piores[55,56]. Cabe atentar para o fato de que os parâmetros descritos não englobam as pacientes submetidas à terapia neoadjuvante ou à irradiação parcial da mama, nem mesmo aquelas que não estejam recebendo radioterapia.

Vale ressaltar, ainda, que o câncer de mama é muitas vezes multifocal – pelo menos 40% dos casos apresentam focos microscópicos distando mais de 2cm da borda do câncer. Embora a multifocalidade não esteja diretamente relacionada com o tamanho do tumor, focos microscópicos consistem mais frequentemente em carcinoma ductal *in situ* (CDIS) do que em câncer invasivo[57].

Várias estratégias podem ser associadas de modo a otimizar a obtenção de margens cirúrgicas livres e dentre as alternativas podem ser citadas:

- **Demarcação pré-operatória do tumor com localização intraoperatória de lesões não palpáveis:** agulhamento pré-cirúrgico, método ROLL, USG intraoperatória.
- **Avaliação intraoperatória da margem:** radiografia da peça excisada, radiografia 3D da peça, congelação de margens, Imprint.
- ***Shaving* da cavidade:** *shaving* seletivo de margem e também da cavidade.

Apesar da importância do *status* das margens cirúrgicas e de sua análise meticulosa, apenas porcentagem muito pequena de toda a margem é avaliada. Por isso, o erro de amostragem é uma dificuldade técnica a ser considerada.

Margens livres de tumor não garantem a ausência de câncer remanescente. Nesse sentido, a busca pela obtenção de margens livres visa à permanência limitada de focos microscópicos de câncer residual, pequenos e escassos o bastante para serem erradicados com doses convencionais de radioterapia. Logo, a irradiação pós-operatória é fundamental para destruição dos focos remanescentes da doença.

PERÍODO PÓS-OPERATÓRIO

Radioterapia

O objetivo da radioterapia adjuvante é a eliminação de quaisquer focos subclínicos de neoplasia remanescentes após a cirurgia, e seu uso após CC possibilita a equivalência das taxas de sobrevida geral e específica ao câncer de mama entre a TCCM e a mastectomia. A radioterapia adjuvante reduz significativamente a RL após cirurgia conservadora da mama[58]. O risco de RL após cirurgia conservadora sem a irradiação da mama é muito alto e, portanto, para a imensa maioria das mulheres tratadas com CC as evidências levam à recomendação da associação à radioterapia adjuvante em vez da CC isolada[37].

A radioterapia adjuvante com irradiação de toda a mama é a técnica de escolha. Seu uso após o TCCM reduz em quase 50% o risco de recidiva em 10 anos, em comparação com a CC isolada (19% *versus* 35%), bem como de morte por câncer de mama em 15 anos (21% *versus* 25%). Por isso, é reconhecida como componente padrão do TCCM[37].

O padrão convencional de radioterapia de toda a mama consiste na irradiação de frações diárias de 1,8 a 2Gy, em toda a mama, durante 4,5 a 5 semanas, para uma dose total de 45 a 50Gy. Em grupos específicos, pode-se optar pela irradiação hipofracionada de toda a mama, a qual fornece mais radiação por dose, porém com duração geral mais curta do tratamento e desfechos equivalentes[59].

Embora a maioria das mulheres necessite de irradiação de toda a mama para erradicação de quaisquer depósitos tumorais remanescentes após a CC, alguns grupos específicos podem receber tratamento radioterápico adjuvante individualizado. A irradiação parcial acelerada da mama pode ser uma alternativa para mulheres de 50 ou mais anos de idade com tumores com 2cm ou maiores, receptor hormonal-positivos e nódulo-negativos, possibilitando um cronograma mais curto e toxicidades diminuídas, sem alteração de desfecho[60]. Evidências sugerem que grupos específicos de mulheres idosas poderiam beneficiar-se da abstenção do uso da radioterapia[61].

A radioterapia adjuvante também pode influenciar os resultados cosméticos por poder provocar fibrose cutânea. A qualidade das sessões de radioterapia impacta diretamente o resultado estético. A principal forma de prevenção da fibrose induzida por radiação consiste no uso de técnicas e dosagens apropriadas de radioterapia. Para pacientes com fibrose induzida por radiação já estabelecida, o tratamento é principalmente sintomático e inclui a combinação de pentoxifilina e tocoferol (vitamina E)[62].

Complicações

As principais complicações do pós-operatório são formação de seroma, infecção mamária e morbidade do braço. Algumas complicações são diretamente atribuídas à cirurgia, enquanto outras são causadas pela interação entre a cirurgia e a radiação adjuvante. As complicações de longo prazo do TCCM incluem RL, fibrose por irradiação, linfedema e dor crônica.

Referências

1. Bray F, Ferlay J, Soerjomataram I, Siegel RL, Torre LA, Jemal A. Global cancer statistics 2018: GLOBOCAN estimates of incidence and mortality worldwide for 36 cancers in 185 countries. CA Cancer J Clin 2018; 68(6):394-424.
2. Ministério da Saúde, Instituto Nacional de Câncer José Alencar Gomes da Silva. Estimativa 2020: incidência de câncer no Brasil. Rio de Janeiro, INCA, 2019. Disponível em: https://www.inca.gov.br/publicacoes/livros/estimativa-2020-incidencia-de-cancer-no-brasil.
3. Rietjens M, Urban CA. Cirurgia da mama estética e reconstrutiva. Rio de Janeiro: Revinter, 2007.
4. Boff RA, Wisintainer F. Mastologia Moderna – Abordagem Multidisciplinar. Educs 2007; 11:40.
5. Fisher B. Laboratory and clinical research in breast cancer – a personal adventure: the David A. Karnofsky memorial lecture. Cancer Research 1980; 40(11):3863-74.
6. White J, Achuthan R, Turton P, Lansdown M. Breast Conservation Surgery: State of the Art. International Journal of Breast Cancer 2011; 2011:1-10.
7. Margenthaler JA, Dietz JR, Chatterjee A. The Landmark Series: Breast Conservation Trials (including oncoplastic breast surgery). Ann Surg Oncol 2021; 28(4):2120-7.
8. Newman A, Lisa e Kuerer M. Advances in Breast Conservation Therapy. J Clin Oncol 2005; 23:1685-97.
9. Fisher B, Anderson S, Bryant J et al. Twenty-year follow-up of a randomized trial comparing total mastectomy, lumpectomy, and lumpectomy plus irradiation for the treatment of invasive breast cancer. N Engl J Med 2002; 347:1233-41.
10. Litiere S, Werutsky G, Fentiman IS et al. Breast conserving therapy versus mastectomy for stage I-II breast cancer: 20 year follow-up of the EORTC 10801 phase 3 randomised trial. Lancet Oncol 2012; 13:412-9.
11. Moyer A. Psychosocial outcomes of breast-conserving surgery versus mastectomy: a meta-analytic review. Health Psychol 1997; 16(3):284-98.
12. Zehra S, Doyle F, Barry M, Walsh S, Kell M. Health-related quality of life following breast reconstruction compared to total mastectomy and breast-conserving surgery among breast cancer survivors: a systematic review and meta-analysis. Breast Cancer 2020; 27(4):534-66.
13. Gomez SL, Lichtensztajn D, Kurian AW et al. Increasing mastectomy rates for early-stage breast cancer? Population-based trends from California. J Clin Oncol 2010; 28(10):155-7.
14. Sauder CAM, Bateni SB, Davidson AJ, Nishijima DK. Breast Conserving Surgery Compared With Mastectomy in Male Breast Cancer: A Brief Systematic Review. Clin Breast Cancer 2020; 20(3):309-14.
15. Canadian Association of Radiation Oncologists. Mastectomy or lumpectomy? The choice of operation for clinical stages I and II breast cancer. The Steering Committee on Clinical Practice Guidelines for the Care and Treatment of Breast Cancer. CMAJ 1998; 158(3):15-21.
16. McLaughlin SA. Surgical management of the breast: breast conservation therapy and mastectomy. Surg C in North Am 2013; 93:411.
17. Cochrane R, Valasiadou P, Wilson A, Al-Ghazal S, Macmillan R. Cosmesis and satisfaction after breast-conserving surgery correlates with the percentage of breast volume excised. British Journal of Surgery 2003; 90(12):1505-9.
18. Welch HG, Prorok PC, O'Malley AJ, Kramer BS. Breast-Cancer Tumor Size, Overdiagnosis, and Mammography Screening Effectiveness. N Engl J Med 2016; 375:1438.
19. Bleyer A, Welch HG. Effect of three decades of screening mammography on breast-cancer incidence. N Engl J Med 2012; 367:1998.
20. Veronesi U. How Important Is the Assessment of Resection Margins in Conservative Surgery for Breast Cancer? Cancer 1994: 1660-1.
21. Newman LA. Decision Making in the Surgical Management of Invasive Breast Cancer-Part 2: Expanded Applications for Breast-Conserving Surgery. Oncology (Williston Park) 2017; 31:415.
22. Masannat YA, Agrawal A, Maraqa L. Multifocal and multicentric breast cancer, is it time to think again? Ann R Coll Surg Engl 2020; 102(1):62-6.
23. Wo J, Taghian A. Radiotherapy in setting of collagen vascular disease. Int J Radiat Oncol Biol-Phys 2007; 69:1347.
24. Chen AM, Obedian E, Haffty BG. Breast-conserving therapy in the setting of collagen vascular disease. Cancer J 2001; 7:480
25. Morrow M, Strom E, Bassett L et al. Standard for Breast Conservation Therapy in the Management of Invasive Breast Carcinoma. CA: A Cancer Journal for Clinicians 2002; 52(5):277-300.
26. Co M, Liu T, Leung J et al. Breast Conserving Surgery for BRCA Mutation Carriers – A Systematic Review. Clinical Breast Cancer 2020; 20(3):e244-e250.
27. Valachis A, Nearchou AD, Lind P. Surgical management of breast cancer in BRCA-mutation carriers: a systematic review and meta-analysis. Breast Cancer Res Treat 2014; 144(3):443-55.
28. Baildam A, Bishop H, Boland G. Oncoplastic breast surgery – a guide to good practice. The European Journal of Surgical Oncology 2007; 33(1):1-23.
29. Audretsch W, Andree C. Is mastectomy still justified – and if, in which patients? Onkologie 2006; 29(6):243-5.
30. Veronesi U, Cascinelli N, Mariani L et al. Twenty-Year Follow-up of a Randomized Study Comparing Breast-Conserving Surgery with Radical Mastectomy for Early Breast Cancer. New England Journal of Medicine 2002; 347(16):1227-32.
31. Jacobson J, Danforth D, Cowan K et al. Ten-Year Results of a Comparison of Conservation with Mastectomy in the Treatment of Stage I and II Breast Cancer. New England Journal of Medicine 1995; 332(14):907-11.
32. Poggi MM, Danforth DN, Sciuto LC et al Eighteen-year results in the treatment of early breast carcinoma with mastectomy versus breast conservation therapy: the National Cancer Institute Randomized Trial. Cancer 2003; (4):697-702.
33. Arriagada R, Lê M, Guinebretière J, Dunant A, Rochard F, Tursz T. Late local recurrences in a randomised trial comparing conservative treatment with total mastectomy in early breast cancer patients. Annals of Oncology 2003; 14(11):1617-22.
34. Blichert-Toft M, Nielsen M, Düring M et al. Long-term results of breast conserving surgery vs. mastectomy for early stage invasive breast cancer: 20-year follow-up of the Danish randomized DBCG-82TM protocol. Acta Oncologica 2008 47(4):672-81

35. Groot G, Rees H, Pahwa P, Kanagaratnam S, Kinloch M. Predicting local recurrence following breast-conserving therapy for early stage breast cancer: the significance of a narrow (≤ 2 mm) surgical resection margin. Journal of Surgical Oncology 2011; 103(3):212-6.
36. Agarwal S, Pappas L, Neumayer L, Kokeny K, Agarwal J. Effect of Breast Conservation Therapy vs Mastectomy on Disease-Specific Survival for Early-Stage Breast Cancer. JAMA Surgery. 2014; 149(3):267.
37. Early Breast Cancer Trialists' Collaborative Group (EBCTCG). Effect of radiotherapy after breast-conserving surgery on 10-year recurrence and 15-year breast cancer death: meta-analysis of individual patient data for 10 801 women in 17 randomised trials. The Lancet 2011; 378(9804):1707-16.
38. Miles R, Gullerud R, Lohse C, Jakub J, Degnim A, Boughey J. Local Recurrence after Breast-Conserving Surgery: Multivariable Analysis of Risk Factors and the Impact of Young Age. Annals of Surgical Oncology 2011; 19(4):1153-9.
39. Meric F, Mirza N, Vlastos G et al. Positive surgical margins and ipsilateral breast tumor recurrence predict disease-specific survival after breast-conserving therapy. Cancer 2003; 97(4):926-33.
40. Fortin A, Larochelle M, Laverdière J, Lavertu S, Tremblay D. Local Failure is Responsible for the Decrease in Survival for Patients with Breast Cancer Treated with Conservative Surgery and Postoperative Radiotherapy. Journal of Clinical Oncology 1999; 17(1):101-9.
41. Moran M, Schnitt S, Giuliano A et al. Society of Surgical Oncology–American Society for Radiation Oncology Consensus Guideline on Margins for Breast-Conserving Surgery with Whole-Breast Irradiation in Stages I and II Invasive Breast Cancer. International Journal of Radiation Oncology Biology Physics 2014; 88(3):553-64.
42. Houssami N, Macaskill P, Marinovich ML, Morrow M. The association of surgical margins and local recurrence in women with early-stage invasive breast cancer treated with breast-conserving therapy: a meta-analysis. Ann Surg Oncol 2014; 21(3):717-30.
43. Poortmans PMP, Arenas M, Livi L. Over-irradiation. Breast 2017; 31:295.
44. Bugbee M, Wellisch D, Arnott I et al. Breast Core-Needle Biopsy: Clinical Trial of Relaxation Technique versus Medication versus no Intervention for Anxiety Reduction. Radiology 2005; 234(1):73-8.
45. Coelho BA, Paiva SPC, da Silva Filho AL. Extremely brief mindfulness interventions for women undergoing breast biopsies: a randomized controlled trial. Breast Cancer Res Treat 2018; 171(3):685-92.
46. Stomper PC, Winston PS, Proulx GM et al. Mammographic detection and staging of ductal carcinoma in situ: mammographic-pathologic correlation. Semin Breast Dis 2000; 3:1.
47. Roughton MC, Shenaq D, Jaskowiak N et al. Optimizing delivery of breast conservation therapy: a multidisciplinary approach to oncoplastic surgery. Ann Plast Surg 2012; 69:250.
48. Smith I, Dowsett M, Ebbs S et al. Neoadjuvant Treatment of Postmenopausal Breast Cancer with Anastrozole, Tamoxifen, or both in Combination: The Immediate Preoperative Anastrozole, Tamoxifen, or Combined with Tamoxifen (IMPACT) Multicenter Double-Blind Randomized Trial. Journal of Clinical Oncology 2005; 23(22): 5108-16.
49. Turnbull L, Brown S, Olivier C et al. Multicentre randomised controlled trial examining the cost-effectiveness of contrast-enhanced high field magnetic resonance imaging in women with primary breast cancer scheduled for wide local excision (COMICE). Health Technology Assessment 2010; 14(1).
50. Fancellu A, Soro D, Castiglia P et al. Usefulness of Magnetic Resonance in Patients with Invasive Cancer Eligible for Breast Conservation: A Comparative Study. Clinical Breast Cancer 2014; 14(2):114-21.
51. Yeh E, Slanetz P, Kopans D et al. Prospective Comparison of Mammography, Sonography, and MRI in Patients Undergoing Neoadjuvant Chemotherapy for Palpable Breast Cancer. American Journal of Roentgenology 2005; 184(3):868-77.
52. De Lorenzi F. Oncoplastic Surgery: The Evolution of Breast Cancer Treatment. The Breast Journal 2010; 16:S20-S21.
53. Lyman G, Somerfield M, Bosserman L, Perkins C, Weaver D, Giuliano A. Sentinel Lymph Node Biopsy for Patients with Early-Stage Breast Cancer: American Society of Clinical Oncology Clinical Practice Guideline Update. Journal of Clinical Oncology 2017; 35(5):561-4.
54. Shah C, Hobbs B, Vicini F et al. The Diminishing Impact of Margin Definitions and Width on Local Recurrence Rates following Breast--Conserving Therapy for Early-Stage Invasive Cancer: A Meta--Analysis. Annals of Surgical Oncology 2020; 27(12):4628-36.
55. Marinovich M, Azizi L, Macaskill P et al. The Association of Surgical Margins and Local Recurrence in Women with Ductal Carcinoma In Situ Treated with Breast-Conserving Therapy: A Meta-Analysis. Annals of Surgical Oncology 2016; 23(12):3811-21.
56. Van Zee K, Subhedar P, Olcese C, Patil S, Morrow M. Relationship between Margin Width and Recurrence of Ductal Carcinoma In Situ. Annals of Surgery 2015; 262(4):623-31.
57. Harris J, Pine J, Goolsby J et al. Diseases of the breast 5th ed. Philadelphia, Wolters Kluwer Health, 2014.
58. Rutqvist L, Rose C, Cavallin-Ståhl E. A Systematic Overview of Radiation Therapy Effects in Breast Cancer. Acta Oncologica 2003; 42(5-6):532-45.
59. Brunt A, Haviland J, Sydenham M et al. Ten-Year Results of FAST: A Randomized Controlled Trial of 5-Fraction Whole-Breast Radiotherapy for Early Breast Cancer. Journal of Clinical Oncology 2020; 38(28):3261-72.
60. Kunkler I, Williams L, Jack W, Cameron D, Dixon J. Breast-conserving surgery with or without irradiation in women aged 65 years or older with early breast cancer (PRIME II): a randomised controlled trial. The Lancet Oncology 2015; 16(3):266-73.
61. van de Water W, Bastiaannet E, Scholten AN et al. Breast-conserving surgery with or without radiotherapy in older breast patients with early stage breast cancer: a systematic review and meta-analysis. Ann Surg Oncol 2014; 21(3):786-94.
62. Jacobson G, Bhatia S, Smith B, Button A, Bodeker K, Buatti J. Randomized Trial of Pentoxifylline and Vitamin E vs Standard Follow-up After Breast Irradiation to Prevent Breast Fibrosis, Evaluated by Tissue Compliance Meter. International Journal of Radiation Oncology Biology Physics 2013; 85(3):604-8.

CAPÍTULO

33

Abordagem Axilar

Mônica Duarte Pimentel
Pedro Henrique Bronzatto
Tifany Rafaely Gonçalves

INTRODUÇÃO

No século XIX, o patologista alemão Rudolph Virchow observou um fato curioso em suas autópsias: as mulheres que morriam de câncer de mama também apresentavam a doença em linfonodos axilares. Com base nisso, Virchow teorizou que a neoplasia se disseminaria primeiro para a axila para depois se tornar sistêmica[1].

Influenciado pelos trabalhos de Virchow, o cirurgião americano William Halsted propôs, em 1894, o que ficaria conhecido como mastectomia radical (MR), uma técnica cirúrgica para tratamento do câncer de mama que consistia na remoção em bloco da mama, dos músculos peitorais e dos linfonodos axilares[2]. O procedimento de Halsted representou um marco na mastologia e, embora tenha sido modificado no início do século XX – os músculos peitorais passaram a ser preservados para reduzir a desfiguração provocada – a técnica se consolidou como a pedra angular do tratamento do câncer de mama e só se tornaria obsoleta 70 anos depois[3].

Nas décadas de 1960 e 1970 surgiram trabalhos que questionavam a MR. Muitos defendiam que procedimentos menos agressivos e mutiladores controlavam a doença tão bem quanto a técnica halstediana. Foi nesse contexto que o cirurgião americano Bernad Fisher e o italiano Umberto Veronesi propuseram uma nova técnica para abordagem do câncer de mama: remoção do quadrante acometido associada a esvaziamento axilar e radioterapia[4,5]. Essa abordagem, mais conservadora, cursava com o mesmo controle da MR e com a vantagem de ser menos mórbida para a paciente.

Enquanto Fisher e Veronesi apresentavam suas técnicas ao mundo, paralelamente o latino Ramon Cabanas estudava o câncer de pênis e observou que a doença sempre se disseminava para um mesmo grupo de linfonodos na pelve, por ele denominados linfonodos sentinelas (LS)[6]. Uma década mais tarde, em 1994, Giuliano e sua equipe avaliaram se seria possível identificar o LS de um câncer de mama usando corante e concluíram que sim[7]. Os resultados dos estudos com LS eram promissores. Seria possível extrapolar os achados de Cabanas para o câncer de mama? Em outras palavras, seria possível confiar que, diante de um LS negativo, toda a axila estaria livre de doença?

Uma resposta favorável a essas perguntas poderia definir quais pacientes de fato mereceriam receber o esvaziamento axilar[8]. Essa resposta surgiria 6 anos depois com Turner e sua equipe. Analisando 1 087 linfonodos não sentinelas de 60 pacientes com LS negativo, os pesquisadores encontraram apenas um nodo acometido[9]. Estava confirmado: o LS era sim capaz de fornecer o *status* da axila. Criavam-se aí as bases da abordagem axilar hoje praticada.

ANATOMIA DA AXILA

A axila é um espaço piramidal localizado entre o braço e a parede do tórax[10]. Superiormente delimitada pelo espaço entre a clavícula, a primeira costela e a margem superior da escápula – o chamado canal cervicoaxilar – inferiormente é delimitada pela pele, tela subcutânea e fáscia côncava, que se estende do braço até a parede torácica. Anteriormente delimita-se pelos músculos peitorais e posteriormente pelos músculos subescapular, redondo maior e latíssimo do dorso. O limite medial da axila é a caixa torácica com o músculo serrátil anterior sobrejacente. Já o limite lateral da axila é uma parede óssea, delimitada pelo sulco intertubercular do úmero (Figura 33.1)[11].

A axila serve de passagem para estruturas neurovasculares que saem ou entram para o membro superior. Ela contém a artéria e a veia axilar, parte da veia cefálica, parte do plexo braquial e seus ramos, o nervo intercostobraquial e os linfonodos axilares[10]. Estes últimos são

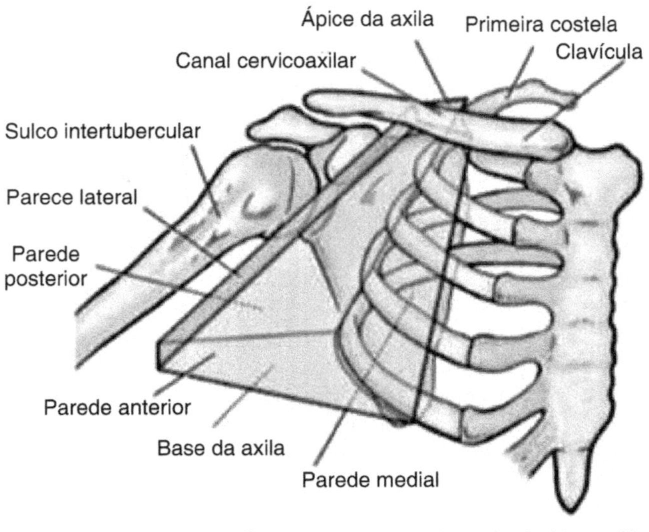

Figura 33.1 Limites anatômicos da axila. (Adaptada de Moore K *et al.*, 2014[11].)

divididos em três níveis: no nível I estão aqueles localizados lateral e inferiormente ao músculo peitoral menor; no nível II, aqueles localizados posteriormente ao músculo, e no nível III, os que são mediais ao músculo e inferiores à clavícula (Figura 33.2). O nível I é o maior e o que contém a maior quantidade de linfonodos – cerca de dois terços do total[3].

No câncer de mama, o LS costuma ser encontrado no nível I em 83%, no nível II em 15,6% e no nível III em 0,5% dos casos. Outros sítios de drenagem são mais raros, como a cadeia mamária interna (0,5%) e a supraclavicular (0,1%). A drenagem para a cadeia linfonodal mamária contralateral é extremamente rara[13].

Quando há indicação de dissecção de linfonodos axilares (DLNA), a extensão da dissecção pode envolver apenas o nível I, os níveis I e II ou os níveis I, II e III (DLNA total). Na prática, costuma-se realizar uma dissecção dos níveis I e II, reservando a DLNA total para os casos com grande risco de recidiva local[3].

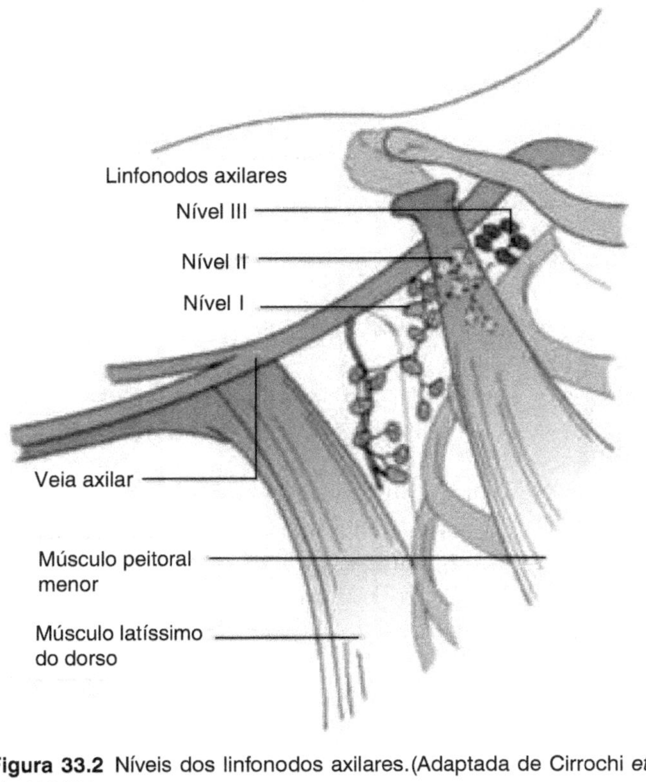

Figura 33.2 Níveis dos linfonodos axilares.(Adaptada de Cirrochi *et al.*, 2021[12].)

MARCADORES PARA IDENTIFICAÇÃO DO LINFONODO SENTINELA

O corante azul patente e o radiofármaco de tecnécio são os marcadores mais empregados na identificação do LS, os quais podem ser usados isoladamente ou associados (Figuras 33.3 e 33.4).

Reações alérgicas e choque anafilático com o corante azul patente já foram relatados, mas constituem complicações raras (0,1% a 1,1% dos casos)[14]. Além disso, o

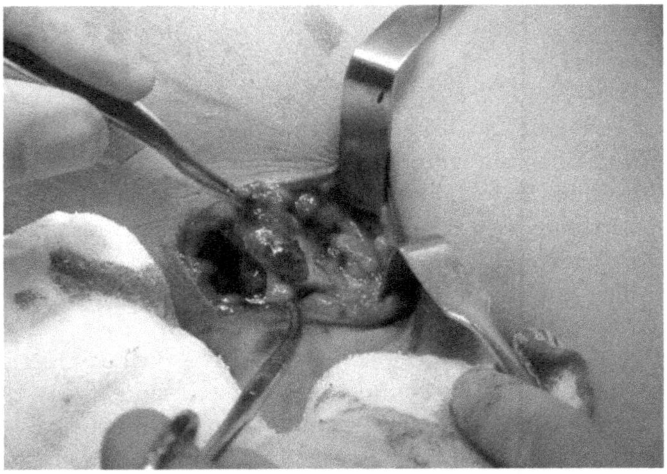

Figura 33.3 Linfonodo sentinela corado em azul – veja encarte colorido. (Acervo pessoal da Dra. Mônica Duarte Pimentel, Belo Horizonte, MG.)

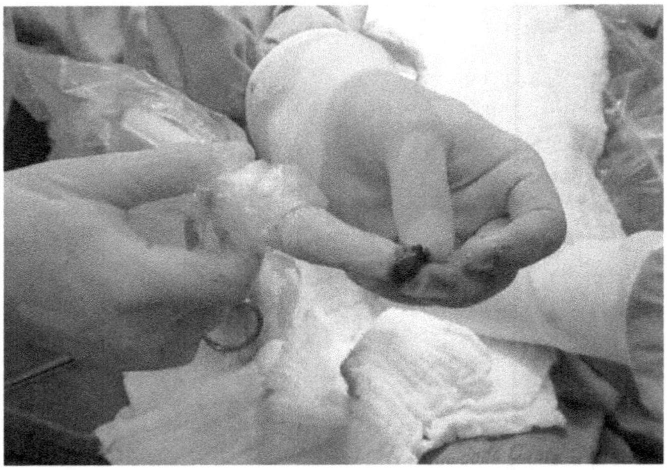

Figura 33.4 Linfonodo sentinela identificado com a combinação das técnicas do corante azul patente e do radiofármaco de tecnécio – veja encarte colorido. (Acervo pessoal da Dra. Mônica Duarte Pimentel, Belo Horizonte, MG.)

corante pode deixar uma mancha no sítio de aplicação que pode demorar meses para desaparecer, bem como urina e fezes esverdeadas[13].

Durante a gestação, o corante azul patente é contraindicado justamente em razão do risco (embora pequeno) de anafilaxia[15]. Diante disso, durante muito tempo discutiu-se se as gestantes poderiam pesquisar o LS com o uso de radiofármaco de tecnécio. A grande preocupação era com relação à dose de radiação entregue ao feto. Esse assunto foi estudado em 2009 por Spanheimer *et al.*, que mediram a radiação uterina de gestantes submetidas à biópsia de linfonodo sentinela (BLS)[16]. A média encontrada foi de 1,14µGy. A título de comparação, a radiação cósmica de fundo entrega 8,2µGy de radiação para cada ser humano na Terra diariamente. Os achados de Spanheimer *et al.* seriam confirmados em outros estudos[15], apontando para um uso seguro do radiofármaco durante a gestação.

INDICAÇÕES DE BIÓPSIA DE LINFONODO SENTINELA

Os estudos com LS tornaram possível predizer o *status* da axila (p. ex., inferir se os demais linfonodos estão ou não acometidos pela doença). Mais do que isso, o estadiamento da axila permanece como um dos principais fatores prognósticos de sobrevida geral[13]. A BLS também guia a decisão de realizar a DLNA, como discutido adiante.

Diante de tantas informações relevantes que a BLS pode fornecer, fica evidente o motivo de seu uso disseminado, o qual é possível em homens e mulheres sem restrição de idade. Ademais, a presença de doença multicêntrica ou multifocal deixou de ser uma contraindicação ao método e ratifica a indicação de BLS[13].

No entanto, pacientes com tumores T1-2 sem linfadenomegalias palpáveis (cN0) representam a maior parte das indicações de BLS. É digno de nota que a realização prévia de punções aspirativas por agulha fina (PAAF), por *core biopsy* ou biópsias excisionais não contraindica a BLS[13].

Existem dúvidas se as pacientes que já realizaram BLS (ou mesmo DLNA) poderiam ser novamente submetidas ao procedimento. O grande problema nesses casos é a dificuldade maior em identificar o LS, o que favorece a ocorrência de resultados falso-negativos[13]. Outra dúvida é em relação às pacientes que serão submetidas à mastectomia profilática. Nessa população, o BLS tem sido desencorajado por conta da baixa incidência de acometimento linfonodal[17,18].

CONTRAINDICAÇÕES À BIÓPSIA DE LINFONODO SENTINELA

A BLS apresenta poucas contraindicações, como as pacientes com doença nodal axilar clinicamente presente (cN1-3). Nesses casos, é prudente avaliar a adenopatia suspeita com ultrassonografia (USG) e PAAF. Caso seja diagnosticada metástase, já não há recomendação de BLS, e sim de DLNA. Caso a propedêutica com USG e PAAF seja incapaz de confirmar o diagnóstico, as evidências disponíveis incentivam o uso de BLS enquanto definidor de condutas[3,19].

Tumores localmente avançados (T3-4) representam outra contraindicação à BLS[19]. Nesses casos, a frequência de acometimento linfonodal ao diagnóstico é da ordem de 70%[20], um valor tão alto que não justifica a predição da axila com o LS. Por cumprirem os critérios para DLNA como primeira abordagem, poupam-se os gastos e as possíveis complicações da BLS.

O uso de corante azul patente como marcador na BLS está contraindicado em gestantes, como discutido previamente. O radiofármaco de tecnécio seria uma opção para esse grupo, embora ainda seja encarado com reservas[13].

INDICAÇÕES DE DISSECÇÃO DE LINFONODOS AXILARES

Diante de pacientes com neoplasia maligna da mama, questiona-se a necessidade de realizar DLNA. Halsted, no século XX, propunha a retirada dos linfonodos axilares em todos os casos de câncer de mama[2]. Com a introdução do conceito de BLS, por muitos anos a decisão de esvaziar ou não a axila da paciente dependia do resultado anatomopatológico da biópsia[21].

Em outras palavras, a presença de um LS acometido pela doença representava uma indicação clássica de DLNA. Essa conduta, no entanto, passou a ser questionada a partir dos anos 2000[21-23]. Na teoria, uma doença inicial poderia ter proporcionado uma metástase apenas para o LS, sem acometer as demais cadeias axilares, e nesses casos a BLS seria um procedimento curativo, poupando as complicações da DLNA.

O principal ensaio clínico a versar sobre o assunto foi conduzido pelo American College of Surgeons Oncology Group (ACOSOG), intitulado Z0011[24,25]. Nele, foram aceitas pacientes com câncer de mama em estádio clínico T1-2N0 que apresentavam um ou dois LS positivos sem acometimento extranodal. O tratamento consistiria em lumpectomia, radioterapia (RT) da mama e terapia sistêmica, e as participantes seriam randomizadas em dois grupos: o primeiro receberia DLNA, enquanto o segundo seria apenas acompanhado. Ao final de 6 anos de estudo, os pesquisadores mostraram não haver diferença na sobrevida entre os grupos. Em 2017, o ACOSOG Z0011 publicou os dados de 10 anos de acompanhamento das pacientes, e o resultado se repetiu[26].

Os resultados do ACOSOG Z0011 mudaram radicalmente as indicações de esvaziamento axilar: desde então, todas as pacientes enquadradas em seus critérios de elegibilidade passaram a ser manejadas apenas com BLS. De maneira inversa, aquelas que não se encaixam nesses critérios seguem recebendo DLNA. Portanto, ainda precisam realizar o esvaziamento axilar aquelas com doença localmente avançada (cT3-4), com axila positiva clinicamente (cN1-3), com mais de dois LS acometidos, que receberam terapia neoadjuvante, as que serão submetidas à mastectomia, com neoplasia extranodal ao exame anatomopatológico e as que não receberão RT ou terapia sistêmica[3,13,24,25].

Não são apenas as pacientes de fora do ACOSOG Z0011 que precisam realizar a DLNA, visto que o procedimento também está indicado para aquelas que receberam quimioterapia neoadjuvante (QTNA)[3]. A QTNA costuma ser administrada nos casos de tumores localmente avançados (T3-4) ou de doença nodal axilar (cN1-3) com o objetivo de reduzir o tamanho da neoplasia e, assim, aumentar as chances de uma cirurgia conservadora da mama[27]. No entanto, mesmo após a QTNA, 50% a 60% das pacientes com cN1-3 permanecerão com câncer na axila[28]. Assim, está recomendada a DLNA de rotina em pacientes que realizaram QTNA.

Em 2013, o ensaio clínico ACOSOG Z1071 investigou se o LS poderia ser usado, mais uma vez, para predizer se a paciente com doença nodal clínica ao diagnóstico (cN1-2) e que recebeu QTNA tinha as demais cadeias de linfonodos axilares acometidas[28], ou seja, se seria possível identificar as pacientes que permanecem com acometimento axilar após QTNA (e que, portanto, merecem completar a DLNA) através da BLS. O estudo, no entanto, não encontrou resultado favorável: o LS foi identificado em apenas 92,9% das pacientes, e a incidência de falso-negativo foi de 12,6%, um valor considerado alto. Os resultados do ACOSOG Z1071 reforçaram a indicação de DLNA em pacientes cN1-3 e que receberam QTNA, já que a BLS não se mostrou confiável em predizer a situação axilar nesses casos.

O estudo ACOSOG Z1071 tornou possível, ainda, avaliar algumas medidas capazes de reduzir a incidência de resultados falso-negativos. O uso de uma associação de corante e radiofármaco como marcadores para BLS reduziu para 10,8% a incidência de falso-negativos. O número de LS analisados também mostrou reduzir esse parâmetro: quando três ou mais LS são examinados, a incidência de falso-negativos é de 9,1%.

A morfologia do linfonodo axilar acometido após a paciente ter recebido QTNA e o acometimento posterior das demais cadeias axilares também foram avaliadas. Os autores observaram que linfonodos anormais à USG após QTNA estão relacionados com a probabilidade maior de cometimento das demais cadeias[27].

Mais recentemente foi proposta uma nova forma de manejo de pacientes cN1-3, a qual também se mostrou eficaz em reduzir a incidência de resultados falso-negativos com a BLS[29]. Trata-se da clipagem do linfonodo axilar acometido antes mesmo da realização da QTNA com o objetivo de identificar e possibilitar a retirada desse nodo durante a BLS, após a QTNA.

Assim, mesmo que a QTNA se mostre um sucesso em converter uma doença cN1-3 em cN0, o linfonodo, que antes era palpável e suspeito, ainda pode ser identificado e removido graças ao clipe em seu interior. Quando o linfonodo que recebeu o clipe é, na verdade, o LS, a incidência de resultados falso-negativos com a BLS é de 6,8%, tornando possível confiar na BLS como preditora do *status* da axila. Em outras palavras, se a BLS for negativa, não há necessidade de complementação com DLNA.

Por outro lado, quando a BLS mostra que o linfonodo clipado é um nodo não sentinela, a incidência de falso-negativos passa a ser de 19%, um valor alto demais para delegar à BLS a responsabilidade por afirmar que o restante da axila esteja livre ou não de doença. Nesses casos, indica-se a DLNA.

Todos esses dados, quando analisados em conjunto, possibilitam a tomada de decisão quanto à realização ou não da DLNA em pacientes submetidas à QTNA.

O esvaziamento axilar ainda se faz necessário em casos de recorrência isolada do tumor na axila, mesmo que seja contralateral[3]. Vale destacar que a recorrência tumoral na axila após BLS negativa é incomum e acontece em menos de 1% dos casos[30].

Por fim, quando há falha na realização da BLS por qualquer motivo ou ela não pode ser realizada, a DLNA permanece como tratamento de escolha[3].

O Quadro 33.1 apresenta um resumo das principais indicações de DLNA na atualidade.

QUANDO NÃO REALIZAR DISSECÇÃO DE LINFONODOS AXILARES EM PACIENTES COM BIÓPSIA DE LINFONODO SENTINELA POSITIVA

Após o ACOSOG Z0011, todas as pacientes que se encaixam no critérios de elegibilidade começaram a ser conduzidas apenas com BLS. Portanto, os casos com biópsia positiva que podem dispensar a DLNA são cT1-2N0, os que serão submetidos à lumpectomia, à RT e à terapia sistêmica e os que apresentam um ou dois LS acometidos[13,24,25].

Diversos estudos avaliaram se o BLS exclusivo seria capaz de promover o manejo das pacientes não incluídas no ensaio Z0011. Em 2016, FitzSullivan *et al.* levantaram a hipótese e confirmaram que as pacientes cN0 tratadas com mastectomia poderiam ser conduzidas com BLS apenas, sem diferença de sobrevida em relação às pacientes que recebem DLNA, RT ou ambas[31].

Quadro 33.1 Indicações atuais para dissecção de linfonodos axilares
Doença localmente avançada (T3-4)*
Linfadenopatia axilar palpável (cN1)*
Mais de dois LS acometidos pela doença*
Pacientes que serão submetidas à mastectomia*
Pacientes que não receberão radioterapia ou terapia sistêmica*
Doença extranodal ao exame anatomopatológico
Pacientes que receberam quimioterapia neoadjuvante
Recorrência tumoral na axila
Falha ou impossibilidade de realizar BLS

*Pacientes que estão fora dos critérios de elegibilidade do ACOSOG Z0011.
BLS: biópsia de linfonodo sentinela; LS: linfonodo sentinela.
Fonte: adaptado das referências 23 a 25.

Em 2020 foi a vez de Barrio e sua equipe pesquisarem se a presença de microextensão tumoral extracapsular (mEEC) no LS poderia ser conduzida sem DLNA. Após 5 anos de acompanhamento, os pesquisadores mostraram não haver diferença de recorrência entre as pacientes que receberam DLNA e as que realizaram BLS apenas[32].

Nesse contexto, tem sido observada a tendência de incluir mais pacientes nos critérios de elegibilidade do ACOSOG Z0011, tornando possível o manejo apenas com BLS. Esse tratamento é benéfico por possibilitar o controle axilar de modo similar à DLNA, promovendo uma taxa menor de complicações[33,34].

COMPLICAÇÕES DA BIÓPSIA DE LINFONODO SENTINELA E DA DISSECÇÃO DE LINFONODOS AXILARES

Tanto a BLS como a DLNA podem causar complicações, embora as evidências apontem para uma incidência maior após a DLNA[34]. As complicações variam desde problemas com o marcador utilizado na BLS (como reações alérgicas e anafilaxia) até limitações de movimento do ombro, parestesias, linfedema etc.

O linfedema é a complicação mais temida. O estudo B-32, do *National Surgical Adjuvant Breast and Bowel Project* (NSABP), acompanhou por 3 anos pacientes submetidas à BLS e à DLNA[34]. O linfedema foi avaliado a partir da presença de uma diferença de volume entre os braços maior que 10%. Com o uso desse critério, ao final de 36 meses de acompanhamento, 7,5% das pacientes submetidas à BLS apresentavam linfedema, ao passo que 14,3% das submetidas à DLNA apresentaram a mesma complicação (Quadro 33.2).

Outra morbidade associada à abordagem axilar é a diminuição da amplitude dos movimentos do ombro. Esse desfecho também foi avaliado pelo NSABP B-32 durante 6 meses. O ângulo entre o braço em abdução máxima e a caixa torácica foi medido no lado operado e no contralateral. Déficit no lado operado maior ou igual a 10% em relação ao braço contralateral foi mais frequente nas pacientes submetidas à DLNA.

Quadro 33.2 Incidência de diferentes morbidades nas pacientes submetidas à biópsia de linfonodo sentinela (BLS) e à dissecção de linfonodos axilares (DLNA)*

Morbidade	Grupo	
	BLS	DLNA
Déficit na abdução do ombro ≥ 10%[a]	5,7%	9%
Diferença de volume entre os braços ≥ 10%	7,5%	14,3%
Relato de formigamento	7,5%	13,5%
Relato de dormência	8,1%	31,1%

*Todos os dados foram obtidos no 36º mês após o procedimento (BLS ou DLNA), com exceção da avaliação do déficit na abdução do ombro, que foi obtida no sexto mês[a] em relação ao braço contralateral.

Fonte: adaptado do *National Surgical Adjuvant Breast and Bowel Project* (NSABP) B-32[34].

Parestesias, no entanto, são as complicações mais comuns da abordagem axilar e estão associadas ao sacrifício de fibras sensitivas durante a dissecção, seja em busca do LS, seja durante uma DLNA[34]. O nervo mais implicado nessas queixas é o intercostobraquial (ICB), um ramo cutâneo de T2 que inerva parte da porção medial e superior do braço, da axila e da porção lateral e superior da mama (Figura 33.5).

Alguns estudos mostraram que a secção desse nervo durante a DLNA associa-se à maior incidência de dor e déficits sensoriais em longo prazo, quando comparado com o grupo de pacientes que tiveram o nervo preservado[35-37]. A preservação do ICB não prolonga o tempo cirúrgico e não compromete a dissecção linfonodal (Figuras 33.6A e B)[37].

RADIOTERAPIA AXILAR

Durante anos, a DLNA foi a abordagem de eleição para a axila. Seu grande revés, no entanto, são as complicações em longo prazo, como discutido no tópico anterior, o que levou à busca por meios de tratamento da axila que fossem eficientes em controlar a doença localmente e ao mesmo tempo cursassem com menor morbidade para as pacientes.

O principal estudo nesse sentido foi o *After Mapping of the Axilla, Radiotherapy or Surgery?* (AMAROS), de 2014[38]. Nesse ensaio randomizado e multicêntrico foram incluídas mulheres com tumores iniciais (cT1-2N0) e BLS positiva. As participantes foram então alocadas em dois grupos, que representavam a modalidade de tratamento da axila que receberiam: DLNA e RT. No período de acompanhamento de 6 anos, a RT mostrou-se tão eficaz quanto a DLNA em controlar a axila e cursou com incidência menor de linfedema.

Esse resultado levou os próprios autores do AMAROS a defenderem a RT axilar como primeira escolha entre as pacientes que apresentam indicação para abordagem da axila. No entanto, é preciso destacar que a maior parte das pacientes admitidas no estudo cumpria os critérios de elegibilidade do ACOSOG Z0011, ou seja, essas pacientes poderiam ter sido manejadas até mesmo sem a RT axilar[39].

CONSIDERAÇÕES FINAIS

Embora a capacidade de disseminação do câncer de mama por vasos linfáticos seja conhecida desde o século XIX, ainda existem dúvidas sobre quais pacientes devem ou não esvaziar a axila. O cirurgião americano William Halsted propunha, em 1900, a dissecção axilar em todos os casos, seja ele inicial ou avançado. Hoje, essa decisão recai, principalmente, sobre o *status* do LS.

Um LS negativo traduz com bastante acurácia uma axila livre de tumor. Já um LS positivo, até pouco antes dos anos 2000, era uma indicação absoluta de DLNA. Isso, no entanto, vem mudando: em 2010 foi publicado

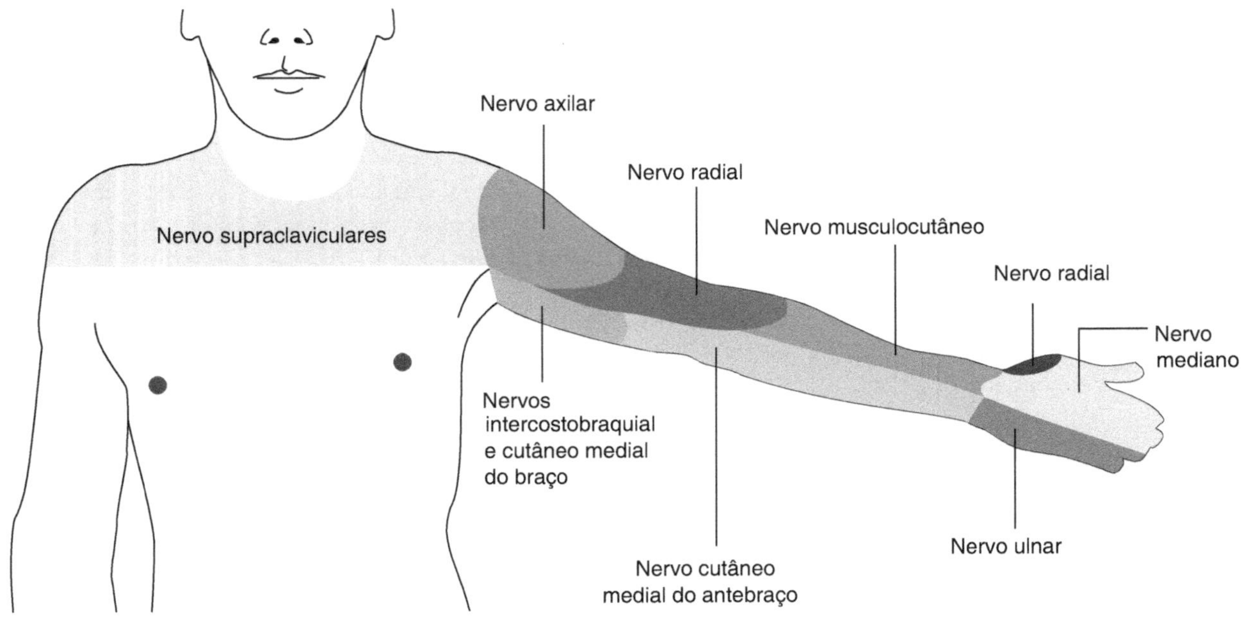

Figura 33.5 Território de inervação do nervo intercostobraquial. (Adaptada de Lopera-Velásquez *et al.*, 2016[35].)

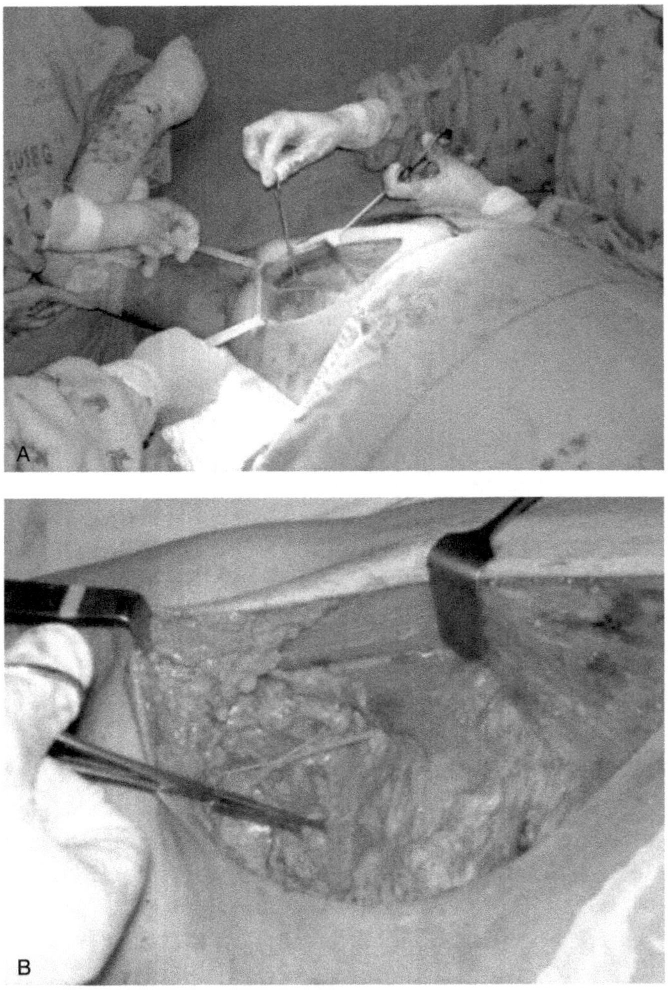

Figura 33.6A e **B** Preservação do nervo intercostobraquial durante dissecção de linfonodos axilares – veja encarte colorido. (Acervo pessoal da Dra. Mônica Duarte Pimentel, Belo Horizonte, MG.)

o ensaio clínico Z0011, do ACOSOG, que mostrou ser possível manejar a axila de pacientes com tumores iniciais apenas com BLS.

O ACOSOG Z0011 representou um marco na abordagem axilar. Após sua publicação, diversos autores dedicaram-se a investigar se os grupos de pacientes que não foram incluídas no estudo poderiam ser manejados também sem DLNA. Após resultados favoráveis, a tendência atual é de que os critérios de elegibilidade do ACOSOG Z0011, antes restritos, aumentem, passando a contemplar a maior parte das mulheres com câncer de mama.

Quanto às pacientes submetidas à quimioterapia neoadjuvante – antes uma indicação clássica de DLNA em virtude da alta incidência de resultados falso-negativos com a BLS – têm surgido estudos apontando medidas que melhoram a sensibilidade do BLS, o que pode reduzir a indicação de DLNA para esses casos no futuro.

Quando a intervenção axilar permanece indicada, a RT tem se mostrado tão eficaz quanto a DLNA em controlar a axila, cursando com menos efeitos colaterais de longo prazo.

Referências

1. Virchow R. Cellular Pathology. Philadelphia, PA: Lippincott, 1863.
2. Halsted W. The Results of Operations for the Cure of Cancer of the Breast Performed at the Johns Hopkins Hospital from June, 1889, to January, 1894. Annals of Surgery 1894; 20:497-555.
3. Cody HS 3rd, Plitas G. Axillary Dissection. In: Harris J, Lippman M, Morrow M, Osborne C. Diseases of the Breast. 5th ed. Philadelphia: Wolters Kluwer, 2014: 570-8
4. Fisher B, Montague E, Redmond C et al. Comparison of radical mastectomy with alternative treatments for primary breast cancer: a first report of results from a prospective randomized clinical trial. Cancer. 1977; 39(6):2827-39.

5. Veronesi U, Banfi A, Saccozzi R et al. Conservative treatment of breast cancer. A trial in progress at the Cancer Institute of Milan. Cancer 1977; 39(6):2822-6.
6. Cabanas R. An Approach for the Treatment of Penile Carcinoma. Cancer 1977; 39(2):456-66.
7. Giuliano A, Kirgan D, Guenther J, Morton D. Lymphatic Mapping and Sentinel Lymphadenectomy for Breast Cancer. Annals of Surgery 1994; 220(3):391-401.
8. Veronesi U, Paganelli G, Galimberti V et al. Sentinel-node biopsy to avoid axillary dissection in breast cancer with clinically negative lymph-nodes. The Lancet 1997; 349(9069):1864-7.
9. Turner R, Ollila D, Krasne D, Giuliano A. Histopathologic Validation of the Sentinel Lymph Node Hypothesis for Breast Carcinoma. Annals of Surgery 1997; 226(3):271-8.
10. Gardner E, O'Rahilly R, Gray D. Ombro e Axila. In Anatomia: Estudo Regional do Corpo Humano. 4. ed. Rio de Janeiro: Guanabara Koogan, 1988: 104-21.
11. Moore K, Agur A, Dalley A. Membro Superior. In: Anatomia Orientada para a Clínica. 7. ed. Rio de Janeiro: Guanabara Koogan, 2014.
12. Cirocchi R, Amabile M, De Luca A, et al. New classifications of axillary lymph nodes and their anatomical-clinical correlations in breast surgery. World Journal of Surgical Oncology. 2021; 19(1): 1-7.
13. Chung A, Giuliano A. Sentinel Lymph Node Biopsy. In: Harris J, Lippman M, Morrow M, Osborne C. Diseases of the Breast. 5th ed. Philadelphia: Wolters Kluwer, 2014: 553-69.
14. Shinzato J, Marcaccini A, Braga A, Ribeiro A, Rubio J, Souza J. Reação Anafilática ao Corante Azul Patente durante a Biópsia do Linfonodo Sentinela em Câncer de Mama Inicial: Relato de Caso. Revista Brasileira de Ginecologia e Obstetrícia 2006; 28(12).
15. Loibl S, Schmidt A, Gentilini O et al. Breast Cancer Diagnosed During Pregnancy. JAMA Oncology 2015; 1(8):1145.
16. Spanheimer P, Graham M, Sugg S, Scott-Conner C, Weigel R. Measurement of Uterine Radiation Exposure from Lymphoscintigraphy Indicates Safety of Sentinel Lymph Node Biopsy during Pregnancy. Annals of Surgical Oncology 2009; 16(5):1143-7.
17. Bunting P, Cyr A, Gao F, Margenthaler J. Sentinel lymph node biopsy during prophylactic mastectomy: Is there a role? Journal of Surgical Oncology 2014; 109(8):747-50.
18. Câmara S, Pereira D, André S et al. The Use of Sentinel Lymph Node Biopsy in BRCA1/2 Mutation Carriers Undergoing Prophylactic Mastectomy: A Retrospective Consecutive Case-Series Study. International Journal of Breast Cancer 2018; 2018:1-7.
19. Morrow M, Harris J. Local Management of the Axila. In: Harris J, Lippman M, Morrow M, Osborne C. Diseases of the Breast. 5th ed. Philadelphia: Wolters Kluwer, 2014: 602-3.
20. Menke C, Biazús J, Xavier N, Cavalheiro J, Rabin E, Bittelbrunn A el al. Rotinas em Mastologia. 2 ed. Porto Alegre: Artmed, 2007: 157.
21. Bilimoria K, Bentrem D, Hansen N et al. Comparison of Sentinel Lymph Node Biopsy Alone and Completion Axillary Lymph Node Dissection for Node-Positive Breast Cancer. Journal of Clinical Oncology 2009; 27(18):2946-53.
22. Cady B. Case Against Axillary Lymphadenectomy for Most Patients with Infiltrating Breast Cancer. Journal of Surgical Oncology 1997; 66(1):7-10.
23. Chu K, Turner R, Hansen N, Brennan M, Bilchik A, Giuliano A. Do All Patients with Sentinel Node Metastasis from Breast Carcinoma Need Complete Axillary Node Dissection? Annals of Surgery 1999; 229(4):536-41.
24. Giuliano A, McCall L, Beitsch P et al. Locoregional Recurrence after Sentinel Lymph Node Dissection with or without Axillary Dissection in Patients with Sentinel Lymph Node Metastases. Annals of Surgery 2010; 252(3):426-33.
25. Giuliano A, Hunt K, Ballman K et al. Axillary Dissection vs no Axillary Dissection in Women with Invasive Breast Cancer and Sentinel Node Metastasis. JAMA 2011; 305(6):569.
26. Giuliano A, Ballman K, McCall L et al. Effect of Axillary Dissection vs no Axillary Dissection on 10-Year Overall Survival Among Women with Invasive Breast Cancer and Sentinel Node Metastasis. JAMA 2017; 318(10):918.
27. Al-Hilli Z, Boughey J.The timing of breast and axillary surgery after neoadjuvant chemotherapy for breast cancer. Chinese Clinical Oncology 2016; 5(3):37
28. Boughey J, Suman V, Mittendorf E et al. Sentinel Lymph Node Surgery after Neoadjuvant Chemotherapy in Patients with Node-Positive Breast Cancer. JAMA 2013; 310(14):1455.
29. Boughey J, Ballman K, Le-Petross H et al. Identification and Resection of Clipped Node Decreases the False-negative Rate of Sentinel Lymph Node Surgery in Patients Presenting with Node-positive Breast Cancer (T0–T4, N1–N2) Who Receive Neoadjuvant Chemotherapy. Annals of Surgery 2016; 263(4):802-7.
30. Van der Ploeg I, Nieweg O, Van Rijk M, Olmos R, Kroon B. Axillary Recurrence after a Tumour-Negative Sentinel Node Biopsy in Breast Cancer Patients: a Systematic Review and Meta-Analysis of the Literature. European Journal of Surgical Oncology 2008; 34(12):1277-84.
31. FitzSullivan E, Bassett R, Kuerer H et al. Outcomes of Sentinel Lymph Node-Positive Breast Cancer Patients Treated with Mastectomy without Axillary Therapy. Annals of Surgical Oncology 2016; 24(3):652-9.
32. Barrio A, Downs-Canner S, Edelweiss M et al. Microscopic Extracapsular Extension in Sentinel Lymph Nodes does not Mandate Axillary Dissection in Z0011-Eligible Patients. Annals of Surgical Oncology 2019; 27(5):1617-24.
33. Naik A, Fey J, Gemignani M et al. The Risk of Axillary Relapse after Sentinel Lymph Node Biopsy for Breast Cancer is Comparable with that of Axillary Lymph Node Dissection. Annals of Surgery 2004; 240(3):462-71.
34. Ashikaga T, Krag D, Land S et al. Morbidity results from the NSABP B-32 trial comparing sentinel lymph node dissection versus axillary dissection. Journal of Surgical Oncology 2010; 102(2):111-8.
35. Lopera-Velásquez L, Restrepo-Garcés C. Ultrasound and nerve stimulation-guided axillary block. Colombian Journal of Anesthesiology 2016; 44(1):30-5.
36. Pimentel M, Santos L, Gobbi H. Avaliação clínica da dor e sensibilidade cutânea de pacientes submetidas à dissecção axilar com preservação do nervo intercostobraquial para tratamento cirúrgico do câncer de mama. Revista Brasileira de Ginecologia e Obstetrícia 2007; 29(6).
37. Ferreira B, Pimentel M, Santos L, di Flora W, Gobbi H. Morbidade entre a pós-biópsia de linfonodo sentinela e a dissecção axilar no câncer de mama. Revista da Associação Médica Brasileira 2008; 54(6):517-21.
38. Donker M, van Tienhoven G, Straver M et al. Radiotherapy or surgery of the axilla after a positive sentinel node in breast cancer (EORTC 10981-22023 AMAROS): a randomised, multicentre, open-label, phase 3 non-inferiority trial. The Lancet Oncology 2014; 15(12):1303-10.
39. Boughey J. How do the AMAROS trial results change practice? The Lancet Oncology 2014; 15(12):1280-1.

CAPÍTULO

34

Técnicas de Oncoplastia Mamária

Régis Resende Paulinelli
Julimar Rocha de Assis
Antônio Davi de Marinho Sousa

INTRODUÇÃO

A partir da descrição da mastectomia radical, no final do século XIX, diversos procedimentos cirúrgicos foram desenvolvidos para melhorar os desfechos estéticos sem perder a segurança oncológica para tratamento do câncer de mama. Em 1978, o advento da cirurgia conservadora de mama (CCM) tornou possível a ressecção tumoral com margens livres e preservação tanto do complexo areolopapilar (CAP) como do formato das mamas na maioria dos casos.

Entre as décadas de 1970 e 1980, vários estudos randomizados demonstraram que a CCM associada à radioterapia apresenta resultados oncológicos semelhantes aos da mastectomia radical à Halsted. Na década seguinte surgiu a oncoplastia mamária, que possibilita uma ressecção tumoral segura e reconstrução imediata das possíveis distorções mamárias. Além do desenvolvimento dessas modalidades de tratamento menos agressivas, à medida que a ciência, a tecnologia e o conhecimento sobre a história natural do câncer de mama evoluíram, também surgiram e foram sendo validadas as terapias locais e sistêmicas adjuvantes[1,2].

Conceitualmente, a oncoplastia mamária pode ser definida como um método de ressecção tumoral com margens livres associado a uma reconstrução que promova redução dos desfechos estéticos desfavoráveis. Portanto, em um mesmo procedimento associam-se técnicas e conhecimentos de duas áreas: cirurgia oncológica/mastologia e cirurgia corretiva/plástica[3].

Atualmente, a mastectomia radical tem indicação restrita a casos selecionados. Com o conhecimento atual, a CCM associada à radioterapia adjuvante é o tratamento frequentemente mais bem indicado para o câncer de mama. Nesse contexto, a oncoplastia mamária, ou cirurgia oncoplástica da mama, amplia as indicações do tratamento conservador em detrimento do tratamento radical[4]. Neste capítulo são abordados os aspectos gerais da oncoplastia mamária, elucidando suas indicações, desfechos e técnicas principais.

SEGURANÇA ONCOLÓGICA

A segurança oncológica da CCM foi comprovada por diversos estudos, e sua associação à oncoplastia propicia um tratamento menos agressivo que a mastectomia[5-7]. Ademais, essa associação torna possível indicar o procedimento nos casos de tumores maiores – uma limitação prévia da CCM convencional[8].

Logo, a cirurgia oncoplástica de mama estimulou a realização de estudos para avaliação de sua eficácia e, sobretudo, de sua segurança oncológica. No grupo de desfechos associados à segurança oncológica, é possível analisar os quatro mais importantes: margens cirúrgicas da lesão, taxas de recorrência local, taxas de recorrência à distância e sobrevida.

Os valores de margens cirúrgicas livres de lesão considerados seguros variam segundo os protocolos de diferentes sociedades médicas. O *status* da margem cirúrgica (se positiva, limítrofe ou negativa) influencia as taxas de recorrência local, mas não se pode afirmar que quanto maior o valor microscópico da margem livre menor o risco de recidiva, pois essa relação não foi comprovada[9].

Há a hipótese de que excisões mamárias mais amplas reduziriam de maneira indireta a taxa de recorrência local não por aumentarem o tamanho das margens livres, mas em razão do aumento da proporção das margens consideradas negativas dentre o total de excisões[10]. Estudos anteriores demonstram que a oncoplastia mamária associa-se a taxas menores de margens positivas se comparada à CCM restrita, tendo benefício na redução de reabordagens cirúrgicas, de conversão para mastectomia e do atraso no início da radioterapia[11].

Com relação às recidivas locais, os fatores de risco mais bem estabelecidos são: margens positivas à análise histopatológica, idade precoce de manifestação, doença multicêntrica, subtipos tumorais mais agressivos, comprometimento dos linfonodos axilares e invasão vascular[12]. A taxa de recorrência local após oncoplastia mamária foi de 6,7% em 10 anos[13]. Tumores maiores têm mais chance de apresentar recidivas locais, porém o risco é maior tanto para mastectomias como para tratamento conservador[12].

No que se refere à recidiva à distância, desfecho avaliado em poucos estudos, a taxa encontrada em 10 anos foi de 8,7%[13]. O grau histológico foi relacionado com risco maior de recorrência à distância, sendo os graus G2 e G3 mais associados a esse desfecho[12]. A sobrevida geral relatada foi de 91,4% em 10 anos, sem diferença estatisticamente significativa entre o grupo submetido à CCM e o submetido à oncoplastia mamária[13].

Conclui-se, portanto, que a oncoplastia mamária é um procedimento cirúrgico oncologicamente seguro. Além disso, ao compará-la à CCM, a oncoplastia pode promover melhores resultados estéticos, ao mesmo tempo que consegue diminuir a taxa de margens comprometidas e reoperações[14].

INDICAÇÕES

As evidências robustas que apoiam o uso da CCM como tratamento preferido para o câncer de mama englobam apenas tumores com até 5cm no maior diâmetro[15]. Em casos de tumores maiores, localizados nos quadrantes superiores da mama, ou na presença de outras contraindicações à CCM (gravidez, irradiação mamária/torácica anterior, doença multicêntrica, carcinoma inflamatório, componente intraductal extenso, mamas muito pequenas, colagenose vascular, contraindicação à radioterapia adjuvante etc.), a recomendação clássica de terapia seria, então, a mastectomia. Além disso, subgrupos de pacientes com fatores de risco (mutação genética de alta prevalência, forte história familiar ou comorbidades de alto risco) também costumam ser submetidos à mastectomia[16-18].

Entretanto, a cirurgia oncoplástica da mama expandiu as indicações da CCM na medida em que possibilita a ressecção de tumores que ocupam porcentagens maiores do volume mamário total e daqueles localmente avançados. Assim, a oncoplastia mamária apresenta dois objetivos principais: reduzir a necessidade de reabordagens cirúrgicas e aumentar a taxa de realização de CCM, ao promover excisões maiores com diminuição das sequelas estéticas pós-operatórias[8].

Os desfechos estéticos da mastectomia, ainda que realizada em conjunto à reconstrução imediata, mostraram-se inferiores aos da oncoplastia mamária. Além disso, a oncoplastia é um procedimento com menor morbidade intra e pós-operatória e induz radioterapia adjuvante menos agressiva, se comparada à mastectomia[15].

Portanto, a recomendação atual é de que a oncoplastia mamária seja considerada uma opção para os casos em que a CCM acarretaria desfechos estéticos insatisfatórios e quando a paciente não deseja ser submetida à mastectomia[16]. Dados comparativos sobre segurança oncológica (recorrência e sobrevida) em longo prazo entre a oncoplastia e a CCM não estão disponíveis. No entanto, com base em observações históricas (como na transição da mastectomia para CCM como tratamento de escolha), espera-se que, ainda que a recorrência local seja um pouco maior, o impacto na sobrevida seja baixo ou inexistente[15]. A Figura 34.1 esquematiza a tomada de decisão quanto ao procedimento a ser realizado para abordagem do câncer de mama.

Além dessas indicações, pacientes portadoras de câncer de mama com hipertrofia acentuada do parênquima mamário, comprometendo a qualidade de vida, deveriam ser submetidas a uma mamoplastia redutora simultaneamente à excisão tumoral. Nesses casos, a técnica pode ser denominada oncocosmética, um procedimento vantajoso por aumentar as chances de excisão da lesão com margens livres e desfechos estéticos favoráveis à paciente, além de facilitar o planejamento da radioterapia em um tecido mamário menos volumoso[16,17].

TÉCNICAS CIRÚRGICAS

As diversas modalidades de cirurgia oncoplástica da mama podem ser agrupadas, conforme a técnica cirúrgica utilizada, em *deslocamento de volume* (inclui a mamoplastia redutora terapêutica) e *substituição de volume*[17,20,21]. As técnicas de deslocamento de volume podem ser divididas ainda em níveis I e II com base na complexidade do remodelamento da forma mamária e na quantidade de tecido a ser removida[22,23].

A cirurgia oncoplástica da mama de nível I consiste em procedimentos simples, com remoção normalmente inferior a 20% do tecido mamário, sem demandar intervenções com técnicas de cirurgia plástica por profissionais com treinamento específico em oncoplastia. Nesse nível se encontram os procedimentos de deslocamento de volume mais simples, com reposicionamento do CAP, em mulheres com mamas pequenas ou médias e sem ptose pronunciada[22,24].

As cirurgias oncoplásticas de mama de nível II, entretanto, englobam os procedimentos mais complexos, com excisão de mais de 20% da mama, exigindo a remoção da pele para adequação estética em caso de mamas maiores e com ptose de moderada a acentuada. Por esse motivo, necessitam de treinamento em cirurgia oncoplástica e não devem ser realizadas por profissionais sem o devido treinamento[22,23]. Estão incluídas nesse grupo as diversas técnicas de mamoplastias terapêuticas[20,24].

Uma síntese das técnicas cirúrgicas disponíveis, com suas respectivas divisões, encontra-se no Quadro 34.1.

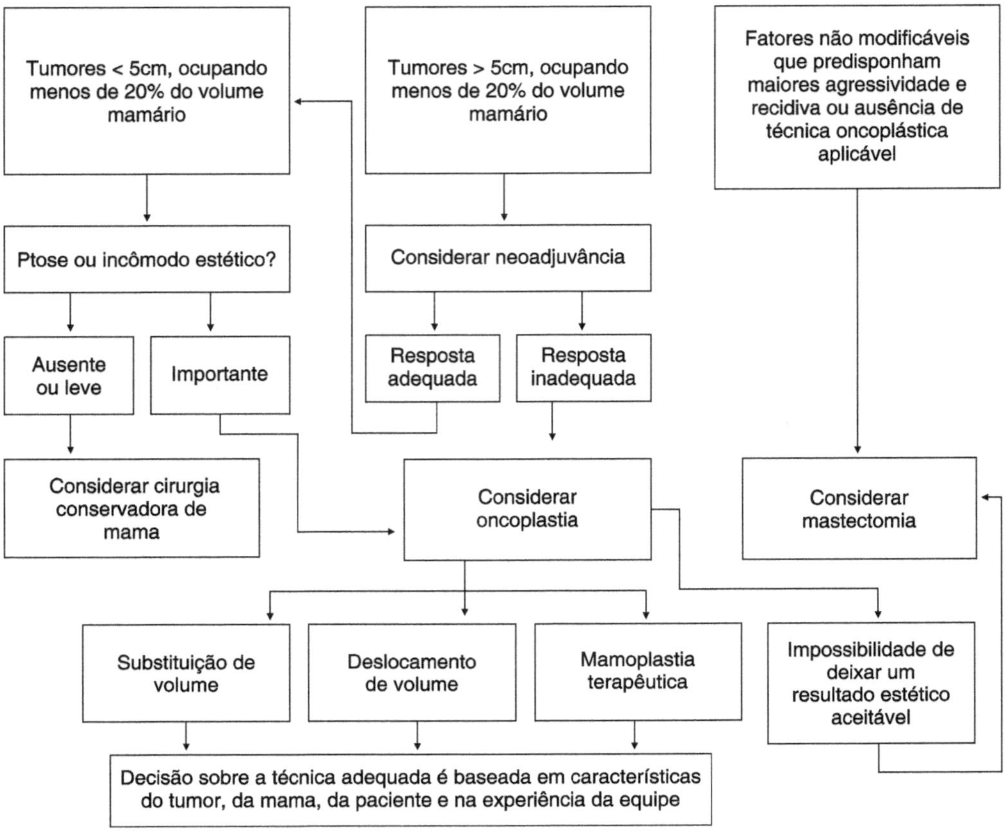

Figura 34.1 Algoritmo para guiar a decisão quanto à técnica cirúrgica a ser adotada para tratamento do câncer de mama. (Adaptada de Paulinelli, 2019[17], e Weber *et al.*, 2017[19].)

Quadro 34.1 Divisão dos procedimentos de oncoplastia mamária conforme técnicas empregadas e complexidade do ato cirúrgico

Técnicas de deslocamento de volume	Técnicas de substituição de volume
Nível I: Reposicionamento do CAP Retalhos glandulares e dermoglandulares Nível II: Técnicas de mamoplastia terapêutica	Retalhos locorregionais: Subaxilar Romboide Pedículos intercostais Toracoepigástrico Toracolateral Toracodorsal Retalhos à distância: Latíssimo do dorso Reto abdominal

CAP: complexo areolopapilar.
Fonte: adaptado de Losken *et al.*, 2020[20].

Oncoplastia mamária com deslocamento de volume

A oncoplastia com deslocamento de volume consiste na remodelagem da mama por avanço, rotação ou transposição de grande área de tecido mamário para preencher defeito de tamanho pequeno ou moderado causado pela excisão tumoral[17,20]. Esse procedimento pode ser realizado em excisões de até 20% do tecido mamário e em mamas de tamanho pequeno a moderado ou sem ptose[22]. No rol de procedimentos cirúrgicos desse grupo encontram-se o reposicionamento do CAP, os retalhos glandulares simples, os retalhos dermoglandulares e as diversas técnicas de mamoplastia terapêuticas[17,19-22].

Após a realização de quadrantectomia ou tumorectomia e radioterapia adjuvante, a cicatriz cutânea costuma retrair-se, causando assimetria do CAP. As indicações clássicas são tumores localizados nos quadrantes superiores em mulheres com mamas simétricas e que não desejam realizar mamoplastia redutora ou mastopexia[17]. O *reposicionamento do CAP* (Figura 34.2) no intraoperatório no sentido oposto ao da cicatriz é um procedimento oncoplástico de deslocamento de volume que previne esse desfecho desfavorável.

Diversas técnicas de *retalhos glandulares* são descritas. Essa modalidade de tratamento apresenta como benefício a possibilidade de ser realizada em diferentes formatos de mamas e para excisão de lesões em diferentes quadrantes, ainda que esteja mais bem indicada em tumores pequenos e localizados nos quadrantes superiores. A técnica consiste em incisões periareolares ou para-areolares, remoção do tumor circundado por tecido glandular e posterior readequação do tecido glandular sadio para preencher a cavidade obtida. Embora não sejam uma contraindicação absoluta, mamas muito lipossubstituídas conferem risco aumentado de esteatonecrose no pós-operatório[17]. As Figuras 34.3 e 34.4 representam esquematicamente como é realizado esse procedimento.

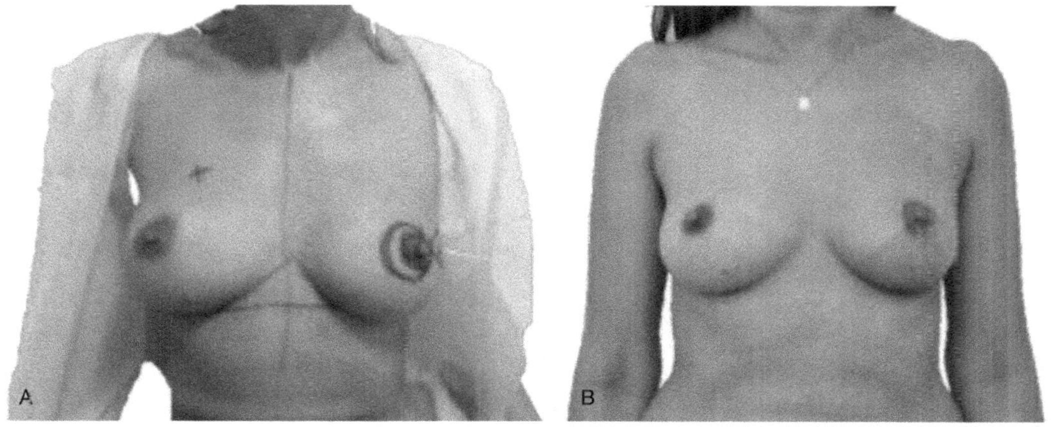

Figura 34.2 Reposicionamento do complexo areolapapilar após incisão radiada sobre o tumor em mama lipossubstituída. Esse procedimento pode evitar a retração do complexo areolopapilar sem grandes mobilizações de tecido glandular e com risco menor de necrose gordurosa. **A** Marcação pré-operatória. **B** Resultado 6 meses após a radioterapia. (Acervo pessoal do Dr. Régis Resende Paulinelli, Goiânia, GO.)

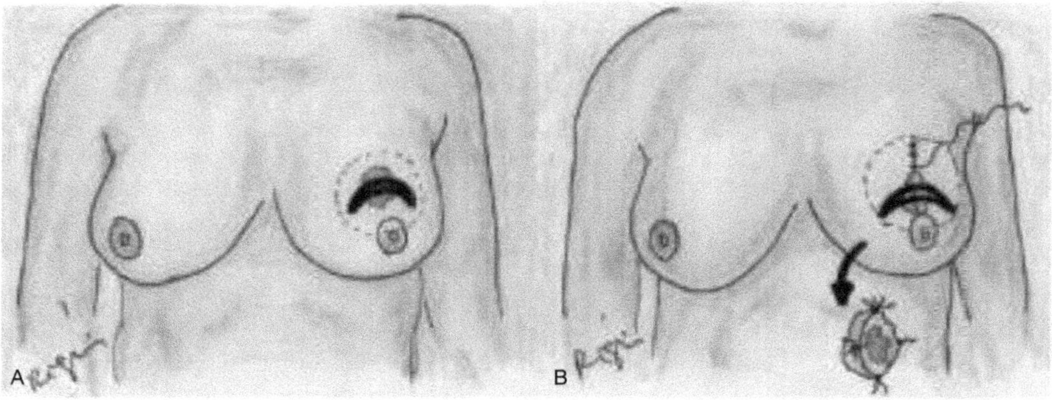

Figura 34.3 Esquematização de uma técnica de retalho glandular. Note que a incisão da pele é para-areolar. A ressecção glandular deve ser feita no sentido oposto, radiado, para evitar retração do complexo areolopapilar no momento da aproximação dos tecidos. (Reproduzida de Paulinelli, 2019[17].)

Figura 34.4 Exemplo de rotação glandular associada à lipoenxertia imediata para reposição de volume. (Disponível pelo *QR code* ou no endereço: https://www.youtube.com/watch?v=KYjh5hNhruE.)

Para facilitar a reorganização do tecido glandular mamário, utilizam-se os *retalhos dermoglandulares*, que mantêm o tecido glandular preso ao tecido cutâneo. Essas técnicas se revelam úteis nos casos em que é necessária a remoção abundante de pele em virtude de sua proximidade ao tumor e nos casos de mamas muito lipossubstituídas. São alguns exemplos de técnicas de retalhos dermoglandulares: triângulos de Burow (úteis nos casos de tumores localizados no quadrante superomedial ou na união dos quadrantes superiores), técnica Shutter (útil em lesões do quadrante superolateral que demandem grande retirada de tecido glandular e pele) e técnica de rotação da mama (que pode ser utilizada em lesões tanto de quadrantes superiores como de quadrantes inferiores).

No caso da técnica de Shutter, quando for programada a ressecção de mais de 20% do volume da mama, pode ser necessária a abordagem da mama contralateral, visando à manutenção da simetria[20]. Nas Figuras 34.5 e 34.6 é possível observar os resultados estéticos das técnicas de retalhos dermoglandulares citadas.

Mamoplastias terapêuticas

Os procedimentos oncoplásticos mais complexos no grupo de deslocamento de volume são as mamoplastias terapêuticas[20], e as técnicas comumente utilizadas são a do pedículo superior, a do pedículo inferior e a periareolar (*round block*). Entretanto, com o objetivo de promover tratamentos cada vez mais conservadores e individualizados para mulheres com câncer de mama, em detrimento do tratamento radical, novas técnicas foram desenvolvidas[17].

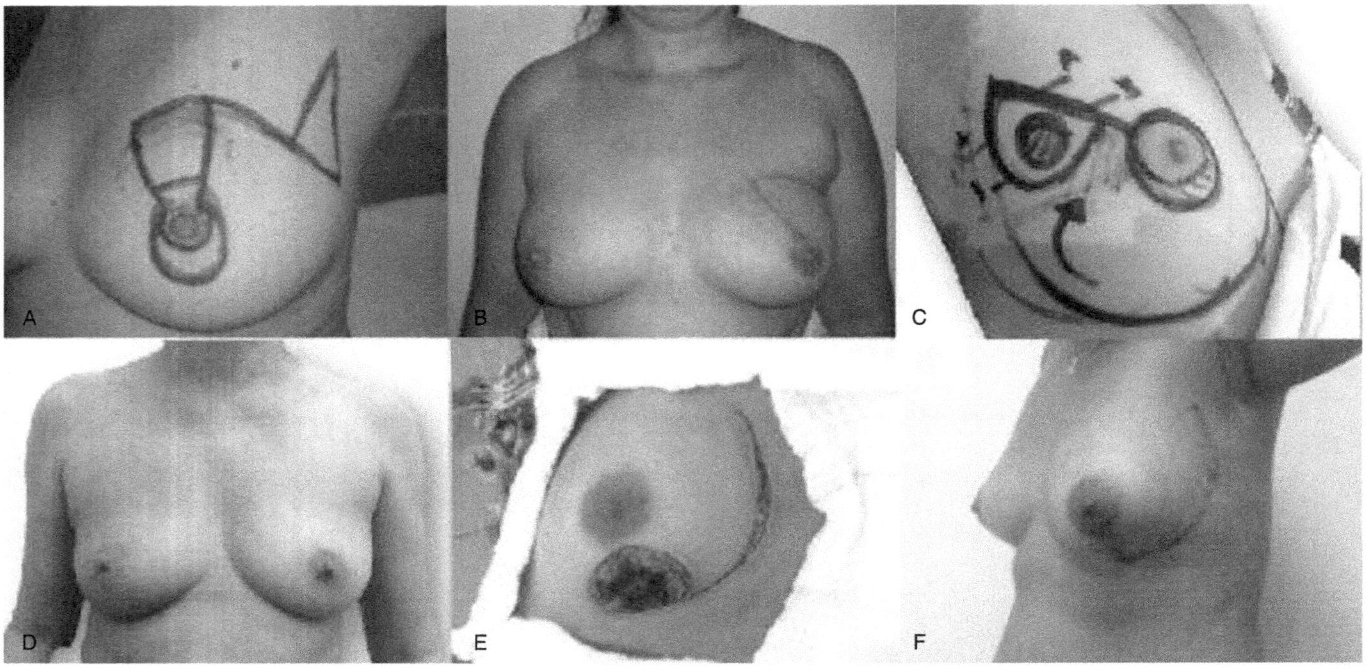

Figura 34.5 Resultados estéticos de técnicas de retalhos dermoglandulares. **A** Marcação pré-cirúrgica da técnica de triângulos de Burow. **B** Pós-operatório tardio da técnica de triângulos de Burow. **C** Marcação pré-cirúrgica da técnica de Shutter. **D** Pós-operatório tardio da técnica de Shutter. **E** Intraoperatório da técnica de rotação da mama. **F** Pós-operatório tardio da técnica de rotação da mama – veja encarte colorido. (Acervo pessoal do Dr. Régis Resende Paulinelli, Goiânia, GO.)

Figura 34.6 Exemplo da técnica de triângulos de Burow. (Disponível pelo *QR code* ou no endereço:https://www.youtube.com/watch?v=t-1dF8TjlOU.)

As mamoplastias são mais bem indicadas para pacientes que serão submetidas a grandes incisões do tecido mamário (tradicionalmente entre 20% e 50%). As técnicas específicas podem ser indicadas conforme a localização da lesão tumoral nos quadrantes mamários ou com base na divisão da mama em nove zonas, como exemplificado na Figura 34.7[25].

As diversas técnicas de mamoplastia disponíveis são constantemente modificadas e atualizadas, sendo discutidas neste capítulo as mais relevantes e adotadas na prática clínica.

A técnica de manutenção do suprimento sanguíneo por meio do *pedículo superior* é ideal para ressecção de lesões localizadas nos quadrantes inferiores. Contudo, o resultado estético pode ser desfavorável em casos de mamas com ptose acentuada, nos quais é possível o uso de técnicas de pedículos superomedial e superolateral, que promovem maior mobilização do CAP, bem como possibilitam ressecções de lesões localizadas nos quadrantes superiores[17]. Esses pedículos estão representados nas Figuras 34.8 e 34.9.

A manutenção da vascularização por meio do pedículo inferior (Figuras 34.10 e 34.11) é útil nos casos em que a lesão está localizada nos quadrantes superiores e quando se objetiva a elevação do CAP. Em comparação com a técnica do pedículo superior, esse procedimento apresenta recorrência maior de ptoses em longo prazo, piores desfechos estéticos e maior morbidade[17,26].

A técnica de *round block*, mastopexia periareolar ou mastectomia à Benelli (Figuras 34.12 e 34.13) tem mais utilidade em pacientes com mamas pequenas, sem ptose ou com ptose leve, que não demandem excisão da pele próxima ao tumor[17,27]. Essa técnica possibilita a remoção do tecido mamário e o remodelamento da mama por meio de incisão periareolar de formato arredondado e cursa com bom resultado estético, com cicatriz limitada à aréola[27]. Em virtude da complexidade do procedimento, convém ter cautela quanto à sua indicação, e a equipe cirúrgica deve ter *expertise* para que a excisão tumoral seja oncologicamente segura[17,27].

Em 2014, a técnica de *compensação geométrica* (Figuras 34.14 e 34.15) foi descrita pela primeira vez em uma série de casos[28] e consiste em um procedimento cirúrgico que promove a excisão do tumor com margem de segurança, ainda que localizado, quando as técnicas de mamoplastia terapêutica disponíveis não seriam adequadas. Essas localizações podem incluir os quadrantes superiores (e com necessidade de remoção abundante de pele) e os pilares laterais ou mediais da mamoplastia[28,29].

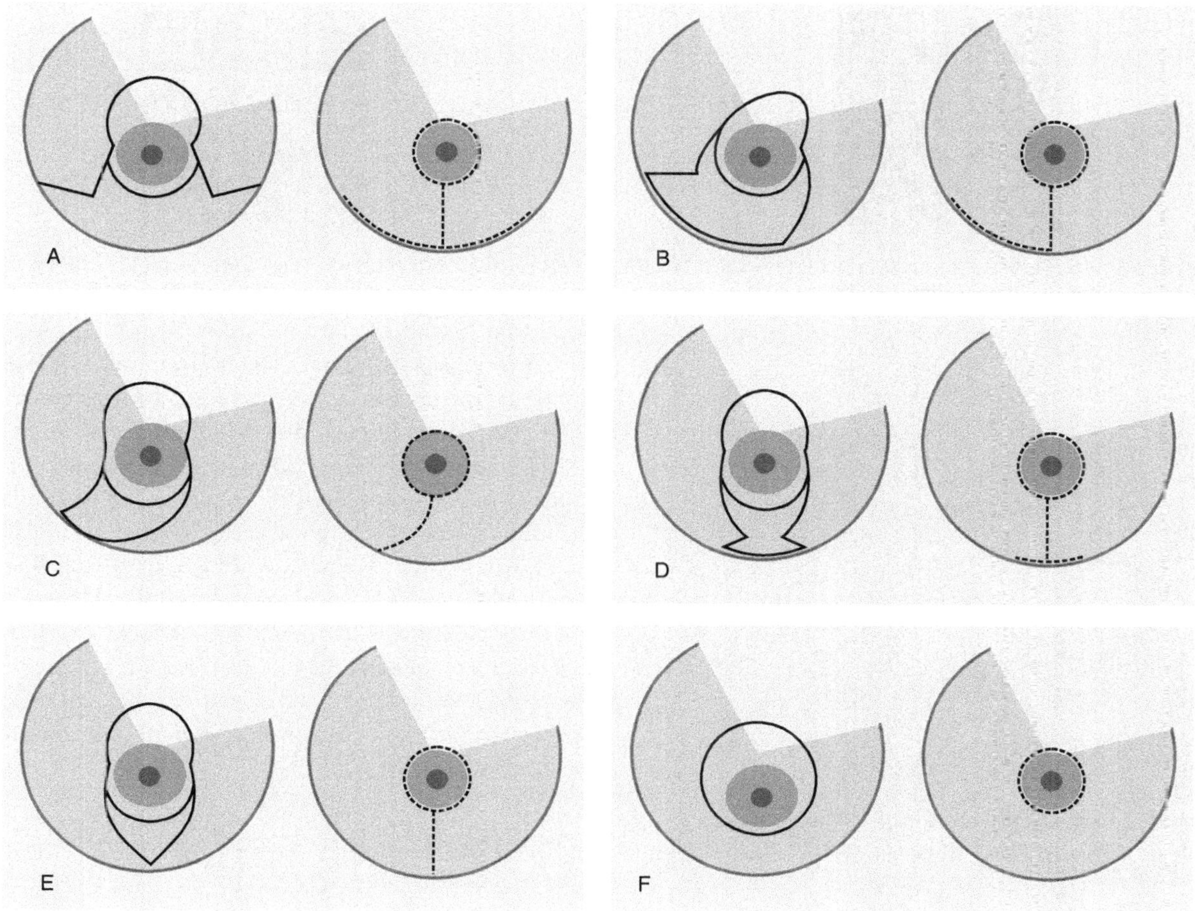

Figura 34.7 Exemplos esquemáticos de técnicas de incisão de mamoplastias para tumores localizados em diferentes quadrantes. **A** Pedículo superior com incisão de padrão Wise ou em T invertido. **B** Mamoplastia em L. **C** Mamoplastia em J. **D** Mamoplastia em T invertido com cicatriz horizontal reduzida. **E** Mamoplastia com incisão vertical ou de Lejour. **F** Mamoplastia periareolar com incisão periareolar ou *round block*. (Acervo pessoal do Dr. Régis Resende Paulinelli, Goiânia, GO.)

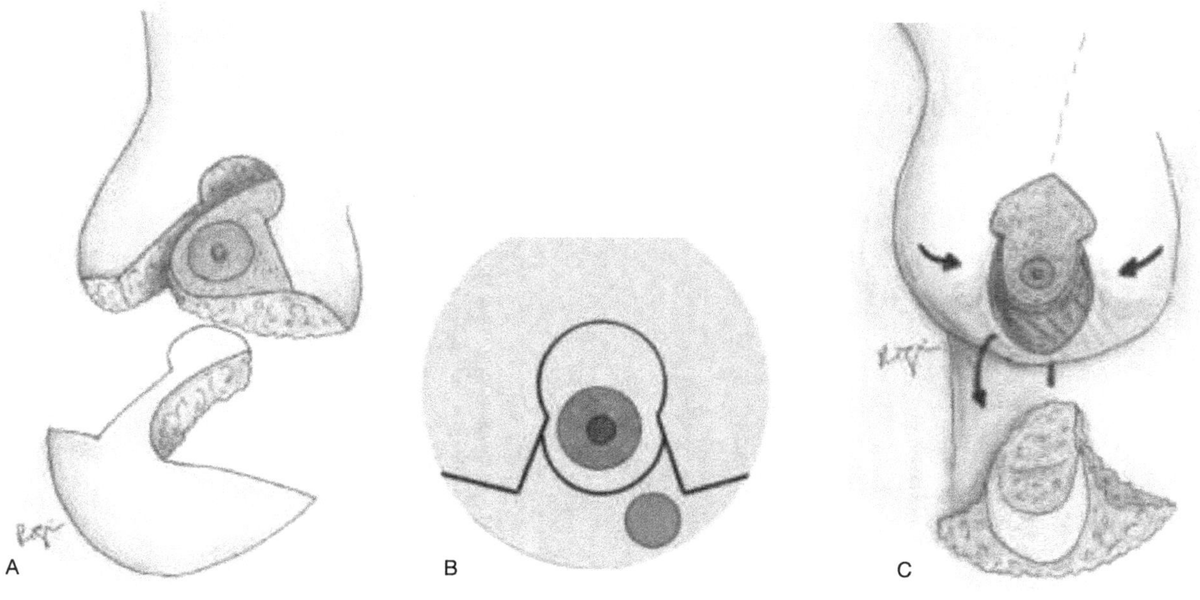

Figura 34.8A Representação da técnica do pedículo superomedial. A técnica do pedículo superolateral é semelhante, mas invertida (imagem em espelho). **B** Pedículo superior com incisão de padrão Wise em T invertido. **C** Pedículo superior com incisão vertical ou de Lejour. (Reproduzida de Paulinelli, 2019[17].)

Figura 34.9 Mamoplastia com pedículo superomedial. (Disponível pelo *QR code* ou no endereço: https://www.youtube.com/watch?v=xdm0Lt_HcR8.)

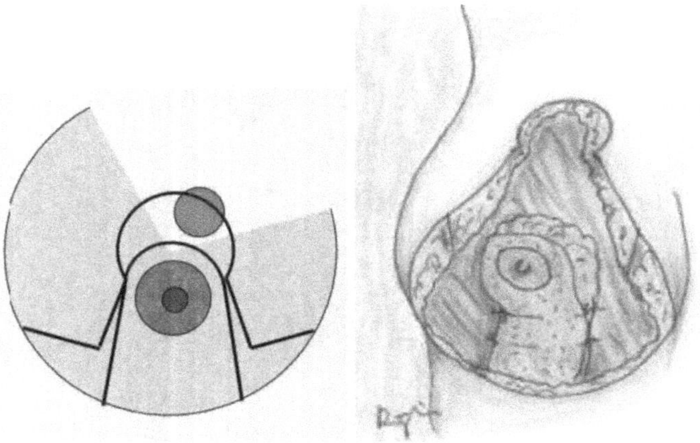

Figura 34.10 Representação da técnica do pedículo inferior para ressecção de lesão nos quadrantes superiores. (Reproduzida de Paulinelli, 2019[17].)

Figura 34.11 Mamoplastia com pedículo inferior. (Disponível pelo *QR code* ou no endereço: https://www.youtube.com/watch?v=ntJDd_N4qmc.)

Figura 34.13 *Round block*. (Disponível pelo *QR code* ou no endereço: https://www.youtube.com/watch?v=997v9YKqCzA.)

A técnica possibilita excisões em todos os quadrantes e pode ser executada de diversas maneiras, seguindo o princípio de preservação da pele dos quadrantes inferiores, que seria retirada por meio de outras técnicas de mamoplastia. A área de ressecção de pele e de tecido glandular pode, então, ser transposta para a região do tumor. Ainda que a cicatriz tenha caráter assimétrico, a mesma quantidade de tecido é retirada da mama contralateral, cursando com boa simetria entre as mamas[28,29]. Após análise retrospectiva, comprovou-se que a técnica obteve resultados estéticos bons ou excelentes em 90% dos casos, além de perfil de complicações e desfechos oncológicos semelhante ao de outras técnicas de CCM[29].

Oncoplastia mamária com substituição de volume

As técnicas de substituição de volume destinam-se à manutenção do formato e/ou volume mamário por meio do preenchimento da cavidade obtida a partir da excisão tumoral com retalhos, os quais podem ser compostos por tecido fasciocutâneo ou miocutâneo[17,25]. O principal objetivo dessa técnica é a obtenção de bons resultados estéticos, ao manter a simetria mamária sem a necessidade de abordagem da mama contralateral. Entretanto, em caso de ressecções de grandes volumes, esse objetivo pode não ser alcançado, e faz-se necessária a abordagem da mama contralateral[25]. As principais limitações são o

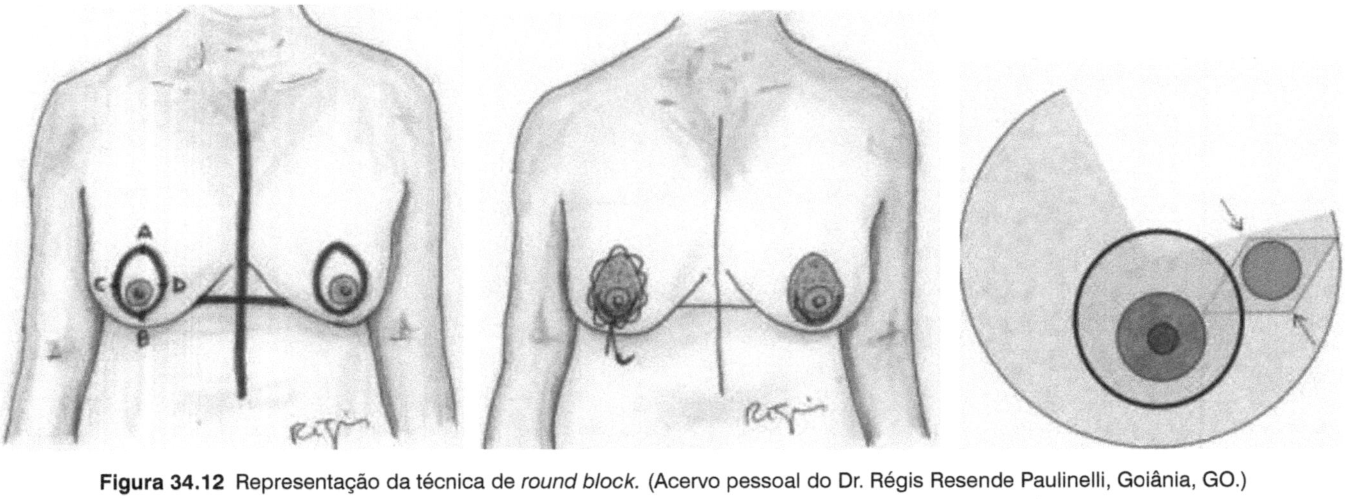

Figura 34.12 Representação da técnica de *round block*. (Acervo pessoal do Dr. Régis Resende Paulinelli, Goiânia, GO.)

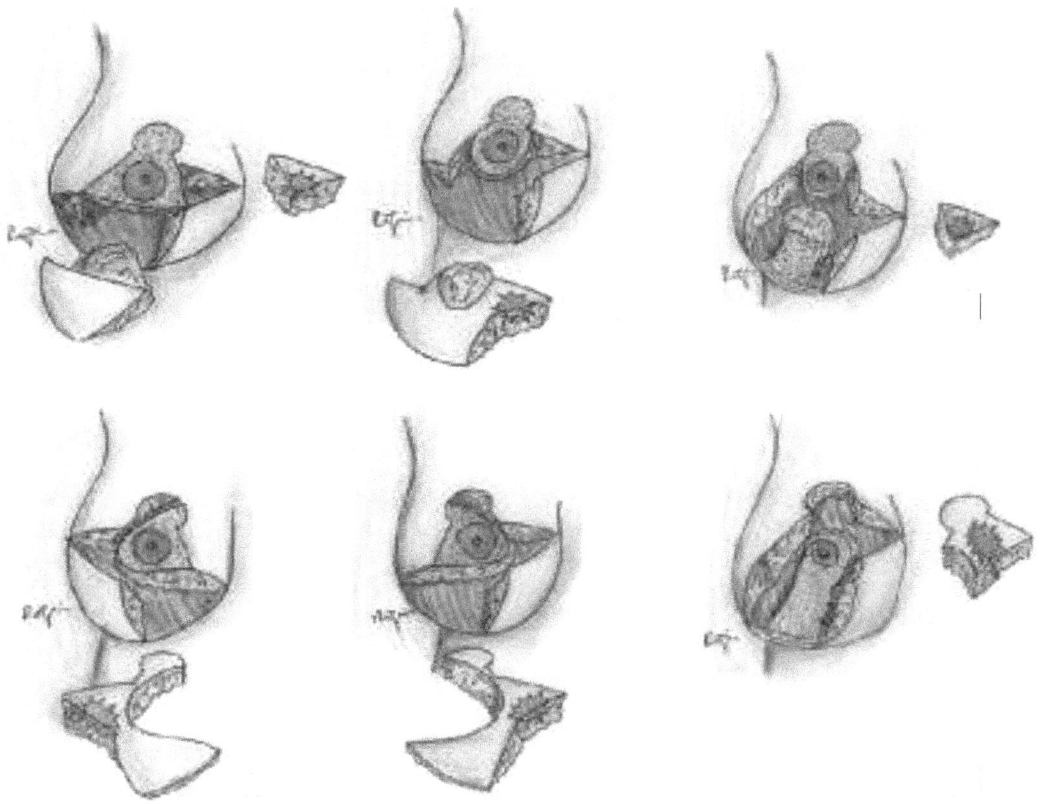

Figura 34.14 Exemplos esquemáticos de excisões de tecido mamário de vários formatos que podem ser realizadas por meio da técnica de mamoplastia com compensação geométrica. (Reproduzida de Paulinelli, 2019[17].)

Figura 34.15 Compensação geométrica clássica e invertida. (Disponível pelo *QR code* ou no endereço:https://www.youtube.com/watch?v=y8bmvleVvjU>.)

tempo prolongado da cirurgia, as possíveis complicações da área doadora e a perda do retalho[30].

Após a indicação de uma técnica de substituição de volume por provável resultado estético desfavorável com as técnicas de deslocamento de volume, alguns fatores devem ser considerados para escolha do retalho a ser utilizado no procedimento cirúrgico (Figura 34.16), principalmente a quantidade de tecido a ser excisado e a localização do tumor[31]. Os retalhos podem ser divididos em locorregionais e à distância, conforme sua localização de origem em relação à mama.

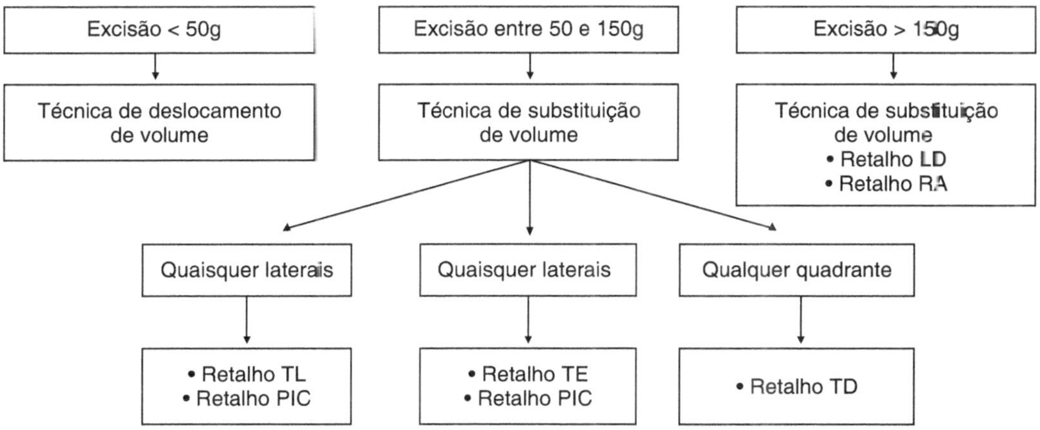

Figura 34.16 Algoritmo para guiar a decisão sobre a técnica oncoplástica de substituição de volume a ser utilizada em pacientes com mamas pequenas a médias conforme características da lesão. (Adaptada de Lee *et al.*, 2014[31].) (*LD*: latíssimo do dorso; *PIC*: perfurante intercostal; *RA*: reto abdominal; *TD*: toracodorsal; *TE*: toracoepigástrico; *TL*: toracolateral.)

Retalhos locorregionais

O *retalho toracoepigástrico* (Figuras 34.17 e 34.18) está indicado para pacientes com tumores localizados nos quadrantes inferiores da mama e consiste em pele e tecido subcutâneo situados imediatamente abaixo do sulco inframamário; portanto, a paciente deve ter tecido suficiente na região para confecção do retalho[32]. Esse tecido é irrigado por artérias perfurantes advindas dos vasos intercostais quaisquer ou epigástricos superiores. A principal contraindicação é o histórico de cirurgia prévia no abdome superior ipsilateral. O procedimento pode alcançar bons resultados estéticos, uma vez que a cicatriz na área doadora fica localizada no sulco inframamário[31].

O *retalho toracolateral* (Figura 34.19) é indicado quando o tumor está localizado na face lateral da mama e quando há pele e tecido suficientes na parede lateral do tórax.

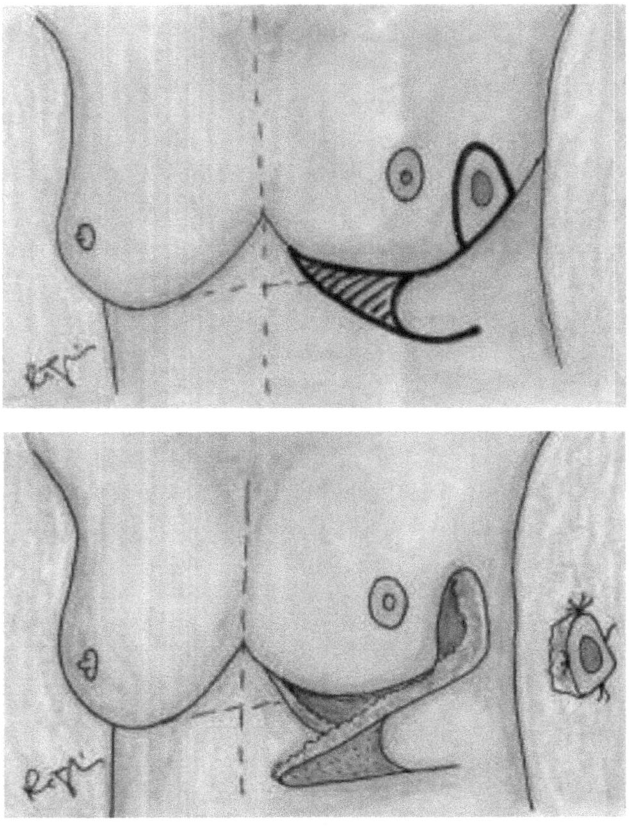

Figura 34.17 Esquematização da confecção de um retalho toracoepigástrico. (Reproduzida de Paulinelli, 2019[17].)

Figura 34.18 Retalho toracoepigástrico. (Disponível pelo *QR code* ou no endereço: https://www.youtube.com/watch?v=X1w4nfzy3Yg.)

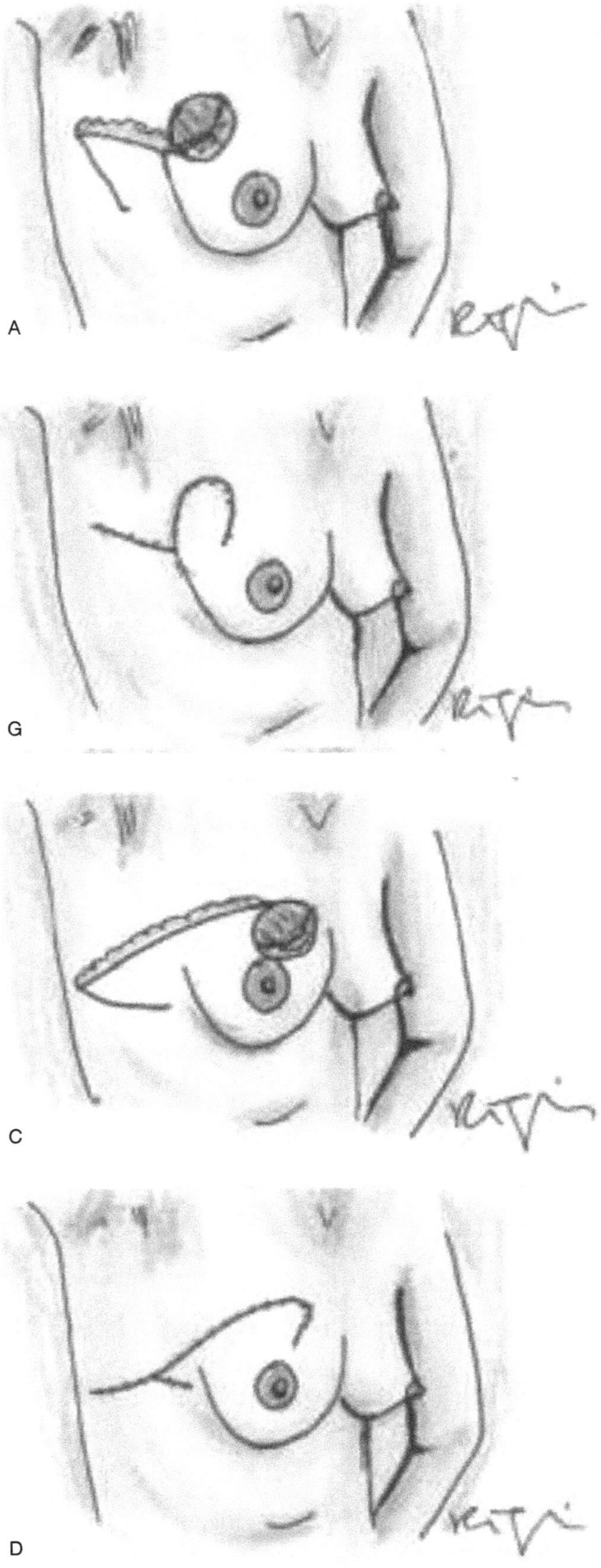

Figura 34.19 Esquematização da confecção de um retalho toracolateral. **A** e **B** Retalho de transposição. **C** e **D** Retalho de avanço. (Acervo pessoal do Dr. Régis Resende Paulinelli, Goiânia, GO.)

Figura 34.20 Retalho toracolateral. (Disponível pelo *QR code* ou no endereço: https://www.youtube.com/watch?v=GPLnj1nqXdc.)

Consiste em tecido fasciocutâneo em forma de cunha com eixo horizontal nas projeções lateral e dorsal do sulco inframamário. É importante que a fáscia do latíssimo do dorso e do serrátil anterior seja preservada e transposta junta ao retalho, garantindo bom suprimento sanguíneo. As principais vantagens desse retalho são a possibilidade de uma cicatriz discreta, poucas complicações da área doadora e a preservação do tecido muscular sob o retalho. No entanto, o histórico de cirurgia na parede torácica lateral é uma contraindicação[17,32].

Há diversos tipos de *retalhos perfurantes*, os quais são compostos por tecido irrigado pelas artérias perfurantes do segmento costal ou do segmento muscular na face lateral do tórax, no epigástrio, ou no músculo latíssimo do dorso. Esses retalhos são semelhantes aos outros convencionais, como toracolateral, toracoepigástrico e grande dorsal, porém representam maior dificuldade técnica e risco maior de necrose gordurosa[32,33].

Retalhos à distância

Essa modalidade de retalhos é bem descrita para reconstrução mamária após procedimentos invasivos, como as mastectomias. Apesar do bom resultado estético, há a tendência de usá-la com mais cautela entre os procedimentos conservadores oncoplásticos, tendo em vista a preservação dos tecidos para eventual correção de deformidades causadas pelas mastectomias. Essa conversão para mastectomia pode ser útil, por exemplo, nos casos de recidiva local após oncoplastia[12,14,18].

O *retalho miocutâneo do músculo grande dorsal* consiste em tecido muscular e subcutâneo irrigado pela artéria toracodorsal. A principal indicação é a correção de deformidades da mama após irradiação, mas também pode ser utilizado como técnica de cirurgia oncoplástica para correção de excisões de grandes volumes da mama. Suas principais desvantagens são o tempo cirúrgico prolongado, as possíveis complicações no local doador, a formação de seroma, a limitação pós-operatória do movimento do ombro e uma cicatriz ampla[32].

O *retalho transverso do músculo reto abdominal (TRAM)* é composto por uma porção do músculo reto abdominal e tecido subcutâneo adjacente, retirados do abdome inferior. O suprimento sanguíneo desse retalho é mantido pelos vasos epigástricos superiores. Esse tecido é movido do abdome inferior para a área da mama mediante a criação de um túnel subcutâneo que tem sua porção final localizada no processo xifoide. Para confecção do retalho podem

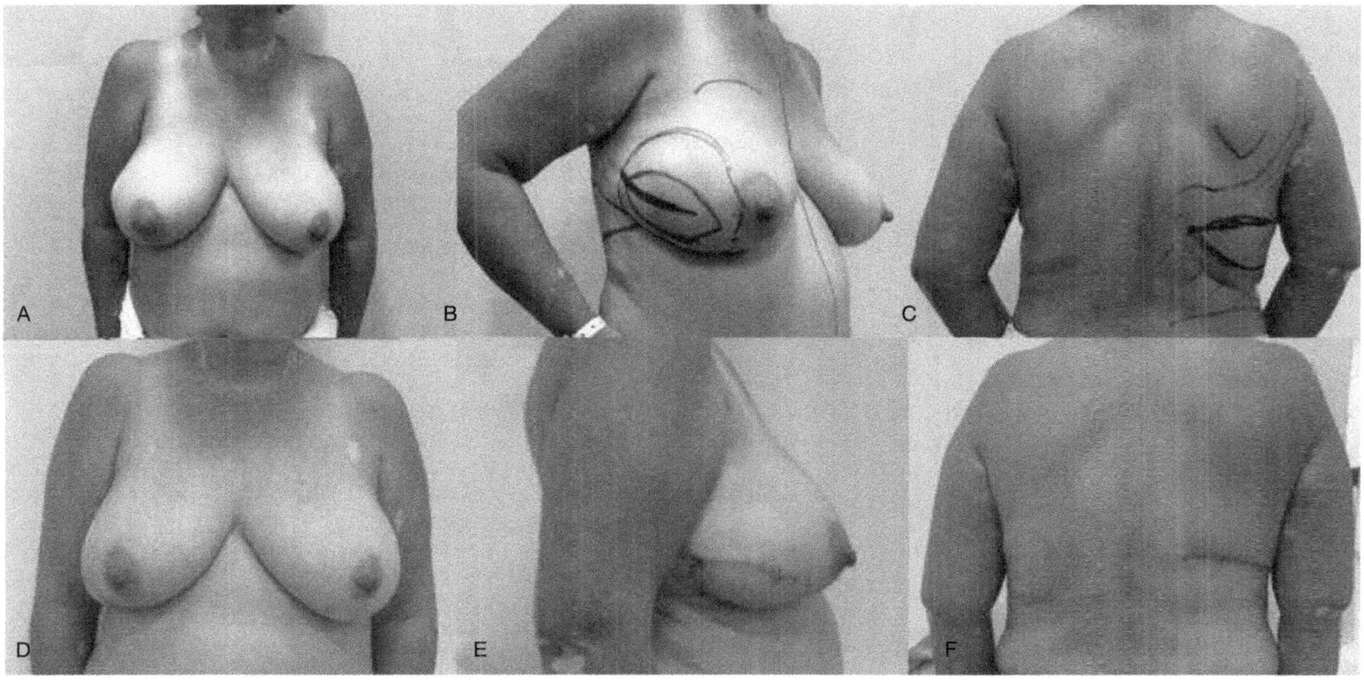

Figura 34.21 Exemplo da utilização de retalho de minidorsal para reconstrução parcial da mama em paciente com tumor filoides *borderline* que comprometia quase toda a metade lateral da mama direita. **A** Pré-operatório (frontal). **B** Representação gráfica do tamanho do tumor e da incisão da mama. **C** Marcação pré-operatória no dorso. **D** Resultado 40 dias após a cirurgia, mostrando boa simetria, sem necessidade de tocar na mama contralateral. **E** Aspecto lateral da incisão. **F** Pequeno defeito e cicatriz posicionada na marca do sutiã – veja encarte colorido. (Acervo pessoal do Dr. Régis Resende Paulinelli, Goiânia, GO.)

ser utilizados músculo e tecido subcutâneo ipsilaterais ou contralaterais à mama afetada[34]. Por ser um retalho mais complexo e de grande volume, é raramente utilizado para reconstruções parciais da mama, sendo mais usado em reconstrução total.

COMPLICAÇÕES

Os desfechos estéticos da oncoplastia mamária são consistentemente satisfatórios[35]. Entretanto, esse procedimento não é isento de complicações pós-operatórias. Alguns fatores que influenciam a ocorrência de complicações são idade avançada, tabagismo, obesidade, radioterapia mamária/torácica prévia e presença de outras comorbidades[17,36,37]. Comparada à mastectomia, a oncoplastia apresenta taxas menores de complicações[37]. As principais complicações observadas nas pacientes submetidas à oncoplastia foram esteatonecrose, infecção do sítio cirúrgico, cicatrização lenta, necrose de CAP, deiscência de suturas, hematoma e seroma[8,12,37]. O tratamento neoadjuvante não foi associado a risco maior de complicações pós-operatórias[12].

Ainda que oncologicamente segura, a recidiva local (na mesma mama ou na mama contralateral) e a recidiva à distância são complicações possíveis e, por isso, deve ser realizado seguimento em longo prazo, sobretudo naquelas pacientes que apresentaram margens positivas após o primeiro procedimento cirúrgico[12-15].

Quando for necessária uma reabordagem cirúrgica, seja por recidiva do câncer, seja para correção de eventuais deformidades ou complicações de sítio cirúrgico, uma nova técnica oncoplástica poderá ser realizada, desde que com cautela, devido ao risco maior de complicações, o que favorece a conversão para mastectomia[12,35]. Essa reabordagem pode atrasar o início da radioterapia adjuvante em caso de complicações[12].

CONSIDERAÇÕES FINAIS

A CCM é atualmente o procedimento mais indicado para tratamento do câncer de mama em virtude de sua segurança oncológica e dos melhores resultados estéticos, se comparada à mastectomia. A oncoplastia mamária amplia as indicações do tratamento conservador de mama na medida em que dispõe de técnicas que viabilizam a realização dessa modalidade terapêutica nos casos que só contavam anteriormente com a mastectomia como possibilidade de tratamento.

O tratamento do câncer de mama ultrapassa as barreiras de redução de mortalidade e de recidivas e tem como pilar a garantia de um resultado estético adequado, assegurando a manutenção da feminilidade e da qualidade de vida das mulheres após o câncer de mama. Logo, a realização da oncoplastia, sempre que necessária ou desejada, deve ser amplamente incentivada.

Em razão das diversas técnicas disponíveis, com níveis de dificuldade de execução variados, essa modalidade terapêutica merece extensa abordagem entre mastologistas e cirurgiões plásticos em formação e já formados. A união do ensino à prática pode ser responsável pelo aumento da *expertise* entre os profissionais. Assim, essa modalidade terapêutica estará cada vez mais presente entre as opções para as mulheres acometidas pelo câncer de mama.

Referências

1. Querci della Rovere G, Benson JR, Nava M. Oncoplastic and reconstructive surgery of the breast. 2. ed. London: Informa Healthcare, 2011: 132-7.
2. Nahabedian M. Oncoplastic surgery of the breast. Edinburgh: Saunders Elsevier, 2009: 1-8.
3. Bertozzi N, Pesce M, Santi PL, Raposio E. Oncoplastic breast surgery: comprehensive review. European review for medical and pharmacological sciences 2017; 21(11):2572-85.
4. Franceschini G, Martin Sanchez A, Di Leone A et al. New trends in breast cancer surgery: a therapeutic approach increasingly efficacy and respectful of the patient. Giornale di Chirurgia – Journal of Surgery 2015; 36(4):145-52.
5. Veronesi U, Cascinelli N, Mariani L et al. Twenty-Year Follow-up of a Randomized Study Comparing Breast-Conserving Surgery with Radical Mastectomy for Early Breast Cancer. New England Journal of Medicine. 2002; 347(16):1227-32.
6. Fisher B, Anderson S, Bryant J et al. Twenty-Year Follow-up of a Randomized Trial Comparing Total Mastectomy, Lumpectomy, and Lumpectomy plus Irradiation for the Treatment of Invasive Breast Cancer. New England Journal of Medicine 2002; 347(16):1233-41.
7. Bosma S, van der Leij F, van Werkhoven E et al. Very low local recurrence rates after breast-conserving therapy: analysis of 8485 patients treated over a 28-year period. Breast Cancer Research and Treatment. 2016; 156(2):391-400.
8. Clough K, Benyahi D, Nos C, Charles C, Sarfati I. Oncoplastic Surgery: Pushing the Limits of Breast-Conserving Surgery. The Breast Journal 2015; 21(2):140-6.
9. Shah C, Hobbs B, Vicini F et al. The Diminishing Impact of Margin Definitions and Width on Local Recurrence Rates following Breast-Conserving Therapy for Early-Stage Invasive Cancer: A Meta-Analysis. Annals of Surgical Oncology 2020; 27(12):4628-36.
10. Campbell E, Romics L. Oncological safety and cosmetic outcomes in oncoplastic breast conservation surgery, a review of the best level of evidence literature. Breast Cancer: Targets and Therapy 2017; 9:521-30.
11. De La Cruz L, Blankenship S, Chatterjee A et al. Outcomes after Oncoplastic Breast-Conserving Surgery in Breast Cancer Patients: A Systematic Literature Review. Annals of Surgical Oncology 2016; 23(10):3247-58.
12. Rietjens M, Urban C, Rey P et al. Long-term oncological results of breast conservative treatment with oncoplastic surgery. The Breast 2007; 16(4):387-95.
13. De Lorenzi F, Hubner G, Rotmensz N et al. Oncological results of oncoplastic breast-conserving surgery: Long term follow-up of a large series at a single institution. European Journal of Surgical Oncology (EJSO) 2016; 42(1):71-7.
14. Losken A, Chatterjee A. Improving Results in Oncoplastic Surgery. Plastic & Reconstructive Surgery 2020; 147(1):123e-134e.
15. Silverstein M, Savalia N, Khan S, Ryan J. Extreme Oncoplasty: Breast Conservation for Patients who Need Mastectomy. The Breast Journal 2015; 21(1):52-9.
16. Macmillan R, McCulley S. Oncoplastic Breast Surgery: What, When and for Whom? Current Breast Cancer Reports 2016; 8(2):112-7.
17. Paulinelli RR. Alternative Oncoplastic Techniques for Challenging Breast Conservative Surgeries. In: Urban C, Rietjens M, El-Tamer

M, Sacchini VS. Oncoplastic and Reconstructive Breast Surgery. 2. ed. Springer, Cham 2019: 373-402.
18. Audretsch W, Andree C. Is Mastectomy Still Justified – And if, in Which Patients?. Oncology Research and Treatment 2006; 29(6):243-5.
19. Weber WP, Soysal SD, Fulco I et al. Standardization of oncoplastic breast conserving surgery. European journal of surgical oncology: the journal of the European Society of Surgical Oncology and the British Association of Surgical Oncology 2017; 43(7):1236-43.
20. Losken A, Hart A, Chatterjee A. Updated Evidence on the Oncoplastic Approach to Breast Conservation Therapy. Plastic and Reconstructive Surgery 2017; 140:14S-22S.
21. Noguchi M, Yokoi-Noguchi M, Ohno Y et al. Oncoplastic breast conserving surgery: Volume replacement vs. volume displacement. European Journal of Surgical Oncology (EJSO) 2016; 42(7):926-34.
22. Kopkash K, Clark P. Basic Oncoplastic Surgery for Breast Conservation: Tips and Techniques. Annals of Surgical Oncology 2018; 25(10):2823-8.
23. Clough K, Ihrai T, Oden S, Kaufman G, Massey E, Nos C. Oncoplastic surgery for breast cancer based on tumour location and a quadrant-per-quadrant atlas. British Journal of Surgery 2012; 99(10):1389-95.
24. Patel K, Bloom J, Nardello S, Cohen S, Reiland J, Chatterjee A. An Oncoplastic Surgery Primer: Common Indications, Techniques, and Complications in Level 1 and 2 Volume Displacement Oncoplastic Surgery. Annals of Surgical Oncology 2019; 26(10):3063-70.
25. Marco G, Nicolò B, Pio G, Marianna P et al. Oncoplastic Breast Surgery: A Review of Techniques Quadrant Per Quadrant. Open Medicine Journal . 2018; 5(1):93-107.
26. Mohsen S. Therapeutic reduction mammoplasty techniques in management of breast cancer in large-breasted females – a comparative study between inferior and superior pedicle reduction mammoplasty. The Egyptian Journal of Surgery 2018; 37(2):139.
27. Mohsen S, Marzouk M. Round block technique in the management of early stages of breast cancer: an assessment of the technique, oncological safety, and cosmetic outcomes. The Egyptian Journal of Surgery 2018; 37(3):271.
28. Paulinelli RR, de Oliveira V, Bagnoli F, Chade M, Alves K, Freitas-Junior R. Oncoplastic mammaplasty with geometric compensation-A technique for breast conservation. Journal of Surgical Oncology 2014; 110(8):912-8.
29. Paulinelli RR, Oliveira V, Bagnoli F et al. Oncoplastic mammaplasty with geometric compensation: Evolution of the technique, outcomes and follow-up in a multicentre retrospective cohort. Journal of Surgical Oncology 2020; 121(6):967-74.
30. Krämer S, Darsow M,Kümmel S, Kimmig R, Rezai M. Breast-Conserving Treatment of Breast Cancer – Oncological and Reconstructive Aspects. Gynäkol Geburtshilfliche Rundsch 2008; 48:56-62.
31. Lee JW, Kim MC, Park HY, Yang JD. Oncoplastic volume replacement techniques according to the excised volume and tumor location in small- toto moderate-sized breasts. Gland Surgery 2014; 3(1):14-21.
32. Chu C, Hanson S, Hwang R, Wu L. Oncoplastic partial breast reconstruction: concepts and techniques. Gland Surgery 2021; 10(1): 398-410.
33. McCulley S, Schaverien M, Tan V, Macmillan R. Lateral thoracic artery perforator (LTAP) flap in partial breast reconstruction. Journal of Plastic, Reconstructive & Aesthetic Surgery 2015; 68(5):686-91.
34. Pinel-Giroux F, El Khoury M, Trop I, Bernier C, David J, Lalonde L. Breast Reconstruction: Review of Surgical Methods and Spectrum of Imaging Findings. RadioGraphics 2013; 33(2):435-53.
35. Rezai M, Knispel S, Kellersmann S, Lax H, Kimmig R, Kern P. Systematization of Oncoplastic Surgery: Selection of Surgical Techniques and Patient-Reported Outcome in a Cohort of 1,035 Patients. Annals of Surgical Oncology 2015; 22(11):3730-7.
36. Wong G, Lam E, Karam I et al. The impact of smoking on adjuvant breast cancer radiation treatment: A systematic review. Cancer Treatment and Research Communications 2020; 24:100185.
37. Potter S, Trickey A, Rattay T et al. Therapeutic mammaplasty is a safe and effective alternative to mastectomy with or without immediate breast reconstruction. British Journal of Surgery 2020; 107(7):832-44.

CAPÍTULO

35

Reconstrução Mamária – Material Aloplástico e Retalhos Miocutâneos

Clécio Ênio Murta de Lucena
Ana Laura Mundim Borges
Andrew Nogueira Albuquerque Leal

INTRODUÇÃO

A reconstrução mamária integra o arsenal para tratamento do câncer de mama com o objetivo de limitar o impacto psicossocial negativo da mastectomia sobre a autoestima e a imagem corporal da paciente, o que diminui sua ansiedade e favorece uma melhor cooperação em relação ao diagnóstico e posterior tratamento.

O planejamento da reconstrução deve incluir a avaliação de fatores como a situação clínica e as expectativas estéticas da paciente, além da estrutura hospitalar e da experiência da equipe médica. A análise desses fatores em conjunto com a paciente possibilita uma decisão quanto à melhor opção e a determinação do tempo ideal para reconstrução mamária.

A reconstrução pode ser realizada imediatamente, logo após a mastectomia ou de maneira tardia, após concluído o tratamento adjuvante. Além disso, pode ocorrer a partir de retalhos miocutâneos ou de implantes aloplásticos (próteses e expansores mamários).

Reconstrução imediata ou tardia?

A menor quantidade de cicatrizes e a maior flacidez mamária facilitam a execução da técnica para reconstrução imediata, além de garantirem resultado estético satisfatório em razão da preservação da forma, volume e projeção mamária. Ademais, poupa a paciente de um procedimento cirúrgico tardio, melhorando sua autoestima e o bem-estar físico e mental, sem afetar o seguimento oncológico[1].

No cenário ideal seria possível realizar a reconstrução mamária no mesmo momento da cirurgia oncológica. Entretanto, diversos fatores irão influenciar essa conduta. Apesar de no Brasil a Lei 12.802/2013 determinar a realização da reconstrução mamária de maneira imediata, as condições técnicas, o estádio da doença e a disponibilidade de profissionais capacitados e dos insumos necessários podem ser decisivos nesse processo.

Apesar de a maioria das mulheres mastectomizadas ser candidata à reconstrução imediata, infelizmente essa ainda não é a realidade para grande parte dessas pacientes. O contexto do diagnóstico recente é comumente associado a considerável sobrecarga emocional, mutilação corporal e morte. Além disso, o momento da cirurgia varia de acordo com a reconstrução a ser realizada, o que será descrito ao longo deste capítulo.

Reconstrução com retalho miocutâneo ou implante?

O retalho miocutâneo constitui-se de pele, gordura e músculo de outra área do corpo da paciente que será doada ou transferida para a região mamária. Os tecidos podem ser transferidos das costas (retalho do músculo grande dorsal), do abdome (retalho do músculo reto abdominal [TRAM]), da região do músculo glúteo ou da parte interna da coxa e podem ser ou não combinados à colocação de implante mamário. Esses tecidos autólogos são transferidos com seu próprio suprimento sanguíneo (retalhos pediculados) ou são desvinculados da circulação arterial e venosa por meio de técnicas microcirúrgicas (retalhos livres ou microcirúrgicos)[1].

Até a década de 1990 a maioria das reconstruções mamárias era realizada por meio de retalhos miocutâneos. Todavia, a evolução dos materiais aloplásticos, mais acessíveis em termos de custo e mais ajustáveis aos diferentes biótipos e formatos mamários, tornou seu uso preponderante nas reconstruções mamárias atuais[2]. O Quadro 35.1 sintetiza as vantagens e desvantagens dessas técnicas.

Quadro 35.1 Vantagens e desvantagens das reconstruções mamárias baseadas em implantes e em retalhos

	Vantagens	Desvantagens
Reconstrução com implantes	Execução mais simples Baixa morbidade pós-operatória Curta internação hospitalar Recuperação rápida	Ruptura/vazamento do implante Infecção do implante Resultado menos natural Assimetria contralateral Contratura capsular
Reconstrução com retalhos miocutâneos	Resultado mais natural Manutenção do resultado ao longo do tempo Simetria contralateral Não forma cápsula	Operação longa Recuperação longa Morbidade do local doador

Fonte: adaptado de Harris *et al.*, 2014[1].

Embora a maioria das pacientes seja candidata à reconstrução com implantes, há comorbidades que desfavorecem sua realização em virtude do aumento do risco de complicações, como obesidade mórbida, tumores que exigem excisão maciça da pele, tabagismo acentuado e irradiação mamária prévia. Outras desvantagens das reconstruções com implantes são a necessidade de manutenção e a possibilidade de substituição, algum tempo depois, em caso de contratura capsular importante, ruptura e/ou vazamento, ou mesmo para algum ajuste de forma e volume para atender aos desejos e expectativas da paciente[1].

Em geral, apesar de garantir um contorno mamário que possibilite o uso satisfatório das roupas, o resultado estético pode não ser considerado tão natural, dada a dificuldade para obtenção de simetria nas reconstruções unilaterais mesmo com a plástica da mama sadia contralateral. O resultado pode ainda variar com o peso e a idade da paciente, já que o tamanho do implante não muda e a loja do implante não cede[2].

A principal desvantagem na reconstrução com material aloplástico (implantes ou expansores teciduais) é a potencial formação de contratura capsular, que ocorre a partir do desenvolvimento de tecido fibroso em torno da prótese. Quando a cápsula se torna espessa e tensa, podem ocorrer sintomas de aperto, dor ou mau posicionamento do implante – avaliados pela anamnese e exame físico e quantificados pela escala de Baker (Quadro 35.2)[3].

Quadro 35.2 Classificação de Baker

Graus	Sinais e sintomas
I	Seio normal, sem cápsula palpável, macio e sem deformações
II	Contratura leve. O seio é um pouco firme com uma cápsula palpável pelo cirurgião. A paciente não tem queixas, e há pouca ou nenhuma deformação
III	Contratura moderada. A mama é firme, com uma cápsula facilmente palpável pelo cirurgião e pela paciente. Há pouca ou nenhuma deformação
IV	Contratura severa. A mama é rígida, dolorida e com evidente distorção

Fonte: adaptado de Araco *et al.*, 2009[3].

TIPOS DE PRÓTESES E EXPANSORES

Há uma vasta gama de expansores e implantes disponíveis para esse procedimento, variando em composição, formato, superfície e tamanho.

Implantes mamários com gel de silicone

Atualmente, os implantes mamários com gel de silicone são as próteses mais utilizadas para reconstrução tanto imediata como tardia, sendo constituídos de gel de silicone coesivo com volume fixo e envelope de mesmo material, liso ou texturizado, de formato redondo ou anatômico.

As próteses anatômicas favorecem a obtenção de um formato mais próximo da mama normal ideal segundo as características morfológicas e o biótipo da paciente. Uma desvantagem é que a mama reconstruída com prótese anatômica tem consistência mais firme, podendo mimetizar a contratura capsular. Em virtude de custo, é pouco utilizada pelo Sistema Único de Saúde (SUS)[4]. Além disso, há a possibilidade de vazamento do silicone, demandando sua remoção cirúrgica por não ser absorvido. Em geral, apesar de permanecer na loja do implante, o silicone pode causar inflamação e contratura capsular mais acentuada, além de ser drenado por linfonodos regionais[4].

As próteses redondas tradicionalmente empregadas nas mamoplastias de aumento também podem ser utilizadas nas reconstruções mamárias. Muitas mulheres com biótipo brevilíneo e com obesidade de leve a moderada são boas candidatas à reconstrução com esse modelo de próteses, bem como as que almejam um polo superior mamário bem saliente.

Próteses revestidas com poliuretano

Para minimizar o risco de desenvolvimento de contratura capsular, esses implantes contêm uma camada externa em poliuretano que, teoricamente, estimularia menos a proliferação de fibroblastos. Alguns estudos demonstram que a metabolização do poliuretano origina as substâncias 2,4 e 2,6-tolueno diamina (TDA), potencialmente carcinogênicas. Apesar disso, muitos estudos clínicos não identificaram associação entre essas substâncias e o risco de tumores, e o uso dessa prótese está liberado no Brasil[4].

Esse tipo de implante apresenta maior capacidade de adesividade nos tecidos, diminuindo a chance de deslocamentos e o risco de contratura capsular. Por outro lado, é maior a dificuldade de sua inclusão na loja mamária e, consequentemente, também são maiores a limitação e a dificuldade de realocação dos implantes, quando necessária[4].

Próteses microtexturizadas com titânio

Lançadas há menos de 20 anos, as próteses microtexturizadas com titânio apresentam conteúdo interno em gel de silicone e envelope externo em silicone com microtextura de titânio e visam diminuir a reação do tipo corpo estranho e, consequentemente, a incidência de cápsula periprotésica. Parecem estar menos associadas ao desenvolvimento de linfoma anaplásico de grandes células (BIA-ALCL). Entretanto, os dados sobre sua eficiência ainda são limitados[4].

Expansores definitivos

Os expansores definitivos são próteses com envelope de silicone e duplo compartimento, o que possibilita alcançar um volume variável, sendo mais rígidas que as próteses de silicone tradicionais. Apresentam uma câmara externa, que contém gel de silicone, e uma interna, preenchida com volume regulável de solução fisiológica (SF 0,9%), cujo preenchimento favorece seu formato anatômico e o ajuste de volume de acordo com a necessidade e o desejo de cada paciente. Uma válvula à distância se conecta à câmara interna por meio de um tubo com cerca de 2mm de diâmetro, o qual pode ser removido (prótese de Becker) ou ser definitivo (Natrelle Style 150®). A válvula pode ser posicionada na região axilar ou abaixo do sulco inframamário, em posição mais superficial em relação à pele, para facilitar sua localização no momento de preenchimento da prótese com a injeção de solução fisiológica[4].

Em virtude da possibilidade de variação de volume, pode ser utilizada para reconstrução imediata nos casos em que os retalhos cutâneos são frágeis com risco de sofrimento cutâneo. Nesses casos, a prótese pode ser colocada sem o preenchimento da câmara interna com correção do volume 3 ou 4 semanas após a cirurgia primária, quando a vascularização dos retalhos e a cicatrização já estão estabilizadas. Além disso, permite adequações pós-operatórias para aprimorar a simetria com a mama oposta, especialmente em situações de variação do peso corporal[4]. As sessões de preenchimento podem ser realizadas a intervalos de 10 dias a 4 semanas com volume variável a cada sessão.

A desvantagem do expansor definitivo associa-se ao desconforto que a válvula pode causar, o que pode ser corrigido com sua posterior remoção. Ademais, o ponto de inserção do tubo na prótese é vulnerável ao esvaziamento da solução fisiológica através da válvula de proteção, quando o tubo é retirado. Já nas próteses cujo tubo é fixo, a maior tração mecânica na região de inserção pode favorecer sua ruptura precoce. Outro inconveniente desse tipo de expansor é a possibilidade de ocorrer a chamada deflação ou esvaziamento do volume tempos depois de sua colocação, demandando nova intervenção cirúrgica[4]. Além disso, seu custo é mais elevado.

Expansores temporários

Os expansores temporários contêm um envelope de silicone elástico e válvula de preenchimento que possibilita o enchimento volumétrico da cavidade do expansor e a distensão cutânea pós-operatória mediante a introdução de solução fisiológica, alcançando volume mamário similar ao da mama contralateral ou o desejável. Usados em reconstruções em dois estágios, são posteriormente substituídos pela prótese definitiva. Estão disponíveis em diferentes modelos e formatos: redondos, anatômicos, com válvulas integradas e à distância/remota[4].

O formato anatômico é mais adequado que o redondo por promover a distensão apenas do polo inferior da mama. Além de evitar o desconforto da distensão do músculo peitoral maior e a dor à mobilização do membro superior, favorece um resultado mais próximo ao natural, já que o polo inferior da mama é maior que o superior.

A válvula à distância pode ter como desvantagem a dor ou o desconforto, além da dificuldade de preenchimento em caso de válvula muito pequena ou de paciente obesa. O expansor pode ser preenchido já no intraoperatório, o que raramente acontece, ou de maneira gradual, em sessões programadas, sempre com o cuidado de não provocar tensão na sutura, o que pode dificultar a cicatrização e causar maior desconforto à paciente no pós-operatório[4].

A expansão pós-operatória deve ser realizada o mais rápido possível para evitar a dor e os resultados modestos no caso de formação da cápsula periprotésica. O procedimento pode ser realizado ambulatorialmente, sem a necessidade de anestesia, mas com rígidas assepsia e antissepsia. As sessões começam após cicatrização e acomodação do expansor na loja retromuscular, em geral após 2 a 4 semanas, e são realizadas a cada 15 a 30 dias com a inserção de 60 a 100mL de solução fisiológica, até que se obtenha o volume desejado. Gotas de azul de metileno são adicionadas à solução injetada para identificação de possíveis vazamentos. Ao término da expansão, a troca final por prótese definitiva deve ser realizada idealmente de 3 a 6 meses após a cirurgia primária. Caso a paciente tenha se submetido a tratamento adjuvante, convém aguardar de 4 a 12 semanas após sua conclusão para a troca do implante[1,4].

RECONSTRUÇÃO COM MATERIAL ALOPLÁSTICO

A maioria das pacientes é candidata a uma reconstrução com prótese ou expansor, sendo fundamental que o médico decida, com a paciente, qual o melhor tipo de reconstrução. A seguir estão descritas as opções disponíveis e suas respectivas indicações.

Reconstrução com prótese de silicone definitiva

A reconstrução com prótese definitiva pode ser realizada na maioria dos casos, desde que haja integridade do músculo peitoral maior e do retalho cutâneo da mastectomia, na ausência de infecção local. Sua principal vantagem é ser executada em um único tempo[2].

Essa reconstrução está indicada, principalmente, para pacientes submetidas à mastectomia com preservação de pele e/ou complexo areolopapilar (CAP), cujos tumores tenham até 5cm e distem pelo menos 1cm da pele ou do CAP. Nesses casos é menor a possibilidade de radioterapia, o que beneficia o resultado estético. Caso o tumor meça mais de 5cm ou existam fatores preditivos para radioterapia adjuvante, pode ser indicado o uso do expansor temporário com posterior substituição pela prótese definitiva ou considerada a reconstrução com tecido autólogo[4].

A paciente ideal para reconstrução com esse implante é magra, com mamas de tamanho pequeno a moderado, ptose pequena e formato da mama bem definido. Embora a maioria das mulheres não apresente todas essas características, é possível alcançar resultados razoáveis com boa adequação em roupas, especialmente se houver simetrização da mama contralateral. Essas questões são menos críticas em reconstruções bilaterais em razão do uso bilateral de implantes[1].

A ausência de pele suficiente para fechar a ferida sobre a prótese é contraindicação absoluta para essa modalidade de reconstrução. Em geral, isso ocorre em pacientes com tumores avançados, o que demanda grande retirada de pele, ou após radioterapia, quando há danificação da pele. Ademais, em caso de infecção ativa, convém realizar fechamento primário, prescrever antibioticoterapia e programar a cirurgia reconstrutora para pelo menos 3 meses depois. Outra contraindicação absoluta é a esclerodermia, pois a pele é pouca elástica, impedindo sua adequada expansão e favorecendo a ocorrência de extrusão da prótese[2,4].

A viabilidade do retalho dermogorduroso deve ser sempre avaliada, sendo a reconstrução contraindicada caso esteja inadequada. Ademais, nos casos de ausência do músculo peitoral maior e nas mamas de grande volume, a maior possibilidade de má circulação do retalho favorece a reconstrução com tecido autólogo[1].

Fatores preditivos, como tamanho e tipo tumoral, invasão angiolinfática, acometimento axilar e idade da paciente, podem indicar radioterapia adjuvante. A reconstrução prévia a esse procedimento oncológico é um tema controverso na literatura e merece avaliação cautelosa. Alguns autores acreditam que a radioterapia não altera os resultados estéticos quando há adequação e planejamento terapêutico otimizado com uso de equipamentos modernos ou materiais especiais, como as telas ou matrizes dérmicas.

Em contrapartida, alguns estudos sugerem risco maior de contratura capsular na reconstrução seguida de radioterapia. Apesar disso, as pacientes mantêm um bom nível de satisfação, e a maioria afirma que, apesar de eventuais resultados estéticos inferiores aos das pacientes não submetidas à radioterapia, manteriam essa opção de tratamento dada a segurança do ponto de vista oncológico[2,5].

A reconstrução com implante definitivo também é relativamente contraindicada quando a paciente é obesa e/ou tabagista, pois há risco maior de necrose cutânea dos retalhos de mastectomia e consequente exposição da prótese[2].

Reconstrução com expansor definitivo

O uso do expansor definitivo pode ser uma boa alternativa para os médicos em início de carreira na cirurgia reparadora mamária, por possibilitar alterações no volume da mama reconstruída. Isso permite ajustes posteriores na simetria contralateral e minimiza o sofrimento cutâneo, caso presente[4].

Em especial, a reconstrução com expansor definitivo está indicada para pacientes com mamas pequenas, submetidas a mastectomias conservadoras de pele, nas quais o dano cutâneo impede a colocação de prótese de volume final maior, sob risco de deiscência e extrusão[6].

Uma das vantagens dessa técnica é evitar futuras cirurgias para ajustes de volume, remodelagens de retalhos ou a troca dos expansores provisórios por implantes definitivos. Outros benefícios são a preservação da cicatrização da pele na mastectomia sem tensão e o aumento crescente do volume até o desejável. Além disso, em caso de ruptura, a solução é absorvida de modo a não causar dano à paciente[4,6].

Todavia, as pacientes devem ser orientadas sobre a tendência desse implante de apresentar ondulações mais visíveis e não ser tão confortável quanto os implantes definitivos de silicone[4].

Reconstrução em dois estágios

A reconstrução em dois estágios está indicada, principalmente, quando há falta de tecido para reconstrução com prótese definitiva, retalhos de má qualidade, risco de necrose cutânea ou quando a paciente deseja ter uma mama de volume maior e/ou quando a cirurgia deve ser mais rápida. Além disso, é frequentemente indicada para pacientes com maior probabilidade de precisar de radioterapia adjuvante, de modo que a expansão deve ser finalizada antes do início do tratamento.

É importante conscientizar as pacientes a respeito dos riscos aumentados para complicações pós-radioterapia com o uso de materiais aloplásticos. Apesar disso, muitas ainda optam pela reconstrução em dois estágios. Um estudo prospectivo conduzido por Cordeiro *et al.* mostrou que 80% das mulheres submetidas a essa reconstrução estavam satisfeitas em médio e longo prazo sem outra cirurgia[2,7,8].

Desse modo, a possibilidade de radioterapia pós-operatória não deve ser considerada contraindicação absoluta, e a reconstrução mamária com implantes nessas situações pode ser indicada na maioria das vezes, desde que não existam outros fatores de risco, como obesidade, tabagismo e diabetes. Essa recomendação não se aplica a pacientes que necessitarão de terapia adjuvante agressiva, como em caso de câncer de mama inflamatório, tumores de estádio IV, com metástase axilar volumosa. Nessas pacientes, as reconstruções imediatas devem ser desconsideradas para evitar complicações que possam atrasar o término do tratamento, mas indicada a reconstrução tardia com algum tipo de retalho autólogo[5,9].

As contraindicações absolutas assemelham-se às da reconstrução com prótese de silicone definitiva. Comorbidades como *diabetes mellitus* descontrolado, tabagismo acentuado, doença do colágeno e obesidade mórbida contraindicam relativamente a reconstrução em dois estágios, pois contribuem para o risco maior de complicações e/ou mau resultado estético[2]. Entretanto, é sempre importante discutir essas questões com as pacientes e os familiares, de modo a oferecer a melhor estratégia de reconstrução para as candidatas à mastectomia, bem como contar com alguma forma de cirurgia reparadora.

Técnica operatória

O planejamento operatório envolve decisões importantes, que extrapolam o tipo de prótese e a reconstrução a ser feita. Desse modo, nas consultas pré-operatórias convém definir o modelo e estimar o tamanho da prótese a ser usada, de modo a tê-la disponível no momento oportuno. A forma e o contorno da nova mama são delineados segundo as dimensões da loja mamária a ser reconstruída e com a largura e a altura da mama contralateral – que definirão o volume mamário final. Entretanto, vale a pena pesar o espécime da mastectomia para definição final do volume e da simetria mamária[4]. Recomenda-se o cálculo de rotina do volume estimado do implante a ser utilizado, bem como a solicitação de volumes alternativos para escolha no momento da colocação.

No pré-operatório imediato, pouco antes da indução anestésica, são feitas marcações na pele da paciente em ortostatismo. Apesar das variações conforme a técnica usada, há sempre a marcação da linha média, que se estende da fúrcula esternal até o nível da cicatriz umbilical, do eixo vertical da mama e do sulco inframamário, bilateralmente, além da escolha da incisão a ser utilizada no procedimento cirúrgico. No intraoperatório, a confecção da loja protética é uma das etapas mais importantes[2,4].

Confecção da loja submuscular

Esse é o tipo de loja mais comumente realizado e, para que seja viável, é fundamental que a mastectomia tenha mantido íntegros o músculo peitoral e o sulco inframamário. Após essa avaliação, prossegue-se com a dissecção do espaço subpeitoral, descolando o músculo peitoral maior de suas adjacências, tendo como limite interno dessa loja a borda lateral do esterno e como limite inferior o sulco inframamário (Quadro 35.3).

Na porção superior, a dissecção pode ser feita com manobras digitais de descolamento, pois essa região é formada por tecido areolar pobre em vasos, tornando a dissecção mais rápida e segura. Na porção medial, próximo ao esterno, inicia-se a secção do músculo peitoral, que continua por toda a extremidade inferior. Convém tomar cuidado, pois a dissecção deve ser idealmente realizada na fáscia do músculo reto abdominal. Essa dissecção inferior pode ser estendida lateralmente com o objetivo de liberar o músculo serrátil anterior e possibilitar a formação de uma loja completa[2,4].

Outra opção para obtenção da loja muscular completa consiste no uso de matrizes dérmicas acelulares (ADM na sigla em inglês) para cobrir o polo inferior e/ou lateral da prótese. Nesse caso, o músculo peitoral maior é elevado e desinserido inferiormente. A parte inferolateral do implante é então coberta com a derme acelular, suturada superiormente no músculo peitoral maior elevado e inferiormente na parede torácica lateral e na região correspondente à prega inframamária.

Acredita-se que as ADM confiram segurança adicional ao implante, mas os estudos a respeito ainda são limitados. A matriz é recomendada, principalmente, para reconstruções mamárias imediatas ou tardias com implante em que a cicatriz ficará localizada sobre o material aloplástico, sem cobertura muscular satisfatória[1,2,4].

Quadro 35.3 Indicações e vantagens de cada tipo de loja muscular

	Indicações	Vantagens
Loja muscular parcial	Retalho cutâneo do quadrante inferior tem espessura e irrigação satisfatórias Incisão cirúrgica possibilita que a cicatriz fique sobre a musculatura	Procedimento mais simples Menos complicações Menos dor Melhor acomodação do implante Melhor projeção do polo inferior da mama Silhueta mamária mais natural
Loja muscular completa	Retalho fino Incisão cutânea localizada no quadrante inferior ou lateral da mama	Protege o implante de eventuais extrusões em caso de deiscências

Fonte: adaptado de Hu *et al.*, 2009[2].

Confecção da loja pré-peitoral

A reconstrução da mama com implantes no espaço pré-peitoral tem sido cada vez mais estudada e realizada em razão dos inúmeros benefícios clínicos para a paciente, os quais incluem redução da dor (aguda ou crônica), eliminação da deformidade no seio reconstruído e taxas extremamente baixas de contratura capsular, além da redução de um fenômeno conhecido como "animação mamária". A técnica pode ser executada como reconstrução em dois estágios ou em estágio único, com inclusão de prótese definitiva, ambas já abordadas previamente[10].

Nessa reconstrução, o implante é colocado completamente acima dos músculos peitoral maior e serrátil, no espaço anatômico anteriormente ocupado por parênquima mamário. Assim, não há dissecção, elevação ou expansão dos músculos da parede torácica, preservando-os em seu sítio anatômico original. Nesse caso, é fortemente indicada a ressecção mamária por meio de incisão axilar, pois a prótese fica distante da cicatriz e por isso mais protegida de eventuais deiscências e possíveis extrusões[10].

Embora a técnica seja muito eficaz, o sucesso é baseado na seleção correta das pacientes. Como o implante é colocado mais próximo à pele, com menor cobertura de tecidos vascularizados, o cirurgião deve excluir mulheres com comorbidades que afetam a circulação microvascular e a qualidade do tecido mole, como *diabetes mellitus* mal controlado, obesidade (IMC > 35kg/m^2) e tabagismo atual ou recente[10].

Além disso, deve ser analisado o *status* de radiação no momento da cirurgia. Essa técnica não é recomendada para pacientes com história prévia de radiação na mama, pois a expansão do tecido anteriormente irradiado apresenta alto risco de deiscência da ferida e infecção – sendo mais indicada a reconstrução com tecido autólogo. Em contraste, a reconstrução mamária pré-peitoral deve ser considerada para pacientes que irão receber radioterapia pós-mastectomia. Nesses casos, a mastectomia com reconstrução com material aloplástico é realizada na pele da mama que ainda não foi irradiada. Assim, embora o risco de complicações pós-operatórias permaneça alto, é semelhante ao de pacientes submetidas à reconstrução submuscular da mama, o que torna a loja pré-peitoral uma opção viável[10].

Critérios oncológicos também devem ser avaliados no processo de escolha. Esse tipo de loja é contraindicado para pacientes com tumor que invade a parede torácica ou o músculo peitoral maior em razão do risco maior de recorrência na parede torácica. Assim, essas pacientes se beneficiam mais de uma reconstrução submuscular, em que o músculo peitoral fica logo abaixo da pele na mama reconstruída, facilitando a detecção de eventual recorrência nessa região (Figura 35.1)[10].

Independentemente da loja confeccionada, após sua confecção procede-se à rigorosa revisão da hemostasia e à lavagem da cavidade com solução fisiológica, soluções antissépticas com iodo ou soluções antibióticas. Para reduzir a contaminação do leito operatório, seja por células tumorais, seja por bactérias da microbiota residente na pele, realizam-se nova antissepsia da pele e troca das luvas do médico que irá manusear o implante mamário. Coloca-se então o expansor ou a prótese definitiva na loja criada, mantendo sua posição anatômica e tomando cuidado para que sua curvatura inferior coincida com o sulco inframamário[4].

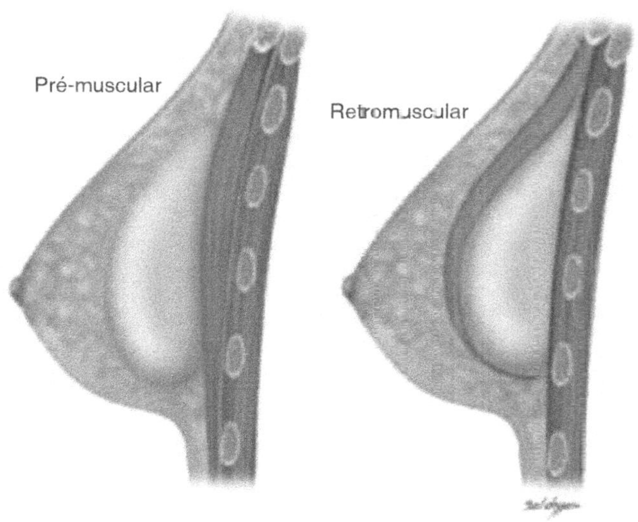

Figura 35.1 Lojas pré-muscular e retromuscular. (Reproduzida de Lucena *et al.*, 2017[4].)

Cuidados pós-operatórios

Alguns cuidados são essenciais no pós-operatório da reconstrução mamária. Os principais são: usar o sutiã cirúrgico pelo tempo prescrito, não levantar os braços acima dos ombros e não dormir em decúbito ventral ou lateral por pelo menos 30 dias, tomar as medicações corretamente (analgésicos e antibióticos) e manter uma dieta saudável e nutritiva. Além disso, contrariando o senso comum, a paciente não deve ficar deitada o tempo todo, sendo recomendado que faça movimentos leves, como andar dentro de casa[4].

Para retirada do dreno, são obedecidos os critérios normais de qualquer cirurgia: em geral, no sétimo dia ou em caso de drenagem em 24 horas inferior a 40mL. O uso de antibiótico profilático é recomendado, sendo a cefalosporina a escolha ideal[4].

Complicações

Tabagismo, obesidade, hipertensão arterial e idade superior a 65 anos parecem ser fatores de risco independentes para complicações, com aumento significativo do risco de falha reconstrutora, ou seja, com necessidade de remoção do implante[7]. As complicações podem ser divididas em imediatas e tardias (Quadro 35.4).

A extrusão do implante resulta de infecção, necrose da pele ou deiscência. Nos casos de exposição de prótese e infecção, o implante deve ser removido e indicada nova reconstrução após 3 a 6 meses[2].

Quadro 35.4 Complicações imediatas e tardias mais frequentes na reconstrução com implante

Complicações imediatas	Complicações tardias
Hematoma Infecção (1% a 3% dos casos) Seroma persistente Necrose cutânea Deiscência da ferida Exposição da prótese (2% a 10%)	Deflação da prótese/expansor *Rippling* mamário (pequenas dobras palpáveis no envelope do implante) Ruptura do implante Contratura capsular

Fonte: adaptado de Bagnoli *et al.*, 2017[2].

A complicação tardia mais frequente é a contratura capsular, que ocorre em cerca de 25% dos casos após seguimento de 2 anos. Nos casos mais severos é preciso realizar capsulotomia e/ou capsulectomia cirúrgica. Diversos estudos tentam estabelecer as causas da contratura capsular, sendo a radioterapia, prévia ou pós-operatória, a causa mais comumente associada à contratura capsular de grau III ou IV. Atualmente, com as novas técnicas de radioterapia, a frequência de contraturas graves diminuiu, mas elas ainda ocorrem. Apesar disso, estudos recentes demonstram que, ainda assim, a satisfação das pacientes é alta, e a maioria delas escolheria ser submetida ao mesmo tipo de reconstrução[2,3,11].

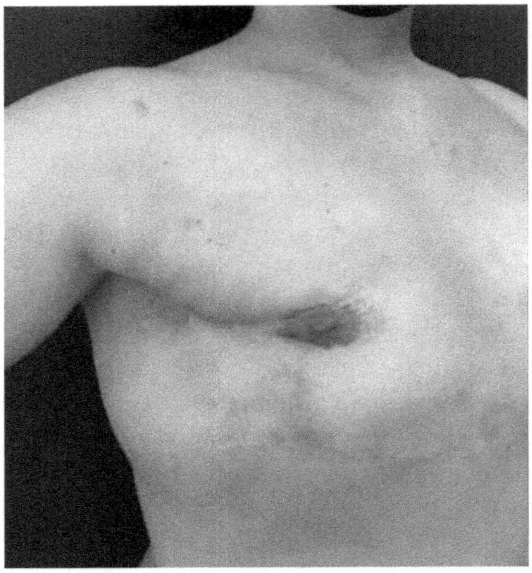

Figura 35.2 Sequelas da radioterapia na parede torácica. (Acervo pessoal do Dr. Clécio Ênio Murta de Lucena, Belo Horizonte, MG.)

RECONSTRUÇÃO COM RETALHOS MIOCUTÂNEOS

A reconstrução mamária com retalhos miocutâneos é a escolha quando as condições locais da parede torácica não possibilitam bom resultado com material aloplástico ou quando a paciente requer uma reconstrução autóloga. Essa reconstrução é preferida para pacientes com sequelas da radioterapia na parede torácica, como radiodistrofia ou forte retração muscular devido à fibrose intensa, ou caso seja necessária uma importante quantidade de tecido cutâneo.

O retalho grande dorsal (LDF na sigla em inglês) e o retalho miocutâneo transverso do reto abdominal (TRAM na sigla em inglês), mono ou bipediculado, são os mais usados.

Reconstrução com retalho do músculo latíssimo do dorso/grande dorsal

O LDF é comumente usado para reconstrução mamária e envolve uma tunelização subcutânea através da região axilar, para a área da mama, do músculo grande dorsal ipsilateral, com ou sem pele e tecidos subcutâneos. Na maioria das pacientes, o retalho não tem volume suficiente para reconstrução mamária completa e, assim, costuma ser combinado à colocação de um implante imediato ou de um expansor (Figura 35.3)[1].

Indicações e contraindicações

O LDF pode ser usado na reconstrução primária da mama após mastectomia ou como procedimento de resgate em pacientes com resultados indesejados em reconstruções

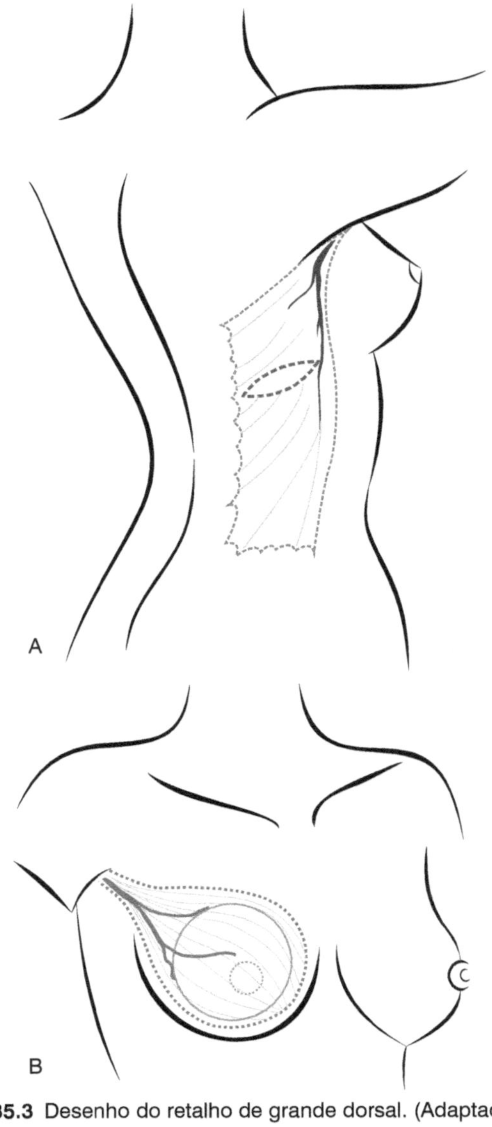

Figura 35.3 Desenho do retalho de grande dorsal. (Adaptada de Petit *et al.*, 2012[12].)

prévias. Trata-se de excelente opção nos casos de grandes obesas, cujos seios são volumosos, e de fumantes, embora os riscos de complicações da ferida operatória nessas populações permaneçam elevados, quando comparados aos das mulheres de peso normal e não fumantes[1].

A principal contraindicação é uma toracotomia prévia com secção do músculo latíssimo ou de seu pedículo. O suprimento de sangue para o LDF são os vasos toracodorsais, que podem ser ocasionalmente lesionados durante a dissecção axilar ou a própria biópsia de linfonodo axilar. Testar a capacidade da paciente de flexionar esse músculo é uma maneira simples de avaliar a integridade dos vasos do pedículo, uma vez que o nervo, a artéria e a veia toracodorsais estão intimamente associados[1].

Técnica

O planejamento e as marcações pré-operatórias são feitos com a paciente em ortostatismo. No intraoperatório, a paciente deverá estar em decúbito lateral ou ventral. Quando se opta pelo decúbito lateral, o ombro ipsilateral é fixado em estrutura rígida em ângulo de 90 graus, como mostrado na Figura 35.4.

A preparação do retalho começa com a incisão da pele conforme a demarcação cutânea, dissecando-se no plano da fáscia subcutânea até alcançar superiormente a borda do músculo grande dorsal e medialmente até sua inserção nos processos espinhosos das vértebras. Vai-se descolando lateralmente até seu limite na prega axilar posterior e inferiormente até um limite arbitrário a critério do cirurgião. As etapas estão sumariamente descritas a seguir e demonstradas nas Figuras 35.3 e 35.5.

Nesse momento, o retalho fica completamente liberado da parede posterior e fixado apenas pelo tendão umeral do grande dorsal e pelo feixe vasculonervoso. A dissecção correta do retalho possibilita a formação de um túnel subcutâneo até a região mamária. O retalho passa através desse túnel em direção à área receptora, e a região doadora é fechada com suturas absorvíveis. Nessa etapa, se estiver em decúbito ventral, a paciente é movida para decúbito dorsal de modo a facilitar o acesso cirúrgico. O músculo é dissecado a partir de sua inserção no úmero no nível imediatamente abaixo do músculo redondo menor. O ramo do serrátil anterior deve ser cuidadosamente preservado para garantir o fornecimento de sangue para o retalho caso haja lesão do pedículo toracodorsal. Quando o pedículo é identificado, o dedo é passado sob o tendão (entre o pedículo e o tendão) para protegê-lo durante a ressecção proximal parcial ou total do tendão[2].

Com a paciente em decúbito dorsal, o retalho transposto para o local do defeito é posicionado e remodelado para formação da nova mama. O retalho é fixado nos limites superiores da área da mastectomia. O implante pode ser colocado entre o músculo grande dorsal e o

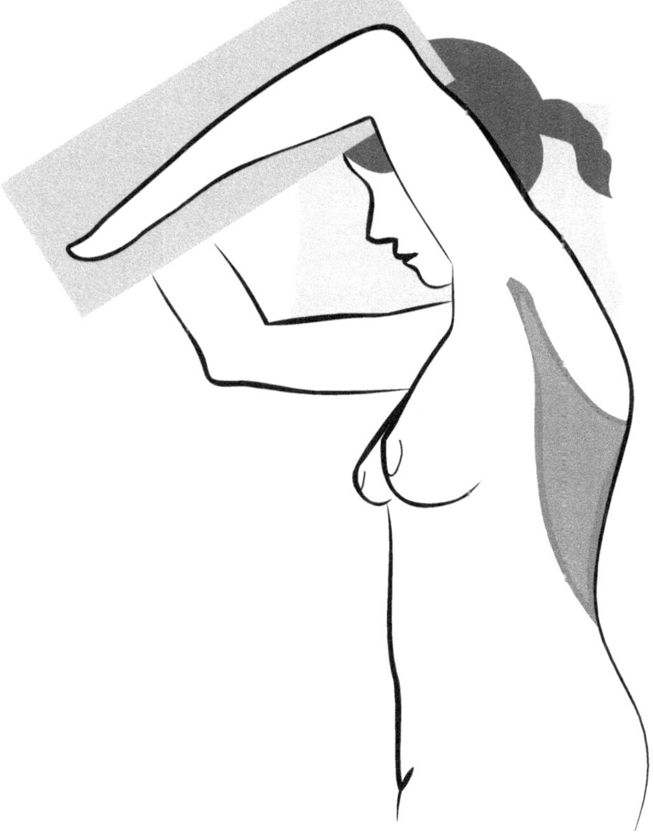

Figura 35.4 Paciente em decúbito lateral com ombro ipsilateral fixado em ângulo de 90 graus. (Reproduzida de Neligan *et al.*, 2015[13].)

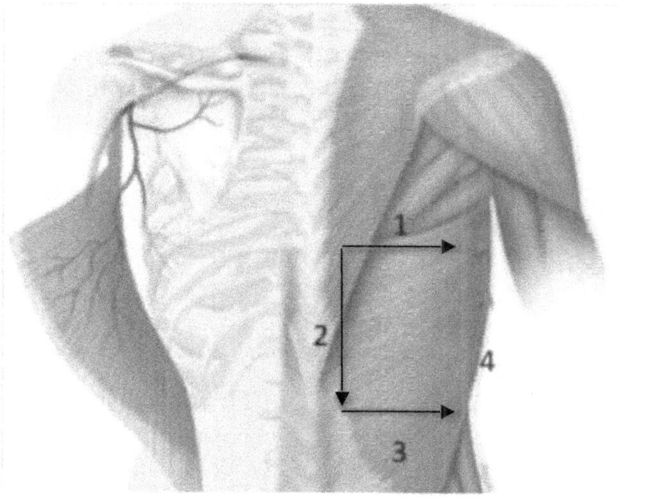

1. A confecção do retalho se inicia pela borda superomedial, fronteira com músculo trapézio, realizada a dissecção de sua borda superior em direção à axila
2. Em seguida, dissecam-se as inserções do músculo na camada posterior da fáscia toracolombar (limite medial)
3. O músculo é ressecado em sua borda inferior. Caso haja necessidade da utilização de todo o músculo, realiza-se a dissecção de suas inserções próximo à crista ilíaca (limite inferior)
4. Por fim, realizam-se o desprendimento lateral em direção axilar (prega axilar anterior) e a desinserção com músculo serrátil que se encontra em face posterior do retalho

Figura 35.5 Etapas da dissecção do retalho. (Reproduzida de Bagnoli *et al.*, 2017[2].)

peitoral maior ou, se houver necessidade, atrás do músculo peitoral maior. É importante que o retalho seja fixado nos limites superior e lateral para que o implante não corra risco de deslizamento para a região axilar[2].

Complicações

O LDF tem taxas baixas de complicações e incidência muito reduzida de perda total do retalho, mesmo nas pacientes com alto risco de apresentar intercorrências. No entanto, às vezes ocorre necrose parcial das porções distais do retalho, principalmente em fumantes e obesas. Assim, pode ser necessária a excisão dessas regiões com consequências limitadas. A complicação imediata mais relatada no pós-operatório é a formação de seroma na área doadora, resultando no uso prolongado de drenos subcutâneos. A incidência dessa complicação pode ser reduzida por meio de suturas no subcutâneo para fechar o espaço morto criado. Hematomas também podem ser problemáticos, se não houver cuidado na ligadura das perfurantes intercostais do retalho[1,14].

Complicações tardias do LDF incluem dor ou sensação de aperto na área doadora, cicatriz alargada e movimentos diminuídos. Limitação da amplitude de movimento do braço ipsilateral e ombro congelado também podem ocorrer, sendo preocupantes em pacientes idosas, em mulheres com patologia de ombro preexistente e naquelas previamente tratadas com extensa dissecção dos linfonodos axilares e radiação. Reabilitação fisioterápica pode ser necessária nesses casos[1,15,16].

Problemas relacionados com a prótese mamária também são fonte de complicações. Entretanto, a maioria dos estudos relata baixas taxas de infecção e de ruptura do implante/expansor. As taxas de contratura capsular após transferência do retalho foram relatadas apenas por alguns estudos e, embora variável, a incidência de contratura capsular grave (grau Baker III ou IV) é baixa (3,6%) e tem a irradiação mamária prévia como principal fator de risco associado a esse tipo de intercorrência[1,17,18].

Reconstrução mamária com retalho miocutâneo transverso do reto abdominal

A reconstrução mamária com TRAM é realizada por meio da transferência, por um túnel dermocutâneo, de um ou dois músculos retos abdominais, com uma ilha de pele e gordura retirada horizontalmente sob o umbigo, até a região mamária. O retalho TRAM tem um suprimento de sangue duplo e deve ser transferido como um retalho pediculado, com base na irrigação pelos vasos epigástricos superiores e suas perfurantes ou, em uma estratégia diferente, como retalho microcirúrgico (TRAM livre), com base na artéria e veia epigástricas inferiores e suas perfurantes conectadas quase sempre na artéria mamária interna. Neste capítulo é abordado o primeiro tipo de retalho, o mais comum e de segurança e eficácia estabelecidas por numerosos estudos (Figura 35.6)[1].

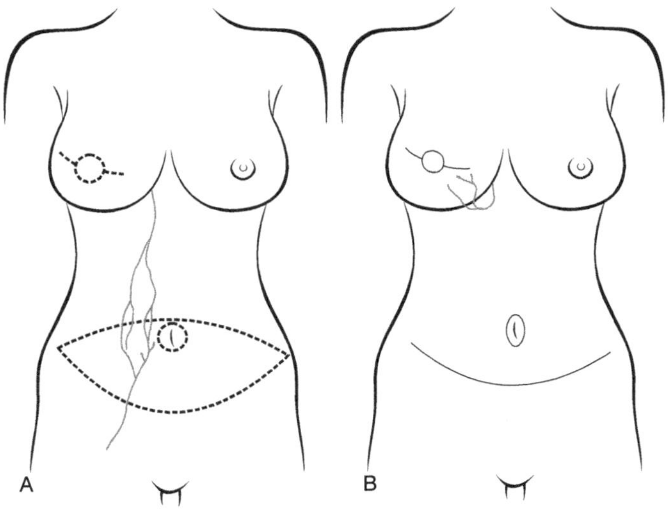

Figura 35.6 Desenho do retalho miocutâneo transverso do reto abdominal. (Reproduzida de Petit *et al.*, 2012[12].)

Essa técnica torna possível a reconstrução mamária apenas com tecido autólogo, sem uso de próteses mamárias, promovendo aparência e consistência naturais à mama reconstruída, bem como resultados duradouros. Além disso, não compromete o seguimento oncológico e os tratamentos complementares necessários para o câncer de mama. Outro aspecto favorável desse retalho miocutâneo é a manutenção de boa simetria com a mama contralateral temporalmente, tornando muito menor a necessidade de simetrização contralateral do que após a reconstrução com implante. De acordo com o volume, a forma e o grau de ptose da mama contralateral, uma simetria adequada pode ser alcançada sem a necessidade de procedimentos na mama oposta. Entretanto, quando necessário, também podem ser associadas técnicas de mastopexia ou mamoplastia redutora na mama oposta para obtenção de melhor simetria[1].

Indicações e contraindicações

A paciente ideal para um retalho TRAM tem tecidos suficientes nas áreas abdominais inferiores, bem como flacidez adequada da pele para promover o fechamento do defeito abdominal, tornando possível substituir esteticamente o volume desejado da mama. O procedimento pode ser realizado em algumas pacientes com flacidez adequada da pele, mas com volume insuficiente, devendo ser associado um implante de silicone para garantir a projeção e o volume da mama[1].

Técnica

Na reconstrução por meio desse retalho miocutâneo, os tecidos são coletados do abdome inferior junto aos vasos perfurantes que emergem da porção inferior do músculo reto abdominal. Após a ligadura dos vasos epigástricos inferiores, o músculo é seccionado inferiormente e o retalho é deslocado superiormente para a área da mama a

Quadro 35.5 Indicações e contraindicações absolutas e relativas do retalho miocutâneo transverso do reto abdominal

Indicações	Pós-mastectomia de tumores localmente avançados, com ampla ressecção de pele História de radioterapia complementar pós-mastectomia Falha na reconstrução com prótese Desejo de reconstrução autóloga e/ou recusa ao uso de próteses
Contraindicações absolutas	Operações abdominais anteriores que interromperam o suprimento de sangue do retalho TRAM (colecistectomias abertas, dermolipectomias abdominais etc.) Lipoaspirações prévias Ausência de volume adequado na área doadora
Contraindicações relativas	Tabagismo Diabetes Obesidade (IMC > 30kg/m²) Desejo de gravidez futura Necessidade de radioterapia pós-mastectomia História de quimioterapia neoadjuvante (até 6 semanas antes de cirurgia)

Fonte: adaptado de Harris *et al.*, 2014[1].

ser reconstruída, por um túnel obtido mediante elevação da camada cutânea abdominal em direção ao leito mamário. Nesse procedimento há a transferência da metade ipsilateral do retalho TRAM com uma pequena porção da pele que cruza a linha média.

Em casos raros, quando toda a pele ou o volume do retalho TRAM são necessários para reconstrução, ambos os músculos retos são usados (TRAM bipediculado) para maximizar o suprimento de sangue da pele subjacente. Para reconstrução mamária bilateral, o retalho é dividido na linha média (retalho bipartido), separando os músculos retos e tecidos subjacentes, e transferindo cada hemi-TRAM individualmente para cada mama[1].

A fáscia abdominal é reparada mais comumente com o uso de tela de polipropileno, e a pele do local doador é fechada com as técnicas de abdominoplastia. Ao longo dos anos, as técnicas de reconstrução com retalho TRAM evoluíram para limitar a morbidade do local doador, diminuindo a quantidade retirada de músculo reto e fáscia, bem como para melhorar o suprimento de sangue dos tecidos. Como resultado desses avanços, esse retalho é considerado por muitos o padrão ouro para reconstrução mamária tardia[2].

O tempo cirúrgico médio é de 4 a 5 horas, e o tempo de internação costuma variar entre 3 e 7 dias. Durante a internação, deve ser mantida a profilaxia para trombose venosa profunda com heparina de baixo peso molecular ou enoxaparina. A antibioticoprofilaxia com cefazolina 1g endovenosa a cada 6 a 8 horas é mantida por 24 horas. Em virtude da morbidade potencial causada pela infecção nesse tipo de cirurgia, como atraso na cicatrização das feridas operatórias e no início dos tratamentos adjuvantes, a maioria dos cirurgiões adota como conduta o uso prolongado de antibióticos no pós-operatório (> 24 horas), por 7 dias ou até a retirada dos drenos. Em geral, os drenos são retirados em torno de 7 dias, independentemente do volume de drenagem, sem aumento das complicações pós-operatórias, como seroma[2].

Em situações de drenagem intensa ainda no sétimo dia, os drenos poderão ser mantidos por período maior conforme avaliação da equipe cirúrgica. Muitos autores recomendam a retirada quando a drenagem está abaixo de 30mL/24 horas, independentemente do tempo. A cinta abdominal e o sutiã cirúrgico são mantidos por cerca de 30 a 60 dias, e as pacientes devem ser orientadas a evitar movimentos bruscos ou esforços pelo mesmo período. A recuperação completa, em geral, acontece em torno de 6 semanas[2].

Complicações

O comprometimento da vascularização do retalho por deficiência de irrigação ou por estase venosa é uma das complicações mais graves. As complicações isquêmicas marcam o início de muitas outras, como necrose, levando à perda parcial ou completa do retalho e à deiscência das bordas da ferida operatória. As deiscências na área doadora também estão relacionadas com fechamento com muita tensão, podendo ocasionar a exposição da tela com risco maior de infecções, as quais podem ser de difícil resolução[2].

As pacientes tabagistas por mais de 10 anos são mais suscetíveis a complicações, como necrose dos retalhos cutâneos da mastectomia, deiscências de sutura e infecções na parede abdominal, o que leva a crer que essa é uma contraindicação relativa ao TRAM. O seroma é uma complicação comum na área doadora no TRAM, com incidência variando de 13,5% a 42,8%, podendo ser minimizada por meio de pontos de tensão no subcutâneo associados ao uso de drenos de sucção[2].

Atenção especial deve ser dada ao reparo da parede abdominal, pois as alterações no contorno da parede abdominal também costumam ser complicações comuns após o TRAM, incluindo abaulamentos e hérnias abdominais, com incidência variando entre 0% e 35%. A utilização das telas é indicada, na grande maioria das vezes, para reforço no fechamento da parede abdominal, reduzindo a ocorrência dessas complicações. A força abdominal também pode sofrer diminuição, principalmente no caso de TRAM bipediculado, e exigir reabilitação fisioterápica[2].

A radioterapia pode interferir negativamente nos resultados cosméticos do TRAM e demais retalhos, em geral aumentando as taxas de complicações, como necrose. No entanto, esse prejuízo é consideravelmente menor do que o que pode ocorrer nas reconstruções com implantes, sendo a reconstrução com retalhos uma alternativa viável quando já se prevê a necessidade de radioterapia pós-mastectomia, individualizando caso a caso. Cabe dar atenção às contraindicações do TRAM – embora muitas delas não sejam absolutas, isso é importante para a adoção de medidas e técnicas cirúrgicas que possam reduzir e prevenir a ocorrência de complicações associadas a esses fatores de risco[2,5].

SEGUIMENTO APÓS RECONSTRUÇÃO MAMÁRIA

Não existe consenso quanto ao seguimento clínico das pacientes submetidas à reconstrução mamária. A maioria dos protocolos recomenda avaliações semestrais por meio de exame clínico e excepcionalmente com métodos de imagem. A indicação e o tipo de exames de imagem variam de acordo com o caso, em especial após mastectomias preservadoras de pele e CAP, que demandam a avaliação da presença ou não de tecido glandular residual. Segundo recomendação da agência estadunidense Food and Drug Administration (FDA), a integridade dos implantes mamários deve ser avaliada a cada 3 anos por meio de ressonância magnética[2].

Referências

1. Harris J, Pine J, Goolsby J, Moyer E, Dougherty B, Mallon T et al. Diseases of the breast. 5. ed. Philadelphia, PA: Lippincott Williams & Wilkins, 2014.
2. Bagnoli F, Brenelli FP, Pedrini JL et al. Mastologia: do diagnóstico ao tratamento. Goiânia: Conexão Propaganda e Editora, 2017.
3. Araco A, Caruso R, Araco F, Overton J, Gravante G. Capsular Contractures: A Systematic Review. Plastic and Reconstructive Surgery 2009; 124(6):1808-19.
4. Lucena C, Paulinelli R, Pedrini J. Oncoplastia e reconstrução mamária. 1 ed. Rio de Janeiro: Medbook, 2017.
5. Barry M, Kell M. Radiotherapy and breast reconstruction: a meta-analysis. Breast Cancer Research and Treatment 2011; 127(1): 15-22.
6. Oliveira C. Reconstrução mamária com implante expansor definitivo: experiência pessoal. Revista Brasileira de Cirurgia Plástica 2013; 28(1):78-84.
7. Cordeiro P, McCarthy C. A Single Surgeon's 12-Year Experience with Tissue Expander/Implant Breast Reconstruction: Part II. An Analysis of Long-Term Complications, Aesthetic Outcomes, and Patient Satisfaction. Plastic and Reconstructive Surgery 2006; 118(4):832-9.
8. McCarthy C, Klassen A, Cano S et al. Patient satisfaction with post-mastectomy breast reconstruction. Cancer 2010; 116(24):5584-91.
9. Ho A, Bovill E, Macadam S, Tyldesley S, Giang J, Lennox P. Post-mastectomy Radiation Therapy after Immediate Two-Stage Tissue Expander/Implant Breast Reconstruction. Plastic and Reconstructive Surgery 2014; 134(1):1e-10e.
10. Sbitany H. Important Considerations for Performing Prepectoral Breast Reconstruction. Plastic and Reconstructive Surgery 2017; 140:7S-13S.
11. Hu E, Pusic A, Waljee J et al. Patient-Reported Aesthetic Satisfaction with Breast Reconstruction during the Long-Term Survivorship Perio. Plastic and Reconstructive Surgery 2009; 124(1):1-8.
12. Petit J, Rietjens M, Lohsiriwat V et al. Update on Breast Reconstruction Techniques and Indications. World Journal of Surgery 2012; 36(7):1486-97.
13. Neligan P et al. Cirurgia plástica de mama. 3. ed. São Paulo: Elsevier Editora Ltda, 2015.
14. Shin I, Lee D, Lew D. Efficacy of Quilting Sutures and Fibrin Sealant Together for Prevention of Seroma in Extended Latissimus Dorsi Flap Donor Sites. Archives of Plastic Surgery 2012; 39(5):509.
15. Tarantino I, Banic A, Fischer T. Evaluation of Late Results in Breast Reconstruction by Latissimus Dorsi Flap and Prosthesis Implantation. Plastic and Reconstructive Surgery 2006; 117(5):1387-94.
16. Giordano S, Kääriäinen M, Alavaikko J, Kaistila T, Kuokkanen H. Latissimus Dorsi Free Flap Harvesting May Affect the Shoulder Joint in Long Run. Scandinavian Journal of Surgery 2011; 100(3):202-7.
17. Levine S, Patel N, Disa J. Outcomes of Delayed Abdominal-Based Autologous Reconstruction Versus Latissimus Dorsi Flap Plus Implant Reconstruction in Previously Irradiated Patients. Annals of Plastic Surgery 2012; 69(4):380-2.
18. Hardwicke J, Prinsloo D. An Analysis of 277 Consecutive Latissimus Dorsi Breast Reconstructions: A Focus on Capsular Contracture. Plastic and Reconstructive Surgery 2011; 128(1):63-70.

CAPÍTULO

36

Lipoenxertia e Refinamentos em Cirurgia Mamária

Jorge Villanova Biazus
Gabriel de Oliveira Gelape
Clara Nunes Castro

INTRODUÇÃO

A lipoenxertia é uma técnica de preenchimento com gordura para regiões carentes de tecido, seja por dano, seja por perda tecidual. Na mama, a carência tecidual pode derivar de malformações congênitas, envelhecimento e trauma ou mesmo ser secundária a procedimentos como intervenções cirúrgicas e radioterapia. Nesse sentido, as causas podem coexistir e favorecer distorções na construção da imagem corporal da paciente, de modo a causar alterações psicossociais que justifiquem procedimentos capazes de restaurar a harmonia das mamas.

A busca por soluções estéticas que visem restaurar a identidade e funcionalidade das mamas une a mastologia e a cirurgia plástica na incorporação de alternativas de refinamento cirúrgico. Nesse contexto, o enxerto autólogo de gordura destaca-se como uma prática crescente de restauração para defeitos adquiridos ou congênitos, evoluindo em termos de aceitação e satisfação das pacientes[1].

A gordura passou a ser utilizada como tecido de preenchimento no final do século XIX, a partir da tentativa de transferência de um lipoma do dorso para correção de uma malformação na região peitoral[2]. O interesse pela técnica renovou-se a partir da constatação de que cerca de 50% do tecido gorduroso enxertado tendem a permanecer vitalizados em longo prazo, favorecendo sua reutilização a partir de procedimentos de lipoaspiração desenvolvidos na década de 1970.

As múltiplas possibilidades e aplicações surgidas com essa nova ferramenta provocaram uma mudança no escopo de procedimentos reparadores em vários campos da cirurgia[3].

APLICABILIDADE DA LIPOENXERTIA

A técnica pode ser utilizada no manejo cirúrgico do câncer de mama, seja na reparação das sequelas após radioterapia, seja na reconstrução parcial da mama, realizando a reposição de volume de maneira imediata, bem como no refinamento e modelagem mamária, restaurando volume, forma, textura e, especialmente, a simetria do conjunto das mamas após reconstruções mamárias com implantes ou retalhos miocutâneos, atualmente denominadas cirurgias híbridas.

O sucesso da técnica baseia-se em seu caráter autólogo, o que favorece sua biocompatibilidade, facilidade de coleta e baixa toxicidade, especialmente quando comparado a outros materiais comumente utilizados para preenchimento[4]. Além disso, cabe considerar o custo acessível e a baixa morbidade associada.

INDICAÇÕES DA LIPOENXERTIA NA CIRURGIA MAMÁRIA

A partir da evolução da cirurgia mamária e do advento da cirurgia conservadora, tornou-se cada vez mais importante conciliar os melhores resultados oncológicos e estéticos possíveis. Assim, surgiu a necessidade de interligar ciência e arte, fundindo conceitos da cirurgia oncológica aos princípios da cirurgia estética – o que deu origem à chamada cirurgia oncoplástica[5,6].

Nesse processo foi possível incorporar à cirurgia oncológica da mama as adaptações de cirurgias estéticas, cumprindo uma dupla função: a ressecção oncologicamente segura, associada a melhores resultados estéticos. Atualmente, com o desenvolvimento continuado das técnicas de oncoplastia, o papel da lipoenxertia no refinamento dos resultados é fundamental (Figura 36.1).

Pós-mastectomia

Em pacientes mastectomizadas, a lipoenxertia apresenta ótimos resultados estéticos quando associada à cirurgia reparadora da mama, seja na reconstrução com

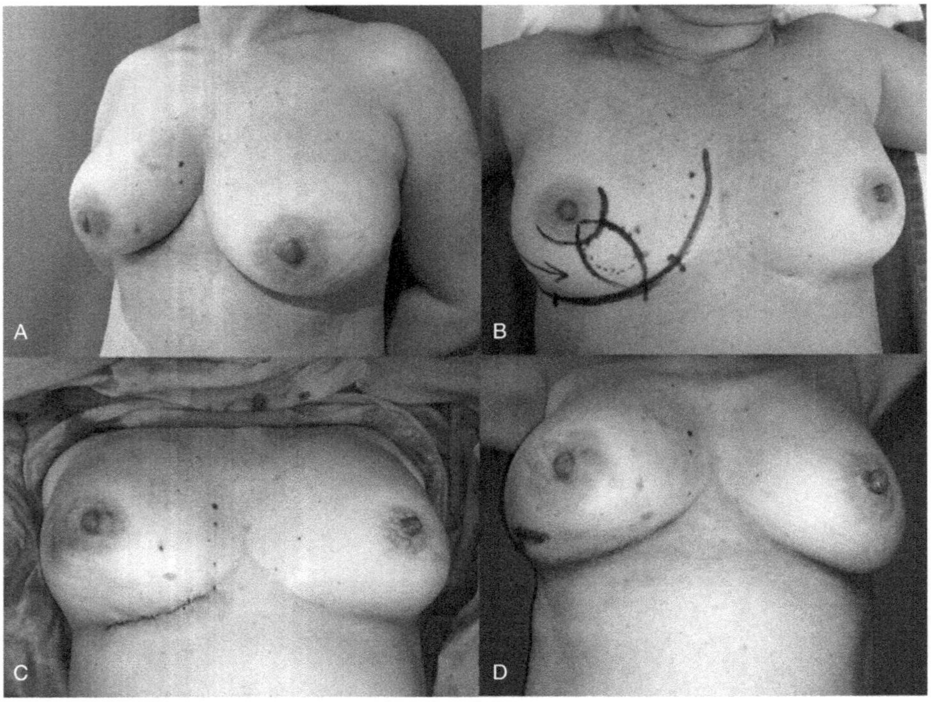

Figura 36.1 Paciente submetida a cirurgia conservadora para câncer de mama com lipoenxertia imediata de abordagem inframamária. **A** Paciente em ortostatismo, no período pré-operatório. **B** Marcação pré-cirúrgica da paciente no pré-operatório. **C** Pós-operatório imediato – paciente em decúbito dorsal. **D** Visão frontal da paciente em pós-operatório tardio – veja encarte colorido. (Acervo pessoal do Dr. Jorge Villanova Biazus, Porto Alegre, RS.)

emprego de implantes, seja em cirurgias com retalhos miocutâneos. A associação à lipoenxertia como refinamento da técnica pode recuperar a naturalidade de forma e contorno mamário, sendo, portanto, uma opção de preparo da parede torácica para possibilitar uma abordagem cirúrgica posterior[7,8]. Esse processo, porém, pode ser vagaroso e eventualmente mais custoso, por demandar múltiplas abordagens – o que exige tempo e paciência por parte da paciente. Apesar disso, a lipoenxertia pode evitar reconstrução com uso de retalhos e possibilitar uma intervenção cirúrgica menos agressiva, a partir da implantação de prótese (Figura 36.2)[9].

Para aplicação da lipoenxertia devem ser levadas em consideração as principais deformidades que podem ocorrer em cirurgias reparadoras da mama, de modo a supri-las enquanto refinamento cirúrgico. Em relação à inserção de retalho, é possível observar uma irregularidade em sua espessura, ocasionando importantes desníveis entre sua margem e o restante do conteúdo mamário. Ademais, o aumento excessivo da mama em razão do volume inadequado de retalho ou mesmo a perda de volume da mama por necrose tecidual favorece o uso de tecido gorduroso autólogo para possibilitar a construção de contornos mamários mais suaves.

Nas reconstruções com implantes, a tendência de formação de contornos abruptos também ocorre e pode ainda estar associada a estiramento do tecido mamário, aderência e fibrose tecidual devido à manipulação cirúrgica. A perda tecidual resultante desse processo pode não só limitar a capacidade funcional da paciente, mas também prejudicar a reabordagem cirúrgica, quando necessária.

Desse modo, ao suavizar o contorno mamário no contexto cirúrgico, a lipoenxertia favorece ainda a simetria das mamas, uma vez que, além de todas as mudanças já citadas, também ocorrem a retificação das curvas mamárias e a projeção do complexo areolopapilar na evolução pós-cirúrgica das pacientes[2,10].

Pacientes pós-tratamento conservador de câncer de mama

A radioterapia complementar à cirurgia conservadora da mama pode associar-se a deformidades importantes na mama. De forma precoce, edema, fibrose e necrose gordurosa podem prejudicar a simetria mamária. Em longo prazo, a retração cicatricial e a progressiva contratura do corpo glandular podem prejudicar a harmonização do conjunto das mamas (Figura 36.3).

Em geral, considera-se ainda que a radioterapia é um fator complicador não apenas no pré e peroperatório – o que limita o planejamento e o uso da técnica – mas também no pós-operatório, a partir das chances aumentadas de infecção e da maior dificuldade de cicatrização[10,11]. Em termos de segurança oncológica, questiona-se a possibilidade de aumento de recidiva a partir do preenchimento das mamas com tecido adiposo. Isso porque há a hipótese de que a gordura transplantada tem a capacidade de influenciar a angiogênese em uma região receptora, a qual ainda pode conter células cancerígenas, embora até o momento não haja evidências dessa ocorrência na prática clínica[12,13]. Essas células podem ser residuais ou até mesmo representar novos focos de doença *in situ*, especialmente em mulheres jovens com história de câncer de mama. Preconiza-se o esclarecimento da equipe

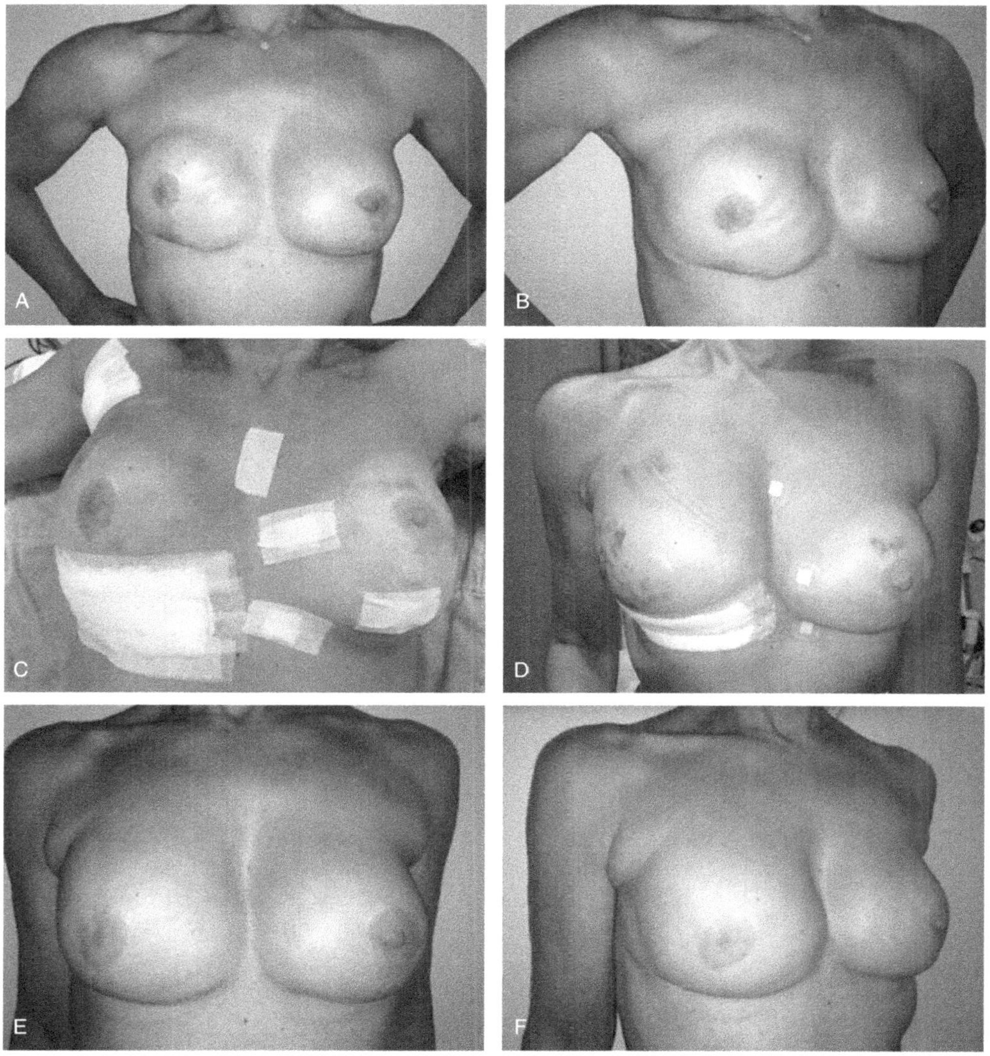

Figura 36.2 Paciente submetida à lipoenxertia tardia com recuperação do revestimento de reconstrução com prótese, sendo o volume enxertado de 220cc à direita e 70cc à esquerda. **A** e **B** Visão frontal e lateral durante pré-operatório. **C** e **D** Paciente em decúbito dorsal e em ortostatismo em pós-operatório imediato. **E** e **F** Visão frontal e lateral em pós-operatório tardio – veja encarte colorido. (Acervo pessoal do Dr. Jorge Villanova Biazus, Porto Alegre, RS.)

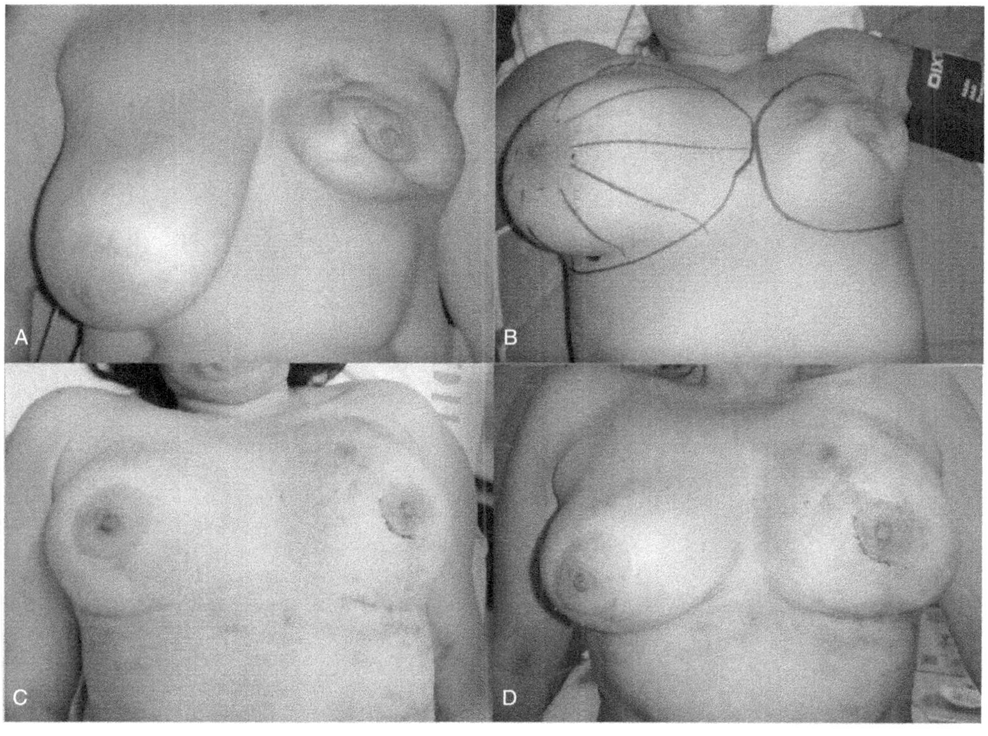

Figura 36.3 Lipoenxertia para correção de grave sequela pós-radioterapia em mama esquerda. **A** Fotografia mostrando sequela de radioterapia – cabe ressaltar a assimetria e a retração cicatricial de mama esquerda. **B** Marcação pré-cirúrgica de mastectomia à direita para simetrização mamária. **C** e **D** Paciente após quarta sessão de lipoenxertia, na qual foi enxertado o volume total de 830cc. Note a melhora de volume, silhueta e textura mamária – veja encarte colorido.. (Acervo pessoal do Dr. Jorge Villanova Biazus, Porto Alegre, RS.)

assistente sobre esses riscos relacionados com a técnica e não totalmente elucidados pela literatura científica[14].

O cuidado oncológico deve contemplar ainda a realização de biópsia na presença de tecido suspeito, considerando que a avaliação radiológica não será comprometida se for executada por profissionais especializados e experientes, mesmo que a mama seja modificada pela intervenção terapêutica[15].

Correção de anomalias congênitas

A técnica é útil no reparo de deformidades congênitas, como *pectus excavatum*, síndrome de Poland e micromastia, além das assimetrias mamárias no geral. Ao preencher sítios anatômicos que não foram previamente lesionados por danos externos, como a radioterapia, são esperados bons resultados da lipoenxertia nessas situações. Assim, o procedimento é capaz de promover com segurança uma aparência natural das mamas, aumentando significativamente a autoestima das pacientes (Figura 36.4)[3].

Cirurgia estética

O uso da lipoenxertia para fins estéticos, em pacientes não oncológicos, ainda é controverso na literatura. Apesar disso, em pacientes que desejam remover próteses, mantendo ou mesmo aumentando o volume dos seios, a técnica tem sido realizada com relativa satisfação[16]. Mantém-se desafiadora a quantificação exata do tamanho final da mama enxertada, dada a variabilidade da reabsorção do lipoenxerto, o que pode frustrar a capacidade da técnica e as expectativas estéticas da paciente[17,18].

O uso isolado da técnica demanda atenção quanto ao seguimento da paciente em relação ao rastreamento do câncer de mama: a inserção do tecido autólogo pode mascarar uma neoplasia ou criar um falso padrão de malignidade às posteriores mamografias (MMG) por estimular a formação de cistos e calcificações em pacientes não mastectomizadas. Assim, torna-se válida a recomendação de obter uma MMG pré-cirúrgica, que deve ser levada a título de comparação na propedêutica a ser posteriormente realizada pela paciente.

Ainda assim, há a necessidade de capacitação especializada de radiologistas, em geral restritos aos grandes centros do país. Nesse contexto, a técnica tem sido utilizada em pacientes selecionadas, indo além da possibilidade de coleta do tecido gorduroso autólogo – a ausência de fatores de risco para o câncer de mama, a compreensão quanto aos riscos e limitações da técnica e a oportunidade de seguimento dos protocolos da equipe assistencial são fatores a serem avaliados nesses casos[15].

TÉCNICA

Coleta

Existem várias técnicas possíveis para coleta do tecido da área doadora, que deve ser iniciada a partir de incisões limpas e reduzidas. Caso haja cicatrizes prévias, incisões sobrepostas podem favorecer um melhor resultado estético, o que também é válido para o sítio receptor[19].

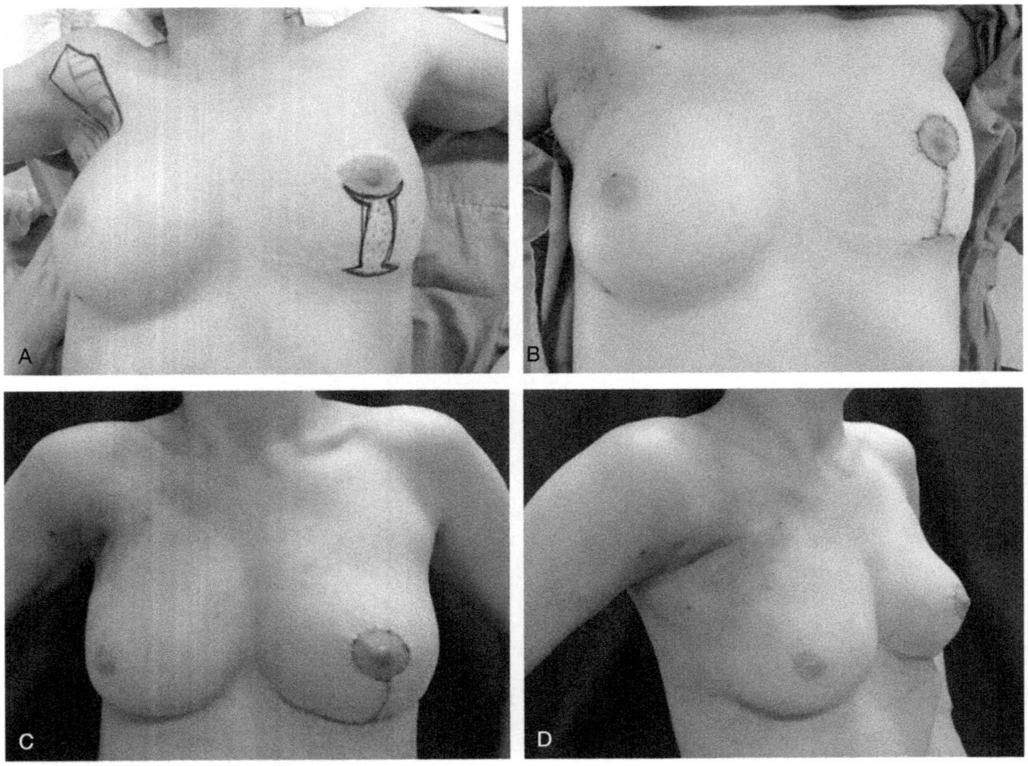

Figura 36.4 Lipoenxertia em cirurgia híbrida para correção de síndrome de Poland. **A** Pré-operatório com marcação das áreas de lipoaspiração e lipoenxertia. **B** Pós-operatório imediato em decúbito dorsal. **C** e **D** Visão frontal e lateral direita de pós-operatório em ortostatismo – veja encarte colorido.. (Acervo pessoal do Dr. Jorge Villanova Biazus, Porto Alegre, RS.)

No método de Coleman, por exemplo, utiliza-se uma cânula de aspiração de dois orifícios com ponta romba conectado a uma seringa de 10mL. A partir da manipulação do êmbolo da seringa, o cirurgião deve estabelecer pressão negativa de modo a possibilitar a coleta do tecido adiposo da região doadora.

Em geral, a pressão equivale a 40% da pressão gerada pela lipossucção, o que será discutido a seguir. Apesar de menor, a pressão é suficiente para alcançar a remoção tecidual necessária, além de ser menos traumática[17].

Seringas como a Lipokit™ conseguem coletar o material através da lipoaspiração. A técnica é realizada por meio de um tubo de sucção ligado a uma cânula personalizada de múltiplos orifícios que obtém a gordura com maior velocidade e acelera a coleta. Nesse processo, a pressão negativa é alcançada através da bomba de sucção que está acoplada à cânula e que é capaz de gerar grande pressão negativa e retirar mais facilmente o tecido adiposo. Apesar da maior facilidade técnica, o método é mais agressivo[16].

Estudos em animais e humanos, testando diferentes sítios e técnicas de processamento, não evidenciam diferença significativa na viabilidade tecidual. A viabilidade tem se mostrado muito semelhante para os sítios mais comumente coletados: abdome, coxa, flanco e joelho[18,19]. A escolha do sítio doador, portanto, depende do perfil e do desejo da paciente, que deverá ponderar o resultado estético e o conforto pós-cirúrgico.

Processamento

O tecido gorduroso é processado de forma essencialmente mecânica com intuito de remover detritos celulares, sangue e óleo provenientes da coleta. Em virtude da delicadeza do material e da necessidade de maximizar sua viabilidade, todo o cuidado com a peça é necessário para que o tecido viável seja preservado.

A decantação do conteúdo aspirado é uma das técnicas possíveis, a partir da qual o tecido gorduroso é coletado e deixado em um recipiente para decantar por 20 a 30 minutos. Nesse curto período, a gravidade separará o material a partir das diferentes densidades, tornando possível o descarte do soro e do sangue da amostra[3]. Esse processo pode ser realizado tanto no próprio recipiente no qual o conteúdo foi coletado como em seringas, para as quais será feita a transferência final do conteúdo antes da enxertia.

A centrifugação, por sua vez, consiste na colocação do material coletado em seringas com volumes variáveis de acordo com a capacidade da centrífuga, procurando manter o peso equilibrado na centrífuga – colocando pesos em lados opostos. Ao final do processo, é visualizada a separação do conteúdo em três camadas: óleo, gordura e sangue.

Após a eliminação do óleo e do sangue, a gordura é transferida para seringas de menor capacidade para realização da lipoenxertia. A gordura pertencente à camada mais superior será transferida para seringas menores com a ajuda de um conector Luer-to-Luer™, até o leito receptor da mama da paciente[3,6].

A lavagem, que consiste na passagem do conteúdo coletado por uma peneira estéril com a posterior limpeza a partir de solução salina ou Ringer lactato, pode ocorrer de maneira isolada ou ser posteriormente associada às técnicas previamente descritas. Apesar de realizada com certa rapidez, o uso isolado da lavagem acaba sendo preterido em alguns serviços em razão de sua baixa eficiência.

Enxertia

A avaliação prévia da área receptora é essencial para o planejamento das infiltrações que serão realizadas, sendo tão importante quanto a dissecção dos planos que irão abrigar a gordura. A própria cânula que será utilizada para enxertia irá realizar a dissecção romba para deposição do enxerto. A liberação de áreas de retração cicatricial ou fibrose pode ser realizada com cânula com ponta cortante, tipo Toledo.

A enxertia deve ser lenta, em injeção retrógrada, em baixo volume e na forma de filetes, buscando incluir o tecido em múltiplos planos e em múltiplos vetores, tanto horizontais como verticais. Em regiões com cordões fibrosos, o reforço deverá ser paralelo às regiões fibrosadas. O objetivo dessas infiltrações é formar as trabéculas mais uniformes possíveis, visando forjar algo parecido a um favo de mel[2].

A infiltração subcutânea visa melhorar o contorno, enquanto injeções intraparenquimatosas aumentam a projeção mamária. Podem ser realizadas, ainda, injeções na região intrapeitoral, no tecido submamário e no subcutâneo, conforme o perfil da paciente e a modelagem esperada[16].

Vale ressaltar que seringas menores injetam conteúdo com pressão maior, enquanto as de volume maior o fazem com menor pressão[20]. Por isso, ainda que o tamanho da seringa não se reflita na longevidade final do enxerto, essa escolha é etapa essencial do planejamento cirúrgico: a escolha de seringas menores pode auxiliar o manejo de regiões que apresentam maior resistência tecidual, mas pode ser danosa nos casos de regiões mais delicadas por exercerem pressão excessiva e brusca.

É importante que o cirurgião sempre se certifique de realizar uma enxertia cautelosa, averiguando os resultados de dada infiltração antes de reiniciar a próxima injeção de gordura. Para exemplificar esse cuidado, o tempo médio desse procedimento, segundo Coleman *et al.*, foi de 2 horas para os primeiros 100mL, somadas a 45 minutos para cada 100mL de enxerto adicional[17].

Recomenda-se a realização de *overgrafting*, ou seja, enxerto com quantidade maior de tecido adiposo do que o desejado para obtenção do ideal estético, uma vez que parte desse tecido será reabsorvida nos 4 a 6 meses seguintes ao procedimento[20]. Essa reabsorção varia em torno de 30% a 60% na primeira abordagem e diminui para cerca de 20% nas seguintes[18].

Todavia, ainda é controversa na literatura a relação entre a viabilidade tecidual e a vascularização da região. Enquanto alguns autores relatam maior viabilidade dos enxertos em tecidos musculares, mais bem vascularizados, outros mostram bom aproveitamento em mamas com menor vascularização[21,22]. Por exemplo, regiões submetidas previamente à radioterapia ou com intensa fibrose parecem reabsorver grandes taxas de gordura, apesar da baixa vascularização[4].

A associação a plasma rico em plaquetas possibilita boa sobrevida do tecido enxertado[21,23]. Ademais, o enriquecimento com células-tronco vem sendo relacionado com maior viabilidade tecidual e melhores resultados pós-transplante, especialmente quando essas células advêm de camadas mais superficiais dos sítios doadores[13,23].

A capacidade de projeção do contorno mamário após lipoenxertia é uma habilidade a ser extensivamente trabalhada na curva de aprendizado do cirurgião, o qual deve ser guiado pela prática e pelo aperfeiçoamento das técnicas estabelecidas. Com vistas ao melhor resultado possível, convém entender profundamente o desejo da paciente e esclarecer as possibilidades e os riscos, mantendo-se realista quanto aos prováveis resultados[14].

Para que sejam alcançados os melhores resultados, há a necessidade de uma ou duas sessões de lipoenxertia, as quais devem ser realizadas com intervalos de pelo menos 6 meses. A satisfação quanto aos diversos procedimentos citados neste capítulo varia entre 74% e 93%, sendo maior com as cirurgias para colocação simultânea de próteses e menor em casos de assimetria e ptose mamária[2,3,16].

ADIPÓCITO E SOBREVIVÊNCIA DO ENXERTO

O estudo histopatológico por meio das diferentes colorações, como Sudan Black, auxilia o entendimento quanto à sobrevivência dos adipócitos, enquanto os métodos de imagem, como ressonância magnética e ultrassonografia, são capazes de quantificar com mais exatidão o tecido vitalizado macroscopicamente.

Um enxerto, independentemente de sua origem, deve ser manipulado com grande delicadeza e técnica, uma vez que o dano mecânico influencia sua vitalidade, bem como o resultado. No entanto, evidências atuais indicam que a manipulação, extração e processamento influem menos na vitalidade do tecido do que o processo de infiltração em si[24]. Logo, mais importante do que centrifugar ou lavar uma amostra sob diferentes pressões e acelerações é enxertar cautelosamente uma quantidade adequada de tecido no leito receptor, de modo a evitar a formação de lagos de gordura que fatalmente serão reabsorvidos nas regiões enxertadas[25].

Quando combinada ao uso de vasoconstritor, a anestesia pode contribuir para a sobrevivência tecidual e, no caso especial dos anestésicos do tipo amida, é possível reduzir a migração de leucócitos e toxinas, como radicais livres e lisozimas, que podem ser mobilizados e comprometer a viabilidade do enxerto[24].

A exposição tecidual ao ar não é recomendada, uma vez que o tecido adiposo seco tende a sofrer intensa degradação, além de aumentar o risco de contaminação. A obtenção da amostra menos exposta e mais limpa possível é o ideal, buscando também remover os ácidos graxos livres liberados pela lise de adipócitos e as células sanguíneas extravasadas em razão de sua capacidade de induzir importante resposta inflamatória[6,25].

Permanece a questão sobre a melhor maneira de preservar a gordura em longo prazo. Evidências mostram mudanças anatômicas sutis quando o tecido não congelado é armazenado à baixa temperatura, com impacto semelhante ao das alterações causadas pelo congelamento-descongelamento. Todavia, mais estudos são necessários para a devida comparação das técnicas[1].

DESFECHOS DESFAVORÁVEIS

Como em qualquer procedimento cirúrgico, a lipoenxertia está sujeita a efeitos indesejados, como edema, calcificação, formação de cistos e infecção, seja do sítio do doador, seja do enxerto, que eventualmente pode evoluir para sepse[27]. Um erro comum é a enxertia de alto volume de gordura em regiões localizadas e mal distribuídas, formando lagos de tecido gorduroso, o que predispõe a isquemia e necrose do enxerto. Outro desfecho iatrogênico é o pneumotórax, de ocorrência rara, relacionada com a inexperiência do cirurgião[7].

Após a abordagem, o peso pré-cirúrgico deve ser mantido, uma vez que o emagrecimento leva à assimetria mamária, a qual é agravada nas regiões lipoenxertadas. Por outro lado, o aumento de peso acarreta ganho desproporcional nas áreas receptoras do enxerto em relação ao restante do corpo. Quando a enxertia é realizada em mais de um procedimento, a assimetria relacionada com a mudança de peso tende a ser menor[7].

CONSIDERAÇÕES FINAIS

A lipoenxertia é uma prática que vem sendo aprimorada e é cada vez mais difundida em virtude dos excelentes resultados estéticos alcançados, com boa taxa de integração do enxerto, baixo risco de complicações e grande satisfação das pacientes[3,7,27]. Especialmente quando realizada para refinamento da cirurgia mamária, trata-se de uma prática consagrada com a tendência de evoluir cada vez mais, tornando-se um procedimento com resultado mais natural e menos desconfortável para as pacientes.

Estudos que avaliem melhor a capacidade de cada técnica poderão elucidar as melhores para coleta, armazenamento e infiltração, de modo a manter maior quantidade de tecido vitalizado no sítio de enxertia. Também se espera que os estudos ajudem a sistematizar a melhor maneira de se proceder ao seguimento e como alcançar o melhor resultado estético e oncológico para essas pacientes.

Para maior disseminação da técnica, é necessária a elucidação de fatores como atividade lipogênica dos sítios doadores (abdome, flancos, coxa), idade e peso ideais das pacientes, quantidade ideal de tecido a ser enxertado e riscos oncogênicos.

O entendimento a respeito das limitações de movimento das regiões a serem modeladas e o estudo individual dos diferentes fatores agressores, como trauma, radiação, cicatrização e consequências no tecido desvitalizado, muito auxiliarão o avanço, a satisfação, a segurança e a individualização do método de acordo com o perfil da paciente a ser submetida à lipoenxertia.

Referências

1. Missana M, Laurent I, Barreau L, Balleyguier C. Autologous fat transfer in reconstructive breast surgery: Indications, technique and results. Eur J Surg Oncol 2007; 33(6):685-90.
2. ELFadl D, Garimella V, Mahapatra T, Mcmanus P, Drew P. Lipomodelling of the Breast: A review. Breast 2010; 19(3):202-9.
3. Delay E, Garson S, Tousson G, Sinna R. Fat Injection to the Breast: Technique, Results, and Indications Based on 880 Procedures Over 10 Years. Aesthet Surg J 2009; 29(5):360-76.
4. Simonacci F, Bertozzi N, Grieco M, Grignaffini E, Raposio E. Procedure, applications, and outcomes of autologous fat grafting. Ann Med Surg 2017; 20:49-60.
5. Kaufman C. Increasing Role of Oncoplastic Surgery for Breast Cancer. Curr Oncol Rep 2019; 21(12)111.
6. Weber W, Soysal S, Fulco I et al. Standardization of oncoplastic breast conserving surgery. Eur J Surg Oncol 2017; 43(7):1236-43.
7. Agha R, Fowler A, Herlin C, Goodacre T, Orgill D. Use of autologous fat grafting for breast reconstruction: A systematic review with meta-analysis of oncological outcomes. J Plast Reconstr Aesthet Surg 2015; 68(2):143-61.
8. Sarfati I, Ihrai T, Kaufman G, Nos C, Clough K. Adipose-tissue grafting to the post-mastectomy irradiated chest wall: Preparing the ground for implant reconstruction. J Plast Reconstr Aesthet Surg 2011; 64(9):1161-6.
9. Del Vecchio D. "SIEF"—Simultaneous Implant Exchange with Fat. J Plast Reconstr Aesthet Surg 2012; 130(6):1187-96.
10. Bernard R, Beran S. Autologous Fat Graft in Nipple Reconstruction. J Plast Reconstr Aesthet Surg 2003; 112(4):964-8.
11. O'Halloran N, Courtney D, Kerin M, Lowery A. Adipose-Derived Stem Cells in Novel Approaches to Breast Reconstruction: Their Suitability for Tissue Engineering and Oncological Safety. Breast Cancer: Basic and Clinical Research. 2017; 11 117822341772677.
12. Rigotti G, Marchi A, Galiè M et al. Clinical Treatment of Radiotherapy Tissue Damage by Lipoaspirate Transplant A Healing Process Mediated by Adipose-Derived Adult Stem Cells. J Plast Reconstr Aesthet Surg 2007; 119(5):1409-22.
13. Matsuda K, Falkenberg K, Woods A, Choi Y, Morrison W, Dilley R. Adipose-Derived Stem Cells Promote Angiogenesis and Tissue Formation for In Vivo Tissue Engineering. Tissue Eng Part A 2013; 19(11-12):1327-35.
14. Delay E, Sinna R, Delaporte T, Flageul G, Tourasse C Tousson G. Patient Information Before Aesthetic Lipomodeling (Lipoaugmentation): A French Plastic Surgeon's Perspective. Aesthet Surg J 2009; 29(5):386-95.
15. Costantini M, Cipriani A, Belli P et al. Radiological findings in mammary autologous fat injections: A multi-technique evaluation. Clin Radiol 2013; 68(1):27-33.
16. Rosing J, Wong G, Wong M, Sahar D, Stevenson T, Pu L. Autologous Fat Grafting for Primary Breast Augmentation: A Systematic Review. Aesthet Surg J 2011; 35(5) 882-90.
17. Coleman S. Structural Fat Grafts. Clin Plast Surg 2001; 28(1):111-9.
18. Herold C, Ueberreiter K, Busche M, Vogt P. Autologous Fat Transplantation: Volumetric Tools for Estimation of Volume Survival. A Systematic Review. Aesthet Surg J 2013; 37(2):380-7.
19. Fontes T, Brandão I, Negrão R, Martins M, Monteiro R. Autologous fat grafting: Harvesting techniques. Annals of Medicine and Surgery 2018; 36:212-8.
20. Rodriguez R, Condé-Green A. Quantification of Negative Pressures Generated by Syringes of Different Calibers Used for Liposuction. Plastic & Reconstructive Surgery 2012; 130(2): 383e-384e.21. Gentile P, Orlandi A, Scioli M et al. A Comparative Translational Study: The Combined Use of Enhanced Stromal Vascular Fraction and Platelet-Rich Plasma Improves Fat Grafting Maintenance in Breast Reconstruction. Stem Cells Transl Med 2012; 1(4):341-51.
22. Sommer B, Sattler G. Current Concepts of Fat Graft Survival: Histology of Aspirated Adipose Tissue and Review of the Literature. Dermatol Surg 2000; 26(12):1159-66.
23. Gentile P, Di Pasquali C, Bocchini I et al. Breast Reconstruction with Autologous Fat Graft Mixed with Platelet-Rich Plasma. Surg Innov 2012; 20(4):370-6.
24. Condé-Green A, Gontijo de Amorim N, Pitanguy I. Influence of decantation, washing and centrifugation on adipocyte and mesenchymal stem cell content of aspirated adipose tissue: A comparative study. J Plast Reconstr Aesthet Surg 2010; 63(8):1375-81.
25. Ferraro G, De Francesco F, Tirino V et al. Effects of a New Centrifugation Method on Adipose Cell Viability for Autologous Fat Grafting. Aesthet Surg J 2010; 35(3):341-8.
26. Spear S, Wilson H, Lockwood M. Fat Injection to Correct Contour Deformities in the Reconstructed Breast. Plast Reconstr Surg 2005; 116(5):1300-5.
27. Petit J, Lohsiriwat V, Clough K et al. The Oncologic Outcome and Immediate Surgical Complications of Lipofilling in Breast Cancer Patients: A Multicenter Study—Milan-Paris-Lyon Experience of 646 Lipofilling Procedures. Plast Reconstr Surg 2011; 128(2):341-6.

CAPÍTULO

37

Cirurgia Mamária em Indivíduos Transgêneros

Clécio Ênio Murta de Lucena
Marcela Chagas Lima Mussi
Vicente Estevão Gonçalves

INTRODUÇÃO

O termo *transgênero* descreve a experiência do indivíduo cuja identidade de gênero é em algum grau incompatível com o sexo biológico – usualmente designada ao nascer conforme a aparência da genitália externa[1]. Nesse sentido, o termo refere-se às pessoas cuja identidade e/ou expressão de gênero é incongruente com relação às normas sociais, associadas ao conceito binário de gênero masculino e feminino[2].

Esses indivíduos podem ou não passar por um processo de modificações corporais em certo momento da vida – a depender do desejo de tais mudanças para a vivência confortável de seu gênero. A terminologia associada à vivência de gênero, por influência cultural e temporal, evolui com constantes alterações. O entendimento adequado dos termos e de suas definições revela-se essencial na atenção e cuidado à saúde dessa população (Quadro 37.1)[1].

Quadro 37.1 Aspectos conceituais associados à vivência de gênero

Termo/expressão	Definição
Sexo biológico	É atribuído ao nascer com base na aparência dos órgãos genitais externos. Aspectos cromossômicos, hormonais e gonadais também compõem sua definição
Gênero	Relaciona-se com o senso interno de experiência do sexo biológico
Identidade de gênero	Percepção intrínseca de pertencimento a determinado gênero – o qual pode ou não corresponder ao sexo biológico atribuído ao nascer
Expressão de gênero	Maneira pela qual um indivíduo expressa seu gênero. Isso pode ser incorporado por meio da aparência física (vestuário, estilo de cabelo), fala, maneirismos, padrão de comportamento na interação social etc.
Incongruência de gênero	Incompatibilidade entre a identidade ou expressão de gênero e as expectativas quanto ao sexo biológico determinado ao nascer. Pode ter aspecto social – entre a identidade de gênero interna e o gênero externamente reconhecido por outros – e/ou físico – entre a identidade de gênero e suas próprias características sexuais, primárias e/ou secundárias
Transgênero	Indivíduo cuja identidade de gênero difere do sexo atribuído ao nascimento
Transexual	Historicamente, descreve pessoas que optam por modificar características sexuais, sejam elas primárias e/ou secundárias, por meio de intervenções médicas
Transmasculino	Descreve a pessoa que nasceu biologicamente do sexo feminino, mas se identifica como pertencente ao gênero masculino
Transfeminino	Descreve a pessoa que nasceu biologicamente do sexo masculino, mas se identifica como pertencente ao gênero feminino
Travesti	Indivíduo que incorpora em sua aparência aspectos culturalmente associados ao outro gênero, mas aceita sua genitália
Orientação sexual	Diz respeito a por quem o indivíduo se sente sexualmente atraído, devendo ser definida por ele. Não há relação direta com sua identidade de gênero

Fonte: adaptado das referências 3 a 6.

A identidade de gênero, além de incongruente com relação ao sexo atribuído ao nascer, pode transcender à compreensão binária ajustada à categorização masculino/feminino[1]. Compõe ainda a terminologia, por exemplo, a caracterização do indivíduo enquanto *não binário*, quando não há identificação exclusiva nem com o gênero masculino nem com o feminino[3,4].

DISFORIA DE GÊNERO: DEFINIÇÃO E CRITÉRIOS DIAGNÓSTICOS

A disforia de gênero refere-se ao sofrimento mental vivenciado por conta da incongruência de gênero (veja o Quadro 37.1), o qual pode ser físico, social ou ambos. Nem todos os indivíduos vivenciarão a disforia[7]. As implicações desse quadro na qualidade de vida dos indivíduos evidenciaram a importância dos critérios diagnósticos para guiar o tratamento clinicamente necessário para essa situação[1].

Historicamente, são notórias as reformulações da disforia de gênero enquanto entidade nosológica no *Manual Diagnóstico e Estatístico de Transtornos Mentais* (DSM na sigla em inglês). Por exemplo, a prévia descrição do quadro como transtorno de identidade de gênero era para muitos considerada discriminatória, representando um potencial contribuinte para o estigma social e a "patologização" de uma identidade[8,9].

Desse modo, na última versão do manual (DSM-5), alterações como a mudança do nome para disforia de gênero e o foco na descrição do sofrimento mental causado pela incongruência de gênero tiveram como objetivo indicar tal sofrimento como diagnosticável e alvo de tratamento médico[1,5]. Essas modificações favorecem a manutenção dessa entidade no manual por assegurar o acesso aos serviços de saúde, considerando o papel do diagnóstico como justificativa para tratamentos e intervenções médicas[10]. Os critérios diagnósticos para disforia de gênero segundo o DSM-5 encontram-se no Quadro 37.2[11].

Considerando que a disforia pode apresentar-se de modo distinto em diferentes faixas etárias, o manual apresenta ainda critérios diagnósticos específicos para crianças (Quadro 37.3)[11].

DADOS EPIDEMIOLÓGICOS

Entre aqueles que buscam clínicas especializadas para redesignação ou readequação sexual, o DSM-5 estima que para indivíduos do sexo masculino ao nascimento a prevalência da disforia de gênero varia entre 0,005% e 0,014%, enquanto para indivíduos do sexo feminino a prevalência varia de 0,002% a 0,003%[11]. No Brasil, os dados epidemiológicos são escassos. Uma análise quantitativa realizada a partir do Sistema de Informações Hospitalares do Sistema Único de Saúde (SIH-SUS) indicou a realização de 320 procedimentos cirúrgicos de redesignação sexual entre janeiro de 2008 e maio de 2016, contemplados no Processo Transexualizador (PrTr), instituído pelo Ministério da Saúde[12].

Quadro 37.2 Critérios diagnósticos para disforia de gênero em adolescentes e adultos

Disforia de gênero em adolescentes e adultos 302.85 (F64.1)

A. Incongruência acentuada entre o gênero experimentado/expresso e o gênero designado de uma pessoa, com duração de pelo menos 6 meses, manifestada por no mínimo dois dos seguintes:

1. Incongruência acentuada entre o gênero experimentado/expresso e as características sexuais primárias e/ou secundárias (ou, em adolescentes jovens, as características sexuais secundárias previstas)
2. Forte desejo de livrar-se das próprias características sexuais primárias e/ou secundárias em razão de incongruência acentuada com o gênero experimentado/expresso (ou, em adolescentes jovens, desejo de impedir o desenvolvimento das características sexuais secundárias previstas)
3. Forte desejo pelas características sexuais primárias e/ou secundárias do outro gênero
4. Forte desejo de pertencer ao outro gênero (ou a algum gênero alternativo diferente do designado)
5. Forte desejo de ser tratado como o outro gênero (ou como algum gênero alternativo diferente do designado)
6. Forte convicção de ter os sentimentos e reações típicos do outro gênero (ou de algum gênero alternativo diferente do designado)

B. A condição está associada a sofrimento clinicamente significativo ou prejuízo no funcionamento social, profissional ou em outras áreas importantes da vida do indivíduo

Fonte: adaptado do *Manual Diagnóstico e Estatístico de Transtornos Mentais – DSM-5*, da Associação Americana de Psiquiatria (APA)[11].

Quadro 37.3 Critérios diagnósticos para disforia de gênero em crianças

Disforia de gênero em crianças 302.6 (F64.2)

A. Incongruência acentuada entre o gênero experimentado/expresso e o gênero designado de uma pessoa, com duração de pelo menos 6 meses, manifestada por no mínimo seis dos seguintes (um deles deve ser o Critério A1):

1. Forte desejo de pertencer ao outro gênero ou insistência de que um gênero é o outro (ou algum gênero alternativo diferente do designado)
2. Em meninos (gênero designado), uma forte preferência por *cross-dressing* (travestismo) ou simulação de trajes femininos; em meninas (gênero designado), uma forte preferência por vestir somente roupas masculinas típicas e uma forte resistência a vestir roupas femininas típicas
3. Forte preferência por papéis transgêneros em brincadeiras de faz de conta ou de fantasias
4. Forte preferência por brinquedos, jogos ou atividades tipicamente usados ou preferidos pelo outro gênero
5. Forte preferência por brincar com pares do outro gênero
6. Em meninos (gênero designado), forte rejeição de brinquedos, jogos e atividades tipicamente masculinos e forte evitação de brincadeiras agressivas e competitivas; em meninas (gênero designado), forte rejeição de brinquedos, jogos e atividades tipicamente femininas
7. Forte desgosto com a própria anatomia sexual
8. Desejo intenso por características sexuais primárias e/ou secundárias compatíveis com o gênero experimentado

B. A condição está associada a sofrimento clinicamente significativo ou a prejuízo no funcionamento social, acadêmico ou em outras áreas importantes da vida do indivíduo

Fonte: adaptado do *Manual Diagnóstico e Estatístico de Transtornos Mentais – DSM-5*, da Associação Americana de Psiquiatria (APA)[11].

Ao redor do mundo, a avaliação epidemiológica dessa população permanece um desafio por sofrer grave influência do estigma sociocultural, da variação dos critérios diagnósticos e das diferenças metodológicas entre os estudos com essa finalidade[13-15]. A análise a partir dos que buscam atendimento especializado torna esperada uma subestimação dos números encontrados, visto que nem todos procedem dessa maneira e/ou têm acesso a esses serviços médicos[16]. Além disso, alguns acessam a compra de hormônios por vias ilegais ou mesmo não têm qualquer acesso aos serviços de saúde[2].

INTERVENÇÕES PARA AFIRMAÇÃO DA IDENTIDADE DE GÊNERO

Somado à alteração na expressão de gênero no âmbito social, o processo de modificação de características sexuais para alinhamento à própria identidade é conhecido como *transição de gênero*[5]. Para alguns indivíduos, porém, o processo de afirmação da identidade de gênero por meio de tratamento médico não é visto como uma *transição*, já que nunca se reconheceram no papel de gênero designado ao nascer – o que permite referir-se a tal processo apenas como a adequação de seu corpo à sua identidade de gênero[1,17]. Além disso, a realização de qualquer intervenção para afirmação da identidade de gênero não é mandatória para validar o diagnóstico de disforia entre os pacientes[7].

Grande variedade de intervenções encontra-se disponível para o processo de afirmação da identidade de gênero, incluindo psicoterapia, terapia hormonal, cirurgias, terapia de voz e comunicação e depilação, além de medidas comportamentais (p. ex., uso de faixas ou enchimentos, ocultação genital, próteses) e jurídicas (p. ex., mudança do nome e do descritor de sexo em documentos oficiais)[1,3,18].

A avaliação dessas opções merece atenção cuidadosa, levando em consideração fatores intrínsecos ao indivíduo, como idade ao diagnóstico, apoio familiar e/ou social e afecção da saúde mental concomitantemente à disforia, a qual constitui possível interferência na capacidade de decisão do indivíduo[1,7].

Ademais, os riscos e benefícios associados aos tratamentos clínicos e/ou procedimentos cirúrgicos devem ser devidamente explicados, considerando as expectativas do paciente e o tempo esperado para que as mudanças físicas ocorram[19]. Nesse sentido, valoriza-se o papel da equipe multiprofissional na orientação e encaminhamento desses pacientes.

HORMONIOTERAPIA – VISÃO GERAL

O papel do endocrinologista é essencial na administração segura e eficiente da hormonioterapia, que terá a função mútua de suprimir a secreção hormonal endógena do sexo biológico do indivíduo e manter em níveis adequados os hormônios do gênero afirmado[20].

Convém considerar ainda a individualização do tratamento: enquanto alguns buscam feminilização/masculinização máxima, outros se tornam satisfeitos com a minimização hormonal de suas características sexuais secundárias[21]. O panorama geral das mudanças físicas induzidas pela terapia hormonal encontra-se descrito no Quadro 37.4.

A possibilidade de redução da fertilidade por meio da hormonioterapia torna necessária a discussão das opções de preservação antes do início do tratamento[19]. O acompanhamento clínico tem como função crucial monitorar os níveis hormonais e os potenciais efeitos adversos, especialmente na história de uso inadvertido de hormônios, o que não é infrequente em locais de difícil acesso ao atendimento especializado[22].

PROCEDIMENTOS CIRÚRGICOS DE AFIRMAÇÃO DE GÊNERO – VISÃO GERAL

É muito comum e recomendada a hormonioterapia prévia às intervenções cirúrgicas – obrigatória 12 meses antes de cirurgias genitais, dada sua irreversibilidade[20,23,24]. Contemplando os procedimentos mamários, os quais serão discutidos posteriormente, o conjunto de cirurgias para afirmação de gênero é amplo e associa-se a benefícios consideráveis para a saúde mental dos indivíduos que vivenciam disforia de gênero[25].

Para indivíduos transmasculinos

Por conta da terapia com testosterona, são raras as cirurgias para masculinização na face, uma vez que a pilificação facial facilita a aparência masculinizada, tornando comuns procedimentos minimamente invasivos, como enchimentos dérmicos. Associadas à testosterona, terapias de comunicação também tornam raras as cirurgias de voz nessa população[3,24].

Desconsiderando causas ginecológicas prévias, a histerectomia e a ooforectomia são procedimentos comuns tanto para eliminação de uma fonte endógena de

Quadro 37.4 Mudanças físicas esperadas na terapia hormonal para indivíduos transgêneros

Em pacientes transmasculinos	Em pacientes transfemininos
Aumento do clitóris (clitoromegalia) Engrossamento da voz Cessação da menstruação Maior quantidade de pelos (face, peito e abdome)	Redução da função erétil e da ocorrência de ereções espontâneas Redução de pelos faciais e corporais (em geral, branda) Redução da oleosidade da pele Maior crescimento do tecido mamário Redistribuição da gordura corporal Atrofia prostática e testicular (em longo prazo)

Fonte: adaptado de Hembree *et al.*, 2017[20].

estrogênio como para interrupção do cuidado ginecológico entre esses pacientes[24,26]. Além disso, a histerectomia pode ser realizada no mesmo momento cirúrgico de outros procedimentos, como metoidioplastia e faloplastia, associada ou não à vaginectomia (remoção do tecido mucoso vaginal)[3,27].

A descrição das intervenções para modificação genital em pacientes transmasculinos é apresentada no Quadro 37.5.

Para indivíduos transfemininos

O impacto da terapia hormonal sobre a feminilização facial não se compara ao que ocorre entre indivíduos transmasculinos com o uso da testosterona, o que torna os procedimentos faciais mais frequentes para essa população[28], como a combinação de cirurgias que visam à modificação do contorno do rosto, envolvendo mandíbula, queixo e testa, além de transplante capilar, rinoplastia e injeções para preenchimento dérmico[29]. A condroplastia para redução da cartilagem tireóidea (pomo de Adão) pode ser realizada junto à cirurgia de cordas vocais, aumentando o tom da voz[23,30].

De maneira objetiva, a descrição das intervenções cirúrgicas para modificação genital em pacientes transfemininos encontra-se no Quadro 37.6.

As diferenças nas técnicas cirúrgicas tornam consideráveis a variação e a complexidade dos procedimentos que serão realizados[24], além de possibilitar complicações que devem ser levadas em conta. Opções de manejo dessas intercorrências, experiência do cirurgião e capacidade do serviço de referência são fundamentais e merecem a devida discussão antes de qualquer intervenção[31].

Quadro 37.5 Descrição das intervenções para modificação genital em indivíduos transmasculinos

Intervenção cirúrgica	Descrição
Metoidioplastia	Criação de um pênis a partir do clitóris hipertrofiado por meio do uso de testosterona. Em virtude do comprimento reduzido (em média 5 a 7cm), o procedimento não possibilita a posterior inserção de prótese peniana. Todavia, a ereção é possibilitada pela equivalência embriológica desses órgãos
Faloplastia	Construção cirúrgica de um pênis, é realizada a partir de tecido genital (metoidioplastia) ou de retalhos teciduais (p. ex., retalho livre de antebraço radial). Torna possível posterior inserção de prótese peniana
Escrotoplastia	Uso do tecido dos grandes lábios para construção do neoescroto, cujo preenchimento pode ser realizado com gordura dos lábios vaginais ou próteses testiculares

Fonte: adaptado das referências 3, 7, 23 e 24.

Quadro 37.6 Descrição das intervenções para modificação genital em indivíduos transfemininos

Intervenção	Descrição
Orquiectomia bilateral	Elimina a principal fonte endógena de testosterona e reduz a necessidade de medicação antiandrogênica no pós-operatório. Criam-se os grandes lábios a partir da pele do escroto
Vaginoplastia	A principal técnica envolve a inversão do pênis, criando a cavidade vaginal entre o reto e a uretra. O clitóris é criado a partir de uma porção da glande peniana. A próstata é mantida para continência uretral e sensação erógena
Dilatação da neovagina	No pós-operatório, o uso de dilatador é orientado para promover profundidade e circunferência vaginal – possibilitando posterior intercurso sexual com penetração

Fonte: adaptado das referências 2, 23 e 29.

CIRURGIA MAMÁRIA

Para indivíduos transmasculinos

A disforia de gênero é comumente acompanhada de reduzida satisfação com a aparência física, de modo que entre indivíduos transmasculinos a feminilidade associada às mamas torna muito visado o procedimento de adequação de um tórax masculino[32,33]. O benefício para a qualidade de vida é indicado a partir de questionários, como o BREAST-Q e Body Uneasiness Test (BUT-A), que, apesar de não validados para a população transgênero, parecem ser atualmente as melhores ferramentas para avaliação do impacto psicossocial das cirurgias mamárias nessa população[34]. Nesse contexto, é crescente a elucidação do papel da cirurgia em aprimorar a autoestima e a percepção corporal, além de prover maior segurança contra a discriminação desses indivíduos em locais públicos[35].

Ainda não há consenso sobre a abordagem cirúrgica – que varia conforme a experiência do cirurgião responsável, as preferências do paciente e suas características físicas, como porte físico, tamanho, formato e a pele da mama[3]. Por conta da retirada de tecido glandular mamário, houve uma modificação da mastectomia subcutânea indicada para ginecomastia em indivíduos transmasculinos. Todavia, para esses últimos, as diferenças significativas quanto a volume mamário, ptose, excesso e elasticidade da pele tornam o processo mais complexo[36].

Os objetivos da mastectomia subcutânea em indivíduos transmasculinos, definidos por Hage *et al.*, são: contorno estético da parede torácica por meio da retirada do tecido mamário e do excesso de pele, redução e posicionamento adequados do mamilo e aréola e, idealmente, minimização das cicatrizes da parede torácica[37]. O algoritmo proposto para indicação da mastectomia subcutânea em indivíduos transmasculinos encontra-se na Figura 37.1.

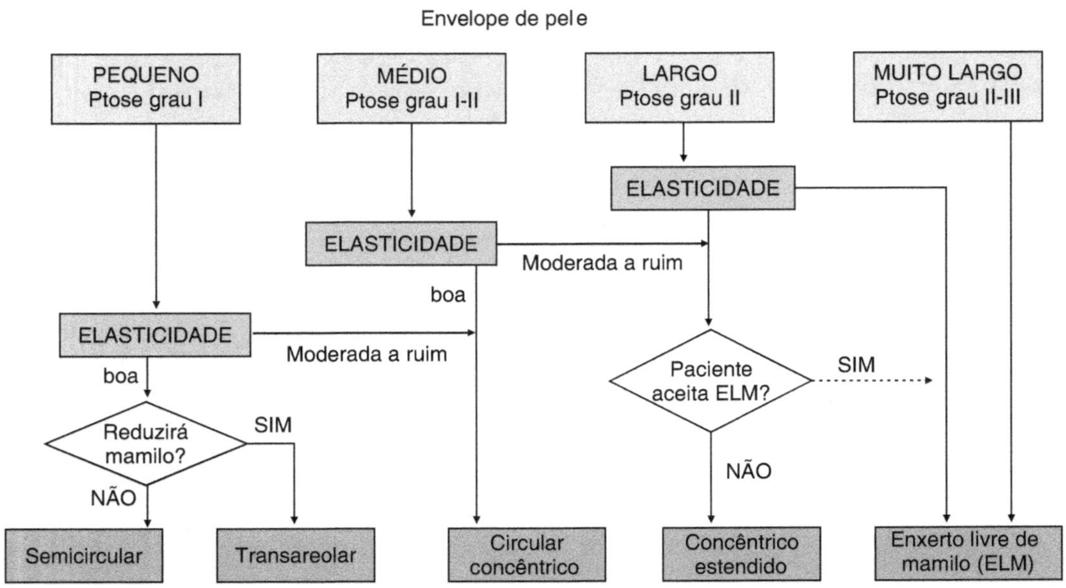

Figura 37.1 Algoritmo para escolha da técnica de mastectomia subcutânea. (Adaptada de Monstrey *et al.*, 2017[30].)

O uso da lipossucção, apesar de parecer indicado por ser pouco invasivo e possibilitar boa cicatrização, geralmente conduz a pobres resultados estéticos. Essa resposta é decorrente do uso dos hormônios masculinizantes e do *binding* – uso de faixas para reduzir o volume mamário aparente. Esses fatores acarretam redução do volume mamário, em especial do tecido adiposo, de modo que o tecido glandular remanescente apresenta pobre resposta à lipossucção[38].

A preservação da gordura subcutânea deve ser sempre considerada durante a dissecção do tecido glandular para garantir o contorno mamário e evitar a planificação da parede torácica, além de contribuir para o suporte do complexo mamilo-areolar[36,37]. Equilibradamente, para suavizar a contorno inframamário tipicamente feminino e possibilitar o posicionamento ajustado do complexo mamilo-areolar, o envelope de pele inframamário é obliterado, especialmente em mamas de grande volume[37,38].

Há grande discussão quanto à disposição simétrica e esteticamente aceitável do novo complexo mamilo-areolar: enquanto alguns autores consideram interseções anatômicas para o posicionamento do complexo (considerando clavícula, esterno, cotovelo e axila), outros acreditam que medidas absolutas podem ser enganosas, sendo recomendada por alguns cirurgiões a avaliação do paciente ereto durante o procedimento. De modo geral, é válida a consideração do aspecto biológico feminino do tronco, que envolve um tórax mais estreito e maior proximidade tórax-pelve[38].

Em geral, o procedimento tem a duração de 2 a 4 horas, a depender da técnica utilizada. O período de internação varia de acordo com o protocolo hospitalar e a ocorrência de comorbidades. No manejo pós-operatório, além da prescrição de analgésicos e antibióticos, devem ser recomendados o uso de faixas compressoras e a manutenção de drenos, essenciais para redução do risco de formação de hematoma e/ou seroma e para recuperação da pele[3,39].

As complicações são consideradas raras – presentes em 10% a 20% dos procedimentos – de modo que as reoperações ocorrem em menos de 10% desses casos[40]. Fatores intrínsecos ao paciente podem contribuir para menor ocorrência de complicações. Considera-se menor a taxa de hematomas na medida em que haja maior envelope de pele, o que pode ser explicado pelo maior acesso cirúrgico possibilitado por tal característica[36]. A ocorrência de hematoma reveste-se de especial importância por conta de sua associação a outras complicações, como necrose do complexo areolopapilar e seroma – o que terá efeito no aspecto final da mama[36].

A cirurgia conta ainda com grande ressecção de pele e tecido mole a partir da elevação do envelope de pele inframamário, o que desfavorece o suprimento sanguíneo adequado. Isso contribui para as complicações precoces, como cicatrização lentificada e necrose do complexo mamilo-papilar[41]. No pós-operatório, essas complicações recebem manejo conservador, mas, caso se mostrem necessárias, podem ser realizadas intervenções como tatuagem de áreas despigmentadas da aréola, bem como outros refinamentos.

Para indivíduos transfemininos

A hormonioterapia não é obrigatória para a cirurgia da mama, apesar de ser encorajada durante pelo menos 12 meses antes do procedimento cirúrgico, de modo que o estrogênio estimule o desenvolvimento mamário[1]. Em relação ao impacto hormonal, enquanto o estrogênio estimula a proliferação, a progesterona estabelece a diferenciação da mama[42].

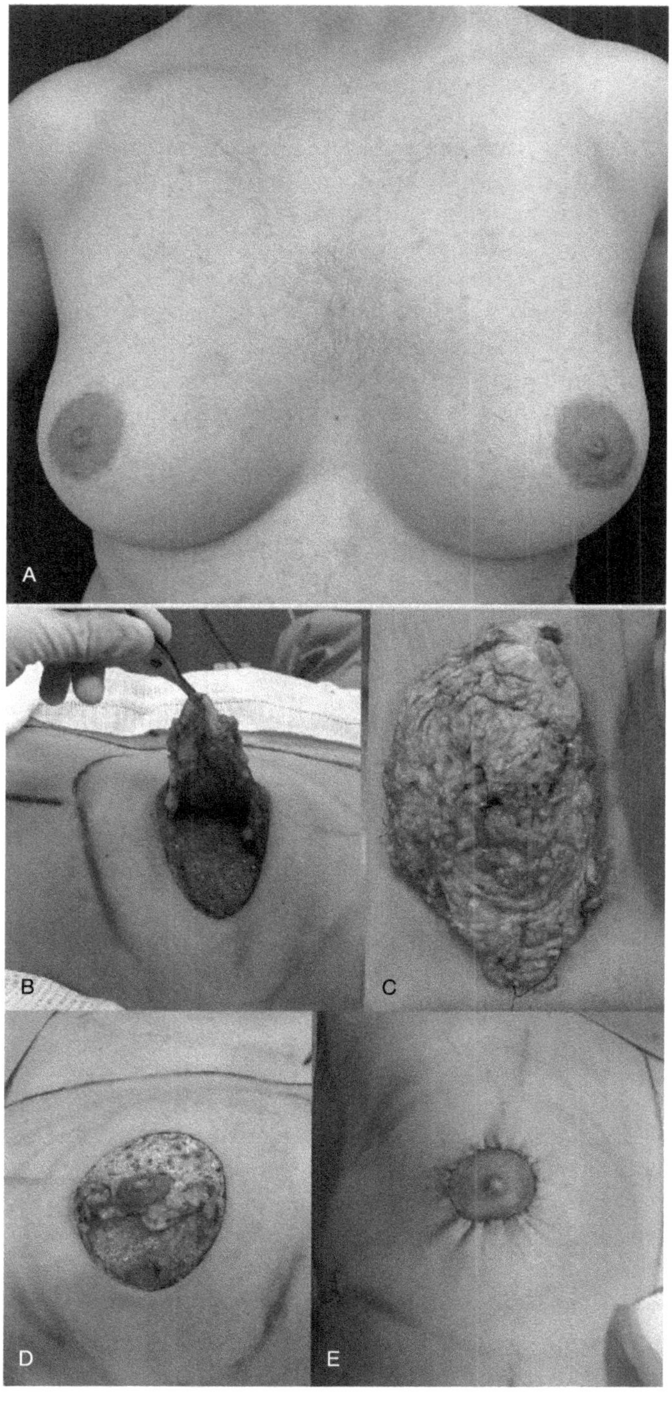

Figura 37.2 Indivíduo transmasculino jovem com histórico de terapia hormonal prévia. **A** No pré-operatório, notam-se mamas sem ptose e boa elasticidade. **B** Paciente submetido à mastectomia subcutânea de duplo círculo. **C** Tecido mamário dissecado. **D** Reposicionamento do complexo areolopapilar. **E** Pós-operatório imediato – veja encarte colorido. (Acervo pessoal do Dr. Clécio Ênio Murta de Lucena, Belo Horizonte, MG.)

Alguns autores relatam ainda a satisfação das pacientes a partir do uso isolado da terapia de estrogênio e enfatizam a importância do tecido mamário natural para otimização do resultado cosmético pós-operatório entre as pacientes submetidas à cirurgia para aumento mamário[23].

Apesar disso, é importante considerar os impasses no acesso à hormonioterapia, o que pode favorecer o uso de injeção de silicone industrial, cujas complicações podem não só prejudicar o aspecto mamário, mas também expor a paciente a riscos consideráveis para sua saúde[2,43].

O impacto das cirurgias mamárias no bem-estar social, psicológico e sexual das pacientes submetidas à mamoplastia de aumento mostra-se significativo em curto e longo prazo[44]. Nesse sentido, apesar de classificável como procedimento estético, é clinicamente necessário para boa parcela dessa população[1].

A busca por mamas volumosas o suficiente para garantir o contorno mamário feminino torna a inserção de implantes e o enxerto de gordura comuns nessa cirurgia[45]. Em geral, o implante de silicone pode ser inserido abaixo do tecido mamário (implante subglandular) ou do músculo peitoral (implante subpeitoral). A escolha do implante considera aspectos como o tipo (salino ou de silicone), além do porte físico da paciente e da preferência do cirurgião responsável[3].

As técnicas de mamoplastia de aumento descritas para a população cisgênero contribuem para a abordagem da população transgênero, levando em conta as particularidades dessa população. As diferenças anatômicas, como tórax proporcionalmente mais largo e menos cônico, músculo peitoral mais justo e grosso e posicionamento lateralizado do complexo mamilo-areolar, devem ser consideradas na abordagem cirúrgica[45]. Os dados sobre as complicações da mamoplastia de aumento para transfemininos são limitados, de modo que as principais complicações relatadas estão relacionadas com resultados estéticos (como o tamanho final insatisfatório) e não com as técnicas cirúrgicas[3].

Todavia, recomenda-se atenção especial à ocorrência de tromboembolismo venoso nessas pacientes em razão do uso prévio de terapia hormonal. A presença de comorbidades, como obesidade, também demanda cuidado em virtude do maior risco global de complicações[3,45].

Orientações gerais sobre a recuperação pós-operatória devem ser fornecidas para evitar a ocorrência de hematomas e seromas, que, embora não sejam raros, não tornam fixa a recomendação do uso de drenos no pós-operatório imediato para as mamoplastias de aumento[47]. Para prevenir a migração do implante, está indicado o uso no pós-operatório imediato de sutiã pós-cirúrgico[46]. Além disso, a educação sobre o papel do mastologista no acompanhamento de longo prazo é essencial em caso de qualquer queixa mamária subsequente.

ESTRUTURAÇÃO E NORMAS BRASILEIRAS

A articulação das condutas terapêuticas realizadas pela equipe interdisciplinar é preconizada pelo Conselho Federal de Medicina (CFM), que dispôs sobre o cuidado específico à pessoa com incongruência de gênero na

Resolução 2.265/2019[6]. Os principais pontos desse documento são:

- A composição mínima da equipe multidisciplinar, que deve contar com pediatra (em caso de pacientes com até 18 anos de idade), psiquiatra, endocrinologista, ginecologista, urologista e cirurgião plástico.
- A vedação aos procedimentos cirúrgicos de afirmação de gênero antes dos 18 anos de idade, os quais só poderão ser realizados após acompanhamento prévio mínimo de 1 ano por equipe multiprofissional e interdisciplinar.
- A idade mínima de 16 anos para início da hormonioterapia cruzada, sendo necessário acompanhamento especializado.
- A obrigatoriedade da assinatura de Termo de Consentimento Livre e Esclarecido e, no caso de menores de 18 anos, também do termo de assentimento.

Além disso, o documento prevê a aplicação do Projeto Terapêutico Singular (PTS), que respalda a elaboração de propostas terapêuticas articuladas, visando à atenção integral à saúde do indivíduo transgênero. Para esse propósito, consideram-se a discussão coletiva da equipe de assistência e a participação ativa do sujeito durante todo o acompanhamento, tornando-o corresponsável pelo autocuidado[6].

Contextualmente, o posicionamento do CFM associa-se às demandas do Processo Transexualizador (PrTr) instituído pelas Portarias 1.707 e 457, de 2007, e redefinido e ampliado pela Portaria 2.803, de 2013, do Ministério da Saúde[6,48,49]. O PrTr abrange um conjunto de estratégias assistenciais implementado no Sistema Único de Saúde (SUS) de modo a garantir o atendimento integral aos transexuais e travestis a partir do acolhimento, com uso do nome social e do acesso aos serviços especializados de hormonioterapia e às cirurgias de adequação dos caracteres sexuais[12,50].

A garantia de acesso ao PrTr na rede do SUS insere-se no contexto da Política Nacional de Saúde Integral de Lésbicas, *Gays*, Bissexuais, Travestis e Transexuais (LGBT), também instituída pelo Ministério da Saúde, cujo objetivo consiste na promoção da saúde integral da população LGBT, de modo a contribuir para a consolidação do SUS como sistema universal, integral e equitativo[51].

CÂNCER DE MAMA E A POPULAÇÃO TRANSGÊNERO

O câncer de mama é o de maior incidência mundial entre mulheres cisgênero, sendo estimados 2,1 milhões de casos e 627 mil mortes no ano de 2018[52]. A incidência para a população transgênero, porém, é pouco elucidada na literatura. Um estudo retrospectivo holandês que avaliou uma coorte de 2.260 adultos transfemininos e 1.229 adultos transmasculinos relatou incidência menor do câncer de mama entre os transmasculinos em comparação com as mulheres cisgênero. Entre os transfemininos, o risco de câncer de mama foi maior em curto período do tratamento hormonal. Apesar disso, as diretrizes atuais para rastreio do câncer de mama na população cisgênero mostram-se suficientes para guiar o manejo entre os indivíduos transgêneros[53].

Entre indivíduos transmasculinos, considera-se o possível impacto da testosterona no desenvolvimento do câncer de mama, ainda contraditório na literatura – enquanto alguns estudos indicam risco aumentado, outros mostram efeitos antiproliferativos possivelmente protetores[54]. Ademais, é importante considerar que a mastectomia para afirmação de gênero pode não ser considerada profilática nem comparada aos procedimentos oncológicos em razão da manutenção variável de tecido glandular mamário para estruturação do seio[3,55].

Apesar disso, alguns autores sugerem que, após a realização de mastectomia subcutânea, a mínima quantidade de tecido mamário inviabilizaria a mamografia (MMG), tornando recomendável o autoexame – mesmo que sua efetividade seja limitada segundo a literatura atual[56]. Nesse contexto, entre transmasculinos e transfemininos que não tenham sido submetidos à mastectomia, haveria a recomendação de MMG bienal a partir dos 50 anos, caso estejam em tratamento hormonal por mais de 5 anos[57].

A MMG de rotina tem reconhecida importância na redução da mortalidade por câncer de mama na população em geral[58]. Todavia, entre transmasculinos, a ansiedade e o desconforto de testes específicos para o gênero com o qual não se identificam podem constituir um grave estressor, considerando ainda o histórico de ansiedade e depressão entre aqueles que já vivenciaram ou ainda vivenciam disforia de gênero[56].

O desconhecimento sobre o impacto dos procedimentos para afirmação de gênero também dificulta a definição de rastreios para o câncer de mama entre transfemininos. Apesar de evidências indicarem a possível proteção promovida pela menor exposição ao estrogênio, estudos retrospectivos divergem quanto à incidência de câncer de mama nessa população, não havendo estudos em larga escala com esse propósito de avaliação[57].

A possibilidade de a propedêutica mamária ser vista como afirmativa de gênero pode ser considerada um facilitador da aderência de transfemininos ao rastreio do câncer de mama[58]. Por outro lado, a alta prevalência de mamas densas entre essa população favorece resultados falso-positivos da MMG, o que pode contribuir para a ansiedade e os gastos desnecessários[59].

Os eventuais desafios psicológicos e as possíveis repercussões clínicas comprometem a aplicação de diretrizes da população cisgênero, que se tornam recomendadas para a população transgênero, dada a ausência de evidências robustas entre esta população[60]. A discussão dos possíveis impactos e a elucidação dos potenciais riscos e benefícios são essenciais para a tomada de decisão no atendimento a essa população.

Referências

1. World Professional Association for Transgender Health (WPATH). Standards of care for the health of transsexual, transgender, and gender nonconforming people, 7th Version [Internet]. WPATH; 2012 [cited 2021 May 10]. Available from: https://www.wpath.org/media/cms/Documents/SOC%20v7/SOC%20V7_Portuguese.pdf.
2. Winter S, Diamond M, Green J et al. Transgender people: health at the margins of society. The Lancet 2016; 388(10042):390-400.
3. UCSF Transgender Care, Department of Family and Community Medicine, University of California San Francisco. Guidelines for the Primary and Gender-Affirming Care of Transgender and Gender Nonbinary People; 2nd edition. Deutsch MB, ed. June 2016 [cited 2021 May 10]. Available from: transcare.ucsf.edu/guidelines.
4. Human Rights Campaign. "Glossary of Terms" Human rights campaign [Internet]. [cited 2021 May 10]. Available from: www.hrc.org/resources/glossary-of-terms.
5. Byne W, Karasic D, Coleman E et al. Gender Dysphoria in Adults: An Overview and Primer for Psychiatrists. Transgender Health 2018; 3(1):57-A3.
6. Conselho Federal de Medicina. Resolução CFM no 2 265/2019. Dispõe sobre o cuidado específico à pessoa com incongruência de gênero ou transgênero e revoga a Resolução CFM nº 1.955/2010 [acesso em 2021 Abr 23]. Disponível em: https://www.in.gov.br/en/web/dou/-/resolucao-n-2.265-de-20-de-setembro-de-2019-237203294.
7. Abeln B, Love R. Considerations for the Care of Transgender Individuals. Nursing Clinics of North America 2019; 54(4):551-9.
8. Bento B, Pelúcio L. Despatologização do gênero: a politização das identidades abjetas. Revista Estudos Feministas 2012; 20(2):569-81.
9. Zucker KJ, Cohen-Kettenis PT, Drescher J et al. Memo outlining evidence for change for gender identity disorder in the DSM-5. Arch Sex Behav 2013; 42:901-14.
10. Moleiro C, Pinto N. Sexual orientation and gender identity: review of concepts, controversies and their relation to psychopathology classification systems. Front Psychol 2015 Oct 1; 6:1511.
11. American Psychiatric Association (APA). DSM 5: Manual Diagnóstico e Estatístico de Transtornos Mentais. 5. ed. Porto Alegre: Artmed, 2014.
12. Popadiuk G, Oliveira D, Signorelli M. A Política Nacional de Saúde Integral de Lésbicas, Gays, Bissexuais e Transgêneros (LGBT) e o acesso ao Processo Transexualizador no Sistema Único de Saúde (SUS): avanços e desafios. Ciência & Saúde Coletiva 2017; 22(5):1509-20.
13. Arcelus J, Bouman W, Van Den Noortgate W, Claes L, Witcomb G, Fernandez-Aranda F. Systematic Review and Meta-Analysis of Prevalence Studies in Transsexualism. European Psychiatry 2015; 30(6):807-15.
14. Safer J, Coleman E, Feldman J et al. Barriers to healthcare for transgender individuals. Current Opinion in Endocrinology & Diabetes and Obesity 2016; 23(2):168-71.
15. Dubin SN, Nolan IT, Streed CG Jr, Greene RE, Radix AE, Morrison SD. Transgender health care: improving medical students' and residents' training and awareness. Adv Med Educ Pract 2018; 9:377-91.
16. Zucker K, Lawrence A. Epidemiology of Gender Identity Disorder: Recommendations for the Standards of Care of the World Professional Association for Transgender Health. International Journal of Transgenderism 2009; 11(1):8-18.
17. Direitos humanos e saúde: volume 1 / organizadores: Ana Carolina da Costa e Fonseca e Paulo Gilberto Cogo Leivas. Porto Alegre: Ed. da UFCSPA, 2018.
18. Restar A, Jin H, Breslow A et al. Legal gender marker and name change is associated with lower negative emotional response to gender-based mistreatment and improve mental health outcomes among trans populations. SSM – Population Health 2020; 11:100595.
19. Safer J, Tangpricha V. Care of the Transgender Patient. Annals of Internal Medicine 2019; 171(1):ITC1.
20. Hembree WC, Cohen- Kettenis PT, Gooren L et al. Endocrine treatment of gender-dysphoric/gender-incongruent persons: an Endocrine Society clinical practice guideline. J Clin Endocrinol Metab 2017; 102:3869-903.
21. Meriggiola M, Berra M. Safety of hormonal treatment in transgenders. Current Opinion in Endocrinology & Diabetes and Obesity 2013; 20(6):565-9.
22. Maschião L, Bastos F, Wilson E et al. Nonprescribed Sex Hormone Use Among Trans Women: The Complex Interplay of Public Policies, Social Context, and Discrimination. Transgender Health 2020; 5(4):205-15.
23. Hadj-Moussa M, Ohl D, Kuzon W. Feminizing Genital Gender-Confirmation Surgery. Sexual Medicine Reviews 2018; 6(3):457-68.
24. Hadj-Moussa M, Agarwal S, Ohl D, Kuzon W. Masculinizing Genital Gender Confirmation Surgery. Sexual Medicine Reviews 2019; 7(1):141-55.
25. Wernick JA, Busa S, Matouk K, Nicholson J, Janssen A. A Systematic Review of the Psychological Benefits of Gender-Affirming Surgery. Urol Clin North Am 2019 Nov; 46(4):475-86.
26. Rachlin K, Hansbury G, Pardo S. Hysterectomy and Oophorectomy Experiences of Female-to-Male Transgender Individuals. International Journal of Transgenderism 2010; 12(3):155-166.
27. Gomes da Costa A, Valentim-Lourenço A, Santos-Ribeiro S et al. Laparoscopic Vaginal-Assisted Hysterectomy With Complete Vaginectomy for Female-To-Male Genital Reassignment Surgery. Journal of Minimally Invasive Gynecology 2016; 23(3):404-9.
28. Ginsberg B, Calderon M, Seminara N, Day D. A potential role for the dermatologist in the physical transformation of transgender people: A survey of attitudes and practices within the transgender community. Journal of the American Academy of Dermatology 2016; 74(2):303-8.
29. Safa B, Lin W, Salim A, Deschamps-Braly J, Poh M. Current Concepts in Feminizing Gender Surgery. Plastic and Reconstructive Surgery 2019; 143(5):1081e-1091e.
30. Colebunders B, Brondeel S, D'Arpa S, Hoebeke P, Monstrey S. An Update on the Surgical Treatment for Transgender Patients. Sexual Medicine Reviews 2017; 5(1):103-9.
31. Karasic D, Fraser L. Multidisciplinary Care and the Standards of Care for Transgender and Gender Nonconforming Individuals. Clinics in Plastic Surgery 2018; 45(3):295-9.
32. van de Grift T, Cohen-Kettenis P, Steensma T et al. Body Satisfaction and Physical Appearance in Gender Dysphoria. Archives of Sexual Behavior 2015; 45(3):575-85.
33. Wolter A, Diedrichson J, Scholz T, Arens-Landwehr A, Liebau J. Sexual reassignment surgery in female-to-male transsexuals: An algorithm for subcutaneous mastectomy. Journal of Plastic, Reconstructive & Aesthetic Surgery 2015; 68(2):184-91.
34. Agarwal C, Scheefer M, Wright L, Walzer N, Rivera A. Quality of life improvement after chest wall masculinization in female-to-male transgender patients: A prospective study using the BREAST-Q and Body Uneasiness Test. Journal of Plastic, Reconstructive & Aesthetic Surgery 2018; 71(5):651-7.
35. Newfield E, Hart S, Dibble S, Kohler L. Female-to-male transgender quality of life. Quality of Life Research 2006; 15(9):1447-57.
36. Monstrey S, Selvaggi G, Ceulemans P et al. Chest-Wall Contouring Surgery in Female-to-Male Transsexuals: A New Algorithm. Plastic and Reconstructive Surgery 2008; 121(3):849-59.
37. Hage J, van Kesteren P. Chest-Wall Contouring in Female-to-Male Transsexuals. Plastic and Reconstructive Surgery 1995; 96(2):386-91.
38. Berry M, Curtis R, Davies D. Female-to-male transgender chest reconstruction: A large consecutive, single-surgeon experience. Journal of Plastic, Reconstructive & Aesthetic Surgery 2012; 65(6):711-9.
39. Ammari T, Sluiter EC, Gast K, Kuzon WM Jr. Female-to-Male Gender-Affirming Chest Reconstruction Surgery. Aesthet Surg J 2019; 39(2):150-63.
40. Cohen W, Shah N, Iwanicki M, Therattil P, Keith J. Female-to-Male Transgender Chest Contouring. Annals of Plastic Surgery 2019; 83(5):589-93.

41. Donato D, Walzer N, Rivera A, Wright L, Agarwal C. Female-to--Male Chest Reconstruction. Annals of Plastic Surgery 2017; 79(3):259-63.
42. Wierckx K, Gooren L, T'Sjoen G. Clinical Review: Breast Development in Trans Women Receiving Cross-Sex Hormones. The Journal of Sexual Medicine 2014; 11(5):1240-7.
43. Pinto T, Teixeira F, Barros C, Martins R et al. Silicone líquido industrial para transformar o corpo: prevalência e fatores associados ao seu uso entre travestis e mulheres transexuais em São Paulo, Brasil. Cadernos de Saúde Pública 2017; 33(7).
44. Weigert R, Frison E, Sessiecq Q, Al Mutairi K, Casoli V. Patient Satisfaction with Breasts and Psychosocial, Sexual, and Physical Well-Being after Breast Augmentation in Male-to-Female Transexuals. Plastic and Reconstructive Surgery 2013; 132(6):1421-9.
45. Fakin R, Zimmermann S, Kaye K, Lunger L, Weinforth G, Giovanoli P. Long-Term Outcomes in Breast Augmentation in Trans-Women: A 20-Year Experience. Aesthetic Surgery Journal 2018; 39(4):381-90.
46. Miller T, Wilson S, Massie J, Morrison S, Satterwhite T. Breast augmentation in male-to-female transgender patients: Technical considerations and outcomes. JPRAS Open 2019; 21:63-74.
47. Lista F, Ahmad J. Evidence-based medicine: augmentation mammaplasty. Plast Reconstr Surg 2013; 132(6):1684-96.
48. Brasil. Ministério da Saúde (MS). Portaria nº 457, de 19 de agosto de 2008. Aprova a Regulamentação do Processo Transexualizador no âmbito do Sistema Único de Saúde (SUS). Diário Oficial da União 2008; 20 ago.
49. Brasil. Ministério da Saúde (MS). Portaria nº 2803, de 19 de novembro de 2013. Redefine e amplia o Processo Transexualizador no Sistema Único de Saúde (SUS). Diário Oficial da União 2013; 20 nov.
50. Santos M, Santos de Souza R, Alves da Silva Lara L et al. Transexualidade, ordem médica e política de saúde: controle normativo do processo transexualizador no Brasil. Estudos Interdisciplinares em Psicologia 2019; 10(1):03.
51. Brasil. Ministério da Saúde. Secretaria de Gestão Estratégica e Participativa. Departamento de Apoio à Gestão Participativa. Política Nacional de Saúde Integral de Lésbicas, Gays, Bissexuais, Travestis e Transexuais/Ministério da Saúde, Secretaria de Gestão Estratégica e Participativa, Departamento de Apoio à Gestão Participativa. Brasília: 1. ed., 1. reimp. Ministério da Saúde, 2013. 32 p.
52. Bray F, Ferlay J, Soerjomataram I, Siegel RL, Torre LA, Jemal A. Global cancer statistics 2018: GLOBOCAN estimates of incidence and mortality worldwide for 36 cancers in 185 countries. CA Cancer J Clin 2018; 68(6):394-424.
53. de Blok C, Wiepjes C, Nota N et al. Breast cancer risk in transgender people receiving hormone treatment: nationwide cohort study in the Netherlands. BMJ 2019; 365:11652
54. Brettes JP, Mathelin C. Dual effects of androgens on mammary gland. Bull Canc 2008; 95(5):495e502.
55. Fledderus A, Gout H, Ogilvie A, van Loenen D. Breast malignancy in female-to-male transsexuals: systematic review, case report, and recommendations for screening. The Breast 2020; 53:92-100.
56. Graf E, McCune K, Imborek K. Preventive Health for Transgender Men and Women. Seminars in Reproductive Medicine 2017; 35(05):426-33.
57. Radix A, Wesp L, Deutsch M. Breast Cancer Screening, Management, and a Review of Case Study Literature in Transgender Populations. Seminars in Reproductive Medicine 2017; 35(05):434-41.
58. Nelson HD, Fu R, Cantor A, Pappas M, Daeges M, Humphrey L. Effectiveness of Breast Cancer Screening: Systematic Review and Meta-analysis to Update the 2009 U.S. Preventive Services Task Force Recommendation. Ann Intern Med 2016; 164:244-55.
59. Irwig M. Clinical dilemmas in the management of transgender men. Current Opinion in Endocrinology & Diabetes and Obesity 2017; 24(3):233-9.
60. Braun H, Nash R, Tangpricha V, Brockman J, Ward K, Goodman M. Cancer in Transgender People: Evidence and Methodological Considerations. Epidemiologic Reviews 2017; 39(1):93-107.

SEÇÃO

VI

ONCOLOGIA E RADIOTERAPIA MAMÁRIA

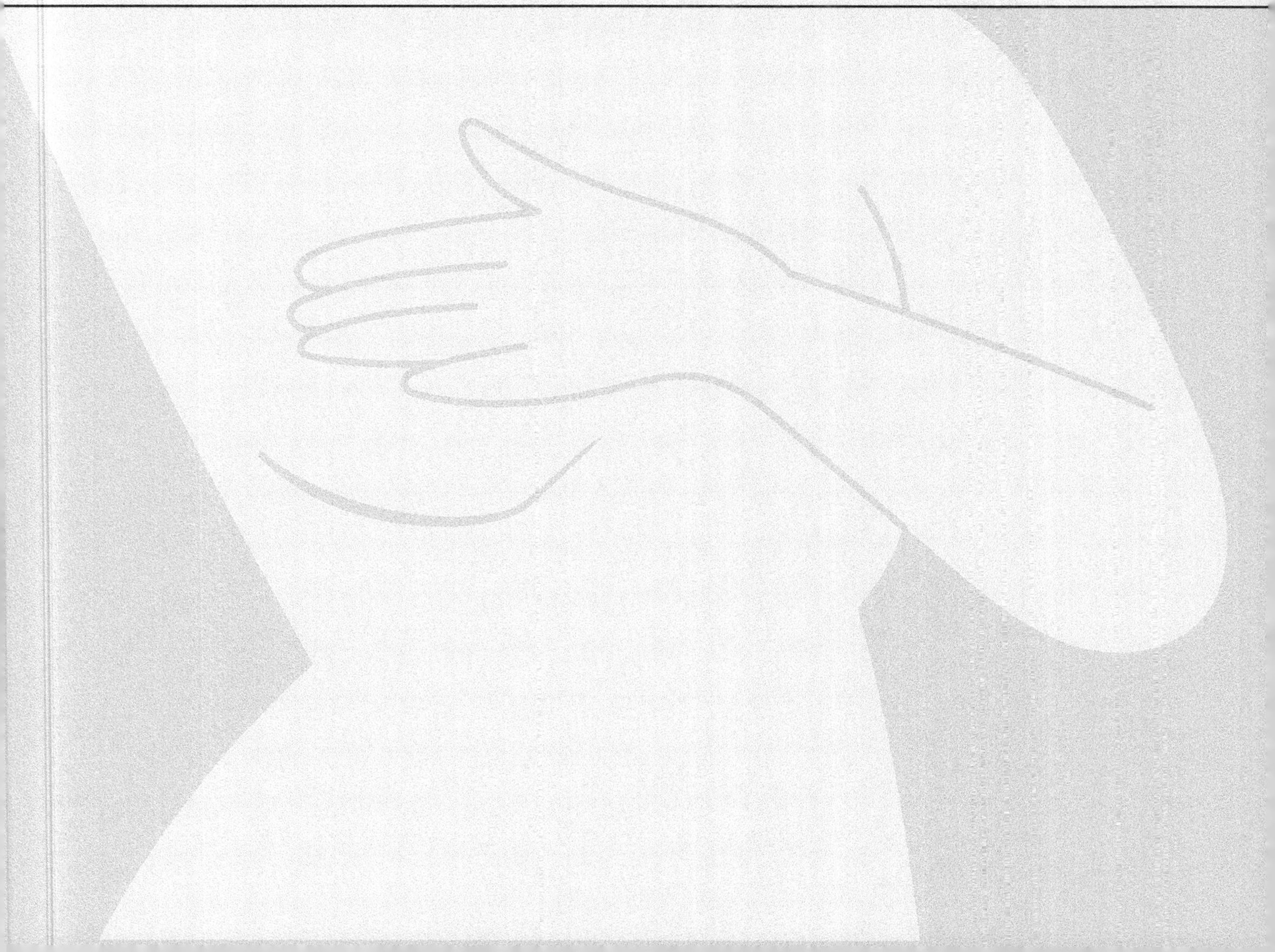

CAPÍTULO

38

Manejo Medicamentoso das Pacientes de Alto Risco

Angélica Nogueira Rodrigues
Rafaela de Souza Furtado
Geovanna Cota Caetano

INTRODUÇÃO

A alta incidência do câncer de mama e a complexidade da doença tornam de extrema importância os avanços nas estratégias de prevenção e rastreamento[1]. A partir da identificação das pacientes que apresentam risco de neoplasias mamárias é possível delinear estratégias que possam aprimorar o cuidado a elas dispensado. Assim, avanços em medidas como medicamentos e cirurgias profiláticas tornam-se importantes para redução do risco de neoplasia mamária entre essas pacientes[2].

Embora seja uma opção nesse contexto, atualmente a recomendação de mastectomia é reservada às mulheres com variantes patogênicas em genes associados ao câncer de mama hereditário, sendo BRCA1 e BRCA2 os principais exemplos[2]. Desse modo, além de útil em caso de risco elevado, a profilaxia medicamentosa tem importância quando a mutação genética ocorre em pacientes que apresentem contraindicação cirúrgica ou que se recusem a se submeter à mastectomia[3].

Uma importante opção é a hormonioterapia, que tem indicações bem estabelecidas no tratamento de diversas neoplasias mamárias e baseia-se no princípio de que o estrogênio está implicado em número significativo dessas neoplasias por estimular a proliferação de células que expressam receptores estrogênicos[4].

Essa abordagem também é possível a partir dos moduladores seletivos dos receptores estrogênicos (SERM) e dos inibidores de aromatase, importantes na prevenção do câncer de mama em pacientes classificadas como de alto risco, o que será discutido ao longo deste capítulo.

INDICAÇÕES

Enquanto prevenção primária de câncer de mama, as indicações para uso dos SERM ou dos inibidores de aromatase incluem pacientes do sexo feminino com mais de 35 anos de idade com expectativa de vida de no mínimo 10 anos e pelo menos um dos fatores de risco a seguir[2]:

- História de radioterapia na região torácica antes dos 30 anos de idade.
- História de carcinoma lobular *in situ*.
- Risco de câncer de mama em 5 anos estimado em 1,7% ou mais pelo modelo de Gail.
- Hiperplasia atípica da mama.

O modelo de Gail avalia a probabilidade de uma mulher que se submete a mamografias anuais ser diagnosticada com câncer de mama *in situ* ou invasivo, seja ele lobular, seja ductal[5]. Os fatores de risco reconhecidos por esse modelo são a idade atual e à menarca, o número de biópsias mamárias, a paridade, a história familiar de câncer de mama e a etnia. O risco pode ser calculado em diversos *websites*[4].

Dentre as indicações citadas, as principais beneficiadas são aquelas mais jovens, histerectomizadas e com risco maior de desenvolvimento de câncer de mama (pelo menos 3% em 5 anos)[4,6]. Não há indicação de uso dessas terapias em homens[7].

Mulheres com mais de 70 anos de idade não devem receber terapia profilática para neoplasia mamária, a não ser que apresentem risco de no mínimo 1% ao ano para neoplasia, sejam ativas e tenham expectativa de vida de 10 anos ou mais[3].

Cabe destacar que esses medicamentos reduzem o risco do desenvolvimento de tumores mamários invasivos com receptores de estrogênio, mas não alteram a incidência de neoplasias negativas para esses receptores[4].

Estudos em andamento analisam o uso de outras drogas para quimioprevenção do câncer de mama estrogênio-negativo, como os retinoides, os inibidores da COX-2 e os inibidores da tirosina quinase. Essas e outras drogas podem ser promissoras no futuro[6].

TERAPIAS DISPONÍVEIS

Dentre as terapias disponíveis para quimioprofilaxia do câncer de mama destacam-se os SERM (tamoxifeno e raloxifeno) e os inibidores de aromatase (exemestano e anastrozol) (Quadro 38.1)[3,4,8].

Moduladores seletivos dos receptores de estrogênio

Os SERM são moléculas que se ligam a receptores estrogênicos, seja como agonistas, seja como antagonistas[9]. Dentre os disponíveis, o tamoxifeno e o raloxifeno são utilizados para quimioprofilaxia do câncer de mama[6].

Tamoxifeno

Primeira medicação antiestrogênica utilizada no tratamento do câncer de mama, o tamoxifeno é um antagonista de estrogênio no tecido mamário e um agonista no tecido endometrial[9]. Nos casos elegíveis, seu uso é indicado por 5 anos, sendo capaz de reduzir o risco de neoplasia em pelo menos 10 anos[6].

Comumente administrado na dose de 20mg/dia, via oral, o tamoxifeno pode ser prescrito em doses menores para pacientes com hiperplasia ductal, carcinoma ductal *in situ* e carcinoma lobular *in situ*. Nesse contexto, há estudos sobre seu uso na dose de 5mg/dia por 3 anos[3,10]. As contraindicações incluem história de trombose venosa profunda (TVP), embolia pulmonar, acidente vascular cerebral (AVC) ou ataque isquêmico transitório (AIT)[3].

Raloxifeno

Agente não esteroide com afinidade para receptores de estrogênio, o raloxifeno tem efeito antagonista nos tecidos mamário e endometrial e agonista nos ossos e no tecido sanguíneo[4]. O efeito agonista parcial do estrogênio no tecido ósseo é responsável por seu uso amplo para tratamento da osteoporose em mulheres[9].

Em relação à quimioprofilaxia do câncer de mama, a eficácia do raloxifeno é menor se comparado ao tamoxifeno, porém está menos associado ao câncer de endométrio e a eventos trombóticos[6]. O raloxifeno é utilizado na dose de 60mg/dia, via oral[9]. Entre as mulheres com osteoporose, seu uso pode ultrapassar os 5 anos de quimioprofilaxia em virtude do benefício secundário de prevenção da perda de densidade óssea[3].

Quadro 38.1 Dose dos medicamentos utilizados para quimioprofilaxia em pacientes de alto risco

Fármaco	Dose utilizada
Tamoxifeno	20mg/dia
Raloxifeno	60mg/dia
Anastrozol	1mg/dia
Exemestano	25mg/dia

Fonte: adaptado das referências 3, 4 e 8.

Inibidores da aromatase

Após a menopausa, o estrogênio feminino deriva, principalmente, da conversão periférica da androstenediona em estrona e estradiol nos tecidos mamário, muscular e adiposo, a partir da enzima aromatase. Os inibidores da aromatase, portanto, reduzem os níveis plasmáticos de estrogênio por meio da inibição dessa enzima[9]. Apesar de sua eficácia, o uso de anastrozol e exemestano é menos difundido do que o dos SERM[7]. Como estão relacionados com a perda de densidade mineral óssea, não podem ser usados por pacientes com risco aumentado de osteopenia e osteoporose[7].

ESCOLHA DO FÁRMACO

De modo geral, a terapia endócrina preventiva tem a duração de 5 anos[5]. Para as mulheres na pós-menopausa com densidade mineral óssea normal, é possível individualizar a escolha entre um inibidor da aromatase e um SERM. Para as pacientes na pré-menopausa ou com osteoporose, no entanto, os SERM constituem a melhor indicação[6].

Para a escolha dos fármacos devem ser considerados seus riscos (p. ex., o uso de tamoxifeno está relacionado com incidência maior de catarata, câncer de endométrio, TVP, embolia pulmonar e AVC; portanto, eventos tromboembólicos contraindicação absoluta para seu uso) (Quadro 38.2) [4].

As grávidas também representam contraindicação absoluta à terapia endócrina por conta do potencial teratogênico[4,6]. O raloxifeno, por sua vez, associa-se à incidência maior de câncer de endométrio, doenças cardíacas isquêmicas, AVC e catarata[4].

Para mulheres na pré-menopausa, o fármaco de escolha é o tamoxifeno, sendo os inibidores da aromatase contraindicados para as pacientes com função ovariana intacta. Antes de seu início, os contraceptivos orais devem ser descontinuados[6].

Além disso, a densidade mineral óssea deve ser avaliada por meio de densitometria óssea antes de ser iniciado o uso de um inibidor da aromatase. Durante o uso, exercícios físicos regulares devem ser encorajados, e está indicada a suplementação adequada de cálcio e vitamina D[6]. Os principais efeitos colaterais desses fármacos são artralgia, sintomas vasomotores, hipertensão e ressecamento ocular e vaginal[6].

Entre as pacientes com mutação nos genes BRCA1 e BRCA2, a quimioprevenção de câncer de mama é sabidamente inferior à mastectomia, mas pode ser benéfico o uso de tamoxifeno ou de inibidores da aromatase pelas que optam ou apresentam contraindicações à cirurgia[2].

Quadro 38.2 Principais efeitos adversos dos fármacos utilizados para quimioprevenção do câncer de mama

Fármaco	Principais efeitos adversos
Tamoxifeno	Neoplasia e hiperplasia endometrial, corrimento vaginal, ressecamento vaginal, eventos tromboembólicos (TVP, embolia pulmonar, AVC, AIT), catarata, sintomas vasomotores
Raloxifeno	Semelhantes aos do tamoxifeno, porém com incidência menor. Não há risco aumentado de neoplasia endometrial
Anastrozol	Redução da densidade mineral óssea, artralgia, síndrome do túnel do carpo, sintomas vasomotores, ressecamento vaginal, redução de libido, dispareunia, hipertensão, ressecamento ocular, alopecia
Exemestano	Redução da densidade mineral óssea, artralgia, mialgia, sintomas vasomotores, diarreia, fadiga, insônia

AIT: ataque isquêmico transitório; AVC: acidente vascular cerebral TVP: trombose venosa profunda.
Fonte: adaptado de Visvanathan *et al.*, 2019.

CONSIDERAÇÕES FINAIS

O uso de medicamentos profiláticos é parte importante do manejo das pacientes com alto risco para câncer de mama, sendo potencialmente suscetíveis os tumores com receptor de estrogênio positivo. Dentre as opções atuais, o tamoxifeno é o agente de escolha para as mulheres na pré-menopausa e, apesar da menor eficácia em reduzir a incidência do câncer de mama, o raloxifeno apresenta menos risco tromboembólico e de neoplasia endometrial.

Os inibidores da aromatase também são opções para profilaxia desses tumores, porém seu efeito adverso mais importante é a redução da densidade mineral óssea, que deve ser considerada para sua prescrição.

O medicamento deve ser escolhido de maneira individualizada, considerando as contraindicações de cada droga. A partir disso, torna-se possível aprimorar o cuidado das pacientes em risco aumentado para uma doença complexa e de elevada incidência como é o câncer de mama. Assim, os avanços no manejo medicamentoso representam uma importante oportunidade e fomentam expectativas de alcançar um risco decrescente de câncer de mama entre as pacientes de alto risco.

Referências

1. Sung H, Ferlay J, Siegel R et al. Global Cancer Statistics 2020: GLOBOCAN Estimates of Incidence and Mortality Worldwide for 36 Cancers in 185 Countries. CA: A Cancer Journal for Clinicians 2021; 71(3):209-49.
2. Thorat M, Balasubramanian R. Breast cancer prevention in high-risk women. Best Practice & Research Clinical Obstetrics & Gynaecology 2020; 65:18-31.
3. Visvanathan K, Fabian C, Bantug E et al. Use of Endocrine Therapy for Breast Cancer Risk Reduction: ASCO Clinical Practice Guideline Update. Journal of Clinical Oncology 2019; 37(33):3152-65.
4. Vogel VG. Selective Estrogen Receptor Modulators and Aromatase Inhibitors for Breast Cancer Chemoprevention. Current Drug Targets 2011; 12(13):1874-87.
5. Gail M, Costantino J, Bryant J et al. Weighing the Risks and Benefits of Tamoxifen Treatment for Preventing Breast Cancer. JNCI Journal of the National Cancer Institute 1999; 91(21):1829-46.
6. Visvanathan K, Chlebowski R, Hurley P et al. American Society of Clinical Oncology Clinical Practice Guideline Update on the Use of Pharmacologic Interventions Including Tamoxifen, Raloxifene, and Aromatase Inhibition for Breast Cancer Risk Reduction. Journal of Clinical Oncology 2009; 27(19):3235-58.
7. Cuzick J, Sestak I, Forbes J et al. Use of anastrozole for breast cancer prevention (IBIS-II): long-term results of a randomised controlled trial. The Lancet 2020; 395(10218):117-22.
8. Mocellin S, Goodwin A, Pasquali S. Risk-reducing medications for primary breast cancer: a network meta-analysis. The Cochrane Database of Systematic Reviews 2019 Apr; 2019(4):CD012191.
9. Cristina M, Ferreira F, Dias de Souza KZ et al. Moduladores seletivos do receptor estrogênico: novas moléculas e aplicações práticas. Femina 2011; 39(1):433-42.
10. DeCensi A, Puntoni M, Guerrieri-Gonzaga A et al. Randomized Placebo Controlled Trial of Low-Dose Tamoxifen to Prevent Local and Contralateral Recurrence in Breast Intraepithelial Neoplasia. Journal of Clinical Oncology 2019; 37(19):1629.

CAPÍTULO

39

Quimioterapia Adjuvante e Neoadjuvante

André Márcio Murad
Pollyanna Faria Fradico
Caio Nobuyoshi Koga

INTRODUÇÃO

A expressão *terapia neoadjuvante* refere-se ao tratamento sistêmico do câncer de mama antes da terapia cirúrgica definitiva (ou seja, terapia pré-operatória). Já *terapia adjuvante* consiste no tratamento sistêmico após terapia cirúrgica definitiva.

Vários regimes de quimioterapia têm atividade no contexto pré-operatório. Em princípio, os mesmos regimes recomendados no tratamento adjuvante podem ser considerados no neoadjuvante. Em ambos os contextos, o objetivo subjacente permanece o mesmo: a erradicação ou o controle de metástases à distância não descobertas ou micrometástases.

PRINCÍPIOS DA TERAPIA SISTÊMICA NEOADJUVANTE

Recomendações para quimioterapia neoadjuvante

Ensaios clínicos prospectivos randomizados não encontraram diferenças significativas nos resultados de longo prazo quando a quimioterapia sistêmica foi administrada antes ou após a cirurgia[1,2]. Historicamente, uma vantagem primária da terapia sistêmica pré-operatória tem sido a melhora das taxas de ressecabilidade, dos resultados cirúrgicos e da possibilidade de cirurgia conservadora. A terapia sistêmica neoadjuvante pode tornar ressecáveis os tumores inoperáveis e reduzir o estádio das pacientes com câncer de mama operável que desejam a conservação da mama[3].

Os resultados de grandes ensaios clínicos e revisões retrospectivas indicam que as taxas de conservação da mama melhoram com a terapia sistêmica neoadjuvante[2,4]. Os médicos precisam considerar cuidadosamente a extensão da doença na mama e a probabilidade de resposta adequada do tumor antes de recomendarem terapia sistêmica pré-operatória para melhorar a probabilidade de conservação bem-sucedida da mama.

Além disso, o uso de terapia sistêmica neoadjuvante pode fornecer informações prognósticas importantes com base na resposta terapêutica. A obtenção da resposta patológica completa (pCR) na mama e axila ypT0 / is ypN0 (ausência de câncer invasivo na mama e axila independentemente do carcinoma ductal *in situ*) correlaciona-se com melhora da sobrevida. A associação entre a resposta patológica e os resultados de longo prazo em pacientes com câncer de mama em estádio inicial é mais evidente para aquelas com câncer de mama triplonegativo, sendo menor para doença HER-2-positiva e mais fraca para doença receptor hormonal (RH)-positiva[5,6].

Outros benefícios da terapia sistêmica pré-operatória incluem a aquisição de tempo suficiente para realização de testes genéticos apropriados e planejamento da reconstrução da mama em pacientes submetidas à mastectomia (como nos casos de síndromes de predisposição hereditária ao câncer por mutações em genes de alta penetrância, como BRCA1 e BRCA2, situação em que a mastectomia bilateral deve ser considerada).

Em caso de doença residual significativa após a terapia sistêmica neoadjuvante padrão, pode ser uma oportunidade para identificar pacientes que são candidatas a ensaios clínicos de novos agentes no contexto adjuvante. Além disso, a terapia sistêmica pré-operatória é uma excelente plataforma de pesquisa para investigação de novas terapias e biomarcadores preditivos, fornecendo amostras de tumor e de sangue antes e durante o tratamento sistêmico.

Seleção de pacientes para terapia neoadjuvante

Nem todas as pacientes são candidatas à terapia sistêmica neoadjuvante. De acordo com o painel de 2021 da National Comprehensive Cancer Network (NCCN – https://www.nccn.org/guidelines/recently-published-guidelines), a terapia sistêmica pré-operatória está indicada para mulheres com câncer de mama localmente avançado ou inoperável, incluindo aquelas com câncer de mama inflamatório, doença nodal ganglionar regional N2 e N3 e tumores T4.

Em pacientes com câncer de mama operável, candidatas à quimioterapia adjuvante, a terapia sistêmica neoadjuvante pode ser considerada naquelas com desejo de cirurgia conservadora, então impossibilitada pelo tamanho do tumor em relação à mama. Nesses casos, a terapia sistêmica neoadjuvante possibilita a obtenção de margens cirúrgicas nítidas na ressecção final.

A terapia sistêmica pré-operatória também pode ser administrada em pacientes com tumores operáveis, se o subtipo de câncer de mama da paciente estiver associado a uma alta probabilidade de resposta. Quando a terapia sistêmica pré-operatória é usada para melhorar as chances de conservação da mama, o plano cirúrgico deve considerar a possibilidade de que margens cirúrgicas nítidas nem sempre sejam obtidas e de que seja necessária uma mastectomia de acompanhamento com ou sem reconstrução da mama. Essa consideração é especialmente importante quando técnicas de redução oncoplástica da mama ou procedimentos de simetria contralateral da mama são adicionados à cirurgia conservadora da mama para obtenção de resultados cosméticos ideais.

O painel da NCCN alerta que a terapia sistêmica neoadjuvante não é apropriada para certas pacientes. A terapia sistêmica pré-operatória não deve ser oferecida às pacientes com doença *in situ* extensa, quando a extensão da doença invasiva não pode ser definida em pacientes nas quais a extensão do tumor é mal delineada ou naquelas cujos tumores não são palpáveis ou clinicamente avaliáveis. A decisão quanto à utilização de terapia pré-operatória deve ser tomada no contexto de uma equipe multidisciplinar coordenada e colaborativa.

Avaliação da resposta durante a quimioterapia neoadjuvante

O painel da NCCN recomenda que a resposta do tumor seja avaliada rotineiramente por meio de exame clínico durante a administração da terapia sistêmica neoadjuvante. As pacientes com câncer de mama operável que apresentam progressão da doença durante a terapia sistêmica pré-operatória devem ser levadas imediatamente para cirurgia. Exames de imagem não devem ser feitos rotineiramente durante a terapia sistêmica neoadjuvante, mas podem ser considerados em caso de suspeita de progressão do tumor. Antes da cirurgia, a realização desses exames deve ser determinada por equipe multidisciplinar.

TERAPIA SISTÊMICA ADJUVANTE

Após o tratamento cirúrgico, a terapia sistêmica adjuvante deve ser considerada. Em pacientes com câncer de mama em estádio inicial, a terapia adjuvante sistêmica é administrada para reduzir o risco de recorrência do câncer. Em geral, a decisão é baseada no risco individual de recidiva e na sensibilidade prevista a um tratamento específico, como os RH de estrogênio/progesterona (RE/RP) e o *status* HER-2 (receptor 2 do fator de crescimento epidérmico humano [EGFR]).

A indicação de terapia adjuvante sistêmica deve sempre buscar o equilíbrio entre as seguintes variáveis: risco de recorrência da doença apenas com a terapia local, magnitude do benefício da aplicação da terapia adjuvante, toxicidade da terapia e comorbidades da paciente. O processo de tomada de decisão exige a colaboração entre a equipe de saúde e a paciente.

Estratificação para terapia adjuvante sistêmica

As diretrizes da NCCN estratificam as pacientes com câncer de mama com base em seu estado de RH e expressão de HER-2. As pacientes são então estratificadas com base no risco de recorrência da doença, assim como nas características anatômicas e patológicas (ou seja, grau do tumor, tamanho do tumor, estado de linfonodos axilares e invasão angiolinfática).

Avaliação do risco de recidiva ou morte e benefícios do tratamento sistêmico

Vários fatores prognósticos predizem a recorrência futura ou a morte por câncer de mama. Os mais fortes são idade da paciente, comorbidade, tamanho e grau do tumor, número de linfonodos axilares (LNA) envolvidos e possivelmente o *status* do tumor HER-2. Algoritmos que estimam as taxas de recorrência[7] e modelos informatizados validados, como o Adjuvant Online (não disponível atualmente) ou o Predict (www.breast.predict.nhs.uk), são usados para estimativa da sobrevida livre de doença (SLD) em 10 anos e da sobrevida geral (SG) e incorporam todos os fatores prognósticos citados[8,9].

Essas ferramentas ajudam o clínico a estimar objetivamente o resultado apenas com tratamento local, além de auxiliar a estimativa dos benefícios absolutos esperados da terapia endócrina adjuvante sistêmica e quimioterapia. Essas informações podem ser utilizadas pelo clínico e pela paciente na tomada de decisão compartilhada em relação às toxicidades e benefícios da terapia adjuvante sistêmica[10].

Terapia sistêmica adjuvante para tumores HER-2-negativos e RH-positivos

Mulheres com tumores HER-2-negativos e RH-positivos recebem terapia endócrina adjuvante para redução do risco de recorrência. As consideradas de alto risco para recorrência distante devem receber não só a terapia endócrina adjuvante, mas também a quimioterapia adjuvante. O benefício da adição de quimioterapia adjuvante à terapia endócrina em pacientes com risco clínico baixo de recorrência, como aquelas com tumores de linfonodos negativos e de baixo grau, é relativamente pequeno[11].

Por isso, a decisão de administrar ou não quimioterapia adjuvante em pacientes com tumores HER-2-negativos e RH-positivos deve ser baseada em diversos fatores, incluindo estado dos linfonodos, tamanho, grau, invasão linfovascular, idade, condições de comorbidade e/ou os resultados de um teste de perfil de expressão gênica usando painéis multigênicos preditivos e prognósticos.

PAINÉIS MULTIGÊNICOS

Vários ensaios baseados em painéis genômicos, comercialmente disponíveis, são úteis na determinação do prognóstico, prevendo recorrência distante, recorrência local ou sobrevida. Desses, apenas o ensaio de 21 genes (Oncotype DX) foi clinicamente validado para prever o benefício da adição de quimioterapia adjuvante para reduzir ainda mais o risco de recorrência em pacientes tanto na pré como na pós-menopausa.

Painel de 21 genes (Oncotype DX) em doença linfonodo-negativa, RH-positiva e HER-2-negativa

O Oncotype DX é um painel que utiliza o perfil de expressão de 21 genes, 16 dos quais relacionados com câncer e cinco usados como referência para calcular o escore de recorrência (ER). O ER é útil para determinação do prognóstico em mulheres com tumores RH-positivos e HER-2-negativos tratadas apenas com terapia endócrina, prevendo recorrência locorregional e à distância[12,13]. Além disso, prevê o benefício da adição de quimioterapia adjuvante à terapia adjuvante endócrina para mulheres com câncer de mama RH-positivo, HER-2-negativo e nódulo-negativo.

Entre as pacientes com T1b/c e T2, linfonodos negativos, RH positivo, HER-2 negativo com ER entre 0 e 10, o risco de recorrência à distância é baixo, e essas pacientes não obtêm qualquer benefício adicional com o acréscimo da quimioterapia adjuvante à terapia endócrina[14,15]. Em outro espectro, pacientes com câncer e linfonodo axilar negativo, RH positivo, HER-2 negativo e com alto ER (≥ 31) têm risco maior de apresentar recorrência à distância, e análises secundárias de estudos prospectivos demonstram um explícito benefício da quimioterapia adjuvante[14,15].

Para aquelas com ER intermediário (11 a 25), o estudo TAILORx, com mulheres na pós-menopausa (n = 6711) com câncer de mama linfonodo-negativo, RH-positivo e HER-2-negativo, relatou taxas de SLD semelhantes em 9 anos para aquelas que receberam quimioterapia adjuvante seguida por terapia endócrina e para as submetidas exclusivamente à terapia endócrina[15]. No entanto, na análise de subgrupos, as mulheres de 50 anos de idade ou mais jovens com ER de 16 a 25 apresentaram taxas significativamente mais baixas de recorrência à distância com a adição de quimioterapia adjuvante à terapia endócrina[15].

Ensaio de 21 genes (Oncotype DX) em doença linfonodo-positiva, RH-positiva e HER-2-negativa

Os resultados dos estudos sugerem que, em pacientes com doença nodal limitada (um a três linfonodos positivos) e baixo ER, o benefício absoluto da quimioterapia é provavelmente muito pequeno[16,17], sendo nítido o benefício da quimioterapia adjuvante em pacientes com tumores linfonodo-positivos, RH-positivos e HER-2-negativos, se o ER for alto (≥ 31). Em análise secundária do estudo SWOG 8814, com mulheres portadoras de tumores RH-positivos, linfonodo-positivos e ER alto (≥ 31), foi preditivo o benefício da quimioterapia com CAF (ciclofosfamida, doxorrubicina e 5-fluorouracil) seguido por tamoxifeno, em comparação com a terapia endócrina apenas com tamoxifeno[18].

Painel de 70 genes (MammaPrint)

O MammaPrint é um estudo que mede em triplicata a expressão de 70 genes relacionados com câncer, além de medir genes referenciais (genes de normalização e controles negativos). Os resultados do ensaio clínico randomizado MINDACT demonstraram que o ensaio de 70 genes pode identificar um subgrupo de pacientes com baixa probabilidade de recorrência à distância, apesar das características clínicas de alto risco (com base no tamanho do tumor, grau e estado nodal). Nesse ensaio, 79% das pacientes tinham doença negativa para linfonodos e 21% apresentavam de um a três linfonodos positivos, e todas as pacientes foram submetidas à avaliação de risco por critérios clínicos (usando Adjuvant! Online) e à análise de risco genômico pelo ensaio de 70 genes[19].

As pacientes com doença de baixo risco, de acordo com os critérios clínicos e os resultados do ensaio genômico, não receberam quimioterapia adjuvante, enquanto as classificadas como de alto risco em ambas as avaliações receberam quimioterapia. As pacientes com resultados discordantes (ou seja, alto risco clínico/baixo risco genômico ou baixo risco clínico/alto risco genômico) foram randomizadas para o grupo de quimioterapia ou para o grupo sem quimioterapia com base no resultado clínico ou no resultado genômico. O desfecho primário do estudo indicou que a taxa de sobrevida sem metástases à distância foi de 94,7% para as pacientes com alto risco clínico/baixo risco genômico que não receberam quimioterapia adjuvante[19]. Os dados do estudo sugerem que os resultados da análise de 70 genes não fornecem evidências para as recomendações sobre quimioterapia para pacientes com baixo risco clínico. Além disso, o benefício adicional da quimioterapia adjuvante em pacientes com alto risco clínico/baixo risco genômico é provavelmente pequeno[19].

Painel de 12 genes (EndoPredict)

Esse ensaio utiliza 12 genes para calcular o escore de prognóstico e parece ser útil na identificação de um subgrupo de pacientes com tumores RE-positivos e HER-2-negativos com risco muito baixo de recorrência sem quimioterapia adjuvante, bem como de pacientes com baixo risco de recorrência tardia[20]. Com base nos resultados de dois ensaios austríacos do Breast Cancer Study Group (ABCSG-6 e ABCSG-8), as pacientes com doença RH-positiva, HER-2-negativa e linfonodo-negativa com escore de baixo risco pelo ensaio de 12 genes apresentaram risco de recorrência distante de 4% em 10 anos[20].

O valor do escore de prognóstico de risco do ensaio de 12 genes foi determinado independentemente dos fatores clínico-patológicos convencionais. Nas pacientes com tumores T1 e T2 RH-positivos, HER-2-negativos e linfonodo-negativos, uma pontuação de baixo risco de 12 genes, independentemente do tamanho de T, coloca o tumor na mesma categoria de prognóstico que T1a – T1b, N0, M0. No estudo TransATAC, as pacientes com um a três linfonodos positivos no grupo de baixo risco apresentaram risco de 5,6% de recorrência à distância em 10 anos, sugerindo que a quimioterapia teria benefício limitado para essas mulheres[21].

ÍNDICE DE CÂNCER DE MAMA

O índice de câncer de mama (BCI na sigla em inglês) combina dois perfis: a razão de expressão de dois genes que avalia a razão do gene *homeobox* (HOXB13) e do gene do receptor da interleucina 17B (IL17BR) – razão H:I – e o índice de grau molecular (MGI na sigla em inglês). Em comparação com fatores prognósticos clínicos (p. ex., idade, tamanho do tumor, grau do tumor e *status* do linfonodo), a relação H:I demonstrou ser prognóstica no contexto de monoterapia adjuvante com tamoxifeno[22,23]. A adição de MGI à H:I foi determinante para promover avaliação prognóstica adicional, levando ao ensaio BCI[22]. Em uma análise secundária do ensaio ATAC, o BCI foi prognóstico em câncer de mama de nódulo negativo para recorrência distante precoce (0 a 5 anos) e tardia (5 a 10 anos)[24].

Para pacientes com tumores T1 e T2 RH-positivos, HER-2-negativos e linfonodo-negativos, um BCI na faixa de baixo risco, independentemente do tamanho de T, coloca o tumor na mesma categoria de prognóstico que T1a-T1b, N0, M0. Existem dados limitados quanto ao papel do BCI no câncer de mama RH-positivo, HER-2-negativo e linfonodo-positivo.

RECOMENDAÇÕES DA NATIONAL COMPREHENSIVE CANCER NETWORK PARA USO DE PAINÉIS MULTIGÊNICOS

Considerando a capacidade dos painéis multigênicos de prever o benefício da quimioterapia sistêmica adjuvante e de determinar o prognóstico ao anteciparem o risco de recorrência à distância, o painel da NCCN resumiu as implicações do tratamento com base nas pontuações de risco e estado nodal, observando que os ensaios multigênicos fornecem informações prognósticas e preditivas de terapia que complementam as informações de TNM e biomarcadores.

Estratégias

- Tumores pequenos (até 0,5cm no maior diâmetro) que não envolvem os linfonodos têm prognóstico favorável; portanto, a quimioterapia adjuvante não é recomendada. Dessa maneira, a terapia endócrina adjuvante pode ser considerada nesse grupo de pacientes para redução do risco de um segundo câncer de mama contralateral, bem como para um pequeno benefício na redução do risco de recorrência local/regional e à distância.
- Para pacientes com tumores ductais ou lobulares invasivos com mais de 0,5cm de diâmetro e linfonodos negativos, o painel recomenda que se considere fortemente o ensaio de RT-PCR de 21 genes para ajudar a estimar a probabilidade de recorrência e o benefício da quimioterapia. Segundo análise exploratória do estudo TAILORx, a quimioterapia adjuvante pode ser considerada em mulheres de 50 anos de idade ou mais jovens com ER de 21 genes de 16 a 25. Além disso, as pacientes com tumores T1b com histologia de baixo grau devem ser consideradas para monoterapia endócrina, pois o estudo TAILORx não incluiu pacientes com esses tumores[15].

Além disso, entre os outros ensaios, o painel listou o ensaio de 70 genes com base nos resultados do estudo prospectivo MINDACT, demonstrando a capacidade da análise de 70 genes para identificação de uma população de baixo risco genômico, apesar de alto risco clínico, na qual a quimioterapia pode não ser administrada sem efeito prejudicial[19]. O alto risco clínico no estudo MINDACT foi definido para tumores de grau 1 com mais de 3cm T2N0-1, para tumores de grau 2 T2N0-1 e para tumores de grau 3 T1c-T2N0-1. Por fim, o estudo MINDACT também sugere que o painel de 70 genes não é útil para orientar as decisões de quimioterapia sistêmica em grupo de baixo risco clínico/alto risco genômico.

Uma vez que os resultados de diferentes ensaios podem não ser concordantes entre si e esses ensaios não foram comparados prospectivamente, os médicos devem solicitar apenas um dos ensaios disponíveis para uma paciente e tumor-específicos.

USO DE ENSAIOS MULTIGÊNICOS EM TUMORES COM LINFONODO AXILAR POSITIVO, RH POSITIVO E HER-2 NEGATIVO

Para as pacientes com quatro ou mais linfonodos envolvidos, o painel recomenda quimioterapia adjuvante sistêmica seguida de terapia endócrina. As pacientes com menos de quatro nódulos envolvidos ou com pN1mi (micrometástases) e metástases em nódulos axilares com 2mm ou mais são candidatas mais frequentes à quimioterapia em adição à terapia endócrina. O painel recomenda que a tomada de decisão clínica para quimioterapia adjuvante seja baseada em elementos de estratificação de risco clínico, como características clínicas, estádio do tumor, patologia e condições comórbidas. Se a paciente não for candidata à quimioterapia, a comissão recomenda terapia endócrina adjuvante isolada.

Para aquelas que são candidatas à quimioterapia adjuvante sistêmica com base nas características clínicas, estádio do tumor e patologia, o painel recomenda que painéis multigênicos sejam considerados para avaliação do prognóstico de modo a auxiliar a tomada de decisão quanto ao tratamento. Ademais, o painel observa que nas mulheres com tumores N1mi e N1, embora ainda não se tenham mostrado preditivos quanto ao benefício da quimioterapia adjuvante, os ensaios multigênicos funcionam como prognósticos e podem ser usados para identificação das pacientes de baixo risco que provavelmente obterão pouco ou nenhum benefício absoluto com a adição de quimioterapia adjuvante à terapia endócrina adjuvante.

Para as candidatas à quimioterapia adjuvante sistêmica com base nas características clínicas, estádio do tumor e patologia, se o ensaio multigênico não estiver disponível, o painel recomenda quimioterapia adjuvante sistêmica seguida por terapia endócrina.

REGIMES DE QUIMIOTERAPIA CITOTÓXICA ADJUVANTE

As diretrizes de quimioterapia adjuvante também incluem doses e esquemas de combinação específicos para os regimes de quimioterapia adjuvante recomendados. Os regimes foram categorizados como "preferidos" ou "outros" com o objetivo de transmitir a opinião do painel sobre a eficácia e a toxicidade relativa dos regimes[25].

Resultados de ensaios clínicos com foco na eficácia do tratamento

Os regimes listados como preferidos incluem: (1) dose densa de doxorrubicina (antraciclina) e ciclofosfamida (AC) com paclitaxel em dose densa sequencial; (2) AC em dose densa seguida de paclitaxel semanal sequencial; e (3) docetaxel (T) mais ciclofosfamida (TC).

Historicamente, a quimioterapia adjuvante incluía esquemas administrados a cada 3 semanas. Uma maneira de aumentar a intensidade da dose consiste em usar o mesmo regime, mas administrar o tratamento a cada 2 semanas – chamado de dose densa. Os resultados de dois ensaios clínicos randomizados que compararam a quimioterapia AC com ou sem quimioterapia sequencial com paclitaxel em mulheres com câncer de mama com nódulo axilar positivo sugerem melhores taxas de SLD, e os resultados de um dos ensaios mostraram melhora da SG com a adição de paclitaxel[26,27].

Na análise retrospectiva, a vantagem aparente do regime contendo paclitaxel parece ser maior em mulheres com câncer de mama RE-negativo. Um estudo randomizado avaliou o uso de quimioterapia concomitante *versus* sequencial (doxorrubicina mais ciclofosfamida seguida de paclitaxel *versus* doxorrubicina seguida de paclitaxel seguida de ciclofosfamida, respectivamente) administrada a cada 2 semanas com suporte de filgrastim ou a cada 3 semanas. Os resultados não mostram diferença significativa entre os dois regimes de quimioterapia, mas relatam redução de 26% no risco de recorrência e de 31% no risco de morte para os regimes de dose densa[28].

Com base nos resultados do estudo ECOG E1199, bem como nas descobertas do estudo CALGB 9741, que mostrou benefício na sobrevida com AC de dose densa seguida por paclitaxel a cada 2 semanas, comparado com o regime de AC seguido por paclitaxel por 3 semanas, este regime foi removido das diretrizes[28].

A combinação de TC foi comparada com a quimioterapia AC em um ensaio que randomizou 1.016 mulheres com câncer de mama em estádio I a III[29]. Em um acompanhamento médio de 7 anos, o SLD geral e a SG melhoraram significativamente com a TC em comparação à AC.

Outros regimes estão incluídos nas diretrizes, como AC, epirrubicina e ciclofosfamida (EC), ciclofosfamida, metotrexato e 5-fluorouracil (CMF), AC com docetaxel sequencial administrado a cada 3 semanas, AC com paclitaxel semanal sequencial, FEC/CEF (5-fluorouracil, epirrubicina [antraciclina], ciclofosfamida) seguido de docetaxel ou paclitaxel semanal, 5-fluorouracil, adriamicina e ciclofosfamida (FAC) seguido de paclitaxel semanal e docetaxel, doxorrubicina (antraciclina) e ciclofosfamida (TAC).

O regime AC por quatro ciclos foi estudado em ensaios randomizados, resultando em sobrevida livre de recidiva e OS equivalente à quimioterapia CMF[30,31]. Nenhum benefício foi demonstrado com o aumento da dose de doxorrubicina ou ciclofosfamida[26,32]. Estudos de quimioterapia CMF *versus* nenhuma quimioterapia mostraram vantagens em termos de SLD e SG com a quimioterapia CMF[33,34]. Estudos usando quimioterapia FAC/CAF revelaram a importância dos regimes de quimioterapia de dose completa[35].

Na visão geral do EBCTCG de poliquimioterapia, a comparação de regimes contendo antraciclina com CMF mostrou redução adicional de 12% nas chances anuais de recorrência e de 11% nas de morte com regimes contendo antraciclina[34]. Com base nesses dados, o painel qualificou os regimes de quimioterapia como apropriados, declarando que os regimes contendo antraciclina são preferidos para pacientes com linfonodo positivo.

A análise EBCTCG, no entanto, não considerou a potencial interação entre o *status* do tumor HER-2 e a eficácia dos regimes de quimioterapia contendo antraciclina *versus* CMF. A análise retrospectiva sugeriu que a superioridade da quimioterapia contendo antraciclina pode ser limitada ao tratamento dos cânceres de mama que são HER-2-positivos[36-42]. O achado retrospectivo em vários ensaios clínicos de que a quimioterapia baseada em antraciclina pode ser mais eficaz em pacientes cujos tumores são HER-2-positivos levou à divulgação de uma nota que afirmava que a quimioterapia à base de antraciclina pode ser superior aos regimes que não contêm antraciclina para tratamento adjuvante dessas pacientes.

Um ensaio comparou dois níveis de dose de quimioterapia EC com quimioterapia CMF em mulheres com câncer de mama com nódulo positivo[43]. Esse estudo mostrou que a quimioterapia EC de dose mais alta era equivalente à quimioterapia CMF e superior à EC de dose moderada em SLD e SG.

Os dados do ensaio NSABP B-36 de fase III compararam seis ciclos de FEC com quatro ciclos de AC, ambos administrados a cada 3 semanas como terapia adjuvante em pacientes com câncer de mama com nódulo negativo[44]. Os resultados mostraram que o SLD após 8 anos não foi maior para as mulheres que estavam em tratamento com quimioterapia FEC por mais tempo e que as mulheres submetidas à FEC experimentaram maiores efeitos colaterais.

As toxicidades combinadas de graus 3 e 4 com uma diferença significativa de 3% ou mais entre os grupos AC e FEC incluíram fadiga (3,55% *versus* 8,45%), neutropenia febril (3,70% *versus* 9,42%) e trombocitopenia (0,74% *versus* 4,41%). Cinco mortes resultaram da toxicidade do tratamento com FEC, e duas mulheres morreram em decorrência do tratamento com AC[44].

O impacto da qualidade de vida e o histórico menstrual de mulheres no NSABP (NRG) B-36 também foram investigados em um estudo de fase III[44]. As mulheres em tratamento com FEC experimentaram pior qualidade de vida em 6 meses e taxa maior de amenorreia pós-quimioterapia[45]. Com base nos resultados do ensaio NSABP B-36, o painel da NCCN excluiu os regimes FEC/CEF e FAC/CAF como opções para terapia adjuvante.

Estão disponíveis dois estudos prospectivos randomizados de quimioterapia FEC em casos de câncer de mama LNA-positivos. Em um dos ensaios, mulheres na pré-menopausa com câncer de mama com nódulo positivo foram randomizadas para receber terapia CMF clássica *versus* quimioterapia FEC usando epirrubicina em altas doses. Tanto a SLD em 10 anos como a SG favoreceram o grupo FEC do estudo[46]. O segundo estudo comparou o FEC administrado via endovenosa a cada 3 semanas em dois níveis de dose de epirrubicina (50mg/m² *vs.* 100mg/m²) em mulheres na pré-menopausa e na pós-menopausa com câncer de mama com nódulo positivo. A SLD em 5 anos e a SG favoreceram o grupo que usou a dose de 100mg/m² de epirrubicina[47].

Outro ensaio randomizado com mulheres com câncer de mama NLA-positivo comparou seis ciclos de FEC com três ciclos de FEC seguidos por três ciclos de docetaxel[48]. A SLD de 5 anos e a SG foram superiores com o esquema FEC sequencial seguido por docetaxel.

A adição de paclitaxel semanal após FEC mostrou-se superior ao FEC exclusivo em um estudo randomizado com 1.246 mulheres portadoras de câncer de mama em estádio inicial[49]. O regime anterior foi associado à redução de 23% no risco de recidiva em comparação com FEC, embora nenhuma diferença significativa na SG tenha sido observada no acompanhamento médio de 66 meses.

O estudo de fase III E1199 comparou pacientes com câncer de mama com nódulo positivo ou nódulo negativo de alto risco que receberam quatro ciclos de AC a cada 3 semanas, seguido por paclitaxel ou docetaxel semanalmente ou a cada 3 semanas[50]. Os resultados atualizados de 10 anos desse estudo revelaram que a incorporação de paclitaxel semanal e docetaxel a cada 3 semanas foi associada à melhora significativa na SLD e à melhora superficial na SG, em comparação com paclitaxel administrado a cada 3 semanas. Entre as pacientes com doença triplonegativa, a taxa de SLD em 10 anos com paclitaxel semanal foi de 69% e a de SG em 10 anos foi de 75%[50].

Os resultados finais de um ensaio randomizado de quimioterapia TAC *versus* FAC em câncer de mama LNA-positivo demonstraram que o TAC é superior ao FAC[51]. A SLD favoreceu o TAC em tumores RE-positivos e RE-negativos. Em acompanhamento médio de 73 meses, os resultados do ensaio NSABP B-30 randomizado em três grupos, comparando TAC *versus* AT *versus* AC seguido por docetaxel (AC seguido por T), mostraram que AC seguido por T teve uma vantagem significativa na SLD, mas não na SG, quando comparado com o TAC. Além disso, tanto a SLD como a SG aumentaram significativamente quando AC seguido por

T foi comparado com AT, com AT não demonstrando inferioridade em comparação com TAC[52].

Vários estudos retrospectivos avaliaram a interação potencial do benefício da quimioterapia com o *status* de RE[11,33]. Esses estudos analisaram o efeito da quimioterapia no risco de recorrência do câncer de mama em pacientes com tumores RE-positivos que receberam terapia endócrina adjuvante, comparadas a pacientes com tumor RE-negativo não submetidas à terapia endócrina adjuvante. Essas análises sugerem que os benefícios da quimioterapia são significativamente maiores em pacientes com doença RE-negativa. Por exemplo, os resultados relatados por Berry *et al.* demonstram que 22,8% mais pacientes com tumores RE-negativos sobreviveram sem doença por 5 anos ao receber quimioterapia, e esse benefício foi de apenas 7% para as pacientes com tumores RE-positivos que receberam quimioterapia[11].

Quanto às mulheres com mais de 70 anos de idade, não há, segundo o painel, dados suficientes para estabelecer recomendações definitivas de quimioterapia. O painel recomenda que o tratamento seja individualizado para mulheres nessa faixa etária, levando em consideração as comorbidades.

TERAPIA ADJUVANTE PARA TUMORES COM HISTOLOGIA FAVORÁVEL

As diretrizes fornecem recomendações favoráveis quanto ao tratamento sistêmico para os casos com histologia de cânceres de mama invasivos, como os tubulares e mucinosos, com base no tamanho do tumor e no estado de LNA. Quando utilizadas, as opções de tratamento por meio de terapia endócrina, quimioterapia e sequenciamento do tratamento com outras modalidades são semelhantes às da histologia usual dos cânceres de mama.

A grande maioria dos cânceres tubulares de mama é RE-positiva e HER-2-negativa. Assim, a avaliação da histopatologia e a precisão da determinação de RE e/ou HER-2 devem ser revistas caso um câncer de mama tubular seja negativo para RE e/ou positivo para HER-2 ou se um tumor com *status* negativo para RE e RP for de grau 1[53]. Se um câncer de mama for histologicamente identificado como câncer de mama tubular ou mucinoso e for confirmado como RE-negativo, o tumor deve ser tratado de acordo com as diretrizes para histologia usual, câncer de mama RE-negativo. Faltam dados prospectivos sobre a terapia adjuvante sistêmica de histologias tubulares e mucinosas.

CONSIDERAÇÕES FINAIS

Em vista dos aspectos analisados, tanto a quimioterapia neoadjuvante como a adjuvante apresentam objetivos em comum para erradicação e controle de metástases à distância. No entanto, cada forma de tratamento exibe singularidades e indicações específicas para determinadas pacientes. Desse modo, foram desenvolvidos diversos ensaios clínicos multigênicos para avaliação dos contextos clínicos e das variáveis tumorais em que seriam indicados diferentes regimes de quimioterapia com benefícios na SLD e SG (Quadros 39.1 a 39.4).

A partir desses estudos, o painel da NCCN desenvolveu recomendações para tratamento quimioterápico em diferentes cenários. Além disso, foram elaborados algoritmos para indicações de regimes e doses de fármacos baseados na expressão de receptores tumorais. Por fim, é necessário ressaltar a importância do tratamento individualizado e da tomada de decisão compartilhada entre a equipe multiprofissional e a paciente, sempre considerando os riscos e benefícios para a saúde integral da mulher.

Quadro 39.1 Regimes de quimioterapia adjuvante para câncer de mama HER-2-negativo

HER-2-negativo	
Regimes preferidos AC em dose densa (doxorrubicina/ciclofosfamida a cada 2 semanas ×4) seguido por paclitaxel a cada 2 semanas × 4 AC em dose densa (doxorrubicina/ciclofosfamida a cada 2 semanas × 4) seguido por paclitaxel semanalmente × 12 Se câncer de mama triplonegativo e doença residual identificada na peça cirúrgica após terapia pré-operatória com taxano e agente alquilante e quimioterapia à base de antraciclina: capecitabina adjuvante por 12 meses	
Útil em certas circunstâncias AC em regime de dose densa AC a cada 3 semanas (categoria 2B) CMF (ciclofosfamida, metotrexato e 5-fluorouracil) AC a cada 3 semanas × 4 seguido por paclitaxel semanal × 12	**Outros regimes recomendados** AC seguido de docetaxel a cada 3 semanas EC (epirrubicina e ciclofosfamida) TAC (docetaxel, doxorrubicina [antraciclina] e ciclofosfamida) Selecionar pacientes com TNBC apenas no contexto pré-operatório: • Paclitaxel+carboplatina • Docetaxel+carboplatina

Fonte: adaptado de National Comprehensive Cancer Network version 4.2021 para escolha de Regime de Quimioterapia para Câncer de mama HER1-negativo.

Quadro 39.2 Regimes de quimioterapia adjuvante para câncer de mama HER-2-positivo

HER-2-positivo

Regimes preferidos

Paclitaxel + trastuzumabe

TCH (docetaxel/carboplatina/trastuzumabe)

TCHP (docetaxel/carboplatina/trastuzumabe/pertuzumabe)

Se não houver doença residual após a terapia pré-operatória ou nenhuma terapia pré-operatória instituída, complete até 1 ano de terapia direcionada a HER-2 com trastuzumabe (categoria 1) ± pertuzumabe

Se houver doença residual após terapia pré-operatória: ado-trastuzumabe emtansina (TDM-1) (categoria 1) somente; se Ado-trastuzumabe emtansina for descontinuado por toxicidade, administra-se então trastuzumabe (categoria 1) ± pertuzumabe para completar 1 ano de terapia

Útil em certas circunstâncias	Outros regimes recomendados
Docetaxel + ciclofosfamida + trastuzumabe	AC seguido por docetaxel + trastuzumabe (doxorrubicina/ ciclofosfamida seguido por docetaxel + trastuzumabe)
AC seguido de T + trastuzumabe (doxorrubicina/ciclofosfamida seguido por paclitaxel com adição de trastuzumabe)	AC seguido por docetaxel + trastuzumabe − pertuzumabe (doxorrubicina/ciclofosfamida seguido por docetaxel + trastuzumabe+ pertuzumabe)
AC seguido de T + trastuzumabe + pertuzumabe (doxorrubicina/ ciclofosfamida seguido por paclitaxel com adição de trastuzumabe e pertuzumabe)	

Fonte: adaptado de National Comprehensive Cancer Network version 4.2021 para escolha de Regime de Quimioterapia para Câncer de mama HER1-positivo.

Quadro 39.3 Descrição dos regimes de quimioterapia adjuvante para câncer de mama HER-2-negativo

HER-2-negativo		
Regimes preferidos	**Outros regimes recomendados**	**Útil em certas circunstâncias**
Dose densa AC seguida por paclitaxel Doxorrubicina 60mg/m² EV – dia 1 Ciclofosfamida 600mg/m² EV – dia 1 Ciclo a cada 14 dias por quatro ciclos Seguido por: Paclitaxel 175mg/m² por infusão EV, 3 horas – dia 1 Ciclo a cada 14 dias por quatro ciclos	**AC seguido por docetaxel a cada 3 semanas** Doxorrubicina 60mg/m² EV – dia 1 Ciclofosfamida 600mg/m² EV – dia 1 Ciclo a cada 21 dias por quatro ciclos Seguido por: Docetaxel 100mg/m² EV – dia 1 Ciclo a cada 21 dias por quatro ciclos	**Dose densa AC** Doxorrubicina 60mg/m² EV – dia 1 Ciclofosfamida 600mg/m² EV – dia 1 Ciclo a cada 14 dias por quatro ciclos
		AC Doxorrubicina 60mg/m² EV – dia 1 Ciclofosfamida 600mg/m² EV – dia 1 Ciclo a cada 21 dias por quatro ciclos
Dose densa AC seguida por paclitaxel semanalmente Doxorrubicina 60mg/m² EV – dia 1 Ciclofosfamida 600mg/m² EV – dia 1 Ciclo a cada 14 dias por quatro ciclos Seguido por: Paclitaxel 80mg/m² por infusão EV, 1 hora, semanalmente, por 12 semanas	**Quimioterapia EC** Epirrubicina 100mg/m² EV – dia 1 Ciclofosfamida 830mg/m² EV – dia 1 Ciclo a cada 21 dias por oito ciclos	**Quimioterapia CMF** Ciclofosfamida 100mg/m² VO – dias 1 a 14 Metotrexato 100mg/m² EV – dias 1 e 8 5-Fluorouracil 600mg/m² EV – dias 1 e 8 Ciclos a cada 28 dias por seis ciclos
TC Docetaxel 75mg/m² EV – dia 1 Ciclofosfamida 600mg/m² EV – dia 1 Ciclo a cada 21 dias por quatro ciclos	**Quimioterapia TAC** Docetaxel 75mg/m² EV – dia 1 Doxorrubicina 50mg/m² EV – dia 1 Ciclofosfamida 500mg/m² EV – dia 1 Ciclo a cada 21 dias por seis ciclos	**AC seguido por paclitaxel semanalmente** Doxorrubicina 60mg/m² EV – dia 1 Ciclofosfamida 600mg/m² EV – dia 1 Ciclo a cada 21 dias por quatro ciclos Seguido por: Paclitaxel 80mg/m² por infusão EV, 1 hora, semanalmente, por 12 semanas
		Paclitaxel + carboplatina semanalmente Paclitaxel 80 mg/m² – dias 1, 8 e 15 Carboplatina AUC 6 – dia 1 Ciclo a cada 21 dias por quatro ciclos
		Docetaxel + carboplatina (quatro a seis ciclos) Docetaxel 75mg/m² EV – dia 1 Carboplatina AUC 6 – dia 1 Ciclo a cada 21 dias por quatro a seis ciclos

Fonte: adaptado de National Comprehensive Cancer Network version 4.2021 para Descrição de Regimes de Quimioterapia para Câncer de mama HER-1-negativo.

Quadro 39.4 Descrição dos regimes de quimioterapia adjuvante para câncer de mama úteis em outras circunstâncias HER-2-positivo

DESCRIÇÃO DOS REGIMES: HER-2-POSITIVOS	
Útil em certas circunstâncias	
AC seguido por T + trastuzumabe Doxorrubicina 60mg/m² EV – dia 1 Ciclofosfamida 600mg/m² EV – dia 1 Ciclos a cada 21 dias por quatro ciclos Seguido por: Paclitaxel 80mg/m² por infusão EV, 1 hora, semanalmente, por 12 semanas Com: Trastuzumabe 4mg/kg EV com primeira dose de paclitaxel Seguido por: Trastuzumabe 4mg/kg EV, semanalmente, até completar 1 ano de tratamento. Como uma alternativa, trastuzumabe 6mg/kg EV a cada 21 dias pode ser usado após a conclusão de paclitaxel e dado para completar 1 ano do tratamento de trastuzumabe	**Dose densa de AC seguida por paclitaxel + trastuzumabe** Doxorrubicina 60mg/m² EV – dia 1 Ciclofosfamida 600mg/m² EV – dia 1 Ciclo a cada 21 dias por quatro ciclos Seguido por: Paclitaxel 175mg/m² por infusão EV, 3 horas – dia 1 Ciclo a cada 14 dias por quatro ciclos Com: Trastuzumabe 4mg/kg EV com primeira dose de paclitaxel Seguido por: Trastuzumabe 4g/kg EV, semanalmente, até completar 1 ano de tratamento. Como uma alternativa, trastuzumabe 6mg/kg EV a cada 21 dias pode ser usado após a conclusão de paclitaxel e dado para completar 1 ano do tratamento de trastuzumabe
AC ou dose densa de AC seguido por T + trastuzumabe + pertuzumabe Doxorrubicina 60mg/m² EV – dia 1 Ciclofosfamida 600mg/m² EV – dia 1 Ciclo a cada 21 dias por quatro ciclos Se dose densa, ciclo a cada 14 dias por quatro ciclos Seguido por: Pertuzumabe 840mg EV – dia 1 – seguidos por 420mg EV Trastuzumabe 8mg/kg – dia 1 – seguidos por 6mg/kg Paclitaxel 80mg/m² EV – dias 1, 8 e 15 Ciclo a cada 21 dias por quatro ciclos Seguido por: Trastuzumabe 6mg/kg EV – dia 1 Pertuzumabe 420mg EV – dia 1 Ciclo a cada 21 dias até completar 1 ano de terapia	**Docetaxel/ciclofosfamida + trastuzumabe** Docetaxel 75mg/m² EV – dia 1 Ciclofosfamida 600mg/m² EV – dia 1 Ciclo a cada 21 dias por quatro ciclos Com: Trastuzumabe 4mg/kg EV – semana 1 Seguido por: Trastuzumabe 2mg/kg EV semanalmente por 11 semanas Seguido por: Trastuzumabe 6mg/kg EV Ciclo a cada 21 dias até completar 1 ano de terapia com trastuzumabe Ou Trastuzumabe 8mg/kg EV – semana 1 Seguido por: Trastuzumabe 6mg/kg EV a cada 21 dias até completar 1 ano de terapia com trastuzumabe

Fonte: adaptado de National Comprehensive Cancer Network version 4.2021 para Descrição de Regimes de Quimioterapia para Câncer de mama úteis em outras circunstâncias HER-1-positivo.

Referências

1. Mauri D, Pavlidis N, Ioannidis JP. Neoadjuvant versus adjuvant systemic treatment in breast cancer: a meta-analysis. J Natl Cancer Inst 2005; 97(3):188-94.
2. Rastogi P, Anderson SJ, Bear HD et al. Preoperative chemotherapy: updates of National Surgical Adjuvant Breast and Bowel Project Protocols B-18 and B-27. J Clin Oncol 2008; 26(5): 778-85.
3. Gralow JR, Burstein HJ, Wood W et al. Preoperative therapy in invasive breast cancer: pathologic assessment and systemic therapy issues in operable disease. J Clin Oncol 2008; 26(5):814-9.
4. Killelea BK, Yang VQ, Mougalian S et al. Neoadjuvant chemotherapy for breast cancer increases the rate of breast conservation: results from the National Cancer Database. J Am Coll Surg 2015; 220(6):1063-9.
5. Liedtke C, Mazouni C, Hess KR et al. Response to neoadjuvant therapy and long-term survival in patients with triple-negative breast cancer. J Clin Oncol 2008; 26(8):1275-81.
6. von Minckwitz G, Untch M, Blohmer JU et al. Definition and impact of pathologic complete response on prognosis after neoadjuvant chemotherapy in various intrinsic breast cancer subtypes. J Clin Oncol 2012; 30(15):1796-804.
7. Loprinzi CL, Thomé SD. Understanding the utility of adjuvant systemic therapy for primary breast cancer. J Clin Oncol 2001; 19(4):972-9.
8. Wishart GC, Azzato EM, Greenberg DC et al. PREDICT: a new UK prognostic model that predicts survival following surgery for invasive breast cancer. Breast Cancer Res 2010; 12(1):R1.
9. Candido dos Reis FJ, Wishart GC, Dicks EM et al. An updated PREDICT breast cancer prognostication and treatment benefit prediction model with independent validation. Breast Cancer Res 2017; 19(1):1-13.
10. Loprinzi CL, Ravdin PM. Decision-making for patients with resectable breast cancer: individualized decisions for and by patients and their physicians. J Natl Compr Canc Netw 2003; 1(2):189-96.
11. Berry DA, Cirrincione C, Henderson IC et al. Estrogen-receptor status and outcomes of modern chemotherapy for patients with node-positive breast cancer. JAMA 2006; 295(20):2356.
12. Paik S, Shak S, Tang G et al. A multigene assay to predict recurrence of tamoxifen-treated, node-negative breast cancer. N Engl J Med 2004; 351(27):2817-26.
13. Mamounas EP, Tang G, Fisher B et al. Association between the 21-gene recurrence score assay and risk of locoregional recurrence in node-negative, estrogen receptor-positive breast cancer: results from NSABP B-14 and NSABP B-20. J Clin Oncol 2010; 28(10):1677-83.
14. Paik S, Tang G, Shak S et al. Gene expression and benefit of chemotherapy in women with node-negative, estrogen receptor-positive breast cancer. J Clin Oncol 2006; 24(23):3726-34.

15. Sparano JA, Gray RJ, Wood WC et al. TAILORx: Phase III trial of chemoendocrine therapy versus endocrine therapy alone in hormone receptor-positive, HER2-negative, node-negative breast cancer and an intermediate prognosis 21-gene recurrence score. J Clin Oncol 2018; 36.
16. Stemmer SM, Steiner M, Rizel S et al. Clinical outcomes in ER+ HER2 -node-positive breast cancer patients who were treated according to the Recurrence Score results: evidence from a large prospectively designed registry. NPJ Breast Cancer 2017; 3:32.
17. Gluz O, Nitz UA, Christgen M et al. West German Study Group Phase III PlanB Trial: First Prospective Outcome Data for the 21-Gene Recurrence Score Assay and Concordance of Prognostic Markers by Central and Local Pathology Assessment. J Clin Oncol 2016; 34(20):2341-9.
18. Smerage JB, Barlow WE, Hortobagyi GN et al. Circulating tumor cells and response to chemotherapy in metastatic breast cancer: SWOG S0500. J Clin Oncol 2014; 32(31):3483-9.
19. Cardoso F, van't Veer LJ, Bogaerts J et al. 70-gene signature as an aid to treatment decisions in early-stage breast cancer. New England Journal of Medicine 2016; 375(8):717-29.
20. Filipits M, Rudas M, Jakesz R et al. A new molecular predictor of distant recurrence in ER-positive, HER2-negative breast cancer adds independent information to conventional clinical risk factors. Clin Cancer Res 2011; 17(18):6012-20.
21. Sestak I, Buus R, Cuzick J et al. Comparison of the performance of 6 prognostic signatures for estrogen receptor–positive breast cancer: a secondary analysis of a randomized clinical trial. JAMA Oncol 2018; 4(4):545-53.
22. Ma XJ, Wang Z, Ryan PD et al. A two-gene expression ratio predicts clinical outcome in breast cancer patients treated with tamoxifen. Cancer Cell 2004; 5(6):607-16.
23. Cuzick J, Dowsett M, Pineda S, et al. Prognostic value of a combined estrogen receptor, progesterone receptor, Ki-67, and human epidermal growth factor receptor 2 immunohistochemical score and comparison with the Genomic Health recurrence score in early breast cancer. J Clin Oncol 2011; 29(32):4273-8.
24. Sgroi DC, Sestak I, Cuzick J et al. Prediction of late distant recurrence in patients with oestrogen-receptor-positive breast cancer: a prospective comparison of the breast-cancer index (BCI) assay, 21-gene recurrence score, and IHC4 in the TransATAC study population. Lancet Oncol 2013; 14(11):1067-76.
25. Erban JK, Lau J. On the toxicity of chemotherapy for breast cancer--the need for vigilance. J Natl Cancer Inst 2006; 98(16):1096-7.
26. Henderson IC, Berry DA, Demetri GD et al. Improved outcomes from adding sequential Paclitaxel but not from escalating Doxorubicin dose in an adjuvant chemotherapy regimen for patients with node--positive primary breast cancer. J Clin Oncol 2003; 21(6):976-83.
27. Mamounas EP, Bryant J, Lembersky B et al. Paclitaxel after doxorubicin plus cyclophosphamide as adjuvant chemotherapy for node-positive breast cancer: results from NSABP B-28. J Clin Oncol 2005; 23(16):3686-96.
28. Citron ML, Berry DA, Cirrincione C et al. Randomized trial of dose-dense versus conventionally scheduled and sequential versus concurrent combination chemotherapy as postoperative adjuvant treatment of node-positive primary breast cancer: first report of Intergroup Trial C9741/Cancer and Leukemia Group B Trial 9741. J Clin Oncol 2003; 21(8):1431-9.
29. Jones S, Holmes FA, O'Shaughnessy J et al. Docetaxel with Cyclophosphamide is Associated with an Overall Survival Benefit Compared with Doxorubicin and Cyclophosphamide: 7-Year Follow-Up of US Oncology Research Trial 9735. J Clin Oncol 2009; 27(8): 1177-83.
30. Bang SM, Heo DS, Lee KH et al. Adjuvant doxorubicin and cyclophosphamide versus cyclophosphamide, methotrexate, and 5-fluorouracil chemotherapy in premenopausal women with axillary lymph node positive breast carcinoma. Cancer 2000; 89(12):2521-6.
31. Fisher B, Brown AM, Dimitrov NV et al. Two months of doxorubicin-cyclophosphamide with and without interval reinduction therapy compared with 6 months of cyclophosphamide, methotrexate, and fluorouracil in positive-node breast cancer patients with tamoxifen-nonresponsive tumors: results from the National Surgical Adjuvant Breast and Bowel Project B-15. J Clin Oncol 1990; 8(9):1483-96.
32. Fisher B, Anderson S, Wickerham DL et al. Increased intensification and total dose of cyclophosphamide in a doxorubicin-cyclophosphamide regimen for the treatment of primary breast cancer: findings from National Surgical Adjuvant Breast and Bowel Project B-22. J Clin Oncol 1997; 15(5):1858-69.
33. Early Breast Cancer Trialists' Collaborative Group (EBCTCG). Effects of chemotherapy and hormonal therapy for early breast cancer on recurrence and 15-year survival: an overview of the randomised trials. Lancet 2005; 365(9472):1687-717.
34. Early Breast Cancer Trialists' Collaborative Group. Polychemotherapy for early breast cancer: an overview of the randomised trials. The Lancet 1998; 352(9132):930-42.
35. Wood WC, Budman DR, Korzun AH et al. Dose and dose intensity of adjuvant chemotherapy for stage II, node-positive breast carcinoma. N Engl J Med 1994; 330(18):1253-9.
36. Mass R. The role of HER-2 expression in predicting response to therapy in breast cancer. Semin Oncol 2000; 27(11):46-52.
37. Cooke T, Reeves J, Lanigan A, Stanton P. HER2 as a prognostic and predictive marker for breast cancer. Annals of Oncology 2001; 12:S23-S28.
38. Ménard S, Valagussa P, Pilotti S et al. Response to cyclophosphamide, methotrexate, and fluorouracil in lymph node-positive breast cancer according to HER2 overexpression and other tumor biologic variables. J Clin Oncol 2001; 19(2):329-35.
39. Muss HB, Thor AD, Berry DA et al. c-erbB-2 expression and response to adjuvant therapy in women with node-positive early breast cancer. N Engl J Med 1994; 330(18):1260-6.
40. Paik S, Bryant J, Tan-Chiu E et al. HER2 and choice of adjuvant chemotherapy for invasive breast cancer: National Surgical Adjuvant Breast and Bowel Project Protocol B-15. J Natl Cancer Inst 2000; 92(24):1991-8.
41. Thor AD, Berry DA, Budman DR et al. erbB-2, p53, and efficacy of adjuvant therapy in lymph node-positive breast cancer. J Natl Cancer Inst 1998; 90(18):1346-60.
42. Watanabe T, Kuranami M, Inoue K et al. Phase III trial comparing 4-cycle doxorubicin plus cyclophosphamide followed by 4-cycle taxan with 8-cycle taxan as adjuvant therapy for node-positive breast cancer: results of N-SAS-BC02 trial. J Clin Oncol 2009; 27(15_suppl):516.
43. Piccart MJ, Di Leo A, Beauduin M et al. Phase III trial comparing two dose levels of epirubicin combined with cyclophosphamide with cyclophosphamide, methotrexate, and fluorouracil in node--positive breast cancer. J Clin Oncol 2001;19(12):3103-10.
44. Samuel JA, Wilson JW, Bandos H et al. Abstract S3-02: NSABP B-36: A randomized phase III trial comparing six cycles of 5-fluorouracil (5-FU), epirubicin, and cyclophosphamide (FEC) to four cycles of adriamycin and cyclophosphamide (AC) in patients (pts) with node-negative breast cancer. Cancer Reserch 2015; 75:S3-02.
45. Ganz PA, Wilson JW, Bandos H et al. Abstract P3-12-01: Impact of treatment on quality of life (QOL) and menstrual history (MH) in the NSABP B-36: A randomized phase III trial comparing six cycles of 5-fluorouracil (5-FU), epirubicin and cyclophosphamide (FEC) to four cycles of adriamycin and cyclophosphamide. Cancer Reserch 2015; 75:P3-12-01.
46. Levine MN, Pritchard KI, Bramwell VH, Shepherd LE, Tu D, Paul N; National Cancer Institute of Canada Clinical Trials Group. Randomized trial comparing cyclophosphamide, epirubicin, and fluorouracil with cyclophosphamide, methotrexate, and fluorouracil in premenopausal women with node-positive breast cancer: update of National Cancer Institute of Canada Clinical Trials Group Trial MA5. J Clin Oncol 2005; 23(22):5166-70.
47. French Adjuvant Study Group. Benefit of a high-dose epirubicin regimen in adjuvant chemotherapy for node-positive breast can-

cer patients with poor prognostic factors: 5-year follow-up results of French Adjuvant Study Group 05 randomized trial. J Clin Oncol 2001; 19(3):602-11.
48. Roché H, Fumoleau P, Spielmann M et al. Sequential adjuvant epirubicin-based and docetaxel chemotherapy for node-positive breast cancer patients: the FNCLCC PACS 01 Trial. J Clin Oncol 2006; 24(36):5664-71.
49. Martín M, Rodríguez-Lescure A, Ruiz A et al. Randomized phase 3 trial of fluorouracil, epirubicin, and cyclophosphamide alone or followed by Paclitaxel for early breast cancer. J Natl Cancer Inst 2008; 100(11):805-14.
50. Sparano JA, Wang M, Martino S et al. Phase III study of doxorubicin-cyclophosphamide followed by paclitaxel or docetaxel given every 3 weeks or weekly in operable breast cancer: results of Intergroup Trial E1199. J Clin Oncol 2007; 25(18):516.
51. Martin M, Pienkowski T, Mackey J et al. Adjuvant docetaxel for node-positive breast cancer. N Engl J Med 2005; 352(22):2302-13.
52. Swain SM, Jeong J, Geyer CE et al. NSABP B-30: definitive analysis of patient outcome from a randomized trial evaluating different schedules and combinations of adjuvant therapy containing doxorubicin, docetaxel and cyclophosphamide in women with operable, node-positive breast cancer. Cancer Reserch 2009; 69(1).
53. Allred DC, Carlson RW, Berry DA et al. NCCN Task Force Report: Estrogen Receptor and Progesterone Receptor Testing in Breast Cancer by Immunohistochemistry. J Natl Compr Canc Netw 2009 Sep; 7 Suppl 6:S1-S21;quiz S22-3.

CAPÍTULO

40

Hormonioterapia Adjuvante e Neoadjuvante

Angélica Nogueira Rodrigues
Tifany Rafaely Gonçalves
Pedro Henrique Bronzatto

INTRODUÇÃO

Segundo dados do Globocan, o câncer de mama é a neoplasia mais comum nas mulheres em todo o mundo[1]. Cerca de 80% dos casos expressam receptores de estrogênio e/ou progesterona, alvos terapêuticos cujo bloqueio traz benefício robusto às pacientes.

Um dos primeiros registros sobre o impacto da manipulação hormonal em câncer remete ao século XIX, quando se observou a redução da neoplasia de mama em paciente submetida à ooforectomia.

No século seguinte, ainda enquanto modalidade cirúrgica, foram empregadas a adrenalectomia e a hipofisectomia; anos depois, a manipulação hormonal passou a ser incrementada pela farmacoterapia[2].

Um dos fármacos utilizados na hormonioterapia (HT) do câncer de mama é o tamoxifeno, sintetizado em 1962 por Arthur L. Walpole e inicialmente estudado para ser um contraceptivo. Entretanto, ao ser testado nos seres humanos, teve consequência contrária, estimulando a ovulação[3,4]. Em 1972, pesquisadores, como Craig Jordan, iniciaram uma série de ensaios clínicos empregando o tamoxifeno para prevenção do câncer de mama e posteriormente como tratamento em casos avançados[3-5].

Essas pesquisas levaram, na década de 1990, à aprovação do tamoxifeno como medicamento para tratamento do câncer de mama em estádio avançado pela Food and Drug Administration (FDA). Posteriormente, o medicamento foi homologado enquanto prevenção para pacientes de alto risco – contando também com os inibidores da aromatase como opção[3-5].

Enquanto HT adjuvante, o tamoxifeno tem sua eficácia comprovada a partir de ensaios clínicos robustos – uma metanálise publicada em 1998 indicou que o emprego do tamoxifeno como adjuvante por 5 anos reduziu as taxas de recorrência e de morte em 50% e 28% a cada ano, respectivamente[5].

Em vista do aqui exposto, não é recente na medicina a HT como modalidade de tratamento contra o câncer de mama, mas a partir de fármacos sim. Por consequência, trata-se de uma esfera em constante mudança.

NEOADJUVÂNCIA *VERSUS* ADJUVÂNCIA

Os termos *neoadjuvante* e *adjuvante* referem-se ao momento de aplicação da terapia com intuito curativo – na maioria dos casos a cirurgia. Assim, o tratamento neoadjuvante é aquele que acontece antes (pré-operatório) e o adjuvante é o realizado depois do procedimento (pós-operatório)[6,7].

Diferentes modalidades terapêuticas podem ser empregadas nos contextos neoadjuvante e adjuvante, como radioterapia, imunoterapia, quimioterapia citotóxica e a HT, que é o foco deste capítulo (Figura 40.1).

O tratamento neoadjuvante visa à redução da neoplasia, possibilitando uma cirurgia que não seria viável ou transformando um procedimento radical em conservador, o que potencializa ainda as chances de melhor resultado estético. Ademais, pode atuar de maneira precoce em micrometástases desconhecidas[7]. Já a HT adjuvante visa prolongar a sobrevida da paciente ao tratar de possíveis micrometástases latentes após o procedimento curativo do tumor[6].

Portanto, a neoadjuvância é geralmente recomendada para tumores localmente avançados, sem metástases à distância, ou para pacientes com contraindicação imediata à cirurgia e/ou ao tratamento neoadjuvante citotóxico. Em contrapartida, a HT adjuvante é indicada para redução do risco de recidiva em todas as pacientes com câncer de mama receptor hormonal-positivo sem essas contraindicações[6].

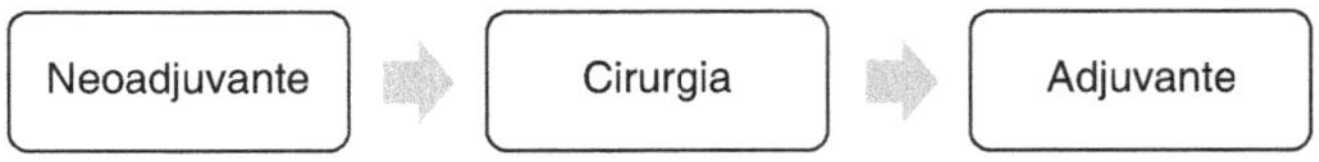

Figura 40.1 Terapias neoadjuvantes e adjuvantes em relação ao momento do tratamento com intuito curativo.

Segundo recomendação atual para estadiamento TNM, tumores após a terapia neoadjuvante levam a letra "y" (p. ex., ycTNM para estadiamento clínico ou ypTNM para estadiamento anatomopatológico)[7].

INDICAÇÕES CLÍNICAS

Como os objetivos dos tratamentos neoadjuvantes e adjuvantes são específicos, há critérios próprios para se estabelecer a modalidade terapêutica no plano de cuidados dos pacientes oncológicos.

Para o câncer de mama, classifica-se o risco de recorrência e/ou metástase do tumor. Apesar de não haver consenso mundial para categorização desse nível de risco, alguns parâmetros são universalmente aceitos:

- Tamanho do tumor.
- Acometimento linfonodal.
- Características moleculares do tumor.
- Idade ≤ 35 anos.

A partir disso é possível classificar o risco de recorrência de câncer em baixo, médio ou alto. A combinação desses fatores, quando articulados às características clínicas da paciente, possibilita a indicação segura da neoadjuvância, adjuvância ou de ambas[8].

Três alvos principais são comumente expressos em células no câncer de mama, e o conhecimento desse perfil de expressão é fundamental para o delineamento terapêutico. São eles:

- Receptor para estrogênio (RE).
- Receptor para progesterona (RP).
- Receptor para o fator humano de crescimento epidermal do tipo 2 (HER-2 – *human epidermal growth factor receptor 2*).

Os RE e PR, também denominados receptores hormonais, constituem o alvo terapêutico da HT em casos de câncer de mama, a qual pode ser neo ou adjuvante ou paliativa[6]. Esses receptores são do tipo nucleares e promovem crescimento e diferenciação das células epiteliais das glândulas mamárias. Com base nisso, a HT inibe a produção ou bloqueia a ação do estrogênio, impedindo a expansão do tumor[9]. A expressão desses receptores pelas células neoplásicas do câncer de mama é importante fator preditivo para a resposta terapêutica e, em menor proporção, para o prognóstico das pacientes[8].

Portanto, na abordagem terapêutica, procede-se a uma avaliação minuciosa para averiguar a necessidade ou não dos tratamentos neoadjuvantes e adjuvantes e contribuir para a escolha da melhor modalidade cirúrgica do tumor, sempre priorizando o bem-estar da paciente e suas decisões junto à equipe médica.

Por conseguinte, ao se optar pela HT neoadjuvante e/ou adjuvante, é imperioso conhecer o estado funcional ovariano da paciente, que varia de acordo com a ocorrência da menopausa. Isso é de extrema importância em virtude das indicações e contraindicações específicas a respeito dos fármacos utilizados[8,10].

CLASSES TERAPÊUTICAS DISPONÍVEIS

Os fármacos utilizados em HT para câncer de mama são (Quadro 40.1):

- Moduladores seletivos do receptor de estrogênio (SERM na sigla em inglês).
- Inibidores da aromatase (IA).
- Agonistas do hormônio liberador de gonadotrofina (GnRHa – *gonadotropin-releasing hormone agonists*).

Os fármacos utilizados em HT, apesar dos diferentes mecanismos de ação, reduzem a produção ou inibem o efeito do estrogênio na mama, responsável por estimular a hiperplasia e a hipertrofia das glândulas mamárias, assim como no endométrio. Dessa maneira, como os tumores de mama RE-positivos são estimulados pelo estrogênio, a menor produção ou inibição desse hormônio elimina um dos fatores que promovem o crescimento tumoral.

A apresentação clínica dos efeitos colaterais do tamoxifeno assemelha-se aos sinais e sintomas da menopausa, como fogachos e vaginose atrófica. Além disso, o tamoxifeno pode causar risco aumentado de trombose venosa profunda (TVP) e câncer de endométrio. Já os IA aceleram a osteopenia e a osteoporose e podem provocar mialgias e artralgias[8,9].

Quanto à função ovariana, os IA não são indicados na pré-menopausa porque, ao reduzirem somente a produção periférica de estrogênio, ativariam a síntese ovariana

Quadro 40.1. Fármacos utilizados na hormonioterapia contra o câncer de mama

Classe farmacológica	Mecanismo de ação	Fármaco
SERM	Agonista em tecido ósseo e útero; antagonista na mama	Tamoxifeno
IA	Inibe a enzima aromatase, que converte androgênios em estrogênios	Anastrozol Letrozol Exemestano
GnRHa	Ao se ligar ao receptor para GnRH de forma constante, inibe a liberação de FSH e LH pela hipófise, reduzindo o estímulo necessário para a produção ovariana de estrogênio	Gosserrelina Leuprorrelina Triptorrelina

GnRH: hormônio liberador de gonadotrofina; FSH: hormônio folículo-estimulante; LH: hormônio luteinizante.
Fonte: adaptado das referências 6 a 8.

desse hormônio. Assim, contribuiriam para expansão do tumor por aumentarem a biogênese de estrogênio[11].

Cabe lembrar que na pré-menopausa a principal fonte de estrogênio endógeno ocorre nos ovários, enquanto na pós-menopausa deriva da conversão dos androgênios produzidos nas adrenais pela enzima aromatase. Essa conversão ocorre principalmente nos tecidos adiposo, muscular e hepático[12].

INDICAÇÕES ESPECÍFICAS PARA HORMONIOTERAPIA NEOADJUVANTE

O tratamento neoadjuvante das neoplasias de mama visa, principalmente, à redução do tamanho do tumor, tornando-o elegível para a cirurgia conservadora da mama. O padrão ouro atual para tratamento neoadjuvante é a quimioterapia, mas para os tumores RE-positivos considera-se o emprego da HT neoadjuvante em vez da quimioterapia[13].

Diferentemente da adjuvante, a HT neoadjuvante não tem seu papel muito bem definido, sendo historicamente reservada para as pacientes mais velhas que não poderiam ser submetidas à quimioterapia e/ou à cirurgia. A HT neoadjuvante pode ser manejada com o tamoxifeno e/ou com IA. Estudos, como o *Immediate Preoperative Anastrozole, TAM or Combined with TAM* (IMPACT) e o *Preoperative Arimidex Compared to Tamoxifen* (PROACT), demonstraram uma diferença estatisticamente significativa no que diz respeito ao tratamento conservador da mama: o uso de IA como HT neoadjuvante promoveu taxas maiores de manejo conservador quando comparado ao de tamoxifeno entre as pacientes com tumor em estádio precoce[12].

Ainda assim, a HT neoadjuvante ainda é pouco descrita na literatura, quando comparada à neoadjuvância quimioterápica. Nesse contexto, muitos ensaios clínicos surgiram com o objetivo de analisar essa modalidade, de modo a avaliar seu impacto na sobrevivência e na realização de terapias cirúrgicas conservadoras[13].

Esses estudos vêm demonstrando a superioridade dos IA em relação ao tamoxifeno na HT neoadjuvante. O estudo P024, realizado com 337 mulheres na pós-menopausa com câncer da mama RE-positivo/RP-positivo não elegíveis para cirurgia conservadora de mama, comparou o letrozol, 2,5mg, com o tamoxifeno, 20mg, por 4 meses. Foi observada a superioridade dos IA em relação ao tamoxifeno entre as mulheres que se tornaram elegíveis para cirurgia conservadora da mama – 45% *vs.* 35% (p = 0,02)[13].

A HT neoadjuvante, na avassaladora maioria desses ensaios clínicos, é aplicada nas mulheres na pós-menopausa, havendo escassos estudos em mulheres na pré-menopausa, o que corresponde a um desafio atual. Por serem raras as análises, as mulheres na pré-menopausa elegíveis para HT neoadjuvante são na maioria das vezes submetidas à quimioterapia em vez de à HT[14,15].

Quanto à duração da HT neoadjuvante, preconiza-se a duração mínima de 6 meses, que, quando comparada a 3 ou 4 meses de intervenção, apresenta melhores resultados, sem discrepâncias significativas quanto aos efeitos colaterais, sendo, portanto, preferível[15].

De modo geral, a resposta clínica à HT neoadjuvante alcança cerca de 50% a 70%, havendo *downstaging* em 30% a 50% dos casos[15]. Em metanálise publicada em 2020, os autores concluíram que essa terapia representa uma opção factível para o tratamento das mulheres na pós-menopausa com câncer de mama RE-positivo e HER-2-negativo, com IA administrados por 3 a 6 meses como padrão ouro[13]. Já para as mulheres na pré-menopausa, a HT neoadjuvante permanece sem critérios bem definidos, devendo a abordagem ser individualizada.

INDICAÇÕES ESPECÍFICAS PARA HORMONIOTERAPIA ADJUVANTE

Ao contrário da HT neoadjuvante, a adjuvante é bem embasada por várias pesquisas científicas, realizadas desde a década de 1970, quando o tamoxifeno começou a ser testado com essa finalidade. Após a descoberta dos IA, teve início uma série de ensaios clínicos que compararam as duas classes farmacológicas e sua eficácia na redução da reincidência do tumor (Figura 40.2).

Nas pacientes em pré-menopausa com risco intermediário ou alto de reincidência do tumor, os estudos *Supression of Ovarian Function Trial* (SOFT) e *Tamoxifen and Exemestane Trial* (TEXT) revelaram superioridade da combinação dos IA com supressão ovariana em relação ao tamoxifeno utilizado de maneira isolada[16-18]. No entanto, assim como na neoadjuvância, os IA também são contraindicados na pré-menopausa, optando-se pelo tamoxifeno[8,10,16]. Apesar disso, as possibilidades de HT adjuvante na pré-menopausa incluem tamoxifeno e tamoxifeno ou IA associado à supressão ovariana[17].

Entre as mulheres na pós-menopausa foi comprovada a superioridade do IA em relação ao tamoxifeno. De qualquer modo, a eficácia do tratamento varia conforme a duração do regime e o fármaco utilizado. O uso de tamoxifeno por 5 anos reduz o risco de recorrência em cerca de 50%; quando associado aos IA, os benefícios são ainda maiores. O estudo MA.17 evidenciou que, após 5 anos de uso de tamoxifeno, o

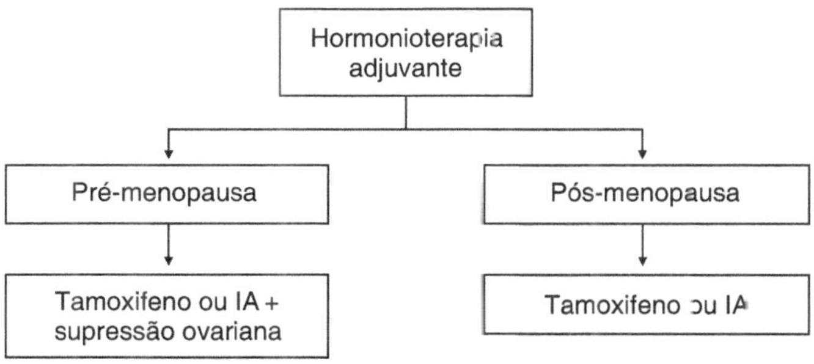

Figura 40.2 Hormonioterapia adjuvante de acordo com o estado fisiológico ovariano da paciente. (Adaptada das referências 13 a 16.) (*IA*: inibidor de aromatase.)

acréscimo de mais 5 anos utilizando IA reduziu ainda mais o risco de recorrência – em cerca de 40%[16].

A duração da HT adjuvante deve ser de 5 a 10 anos tanto na pré como na pós-menopausa[10]. Na HT adjuvante, uma possível opção a ser associada aos fármacos já utilizados é a supressão ovariana, que consiste no bloqueio da produção hormonal pelos ovários, podendo ser promovido por meio de cirurgia (ooforectomia) ou farmacologia, a partir do GnRHa[9,10]. De maneira isolada, essa castração é infrequente na prática clínica, porém muito empregada nas pacientes na pré-menopausa, visto que o tamoxifeno ou os IA não são isoladamente capazes de reduzir a produção de estrogênio de modo satisfatório para controle da expansão tumoral[13].

HORMONIOTERAPIA NEOADJUVANTE *VERSUS* QUIMIOTERAPIA NEOADJUVANTE

Diversos estudos científicos compararam a quimioterapia à HT neoadjuvante no câncer de mama. Uma metanálise conduzida entre 1983 e 2002 pelo Early Breast Cancer Trialists' Collaborative Group com 4.756 mulheres com câncer de mama receptor hormonal-positivo é considerada um dos estudos mais relevantes nesse sentido. Nesse ensaio não houve diferenças significativas entre as duas variantes quanto ao risco de metástase à distância ou na mortalidade da doença, mas a quimioterapia cursou com mais efeitos adversos[7,11]. No entanto, a HT demora mais tempo para promover resposta tumoral. Apesar dessa evidência, pesquisadores da área reforçam que mais estudos são necessários e que há perfis diferentes para cada terapia[7].

CONSIDERAÇÕES FINAIS

A oncologia é uma área da medicina em que os mais variados avanços científicos refletem-se nos inúmeros estudos. Na transição do século XX para o XXI houve uma revolução no diagnóstico e tratamento das doenças infectocontagiosas, as quais dizimavam precocemente as pessoas antes mesmo de manifestarem câncer. Hoje, com a otimização dos recursos terapêuticos para essas enfermidades, as pessoas passaram a viver mais, e as neoplasias ocuparam um posto de alta relevância epidemiológica. Atualmente, o câncer é a segunda causa de morte por doença na população brasileira e será a primeira em 2030, segundo dados do Ministério da Saúde.

O câncer de mama é o mais prevalente entre as mulheres e o segundo em todo o mundo[1]. A descoberta do tamoxifeno, dos IA e da HT neoadjuvante e adjuvante alterou a estimativa de sobrevida das pacientes acometidas por essa enfermidade.

Apesar dessa evolução, estudos sobre HT continuam sendo desenvolvidos ao redor do mundo, visto que novos avanços são necessários em virtude do impacto econômico e biopsicossocial incomensurável causado pelo câncer. Portanto, enquanto não houver a cura, os estudos a respeito do câncer de mama devem continuar a ser realizados.

Referências

1. Bray F, Ferlay J, Soerjomataram I, Siegel RL, Torre LA, Jemal A. Global cancer statistics 2018: GLOBOCAN estimates of incidence and mortality worldwide for 36 cancers in 185 countries. CA Cancer J Clin 2018; 68(6):394-424.
2. Tamoxifen drug [Internet]. Encyclopedia Britannica. 2021 [cited 2021 Apr 29]. Available from: https://www.britannica.com/science/tamoxifen.
3. Jordan VC. The development of tamoxifen for breast cancer therapy: a tribute to the late Arthur L. Walpole. Breast Cancer Res Treat 1988; 11:197-209.
4. Jordan V. Tamoxifen: a most unlikely pioneering medicine. Nature Reviews Drug Discovery 2003; 2(3):205-13.
5. Jordan VC. The role of tamoxifen in the treatment and prevention of breast cancer. Current Problems in Cancer 1992; 16(3):134-76.
6. Shien T, Iwata H. Adjuvant and neoadjuvant therapy for breast cancer. J Clin Oncol 2020 Jan 28; 50(3):225-9.
7. Gralow JR, Burstein HJ, Wood W et al. Preoperative therapy in invasive breast cancer: pathologic assessment and systemic therapy issues in operable disease. J Clin Oncol 2008; 26(5):814.
8. Goldhirsch A, Ingle JN, Gelber RD et al. Thresholds for therapies: highlights of the St Gallen International Expert Consensus on the primary therapy of early breast cancer 2009. Ann Oncol 2009; 20(8):1319.
9. Drăgănescu M, Carmocan C. Hormone Therapy in Breast Cancer. Chirurgia (Bucur) 2017; 112(4):413-7.
10. Amir E, Seruga B, Niraula S, Carlsson L, Ocaña A. Toxicity of adjuvant endocrine therapy in postmenopausal breast cancer patients: a systematic review and meta-analysis. J Natl Cancer Inst 2011; 103(17):1299.
11. Asselain B, Barlow W, Bartlett J et al. Long-term outcomes for neoadjuvant versus adjuvant chemotherapy in early breast cancer: meta-analysis of individual patient data from ten randomised trials. The Lancet Oncology 2018; 19(1):27-39.
12. Reinbolt R, Mangini N, Hill J et al. Endocrine Therapy in Breast Cancer: The Neoadjuvant, Adjuvant, and Metastatic Approach. Seminars in Oncology Nursing 2015; 31(2):146-55.
13. Barchiesi G, Mazzotta M, Krasniqi E et al. Neoadjuvant Endocrine Therapy in Breast Cancer: Current Knowledge and Future Perspectives. International Journal of Molecular Sciences 2020; 21(10):3528.
14. Spring L, Gupta A, Reynolds K et al. Neoadjuvant Endocrine Therapy for Estrogen Receptor–Positive Breast Cancer. JAMA Oncology 2016; 2(11):1477.
15. Reinert T, Ramalho S, Gonçalves R, Barrios CH, Graudenz MS, Bines J. Multidisciplinary approach to neoadjuvant endocrine therapy in breast cancer: a comprehensive review. Rev Bras Ginecol Obstet 2016; 38:615-22.
16. Moo T, Sanford R, Dang C, Morrow M. Overview of Breast Cancer Therapy. PET Clinics. 2018; 13(3):339-54.
17. Pagani O, Francis PA, Fleming GF et al. Absolute Improvements in Freedom from Distant Recurrence to Tailor Adjuvant Endocrine Therapies for Premenopausal Women: Results from TEXT and SOFT. J Clin Oncol 2020; 38:1293.
18. Regan M, Francis P, Pagani O et al. Absolute Benefit of Adjuvant Endocrine Therapies for Premenopausal Women with Hormone Receptor–Positive, Human Epidermal Growth Factor Receptor 2–Negative Early Breast Cancer: TEXT and SOFT Trials. Journal of Clinical Oncology 2016; 34(19):2221-31.

CAPÍTULO

41

Terapia-alvo e Imunoterapia no Câncer de Mama

Ruffo de Freitas Júnior
Arthur Chaves de Almeida
Gustavo Chaves de Almeida

INTRODUÇÃO

O tratamento sistêmico do câncer, na maioria dos casos, tem como base o uso de drogas citotóxicas e consiste em um tratamento com grande capacidade antitumoral, porém apresenta pouca seletividade, destruindo tanto as células tumorais como as não tumorais, e ocasiona efeitos colaterais significativos com impacto negativo na qualidade de vida das pacientes[1]. Nesse contexto de busca por terapias antitumorais mais eficientes e com poucos efeitos colaterais, surge a terapia-alvo, que inibe alvos moleculares tumorais específicos, possibilitando maior seletividade no tratamento para as células tumorais, bem como maior efetividade. Desse modo, a terapia-alvo apresenta grande janela terapêutica, menor toxicidade sistêmica e pode ser usada com outras terapias antitumorais, incluindo a quimioterapia citotóxica[1].

O entendimento do câncer de mama sofreu nos últimos anos uma mudança drástica a partir da descoberta de marcadores imuno-histoquímicos, incluindo receptores de estrogênio, receptores de progesterona e HER-2, marcadores de proliferação celular, como o Ki-67, marcadores genômicos, como BRCA1, BRCA2 e PIK3CA, e marcadores imunes, como linfócitos infiltrantes de tumor e PD-L1 (ligante 1 da proteína programadora de morte celular)[2]. Esses marcadores são essenciais para a terapia-alvo no câncer de mama, e sua descoberta é a base para a revolução no tratamento desse tipo de câncer.

PATOLOGIA MOLECULAR DO CÂNCER

O câncer de mama de linhagem epitelial, chamado carcinoma mamário infiltrante, é dividido clinicamente em três subtipos a partir dos receptores de estrogênio, progesterona e HER-2. Assim, o carcinoma mamário infiltrante do subtipo luminal é caracterizado por apresentar receptores de estrogênio e/ou progesterona. Se o tumor superexpressar ou tiver amplificação gênica do HER-2, é denominado HER-2-positivo. Por fim, os carcinomas triplonegativos não apresentam nenhum desses receptores.

Outros marcadores também podem auxiliar a avaliação da proliferação e agressividade do tumor[2]. O Ki-67 é uma proteína do núcleo celular presente em todas as fases do ciclo celular, sendo um marcador de proliferação celular. Contudo, há falta de consenso entre os especialistas quanto à porcentagem positiva a ser considerada como de pior prognóstico, à definição de alta/baixa expressão e sobre a parte do tumor a ser ser avaliada. Dessa maneira, testes de rotina de medição do Ki-67 não são recomendados pela Sociedade Americana de Oncologia Clínica (ASCO na sigla em inglês) ou pela National Comprehensive Cancer Network (NCCN)[3].

Linfócitos infiltrantes de tumor são células do sistema imune que participam da resposta antitumoral e que são utilizados para avaliação de prognóstico em tumores HER-2-positivos ou triplonegativos. Quando positivos, há a possibilidade de isolar essas células a partir de biópsias cultivadas e expandidas *in vitro* com o uso de interleucina 2, que tem atividade citolítica específica para o tumor[4].

O marcador PD-L1 está presente tipicamente na superfície de células saudáveis, ligando-se a PD-1 em células T citotóxicas e inibindo assim o autoataque mediado por células do sistema imune. O prognóstico tende a ser pior em tumores que expressam PD-L1, uma vez que a expressão desse ligante em células tumorais confere proteção contra ataques imunomediados em células tumorais e pode ser responsável por sua potencial agressividade tumoral. No entanto, uma terapêutica focada nesse receptor com anticorpos monoclonais anti-PD-L1 (ou anti-PD-1) inibe a ligação de PD-L1 ao PD-1 e torna possível a atividade de células T nesse ponto de verificação imunológico, havendo um combate contra as células tumorais[5].

A avaliação é complexa e envolve uma série de fatores essenciais para definição da melhor terapia-alvo de maneira cada vez mais individualizada.

HORMONIOTERAPIA

A hormonioterapia é utilizada apenas nos casos de câncer luminal, em que há positividade para receptores hormonais, podendo ser realizada como terapia adjuvante (após cirurgia) ou neoadjuvante (antes da cirurgia), visando à diminuição e à regressão do tumor. Esse tratamento costuma ser realizado por cerca de 5 a 10 anos. Os medicamentos atuam de duas maneiras: visam diminuir a concentração desses hormônios circulantes (p. ex., inibidores de aromatase e gosserrelina) ou bloquear a ação desses hormônios nos receptores (p. ex., tamoxifeno e fulvestranto)[6].

Tamoxifeno

Medicamento que bloqueia os receptores de estrogênio nas células do câncer de mama, impedindo a ligação do hormônio ao receptor e inibindo seu crescimento, o tamoxifeno é classificado como modulador seletivo do receptor de estrogênio (SERM na sigla em inglês), uma vez que age como inibidor nas células da mama, mas atua de modo semelhante ao estrogênio em outros locais, como útero e ossos. Assim, estimula, por exemplo, a proliferação do endométrio e é um fator de risco para câncer de endométrio.

O tamoxifeno é administrado via oral e pode ser utilizado em diferentes situações, como em mulheres com alto risco de câncer de mama, para prevenção primária, em mulheres tratadas com cirurgia conservadora da mama para carcinoma ductal *in situ*, nas quais pode ser administrado por 5 anos, diminuindo as chances de recidiva, e nas mulheres com câncer de mama invasivo tratadas com cirurgia, nas quais pode reduzir as chances de recidiva e aumentar a sobrevida. Também pode reduzir o risco de um novo câncer na mama contralateral. Nos casos de câncer de mama em estádio inicial, o tamoxifeno é usado, principalmente, em mulheres na menacme. Nos casos de mulheres com metástases do câncer de mama, pode contribuir para diminuir ou bloquear o crescimento desses tumores em outros órgãos[6].

O tamoxifeno pode apresentar efeitos colaterais variáveis em mulheres na pré e na pós-menopausa. Nas pré-menopausadas, pode haver estímulo dos osteoclastos, levando ao enfraquecimento ósseo. Em mulheres na pós-menopausa ocorre o contrário, ou seja, estimula os osteoblastos e o fortalecimento ósseo. Na grande maioria dos casos, os benefícios superam os riscos[6].

Fulvestranto

Medicamento que bloqueia os receptores de estrogênio em todo o organismo, não se enquadrando, portanto, entre os SERM, o fulvestranto é administrado via intramuscular nas seguintes situações: de maneira isolada em cânceres de mama avançados que não foram tratados com outra terapia hormonal ou na ausência de resposta terapêutica efetiva após tratamento com tamoxifeno ou inibidores da aromatase[6].

Inibidores da aromatase

Esses medicamentos diminuem o nível sérico de estrogênio mediante inibição da aromatase, enzima do grupo do citocromo P450 presente no tecido adiposo e responsável pela conversão periférica de androgênios em estrogênios. Desse modo, a enzima controla a taxa de biossíntese de estrogênios, sendo um importante alvo farmacológico nos tratamentos do câncer de mama com receptores hormonais positivos[7].

Os principais medicamentos dessa classe são o letrozol, o anastrozol e o exemestano, administrados via oral. Os inibidores da aromatase são especialmente indicados em mulheres na pós-menopausa, visando a uma terapia adjuvante e à diminuição do risco de recidiva. O uso combinado com o tamoxifeno também é frequente e aumenta as chances de sucesso terapêutico por meio de diferentes abordagens: o tamoxifeno pode ser administrado por 2 a 3 anos, seguido por um inibidor da aromatase até completar 5 a 10 anos de tratamento, ou pode-se usar um inibidor da aromatase por 2 a 3 anos, ou por 5 anos, seguido por tamoxifeno por 5 anos[6].

Essa classe de medicamentos tende a promover efeitos colaterais menos importantes que o tamoxifeno. O risco de trombose é extremamente baixo, e não há correlação com o câncer endometrial. No entanto, esses medicamentos podem causar dores articulares semelhantes à artrite, bem como podem levar a quadros de osteoporose. Para evitar esse efeito colateral, as pacientes em uso de inibidores da aromatase devem usar também inibidores de osteoclastos (ácido zoledrônico ou denosumabe). Se não houver melhora, recomenda-se a suspensão do medicamento[7].

Gosserrelina

Medicamento análogo ao hormônio regulador da gonadotrofina (GnRH), a gosserrelina liga-se a seus receptores na hipófise, impedindo sua ação e a liberação do hormônio folículo-estimulante (FSH) e do hormônio luteinizante (LH) nas mulheres. Desse modo, ocorre diminuição nos níveis séricos de estrogênio no organismo da paciente, o que favorece a regressão do tumor hormônio-dependente. Esse medicamento, administrado via intramuscular na forma do acetato de gosserrelina, é utilizado em pacientes na pré e perimenopausa[8].

Ensaios clínicos realizados com mulheres na pré-menopausa com câncer de mama precoce sensível a hormônios demonstraram que, isoladamente ou em combinação com tamoxifeno, a gosserrelina é pelo menos tão eficaz quanto a quimioterapia com ciclofosfamida, metotrexato e 5-fluorouracil (CMF). Sua associação ao tamoxifeno após quimioterapia com o esquema CAF resultou em melhora na sobrevida da doença em comparação com CAF sozinho. Os ensaios também mostraram que a gosserrelina é bem tolerada e está associada a menor toxicidade em comparação à quimioterapia citotóxica[9]. Estudos indicam ainda que a administração de gosserrelina protege contra falência ovariana em pacientes durante a quimioterapia, reduzindo os riscos de menopausa precoce e infertilidade[10].

Os principais efeitos colaterais estão relacionados com a sintomatologia menopáusica, mas também podem ocorrer episódios de náusea, hipotensão, insônia, cefaleia, mialgia e dores ósseas[8].

TERAPIA-ALVO EM CASOS DE CÂNCER HER-2-POSITIVOS

Nos casos HER-2-positivos, a hormonioterapia não é eficiente, uma vez que o câncer não apresenta receptores hormonais. Dessa maneira, novas estratégias foram desenvolvidas para tratamento dessas neoplasias.

Trastuzumabe

Anticorpo monoclonal considerado tratamento padrão para câncer HER-2-positivo, o trastuzumabe apresenta como alvo o próprio receptor HER-2, inibindo a proliferação dessas células[11] e promovendo melhora no tempo de progressão da doença, na duração da resposta e na taxa de sobrevida[12]. Esse medicamento também tem efeito sinérgico com diversos outros, como paclitaxel, docetaxel, antraciclinas, cisplatina, carboplatina, vinorelbina e capecitabina.

O trastuzumabe é recomendado em terapias neoadjuvantes e adjuvantes, podendo ser utilizado em casos de neoplasias precoces e mais avançadas, em associação à quimioterapia[12]. Os principais efeitos colaterais ocorrem apenas após a primeira dose e incluem febre, cefaleia, náusea e vômitos, havendo também relatos de cardiotoxicidade, especialmente quando associado à antraciclina. Recomenda-se monitoramento da função cardíaca quando a paciente está em uso desse medicamento[12].

Pertuzumabe

O pertuzumabe é um anticorpo monoclonal que também apresenta como alvo o receptor HER-2, contudo seu epítopo de ligação nesse receptor difere do trastuzumabe [13]. Assim, os tratamentos que combinam esses dois medicamentos apresentam efeito sinérgico, promovendo bloqueio maior desse receptor e manutenção da ação em caso de resistência tumoral ao trastuzumabe, o que aumenta a resposta terapêutica. A utilização do trastuzumabe em associação ao pertuzumabe e ao docetaxel é considerada o tratamento padrão para cânceres localmente avançados e metastáticos[14].

Trastuzumabe entansina (TDM-1)

O TDM-1 consiste em de um conjugado anticorpo-droga, sendo a entansina um agente citotóxico inibidor microtubular. A união desses dois agentes promove maior atividade nas células cancerígenas com positividade para receptor HER-2, apresentando melhora terapêutica em estudos clínicos para cânceres precoces e avançados após tratamento com terapia-alvo[15,16].

Inibidores da tirosina quinase

Esses medicamentos bloqueiam o domínio intracelular tirosina quinase dos receptores HER-2, inibindo sua interação com o trifosfato de adenosina (ATP) de modo a bloquear a fosforilação do receptor. Dessa maneira, ocorre um bloqueio de ação do receptor HER-2. O principal medicamento dessa classe é o neratinibe[17].

O neratinibe apresenta eficácia quando utilizado em associação ao trastuzumabe – estudos indicam que as pacientes que utilizam o medicamento após quimioterapia e o trastuzumabe como tratamento adjuvante apresentam taxas menores de recidiva do tumor[18-20].

IMUNOTERAPIA

A imunoterapia é uma terapêutica muito recente que vem revolucionando o tratamento de diferentes tipos de câncer, contando com diversos estudos disponíveis com diferentes medicamentos. A imunoterapia tem como alvo específico receptores ou antígenos de células tumorais ou do sistema imune, de modo a aumentar a própria resposta imune da paciente contra o câncer. Isso só foi possível com os recentes entendimentos a respeito do mecanismo de evasão do tumor e a descoberta de diferentes receptores existentes nas células tumorais e de inibidores de *checkpoints* do sistema imune[21,22].

Para o tratamento do câncer de mama, a imunoterapia vem avançando com velocidade, principalmente com o uso de atezolizumabe e pembrolizumabe[21,23].

O principal alvo dos medicamentos para imunoterapia no câncer de mama é a ligação PD-L1 com PD1. O PD-L1 consiste em uma proteína de superfície que pode ser expressa pelas células tumorais e que ao se ligar à molécula PD1, presente em linfócitos T, provoca a morte dessas células do sistema imune e a perpetuação do tumor, bem como facilita ainda mais sua progressão. Os anticorpos monoclonais ligam-se ao PD-L1 ou ao PD1, impedindo que essas moléculas se liguem e que as células imunes sejam destruídas pelas células cancerígenas[24].

Os tumores triplonegativos são considerados os mais imunogênicos e os que mais podem se beneficiar dos recentes avanços da imunoterapia por serem tumores mamários com maior contagem de linfócitos tumor-infiltrantes, o que garante maior impacto das terapias imunomediadas[25]. Além disso, tumores metastáticos, com exceção das metástases linfonodais, apresentam quantidade menor de linfócitos tumor-infiltrantes do que os tumores M0, o que também ocorre com os tumores luminais, os quais estão associados a níveis menores desse linfócito[26].

O Impassion 130 foi o primeiro estudo de fase 3 a demonstrar benefício significativo da imunoterapia em pacientes com câncer de mama avançado. Esse ensaio de 2018, que analisou tumores metastáticos triplonegativos, relatou o ganho de quase 1 ano de sobrevida[27]. Após esse estudo, em 2019 o atezolizumabe foi aprovado tanto pela Food and Drug Administration (FDA) como pela Agência Nacional de Vigilância Sanitária (ANVISA) para uso – associado ao quimioterápico nab-paclitaxel – para tratamento de câncer triplonegativo metastático.

Estudos mais recentes parecem ter chegado à conclusão de que a imunoterapia não é eficaz no tratamento do câncer de mama como monoterapia, havendo benefício estatisticamente significativo quando em associação, principalmente, à quimioterapia[28]. Foi demonstrado, também, que apenas tumores PD-L1-positivos (que expressam PD-L1 em suas células) apresentam resultados positivos, o que torna interessante a testagem de PD-L1 na peça de biópsia ou anatomopatológico para iniciar a imunoterapia, pois apenas cerca de 50% dos tumores triplonegativos são PD-L1-positivos[24,27].

Cabe destacar que vários ensaios clínicos em andamento vêm testando a imunoterapia tanto como monoterapia como em combinação com quimioterapia ou radioterapia e é provável que em breve a imunoterapia assuma um papel importante na adjuvância e neoadjuvância de tumores mamários, principalmente nos triplonegativos e de alto risco, bem como no aumento da sobrevida das pacientes com tumores que já apresentam metástase.

Referências

1. Fernanda Ferreira Göller, Angélica Cristiane Moreira. Terapia-alvo em oncologia: ERLOTINIB. Infarma – Ciências Farmacêuticas [Internet]. 2014; 22(9/10):22–4 [2021 mai 28]. Disponível em: http://www.revistas.cff.org.br/infarma/article/view/71.
2. Loibl S, Poortmans P, Morrow M, Denkert C, Curigliano G. Breast cancer. The Lancet 2021; 397(10286):1750-69.
3. Fitzgibbons PL, Dillon DA, Alsabeh R et al. Template for Reporting Results of Biomarker Testing of Specimens from Patients with Carcinoma of the Breast. Archives of Pathology & Laboratory Medicine 2014; 138(5):595-601.
4. Pereira VC, Oliveira PAF. Definição das terapias celulares com receptores de antígenos quiméricos (CAR), receptores de células T (TCR) e linfócitos infiltrantes de tumor (TIL). Perspectivas futuras para a cura do câncer Brazilian Journal of Health Review 2019; 2(2):1105-24.
5. Diggs LP, Hsueh EC. Utility of PD-L1 immunohistochemistry assays for predicting PD-1/PD-L1 inhibitor response. Biomarker Research 2017; 5(1).
6. Hormone Therapy for Breast Cancer | American Cancer Society [Internet]. Cancer.org. 2019 [cited 2021 May 24]. Available from: https://www.cancer.org/cancer/breast-cancer/treatment/hormone-therapy-for-breast-cancer.html
7. Scott LJ, Wiseman LR. Exemestane. Drugs 1999; 58(4):675-80.
8. Franco S, Lapa P, Guerra C, Pereira L, Oliveira C. Efeitos secundários da castração com goserelina em mulheres com cancro da mama. Min-saudept. 2021 [cited 2021 May 24]. Available from: https://rihuc.huc.min-saude.pt/handle/10400.4/27
9. Mitchell H. Goserelin ("Zoladex") – offering patients more choice in early breast cancer. European Journal of Oncology Nursing 2004; 8:S95-103.
10. Moore HCF, Unger JM, Phillips K-A et al. Goserelin for Ovarian Protection during Breast-Cancer Adjuvant Chemotherapy. New England Journal of Medicine 2015; 372(10):923-32.
11. Sarosiek T; Morawski P. [Trastuzumab and its biosimilars]. Polski merkuriusz lekarski : organ Polskiego Towarzystwa Lekarskiego 2018; 44(263).
12. Plosker GL, Keam SJ. Trastuzumab. Drugs 2006; 66(4):449-75.
13. Keating GM. Pertuzumab. Drugs 2012; 72(3):353-60.
14. Richard S, Selle F, Lotz JP, Khalil A, Gligorov J, Soares DG. Pertuzumab and trastuzumab: the rationale way to synergy. Anais da Academia Brasileira de Ciências 2016; 88(1):565-77.
15. Verma S, Miles D, Gianni L, Krop IE et al. Trastuzumab Emtansine for HER2-Positive Advanced Breast Cancer. New England Journal of Medicine 2012; 367(19):1783-91.
16. Von Minckwitz G, Huang C-S, Mano MS et al. Trastuzumab Emtansine for Residual Invasive HER2-Positive Breast Cancer. New England Journal of Medicine 2019; 380(7):617-28.
17. Kong A, Feldinger K. Profile of neratinib and its potential in the treatment of breast cancer. Breast Cancer: Targets and Therapy 2015; 7:147-62.
18. Chan A, Delaloge S, Holmes FA et al. Neratinib after trastuzumab--based adjuvant therapy in patients with HER2-positive breast cancer (ExteNET): a multicentre, randomised, double-blind, placebo-controlled, phase 3 trial. The Lancet Oncology 2016; 17(3):367-77.
19. Iwata H, Masuda N, Kim S-B et al. Neratinib after trastuzumab-based adjuvant therapy in patients from Asia with early stage HER-2-positive breast cancer. Future Oncology 2019; 15(21):2489-501.
20. Martin M, Holmes FA, Ejlertsen B et al. Neratinib after trastuzumab-based adjuvant therapy in HER2-positive breast cancer (ExteNET): 5-year analysis of a randomised, double-blind, placebo-controlled, phase 3 trial. The Lancet Oncology 2017; 18(12):1688-700.
21. Esteva FJ, Hubbard-Lucey VM, Tang J, et al. Immunotherapy and targeted therapy combinations in metastatic breast cancer. Lancet Oncology. 2019;20:175-186.
22. Chan KK, Bass AR. Autoimmune complications of immunotherapy: pathophysiology and management. British Medical Journal 2020; 369:736.
23. Di Cosimo S. Advancing Immunotherapy for early stage triple-negative breast cancer. The Lancet 2020; 396(10257):1046-8.
24. Schmid P, Adams S, Rugo HS et al. Atezolizumab and Nab-Paclitaxel in Advanced Triple-Negative Breast Cancer. N Engl J Med 2018; 379:2108-21.
25. Ogiya R, Niikura N, Kumaki N et al. Comparison of tumor-infiltrating lymphocytes between primary and metastatic tumors in breast cancer. Cancer Sci 2016; 107:1730-5.
26. Dill EA, Gru AA, Atkins KA et al. PD-L1 expression and intratumoral heterogeneity across breast cancer subtypes and stages: an assessment of 245 primary and 40 metastatic tumors. American Journal Surg Pathol 2017; 41:334-42.
27. Schmid P, Adams S, Rugo HS et al. Atezolizumab plus nab-paclitaxel as first-line treatment for unresectable, locally advanced or metastatic triple-negative breast cancer (IMpassion130): updated efficacy results from a randomised, double-blind, placebo-controlled, phase 3 trial. Lancet Oncology 2020; 41:44-59.
28. Solinas C, Gombos A, Latifyan S et al. Targeting immune checkpoints in breast cancer: an update of early results. ESMO Open 2017; 2:e000255.

CAPÍTULO

42

Abordagem da Doença Metastática

Paulo Henrique Costa Diniz
Thiago Alves Mareto
Gustavo Santana Esperidião

INTRODUÇÃO

Em todo o mundo, o câncer de mama é a neoplasia maligna mais frequentemente diagnosticada e a principal causa de óbito por câncer entre as mulheres[1]. De acordo com dados internacionais, cerca de 5% a 10% desses tumores exibem metástases à apresentação inicial e até 30% das pacientes as desenvolvem após diagnóstico em estádios mais precoces[2]. No Brasil, onde foram estimados 66.280 novos casos para 2020 e 18.068 mortes em 2019, a proporção de pacientes com doença metastática pode ser ainda maior[3]. Isso provavelmente é atribuído aos diagnósticos tardios e à restrição de acesso aos tratamentos adjuvantes em tempo adequado[4].

Em estudo realizado no norte de Minas Gerais, em que foram avaliados 288 prontuários entre 2006 e 2009, 47,6% das mulheres com câncer de mama foram diagnosticadas em estádios avançados (III e IV)[5]. Essa proporção chegou a 51,9% no interior do estado de São Paulo e a 51,0% no Rio de Janeiro[6,7]. Adicionalmente, dados apontam para maior frequência de diagnósticos em estádios avançados nos centros públicos do que nos privados (estádio III: 30,9% *versus* 12,7%; estádio IV: 6,0% *versus* 3,5%, respectivamente)[8].

Nesse contexto de doença avançada, sem possibilidade de cura, os objetivos principais do tratamento são controlar os sintomas e prolongar a sobrevida, buscando melhorias na qualidade de vida[9]. Para isso, de acordo com as recomendações atuais, a abordagem deve ser direcionada às particularidades de cada paciente.

Os principais fatores a serem avaliados são a expressão de receptores hormonais e HER-2 pelo tumor, os locais de metástases (predominantemente visceral *versus* óssea/tecidos moles), o estado de menopausa, os tratamentos administrados anteriormente e a tolerância a eles, o intervalo livre de doença, a existência de comorbidades, o estado geral das pacientes (em uma escala mundialmente utilizada, em que se avalia o *performance-status*) e questões referentes à decisão compartilhada, em que a paciente contribui para o planejamento do plano de cuidados[4].

Nas últimas décadas, os desfechos clínicos do câncer de mama metastático têm melhorado dramaticamente. As taxas de sobrevida doença-específicas em 5 anos saltaram de 28% (1990 a 1998) para 55% (2005 a 2010), incrementando as medianas de sobrevida global de 21 para 38 meses[10]. Isso pode ser atribuído à identificação precoce das metástases por meio das técnicas mais avançadas de imagem, bem como às múltiplas opções de tratamento disponíveis, que promoveram notáveis avanços na resposta clínica, como a terapia endócrina e anti-HER-2, inibidores de outros importantes alvos envolvidos na carcinogênese e resistência às drogas (como as ciclinas CD4/6 e mTOR), a imunoterapia combinada à quimioterapia citotóxica, os tratamentos específicos para pacientes com mutação em genes que codificam proteínas de recombinação homóloga (p. ex., BRCA), entre outros[11].

Entretanto, a disparidade global ainda é marcante. Apesar da melhora da sobrevida em muitas regiões do mundo, países como o Brasil ainda não experimentaram essa tendência. Segundo o estudo Concord-3, as estimativas de sobrevida em 5 anos no país, considerando todos os estádios da doença, foram de 76,9% para o período de 2005 a 2009 e de 75,2% para o período de 2010 a 2014[12], o que pode ser reflexo das desigualdades sociais e de questões inerentes ao acesso aos recursos em saúde.

Enfim, o câncer de mama metastático corresponde a um cenário desafiador. Além dos aspectos demográficos e socioeconômicos, seu manejo envolve a abordagem de importantes questões, como o constante entendimento dos mecanismos moleculares envolvidos na carcinogênese e na farmacologia, a avaliação integral e interdisciplinar da paciente, incluindo comunicação médica e cuidados paliativos, além do uso consciencioso e judicioso da melhor evidência disponível. Desse modo, este capítulo tem como objetivo discutir alguns dos importantes tópicos relacionados com a abordagem do câncer de mama metastático.

PRINCÍPIOS BÁSICOS DO TRATAMENTO

Análise histológica e classificação molecular

Dentre os vários aspectos desafiadores do câncer de mama, a heterogeneidade tumoral se destaca. Subtipos moleculares têm sido reconhecidos, como luminal (A e B), HER e basaloide, o que tem implicações clínicas, prognósticas e terapêuticas consideradas essenciais na condução desses casos. Ainda que seja essencialmente baseada na análise da expressão gênica por meio da técnica de microarranjo, na prática a imuno-histoquímica, bem mais acessível, torna possível a utilização das características fenotípicas tumorais para essa classificação[10].

Aproximadamente 60% a 75% dos tumores malignos da mama expressam receptores hormonais, o que confere prognóstico mais favorável em vista da maior sobrevida em relação aos subtipos triplonegativo ou HER-2 hiperexpresso, particularmente antes da era da terapia-alvo[13-15]. A sobrevida global mediana entre as portadoras de câncer de mama avançado com esse perfil é de 57 meses, comparados a 33 meses entre aquelas com receptor hormonal negativo[16]. Isso porque a expressão de estrogênio e progesterona também tem valor preditivo, abrindo possibilidade para resposta e benefício clínico à terapia endócrina[17].

A hiperexpressão do HER-2, presente em cerca de 20% dos tumores, implica maiores crescimento e proliferação celular. Nas últimas décadas, o melhor entendimento de sua patobiologia levou ao desenvolvimento e à aprovação de importantes drogas direcionadas a esse alvo, o que resultou em expressiva mudança na história natural da doença, aproximando as curvas de sobrevida às das pacientes HER-2-negativos[18].

Já o subtipo triplonegativo, que em geral tem comportamento mais agressivo, corresponde a cerca de 12% a 17% das neoplasias malignas de mama e é mais provavelmente diagnosticado em pacientes mais jovens, afrodescendentes, sendo o subtipo mais comum entre as portadoras de mutação de genes como o BRCA. Apesar de não haver drogas direcionadas ao alvo para esse subtipo, a imunoterapia e os inibidores de enzimas de reparo do DNA têm levado a importantes mudanças nesse cenário[19].

Portanto, em vista da importância dessa classificação molecular, um dos princípios básicos do manejo do câncer de mama é a análise histológica adequada por meio de biópsia representativa. Como pode haver mudanças no padrão de expressão dos receptores entre as lesões primária e metastática em cerca de 5% a 30% dos casos, determinando o novo comportamento clínico do tumor, uma nova biópsia da lesão, especialmente a que se apresenta em progressão, é recomendada por importantes sociedades oncológicas como estratégia de seleção do melhor tratamento para o contexto da doença.

Mesmo diante da escassez de estudos prospectivos sobre o assunto, a Sociedade Europeia de Oncologia Médica (ESMO na sigla em inglês), em sua diretriz de 2020, recomenda que se considere a utilização de terapia direcionada (terapia endócrina ou terapia anti-HER-2) caso os receptores sejam positivos em pelo menos uma das biópsias, independentemente se no cenário primário ou metastático[20].

Modalidades de tratamento

Como o câncer de mama metastático é uma doença incurável, mas tratável, cujo objetivo da abordagem é prolongar a sobrevida, controlar os sintomas e melhorar a qualidade de vida, é muito importante a seleção adequada da modalidade de tratamento oncológico específico dentre as várias disponíveis. A doença pode apresentar diferentes fenótipos, sendo necessário reconhecer aqueles de comportamento mais agressivo, sobretudo os que evoluem com crise visceral, definida como disfunção de órgão avaliada por meio de sinais/sintomas, exames laboratoriais e rápida progressão da doença. Essa apresentação tumoral exige um regime de tratamento que muitas vezes envolve a combinação de quimioterápicos citotóxicos[20].

Como mostra a Figura 42.1, excluindo esse cenário, na maioria das vezes os consensos internacionais recomendam a terapia endócrina como tratamento preferencial para o subtipo luminal, ou seja, os casos que expressam receptores hormonais. Não se recomenda manter essa modalidade após três linhas sequenciais de tratamento hormonal nem sua associação à quimioterapia citotóxica[20]. Nos últimos anos, diante do melhor entendimento dos mecanismos de resistência endócrina, a adição de algumas terapias-alvo, como inibidores de mTOR, de ciclinas CDK 4/6 e PI3K, tem levado a desfechos clinicamente relevantes[21,22].

Além do contexto de crise visceral, a quimioterapia também é indicada para tumores insensíveis a hormônio, como os triplonegativos e com resistência à hormonioterapia, seja esta primária, seja adquirida. Cerca de 20% a 25% dos tumores luminais apresentam essa resistência endócrina primária devido a mecanismos como perda da expressão ou mutação dos receptores hormonais. Ainda não há fatores preditivos dessa condição, mas pode haver o reconhecimento clínico entre pacientes que progridem precoce e rapidamente nessa linha de tratamento[23].

Com base nos dados atuais – com a demonstração de aumento da sobrevida global a partir do uso combinado de quimioterápicos em relação ao uso sequencial – e considerando a toxicidade possivelmente maior com a combinação de drogas, as recomendações são de uso preferencial de monoquimioterapia, uma vez que a maioria das pacientes

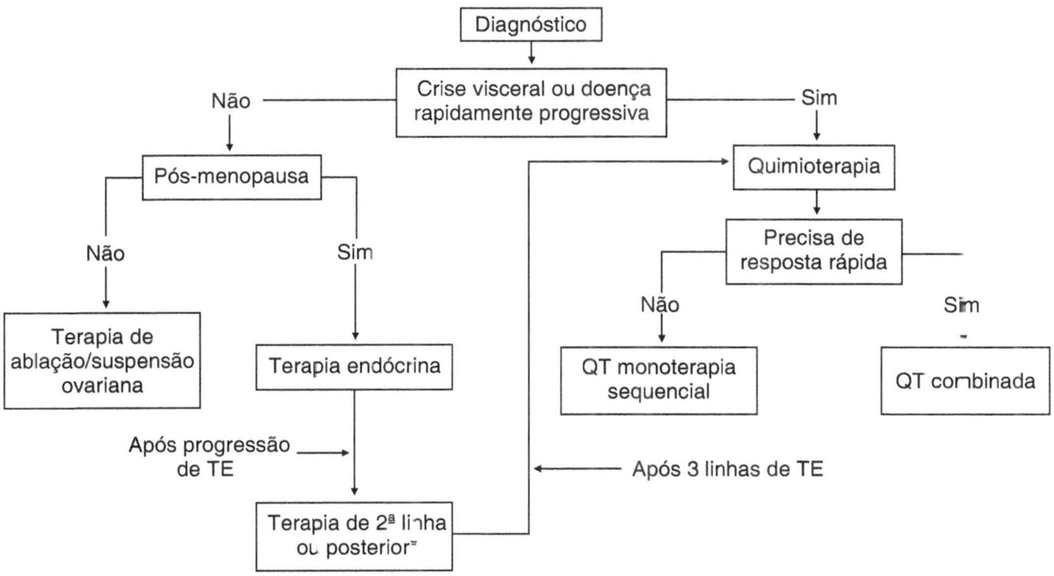

Figura 42.1 Fluxograma de câncer de mama metastático HER-2-negativo. (Adaptada de Loibl *et al.*, 2021[1].) (*QT*: quimioterapia; *TE*: terapia endócrina; *: opções para a segunda linha ou posterior – fulvestranto, inibidores da quinase dependente de ciclina 4 e 6, alpelisibe, everolimus, tamoxifeno, quimioterapia.)

é oligossintomática, devendo ser levada em conta, também, a qualidade de vida[24]. A combinação deverá ser reservada para pacientes com rápida progressão clínica, metástases viscerais ameaçadoras à vida ou quando houver necessidade de taxa alta de resposta para paliação rápida e saída da situação crítica[20].

Para pacientes com HER-2 hiperexpressos, a terapia anti-HER-2 está associada a benefícios na sobrevida global e deve compor o regime terapêutico desde a primeira linha. Sua associação à quimioterapia está indicada especialmente para pacientes receptor hormonal-negativas. Nas que expressam receptor de estrogênio e/ou progesterona, a associação de terapia direcionada para HER-2 à hormonioterapia também emerge como importante estratégia[20].

Embora o tratamento sistêmico constitua a base do manejo da doença metastática, é grande o debate sobre o papel da cirurgia mamária para controle local, especialmente naquelas pacientes com baixo volume de metástase e nas que apresentaram bom controle da doença com o tratamento sistêmico. Os estudos, muitos dos quais retrospectivos, são controversos e sinalizam a necessidade de identificação da candidata ideal para cirurgia local[25].

Outra modalidade, a radioterapia, cumpre um papel no manejo do câncer de mama metastático, podendo ajudar no controle da dor e do sangramento e no tratamento de oligometástases, principalmente no sistema nervoso central, também em pacientes selecionadas[20]. O tema será abordado no Capítulo 43.

Cuidados paliativos precoces

A paciente com doença metastática frequentemente desenvolve sintomas físicos e psicossociais diversos, incluindo declínio funcional e questões espirituais e até mesmo financeiras, que exigem avaliação e abordagem individualizada. Os familiares e cuidadores também podem apresentar demandas e necessitar de aconselhamento e treinamento para a situação com a qual têm pouca familiaridade. Além disso, discussões sobre objetivos do tratamento e planejamento dos cuidados do fim de vida são essenciais[26]. Portanto, a equipe multidisciplinar de cuidados paliativos, cuja abordagem é voltada essencialmente para qualidade de vida, prevenção e alívio do sofrimento de pacientes e familiares e manejo das diversas situações relacionadas com o enfrentamento do câncer sem possibilidade de cura, emerge como protagonista nesse cenário.

Desde os estudos conduzidos entre pacientes com câncer de pulmão avançado, que mostram impacto do cuidado paliativo precoce em vários desfechos clínicos relevantes, inclusive na sobrevida global, recomenda-se que essa modalidade seja incluída ao longo do tratamento da doença avançada como parte integrante da linha de cuidados, e não apenas no suporte de fim de vida[20,26].

Testes genômicos e moleculares

Com os inúmeros avanços no tratamento do câncer metastático, a identificação de mutações nos genes tumorais tem adquirido grande importância na seleção de tratamentos individualizados com base nas análises moleculares.

Hoje, a presença de mutações germinativas nos genes BRCA1 e BRCA2 possibilita a obtenção de informações não apenas para o aconselhamento genético, mas para indicação e predição da resposta às drogas do grupo da platina e inibidores de poli ADP-ribose polimerase (PARP)[27]. Outro exemplo é a identificação de mutações do PI3KCA e ESR1 com implicações terapêuticas relevantes[28]. Por sua vez, a imunoterapia, marco no avanço recente do tratamento de muitas neoplasias, tem mostrado benefício naquelas pacientes triplonegativas que expressam níveis específicos da molécula PDL-1 no tumor e no microambiente tumoral[29].

Atualmente, muito se discute acerca dos chamados tratamentos agnósticos, em que a terapia com alvo específico pode ser indicada independentemente do órgão ou tecido em que se origina o câncer, desde que este contenha, entre suas características moleculares, a presença de um alvo comum. Nessa indicação incluem-se os inibidores da proteína de fusão NTRAK, alteração genética rara que pode ser identificada especialmente no carcinoma de mama do tipo secretor, e a imunoterapia com pembrolizumabe, aprovada pelo Food and Drug Administration (FDA) para uso na presença de instabilidade microssatélite, em diferentes sítios tumorais primários, independentemente de outros fatores[30,31].

Desse modo, a testagem genômica e molecular do tumor tem alcançado grande destaque, sendo recomendada cada vez mais precocemente[32]. Entretanto, questões referentes ao custo e o acesso aos testes e a essas novas opções terapêuticas constituem um importante fator limitante.

TERAPIA ENDÓCRINA

Quando expressos pela célula tumoral, os receptores de estrogênio, que são nucleares, e os de progesterona, que são citoplasmáticos e translocam-se para o núcleo na presença do ligante, podem ser ativados pela ligação ao hormônio esteroide correspondente produzido pela paciente. Assim, acoplam-se a elementos reguladores de DNA no interior de regiões promotoras do gene-alvo, o que amplifica ou reprime a transcrição gênica por meio de interações com sequências específicas de DNA, os chamados elementos responsivos hormonais[33]. Assim, esses elementos participam dos eventos celulares envolvidos na carcinogênese (Figura 42.2*A*).

Mesmo na mulher pós-menopausada, na qual ocorre perda da função ovariana, o estrogênio pode ser produzido em níveis suficientes para ativação desses receptores por meio da conversão periférica de androgênios. Isso se dá pela ação da enzima aromatase, presente especialmente no tecido adiposo ou mesmo no próprio tumor, que converte a androstenediona e a testosterona produzidas na glândula adrenal em estrona e estradiol, respectivamente[34].

Cerca de 75% dos casos de câncer de mama apresentam expressão de receptor hormonal em níveis superiores a 1% das células tumorais, avaliada pela imuno-histoquímica – quanto maior a expressão, maior a chance de resposta à terapia endócrina. Essa modalidade de tratamento reduz a carga tumoral e os sintomas, na maioria das vezes com menos efeitos colaterais e toxicidade quando comparada à quimioterapia citotóxica.

Dentre as terapias hormonais clássicas estão os moduladores seletivos do receptor de estrogênio (tamoxifeno) e os inibidores da aromatase (anastrozol, letrozol, exemestano)[35]. Não há evidência clínica que identifique o melhor inibidor, mas, de acordo com uma metanálise, as drogas dessa classe estão associadas à maior sobrevida, comparadas ao tamoxifeno[36].

Nas mulheres na pré-menopausa, os inibidores da aromatase devem ser acompanhados de estratégias para ablação/supressão ovariana por meio da ooforectomia, radioterapia sobre os ovários ou, mais comumente, inibidores do hormônio LHRH (p. ex., gosserrelina).

Outro importante agente na hormonioterapia é o fulvestranto, um puro antagonista do receptor de estrogênio que exerce regulação negativa e seletiva sobre esse receptor e, portanto, é classificado no grupo dos SERD (do inglês *selective oestrogen receptor downregulator*). O fulvestranto afeta a sinalização intracelular do estrogênio ao atenuar a ativação ou inibição da transcrição gênica por meio do bloqueio da etapa de dimerização do receptor, do aumento de seu remodelamento ou da interferência em sua localização nuclear[35].

O estudo de fase III *Fulvestrant and Anastrozole Compared in Hormonal Therapy Naive Advanced Breast Cancer* (FALCON), randomizado, multicêntrico e duplo-cego, publicado em 2016, comparou fulvestranto, 500mg, com anastrozol, 1mg, em 462 mulheres na pós-menopausa portadoras de câncer de mama avançado sem hormonioterapia prévia. A sobrevida livre de progressão, o desfecho primário, foi de 16 meses no grupo fulvestranto *versus* 13,8 meses no grupo anastrozol (HR: 0,797; IC95%: 0,637 a 0,999; p = 0,0486)[37].

Cabe destacar que esse impacto foi demonstrado em pacientes nos períodos iniciais de tratamento, sem exposição à terapia endócrina prévia. Desse modo, quando da recidiva da doença entre as pacientes que já receberam hormonioterapia no contexto de adjuvância, cenário mais comum na prática, a atividade antitumoral do fulvestranto, como de outros agentes endócrinos, é comprovadamente mais modesta[38]. Assim, a sequência ideal de hormonioterapia e suas combinações com agentes-alvo ainda é incerta e se mantém como objeto de intensa pesquisa clínica.

Embora muitas vezes mais bem tolerada que a quimioterapia, a hormonioterapia está associada a efeitos colaterais secundários à falta de estrogênio no organismo feminino, ou seja, sintomas semelhantes aos encontrados na menopausa, como fogachos, sudorese noturna, ressecamento vaginal e alterações de humor. Mais raramente, pode levar a sangramento vaginal e trombose venosa profunda, no caso do tamoxifeno. Como os inibidores da aromatase depletam ainda mais o estrogênio da mulher, há a perda de seu efeito protetor sobre a saúde óssea, de modo que artralgias, osteopenia e osteoporose também são uma questão importante para o uso dessa classe terapêutica.

Resistência endócrina

Diversos mecanismos, primários ou adquiridos, têm sido reconhecidos como fatores que levam à resistência endócrina (veja a Figura 42.2*B*), dentre eles a mutação do gene ESR1,

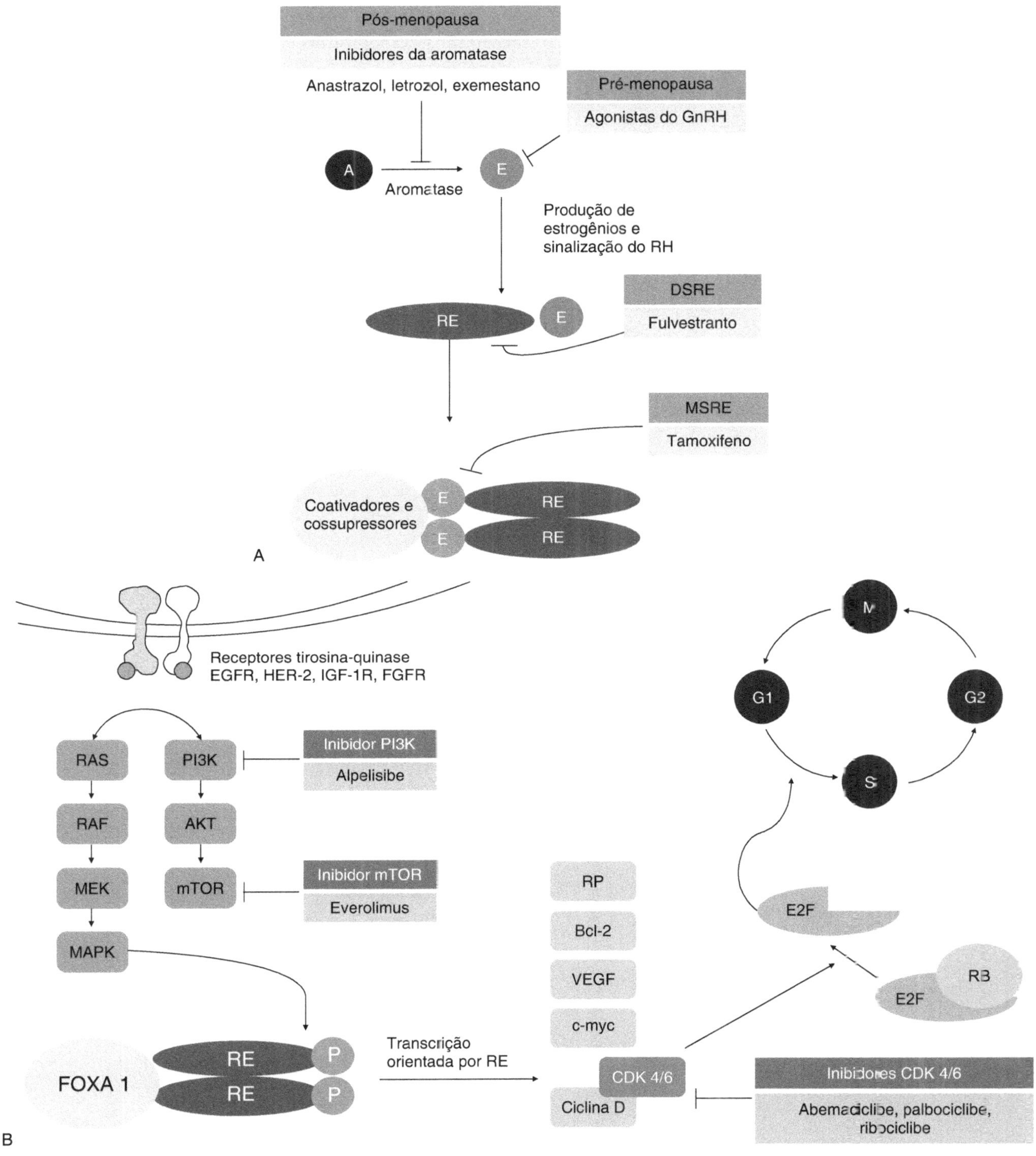

Figura 42.2A Sinalização por receptores de estrogênio (*RE*) via PI3K/AKT/mTOR e alvos para as drogas antitumorais. (Adaptada de Burstein *et al.*, 2020[34].) (*A*: androgênios; *E*: estrogênios; *GnRH*: hormônio liberador de gonadotrofina; *DSRE*: degradador seletivo do receptor de estrogênio; *MSRE*: modulador seletivo do receptor de estrogênio.) **B** Vias de sinalização celular e mecanismos de resistência endócrina. O uso da hormonioterapia pode levar à ativação das ciclinas como mecanismo de resistência. Desse modo, mesmo com o receptor hormonal inibido, ou mesmo sem a produção de androgênio, a ativação da ciclina promove uma cascata de sinalização que culmina na ativação da CDK4/6, acarretando a fosforilação do retinoblastoma e a progressão do ciclo celular de G1 para S. Outro mecanismo de resistência endócrina se dá por meio do aumento da regulação das vias de sinalização PI3K/AKT/mTOR e HER-2/MAPK, que desempenham um papel crítico na mediação do crescimento celular, na sobrevivência e na angiogênese. (*EGFR*: receptor do fator de crescimento epitelial; *HER-2*: receptor 2 do fator de crescimento epidérmico humano; *IGF-1R*: receptor do fator de crescimento semelhante à insulina 1; *FGFR*: receptor do fator de crescimento de fibroblastos; *RAS*: vírus de sarcoma do rato; *RAF*: fibrossarcoma rapidamente acelerado; *MAPK*: proteína quinase ativada por mitógeno; *MEK*: quinase aivadora do MAPK; *PI3K*: fosfatidilinositol 3-quinase; *AKT*: proteína quinase B; *mTOR*: alvo mecanístico da rapamicina; *FOXA1*: *forkhead box A1*; *RE*: receptor de estrogênio; *P*: progesterona; *RP*: receptor de progesterona; *Bcl-2*: célula B de linfoma 2; *VEGF*: fator de crescimento endotelial vascular; *CDK4/6*: quinase dependente de ciclina 4 e 6; *RB*: retinoblastoma.)

que codifica o receptor de estrogênio, e o aumento da regulação de vias de sinalização, como PI3K/AKT/mTOR e HER2/MAPK, e da atividade da CDK4/6[39,40]. Com o maior entendimento sobre esses mecanismos, vários estudos clínicos e pré-clínicos têm sido conduzidos na tentativa de explorar essa resistência, levando a combinações de tratamento, algumas das quais já disponíveis na prática, como os inibidores de CDK 4/6, que despontam como uma das novas estratégias terapêuticas para aumentar a eficácia da terapia endócrina e reverter tanto a resistência primária como a secundária. A ativação de CDK4 e CDK6 pela ciclina D, comum no câncer de mama receptor hormonal-positivo, leva à fosforilação do retinoblastoma e à progressão do ciclo celular da fase G1 para a S[41]. Portanto, esses inibidores poderiam interromper o crescimento das células tumorais.

Diversos estudos demonstram que o uso de inibidores seletivos de CDK4/6 associados à hormonioterapia na primeira ou segunda linha aumenta a sobrevida livre de progressão, embora os dados sobre a sobrevida global ainda sejam considerados inconsistentes. Entre esses agentes estão o palbociclibe, o ribociclibe e o abemaciclibe. Não há estudos que tenham comparado essas drogas entre si, mas a escolha muitas vezes é individualizada de acordo com o perfil de toxicidade e outras características farmacológicas, como a penetração no sistema nervoso central, comprovada no caso do abemaciclibe[22].

A via de sinalização PI3K/AKT/m-TOR, cujas alterações são frequentes no câncer de mama, desempenha um papel crítico na mediação do crescimento celular, na sobrevivência e na angiogênese. Estudos mostram que a combinação do inibidor de rapamicina (m-TOR) everolimus com um inibidor da aromatase ou tamoxifeno é uma opção para mulheres pós-menopáusicas após falha da terapia endócrina prévia[18]. Nesse contexto pós-primeira linha de tratamento, também é interessante pesquisar mutação no gene PI3KCA, associada ao crescimento tumoral, resistência endócrina e mau prognóstico por meio da produção da PI3K constitutivamente ativada. Presente em cerca de 40% dos pacientes receptores hormonais-positivos, essa mutação abre a possibilidade de tratamento com alpelisibe, aprovado no Brasil desde 2019, com base em estudo de fase III em que foi demonstrado aumento da sobrevida livre de progressão quando associado ao fulvestranto[42].

QUIMIOTERAPIA

Principal tratamento do câncer de mama metastático receptor hormonal-negativo, a quimioterapia também é indicada em caso de doença receptor hormonal-positiva rapidamente progressiva, sintomática ou com resistência à terapia hormonal. Além disso, também é a primeira escolha em caso de crise visceral, como mostra a Figura 42.3.

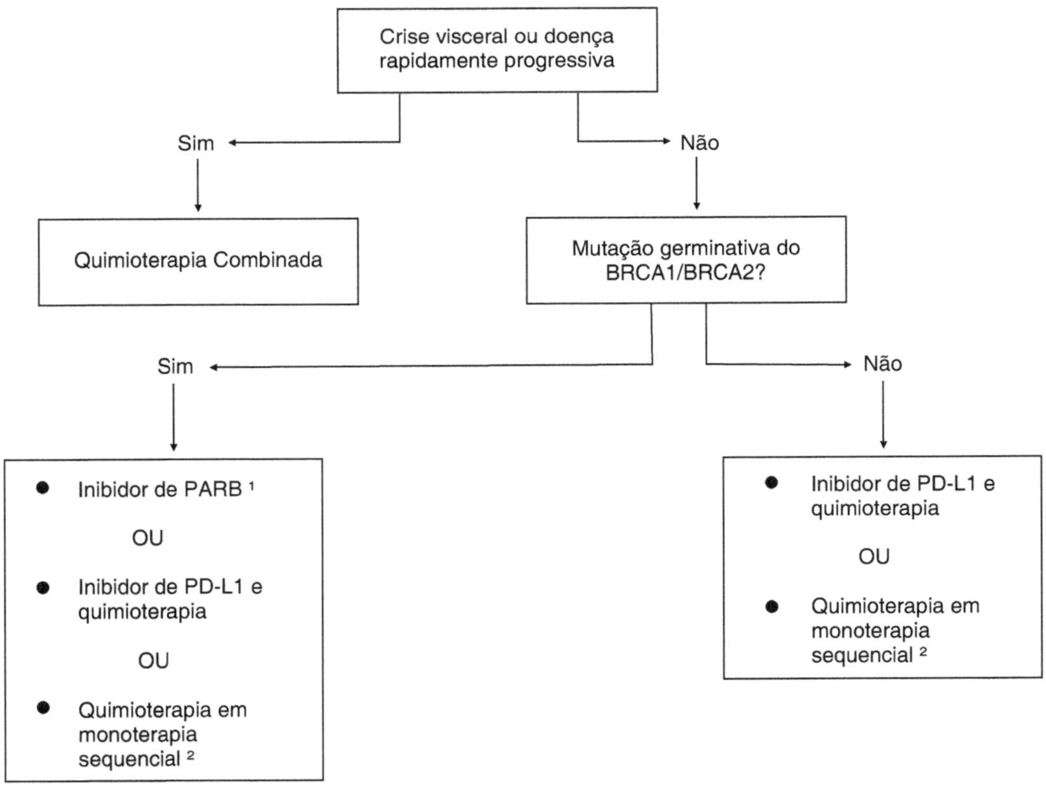

Figura 42.3 Fluxograma para tratamento do câncer metastático triplonegativo. (Adaptada de Loibl *et al.*, 2021[1].) (Em pacientes previamente tratadas com taxanos ou antraciclinas, prefere-se o uso dos inibidores de PARB em monoterapia. Em pacientes previamente tratadas com antraciclinas, taxanos ou platinas, são preferidos os fármacos de segunda linha: eribulina, capecitabina, vinorelbina, sacituzumabe govitecan ou ixabepilona.)

Como discutido previamente, não há diferença na sobrevida global entre a monoterapia sequencial (ou seja, droga A seguida pela droga B) e a quimioterapia combinada (isto é, droga A e droga B concomitantemente) na doença metastática. No entanto, o uso da poliquimioterapia está associado a maiores efeitos adversos. Assim, recomenda-se a combinação apenas nos casos de rápida progressão clínica, metástases viscerais ameaçadoras à vida ou quando houver necessidade de taxa alta de resposta para paliação rápida e saída da situação crítica[20,43].

Outro aspecto importante a ser mencionado é a ausência de superioridade em termos de sobrevida global entre os quimioterápicos de primeira linha. Por isso, a escolha entre as diferentes classes disponíveis deve ser baseada no perfil de toxicidade e na exposição prévia a algum agente. Tal como seriam consideradas no tratamento adjuvante e neoadjuvante, a disponibilidade do fármaco e a preferência da paciente também são importantes para definição das primeiras linhas do tratamento paliativo[20].

O Quadro 42.1 sintetiza os principais resultados dos estudos de fase III que compararam os quimioterápicos utilizados no câncer de mama metastático, mostrando eficácia semelhante entre os agentes, enquanto o Quadro 42.2 apresenta o perfil de toxicidade de cada fármaco.

Em linhas gerais, na ausência de contraindicações, regimes baseados em antraciclinas ou taxanos costumam ser utilizados como primeira linha de tratamento para doença HER-2-negativa nas pacientes que não foram expostas a esses medicamentos em cenário de adjuvância ou neoadjuvância. No caso dos taxanos, como não há resistência cruzada entre paclitaxel e docetaxel, a paciente pode ser exposta novamente a essa classe, sendo recomendada a administração de agente alternativo ao utilizado[52].

Nos casos em que a antraciclina e os taxanos falharam, seja no cenário adjuvante e/ou metastático, o tratamento preferencial baseia-se em agentes isolados, como capecitabina ou vinorelbina. Escolhas adicionais podem ser feitas com gencitabina, antraciclinas lipossomais, eribulina e, embora não disponível no Brasil, ixabepilone[20,52]. Para as pacientes com mutação conhecida do BRCA1/2, os regimes contendo platinas apresentam melhores taxas de resposta e risco menor de progressão da doença, sendo recomendados após antraciclinas e/ou taxanos[50].

Quadro 42.1 Comparação da eficácia de diferentes fármacos utilizados na quimioterapia do câncer de mama metastático

Estudo	Pacientes	Droga	Comparação	Sobrevida global	Taxa de resposta objetiva	Sobrevida livre de progressão
Jones *et al.*, 2005[44] (Fase III)	CMTN metastático	Docetaxel 100mg/m² a cada 3 semanas	Paclitaxel 175mg/m² a cada 3 semanas	15,4 meses *vs.* 12,7 meses (IC95%: 1,15 a 1,73)	32% *vs.* 25% P = 0,10	
CALGB 40502/NCCTG N063H (Alliance), 2015[45]	>.18 anos, sem QT prévia e com câncer de mama metastático (CMM)	Nab – Paclitaxel 150mg/m² semanal	Paclitaxel 90mg/m² + bevacizumabe semanal	23,5 meses *vs.* 26,5 meses HR = 1,17; (IC95%: 0,92 a 1,47)	34% *vs.* 38% P = 0,33	9,3 meses *vs.* 11 meses HR = 1,20 (IC95%: 1,00 a 1,45)
Norris *et al.*, 2000[46] (Fase III)	>18 anos, com CMM, sem tratamento prévio com antraciclinas	Doxorrubicina 50mg/m² a cada 3 semanas + vinorelbina 25mg/m²	Doxorrubicina 70mg/m² a cada 3 semanas	13,8 meses *vs.* 14,4 meses	38% (IC95%: 30 a 46) *vs.* 30% (IC95%: 23 a 38)	
Ejlertsen *et al.*, 2004[47] (Fase III)	>18 anos, sem QT prévia e com CMM	Epirrubicina 90mg/m² a cada 3 semanas + vinorelbina 25mg/m²	Epirrubicina 90mg/m² a cada 3 semanas	19,1 meses *vs.* 18 meses	32% *vs.* 33%	10,1 meses *vs.* 8,2 meses
Kaufman *et al.*, 2015[48] (Fase III)	>18 anos, com CMA e com tratamento prévio com taxanos e antraciclinas	Mesilato de eribulina 1,4mg/m² nos dias 1 e com ciclo de 21 dias	Capecitabina 2,5mg/m² nos dias 1 e 14 com ciclo de 21 dias	15,9 meses (IC95%: 15,2 a 17,6) *vs.* 14,5 meses (IC95%: 13,1 a 16,0)	11,0% (IC95%: 8,5 a 13,9) *vs.* 11,5% (IC95%: 8,9 a 14,5) P = 0,85	4,1 meses (IC95%: 3,5 a 4,3) *vs.* 4,2 meses (IC95%: 3,9 a 4,8)
TNT trial, 2018[49] (Fase III)	CMA, HER-2 negativo, irressecável	Carboplatina a cada 3 semanas por seis ciclos	Docetaxel 100mg/m² a cada 3 semanas	12,8 meses (IC95%: 10,6 a 15,3) *vs.* 12 meses (IC95%: 10,2 a 13,0)	31,4 % *vs.* 34% P = 0,66	3,1 meses (IC95%: 2,4 a 4,2) *vs.* 4,4 meses (IC95%: 4,1 a 5,1)

Quadro 42.2 Perfil de toxicidade dos principais quimioterápicos utilizados em caso de câncer de mama metastático

	Alopecia	Náusea/vômitos	Mielossupressão	Cardiotoxicidade	Neuropatia
Doxorrubicina	+ + + +	+ +	+ +	+ + + +	+
Epirrubicina	+ + + +	+ +	+ +	+ + + +	+
Doxorrubicina lipossomal peguilada	+ + +	+	+	+ + +	+
Docetaxel	+ + + +	+	+ + +		+ +
Nab-Paclitaxel	+ + + +	+	+ + +		+ +
Paclitaxel	+ + + +	+	+ +		+ +
Cis/Carboplatina	+ +	+ + +	+ + +		+ + +
Ixabepilona*	+ +	+	+ +		+ + +
Vinorelbina	+ +	+ +			+ + +
Eribulina	+ +	+	+ + + +	+	+ +
Capecitabina	+	+			+

Fonte: adaptado das referências 44, 45, 50 e 51.
*Não disponível no Brasil.

A duração e a quantidade dos regimes de tratamento devem ser individualizadas. Em geral, cada regime deve ser administrado até a progressão da doença ou até a toxicidade limitante. Pacientes cuja doença apresente boa resposta ao tratamento com tolerância aceitável não necessitam interrompê-lo após um número estabelecido de ciclos, exceto se houver progressão da neoplasia. Por outro lado, a pausa na quimioterapia pode ser apropriada para aquelas que necessitam de tempo para recuperar-se da toxicidade e cuja doença apresenta resposta a terapias menos tóxicas, como a terapia hormonal ou direcionada ao bloqueio de HER-2. No caso das antraciclinas, em virtude de seu caráter cumulativo de toxicidade cardíaca, sua aplicação é limitada à dose considerada de segurança para cada agente, devendo ser trocada a classe ou utilizadas formulações especiais, como doxorrubicina lipossomal, para reverter o risco[52].

TERAPIA ANTI-HER-2

Entre todos os subtipos de câncer de mama metastático, o HER-2-positivo foi o que apresentou maior progresso na última década, desde a introdução de agentes alvo-específicos que alteraram o curso natural da doença e aproximaram as curvas de sobrevida das relacionadas com tumores HER-2-negativos.

O HER-2 é membro de uma família de quatro receptores transmembrana com domínio intracelular de tirosina quinase, que inclui ainda o HER-1 (também conhecido com EGFR), o HER-3 e o HER-4, importantes mediadores do crescimento, sobrevida, mobilidade, diferenciação e a adesão celular[53]. Único dessa família para o qual não foi identificado um ligante específico, o HER-2, quando superexpresso, pode espontaneamente ativar-se por meio da formação de dímeros (veja a Figura 42.2), uma característica conferida pela estrutura peculiar de sua porção extracelular, deflagrando uma cascata de sinalização que propaga estímulos para que a célula se divida, multiplique e cresça mais rapidamente que uma célula normal. Curiosamente, pode haver tanto a homodimerização, entre receptores HER-2, como a heterodimerização, ou seja, dímeros com os outros membros da família – HER-1/HER-2, HER-2/HER-3 ou HER-2/HER-4 (veja a Figura 42.3), cuja sinalização deflagrada é ainda mais potente[55].

Nos últimos 20 anos, múltiplos agentes anti-HER-2 foram incorporados à prática clínica (Figuras 42.4 e 42.5), como os anticorpos monoclonais trastuzumabe, o primeiro a ser desenvolvido e direcionado contra o domínio extracelular do HER-2, e o pertuzumabe, anticorpo humanizado que se liga a um epítopo diferente do trastuzumabe, atuando por meio da inibição da heterodimerização. Há também os inibidores de tirosina quinase, como o lapatinibe e o novo agente neratinibe, que é administrado via oral e atua no domínio intracelular do receptor, bem como os anticorpos conjugados a drogas, como o ado-trastuzumabe entansina (T-DM1), que apresenta um mecanismo de ação muito peculiar por utilizar a afinidade do anticorpo ao receptor para aumentar a veiculação intracelular da entansina, um potente quimioterápico citotóxico, diretamente às células malignas[56].

A partir de 2001, quando foram relatados os dados impactantes de sobrevida global dos primeiros estudos de fase III do trastuzumabe como primeira linha, esse anticorpo passou a ser testado concomitantemente ao uso de quimioterapia[57]. Dentre as várias associações possíveis, as preferenciais em primeira linha são com vinorelbina ou com um taxano (docetaxel, paclitaxel), em vista de sua eficácia e tolerabilidade[58]. Para os pacientes com contraindicações à quimioterapia citotóxica, a administração do trastuzumabe como agente único, apesar de taxas de respostas inferiores, pode ser razoável, em particular na ausência de doença visceral e para as pacientes que podem tolerar alguma progressão da doença inicial[20].

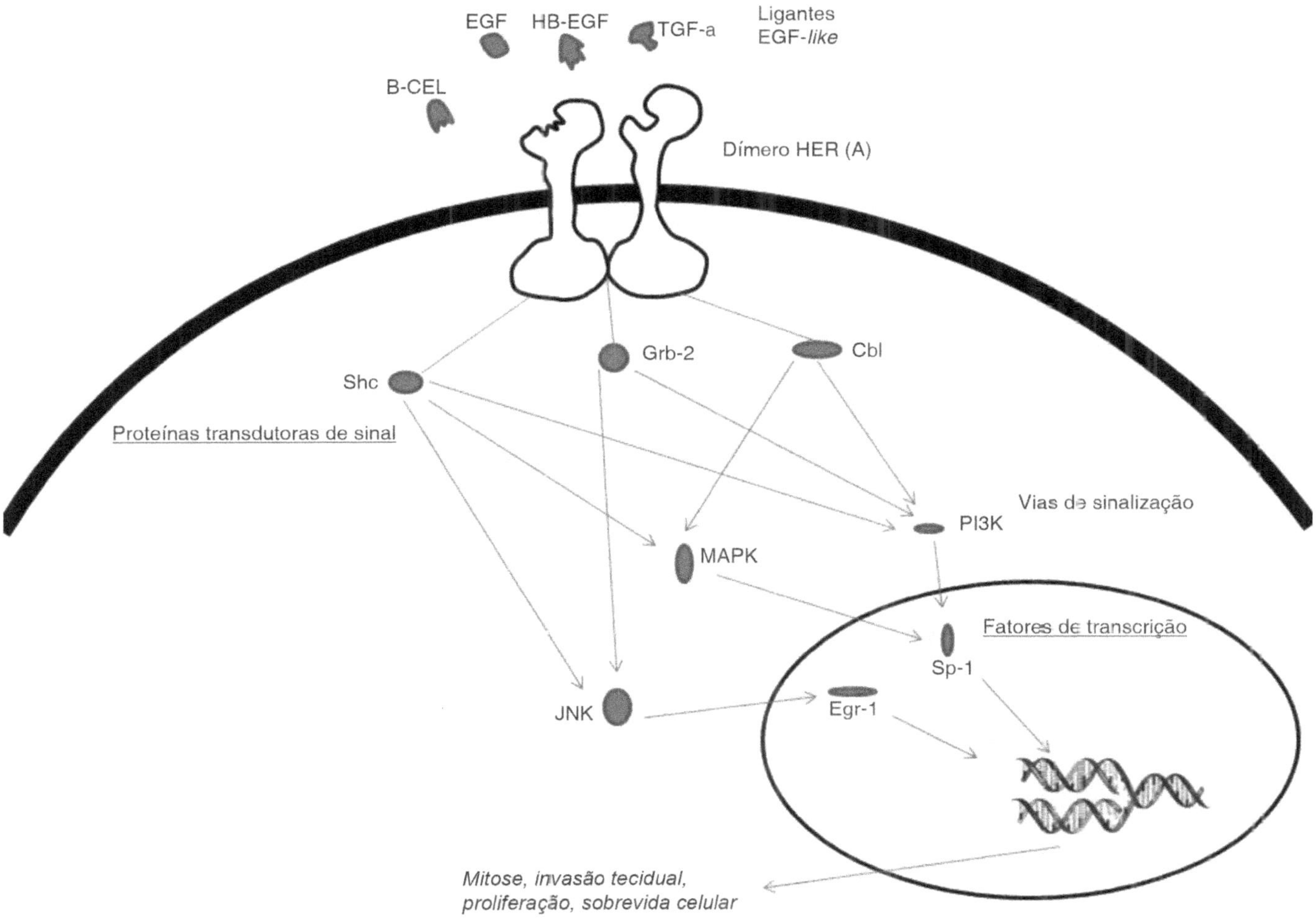

Figura 42.4 Dimerização HER, ligantes e rede HER de sinalização. Os quatro subtipos de receptores HER (HER-1, HER-2, HER-3, HER-4) podem formar homodímeros (p. ex., HER-1-HER-1) ou heterodímeros (p. ex., HER-2-HER-3), sendo possível, portanto, a formação de 10 dímeros diferentes. (Adaptada de Yarden, 2001[55].) (*EGF*: fator de crescimento epitelial; *β-Cel:* betacelulina; *HB-EGF*: fator de crescimento semelhante ao EGF ligado à heparina; *TGF-α*: fator de crescimento transformante alfa; *Shc*: proteína de transformação Shc; *Grb-2*: proteína adaptadora 2 ligada ao fator de crescimento; *Cbl*: proteína adaptadora do gene Cbl; PI3K: fosfatidilinositol 3-quinase; *MAPK*: proteína quinase ativada por mitógeno; *JNK*: c-Jun N-Terminal quinase; *EGR-1*: proteína da resposta de crescimento precoce 1; *Sp-1*: fator de transcrição Sp-1.)

Nesse mesmo perfil de pacientes, se também houver expressão de receptor hormonal, a associação à terapia endócrina também pode ser uma opção com base em estudos que mostraram aumento da sobrevida livre de progressão, apesar da escassez de dados com relação à sobrevida global[56]. A combinação de hormonioterapia com terapia anti-HER-2 é particularmente útil para manutenção após ciclos iniciais de tratamento.

Cabe também destacar que a cardiotoxicidade é reconhecidamente um evento adverso relacionado com o uso desses anticorpos monoclonais, em geral com efeito reversível. Caracterizada por disfunção ventricular esquerda, pode manifestar-se de maneira assintomática, apenas com o declínio da fração de ejeção ventricular, e/ou com sintomas de insuficiência cardíaca congestiva. Portanto, é proscrita a associação a quimioterápicos da classe das antraciclinas, como a doxorrubicina, também reconhecidos pelo potencial de toxicidade cardíaca[59].

Por anos, o trastuzumabe dominou o cenário de primeira linha de tratamento como o único agente anti-HER-2, até que em 2012 foram divulgados os primeiros dados do estudo de fase III CLEOPATRA, levando à mudança da prática clínica. Nesse ensaio clínico controlado por placebo, as pacientes com câncer de mama metastático HER-2-hiperexpresso foram randomizadas para receber trastuzumabe e docetaxel – até então o tratamento – ou trastuzumabe, docetazel e pertuzumabe. A mediana de sobrevida livre de progressão para o braço pertuzumabe foi prolongada em 6,1 meses (12,4 *versus* 18,5 meses; $p < 0,001$)[60]. Em 2015, em sua publicação final, os dados de sobrevida global reportaram 56,5 meses no grupo pertuzumabe, comparados com 40,8 meses no grupo-controle, o que representa um dos maiores benefícios já documentados em doença metastática[61].

Assim, recomenda-se o duplo bloqueio HER-2 – pertuzumabe e trastuzumabe – associado a um taxano como

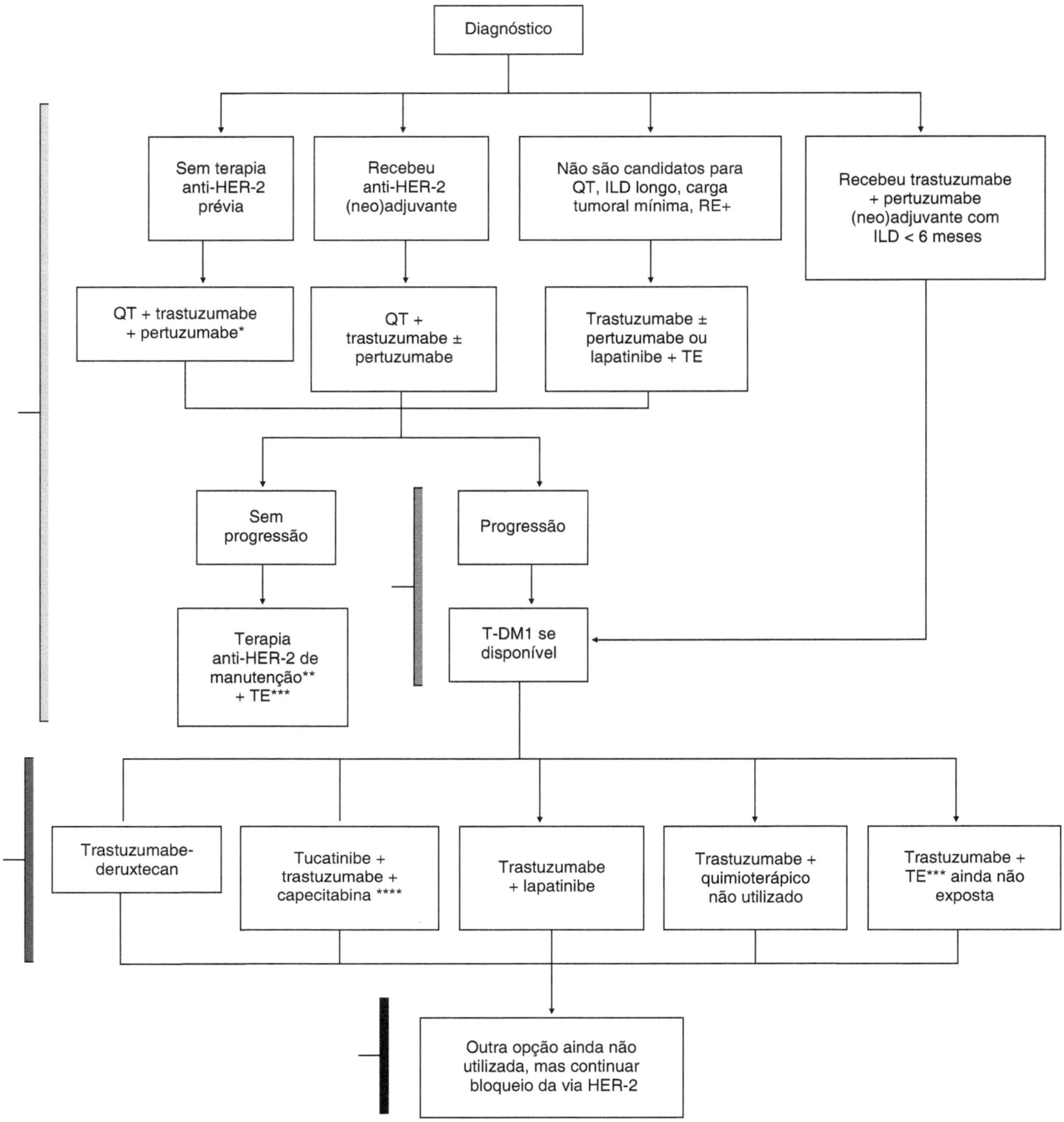

Figura 42.5 Fluxograma para tratamento do câncer de mama metastático HER-2-positivo. (Adaptada de Loibl *et al.*, 2021[1].) (*Se pertuzumabe disponível; **Como não se sabe o tempo ótimo de duração da terapia anti-HER, devem ser pesados os riscos de toxicidade e os benefícios da terapia, sendo uma opção razoável a sua interrupção após alguns anos de remissão da doença; ***Se doença endócrino-responsiva; ****Preferido para pacientes com metástases ativas ou conhecidas no sistema nervoso central.) (*HER-2*: receptor 2 do fator de crescimento epidermal humano; *QT*: quimioterapia; *ILD*: intervalo livre de doença; *RE+*: receptor de estrogênio positivo; *TE*: terapia endócrina; *T-DM1*: trastuzumabe emtansina.) (Chaves: ▒: primeira linha; ▒: segunda linha; ▒: terceira linha; ■: quarta linha e posteriores.)

terapia de escolha inicial da paciente metastática, regime atualmente disponível até mesmo no âmbito do SUS.

No estudo citado, o braço com pertuzumabe foi mais tóxico, o que inclui mais episódios de diarreia (67% *versus* 46%), neutropenia (53% *versus* 50%), erupção cutânea (34% *versus* 24%), mucosite (27% *versus* 20%) e neutropenia febril (14% *versus* 8%). No entanto, não houve aumento na taxa de disfunção ventricular esquerda, a qual foi muito baixa em ambos os braços (1% *versus* 2%)[51]. De modo a diminuir a toxicidade relacionada com o tratamento com docetaxel, outros taxanos também podem ser associados ao duplo bloqueio, especialmente o paclitaxel semanal, muito utilizado na prática clínica[62]. O T-DM1 também é considerado uma opção nesse contexto de contraindicação para o duplo bloqueio e taxano[61].

Os dados mais consistentes para uso do T-DM1 são no cenário pós-progressão ao regime anti-HER-2, seja naquelas pacientes que progridem após trastuzumabe e taxano, seja nas que já foram expostas ao trastuzumabe e ao lapatinibe. Nesse contexto, mesmo em pacientes politratadas, o T-DM1 é considerado o tratamento padrão em razão dos benefícios clínicos consistentes, seja em sobrevida global, seja na taxa de resposta ou na sobrevida livre de progressão[63,64]. Vale destacar que as principais evidências para uso desse agente advêm de estudos conduzidos em pacientes sem exposição prévia ao pertuzumabe. Assim, não há dados consistentes quanto à eficácia do T-DM1 após duplo bloqueio, embora também seja utilizado nesse contexto, com base em estudos retrospectivos[65].

Outras estratégias para manejo de pacientes após progressão para primeira linha de tratamento anti-HER-2 incluem a manutenção do trastuzumabe e a troca do quimioterápico por outro agente dentre os vários disponíveis[20]. Além disso, o chamado bloqueio vertical, que consiste na combinação de trastuzumabe com lapatinibe, que atua no domínio intracelular do receptor, confere ganho de sobrevida geral em relação ao lapatinibe isoladamente[66]. As combinações de lapatinibe com quimioterapia são mais limitadas devido à toxicidade, exceto pela combinação de capecitabina com lapatinibe, esquema padrão até a chegada do T-DM1 e que ainda pode ser utilizado[67]. Quanto ao pertuzumabe, são escassas as evidências que sustentam seu uso a partir da segunda linha nas pacientes que não foram expostas ao agente previamente[68].

Novos agentes anti-HER-2

O melhor entendimento da ativação do HER-2 e sua sinalização, bem como sobre os mecanismos de resistência às drogas direcionadas a esse alvo, tem levado a consideráveis progressos na terapia, especialmente no contexto de doença politratada, em pacientes que progrediram após linhas anti-HER-2 prévias. Há muitos estudos clínicos em andamento com algumas drogas inclusive já autorizadas por agências regulatórias de alguns países, embora ainda não disponíveis no Brasil.

O destaque é o fam-trastuzumabe-deruxtecan, anticorpo humanizado de sequência semelhante ao trastuzumabe, conjugado a um potente quimioterápico citotóxico, no caso um inibidor da topoisomerase I. Esse medicamento foi aprovado nos EUA no final de 2019 com base no estudo DESTINY1-Breast01, com participantes politratadas que haviam recebido uma mediana de seis linhas prévias de quimioterapia no cenário metastático. Todas as pacientes já haviam recebido trastuzumabe e T-DM1, e 66% delas, pertuzumabe. Foi demonstrada taxa de resposta objetiva de 60,9% com duração mediana de resposta de 14,8 meses, sobrevida livre de progressão mediana de 16,4 meses e sobrevida global ainda a ser esclarecida[69]. Esses desfechos são considerados inéditos nessa população, cujo prognóstico é considerado desfavorável.

No final de 2020, novos agentes foram aprovados pelo FDA. O tucatinibe, um inibidor seletivo para o domínio quinase de HER-2, em combinação com capecitabina e trastuzumabe, está indicado para as pacientes que receberam pelo menos uma linha de tratamento anti-HER-2 no cenário metastático. O estudo de fase III mostrou sobrevida global em 2 anos de 45% *versus* 27% do braço sem tucatinibe[70]. Nos EUA, ainda para esse cenário de progressão após terapias anti-HER-2 prévias, outro anticorpo monoclonal disponível é o margetuximabe, usado em combinação com quimioterapia, acrescentando novas opções de terapias sequenciais mais tardias nas pacientes politratadas[71].

Novos horizontes para o tratamento do câncer de mama metastático

Os avanços no tratamento do câncer de mama metastático têm levado a um cenário desafiador e de muitas perspectivas, com a identificação de novos alvos envolvidos na carcinogênese e uma maior compreensão quanto à heterogeneidade da doença. A individualização do tratamento é essencial para a condução clínica desses casos[72].

O melhor entendimento do microambiente tumoral e suas inter-relações, especialmente no que se refere aos componentes imunológicos, tem proporcionado informações prognósticas e preditivas relevantes que podem guiar as decisões terapêuticas. Sabe-se hoje que um dos mecanismos para o desenvolvimento tumoral é a evasão do sistema imune pela célula neoplásica. Em nível molecular, um dos receptores envolvidos é o PD-1, a proteína de morte programada, encontrada na superfície de células efetoras do sistema imune, que apresenta ação imunológica inibitória quando interage com seu ligante, o PDL-1[72].

Agentes anti-PDL-1, como o atezolizumabe e o pembrolizumabe, em associação à quimioterapia, estão aprovados também no Brasil como primeira linha de tratamento entre o subgrupo específico de câncer de mama triplonegativo, que expressa PDL-1 no infiltrado inflamatório peritumoral[29,73].

Apesar desse marco no tratamento do câncer de mama, ainda são necessárias estratégias para expandir as indicações da imunoterapia, o que inclui a identificação das características da paciente, cenário da doença, marcador imune, melhores quimioterápicos para combinações e sequências ideais de terapias anticâncer[74].

Outra importante classe terapêutica que tem despontado a partir do melhor entendimento dos mecanismos de carcinogênese é a dos inibidores da enzima PARP entre as pacientes portadoras de mutação germinativa dos antioncogenes BRCA1 ou BRCA2. Em seu funcionamento normal, esses genes codificam proteínas supressoras tumorais envolvidas no processo de reparação do DNA. Na presença de mutação, esse efeito protetor é perdido, o que torna a célula mais sensível aos efeitos dos inibidores da PARP. O olaparibe é o primeiro dessa classe a ser aprovado no Brasil com base em estudo de fase III que demonstrou desfechos favoráveis comparados à quimioterapia entre pacientes com câncer de mama metastático com até duas linhas de tratamento prévias. Embora mais frequente nas portadoras de câncer de mama triplonegativo, essa mutação também pode estar presente em tumores receptor hormonal-positivos. Nesse caso, a indicação do tratamento também pressupõe o uso de hormonioterapia prévia[75].

CONSIDERAÇÕES FINAIS

O câncer de mama metastático é uma doença desafiadora, heterogênea e em constante desenvolvimento, e que ainda persiste como doença incurável, embora séries mais recentes indiquem melhora na sobrevida global. É provável que no futuro os algoritmos de tratamento da doença envolvam ainda mais opções terapêuticas, como combinações utilizando quimioterapia, imunoterapia, inibidores de PARP, drogas anticorpo-conjugadas e terapia-alvo. Entretanto, as inequidades no acesso aos recursos de saúde constituem uma das principais barreiras.

Fundamentalmente, o manejo dessas pacientes abrange muitos mais aspectos do que o simples entendimento sobre drogas. É necessário abordar essa neoplasia em seus múltiplos domínios, tendo a paciente como foco de atenção integral e individualizada, objetivando uma sobrevida com qualidade e controle adequado dos sintomas.

Referências

1. Loibl S, Poortmans P, Morrow M, Denkert C, Curigliano G. Breast cancer. The Lancet 2021; 397(10286):1750-69.
2. Cancer Genome Atlas Network. Comprehensive molecular portraits of human breast tumours. Nature 2012; 490(7418):61-70.
3. Ministério da Saúde/Instituto Nacional de Câncer José Alencar Gomes da Silva (INCA). Estimativa | 2020 Incidência de Câncer no Brasil. Rio de Janeiro: INCA, 2019; 59:122.
4. Debiasi M, Simon S, Preger L, Cassoli L, Barrios C. Inferred survival analysis of metastatic breast cancer in a brazilian external library. Braz J Oncol 2018; 14:1-10.
5. Soares P, Quirino Filho S, Souza W et al. Características das mulheres com câncer de mama assistidas em serviços de referência do Norte de Minas Gerais. Revista Brasileira de Epidemiologia 2012; 15(3):595-604.
6. Rodrigues J, Ferreira N. Caracterização do Perfil Epidemiológico do Câncer em uma Cidade do Interior Paulista: Conhecer para Intervir. Revista Brasileira de Cancerologia 2010; 56(4):431-41.
7. Rezende M, Koch H, Figueiredo J, Thuler L. Causas do retardo na confirmação diagnóstica de lesões mamárias em mulheres atendidas em um centro de referência do Sistema Único de Saúde no Rio de Janeiro. Revista Brasileira de Ginecologia e Obstetrícia 2009; 31(2).
8. Simon SD. Projeto Amazona: Dados preliminares de câncer de mama no Brasil [Internet]. Manaus: GBECAM; 2008 [acesso em 2021 Jun 27]. Disponível em: www.gbecam.org.br/downloads/Projeto_Amazona.ppt.
9. Reinert T, Barrios C. Optimal management of hormone receptor positive metastatic breast cancer in 2016. Therapeutic Advances in Medical Oncology 2015; 7(6):304-20.
10. Malmgren J, Mayer M, Atwood M, Kaplan H. Differential presentation and survival of de novo and recurrent metastatic breast cancer over time: 1990–2010. 2021.
11. Zheng Y, Zhong G, Yu K, Lei K, Yang Q. Individualized Prediction of Survival Benefit From Locoregional Surgical Treatment for Patients with Metastatic Breast Cancer. 2021.
12. Allemani C, Matsuda T, Di Carlo V et al. Global surveillance of trends in cancer survival 2000–14 (CONCORD-3): analysis of individual records for 37 513 025 patients diagnosed with one of 18 cancers from 322 population-based registries in 71 countries. The Lancet 2018; 391(1):1023-75.
13. Sorlie T, Perou C, Tibshirani R et al. Gene expression patterns of breast carcinomas distinguish tumor subclasses with clinical implications. Proceedings of The National Academy of Sciences 2001; 98(19):10869-74.
14. Turner N, Ro J, André F et al. Palbociclib in Hormone-Receptor–Positive Advanced Breast Cancer. New England Journal of Medicine 2015; 373(3):209-19.
15. Ismail-Khan R, Bui M. A Review of Triple-Negative Breast Cancer. Cancer Control 2010; 17(3):173-6.
16. Caswell-Jin J, Plevritis S et al. Change in Survival in Metastatic Breast Cancer with Treatment Advances: Meta-Analysis and Systematic Review. JNCI Cancer Spectrum 2018; 2(4).
17. Emi Y, Kitamura K, Shikada Y, Kakeji Y, Takahashi I, Tsutsui S. Metastatic breast cancer with HER2/neu-positive cells tends to have a morbid prognosis. Surgery 2002; 131(1):S217-S221.
18. Mounsey L, Deal A, Keith K et al. Changing Natural History of HER2–Positive Breast Cancer Metastatic to the Brain in the Era of New Targeted Therapies. Clinical Breast Cancer 2018; 18(1):29-37.
19. Pareja F, Geyer F, Marchiò C, Burke K, Weigelt B, Reis-Filho J. Triple-negative breast cancer: the importance of molecular and histologic subtyping, and recognition of low-grade variants. NPJ Breast Cancer 2016; 2(1).
20. Cardoso F, Paluch-Shimon S, Senkus E et al. 5th ESO-ESMO international consensus guidelines for advanced breast cancer (ABC 5). Annals of Oncology 2020; 31(12):1623-49.
21. Piccart M, Hortobagyi G, Campone M et al. Everolimus plus exemestane for hormone-receptor-positive, human epidermal growth factor receptor-2-negative advanced breast cancer: overall survival results from BOLERO-2. Annals of Oncology 2014; 25(12):2357-62.
22. Barroso-Sousa R, Shapiro G, Tolaney S. Clinical Development of the CDK4/6 Inhibitors Ribociclib and Abemaciclib in Breast Cancer. Breast Care 2016; 11(3):167-73.
23. Angus L, Beije N, Jager A, Martens J, Sleijfer S. ESR1 mutations: Moving towards guiding treatment decision-making in metastatic breast cancer patients. Cancer Treatment Reviews 2017; 52:33-40.
24. Blum J, Barrios C, Feldman N et al. Pooled analysis of individual patient data from capecitabine monotherapy clinical trials in locally advanced or metastatic breast cancer. Breast Cancer Research and Treatment 2012; 136(3):777-88.
25. Soran A, Ozbas S, Dogan L et al. Loco-Regional Treatment for Intact Primary Tumor in Patient with De Novo Metastatic Breast Cancer; Comments and Concerns of ECOG-ACRIN 2108 Trial. European Journal of Breast Health 2020; 16(3):158-9.
26. Ambroggi M, Biasini C, Toscani I et al. Can early palliative care with anticancer treatment improve overall survival and patient-related outcomes in advanced lung cancer patients? A review of the literature. Supportive Care in Cancer 2018; 26(9):2945-53.
27. Tung N, Garber J. BRCA1/2 testing: therapeutic implications for breast cancer management. British Journal of Cancer 2018; 119(2):141-52.
28. Zhou D, Ouyang Q, Liu L et al. Chemotherapy Modulates Endocrine Therapy-Related Resistance Mutations in Metastatic Breast Cancer. Translational Oncology 2019; 12(5):764-74.

29. Schmid P, Adams S, Rugo H et al. Atezolizumab and Nab-Paclitaxel in Advanced Triple-Negative Breast Cancer. New England Journal of Medicine 2018; 379(22):2108-21.
30. Cocco E, Scaltriti M, Drilon A. NTRK fusion-positive cancers and TRK inhibitor therapy. 2021. Nature Reviews Clinical Oncology 2018; 15(12):731-47.
31. Prasad V, Kaestner V, Mailankody S. Cancer Drugs Approved Based on Biomarkers and Not Tumor Type—FDA Approval of Pembrolizumab for Mismatch Repair-Deficient Solid Cancers. JAMA Oncology 2018; 4(2):157.
32. Litton J, Burstein H, Turner N. Molecular Testing in Breast Cancer. American Society of Clinical Oncology Educational Book 2019; (39):1-7.
33. Klinge C. Estrogen receptor interaction with estrogen response elements. Nucleic Acids Research 2001; 29(14):2905-19.
34. Burstein H. Systemic Therapy for Estrogen Receptor–Positive, HER2-Negative Breast Cancer. New England Journal of Medicine 2020; 383(26):2557-70.
35. Boér K. Fulvestrant in advanced breast cancer: evidence to date and place in therapy. Therapeutic Advances in Medical Oncology 2017; 9(7):465-79.
36. Mauri D, Pavlidis N, Polyzos N, Ioannidis J. Survival with Aromatase Inhibitors and Inactivators Versus Standard Hormonal Therapy in Advanced Breast Cancer: Meta-analysis. JNCI: Journal of the National Cancer Institute. 2006; 98(18):1285-91.
37. Robertson J, Bondarenko I, Trishkina E et al. Fulvestrant 500 mg versus anastrozole 1 mg for hormone receptor-positive advanced breast cancer (FALCON): an international, randomised, double-blind, phase 3 trial. The Lancet 2016; 388(10063):2997-3005.
38. Chia S, Gradishar W, Mauriac L et al. Double-Blind, Randomized Placebo Controlled Trial of Fulvestrant Compared with Exemestane after Prior Nonsteroidal Aromatase Inhibitor Therapy in Postmenopausal Women with Hormone Receptor–Positive, Advanced Breast Cancer: Results from EFECT. Journal of Clinical Oncology 2008; 26(10):1664-70.
39. Poggio F, Lambertini M, Blondeaux E et al. Role of fulvestrant in the treatment of postmenopausal metastatic breast cancer patients. Expert Review of Clinical Pharmacology 2016; 9(9):1153-61.
40. Pritchard K, Chia S, Simmons C et al. Enhancing Endocrine Therapy Combination Strategies for the Treatment of Postmenopausal HR+/HER2– Advanced Breast Cancer. The Oncologist 2017; 22(1):12-24.
41. Thangavel C, Dean J, Ertel A et al. Therapeutically activating RB: reestablishing cell cycle control in endocrine therapy-resistant breast cancer. Endocrine Related Cancer 2011; 18(3):333-45.
42. André F, Ciruelos E, Rubovszky G et al. Alpelisib for PIK3CA-Mutated, Hormone Receptor–Positive Advanced Breast Cancer. New England Journal of Medicine 2019; 380(20):1929-40.
43. Gradishar WJ, Moran MS, Abraham J et al. NCCN Guidelines Insights: Breast Cancer, Version 4.2021. J Natl Compr Canc Netw 2021; 19(5):484-93.
44. Rugo H, Barry W, Moreno-Aspitia A et al. Randomized Phase III Trial of Paclitaxel Once per Week Compared with Nanoparticle Albumin-Bound Nab-Paclitaxel Once per Week or Ixabepilone with Bevacizumab as First-Line Chemotherapy for Locally Recurrent or Metastatic Breast Cancer: CALGB 40502/NCCTG N063H (Alliance). Journal of Clinical Oncology 2015; 33(21):2361-9.
45. Jones S, Erban J, Overmoyer B et al. Randomized Phase III Study of Docetaxel Compared with Paclitaxel in Metastatic Breast Cancer. Journal of Clinical Oncology 2005; 23(24):5542-51.
46. Norris B, Pritchard K, James K et al. Phase III Comparative Study of Vinorelbine Combined with Doxorubicin versus Doxorubicin Alone in Disseminated Metastatic/Recurrent Breast Cancer: National Cancer Institute of Canada Clinical Trials Group Study MA8. Journal of Clinical Oncology 2000; 18(12):2385-94.
47. Ejlertsen B, Mouridsen H, Langkjer S, Andersen J, Sjöström J, Kjaer M. Phase III Study of Intravenous Vinorelbine in Combination with Epirubicin versus Epirubicin Alone in Patients with Advanced Breast Cancer: A Scandinavian Breast Group Trial (SBG9403). Journal of Clinical Oncology 2004; 22(12):2313-20.
48. Kaufman P, Awada A, Twelves C et al. Phase III Open-Label Randomized Study of Eribulin Mesylate versus Capecitabine in Patients with Locally Advanced or Metastatic Breast Cancer Previously Treated with an Anthracycline and a Taxane. Journal of Clinical Oncology 2015; 33(6):594-601.
49. Tutt A, Tovey H, Cheang M et al. Carboplatin in BRCA1/2-mutated and triple-negative breast cancer BRCAness subgroups: the TNT Trial. Nature Medicine 2018; 24(5):628-37.
50. Egger S, Chan M, Luo Q, Wilcken N. Platinum-containing regimens for triple-negative metastatic breast cancer. Cochrane Database of Systematic Reviews, 2020.
51. Lorusso V, Latorre A, Giotta F. Chemotherapy Options beyond the First Line in HER-Negative Metastatic Breast Cancer. Journal of Oncology 2020; 2020:1-17.
52. Partridge A, Rumble R, Carey L et al. Chemotherapy and Targeted Therapy for Women with Human Epidermal Growth Factor Receptor 2–Negative (or unknown) Advanced Breast Cancer: American Society of Clinical Oncology Clinical Practice Guideline. Journal of Clinical Oncology 2014; 32(29):3307-29.
53. Marmor M, Skaria K, Yarden Y. Signal transduction and oncogenesis by ErbB/HER receptors. International Journal of Radiation Oncology Biology Physics 2004; 58(3):903-13.
54. Yarden Y. Biology of HER2 and Its Importance in Breast Cancer. Oncology 2001; 61(2):1-13.
55. Atalay G, Cardoso F, Awada A, Piccart M. Novel therapeutic strategies targeting the epidermal growth factor receptor (EGFR) family and its downstream effectors in breast cancer. Annals of Oncology 2003; 14(9):1346-63.
56. Yao M, Fu P. Advances in anti-HER2 therapy in metastatic breast cancer. Chinese Clinical Oncology 2018 7(3):27.
57. Slamon D, Leyland-Jones B, Shak S et al. Use of Chemotherapy plus a Monoclonal Antibody against HER2 for Metastatic Breast Cancer That Overexpresses HER2. New England Journal of Medicine 2001; 344(11):783-92.
58. Andersson M, Lidbrink E, Bjerre K et al. Phase III Randomized Study Comparing Docetaxel Plus Trastuzumab With Vinorelbine Plus Trastuzumab as First-Line Therapy of Metastatic or Locally Advanced Human Epidermal Growth Factor Receptor 2–Positive Breast Cancer: The HERNATA Study. Journal of Clinical Oncology 2011; 29(3):264-71.
59. Copeland-Halperin R, Liu J, Yu A. Cardiotoxicity of HER2-targeted therapies. Current Opinion in Cardiology 2019; 34(4):451-8
60. Swain S, Baselga J, Kim S et al. Pertuzumab, Trastuzumab, and Docetaxel in HER2-Positive Metastatic Breast Cancer. New England Journal of Medicine 2015; 372(8):724-34.
61. Perez E, Barrios C, Eiermann W et al. Trastuzumab Emtansine with orwWithout Pertuzumab versus Trastuzumab plus Taxane for Human Epidermal Growth Factor Receptor 2–Positive, Advanced Breast Cancer: Primary Results from the Phase III MARIANNE Study. Journal of Clinical Oncology 2017; 35(2) 141-8.
62. Bachelot T, Ciruelos E, Schneeweiss A et al. Preliminary safety and efficacy of first-line pertuzumab combined with trastuzumab and taxane therapy for HER2-positive locally recurrent or metastatic breast cancer (PERUSE). Annals of Oncology 2019; 30(5):766-73.
63. Diéras V, Miles D, Verma S et al. Trastuzumab emtansine versus capecitabine plus lapatinib in patients with previously treated HER2-positive advanced breast cancer (EMILIA): a descriptive analysis of final overall survival results from a randomised, open-label, phase 3 trial. The Lancet Oncology 2017; 18(6):732-42.
64. Krop I, Kim S, González-Martín A et al. Trastuzumab emtansine versus treatment of physician's choice for pretreated HER2-positive advanced breast cancer (TH3RESA): a randomised, open-label, phase 3 trial. The Lancet Oncology 2014; 15(7):689-99.
65. Dzimitrowicz H, Berger M, Vargo C et al. T-DM1 Activity in Metastatic Human Epidermal Growth Factor Receptor 2–Positive Breast Cancers that Received Prior Therapy with Trastuzumab and Pertuzumab. Journal of Clinical Oncology 2016; 34(29):3511-7.

66. Xu Z, Zhang Y, Li N et al. Efficacy and safety of lapatinib and trastuzumab for HER2-positive breast cancer: a systematic review and meta-analysis of randomised controlled trials. BMJ Open 2017; 7(3):e013053.
67. Cameron D, Casey M, Oliva C, Newstat B, Imwalle B, Geyer C. Lapatinib plus Capecitabine in Women with HER-2–Positive Advanced Breast Cancer: Final Survival Analysis of a Phase III Randomized Trial. The Oncologist 2010; 15(9):924-34.
68. Urruticoechea A, Rizwanullah M, Im S et al. Final overall survival (OS) analysis of PHEREXA: A randomized phase III trial of trastuzumab (H) + capecitabine (X) ± pertuzumab (P) in patients with HER2-positive metastatic breast cancer (MBC) who experienced disease progression during or after H-based therapy. Journal of Clinical Oncology 2018; 36(15):1013-3.
69. Modi S, Saura C, Yamashita T et al. Trastuzumab Deruxtecan in Previously Treated HER2-Positive Breast Cancer. New England Journal of Medicine 2020; 382(7):610-21.
70. Murthy R, Loi S, Okines A et al. Tucatinib, Trastuzumab, and Capecitabine for HER2-Positive Metastatic Breast Cancer. New England Journal of Medicine 2020; 382(7):597-609.
71. Rugo H, Im S, Cardoso F et al. Efficacy of Margetuximab vs Trastuzumab in Patients With Pretreated ERBB2-Positive Advanced Breast Cancer. JAMA Oncology 2021; 7(4):573.
72. de la Cruz-Merino L, Palazón-Carrión N, Henao-Carrasco F et al. New horizons in breast cancer: the promise of immunotherapy. Clinical and Translational Oncology 2018; 21(2):117-25.
73. Cortes J, Cescon D, Rugo H et al. Pembrolizumab plus chemotherapy versus placebo plus chemotherapy for previously untreated locally recurrent inoperable or metastatic triple-negative breast cancer (KEYNOTE-355): a randomised, placebo-controlled, double-blind, phase 3 clinical trial. The Lancet 2020; 396(10265): 1817-28.
74. de Melo Gagliato D, Buzaid A, Perez-Garcia J, Cortes J. Immunotherapy in Breast Cancer: Current Practice and Clinical Challenges. BioDrugs 2020; 34(5):611-23.
75. Robson M, Tung N, Conte P et al. OlympiAD final overall survival and tolerability results: Olaparib versus chemotherapy treatment of physician's choice in patients with a germline BRCA mutation and HER2-negative metastatic breast cancer. Annals of Oncology 2019; 30(4):558-66.

CAPÍTULO

43

Radioterapia em Mulheres com Câncer de Mama

Miguel Torres Teixeira Leite
Maria Eduarda Marques Borges
Fernanda Vieira Caliman

INTRODUÇÃO

Desde o ano de 1986 a radioterapia é empregada para abordagem do câncer de mama com decisivo papel no controle local dos tumores e no aumento da sobrevida. Destaca-se sua aplicação no pós-operatório do tratamento cirúrgico conservador e no controle local e paliativo de metástases, associada a tratamentos sistêmicos, como quimioterapia e hormonioterapia.

O mecanismo de ação da radioterapia baseia-se na instabilidade causada pela irradiação sobre o conteúdo celular, que envolve membranas, enzimas e DNA, ionizando átomos e formando radicais livres. Como a radiação interrompe o ciclo celular, a célula torna-se privada de sua capacidade reprodutiva ou entra em apoptose.

A radioterapia emprega no tratamento do câncer de mama aparelhos conhecidos como aceleradores lineares (Figura 43.1). Esses equipamentos eletrônicos complexos produzem irradiação com alto poder de penetração, transferindo essa energia aos tecidos biológicos.

A medida de dose utilizada na radioterapia é o Gray (abreviado como Gy), que representa a quantidade de energia de radiação ionizante absorvida por unidade de massa, em joules por quilograma (J/kg). Assim, torna possível quantificar a energia que os aparelhos de radioterapia depositarão em determinado volume de tecido.

INDICAÇÃO DA RADIOTERAPIA

Em geral, a radioterapia está indicada para os casos de câncer de mama não metastáticos, tumores confinados à mama e aos linfonodos locorregionais, à axila, à fossa supraclavicular e à cadeia da artéria mamária interna.

O tratamento conservador do câncer de mama não metastático consiste na ressecção cirúrgica do tumor mamário com margem de segurança e abordagem axilar, seja mediante remoção cirúrgica do linfonodo sentinela, seja por meio da dissecção dos linfonodos axilares. A radioterapia, nesses casos, é conduta adjuvante à cirurgia, sendo total ou parcial, e merece planejamento cuidadoso, a depender da situação encontrada.

CÂNCER DE MAMA METASTÁTICO

Metástase linfonodal

Em virtude das baixas sensibilidade e especificidade do exame físico para detecção do acometimento linfonodal axilar do câncer de mama, a conduta consiste na realização de avaliação invasiva por meio da ressecção do linfonodo sentinela, caso a paciente não apresente linfonodos axilares clinicamente alterados, ou, ainda, por meio de biópsia ou punção por agulha fina (PAAF), guiada por ultrassonografia (USG), do linfonodo suspeito.

A dissecção axilar está indicada para todas as pacientes com linfonodos acometidos detectados via linfonodo sentinela, biópsia ou PAAF (com exceção das pacientes com carcinoma ductal *in situ*). A radioterapia axilar integra mais planos de irradiação quando comparada à radioterapia completa da mama, com índices de sobrevida e recorrência semelhantes aos da dissecção axilar isolada[1,2]. Portanto, é necessária uma avaliação individual de cada caso para a decisão sobre a terapêutica mais adequada.

Metástase de diferentes sítios

A radioterapia tem papel relevante no tratamento local de diversas metástases decorrentes do câncer de mama, sendo empregada duas técnicas distintas: enquanto a radioterapia convencional trata a metástase em várias frações, a técnica da radioterapia estereotáxica corporal (SBRT, do inglês *Stereotactic Body Radiation Therapy*) aborda a metástase em dose única. A decisão de abordar metástases por radioterapia *versus* cirurgia depende do órgão acometido, do tamanho da metástase infiltrada e da necessidade de preservação da função do órgão (Quadro 43.1). As pacientes com metástase hepática, por exemplo, apresentam função mais preservada na ressecção tumoral do que na radioterapia, caso a lesão tenha mais de $5cm^3$.

Outros sítios de metástase, como estruturas ópticas, exigem tratamentos específicos que não envolvem radioterapia e, portanto, não serão discutidos neste capítulo.

PLANEJAMENTO DA TERAPIA

Radioterapia externa da mama

Após cirurgias conservadoras da mama, em que apenas o tumor é removido, a possível contaminação do leito operatório durante a cirurgia possibilita a ocorrência de lesões multicêntricas, fora da área tumoral inicial. Assim, nessa situação, é necessário tratar toda a mama a partir da radioterapia externa (ou WBRT), com dois planos tangenciais às mamas. Essa terapia, na maioria dos casos, é acompanhada de uma dose de reforço (*boost*) no leito tumoral. O esquema de WBRT é realizado em todas as pacientes com cirurgia conservadora, mesmo nas que apresentaram boa resposta à quimioterapia neoadjuvante (Figura 43.1).

O esquema de radioterapia de toda a mama reduz comprovadamente em 50% a primeira recorrência no intervalo de 10 anos, principalmente de casos no mesmo sítio ou em sítios diferentes incluídos na porção irradiada, com a radioterapia *boost* também contribuindo para redução das recorrências locais. Ademais, a terapia reduz a mortalidade por câncer de mama nos 15 anos seguintes à radioterapia[4].

O esquema convencional de radioterapia em toda a mama é realizado com doses diárias de 1,8 a 2Gy por 4 a 5 semanas, com dose total de 45 a 50Gy. Outra opção para pacientes com câncer de mama invasivo ou carcinoma ductal *in situ* é o esquema hipofracionado de irradiação. Nesse cenário, doses diárias maiores seriam administradas por menos tempo, com a dose total variando de 40 a 42,5Gy por 3 a 5 semanas, a depender do centro de tratamento. As pacientes que receberam terapia hipofracionada têm prognóstico e sobrevida equivalentes aos das submetidas à terapia convencional[5].

Quadro 43.1 Principais sítios de metástase de câncer de mama e indicações de tratamento local com radioterapia

Localização	Indicação
Linfonodal	Radioterapia nodal regional
Encefálica	Radioterapia encefálica (*whole brain radiotherapy* [WBRT]) é uma das terapias possíveis em caso de metástase no cérebro, sintomática ou não
Óssea	Radioterapia externa no tratamento paliativo de dor óssea metastática
Pulmonar	Radioterapia em casos de obstrução externa e efeito de massa invadindo estruturas adjacentes Braquiterapia para obstruções internas
Hepática	Trata-se da metástase mais frequente (50%). A radioterapia está indicada em casos de dor e sangramento, refratários à terapia medicamentosa, ou obstrução biliar

Fonte: adaptada das referências 1 a 3.

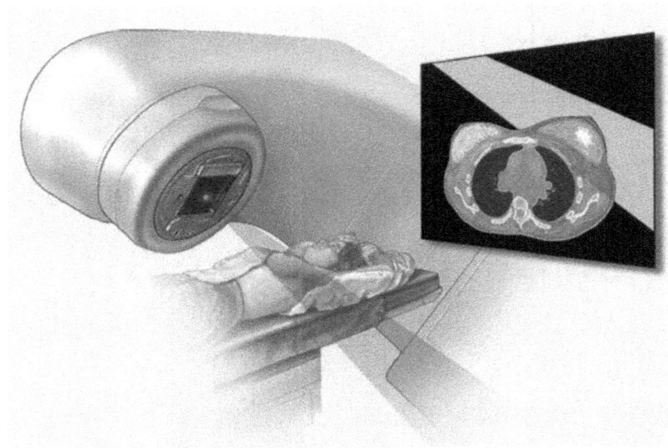

Figura 43.1 Esquema de radioterapia externa da mama completa (WBRT). (Reproduzida de: https://drarosanadenardi.com.br/radioterapia/.)

Irradiação acelerada da mama

Alternativa à radioterapia em toda a mama, a irradiação acelerada da mama (ou *Accelerated Partial-Breast Irradiation* [APBI]) administra dosagem maior de radiação em porção mais delimitada da mama e está indicada, principalmente, para pacientes:

- com 50 anos de idade ou menos;
- com tumor sem invasão nodal (N0), com 2cm ou menos;
- com biópsia tumoral sem invasão de margens.

O benefício da terapia está na conclusão do tratamento em apenas alguns dias, irradiando sobre o leito tumoral, em vez de semanas, com menores efeitos adversos locais (como edema e fibrose da mama). No entanto, há evidências de maiores efeitos adversos em longo prazo e de taxas maiores de recorrência no intervalo de 10 anos, quando comparada à radioterapia de toda a mama[6].

A APBI por meio de braquiterapia (dispositivo colocado na mama para radiação local) pode ser aplicada de maneira intraoperatória e externa (Figura 43.2).

Radioterapia linfonodal

A irradiação local dos linfonodos está formalmente indicada em pacientes que apresentem três ou mais linfonodos, tumores classificados como T3, T4 ou T2 associados a fatores de risco para tumores mais graves, como:

- Ressecção cirúrgica de 10 linfonodos ou mais.
- Alteração histológica de maior malignidade, tumores pouco diferenciados.

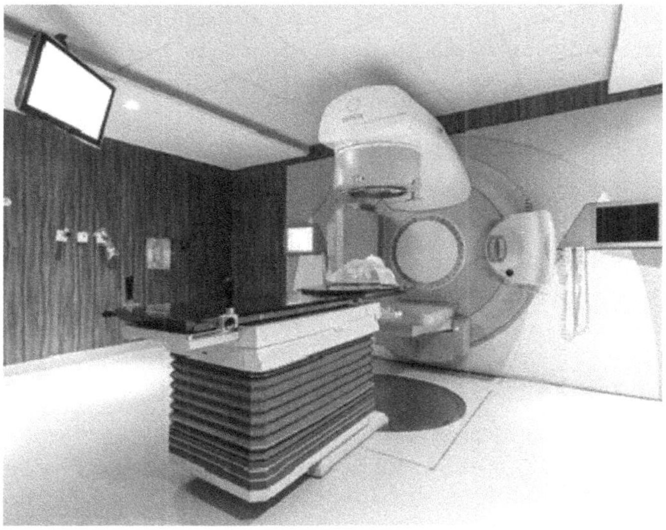

Figura 43.2 Acelerador linear modelo Synergy Elekta®. (Acervo pessoal do Dr. Miguel Torres Teixeira Leite, Belo Horizonte, MG.)

- Negativo para pesquisa de receptor de estrogénio.
- Invasão intravascular.
- Invasão extranodal.

A terapia consiste em irradiação local de linfonodos infra e supraclaviculares, mamários internos e axilares, caso não tenha ocorrido dissecção completa (Figura 43.3). Tipicamente, essa abordagem contempla todas as pacientes que optaram por radioterapia em toda a mama e apresentam qualquer quantidade de linfonodos macroscopicamente acometidos[7].

A radioterapia linfonodal tem efeito comprovado na redução da mortalidade e no aumento do tempo entre as recorrências e a sobrevida das pacientes.

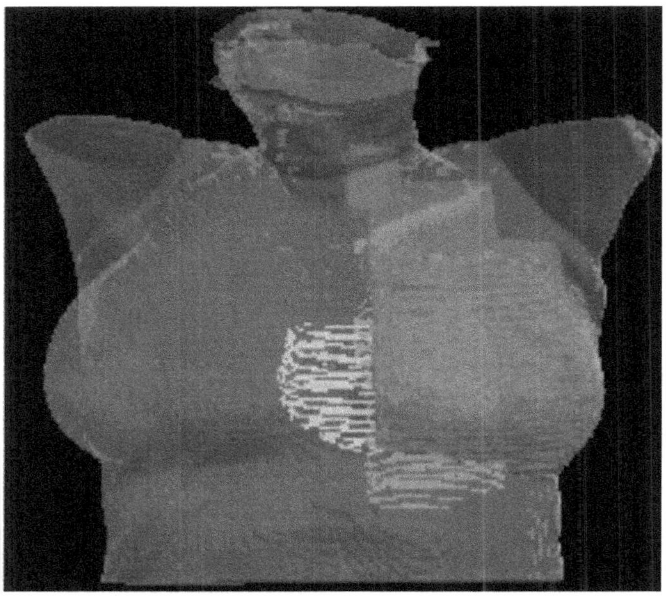

Figura 43.3 Campos tangentes, axilares e nas fossas supraclaviculares. (Acervo pessoal do Dr. Miguel Torres Teixeira Leite, Belo Horizonte, MG.)

Radioterapia pós-mastectomia

As indicações de radioterapia pós-mastectomia dependem dos fatores de risco de recorrência, os quais podem tornar necessária a irradiação da parede torácica e dos linfonodos regionais com esquema semelhante ao da radioterapia convencional. O Quadro 43.2 lista os fatores de risco mais comuns[8].

Em caso de um a três linfonodos acometidos, os riscos e benefícios da terapia precisam ser avaliados de modo a justificar a realização da radioterapia.

As pacientes com indicação para radioterapia pós-mastectomia que desejam a reconstrução mamária devem optar pela reconstrução pós-radioterapia ou utilizar um expansor tecidual temporário até a conclusão da radioterapia.

Radioterapia associada a tratamento sistêmico

A associação da radioterapia ao tratamento sistêmico, seja quimioterápico, seja endócrino, reduz o risco de recorrência. O Quadro 43.3 mostra em que momento e como a radioterapia será associada às terapias sistêmicas.

Radioterapia em pacientes mais idosas

Com o aumento da expectativa e da qualidade de vida das mulheres, os riscos e benefícios da radioterapia no esquema de tratamento da neoplasia de mama precisam ser avaliados individualmente. A recomendação geral é de não

Quadro 43.2 Fatores de risco para recorrência de tumores de mama pós-mastectomia
Tumores > 50mm Mais de sete linfonodos axilares acometidos Acometimento de pele Invasão extracapsular extensa
Grande número de linfonodos envolvidos (> 50% dos linfonodos dissecados)
Invasão do tecido adiposo perinodal Margens acometidas Em pacientes ≥ 50 anos de idade, T2 ou maior, invasão linfática ou vascular

Fonte: adaptado de Nielsen *et al.*, 2006[8].

Quadro 43.3 Ordem usual de associação de radioterapia a tratamentos sistêmicos em pacientes com câncer de mama.

Terapia sistêmica	Radioterapia
Quimioterapia (QT)	Após QT
Terapia endócrina (TE) em pacientes HER-positivas	Antes da TE
Terapia imunológica (TI)* em pacientes HER-2-positivas	Simultâneo

*Terapia imunológica: trastzumabe e pertuzumabe.
Fonte: adaptado de Nielsen *et al.*, 2006[8], e Ford *et al.*, 2006[9].

realização de radioterapia em mulheres com mais de 65 anos de idade com receptor de estrogênio positivo, HER-2 negativo, N0 e tumor com menos de 3cm e durante terapia endocrinológica.

Por outro lado, as pacientes sem doenças crônicas e com boa saúde geral prévia podem beneficiar-se com a redução da recorrência e o aumento da sobrevida resultantes da radioterapia. Além disso, a radioterapia também está indicada para pacientes idosas com fatores de risco para tumores mais graves[9].

EVENTOS ADVERSOS

Em curto prazo, as pacientes podem queixar-se de adinamia vespertina, edema da mama e epitelite seca descamativa. Além disso, a irradiação dos linfonodos da fossa supraclavicular pode promover graus variáveis de disfagia em virtude da esofagite radiógena.

Em longo prazo, a incidência de linfedema de membros superiores é maior entre as pacientes que receberam radioterapia na região axilar do que nas que não a receberam, incluindo as que realizaram dissecção axilar completa. Os fatores de risco para desenvolvimento de linfedema são[10]:

- Tumores com classificação N1 ou maior.
- Remoção cirúrgica de 14 linfonodos ou mais.
- Extensão extracapsular do tumor.
- Tumores de mama classificados como tipo 2 ou 3.
- Quimioterapia adjuvante.

Outros efeitos colaterais possíveis incluem fibrose da pele da mama, limitação de movimentação do membro superior, pneumonite, fratura de costela, lesão pulmonar, cardiotoxicidade e tumores malignos decorrentes da radiação.

EVOLUÇÃO E PROGNÓSTICO: RECORRÊNCIA REGIONAL

Mama, parede torácica e linfonodos axilares, supra e infraclaviculares

A recorrência locorregional responde por 15% a 40% de todos os casos e está estreitamente relacionada com o tipo histológico do tumor, a presença de HER-2/receptores de estrogênio e fatores de risco individuais. Contudo, nas pacientes que realizaram cirurgia conservadora da mama ou mastectomia, recorrência tumoral pode ocorrer em 4% a 7% dos casos, com alto risco de metástase presente caso a recorrência ocorra nos primeiros 2 anos após a terapia inicial.

As pacientes que inicialmente realizaram cirurgia conservadora associada à radioterapia externa da mama deverão optar por mastectomia se houver recorrência locorregional. Nesses casos, não está indicada a repetição da radioterapia, uma vez que não haverá alteração da taxa de recorrência. No entanto, se a radioterapia não foi realizada na abordagem inicial, sua indicação pode ser uma boa estratégia caso o tumor recorrente seja ressecável, evitando-se a mastectomia. Entretanto, para escolha da terapia apropriada, devem ser sempre levados em consideração os fatores de risco para tumores mais graves.

Assim, caso a mastectomia tenha sido a terapia de escolha no primeiro momento, a abordagem da recorrência pode seguir vários caminhos conforme as características do tumor:

- Ressecção tumoral.
- Terapia sistêmica.
- Radioterapia, caso não realizada anteriormente.

Metástases distantes

As recorrências distantes podem ocorrer em apenas um (50% a 75%) ou em múltiplos sítios, a chamada doença metastática difusa. Para abordagem da radioterapia no tratamento das metástases distantes devem ser considerados os fatores prognósticos que predizem pior evolução e maior mortalidade e que ainda não foram mencionados neste capítulo, quais sejam[11-15]:

- Menos de 35 ou mais de 65 anos de idade.
- Mulheres negras (tumor mais agressivo).
- Tabagismo.
- Tumor palpável ao exame clínico.

ORIENTAÇÕES ÀS PACIENTES

Inicialmente, é importante esclarecer sobre o mito de que a paciente se tornará radioativa após o tratamento, de modo a reforçar que não são necessárias precauções de contato.

Em comparação às outras modalidades de tratamento, a paciente deve ser orientada de que a radioterapia não causa queda de cabelo, náuseas e vômitos, nem depressão imunológica, e que não demanda restrição alimentar ou medicamentosa. Dentre as reações adversas, a paciente deve ser esclarecida sobre os quadros agudos e considerar que os efeitos colaterais em longo prazo são raros.

Cabe destacar que é dever do médico orientar a paciente para que ela leia cuidadosamente o termo de consentimento e esclarecer quaisquer dúvidas antes do início da terapia.

SUMÁRIO DE CONDUTA (Quadro 43.3)

Quadro 43.3 Principais indicações de radioterapia para tratamento do câncer de mama

Cirurgia conservadora com linfonodo negativo	Radioterapia em toda a mama ou parcial (APBI)
Cirurgia conservadora com N1	Radioterapia em toda a mama e drenagem linfática (WBRT com dose de reforço local)
Cirurgia radical com T2 e fatores de risco* **Cirurgia abrangente com T3/T4, N1 a N3**	Radioterapia de toda a mama e drenagem linfática (WBRT com dose de reforço local e radioterapia linfonodal)

*Como ressecção cirúrgica de 10 linfonodos ou mais, alteração histológica de maior malignidade, negativo para pesquisa de receptor de estrogênio, invasão intravascular ou extranodal.

SITUAÇÃO ESPECIAL: RADIOTERAPIA NO CÂNCER DE MAMA EM HOMENS

As indicações de radioterapia para tratamento de neoplasia de mama em homens segue um padrão semelhante ao adotado para as mulheres, incluindo:

- Se cirurgia conservadora:
  - Radioterapia externa da mama mais dose reforço.
  - Radioterapia axilar, se indicada após pesquisa de linfonodo sentinela.
- Se mastectomia: radioterapia em parede torácica e linfonodos regionais.
- Acometimento de mais de três linfonodos.

Os pacientes com um a três linfonodos acometidos devem avaliar individualmente os benefícios da radioterapia. Os efeitos colaterais da radioterapia em homens assemelham-se aos relatados pelas pacientes femininas. Quanto à influência da radioterapia na sobrevida de homens com câncer de mama, a literatura é escassa, porém há evidência de risco menor de recorrência locorregional[16].

Referências

1. Cabanes P, Salmon R, Vilcoq J et al. Value of axillary dissection in addition to lumpectomy and radiotherapy in early breast cancer. The Lancet 1992; 339(8804):1245-8.
2. Fisher B. Ten-year results of a randomized clinical trial comparing radical mastectomy and total mastectomy with or without radiation. Plastic and Reconstructive Surgery 1986; 77(5):863.
3. Veltri A, Gazzera C, Barrera M et al. Radiofrequency thermal ablation (RFA) of hepatic metastases (METS) from breast cancer (BC): an adjunctive tool in the multimodal treatment of advanced disease. La radiologia medica 2013; 119(5):327-33.
4. Early Breast Cancer Trialists' Collaborative Group (EBCTCG). Effect of radiotherapy after breast-conserving surgery on 10-year recurrence and 15-year breast cancer death: meta-analysis of individual patient data for 10,801 women in 17 randomised trials. Lancet 2011; 378(9804):1707-16.
5. Hickey B, James M, Lehman M et al. Hypofractionated radiation therapy for early breast cancer. Cochrane Database of Systematic Reviews 2016; 7:CD003860.
6. Vicini F, Cecchini R, White J et al. Long-term primary results of accelerated partial breast irradiation after breast-conserving surgery for early-stage breast cancer: a randomised, phase 3, equivalence trial. The Lancet 2019; 394(10215):2155-64.
7. Poortmans P, Collette S, Kirkove C et al. Internal Mammary and Medial Supraclavicular Irradiation in Breast Cancer. New England Journal of Medicine 2015; 373(4):317-27.
8. Nielsen H, Overgaard M, Grau C, Jensen A, Overgaard J. Study of Failure Pattern among High-Risk Breast Cancer Patients with or without Postmastectomy Radiotherapy in Addition to Adjuvant Systemic Therapy: Long-Term Results from the Danish Breast Cancer Cooperative Group DBCG 82 b and c Randomized Studies. Journal of Clinical Oncology 2006; 24(15):2268-75.
9. Ford H, Coombes R, Gazet J et al. Long-term follow-up of a randomised trial designed to determine the need for irradiation following conservative surgery for the treatment of invasive breast cancer. Annals of Oncology 2006; 17(3) 401-8.
10. Shah C, Wilkinson J, Baschnagel A et al. Factors Associated with the Development of Breast Cancer-Related Lymphedema after Whole-Breast Irradiation. International Journal of Radiation Oncology Biology Physics 2012; 83(4):1095-100.
11. Bastiaannet E, Liefers G, de Craen A et al. Breast cancer in elderly compared to younger patients in the Netherlands: stage at diagnosis, treatment, and survival in 127,805 unselected patients. Breast Cancer Research and Treatment 2010; 124(3):801-7.
12. Eaker S, Dickman P, Bergkvist L, Holmberg L. Differences in Management of Older Women Influence Breast Cancer Survival: Results from a Population-Based Database in Sweden. PLoS Medicine 2006; 3(3):e25.
13. Carey L, Perou C, Livasy C et al. Race, Breast Cancer Subtypes, and Survival in the Carolina Breast Cancer Study. JAMA 2006; 295(21):2492.
14. Passarelli M, Newcomb P, Hampton J et al. Cigarette Smoking before and after Breast Cancer Diagnosis: Mortality from Breast Cancer and Smoking-Related Diseases. Journal of Clinical Oncology 2016; 34(12):1315-22.
15. Shen Y, Yang Y, Inoue L, Munsell M, Miller A, Berry D. Role of Detection Method in Predicting Breast Cancer Survival: Analysis of Randomized Screening Trials. JNCI: Journal of the National Cancer Institute 2005; 97(16):1195-203.
16. Cutuli B, Lacroze M, Dilhuydy J et al. Male breast cancer: Results of the treatments and prognostic factors in 397 cases. European Journal of Cancer 1995; 31(12):1960-4.

SEÇÃO

VII

SITUAÇÕES ESPECIAIS

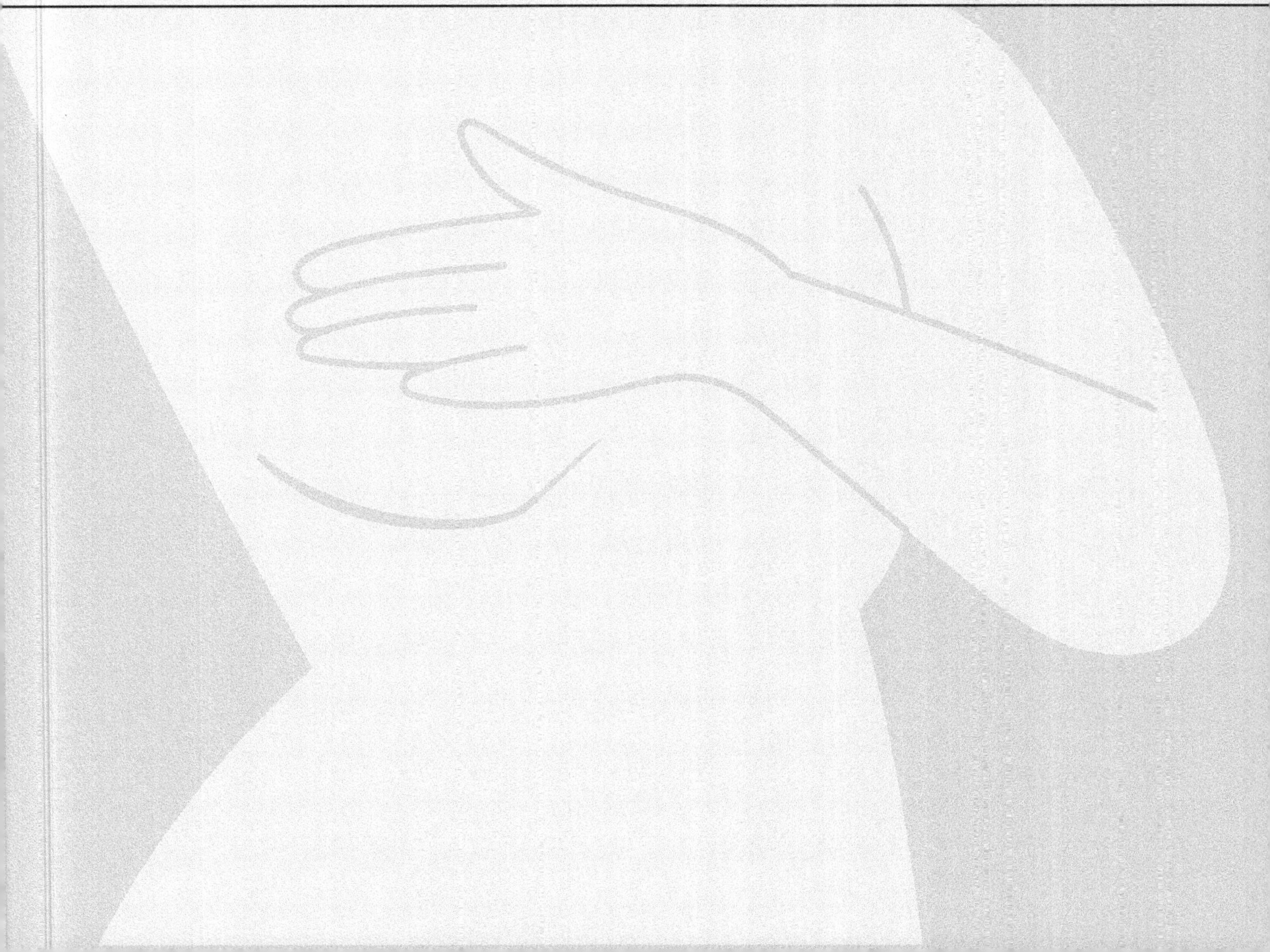

CAPÍTULO

44

Hormônios e Manejo do Climatério após o Câncer de Mama

Márcio Alexandre Hipólito Rodrigues
Vitor Santos de Souza
Bárbara Caroline Dias Faria

INTRODUÇÃO

O termo *climatério* corresponde a um período de transição entre a menacme e a senilidade. Nesse momento ocorre a menopausa, que consiste na interrupção permanente da menstruação, reconhecida após 12 meses consecutivos de amenorreia, isto é, seu diagnóstico é retrospectivo. Fisiologicamente, o climatério costuma ocorrer entre os 50 e os 65 anos de idade, embora possa ser induzido ou acelerado por fármacos utilizados no manejo do câncer de mama[1,2].

Nesse período, a terapia hormonal (TH) está indicada para tratamento dos sintomas vasomotores e da síndrome urogenital da menopausa (atrofia urogenital e ressecamento vaginal), para prevenção de osteoporose e para tratamento da insuficiência ovariana prematura (IOP)[3]. Entretanto, seu uso implica dois questionamentos e preocupações principais:

1. A TH aumenta o risco de uma mulher desenvolver o câncer de mama?
2. Quais os riscos da TH em pacientes tratadas previamente para câncer de mama?

Com base nessas considerações, o objetivo deste capítulo é abordar o manejo do climatério após o câncer de mama, assim como os efeitos da TH após o tratamento da doença.

SINTOMAS VASOMOTORES (ONDAS DE CALOR E SUORES NOTURNOS)

Os fogachos, comumente conhecidos como ondas de calor, e os suores noturnos são queixas comuns na prática médica, estando presentes em mais de 75% das mulheres que passam pelo climatério. Esses sintomas vasomotores são incômodos e podem aparecer mais precocemente em mulheres ooforectomizadas ou naquelas com diagnóstico de IOP, além de piorarem em mulheres em uso prévio de inibidores da aromatase (IA) ou de receptores de estrogênio, como o tamoxifeno[4].

O uso de TH para abordagem dessas queixas é uma preocupação em pacientes com passado ou com câncer de mama atual, uma vez que pode promover a recorrência ou a progressão do tumor. Convém analisar, no entanto, que essa assertiva é válida para as mulheres que apresentam neoplasias mamárias com receptores hormonais presentes. Desse modo, algumas podem beneficiar-se com segurança da TH para tratamento dos sintomas vasomotores.

A avaliação da paciente é o primeiro passo no manejo dos sintomas. Cabe caracterizar os sintomas vasomotores quanto à intensidade, frequência – diurna ou noturna –, sua relação com a qualidade do sono e a qualidade de vida em geral. Além disso, é importante determinar quais são os períodos de maior sintomatologia e a percepção do indivíduo sobre as mudanças corporais e comportamentais, de modo a identificar as melhores opções terapêuticas para a paciente[5].

Mulheres que apresentam sintomatologia leve muitas vezes conseguem obter melhora com mudanças no estilo de vida. Uma revisão recente da Cochrane evidenciou que atividades físicas regulares podem diminuir os episódios de fogacho, bem como a redução de 10% do peso, dado comprovado por metanálise, e o consumo de alguns tipos específicos de alimentos. Todavia, existe carência de estudos sobre os benefícios da atividade física nas mulheres em tratamento de câncer de mama, não sendo, portanto, bem estabelecido o perfil de eficácia e segurança nessa população.

Em se tratando dos sintomas moderados a graves, as melhores abordagens consistem no uso de TH, a qual, entretanto, como comentado previamente, é contraindicada em casos de câncer de mama, principalmente naqueles com receptores hormonais positivos. Nesse sentido, os inibidores seletivos de recaptação de serotonina (ISRS) são considerados a opção terapêutica para os sintomas vasomotores em pacientes que apresentam alguma contraindicação ao uso da TH6-8. Contudo, como a produção hepática de metabólitos ativos do tamoxifeno depende de enzimas específicas do citocromo P450, as melhores opções de ISRS são venlafaxina, desvenlafaxina e escitalopram, devendo ser evitadas a paroxetina e a fluoxetina, as quais promovem inibição significativa do complexo. Inibidores de serotonina e noradrenalina (IRSN), nitroglicerina transdérmica, gabapentina ou pregabalina também são opções a serem consideradas[2,5].

Nessa perspectiva, quando os sintomas vasomotores ocorrem sobretudo à noite, o uso de gabapentina em dose única auxilia a redução do desconforto e a melhora do sono. Por outro lado, quando são predominantemente diurnos, estão indicados os ISRS/IRSN. O citalopram, 10 a 20mg/dia, e a venlafaxina, 75mg/dia, reduzem, respectivamente, em 10% e 40% a frequência dos sintomas vasomotores por mais de 7 semanas. No entanto, a depender da dose de ISRS/IRSN, os efeitos benéficos observados podem assemelhar-se aos do placebo.

Uma alternativa farmacológica é a clonidina. Esse agonista de receptores α2-adrenérgicos é considerado a segunda linha nessa abordagem, sendo preferível sua utilização de forma tópica para evitar seus efeitos colaterais, como xerostomia, fadiga, distúrbios do sono, cefaleia, constipação intestinal e hipotensão postural[2].

Cabe salientar que às vezes os sintomas podem ser refratários a todas as terapêuticas citadas, e alguns manuais sugerem que a paciente seja informada em relação aos potenciais riscos e seu papel no compartilhamento da tomada de decisão sobre seu tratamento, tendo em vista que os sintomas vasomotores são associados à piora da qualidade de vida, fadiga, depressão e outras alterações do humor, além do risco maior de doença cardiovascular em pacientes com fogachos noturnos[5].

ATROFIA VULVOVAGINAL

Comumente, a deficiência de estrogênio pode causar atrofia vulvovaginal (AVV), que se manifesta por meio de secura, coceira, irritação, desconforto e dispareunia. Estudos apontam que cerca de 25% a 50% das mulheres na pós-menopausa desenvolvem AVV. Nesse sentido, grande parte das mulheres com câncer de mama apresenta esse problema[9,10].

Para as pacientes com sintomatologia leve, pode ser eficaz o uso de hidratantes vaginais no dia a dia e de lubrificantes antes da relação sexual com consequente melhora no desconforto e na dispareunia. Os lubrificantes costumam conter água, óleo vegetal e siloxanos polimerizados e, de acordo com o ensaio clínico randomizado conduzido por Hickey *et al.*, os lubrificantes à base de silicone são os mais eficazes em caso de dispareunia[11]. Entretanto, no caso de pacientes com sintomatologia mais grave, essas medidas não são suficientes.

Como os sintomas de AVV decorrem da deficiência de estrogênio, o uso de estrogênios vaginais de baixa dosagem poderia ser uma alternativa. Entretanto, ainda há carência de dados na literatura sobre os riscos dessa terapia para o possível desenvolvimento de câncer de mama ou estimulação de células de câncer de mama quiescentes. Estudos não mostraram aumento na recorrência em mulheres com câncer de mama que usaram preparações de estrogênio vaginal de baixa dosagem, mas, por serem absorvidos sistemicamente, há preocupação quanto à segurança em pacientes com câncer de mama que usam IA[12-17].

Em geral, não se recomenda a utilização de estrogênio vaginal de baixa dose em pacientes com histórico de câncer de mama, principalmente se estiverem em uso de IA. No entanto, caso seja indicado, a American College of Obstetricians and Gynecologists, a American Cancer Society/American Society of Clinical Oncology, a Endocrine Society e a North American Menopause Society recomendam o uso da menor dose efetiva do hormônio[18-20].

Ademais, o tamoxifeno e o raloxifeno são moduladores seletivos do receptor de estrogênio (SERM na sigla em inglês) com efeitos estrogênicos moderados no tecido vaginal, havendo relatos de corrimento vaginal mais frequentemente em mulheres em uso de tamoxifeno[21,22]. O ospemifeno, outro SERM aprovado na Europa e na América do Norte, tem o potencial de melhorar o índice de maturação vaginal e aliviar os sintomas de AVV. Além disso, o ospemifeno parece ter efeito predominantemente antiestrogênico no crescimento do câncer de mama[23,24].

Por fim, o tratamento com *laser* foi incorporado à terapia da AVV. Seu mecanismo de ação consiste na estimulação da produção de colágeno local, culminando em melhora da resistência e da elasticidade. Entretanto, essa terapêutica ainda apresenta limitações, como custo elevado e falta de estudos de longo prazo que avaliem seus riscos e segurança[25-27].

OSTEOPENIA, OSTEOPOROSE E FRATURAS

Dentre os principais tratamentos utilizados para abordagem das neoplasias mamárias com receptor de estrogênio positivo estão o tamoxifeno e os IA. Vale ressaltar que o primeiro é um SERM, exercendo ação agonista no tecido ósseo e no endométrio, além de ação antagonista na mama. Desse modo, o tamoxifeno aumenta o risco de câncer de endométrio, embora promova aumento da densidade óssea[5,28]. Por outro lado, por bloquearem a síntese de estrogênio, os IA aumentam a perda óssea. Nessa perspectiva, diversas pesquisas compararam indivíduos que utilizam tamoxifeno ou IA para determinar a incidência de fraturas e redução da composição óssea, a qual pode ser avaliada por meio de vários métodos. A maioria dos estudos evidenciou que o grupo IA apresentou taxas maiores dos eventos analisados[29].

Uma das maneiras de avaliar a composição óssea é por meio da densitometria mineral óssea (DMO). Esse método depende da absorção da radiação emitida, promovendo medidas quantitativas da massa óssea, as quais são disponibilizadas por meio do T-escore. Essa ferramenta se baseia na utilização de desvios padrões com o objetivo de comparar a densidade óssea da paciente com a da população em geral. A associação entre os valores de T-escore e a história pessoal e familiar da paciente torna possível propor o manejo para prevenção de fraturas (Figura 44.1). A junção dos parâmetros clínicos e imaginológicos ajuda a definir a melhor abordagem para cada paciente, como evidenciado no Quadro 44.1[27].

Entre as estratégias terapêuticas para prevenção de fraturas osteoporóticas em pacientes com osteopenia, como em mulheres em tratamento de câncer de mama, destacam-se os fármacos denosumabe e bisfosfonatos, os quais podem ser administrados via oral ou parenteral. Entretanto, apesar de eficazes, esses fármacos, em raras situações, estão associados à toxicidade grave, como osteonecrose da mandíbula e fraturas femorais atípicas[5].

Quadro 44.1. Manejo das pacientes com câncer de mama iniciando ou recebendo inibidor de aromatase

Critérios	Tratamento	Acompanhamento
T-escore ≥ −2 sem outros fatores de risco	Suplementos de cálcio e vitamina D	Monitorar fatores de risco e densidade mineral óssea a cada 1 ou 2 anos
Presença de dois dos seguintes fatores de risco: T-escore < −1,5 Idade > 65 anos IMC < 20kg/m² História familiar de fratura de fêmur História pessoal de fratura após os 50 anos Uso de corticoide > 6 meses Tabagismo atual ou história	Terapia com bisfosfonatos associada a suplementos de cálcio e vitamina D	Monitorar densidade mineral óssea a cada 2 anos
T-escore < −2	Terapia com bisfosfonatos associada a suplementos de cálcio e vitamina D	Monitorar densidade mineral óssea a cada 2 anos

Fonte: adaptado de Santen *et al.*, 2017[5].

SONO, HUMOR E QUALIDADE DE VIDA

Não existem dados suficientes para assegurar o manejo específico de mulheres com alterações de humor e do sono e câncer de mama. De modo geral, o tratamento para depressão deve ser realizado com terapia e os agentes farmacológicos adequados a cada problema. Convém lembrar, no entanto, que existe uma relação comprovada entre menopausa e depressão, sendo o distúrbio do sono uma possível causa desse transtorno de humor[30].

O distúrbio do sono ainda pode contribuir para alteração da cognição, uma vez que a codificação e a consolidação da memória estão relacionadas com determinadas fases do sono. Em pacientes com sintomas vasomotores, essas fases podem estar comprometidas devido ao despertar à noite em razão da sudorese noturna[31]. No entanto, mais estudos são necessários para que isso seja confirmado em mulheres com câncer de mama.

CONSIDERAÇÕES FINAIS

Grande parte das mulheres que vivem com ou já tiveram câncer apresenta agravamento dos sintomas do climatério devido ao tratamento quimioterápico. Por isso, faz-se necessária a orientação dessas pacientes sobre esses sintomas, bem como a respeito dos tratamentos adequados e eficazes para controle. Por fim, também são necessários mais estudos sobre a temática, uma vez que a maior parte é realizada com mulheres sem diagnóstico de câncer.

Referências

1. Climatério. Biblioteca Virtual em Saúde 2015 [acesso em 2021 mai 17]. Disponível em: https://bvsms.saude.gov.br/dicas-em-saude/1090-climaterio#:~:text=Climat%C3%A9rio%20%C3%A9%20o%20per%C3%ADodo%20de,que%20ocorre%20durante%20o%20climat%C3%A9rio.
2. Szabo R, Marino J, Hickey M. Managing menopausal symptoms after cancer. Climacteric 2019; 22(6):572-8.
3. Pompei L, Machado RB, Wender MCO, Fernandes CE. Consenso Brasileiro de Terapêutica Hormonal da Menopausa – Associação Brasileira de Climatério (SOBRAC) – São Paulo: Leitura Médica, 2018.
4. Pinkerton J, Santen R. Managing vasomotor symptoms in women after cancer. Climacteric 2019; 22(6):544-52.
5. Santen R, Stuenkel C, Davis S, Pinkerton J, Gompel A, Lumsden M. Managing Menopausal Symptoms and Associated Clinical Issues in Breast Cancer Survivors. The Journal of Clinical Endocrinology & Metabolism 2017; 102(10):3647-61.
6. Faubion SS, Loprinzi CL, Ruddy KJ. Management of Hormone Deprivation Symptoms After Cancer. Mayo Clinic Proceedings 2016; 91:1133-46.
7. Leon-Ferre RA, Majithia N, Loprinzi CL. Management of hot flashes in women with breast cancer receiving ovarian function suppression. Cancer Treatment Reviews 2017; 52:82-90.
8. Loprinzi CL, Barton DL, Sloan JA et al. Mayo Clinic and North Central Cancer Treatment Group hot flash studies: a 20-year experience. Menopause 2008; 15:t-60.
9. Biglia N, Cozzarella M, Cacciari F, Ponzone R, Roagna R, Maggiorotto F, Sismondi P. Menopause after breast cancer: a survey on breast cancer survivors. Maturitas 2003; 45(1):29-38.
10. Santen R, Stuenkel C, Davis S, Pinkerton J, Gompel A, Lumsden M. Managing Menopausal Symptoms and Associated Clinical Is-

sues in Breast Cancer Survivors. The Journal of Clinical Endocrinology & Metabolism 2017; 102(10):3647-61.

11. Hickey M, Marino J, Braat S, Wong S. A randomized, double-blind, crossover trial comparing a silicone- versus water-based lubricant for sexual discomfort after breast cancer. Breast Cancer Research and Treatment 2016; 158(1):79-90.
12. Ponzone R, Biglia N, Jacomuzzi M, Maggiorotto F, Mariani L, Sismondi P. Vaginal oestrogen therapy after breast cancer: Is it safe?. European Journal of Cancer 2005; 41(17):2673-81.
13. Stuenkel C, Davis S, Gompel A et al. Treatment of Symptoms of the Menopause: An Endocrine Society Clinical Practice Guideline. The Journal of Clinical Endocrinology & Metabolism 2015; 100(11):3975-4011.
14. Dew JE, Wren BG, Eden JA. A cohort study of topical vaginal estrogen therapy in women previously treated for breast cancer. Climacteric 2003; 6(1):45-52.
15. O'Meara E, Rossing M, Daling J, Elmore J, Barlow W, Weiss N. Hormone Replacement Therapy after a Diagnosis of Breast Cancer in Relation to Recurrence and Mortality. JNCI Journal of the National Cancer Institute 2001; 93(10):754-61.
16. Le Ray I, Dell'Aniello S, Bonnetain F, Azoulay L, Suissa S. Local estrogen therapy and risk of breast cancer recurrence among hormone-treated patients: a nested case–control study. Breast Cancer Research and Treatment 2012; 135(2):603-9.
17. Melisko M, Goldman M, Hwang J et al. Vaginal Testosterone Cream vs Estradiol Vaginal Ring for Vaginal Dryness or Decreased Libido in Women Receiving Aromatase Inhibitors for Early-Stage Breast Cancer. JAMA Oncology 2017; 3(3):313.
18. Stuenkel CA, Davis SR, Gompel A et al. Treatment of Symptoms of the Menopause: An Endocrine Society Clinical Practice Guideline. Journal of Clinical Endocrinology & Metabolism 2015; 100: 3975-4011.
19. Runowicz C, Leach C, Henry N et al. American Cancer Society/ American Society of Clinical Oncology Breast Cancer Survivorship Care Guideline. Journal of Clinical Oncology 2016; 34(6):611-35.
20. Farrell R. American College of Obstetricians and Gynecologists' Committee on Gynecologic Practice. ACOG Committee Opinion No. 659: The use of vaginal estrogen in women with a history of estrogen-dependent breast cancer. Obstet Gynecol 2016; 127(3):93-6.
21. Baum M, Budzar A, Cuzick J et al. Anastrozole alone or in combination with tamoxifen versus tamoxifen alone for adjuvant treatment of postmenopausal women with early breast cancer: first results of the ATAC randomised trial. Lancet 2002; 359(9324):2131-9.
22. Bevers TB. Breast cancer prevention: an update of the STAR trial. Curr Treat Options Oncol 2010; 11(3-4):66-9.
23. Constantine G, Graham S, Koltun WD, Kingsberg SA. Assessment of ospemifene or lubricants on clinical signs of VVA. J Sex Med 2014; 11(4):1033-41.
24. Constantine G, Graham S, Portman DJ, Rosen RC, Kingsberg SA. Female sexual function improved with ospemifene in postmenopausal women with vulvar and vaginal atrophy: results of a randomized, placebo-controlled trial. Climacteric 2015; 18(2):226-32.
25. Witherby S, Johnson J, Demers L et al. Topical testosterone for breast cancer patients with vaginal atrophy related to aromatase inhibitors: a phase I/II study. Oncologist 2011; 16(4):424-31.
26. The American College of Obstetricians and Gynecologists. Fractional Laser Treatment of Vulvovaginal Atrophy and U.S. Food and Drug Administration Clearance. Washington, DC: American Congress of Obstetricians and Gynecologists, 2016.
27. Palacios S, Mejía A, Neyro JL. Treatment of the genitourinary syndrome of menopause. Climacteric 2015; 18(1):23-9.
28. Santen RJ. Clinical review: Effect of endocrine therapies on bone in breast cancer patients. Journal of Clinical Endocrinology & Metabolism 2011; 96:308-19
29. Bone Density Test, Osteoporosis Screening & T-score Interpretation [Internet]. National Osteoporosis Foundation. 2021 [acesso em 2021 mai 17]. Disponível em: https://www.nof.org/patients/diagnosis-information/bone-density-examtesting/.
30. Weber MT, Maki PM, McDermott MP. Cognition and mood in perimenopause: a systematic review and meta-analysis. Journal of Steroid Biochemistry & Molecular Biology 2014; 142:90-8.
31. Straube B. An overview of the neuro-cognitive processes involved in the encoding, consolidation, and retrieval of true and false memories. Behavioral & Brain Functions 2012; 8:35.

CAPÍTULO

45

Contracepção após o Câncer de Mama

João Bosco Ramos Borges
Bruno Bom Furlan
Cainan Glória Campinho

INTRODUÇÃO

Tanto no Brasil como no mundo, o câncer de mama é a neoplasia maligna mais comum entre as mulheres, à exceção do câncer de pele não melanoma[1]. Sua incidência aumenta com a idade, sendo esse o principal fator de risco. Mesmo assim, cerca de 25% a 35% dos casos ocorrem em pacientes na pré-menopausa[2,3]. A sobrevida em 5 anos no Brasil é de 80% a 84%[4], ou seja, a maioria das mulheres acometidas pelo câncer estará viva 5 anos depois, grande parte delas em idade fértil e com possível desejo reprodutivo[5].

A quimioterapia e a radioterapia podem causar falência ovariana precoce em até 62% dos casos[6], principalmente em razão do aumento da taxa de atresia folicular[5]. Entretanto, as mulheres jovens têm mais chance de se manterem férteis após o tratamento[2,7]. Em caso de irradiação mamária, as doses capazes de atingir a pelve são mínimas e, consequentemente, também é mínimo o risco de falência ovariana em razão desse esquema isoladamente[8]. Dos quimioterápicos, os agentes alquilantes, como a ciclofosfamida, representam risco maior de toxicidade ovariana e antecipação da menopausa[9], sendo a idade avançada o principal fator de risco para amenorreia após o tratamento.

Esse conjunto de fatores torna necessário um planejamento familiar eficaz para mulheres que tiveram câncer de mama, especialmente aquelas em idade fértil. Entretanto, nem todos os métodos anticoncepcionais são seguros para essas pacientes, e a principal preocupação é a indução de recorrência da doença em virtude do uso de hormônios[10].

PAPEL DOS HORMÔNIOS NO CÂNCER DE MAMA

O estímulo estrogênico prolongado aumenta o risco de desenvolvimento de câncer de mama[11]. A maioria dos tumores apresenta superexpressão dos receptores de estrogênio e de progesterona, e o bloqueio desses receptores tem papel fundamental no tratamento do câncer. Por isso, supõe-se que o uso de métodos contraceptivos hormonais combinados (estrogênio exógeno) aumente o risco de recidiva dos tumores[2].

O papel dos progestogênios na gênese do câncer ainda é controverso. Estudos em animais demonstraram que os progestogênios induzem o crescimento e o processo de metástase do tumor[12]. Contudo, o acetato de medroxiprogesterona tem mostrado benefícios como agente quimioterápico, e o uso de contraceptivos à base apenas de progesterona pela população em geral não aumenta o risco de desenvolvimento de câncer de mama[7]. Mais estudos são necessários para definição da segurança dos progestogênios em pacientes com história prévia da doença. De qualquer modo, seu uso sistêmico é contraindicado nessas mulheres.

CONTRACEPTIVOS

Em geral, a escolha do método contraceptivo é individualizada para cada mulher/casal. As opções são limitadas para aquelas que tiveram câncer de mama: o uso sistêmico de hormônios é contraindicado e os métodos naturais e de barreira não são confiáveis para controle da fertilidade. No entanto, ainda há alternativas seguras e eficazes, como os dispositivos intrauterinos (DIU).

A fórmula de Pearl calcula a taxa de gravidez por 100 mulheres por ano de acordo com cada método contraceptivo, sendo estabelecidas as taxas de uso ideal do método e de uso típico, que representa o uso pela população em geral. Neste capítulo será discutido apenas o uso típico.

Contraceptivos combinados de estrogênio e progesterona

Tanto o estrogênio como os progestogênios são capazes de inibir a ovulação. A administração associada de ambos é interessante por inibir a ovulação com o uso de doses muito menores de cada substância[13].

Por mecanismo de *feedback* negativo, os hormônios exógenos suprimem a produção de hormônio folículo-estimulante (FSH) e de hormônio luteinizante (LH) pela hipófise. Com isso, os folículos ovarianos não amadurecem, não há pico de LH, e não ocorre ovulação[13].

Os anticoncepcionais hormonais combinados estão disponíveis na forma oral, injetável mensal, adesivos e anel vaginal. A taxa de falha desses métodos varia de 3% a 8%. Como já mencionado, são contraindicados em mulheres que tiveram câncer de mama devido ao possível risco de recorrência da doença. Além disso, apesar de o câncer de mama não estar fortemente associado a eventos tromboembólicos, o uso de estrogênio exógeno pode tornar esse risco significativo, especialmente nos primeiros 6 meses após o tratamento[7].

Contraceptivos apenas de progesterona

O uso de progestogênios de maneira isolada também é capaz de inibir a ovulação com alta eficácia, mas com doses maiores. Estão disponíveis na forma de pílula (falha de 8%), injetável trimestral (acetato de medroxiprogesterona 150mg – falha de 3%) e implantes subdérmicos (falha de 0,05%).

Em virtude das incertezas quanto ao papel do hormônio na recorrência do câncer de mama, o uso de progesterona sistêmica (pílula, injetável ou implante) também não é recomendado.

Dispositivo intrauterino de levonorgestrel

Os DIU de cobre e liberador de levonorgestrel são métodos reversíveis de longa duração, seguros e cuja eficácia assemelha-se à da esterilização.

O DIU de levonorgestrel (DIU-LNG) libera progesterona continuamente na cavidade uterina, provocando resposta inflamatória, espessamento e escassez do muco e atrofia endometrial[13], podendo ser usado de maneira contínua por até 5 anos com falha de 0,1%. Os níveis sanguíneos do hormônio são bem menores do que os dos anticoncepcionais à base apenas de progesterona[13]. Entretanto, apesar da baixa absorção sistêmica, não se sabe ao certo o quanto é seguro para as mulheres que tiveram câncer de mama. Assim, o DIU de levonorgestrel é contraindicado para a maioria das pacientes, à exceção das que se encontram em tratamento com tamoxifeno (veja adiante) – recentemente, a Organização Mundial da Saúde (OMS) alterou a indicação do DIU-LNG para mulheres curadas do câncer de mama: de contraindicação absoluta para contraindicação relativa, caso métodos mais adequados não estejam disponíveis ou não sejam aceitáveis.

Dispositivo intrauterino de cobre

Como alternativa ao uso de hormônios, o DIU de cobre é o método reversível mais seguro e eficaz nas mulheres diagnosticadas com câncer de mama e deve ser considerado a primeira escolha como anticoncepcional[7].

Composto de faixas de cobre nos braços e ao redor da haste do dispositivo, seu mecanismo de ação consiste na liberação contínua de pequena quantidade do metal, provocando uma resposta inflamatória na cavidade uterina. Há alterações morfológicas nas superfícies celulares, especialmente nas microvilosidades das células ciliadas, e na composição proteica da luz do útero[13]. Essas mudanças no ambiente bloqueiam a passagem do espermatozoide pela cavidade e, assim, impedem a fertilização.

O DIU de cobre pode ser usado de maneira contínua por até 10 anos com falha de 0,8%.

Métodos de barreira

Os anticoncepcionais de barreira apresentam alto índice de falha e não devem ser utilizados como método único. Destacam-se:

- **Preservativos:** a principal indicação dos preservativos masculino e feminino é a prevenção de infecções sexualmente transmissíveis (IST). Para controle da fertilidade, apresentam alto índice de falha: 15 gestações a cada 100 usuários do preservativo masculino e 24 a cada 100 para o feminino.
- **Diafragma:** mola circular recoberta por látex que é colocada sobre o colo uterino, o diagragma é sempre prescrito com um espermicida, embora seja questionada a necessidade dessa prática[13]. Apresenta falha em 16 de cada 100 mulheres.
- **Capuz cervical:** consiste em uma cúpula que recobre o colo uterino com bordas que se encaixam nos fórnices vaginais. Assim como o diafragma, é prescrito com espermicida e apresenta índice de falha de 16% a 32%.

Esterilização

A laqueadura tubária e a vasectomia são métodos seguros, de alta eficácia (falha de 0,5% e 0,15%, respectivamente), e a história de câncer de mama, por si só, não é uma contraindicação para sua prescrição. Entretanto, são irreversíveis. Outro ponto a destacar é a possibilidade de morte da parceira, o que torna ainda mais delicada a opção pela vasectomia.

Quadro 45.1 Critérios de elegibilidade para uso de métodos anticoncepcionais por mulheres que tiveram câncer de mama segundo o Centers for Disease Control and Prevention

Anticoncepcionais hormonais combinados*	AOP	Injetáveis só de progestogênio**	Implantes só de progestogênio***	DIU-LNG	DIU T-Cu	Barreira****
3	3	3	3	3	1	1

1 – Condição sem restrição ao uso do contraceptivo.
2 – Os benefícios nessa condição superam os riscos potenciais.
3 – Os riscos nessa condição superam os possíveis benefícios.
4 – Risco muito elevado, e o uso do método é contraindicado nessa situação.
AOP: anticoncepcionais orais apenas de progestogênio; DIU-LNG: dispositivo intrauterino liberador de levonorgestrel; DIU T-Cu: dispositivo intrauterino com cobre.
*Anticoncepcionais orais combinados, adesivo anticoncepcional combinado, anel vaginal combinado ou anticoncepcionais injetáveis combinados.
**Acetato de medroxiprogesterona de depósito (intramuscular ou subcutâneo).
***Levonorgestrel ou etonogestrel.
****Preservativo masculino e feminino, espermicidas, diafragma com espermicida ou capuz cervical.
Fonte: adaptado de Curtis *et al.*, 2016[14].

Outros métodos

Os métodos naturais ineficazes para controle da fertilidade não devem ser utilizados de maneira isolada. São eles:

- **Coito interrompido:** caracteriza-se pela retirada completa do pênis da vagina antes da ejaculação – apresenta uma taxa de 27 gestações a cada 100 mulheres em seu uso típico.
- **Abstinência periódica:** consiste em evitar as relações sexuais durante o período fértil, próximo à ovulação. Vários métodos adotam esse princípio: o rítmico ("'tabelinha"'), o do muco cervical (método de Billings ou da ovulação) e o sintotérmico (uma combinação dos dois primeiros). A taxa de insucesso desses métodos é caracterizada por 24 gestações a cada 100 usuárias.

O Centers for Disease Control and Prevention (CDC) estabeleceu recomendações para uso dos métodos contraceptivos de acordo com condições de saúde específicas das mulheres, dentre as quais o passado de câncer de mama (Quadro 45.1).

SITUAÇÕES ESPECIAIS

Pacientes em uso de tamoxifeno

O tamoxifeno, um inibidor competidor de receptores de estrogênio, é usado como terapia adjuvante em mulheres na pré-menopausa e em algumas na pós-menopausa que tenham câncer de mama com receptor para estrogênio positivo[15]. Seu uso está associado a risco maior de desenvolvimento de pólipos, hiperplasia e carcinoma de endométrio.

O DIU-LNG diminui a proliferação endometrial, podendo ser introduzido como contraceptivo e como protetor do endométrio em pacientes que fazem uso do tamoxifeno sem que isso aumente o risco de recorrência do câncer de mama[2,7]. Entretanto, mais estudos são necessários para determinar a segurança do método em longo prazo.

CONTRACEPÇÃO DE EMERGÊNCIA

A contracepção de emergência com levonorgestrel 1,5mg pode ser feita, mas com cautela, em mulheres submetidas à terapia contra o câncer de mama com risco de recorrência. As repercussões clínicas podem ser mínimas, quando comparadas às dos métodos contraceptivos orais combinados ou de progesterona isolada de uso contínuo devido ao curto período de administração; entretanto, ainda não há estudos que comprovem essa segurança e são incertos os efeitos do uso repetitivo desse método[7].

O DIU de cobre inserido até 7 dias após a relação sexual continua sendo eficaz e seguro com intuito de contracepção de emergência e deve ser o método preferível[16].

CONSIDERAÇÕES FINAIS

Os contraceptivos hormonais devem ser evitados em pacientes que tiveram câncer de mama. Naquelas que fazem uso de tamoxifeno, o DIU-LNG pode ser uma opção como método anticoncepcional e para proteção do endométrio.

Até o momento, o DIU de cobre é o único método reversível seguro e eficaz para essas pacientes. A laqueadura tubária pode ser uma opção para as mulheres com prole constituída e/ou que não tenham desejo de engravidar, enquanto a vasectomia pode ser uma escolha nos casos de mulheres com parceiro fixo, mas é necessário que a paciente esteja ciente e bem orientada quanto à irreversibilidade do método.

Referências

1. Instituto Nacional de Câncer José Alencar Gomes da Silva. Estimativa 2020: incidência de câncer no Brasil. Rio de Janeiro: INCA, 2019. 120p.
2. Gompel A, Ramirez I, Bitzer J. Contraception in cancer survivors–an expert review Part I. Breast and gynaecological cancers. Eur J Contracept Reprod Heal Care.
3. Cancer of the breast (female) – cancer stat facts [Internet]. SEER. [acesso em 2021 Ago 23]. Disponível em: https://seer.cancer.gov/statfacts/html/breast.html.

4. Claudia A, Matsuda T, Carlo V di, Harewood R, Matz M, Bonaventura A. Concord-3. Lancet 2018; 391(10125):1023-75.
5. Ferreira FP, Júnior JMS, da Motta ELA. Preservação da fertilidade: A importância de oferecer esta possibilidade às pacientes com doenças neoplásicas. Rev Bras Ginecol e Obstet 2011; 33(9):223-6.
6. Partridge AH, Ruddy KJ. Fertility and adjuvant treatment in young women with breast cancer. Breast 2007; 16(2):175-81.
7. Patel A, Schwarz EB. Cancer and contraception. Contraception. 2012; 86(3):191-8.
8. Wallace WHB, Thomson AB, Saran F, Kelsey TW. Predicting age of ovarian failure after radiation to a field that includes the ovaries. Int J Radiat Oncol Biol Phys 2005; 62(3):738-44.
9. Nguyen QN, Zerafa N, Liew SH, Findlay JK, Hickey M HK. Cisplatin- and cyclophosphamide-induced primordial follicle depletion is caused by direct damage to oocytes. Mol Hum Reprod 2019; 25(8):433-44.
10. Amaadour L, El Mrabet FZ, Atreche L et al. Chemotherapy induced ovarian failure in breast cancer: Retrospective study of 100 cases. Bull Cancer 2020; 107(9):854-60.
11. Filho GB, editor. Bogliolo Patologia. 8 ed. Rio de Janeiro: Guanabara Koogan; 2011. 667 p.
12. Liang Y, Benakanakere I, Besch-Williford C, Hyder RS, Ellersieck MR, Hyder SM. Synthetic progestins induce growth and metastasis of BT-474 human breast cancer xenografts in nude mice. Menopause 2010; 17(5):1040-7.
13. Berek JS. Berek e Novak: tratado de ginecologia. 15 ed. Rio de Janeiro: Guanabara Koogan, 2014. 1746 p.
14. Frieden TR, Jaffe HW, Cono J. U.S. Medical Eligibility Criteria for Contraceptive Use, 2016. U.S. Department of Health and Human Services, Centers for Disease Control and Prevention. Vol. 65. 2016.
15. Bradley R, Burrett J, Clarke M et al. Aromatase inhibitors versus tamoxifen in early breast cancer: Patient-level meta-analysis of the randomised trials. Lancet 2015; 386(10001):1341-52.
16. Pragout D, Laurence V, Baffet H, Raccah-Tebeka B, Rousset--Jablonski C. Contraception and cancer: CNGOF Contraception Guidelines. Gynecol Obstet Fertil Senol 2018; 46(12): 834-44.

CAPÍTULO

46

Cuidados Paliativos

Alexandre de Almeida Barra
Vicente Estevão Gonçalves
Marcela Chagas Lima Mussi

O sofrimento humano só é intolerável quando ninguém cuida.
(Cecily Saunders, 1918-2005)

INTRODUÇÃO

Os cuidados paliativos referem-se à assistência integral para indivíduos de qualquer idade que vivenciam ou possam vivenciar graves sofrimentos associados a doenças que ameaçam a vida. Seu objetivo é melhorar a qualidade de vida dos pacientes, familiares e cuidadores a partir da ação de uma equipe multidisciplinar durante o diagnóstico, a evolução da doença, o fim da vida e o luto (Quadro 46.1)[1,2].

Enquanto prática clínica, trata-se de uma área relativamente recente da medicina, que contou com o pioneirismo da britânica Cicely Saunders, expoente na produção científica e assistencial dos cuidados paliativos – tendo como marco histórico a criação do St. Christopher's Hospice, em 1967, em Londres[3]. No Brasil, os primeiros serviços de cuidados paliativos remontam à década de 1980, com reconhecimento enquanto área de atuação médica em 2011, pelo Conselho Federal de Medicina (CFM)[4,5].

Quadro 46.1 Definições-chave sobre cuidados paliativos segundo a Organização Mundial da Saúde (2002)
Fornecer alívio da dor e de outros sintomas angustiantes
Afirmar a vida e considerar a morte como processo natural
Não adiantar nem atrasar a morte
Integrar aspectos psicológicos e espirituais ao cuidado do paciente
Oferecer sistema de apoio para ajudar o paciente a viver tão ativamente quanto possível até sua morte
Oferecer sistema de suporte para ajudar a família a lidar com a doença do paciente e com seu próprio luto
Utilizar-se de abordagem multiprofissional para atender necessidades do paciente e de sua família, incluindo aconselhamento no luto, se necessário
Melhorar a qualidade de vida e, se possível, influenciar positivamente o curso da doença
Aplicável já no início da doença, em conjunto com outras terapias para maior sobrevida, como quimioterapia ou radioterapia, inclui investigações necessárias para melhor compreender e gerenciar complicações clínicas

Fonte: adaptado do Guia de controle de câncer da Organização Mundial da Saúde, 2002[1].

O papel dos cuidados paliativos não se restringe, idealmente, às últimas semanas ou meses de vida do paciente ou mesmo é finalizado no momento do óbito, visto que se estende à família no processo de luto após a perda (Figura 46.1)[6-8]. Preconizado de forma precoce, possibilita o manejo dos sintomas físicos e a abordagem de questões sociais, psicológicas e espirituais de maneira integrada ou não ao tratamento curativo, quando este ainda for possível[2].

A partir do envelhecimento populacional e dos avanços nos tratamentos curativos e/ou prolongadores de vida, torna-se mais premente a demanda pelo cuidado amplo, que vise ao bem-estar e à dignidade humana no fim da vida[9]. Nesse contexto, há evidências crescentes na literatura sobre o papel dos cuidados paliativos no aprimoramento da qualidade do atendimento médico, no alívio de sintomas negativos e na redução da agressividade do manejo terapêutico ao final da vida[10]. Além disso, torna possível reduzir as internações hospitalares e o uso de serviços de emergência, estabelecendo uma boa relação de custo-benefício para os sistemas de saúde, especialmente com a abordagem paliativa precoce[11,12].

Apesar disso, as barreiras associadas à expansão desse cuidado apresentam-se sob várias perspectivas, incluindo não só o desconhecimento e a consequentemente baixa adesão médica[13], mas também a ausência de critérios padronizados para encaminhamento aos serviços de cuidados paliativos, os quais são escassos em países com condições socioeconômicas desfavoráveis[14,15]. No Brasil, dados

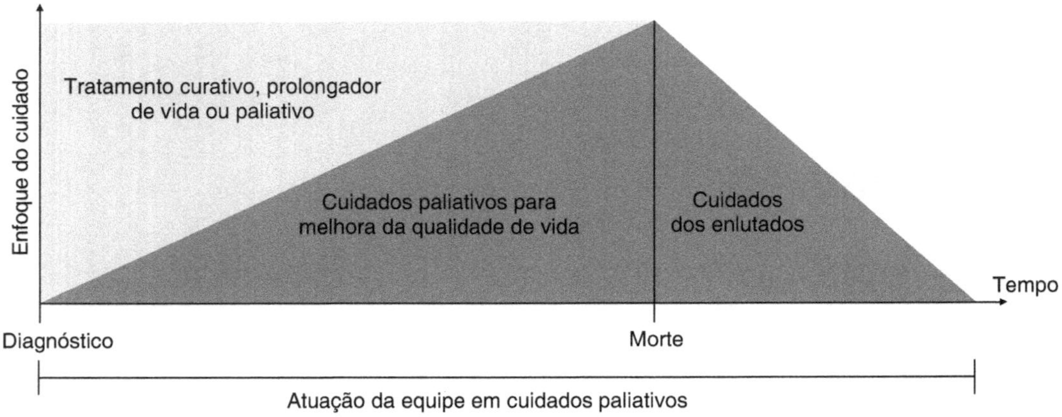

Figura 46.1 Temporalidade dos cuidados paliativos do momento do diagnóstico ao posterior cuidado do enlutado. (Adaptada de Emanuel *et al.*, 1999[8].)

de 2019 indicam a existência de 191 serviços cadastrados na Academia Nacional de Cuidados Paliativos (ANCP), concentrados na região Sudeste, especialmente no estado de São Paulo[16].

Os desafios para o acesso aos cuidados paliativos favorecem sua compreensão enquanto questão de saúde pública no país, à medida que sua aplicação, quando ocorre, é tardia no curso da doença[17] – em geral, costuma se dar quando a terapia medicamentosa é interrompida na ausência de novas opções terapêuticas e/ou quando a dificuldade no controle de sintomas desafia a equipe assistente[18].

Apesar dos avanços no Brasil e no mundo, muitas faculdades de medicina brasileiras abordam de modo insuficiente ou nem sequer chegam a abordar os cuidados paliativos em seus currículos[19]. Esse déficit perpetua as dúvidas e dificulta o reconhecimento do estudante quanto à aplicabilidade e aos potenciais benefícios dos cuidados paliativos na qualidade de vida dos pacientes que deles necessitam.

Nesse sentido, a capacitação do profissional de saúde em cuidados paliativos torna-se pedra angular nesse processo. Na graduação, é fundamental a implantação de um currículo que contemple cuidados paliativos: a parte técnica do saber médico, ou seja, a habilidade de avaliar histórias clínicas, escolher medicamentos e interpretar exames exige algum esforço, mas, com o tempo, vai ficando mais simples[20]. Já a capacidade de olhar nos olhos das pessoas de quem se cuida e de seus familiares, reconhecendo a importância do sofrimento envolvido em cada história de vida, nunca pode acontecer no espaço virtual do modo automático.

Na abordagem de cuidados paliativos são necessários médicos que saibam abordar o sofrimento humano. Entretanto, é preciso mais do que pegar na mão e rezar junto. São necessárias intervenções claras e específicas para aliviar o sofrimento físico, envolvendo grande conhecimento técnico sobre o controle dos sintomas, e esse conhecimento é escasso em todas as faculdades de medicina do Brasil. Por isso, revela-se necessária e importante uma mudança na filosofia do ensino[21].

ESTRUTURAÇÃO DOS CUIDADOS PALIATIVOS NO BRASIL

As diretrizes para organização dos cuidados paliativos, à luz dos cuidados continuados integrados, ocorre no âmbito do Sistema Único de Saúde (SUS), que estabelece a oferta dos cuidados paliativos em qualquer ponto da rede de atenção à saúde. Idealmente, a atenção paliativa não deve ser limitada à atenção hospitalar ou ambulatorial, e deve contar com a ação de todos os profissionais envolvidos no cuidado do paciente.

A ANCP recomenda a estruturação dos serviços de cuidados paliativos no Brasil em três níveis, como mostrado no Quadro 46.2[22].

Quadro 46.2 Níveis de estruturação de cuidados paliativos no Brasil de acordo com a Academia Nacional de Cuidados Paliativos

Primeiro nível ou abordagem de cuidados paliativos	Não há necessidade de equipe ou ambiente especializados. A abordagem deve envolver: manejo de sintomas e prescrição adequada, adoção de boas práticas de sedação, cuidado durante o processo ativo de morte, estabelecimentos de fluxos para realização de diretivas antecipadas de vontade e declaração de óbito
Segundo nível ou cuidado paliativo geral	Demanda treinamento suficiente para o cuidado de casos mais complexos do que os atendidos no primeiro nível. Os profissionais envolvidos são referência para a instituição ou a equipe assistente, apesar de não terem os cuidados paliativos como foco principal de seu trabalho
Terceiro nível ou equipes especializadas em cuidado paliativo	A principal atividade é a atenção voltada não só para o cuidado integral aos pacientes com necessidades complexas, mas também a capacitação de outros profissionais. Demanda competências em cuidados paliativos a partir de cursos de pós-graduação *lato sensu* ou em regime de residência na área

Conforme as recomendações da ANCP, e em vista do papel da atenção primária no atendimento à população, a atuação da equipe de saúde da família (ESF) com o paciente em cuidados paliativos tem grande importância no SUS. Preconiza-se o papel da equipe multidisciplinar, que, além de médicos e enfermeiros, pode contar com profissionais de psicologia, assistência social, farmácia clínica, nutrição, fisioterapia, fonoaudiologia, terapia ocupacional e assistência espiritual[22].

A proximidade geográfica e a prévia relação médico-paciente são consideradas possíveis facilitadores do acolhimento desses pacientes, especialmente nas áreas em que o suporte de cuidados paliativos é escasso – situação comum no país[23,24].

DIAGNÓSTICO E COMUNICAÇÃO DE MÁS NOTÍCIAS

Má notícia pode ser definida como "qualquer informação que possa alterar drasticamente a visão de um paciente sobre seu futuro", seja no momento do diagnóstico, seja diante do fracasso da intenção curativa. Para muitos profissionais, essa comunicação constitui um grande desafio para a atuação médica[25,26].

Apesar das possíveis dificuldades, é eticamente esperada a informação integral sobre diagnóstico, prognóstico, riscos e objetivos do tratamento ao paciente ou a seu representante legal – restrito a casos de possível dano na comunicação direta[27].

Para auxiliar o médico na comunicação de uma má notícia, foi criado o protocolo SPIKES (Quadro 46.3), que visa não apenas beneficiar a relação médico-paciente, favorecendo a coleta e o fornecimento de informações, mas também facilitar o reconhecimento do paciente sobre seu quadro clínico e as possíveis estratégias terapêuticas disponíveis[28].

Quadro 46.3 Sumarização do protocolo SPIKES
Passo 1 – *Setting Up*
Planejando a entrevista. O primeiro passo a ser dado pelo médico ocorre antes da comunicação e compõe a revisão do plano de como a notícia será contada ao paciente. Essa revisão envolve a resposta às suas reações emocionais e as questões difíceis que podem surgir. As informações importantes a serem passadas devem ser lembradas nesse momento. Deve-se, também, criar um ambiente favorável ao paciente, planejando o local da conversa de modo a buscar privacidade e evitar interrupções.
Passo 2 – *Perception*
Percebendo o paciente. Nesse momento, o médico deve fazer perguntas ao paciente sobre a doença e as informações que o paciente possui, para que seja possível repassar as más notícias, corrigindo informações incorretas e adaptando sua comunicação de modo que o paciente entenda.
Passo 3 –*Invitation*
Convite à conversa. O médico deve buscar entender o quão detalhadamente o paciente deseja saber sobre seu quadro, de modo a suprir as necessidades daquele momento.
Passo 4 – *Knowledge*
Fornecendo informações ao paciente. Ressalta-se que o médico deve seguir uma série de recomendações para boa comunicação, como iniciar o assunto conforme o nível de compreensão do paciente, evitar o uso de palavras técnicas e a abordagem de forma excessivamente franca.
Passo 5 – *Emotions*
Recebendo emoções do paciente com empatia. Após fornecer informações, deve-se lidar com as emoções do paciente, oferecendo apoio e solidariedade, respondendo sempre de maneira empática, tendo em vista as múltiplas formas com as quais o paciente pode reagir, o que pode ocorrer por meio do silêncio.
Passo 6 – *Strategy and Summary*
Resumo e estratégia para o futuro. O médico deve perguntar ao paciente se ele está preparado para discutir sobre o plano de tratamento. Caso a resposta seja positiva, o médico deve apresentar ao paciente as opções de tratamento de modo a diminuir sua ansiedade.

Fonte: adaptado de A Six-Step Protocol for Delivering Bad News: Application to the Patient with Cancer, 2000[28].

ABORDAGEM DE SINTOMAS COMUNS

Alguns sintomas em pacientes com câncer de mama surgem em razão da própria fisiopatologia da doença ou mesmo dos efeitos adversos das medidas terapêuticas adotadas, como a quimioterapia e a radioterapia, e ambos os casos merecem atenção assistencial. É importante que o médico valorize as prioridades e expectativas dos pacientes quanto aos sintomas presentes, os quais podem variar de um para outro. Além disso, sempre que possível, deve-se envolver os pacientes em um processo de decisão compartilhada, considerando a possibilidade terapêutica de cada situação[29].

Dor

A dor no paciente com câncer é multifatorial e pode vir a ter grande importância à medida que a lesão se expande *in situ* ou por metástases, pela instituição do tratamento ou mesmo por causas prévias de dor, como osteoartrite e outras doenças[30]. O controle da dor física é de grande importância para auxiliar no conforto do paciente, possibilitando a manutenção de suas atividades diárias[31].

Por ser frequente entre os pacientes oncológicos, a ocorrência da dor deve ser abordada em todas as consultas médicas, iniciando a avaliação pela descrição de suas características, como localização, irradiação, fatores de melhora e/ou piora etc. Dado o aspecto debilitante que pode assumir, o impacto da dor nos hábitos de vida também merece atenção. Para isso, escalas multidimensionais, como o Inventário Breve da Dor, auxiliam a compreensão dos hábitos de vida alterados por conta da dor, o que pode beneficiar as propostas de intervenções à paciente[31].

Em vista das múltiplas causas possíveis da dor, a investigação de sua causa reveste-se de grande importância. Fatores ambientais envolvidos, como aspectos psicológicos e apoio familiar e comunitário, também devem ser considerados durante o atendimento[31,32]. Além disso, a dor é uma sensação individual, e sentimentos provocados pela doença, como falta de esperança e medo da morte, podem causar sofrimento que exacerba a sensação[30]. Essa avaliação pode ser desafiadora tanto por problemas técnicos na avaliação do profissional como pela dificuldade de comunicação e de expressão dos pacientes em relação a seu estado de saúde[33].

O tratamento farmacológico da dor pode ser feito com analgésicos, anti-inflamatórios não esteroides (AINE) e opioides fracos e fortes, visando aos princípios estabelecidos pela Organização Mundial da Saúde (OMS) em 1986, como mostra o Quadro 46.4[30]. Ademais, deve ser considerado o uso de medicamentos coadjuvantes, bem como os efeitos colaterais, os quais muitas vezes podem ser a causa do abandono do tratamento[32].

Quadro 46.4 Sumarização dos princípios para tratamento da dor
Pela boca: se possível, analgésicos devem ser administrados via oral
Pelo relógio: preferencialmente, devem ser administrados em horários fixos
Pela "escada": a escada analgésica é uma sequência que estabelece as classes de medicamentos a serem receitados segundo a severidade e a persistência da dor no paciente (veja a Figura 46.2)
Para o indivíduo: as necessidades individuais devem ser definidas a partir das características próprias do paciente e de sua dor
Atenção aos detalhes: enfatizar horário regular, respeitar o horário do paciente se levantar e dormir, prescrever o tratamento de maneira detalhada para o paciente e sua família

Fonte: adaptado de Cancer pain relief and palliative care. 2nd ed. World Health Organization, 1996[30].

Em caso de lesão inicial do câncer de mama, mesmo nas pacientes sem metástase, a dor ocorre à medida que a lesão se aprofunda e atinge estruturas adjacentes, como músculos e ossos. Além disso, a dor é possível ao longo do tratamento: a radioterapia, por exemplo, pode causar lesões na pele e/ou acometer o plexo braquial. Nessa situação, além de dor, outros sintomas neurológicos podem ser deletérios, demandando tratamento com fármacos e fisioterapia para reabilitação[34].

Em pacientes com câncer de mama metastático, o acometimento ósseo é comum e doloroso, merecendo controle por meio de fármacos de alívio, radioterapia (com bons resultados), quimioterapia ou imunoterapia, além do uso de bisfosfonatos ou mesmo de bloqueio de nervos[35]. Quando a dor é incontrolável ou há risco de fratura, instabilidade postural e déficits neurológicos, pode ser necessária a cirurgia[36,37].

As metástases também são comuns no fígado, causando dor no hipocôndrio direito e em alguns casos tornando necessária a quimioterapia para aliviá-la[34]. O cérebro também pode ser acometido, o que pode acarretar enxaqueca, convulsões e hemiparesia. Para esses quadros, é possível adotar a radioterapia, a ressecção cirúrgica ou a radiocirurgia[38].

Fadiga

Um dos sintomas mais comuns durante a abordagem terapêutica do câncer, a fadiga afeta significativamente a qualidade de vida das pacientes e dificulta o tratamento. Quando relacionada com o câncer, é definida como

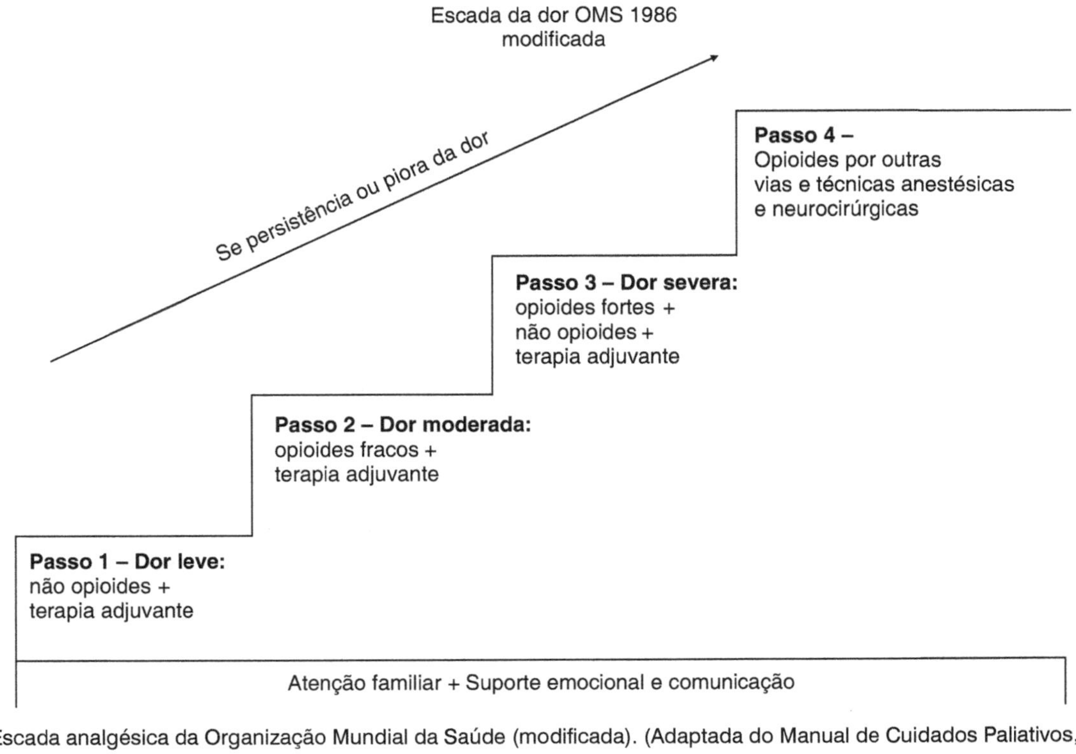

Figura 46.2 Escada analgésica da Organização Mundial da Saúde (modificada). (Adaptada do Manual de Cuidados Paliativos, ACNP, 2009[32].)

estresse persistente, uma sensação física subjetiva, emocional e cognitiva de cansaço ou exaustão que se relaciona com a doença ou seu tratamento.

A definição de fadiga pode ser difícil, sendo possivelmente caracterizada pela própria paciente como "mal-estar", "cansaço" ou "exaustão". De qualquer modo, não é proporcional às atividades de vida diária e interfere negativamente em sua capacidade funcional e na qualidade de vida[39,40].

Em virtude dos diferentes métodos de avaliação, são encontradas nos estudos taxas variadas de prevalência da fadiga em pacientes com câncer de mama: alguns relatam prevalência abaixo de 5% e outros acima de 90%[41,42]. Todavia, a literatura evidencia prevalência maior de fadiga grave entre as mulheres com câncer de mama do que na população em geral, e, ainda, considera-se que a prevalência do quadro entre as pacientes em cuidados paliativos pode ser maior do que entre as que apresentam possibilidade de cura[43].

Ademais, cabe considerar os fatores de risco para fadiga, os quais podem anteceder o diagnóstico de câncer de mama, como sedentarismo, depressão, distúrbios do sono, fatores genéticos e relato de fadiga antes do diagnóstico[44]. A prevalência de fadiga é maior quando dor, depressão e/ou insônia também são relatadas pela paciente[41,43].

Existem escalas, como a Escala Visual Analógica e o Inventário Breve de Fadiga, que podem auxiliar a avaliação do quadro, mas não devem substituir uma investigação completa a partir da anamnese, do exame físico, da conversa com os familiares e de exames laboratoriais que possam ser úteis para complementar o raciocínio clínico. Somente após uma investigação minuciosa é definido o tratamento[45].

O manejo pode incluir medidas farmacológicas ou não farmacológicas, como exercícios físicos, terapia cognitivo-comportamental, terapia do sono, ioga e acupuntura[44,45].

Dispneia

A dispneia é outro sintoma comum em pacientes com câncer em estádio avançado, incluindo não apenas os aspectos físicos, mas também emocionais, comportamentais e circunstanciais. Desse modo, torna-se necessária a avaliação da capacidade funcional da paciente[32,46].

A paciente com câncer de mama pode evoluir com dispneia por diversos motivos. Assim, além da anamnese e do exame físico, a propedêutica complementar pode tornar-se necessária para avaliação de quadros como insuficiência cardíaca, fibrilação atrial, pneumonia etc. A depender do caso, radiografia de tórax, eletrocardiograma, ecocardiograma e tomografia computadorizada podem elucidar uma causa orgânica e possibilitar seu manejo por meio de pequenos procedimentos em caso de causas reversíveis[46].

Em relação ao tratamento farmacológico, opioides podem ser empregados por atuarem no sistema nervoso central, alterando mecanismos fisiológicos que causam a dispneia. Além disso, benzodiazepínicos também podem auxiliar o controle dos sintomas, tendo em vista o componente emocional. Por fim, além das medidas farmacológicas, é importante a abordagem comportamental e psicológica. Medidas educacionais simples, como ajuste postural e treinamentos respiratórios, também auxiliam o controle dos sintomas e o conforto da paciente[32,47].

Náusea e vômitos

Episódios de náusea e vômitos têm prevalência considerável em pacientes em cuidados paliativos. Além de desagradáveis, podem causar distúrbios eletrolíticos e desnutrição, o que pode contribuir para a morbimortalidade da paciente[32].

Os pacientes oncológicos são muito afetados por esses sintomas, e as causas podem ser múltiplas, incluindo a indução por medidas terapêuticas, como quimioterapia, radioterapia e fármacos. Fatores psicológicos também interferem: a ansiedade pode provocar náuseas e vômito antecipatório (p. ex., quando ocorrem antes de uma sessão de quimioterapia)[32,48].

A American Society of Clinical Oncology (ASCO) oferece diretrizes que orientam sobre o potencial emético dos quimioterápicos – causa muito comum de náuseas e vômitos –, além de fornecer recomendações para a terapia antiemética a ser instaurada de acordo com o quimioterápico utilizado[49]. Ainda merece melhor elucidação o manejo da náusea não acompanhada de vômitos, quadro não abordado pelas diretrizes citadas[50].

Mesmo definido o tratamento para controle do vômito, não é incomum o relato de que o sintoma se mantém, o que pode decorrer da falta de individualização do cuidado e da inadequada orientação da paciente, considerando seu nível de escolaridade, para que as medicações sejam tomadas de maneira correta e regular[51].

Assim, para melhor manejo dos sintomas são recomendados o tratamento das causas reversíveis e a explicação clara à paciente e seus familiares sobre os sintomas e as opções medicamentosas, buscando elucidar os fatores que possam interferir na adesão ao tratamento. Por fim, a escolha minuciosa de medicamentos, caso necessário, deve ser acompanhada pela avaliação contínua do quadro em consultas subsequentes[32].

Ansiedade e depressão

A depressão é o sintoma psiquiátrico mais frequente entre os pacientes com câncer, sendo sugerida por alguns estudos uma relação entre a presença de metástases e a ocorrência de depressão nas pacientes com câncer de mama[52,53]. Em caso de dor, a prevalência de depressão aumenta, havendo uma relação positiva entre uma maior sensação de dor e pontuações maiores nas escalas de depressão[52,54].

Em relação à ansiedade, é importante diferenciar a fisiológica da patológica, a qual causa sofrimento e merece ser tratada[32]. De qualquer modo, o quadro não deve ser subjugado por ser natural que o medo do adoecimento e mesmo da morte corrobore o sofrimento de quem recebe um diagnóstico que ameace a própria vida[55].

Assim como acontece com a depressão, pode haver uma relação entre a ansiedade e a dor em pacientes com câncer – estudos com a população em geral sugerem prevalência de dor crônica até três vezes maior em pacientes com transtornos ansiosos[56].

Entre as mulheres com câncer de mama, a prevalência de ansiedade e depressão pode ser duas vezes maior do que na população em geral. Além disso, diagnósticos prévios e falta de apoio social são fatores predisponentes para recorrência ou manutenção desses quadros durante o tratamento do câncer. Assim, o devido manejo deve ser avaliado pela equipe assistente[57,58].

Cabe salientar que a depressão e a ansiedade também podem estar presentes entre os cuidadores da paciente. No processo de cuidar, uma família com depressão pode aumentar as chances de a paciente desenvolver os mesmos sintomas, e o inverso também é válido: pacientes com câncer que apresentam sintomas depressivos podem favorecer o adoecimento mental dos familiares à volta. Logo, convém considerar que a família também pode necessitar de apoio clínico, social e espiritual[59,60].

A ESPIRITUALIDADE NO CUIDADO DO PACIENTE

As definições de saúde têm evoluído com o tempo, e nas últimas décadas a espiritualidade tem sido incorporada ao conceito de saúde e reconhecida como necessária para o bem-estar humano[61]. Em cuidados paliativos, a espiritualidade pode assumir importância ainda maior por ser considerada pelo paciente fonte de conforto, fé e recurso para lidar com a doença, auxiliando o enfrentamento de seus temores[62].

O conceito de espiritualidade pode diferir de acordo com os estudos. Harold G. Koenig, um importante autor que se dedicou a analisar a relação entre saúde e espiritualidade, diferencia religião de espiritualidade. Segundo ele, a espiritualidade tem sentido mais amplo que a religião e busca entender questões relacionadas com o sentido da vida e seu fim, enquanto a religião é uma das ferramentas na busca por essas respostas, mas não a única[63]. Ainda que diferentes, a religião não deve ser considerada menos importante. Há, por exemplo, uma relação entre envolvimento religioso e boa saúde mental, sendo recomendável sua inclusão na prática clínica como um todo[64].

Logo, é importante reconhecer a importância da espiritualidade e da religião na saúde para que a abordagem desses temas não se torne uma barreira para o médico, como muitas vezes acontece. É importante que essa abordagem ocorra de maneira natural e nos momentos oportunos[65].

Alguns questionários podem auxiliar o médico a abordar inicialmente a espiritualidade com o paciente, como os protocolos FICA, HOPE e SPIRIT – acrósticos de perguntas que fornecem informações sobre o papel da religiosidade e/ou da espiritualidade na vida da paciente[65,66].

Para as pacientes sem religião, perguntas focadas em sua própria visão sobre o significado da vida podem ser mais importantes do que a interpretação de práticas relacionadas com determinados grupos religiosos[65].

CUIDADOS NO LUTO

No início deste capítulo ficou claro como a atuação da equipe de cuidados paliativos se estende à família mesmo após a morte do paciente. É possível afirmar que os cuidados paliativos e o luto são indissociáveis e que este é não apenas inevitável, mas necessário[67].

O luto não se inicia especificamente após a morte, pois a percepção da possível perda pode fazer o luto da família se estabelecer mesmo antes disso. O chamado luto antecipatório acomete os familiares e a pessoa com câncer ao longo da doença e da percepção de finitude[68].

Alguns pontos podem ser importantes para lidar com o luto antecipatório durante o cuidado, como abrir espaço para que o paciente e seus familiares expressem suas angústias na consulta, bem como questionar sobre expectativas e medos sobre a morte. Indagar sobre relacionamentos e vida social, além de oferecer informação e suporte para a família, também auxilia o cuidado[68]. É possível que o médico generalista já enfrente desafios ao acompanhar uma família em luto durante o atendimento em uma Unidade Básica; logo, a busca por aprendizado quanto a esse tema não se restringe a algumas áreas médicas[68].

O tema morte vem atraindo cada vez mais a atenção dos profissionais da área da saúde, principalmente de psicólogos e enfermeiros. O avanço alcançado por essas profissões já é visível, apesar de ainda exigir grandes esforços[69].

Enquanto responsável direto por estabelecer um diagnóstico, fornecer um prognóstico, comunicar o agravamento de uma situação clínica, informar os familiares sobre a morte e providenciar o atestado de óbito, o médico cumpre um papel fundamental nesse processo educativo e na tomada de consciência. Entretanto, para que isso aconteça e se torne realidade é necessário um trabalho educativo com o objetivo não apenas de educá-lo para a morte, mas, sobretudo, reeducá-lo em sua humanidade, despertando novamente os sentimentos de humanismo, cuidado, compaixão, sacerdócio no sentido mais amplo do termo, com intuito de fazer com que a medicina deixe de ser apenas uma técnica e volte a ser também uma arte.

Para que isso se torne realidade, é preciso abrir sulcos nas mentes dos estudantes, profissionais e professores com o arado da educação, plantando depois as sementes de conscientização intelecto-emotivo-espiritual, de modo que cada muda sobre a temática da morte seja plantada e floresça nas escolas médicas do Brasil[21].

Após a morte, a duração, o sofrimento e a maneira de expressar o luto são individuais. Não se deve diminuir a experiência de luto da família, e a equipe deve estar atenta para detectar os que experimentam o luto de maneira muito intensa e prolongada e que posam beneficiar-se de psicoterapia ou mesmo de tratamento para ansiedade e depressão[68].

CONSIDERAÇÕES FINAIS

Os cuidados paliativos deveriam focar na integração da abordagem de pacientes em regime ambulatorial e de internação, priorizando a prática de um cuidado interdisciplinar supervisionado e coordenado por médico especialista na área. Aos demais médicos assistentes, acrescenta-se a imperiosa necessidade da transdisciplinaridade, objetivando oferecer uma assistência integral aos pacientes. Essa estrutura possibilita o retorno mais precoce do paciente ao aconchego de seu lar, evitando internações prolongadas e desnecessárias, de modo a minimizar os riscos em potencial. Ademais, promove a redução dos custos e garante maior rotatividade no leito hospitalar, além de contar com atendimento e consultoria de outras especialidades de suporte envolvidas.

A questão da saúde e da doença para o ser humano ocupa um espaço bastante imbricado em seu psiquismo. A finitude é um dos aspectos da natureza humana que mais tem intrigado e desafiado o homem ao longo dos milênios, estando a morte relegada a um local desconhecido e não imaginável[70]. Nos ambientes hospitalares, a conscientização da finitude e da doença se faz presente: a pessoa inicia uma ruptura com o cotidiano, vivencia o desconforto da doença, passa a sentir que sua vida está sendo colocada à prova e que depende do socorro externo para tê-la de volta. Sucumbe, então, à hospitalização, e esta é realmente a principal causa de afastamento do indivíduo da comunidade e de sua saúde.

Todo o processo de adoecer, inevitavelmente, é acompanhado pela busca do significado específico para a pessoa porque quase sempre a remete a uma não aceitação e indignação diante do fato. Para os mais corajosos, a perda da saúde pode levar a questionamentos muito profundos, como, por exemplo, o sentido da vida – um processo que mobiliza angústia e exige enorme investimento psíquico para enfrentar o caos da incerteza em que o indivíduo se vê mergulhado[71].

No fim, tudo isso será um grande mobilizador que provocará experiências extensas e inéditas. Na maioria dos casos, o indivíduo e a equipe de saúde não estarão satisfeitos com as respostas tradicionalmente oferecidas pela abordagem biomédica, tornando necessária a intervenção das crenças religiosas ou a-religiosas do indivíduo e da coletividade para oferecer um suporte que antes era insuficiente[72].

O dinamismo humano inclui outras verdades que, embora não sejam científicas, compõem o substrato de nossa experiência. Existe toda uma cultura religiosa e espiritual a ser considerada[73]. A essência dos cuidados paliativos é espiritual, pois ousa transcender ao sofrimento humano e à morte, dando-lhe um significado – enquanto houver significado na experiência humana, há esperança[74].

Referências

1. World Health Organization. National Cancer Control Programmes. Policies and managerial guidelines, 2nd ed. Geneva: World Health Organization, 2002.
2. Radbruch L, De Lima L, Knaul F et al. Redefining Palliative Care A New Consensus-Based Definition. Journal of Pain and Symptom Management 2020; 60(4):754-64.
3. Floriani Ciro Augusto, Schramm Fermin Roland. Casas para os que morrem: a história do desenvolvimento dos hospices modernos. Hist Cienc Saúde-Manguinhos 2010; 17(1):165-80.
4. Conselho Federal de Medicina. Resolução CFM 1.973/2011. Dispõe sobre a nova redação do Anexo II da Resolução CFM 1.845/08, que celebra o convênio de reconhecimento de especialidades médicas firmado entre o Conselho Federal de Medicina (CFM), a Associação Médica Brasileira (AMB) e a Comissão Nacional de Residência Médica (CNRM). Diário Oficial da União. 2011 Ago 1; 146(Seção I):144-147.
5. Rodrigues IG, Zago MMF. Cuidados paliativos: realidade ou utopia? Cienc Cuid Saúde 2009; 8:136-41.
6. Ferrell B, Temel J, Temin S et al. Integration of Palliative Care into Standard Oncology Care: American Society of Clinical Oncology Clinical Practice Guideline Update. Journal of Clinical Oncology 2017; 35(1):96-112.
7. Ferris F, Balfour H, Bowen K et al. A Model to Guide Patient and Family Care. Journal of Pain and Symptom Management 2002; 24(2):106-23.
8. Emanuel LL, von Gunten CF, Ferris FD. The Education for Physicians on End-of-life Care (EPEC) curriculum, 1999. Ou American Medical Association Institute for Medical Ethics (1999). EPEC: education for physicians on end-of-life care Chicago, IL, The Robert Wood Johnson Foundation.
9. Braga F, Queiroz E. Cuidados paliativos: o desafio das equipes de saúde. Psicologia USP 2013; 24(3):413-29.
10. Kavalieratos D, Corbelli J, Zhang D et al. Association between Palliative Care and Patient and Caregiver Outcomes. JAMA 2016; 316(20):2104.
11. Gomes B, Calanzani N, Curiale V et al. Effectiveness and cost--effectiveness of home palliative care services for adults with advanced illness and their caregivers. Cochrane Database Syst Rev 2013; (6):CD007760.
12. Rozman L, Campolina A, López R, Kobayashi S, Chiba T, de Soárez P. Early Palliative Care and Its Impact on End-of-Life Care for Cancer Patients in Brazil. Journal of Palliative Medicine 2018; 21(5):659-64.
13. Hughes M, Smith T. The Growth of Palliative Care in the United States. Annual Review of Public Health 2014; 35(1):459-75.
14. de Oliveira Valentino T, Paiva B, de Oliveira M, Hui D, Paiva C. Factors associated with palliative care referral among patients with advanced cancers: a retrospective analysis of a large Brazilian cohort. Supportive Care in Cancer 2018; 26(6):1933-41.
15. Knaul F, Farmer P, Krakauer E et al. Alleviating the access abyss in palliative care and pain relief—an imperative of universal health coverage: the Lancet Commission report. The Lancet 2018; 391(10128):1391-454.
16. Junqueira dos Santos AF, Ferreira EAL, Guirro UBP. Atlas dos Cuidados Paliativos no Brasil 2019. 1 ed. São Paulo: Academia Nacional de Cuidados Paliativos, 2020.
17. Burlá C, Py L. Palliative care: science and protection at the end of life. Cadernos de Saúde Pública 2014; 30(6):1139-41.
18. dos-Anjos C, Candido P, Rosa V et al. Assessment of the integration between oncology and palliative care in advanced stage cancer patients. Supportive Care in Cancer 2017; 25(6):1837-43.

19. Toledo A, Priolli D. Cuidados no fim da vida: o ensino médico no Brasil. Revista Brasileira de Educação Médica 2012; 36(1):109-17.
20. Ministério da Saúde. Resolução 41. de 31 de outubro de 2018. Dispõe sobre as diretrizes para a organização dos cuidados paliativos, à luz dos cuidados continuados integrados, no âmbito Sistema Único de Saúde (SUS). Diário Oficial da União. 2018 Nov 20; 225(Seção 1): 276.
21. Santos FS. Cuidados paliativos – discutindo a vida, a morte e o morrer. São Paulo: Atheneu, 2009: 1-30.
22. Academia Nacional de Cuidados Paliativos (ANCP). Análise Situacional e Recomendações para Estruturação de Programas de Cuidados Paliativos no Brasil. São Paulo: Academia Nacional de Cuidados Paliativos, 2018.
23. Silva M. O papel do profissional da Atenção Primária à Saúde em cuidados paliativos. Revista Brasileira de Medicina de Família e Comunidade 2013; 9(30):45-53.
24. Souza H, Zoboli E, Paz C, Schveitzer M, Hohl K, Pessalacia J. Cuidados paliativos na atenção primária à saúde: considerações éticas. Revista Bioética 2015; 23(2):349-59.
25. Baran C, Sanders J. Communication Skills. Primary Care: Clinics in Office Practice 2019; 46(3):353-72.
26. Buckman R. Breaking bad news: why is it still so difficult? BMJ 1984; 288(6430):1597-9.
27. Conselho Federal de Medicina. Código de Ética Médica: Resolução CFM 2.217, de 27 de setembro de 2018, modificada pelas Resoluções CFM 2.222/2018 e 2.226/2019 / Conselho Federal de Medicina. Brasília: Gráfica Marina Ltda., 2019.
28. Baile W, Buckman R, Lenzi R, Glober G, Beale E, Kudelka A. SPIKES—A Six-Step Protocol for Delivering Bad News: Application to the Patient with Cancer. The Oncologist 2000; 5(4):302-11.
29. Tometich D, Mosher C, Hirsh A et al. Metastatic breast cancer patients' expectations and priorities for symptom improvement. Supportive Care in Cancer 2018; 26(11):3781-8.
30. Wiermann EG, Diz MP, Caponero R et al. Consenso Brasileiro sobre manejo da dor relacionada ao câncer. Revista Brasileira de Oncologia Clínica 2014; 10(38):132-43.
31. Academia Nacional de Cuidados Paliativos. Manual de Cuidados Paliativos. 1 ed. Rio de Janeiro: Diagraphic, 2009.
32. Cancer pain relief. 2nd ed. Geneva: World Health Organization, 1996.
33. Biasi PT, Zago VL, Payne JF, de Biasi LS. Manejo da dor no paciente oncológico pela equipe de enfermagem. Rev Perspectiva Erechim 2011; 35(129):157-66.
34. Satija A, Ahmed SM, Gupta R et al. Breast cancer pain management - A review of current & novel therapies. Indian J Med Res 2014 Feb; 139(2):216-25.
35. Ellis T, Neal M, Chan M. The Role of Surgery, Radiosurgery and Whole Brain Radiation Therapy in the Management of Patients with Metastatic Brain Tumors. International Journal of Surgical Oncology 2012; 2012:1-10.
36. Kori SH. Diagnosis and management of brachial plexus lesions in cancer patients. Oncology (Williston Park) 1995; 9:756-60.
37. Szendr□i M, Antal I, Szendr□i A, Lazáry Á, Varga P. Diagnostic algorithm, prognostic factors and surgical treatment of metastatic cancer diseases of the long bones and spine. EFORT Open Reviews 2017; 2(9):372-81.
38. Sciubba D, Gokaslan Z, Suk I et al. Positive and negative prognostic variables for patients undergoing spine surgery for metastatic breast disease. European Spine Journal 2007; 16(10):1659-67.
39. Guarda Korelo R, Siega J, Cordeiro Voloschen A et al. Brazilian Version of Cancer Fatigue Scale: Validation of the Brazilian Version of Cancer Fatigue Scale in Patients with Breast Cancer. Journal of Pain and Symptom Management 2019; 57(6):1130-6.
40. Wang X, Woodruff J. Cancer-related and treatment-related fatigue. Gynecologic Oncology 2015; 136(3):446-52.
41. Lamino D, Mota D, Pimenta C. Prevalência e comorbidade de dor e fadiga em mulheres com câncer de mama. Revista da Escola de Enfermagem da USP 2011; 45(2):508-14.
42. Ishikawa N, Derchain S., Thuler L. Fadiga em pacientes com câncer de mama em tratamento adjuvante. Revista Brasileira de Cancerologia 2005; 51(4):313-8.
43. Stone P, Richards M, A'Hern R, Hardy J. A study to investigate the prevalence, severity and correlates of fatigue among patients with cancer in comparison with a control group of volunteers without cancer. Annals of Oncology 2000; 11(5):561-8.
44. Bower J. Cancer-related fatigue—mechanisms, risk factors, and treatments. Nature Reviews Clinical Oncology 2014; 11(10):597-609.
45. Campos M, Hassan B, Riechelmann R, del Giglio A. Fadiga relacionada ao câncer: uma revisão. Revista da Associação Médica Brasileira 2011; 57(2):211-9.
46. Cherny N, Paluch-Shimon S, Berner-Wygoda Y. Palliative care: needs of advanced breast cancer patients. Breast Cancer: Targets and Therapy 2018; 10:231-43.
47. Kloke M, Cherny N. Treatment of dyspnoea in advanced cancer patients: ESMO Clinical Practice Guidelines. Annals of Oncology 2015; 26:169-73.
48. Jakobsen J, Herrstedt J. Prevention of chemotherapy-induced nausea and vomiting in elderly cancer patients. Critical Reviews in Oncology/Hematology 2009; 71(3):214-21.
49. Hesketh P, Kris M, Basch E et al. Antiemetics: ASCO Guideline Update. Journal of Clinical Oncology 2020; 38(24):2782-97.
50. Molassiotis A, Saunders M, Valle J et al. A prospective observational study of chemotherapy-related nausea and vomiting in routine practice in a UK cancer centre. Supportive Care in Cancer 2007; 16(2):201-8.
51. Gozzo TO, Souza SG, Moysés AMB, Panobianco MS, Almeida AM. Ocorrência e manejo de náusea e vômito no tratamento quimioterápico em mulheres com câncer de mama. Rev Gaúcha Enferm 2014; 35(3):117-23.
52. Cangussu R, Soares T, Barra A, Nicolato R. Sintomas depressivos no câncer de mama: Inventário de Depressão de Beck – Short Form. Jornal Brasileiro de Psiquiatria 2010; 59(2):106-10.
53. Bottino S, Fráguas R, Gattaz W. Depressão e câncer. Revista de Psiquiatria Clínica 2009; 36(3):109-15.
54. Pimenta C, Koizumi M, Teixeira M. Dor crônica e depressão: estudo em 92 doentes. Revista da Escola de Enfermagem USP 2000; 34(1):76-83.
55. Vasconcelos AS, Costa C, Barbosa LNF. Do transtorno de ansiedade ao câncer. Rev. Sociedade Brasileira de Psicologia Hospitalar 2008; 11(2):51-71.
56. Asmundson G, McMillan K, Carleton R. Understanding and Managing Clinically Significant Pain in Patients with an Anxiety Disorder. FOCUS 2011; 9(3):264-72.
57. Burgess C, Cornelius V, Love S, Graham J, Richards M, Ramirez A. Depression and anxiety in women with early breast cancer: five--year observational cohort study. BMJ 2005; 330(7493):702.
58. Schwarz R, Krauss O, Höckel M, Meyer A, Zenger M, Hinz A. The Course of Anxiety and Depression in Patients with Breast Cancer and Gynaecological Cancer. Breast Care 2008; 3(6):417-22.
59. Rezende VL, Derchain SFM, Botega NJ, Sarian LO, Vial DL, Morais SS. Depressão e ansiedade nos cuidadores de mulheres em fase terminal de câncer de mama e ginecológico. Revista Brasileira de Ginecologia e Obstetrícia 2005; 27(12):737-43.
60. Sanchez K, Ferreira N, Dupas G, Costa D. Apoio social à família do paciente com câncer: identificando caminhos e direções. Revista Brasileira de Enfermagem 2010; 63(2):290-9.
61. Feio A, Oliveira C. Confluências e divergências conceituais em educação em saúde. Saude Soc 2015; 24(2):703-15.
62. Silva DIS. Significados e práticas da espiritualidade no contexto dos cuidados paliativos em pacientes oncológicos adultos. Clinical & Biomedical Research 2011; 31(3):353-8.
63. Koenig H. Religion, Spirituality, and Health: The Research and Clinical Implications. ISRN Psychiatry 2012; 2012:1-33.
64. Moreira-Almeida A, Lotufo Neto F, Koenig H. Religiousness and mental health: a review. Rev Bras Psiquiatr 2006; 28(3):242-50.
65. Lucchetti G, Granero AL, Bassi RM, Latorraca R, Nacif SA. Espiritualidade na prática clínica: o que o clínico deve saber? Rev Soc Bras Clin Med 2010; 8(2):154-8.

66. D'Alessandro MPS, Pires CT, Forte DN et al. Manual de Cuidados Paliativos. 1 ed. São Paulo: Hospital Sírio Libanês – Ministério da Saúde, 2020.

67. Moon P. Article Commentary: Grief and Palliative Care Mutuality. Palliative Care: Research and Treatment 2013; 1(7):19-24.

68. Lobb EA, Clayton JM, Price MA. Suffering, loss and grief in palliative care. Australian Family Physician 2006; 35(10):772-5.

69. Barra AA, Silveira GPH, Lacerda KCD. Intervenções Sociais-Espiritualidade. In: Pimenta FA, organizador. Saúde, declínio cognitivo e funcional: trabalho e envelhecimento em xeque. Belo Horizonte: Folium, 2020: 141-50.

70. Leloup JY. Além da Luz e da Sombra – Sobre o Viver, o Morrer e o Ser. 1 ed. Petrópolis: Vozes, 2001.

71. Furigo RCPL. Plantão psicológico: uma contribuição da clínica junguiana à atenção psicológica na saúde [disertation]. Campinas: Pontifícia Universidade Católica de Campinas, 2006. 291 p.

72. Nagy M. Questões filosóficas na obra de C. G. Jung. 1 ed. Petrópolis: Vozes, 2003.

73. Bastide R. O Sagrado Selvagem e Outros Ensaios. 1 ed. São Paulo: Companhia das Letras, 2006.

74. Parker-Oliver D. Redefining hope for the terminally ill. American Journal of Hospice and Palliative Medicine 2002; 19(2):115-20.

CAPÍTULO 47

Papel da Enfermagem na Atenção à Saúde de Pacientes com Câncer de Mama

Márcia dos Santos Pereira
Guilherme Campos da Silva Couto
Rafaela Galvão Arivabene

INTRODUÇÃO

Desde a década de 1960 há uma proposta mundial de redefinição da organização da assistência em saúde através do movimento da medicina preventiva, a qual incorpora a ideia de que o cuidado seja promovido por equipe multiprofissional. Essa proposta se evidencia em vários movimentos de reforma dos sistemas de saúde ao redor do mundo, incluindo a Estratégia de Saúde da Família do Sistema Único de Saúde (SUS) no Brasil. A assistência multiprofissional é sabidamente mais eficaz em garantir a integralidade, princípio fundamental que envolve tanto o cuidado integral do paciente como assegurar o acesso a serviços e sua continuidade na rede de atenção em saúde[1-4].

O câncer de mama é uma doença silenciosa, e a melhor estratégia para sua abordagem consiste na associação entre prevenção primária e diagnóstico precoce. Nesse contexto, a enfermagem é importante na abordagem de pacientes com câncer de mama, uma vez que tem papel essencial em todas as fases da doença, desde a prevenção e detecção precoce até os cuidados avançados, como os pré e pós-cirúrgicos, bem como no cuidado de pacientes em quimioterapia e radioterapia. O modelo assistencial preconizado pelo SUS prevê a organização de linhas de cuidado específicas, articulando os recursos nos diferentes níveis de atenção para que seja garantido às mulheres o acesso aos serviços e ao cuidado integral[5-8].

A linha de cuidado do câncer de mama deve garantir que as pacientes sejam assistidas por equipe multidisciplinar especializada, assegurar o acesso humanizado às ações e serviços qualificados e promover prevenção e detecção precoce do câncer de mama, visando encaminhar os casos com prioridade para atenção especializada e tratamento adequado, qualificado e em tempo hábil[8].

Fundamentado em evidências científicas, destaca-se como estratégia de abordagem a Sistematização da Assistência de Enfermagem (SAE), um método privativo do enfermeiro para planejar a assistência de enfermagem. A SAE consiste em cinco etapas: levantamento de dados, diagnósticos de enfermagem, planejamento, implementação do plano de cuidados e avaliação. Essa ferramenta viabiliza o trabalho da equipe de enfermagem de acordo com as necessidades físicas, biopsicossociais e espirituais das pacientes, melhorando a qualidade das intervenções de enfermagem[9-11].

Nessa perspectiva, serão apresentados aspectos centrais do planejamento e execução da assistência de enfermagem às pessoas com câncer de mama, incluindo ações de prevenção e detecção precoce, cuidados após o diagnóstico, procedimentos cirúrgicos, quimioterapia, radioterapia e em cuidados paliativos.

PREVENÇÃO PRIMÁRIA

A prevenção primária do câncer de mama está relacionada com a prevenção dos fatores de risco para o desenvolvimento da doença. Estima-se que entre 5% e 10% dos casos de câncer de mama sejam causados por mutações genéticas e os demais por outros fatores, como os modificáveis – obesidade, sedentarismo, alcoolismo e terapia. As diretrizes de atenção básica para controle do câncer de mama no Brasil privilegiam ações educativas para promoção de hábitos de vida saudáveis, que estão correlacionados à menor incidência de câncer de mama. Com isso, ressalta-se a importância do profissional da enfermagem no estímulo à paciente para melhorar seus hábitos alimentares, controle da obesidade e sedentarismo, além da limitação da ingesta de álcool. Com isso, estima-se uma redução de até 28% dos casos de câncer de mama[5-8,12-15].

Além disso, compõem a prevenção primária as ações de educação para conhecimento sobre o próprio corpo e eventuais alterações. Boa parte das suspeitas de câncer de mama é levantada pela própria mulher a partir do autoexame das mamas (AEM), o que reforça o papel do profissional de enfermagem na educação para sua realização. Além disso, o enfermeiro cumpre um papel particular na abordagem das pacientes no que diz respeito a possíveis barreiras socioculturais que dificultem o contato e o conhecimento do próprio corpo, os quais são fatores potenciais de má adesão ao AEM[7,8,12-15].

Entretanto, há controvérsia sobre a recomendação do AEM por poder levar ao aumento de procedimentos desnecessários e criar uma sensação de segurança que acarretaria a diminuição de consultas e mamografias (MMG). Esse ponto reforça a necessidade de educação sobre a importância, também, do exame clínico das mamas (ECM) e da MMG com a regularidade adequada, ressaltando que o AEM não substitui nenhum deles[2,6-8,11-16].

PREVENÇÃO SECUNDÁRIA

No âmbito da prevenção secundária destacam-se as práticas clínicas para diagnóstico precoce, em especial o ECM e o rastreamento mamográfico conforme as indicações protocolares. Essas práticas também devem ser conduzidos pelos profissionais de enfermagem nas oportunidades propícias, pois são as principais ferramentas de rastreamento e diagnóstico precoce[4,5,12-15].

O ECM apresenta maiores sensibilidade e especificidade do que o AEM para detecção de nódulos mamários, motivo pelo qual é indispensável mesmo em pacientes que tenham o hábito de fazer o AEM frequentemente e com a técnica correta, sendo empregado para melhor avaliação das possíveis alterações percebidas pela paciente, tanto para diferenciar as benignas das malignas como para indicação correta dos exames complementares necessários para o diagnóstico. O ECM pode ser realizado pelo enfermeiro após treinamento específico[12-15].

Dentre as estratégias de rastreamento mamográfico adotadas pelo serviço de saúde, é importante que o profissional da enfermagem tenha autonomia para emitir a guia de solicitação da MMG, uma vez que um dos motivos para não realização do exame é a ineficiência do serviço de saúde em garantir o acesso das pacientes a essas guias com a frequência correta[4-8,17-21].

Cabe destacar, também, o papel do profissional de enfermagem na busca ativa das pacientes, por intermédio dos agentes comunitários de saúde, para realização dos exames complementares com a regularidade indicada, de modo a garantir a adesão e o seguimento das pacientes no rastreamento. Essa responsabilidade deve envolver todos os profissionais da Unidade Básica de Saúde por meio das reuniões de equipe em que são indicadas as pacientes que devem ser buscadas ativamente[8,9,18-21].

SEGUIMENTO DIAGNÓSTICO

Após a suspeita apontada pelos recursos de rastreamento (AEM, ECM e MMG), a investigação deve continuar para confirmação ou afastamento do diagnóstico de câncer de mama por meio dos demais métodos diagnósticos corretamente indicados pelo especialista. A depender do caso clínico, a sequência diagnóstica indicada pode ser iniciada por ultrassonografia, ressonância magnética, biópsia cirúrgica, biópsia percutânea com agulha grossa (PAG) ou biópsia aspirativa por agulha fina (PAAF)[4,5,8].

Nessa fase do processo assistencial, todos os procedimentos exigem a participação do profissional de enfermagem em razão do cuidado no acolhimento emocional e da educação sobre cada procedimento a ser realizado. Vale destacar que a atuação dos enfermeiros se dá por meio de ações integradas com outros profissionais da equipe de saúde, de maneira humanizada, para garantir apoio à paciente[22].

Está bem estabelecido na literatura que o atraso entre o início do diagnóstico e o início do tratamento impacta negativamente a sobrevida em longo prazo, de modo que esse período deve ser de, no máximo, 3 meses para pacientes sintomáticas e de 6 meses para assintomáticas[18-21]. Para assegurar essa agilidade, é indispensável a atuação dos profissionais de enfermagem em todas as etapas do seguimento diagnóstico, desde a avaliação inicial e o acolhimento à paciente até a definição diagnóstica[4,8]. Além disso, o apoio, a atenção e o suporte emocional são fatores essenciais que devem estar presentes na assistência de enfermagem à paciente diagnosticada com câncer de mama, devendo fazer parte do cuidado da enfermagem ouvir, tocar, expressar sentimentos, bem como estar disponível para assistir as pacientes em sua totalidade, observando a relação corpo-mente[9-11,17].

Na consulta inicial de enfermagem que antecede os procedimentos diagnósticos, deve ser feito o esclarecimento acerca da atual condição da paciente em relação à suspeita de câncer, além de fornecidas explicações sobre a doença em si e desconstruídos os estigmas que ela e os familiares ou acompanhantes possam ter sobre a doença, acolhendo-os emocionalmente.

Convém investigar ainda história da doença atual, hábitos de vida, alergias, medicamentos em uso e histórico mórbido pessoal, ginecológico, obstétrico e familiar, bem como aferir parâmetros vitais e antropométricos. No preparo pré-operatório, caso específico das biópsias por agulha grossa e cirúrgica, também cabe ao profissional da enfermagem oferecer orientações sobre o regime dieta/jejum, o uso de sutiã adequado, a movimentação dos membros, os cuidados com a ferida e o curativo, entre outros[22-24].

No cuidado pós-operatório, um tempo especial deve ser dedicado às orientações de soroterapia, dreno, curativo cirúrgico, sutiã mais adequado, posição e repouso no leito, movimentação dos membros superiores e inferiores no tempo e intensidade adequados, manejo da dieta, realização de exercícios respiratórios, verificação frequente dos sinais vitais, avaliação do tempo de internação, controle de visitas, alta hospitalar, orientações quanto a esforços após a alta e situações em que a paciente deverá procurar o hospital antes do retorno agendado[22-24].

CUIDADOS COM PACIENTES EM TRATAMENTO CIRÚRGICO

A abordagem do profissional de enfermagem à paciente que será submetida a tratamento cirúrgico é análoga à realizada nos procedimentos diagnósticos, aliando o acolhimento emocional à explicação dos aspectos técnicos e da programação da equipe assistente[1,11,15].

Essa abordagem técnica irá variar conforme a indicação cirúrgica e o contexto em que a paciente se encontra e inclui o estádio da doença, a terapêutica utilizada e seus possíveis efeitos colaterais. Está bem estabelecido que as demandas das pacientes com indicação de cirurgias mamárias conservadoras diferem das que apresentam indicações de cirurgias mais radicais, bem como que é essencial a abordagem do profissional da enfermagem para atender bem essas demandas[22-29].

Além disso, devem ser dadas orientações sobre a preparação para o procedimento, como exames radiológicos e laboratoriais, alimentação, hidratação, compreensão e assinatura do Termo de Consentimento Livre e Esclarecido (TCLE), demais documentações e itens a serem levados para a estadia no hospital, preparo da pele para a cirurgia, rotinas do serviço de saúde, recepção e acolhimento no centro cirúrgico e na sala de cirurgia, anestesia, sala de recuperação anestésica, entre outros[22-29].

Convém também fornecer orientações acerca dos cuidados a serem tomados no pós-operatório com a soroterapia, curativo cirúrgico, uso de sutiã adequado, posição de repouso no leito, mobilização dos membros, liberação da dieta, verificação dos sinais vitais, tempo de internação visitas, até a alta hospitalar.

A partir disso, a paciente também deve ser orientada sobre os cuidados a serem tomados após a alta, como cuidados com a alimentação, evitar esforços físicos e situações de alerta em que deverá procurar o hospital antes do retorno ao médico responsável ou mesmo emergências. Cabe também direcionar a paciente quanto ao autocuidado com o sítio cirúrgico, dreno e membro homolateral, e encaminhá-la aos grupos de apoio na atenção básica para acompanhamento quanto aos aspectos educativos, sociais e emocionais, visando à sua reabilitação[22-29].

Não são raras as pacientes que, submetidas a cirurgias, em especial as mais extensas, como mastectomia, vivenciam desordens psicológicas muito graves. A mama tem um papel importante na autoestima das pacientes, sendo um órgão muito valorizado na construção social de feminilidade tanto em termos de estética como de funcionalidade, de modo que após sua retirada os sentimentos mais comumente presentes são de medo, rejeição, culpa e perda, o que acarreta vários transtornos, como de autoimagem, autoestima, sexuais, de sono e ansiedade, entre outros. Para manejar esse problema, cabe reforçar a importância do suporte emocional, especialmente o oferecido pelos profissionais de enfermagem, e o papel dos grupos interdisciplinares de suporte à saúde da paciente oncológica, incluindo psicólogos e psiquiatras[17,22-29].

CUIDADOS COM PACIENTES EM RADIOTERAPIA

A radioterapia é uma técnica de tratamento do câncer de mama que se utiliza da radiação ionizante para danificar as células tumorais, mas que também causa danos a tecidos sadios e diversas complicações, como diretamente à pele, ao tecido subcutâneo e às mucosas da região irradiada, e indiretos, como xerostomia e fadiga. Dentre as competências do profissional de enfermagem está o manejo desses eventos adversos, além da orientação, prevenção, tratamento e reabilitação ao longo da permanência da paciente no serviço de radioterapia.

A radioterapia pode ser administrada por meio de teleterapia ou braquiterapia. Para cada um desses tipos existem recomendações específicas para o profissional de enfermagem[28]. No manejo da paciente submetida à teleterapia, cabe ao enfermeiro individualizar o atendimento à paciente, avaliando a localização do tumor, as doses e a energia específica que interferem nas toxicidades agudas, bem como orientá-la quanto à importância de comparecer às consultas e das mudanças de vida ao longo do tratamento e esclarecer suas dúvidas.

Além disso, constitui uma boa estratégia realizar sempre uma *checklist* para avaliar a compreensão de todas as orientações fornecidas na primeira consulta. No seguimento, convém avaliar a área da pele irradiada e investigar mucosite oral e, se necessário, proceder ao encaminhamento da paciente para que outro profissional possa manejar os efeitos colaterais[22,28].

Por outro lado, no manejo da paciente a ser submetida à braquiterapia, a primeira consulta de enfermagem deve ser realizada cerca de 1 semana antes do início do tratamento. Nessa consulta, a paciente deverá ser orientada sobre todo o procedimento: horário, tempo, jejum, sedação e possíveis intercorrências. Essas orientações podem ser reforçadas por meio de material didático (*folders* de orientação).

Nas consultas seguintes, avalia-se o entendimento da paciente sobre as orientações recebidas na primeira consulta, intervindo em cada necessidade ou a encaminhando para outro profissional. Por fim, na última consulta a paciente é orientada sobre a importância da consulta de revisão, normalmente após 30 dias, e sobre a prescrição médica, bem como a entrar em contato com o serviço para quaisquer esclarecimentos porventura necessários[22,28].

As manifestações que ocorrem na pele, as chamadas radiodermites, costumam ser agudas, variando dos graus I a IV de acordo com a gravidade. A mais frequente nas pacientes com câncer de mama é a radioepitelite, que é mais comum em regiões de dobra, devido à umidade e à fricção local, como as axilas e a região inframamária.

O profissional de enfermagem atua na prevenção da radiodermite mediante a aplicação do protocolo de prevenção, que inclui hidratação – como uso de hidratante à base de aloe vera duas vezes ao dia (não antes da radiação ionizante), uso de roupas com tecido de algodão, além de evitar medidas como depilação da área, uso de roupas sintéticas e/ou escuras, exposição da pela ao sol durante o tratamento etc[22,28].

Outro efeito colateral é a fadiga, a qual é possível em todas as pacientes no decorrer do tratamento e não prejudica necessariamente a atividade profissional ou cotidiana, o que precisa ser esclarecido antes do início do tratamento. Em geral, a fadiga aumenta progressivamente durante o tratamento e permanece em um platô entre a quarta e quinta semanas, até apresentar regressão 2 semanas após o término do tratamento. A paciente deve ser encaminhada à nutrição para controle e orientada a evitar esforço físico e estimular o repouso[22,28].

CUIDADOS COM PACIENTES EM QUIMIOTERAPIA

O tratamento com quimioterápicos consiste no uso de fármacos com o objetivo de tratar as neoplasias malignas, a maioria de maneira não específica, lesionando tanto células malignas como benignas. Por isso, os fármacos prejudicam indistintamente o tumor e os tecidos sadios de proliferação rápida, como o sistema hematopoético e as mucosas. Os tratamentos são realizados em ciclos em que os fármacos são administrados por certo período e depois suspensos para que a paciente se recupere antes de um novo ciclo[22,28].

Os efeitos colaterais da quimioterapia são divididos, de acordo com o tempo de manifestação, em imediatos, precoces, retardados e tardios. Os imediatos resultam de intoxicação aguda, como náusea, vômitos, flebite, hiperuricemia e insuficiência renal aguda, ao passo que os precoces refletem as repercussões dos fármacos nos sistemas com alta taxa de replicação, como deficiências hematológicas (anemia, leucopenia, plaquetopenia), de pele (alopecia) e mucosas (diarreia). Os sintomas tardios são esterilidade, atrofia de gônadas e novos tumores malignos, os quais levam anos para se manifestar e são particularmente difíceis de manejar, uma vez que o vínculo da paciente com o serviço especializado tende a ser cada vez mais esparso após a alta[28,30-32].

O tratamento com quimioterápicos é muito temido pela maioria das mulheres, principalmente em virtude dos efeitos colaterais imediatos e precoces, como alopecia, que provoca significativas alterações na autoimagem. O impacto causado pela queda dos cabelos é explicado por sua ocorrência súbita e por ser a calvície algo visível, que expõe a doença e altera a autoestima da mulher[17,22,28].

Nesse sentido, o controle dos sintomas da quimioterapia, atribuição do enfermeiro, é particularmente difícil, pois as pacientes respondem mal às medicações disponíveis. Por exemplo, mesmo com o uso correto de medicamentos antieméticos e técnicas de posicionamento no leito, metade das pacientes em quimioterapia apresenta episódios vômitos persistentes. Outros efeitos comuns são a diarreia, que leva à desidratação e a distúrbios hidroeletrolíticos, ou a constipação intestinal, que pode causar distensão intestinal e até mesmo ruptura e sepse. Além disso, assim como as pacientes submetidas à radioterapia, as que recebem quimioterapia estão sujeitas às mucosites, cuja melhor abordagem consiste em prevenção dos fatores sabidamente de risco e modificáveis, como etilismo e tabagismo, desidratação, desnutrição e má higiene bucal[22,23,30-32].

Em relação aos sintomas sistêmicos, os mais comuns são anorexia, fadiga e dor. Além das diversas lesões possíveis no trato digestório, a quimioterapia pode acarretar diminuição do paladar, o que pode prejudicar muito o apetite da paciente. A fadiga, sintoma mais frequente, por vezes inicia antes do diagnóstico de câncer e perdura bastante tempo depois de concluído o tratamento.

A dor pode manifestar-se de formas muito diferentes, dependendo do padrão da doença e da paciente, de modo que qualificar bem os aspectos da dor pode ajudar até mesmo na suspeita de possível complicação da doença. A aplicação de questionários padronizados (McGill) pode orientar a administração de analgésicos inicialmente pelo enfermeiro, ao passo que para pacientes com dores mais graves é necessária a intervenção médica para prescrição dos demais medicamentos.

Os três sintomas citados têm em comum um aspecto multifatorial e generalizado, com forte impacto psicológico e social na vida da paciente. O acolhimento e o apoio psicossocial fornecidos pelo enfermeiro são instrumentos reconhecidamente potentes para combater dor, fadiga e anorexia, além de prevenir ou identificar precocemente problemas de ordem psicológica/psiquiátrica de modo a dar seguimento ao tratamento.

Finalizados os ciclos de tratamento, a enfermagem contribui com o manejo clínico e psicossocial da paciente, incluindo a abordagem das sequelas transitórias e definitivas do tratamento, em particular as mais estigmatizantes, como alopecia, de modo que seu trabalho na construção positiva da autoimagem da paciente é essencial para reintegrá-la na sociedade, no convívio familiar e no mercado de trabalho[30-32].

CUIDADOS PALIATIVOS

Infelizmente, em virtude de inúmeros fatores, como dificuldade de acesso aos serviços de saúde, atrasos no diagnóstico e características biológicas do próprio tumor, muitas vezes as pacientes já se apresentam com a doença em estádio muito avançado, o que se configura como um quadro clínico incurável. Nesse caso, a assistência em saúde por parte de toda a equipe deve ser direcionada aos cuidados paliativos, sendo essesncial o papel do profissional da enfermagem nesse processo[7,22,28-32].

Segundo a OMS, os cuidados paliativos consistem em uma abordagem que visa melhorar a qualidade de vida dos pacientes e familiares no enfrentamento de doenças com potencial risco de morte por meio da prevenção e do alívio do sofrimento. A abordagem caracteriza-se pela prevenção e alívio do sofrimento a partir da identificação precoce, avaliação correta e tratamento da dor e de outros problemas de ordem física, psicossocial e espiritual. As ações paliativas devem ser implementadas em todos os níveis de atenção à saúde e envolver todos os profissionais da equipe multiprofissional assistente, contribuindo para o melhor controle dos sintomas e objetivando uma sobrevida com qualidade[7,22,28-32].

Os cuidados incluídos no plano de paliação estão voltados basicamente para higiene, alimentação, curativos e ostomias, com foco especial na analgesia, conforme as necessidades de conforto. Apesar da aparente simplicidade, esses cuidados demandam a aquisição de conhecimentos e habilidades técnicas em conformidade com os critérios científicos[28-32].

Na consulta de enfermagem em cuidados paliativos, o profissional deve promover educação clara e objetiva sobre os cuidados a serem tomados e ser resolutivo em suas ações. A paciente e seu cuidador devem compreender todas as ações e sua importância para o plano terapêutico de acordo com suas necessidades e capacidade funcional.

Para isso é fornecido o apoio familiar necessário ao enfrentamento do luto antecipado, tão frequente entre os parentes de pacientes oncológicos terminais. Por fim, é importante identificar, dentro da estrutura assistencial da paciente (em geral, o próprio núcleo familiar), quem tem o melhor perfil para cumprir o papel de cuidador e assumir todos os cuidados necessários, como alimentação, higiene, curativos, apoio emocional, conforto e administração das medicações, entre outros. O cuidador é considerado um membro da equipe de cuidados paliativos[7,22,28-32].

Quanto aos sintomas, o mais frequente é a dor, que chega a afetar 90% das pacientes com doença avançada e pode ser causada tanto pelo próprio tumor como pelos efeitos adversos do tratamento. Em geral, a dor ocorre em um estádio em que já não é mais possível a cura da doença. Cabe ao profissional da enfermagem avaliar e quantificar a dor por meio de questionários e monitorar se há progressão ou regressão do quadro, bem como estimular o autocuidado e o uso de técnicas não farmacológicas para alívio da dor, como massagens, relaxamento e aplicação de calor e frio, de modo a minimizar a necessidade de analgésicos. Por fim, é essencial a educação do cuidador e dos demais membros da rede assistencial da paciente sobre as condições de saúde e os cuidados a serem adotados[7,22,28-32].

Além da dor, outros sintomas são frequentes, como fadiga, anorexia, náuseas, vômitos, constipação intestinal, dispneia e até alterações cognitivas. Para manejo eficaz nesses casos, cabe ao profissional da enfermagem educar e informar a paciente e o cuidador sobre o surgimento desses sintomas e as medidas de autocuidado para prevenir sua ocorrência e para melhor manejá-los quando e caso aconteçam[7,22,28-32].

Portanto, os enfermeiros que atuam em equipe multidisciplinar devem engajar-se na atenção às mulheres com câncer de mama, utilizando-se desse momento para reafirmar seu papel na promoção de uma assistência de enfermagem centrada no estímulo ao autocuidado e ajudando as pacientes na prevenção, detecção precoce e enfrentamento da doença, ou seja, na vivência da descoberta do câncer, no tratamento em busca da cura do câncer e na superação do câncer ou dos cuidados paliativos.

CONSIDERAÇÕES FINAIS

Tradicionalmente, a formação dos profissionais da saúde ocorre de maneira relativamente isolada, sem o planejamento de experiências específicas que estimulem o contato entre os estudantes de diferentes carreiras.

Pautada no reconhecimento da interdependência entre a formação e as práticas de saúde, a colaboração interprofissional, com o reconhecimento dos diferentes papéis e da complementaridade das ações, pode contribuir para o fortalecimento do trabalho colaborativo em equipe, bem como para a prática colaborativa entre equipes e serviços da rede de atenção por meio do reconhecimento dos papéis dos profissionais e da integração no processo de trabalho em saúde.

Referências

1. Brasil. Ministério da Saúde. Política Nacional de Atenção Básica. Ministério da Saúde: Brasília, 2012 [acesso em 2021 Apr 21]. Disponível em: http://189.28.128.100/dab/docs/publicacoes/geral/pnab.pdf
2. World Health Organization. Cancer control: knowledge into action: WHO guide for effective programmes. Prevention. Geneva, 2007 [cited 2021Apr 21]. Avaliable from: https://apps.who.int/iris/bitstream/handle/10665/43743/9241547338_eng.pdf?sequence=1
3. Peduzzi M, Oliveira MAC, Silva JAM, Agreli HLF, Miranda Neto MV. Trabalho em equipe, prática e educação interprofissional. In: Clínica médica: atuação da clínica médica, sinais e sintomas de natureza sistêmica, medicina preventiva, saúde da mulher, envelhecimento e geriatria. Barueri: Manole, 2016.
4. Campos GSW. Equipes de referência e apoio especializado matricial: um ensaio sobre a reorganização do trabalho em saúde. Ciência & Saúde Coletiva 1999; 4(2):393-403.
5. Instituto Nacional de Câncer José Alencar Gomes da Silva. Diretrizes para a detecção precoce do câncer de mama no Brasil. Rio de Janeiro, 2015 [acesso em 2021 Abr 21]. Disponível em: https://www.inca.gov.br/publicacoes/livros/diretrizes-para-deteccao-precoce-do-cancer-de-mama-no-brasil.

6. Rodrigues JRG, Salun AALA, Oliveira VASC, Lima PB, Nunes MR. Importância do enfermeiro para o controle do câncer de mama: revisão narrativa. REAS 2020;(55):e3668 [acesso em 2021 Abr 22]. Disponível em: https://acervomais.com.br/index.php/saude/article/view/3668.
7. Instituto Nacional de Câncer José Alencar Gomes da Silva. ABC do câncer: abordagens básicas para o controle do câncer / organização Mario Jorge Sobreira da Silva [Internet]. 4. ed. Rio de Janeiro: Inca, 2018. 111 p
8. Brasil. Ministério da Saúde. Secretaria de Atenção à Saúde. Departamento de Atenção Básica. Controle dos cânceres do colo do útero e da mama / Ministério da Saúde, Secretaria de Atenção à Saúde, Departamento de Atenção Básica. 2. ed. Brasília: Editora do Ministério da Saúde, 2013. 124 p.
9. Conselho Federal de Enfermagem. Resolução COFEN 358/2009. Dispõe sobre a Sistematização da Assistência de Enfermagem e a implementação do Processo de Enfermagem em ambientes, públicos ou privados, em que ocorre o cuidado profissional de Enfermagem, e dá outras providências. Diário Oficial da União. 2009 Oct 23; Seção 1, p. 179
10. Santos IMF, Fontes NCF, Silva RS, Brito SSJ, organizators. SAE – Sistematização da assistência de enfermagem: Guia prático. Salvador: COREN – BA, 2016. 40 p. [acesso em 2021 Abr 21]. Disponível em: http://biblioteca.cofen.gov.br/wp-content/uploads/2020/09/sistematizacao-assistencia-enfermagem-guia-pratico.pdf.
11. Pereira ACA, Oliveira DV, Andrade SSC. Sistematização da Assistência de Enfermagem e o Câncer de Mama entre Mulheres. Ciências da Saúde Nova Esperança 2018; 16(1):39-47.
12. Buja A, Pierbon M, Lago L, Grotto G, Baldo V. Breast Cancer Primary Prevention and Diet: An Umbrella Review. Int J Environ Res Public Health 2020; 17(13):4731.
13. Lilleborge, M, Falk RS, Sørlie T, Ursin G, Hofvind S. Can breast cancer be stopped? Modifiable risk factors of breast cancer among women with a prior benign or premalignant lesion. Int J Cancer 2021; 1-10.
14. Ohl ICB, Ohl RIB, Chavaglia SRR, Goldman RE. Ações públicas para o controle do câncer de mama no Brasil: revisão integrativa. Revista Brasileira de Enfermagem 2016; 69(4):793-803.
15. Moreno ML. O papel do enfermeiro na abordagem do câncer de mama na estratégia de saúde da família [undergraduate thesis]. Uberaba: Curso de Especialização em Atenção Básica em Saúde da Família, Universidade Federal de Minas Gerais, 2010. 50 p.
16. Carvalho APR; dos Santos TMB; Linhares FMP. Promoção do Autocuidado a Mulheres Mastectomizadas. Cogitare Enfermagem 2012; 17(3):485-91.
17. Almeida TG, Comassetto I, Alves KMC, Santos AAP, Silva JMO, Trezza MCSF. Vivência da mulher jovem com câncer de mama e mastectomizada. Esc Anna Nery 2015; 19(3):432-8.
18. Lourenço T, Mauad E, Vieira R. Barreiras no rastreamento do câncer de mama e o papel da enfermagem: revisão integrativa. Revista Brasileira de Enfermagem 2013; 66(4):585-91.
19. Paiva CJK de, Cesse EAP. Aspectos Relacionados ao Atraso no Diagnóstico e Tratamento do Câncer de Mama em uma Unidade Hospitalar de Pernambuco. Revista Brasileira de Cancerologia 2015; 61(1):23-30.
20. Tramonte MS, Silva PCS, Chubaci SR, Cordoba CCRC, Zucca-Matthes G, Vieira RAC. Delay in diagnosis of breast cancer in a public oncologic hospital. Medicina (Ribeirao Preto Online) 2016; 49(5):451-62.
21. Trufelli D, Miranda V, Santos M et al. Análise do atraso no diagnóstico e tratamento do câncer de mama em um hospital público. Revista da Associação Médica Brasileira 2008; 54(1):72-6.
22. Silva MFSS, Figueiredo ES, Pereira MS. Aspectos da Atenção à Saúde da Mulher no Setor de Mastologia do Ambulatório de um Hospital Universitário do Município de Belo Horizonte. In: Spagnol CA, Velloso ISC, organizadores. Ambulatório de especialidades: subsídios conceituais e organização de serviços a partir das experiências da enfermagem. 1. ed. São Paulo: Hucitec, 2020: 100-22.
23. Barreto RAS, Suzuki K, Lima MA, Moreira AA. As necessidades de informação de mulheres mastectomizadas subsidiando a assistência de enfermagem. Revista Eletrônica de Enfermagem 2009; 10(1):110-23.
24. Trescher GP, Amante LN, Rosa, LMD et. al. Sistematização da consulta de enfermagem em pré-operatório às mulheres com câncer de mama. Enfermagem em Foco 2021; 11(5):40-7.
25. Matoso LML, Melo JAL, Oliveira KKD. As Necessidades Assistenciais do Perioperatório da Mastectomia. Rev Saúde Publ Santa Cat 2014; 7(1):8-23.
26. Panobianco MS, Felipe IO, Canete ACS, Nunes LC, Prado MAS. Assistência de enfermagem em núcleo de reabilitação: O papel do enfermeiro na reabilitação. Reventerm UERJ 2020; 28:e51082.
27. Ambrósio DCM, Santos MA. Apoio social à mulher mastectomizada: um estudo de revisão. Ciência & Saúde Coletiva 2015; 20(3):851-64.
28. Barbosa M, organizador. Ações de enfermagem para o controle do câncer. 3. ed. Rio de Janeiro: INCA, 2008. 624 p.
29. Fangel LMV, Panobianco MS, Kebbe LM, Almeida AM, Gozzo TO. Qualidade de vida e desempenho de atividades cotidianas após tratamento das neoplasias mamárias. Acta Paulista de Enfermagem 2013; 26(1):93-100.
30. Costa AIS, Chaves MD. Dor em pacientes oncológicos sob tratamento quimioterápico. Rev Dor. São Paulo 2012; 13(1):45-9
31. Ruela LO, Siqueira YMA, Gradim CVC. Pain evaluation in patients under chemotherapy: application of McGill pain Questionnaire. Revista Dor 2017; 18(2):156-60.
32. Saldanha ZO, Sá AMM, Santos MNA, Santana ME. O Cuidado de Enfermagem para a Mulher que Vivencia Câncer de Mama com Metástase Óssea. Enferm Foco 2020; 11(5):34-9.

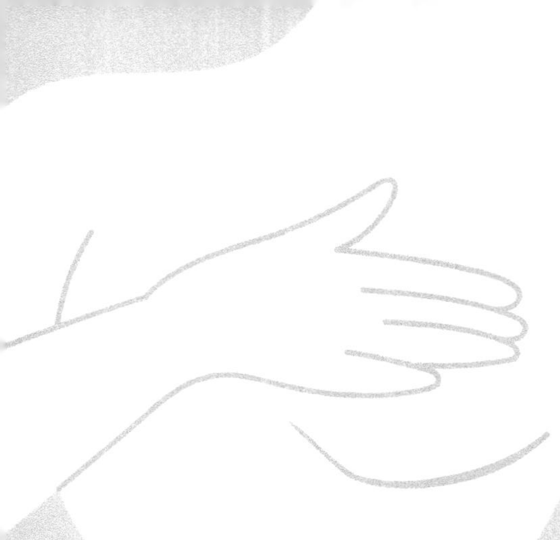

CAPÍTULO

48

Aspectos Psicológicos das Mulheres com Câncer de Mama

Grace Pereira dos Santos
Admilson Lemos da Costa Filho
Matheus Gomes Salgado

INTRODUÇÃO

A simples possibilidade de diagnóstico de câncer é causa de medo na maioria das pessoas e, nesse momento de certeza diagnóstica, com frequência a primeira reação é de choque: "isso não pode estar acontecendo comigo." A sensação é de estar vivendo em um pesadelo. Receber o diagnóstico de câncer, para muitos pacientes, foi associado ao medo de experimentar dores intensas, bem como da estigmatização e de perder o controle da vida e a vida em si[1].

Não é difícil compreender esse quadro. Reflita na sua experiência como humano. Você pensa no futuro, faz planos, projetos de curto e longo prazo; trabalha objetivando alcançar algumas recompensas. Perceba-se como um indivíduo capaz de se realizar nas múltiplas dimensões da vida. Nós temos uma habilidade ímpar de prognosticar o que desejamos na nossa vida afetiva, familiar, profissional e social. Costumamos organizar, portanto, sonhos e expectativas de forma linear. Entretanto, o câncer, ainda concebido como "sentença de morte", subverte a linearidade do cotidiano. Paciente e familiares próximos perdem a vida "normal", tal como era vivida antes do diagnóstico. O contato com a finitude, de maneira súbita e ríspida, e a quebra da crença infundada de que doenças fatais só acontecem com os "outros" desencadeiam sofrimento psíquico. A partir daí, é comum o doente e seus entes queridos passarem por um complexo processo de luto[2,3].

Embora esse cenário incipiente ao diagnóstico seja praticamente universal, é preciso ressaltar que cada tipo de câncer provoca um impacto psicológico diferente com diversas repercussões emocionais e desfechos. Uma variável muito importante nessa questão é a localidade ou o órgão onde se encontra a neoplasia primária. Neste capítulo enfocaremos os principais aspectos psicológicos das mulheres com câncer de mama.

IMPACTOS PSICOLÓGICOS GERAIS

Antes mesmo de procurar ajuda médica, a percepção de um nódulo mamário é capaz de criar uma inquietação interna, alimentada por dúvidas e incertezas. Com a confirmação de que o achado é um tumor maligno, a angústia e o medo da morte, do sofrimento e do estigma se fazem presentes[1,4]. Além do processo de luto, durante o primeiro ano após o diagnóstico, algumas mulheres demonstram considerável sofrimento psicológico, incluindo choque, dormência emocional, ansiedade e depressão. Tudo isso acaba perturbando diversas áreas da vida, sobretudo na mulher jovem (com 50 anos de idade ou menos)[5].

IMAGEM CORPORAL, FEMINILIDADE E SEXUALIDADE

Apesar de intimamente conectados e indissociáveis, para fins didáticos esses três elementos serão abordados separadamente. A literatura acerca dos aspectos psicológicos das mulheres com câncer de mama os enfatiza bastante, podendo ser analisados como pontos-chave para uma boa compreensão multidimensional dessas mulheres. Impactos na imagem corporal e na sexualidade são as motivações mais frequentes entre os pesquisadores dos artigos ao se realizar uma revisão de literatura[6].

IMAGEM CORPORAL

Segundo o psiquiatra e psicanalista Paul Schilder, "entende-se por imagem corporal (IC) a figuração de nosso corpo formada em nossa mente; ou seja, o modo pelo qual o corpo se apresenta para nós". A elaboração da IC é tridimensional, por envolver aspectos fisiológicos, psicológicos e sociais. Ela também se relaciona com as emoções, pensamentos e relacionamentos interpessoais. Desse modo, a IC está em constante autoconstrução, vive em contínua diferenciação e integração. Ao se resumirem de maneira simplista as ideias de Schilder, temos que o corpo é a expressão de uma personalidade[7].

O câncer de mama, muito além de afetar o corpo anatômico, incide sobre essa personalidade de maneira muito mais pronunciada e com maior prejuízo entre as mulheres mais jovens. Além disso, existe a correlação da alta prevalência de alteração negativa de IC entre mulheres que priorizam a aparência. Os procedimentos cirúrgicos são os principais causadores desses prejuízos. Observa-se que mulheres mastectomizadas radicalmente apresentam frequência maior de problemas com a percepção da IC. Não só evitam ir à praia e usar roupas mais cavadas, como também se afastam mais dos amigos em relação às mulheres em outras situações de vida[8].

Em geral, percebe-se que quanto menos mutiladora e mais conservadora for a cirurgia maiores são os índices de satisfação com a própria IC. A reconstrução mamária é outra variável que costuma ser avaliada junto à satisfação da mulher após o tratamento. Estudos mostram que as mulheres mastectomizadas, quando comparadas às posteriormente submetidas à reconstrução mamária, queixaram-se mais da IC, demonstrando grande descontentamento estético[8].

Um estudo japonês ilustra bem essas questões ligadas à evolução psicológica das pacientes conforme os respectivos tipos de cirurgia. Foram comparados três grupos: (1) mulheres submetidas à mastectomia poupadora de pele ou mamilo, acompanhada de reconstrução mamária imediata; (2) mulheres que só realizaram mastectomia radical; e (3) mulheres submetidas a cirurgias conservadoras. Níveis maiores de satisfação e melhor IC foram encontrados nos grupos de reconstrução e conservação de mama e os menores no das mulheres mastectomizadas radicalmente[9].

As insatisfações, a ansiedade, a tensão e outros sintomas negativos estão, portanto, intimamente relacionados com alterações na autoimagem da mulher. O processo terapêutico é doloroso para o físico e a mente, e a mudança na percepção do próprio corpo acaba dificultando os relacionamentos sociais e a própria sexualidade[10].

FEMINILIDADE

Um atributo muito valorizado na questão sexual da mulher é a feminilidade, visto que o corpo feminino constitui uma simbologia muito grande na construção do ser mulher. A maternidade, o desejo e a satisfação sexual, por exemplo, são conceitos que se conectam nessa construção sociocultural, principalmente no momento atual, com a supervalorização do corpo feminino promovida pela mídia e o culto ao narcisismo, que acentuam a preocupação estética da sociedade moderna[6,10].

Assim, quando a mulher adquire uma doença que compromete esse corpo carregado de simbologia, ela sente que sua identidade e capacidade de "ser mulher" são destruídas. Um momento emblemático em que isso acontece é logo após as primeiras sessões de quimioterapia. Além dos efeitos gastrointestinais (enjoo, vômitos, diarreia), da perda de peso e da fadiga intensa, o que por si só altera a autopercepção de saúde, vitalidade e IC, a quimioterapia provoca a queda dos cabelos[10].

Por isso, algumas mulheres relatam sentimentos de angústia e tristeza, o que contribui para seu afastamento do convívio social por entenderem que estão fora dos padrões aceitos pela sociedade. O "ser diferente" provoca curiosidade e implica comentários e olhares de desaprovação ou piedade em relação à nova imagem. Esse estigma acarreta um tipo de sofrimento com alguns danos irreparáveis, como a perda da identidade, das oportunidades de vida e da esperança[11].

Em alguns estudos sobre as experiências dessas pacientes, a perda dos cabelos é relatada como mais dolorosa do que a retirada da mama. Entretanto, muitas mulheres apresentam uma capacidade de enfrentamento mais desenvolvida e se utilizam de recursos mentais e materiais para superar as adversidades impostas pela doença, mitigando ou impedindo o desmantelamento da feminilidade e da socialização. Em um dos estudos, uma participante declarou: "Eu só lembrava que estava doente quando os outros perguntavam e por causa do cabelo que caiu; caiu sobrancelha [...]. Eu fiquei horrível; fiquei bastante feia, mas mesmo assim eu colocava uma peruquinha, me enfeitava toda, colocava salto e a roupa, tudo arrumadinho, e ia pra químio [...] trabalhava e até cantava"[12].

SEXUALIDADE

Tanto a quimioterapia como a hormonioterapia podem promover sintomas que prejudicam a vida sexual das pacientes com câncer de mama. No aspecto fisiológico, a falta de lubrificação vaginal, a diminuição da libido, a fadiga e a dispareunia (dor na relação sexual) acabam causando desconforto durante a relação sexual ou sua evitação. No âmbito psicológico, os desconfortos advêm da tristeza e da angústia em razão das alterações de IC. A falta de cabelos, sobrancelha, pelos pubianos e/ou um seio mutilado também ocasionam mudanças no comportamento sexual em razão da sensação de incompletude, de ser "menos mulher". Aliás, o próprio início do tratamento quimioterápico pode desencadear o bloqueio das relações íntimas com o parceiro[13].

As mulheres jovens apresentam taxas significativamente mais altas de disfunções sexuais, não parecendo ser um problema em curto prazo – sobreviventes do câncer, mesmo 5 a 10 anos após o diagnóstico, costumam queixar-se de dificuldades, incluindo secura vaginal, frequência reduzida de atividade sexual e diminuição da sensibilidade mamária.

Algumas psicopatologias também podem estar presentes nessas mulheres. Ansiedade e depressão alteram a excitação e diminuem o nível de interesse em relação ao parceiro. Além disso, mesmo na ausência de transtornos mentais, a busca do casal para lidar melhor com a nova realidade imposta pela doença pode contribuir para o desenvolvimento de uma preocupação que invade a vida íntima[5].

Em síntese, há fatores que afetam a vida sexual das mulheres jovens, mas também existem os que a ajudam a retomá-la, como os ilustrados na Figura 48.1. A primeira categoria é subdividida em "transtornos emocionais e físicos da descoberta do câncer de mama" e os "tratamentos para o câncer de mama" (Figura 48.2) A segunda categoria ("apoio social e afetivo para a retomada da prática sexual"), representada pela Figura 48.3, é subdivida em "o companheiro" e "os profissionais de saúde".

A equipe de saúde precisa superar as dificuldades para abordar as consequências do diagnóstico e tratamento na vida sexual das pacientes. A falta desse tipo de comunicação reforça atitudes de afastamento sexual. As pacientes, portanto, precisam receber orientações mais explícitas dos profissionais de saúde para que o momento seja vivenciado com menos sofrimento.

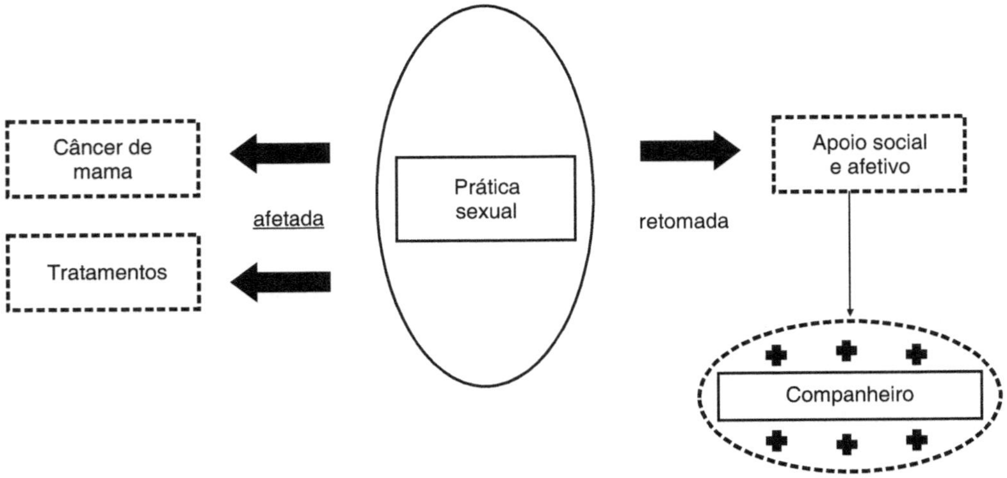

Figura 48.1 Entendendo os fatores que afetam a manutenção e os que contribuem para o retorno da prática sexual. (Adaptada de Mairink *et al.*, 2020 [13].)

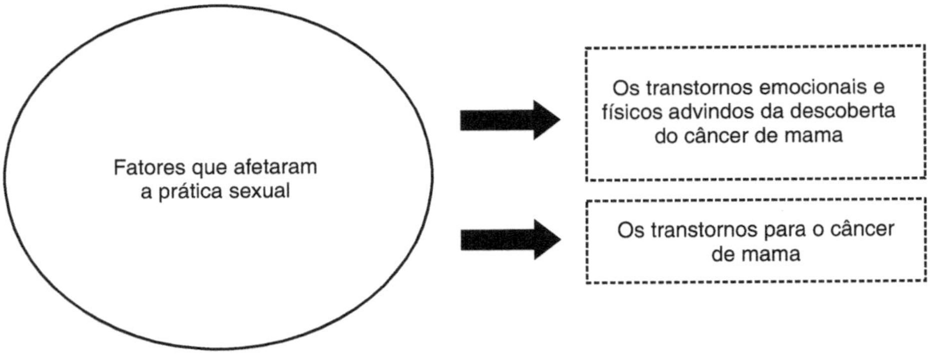

Figura 48.2 Compreendendo a prática sexual de mulheres jovens com câncer de mama. (Adaptada de Mairink *et al.*, 2020[13].)

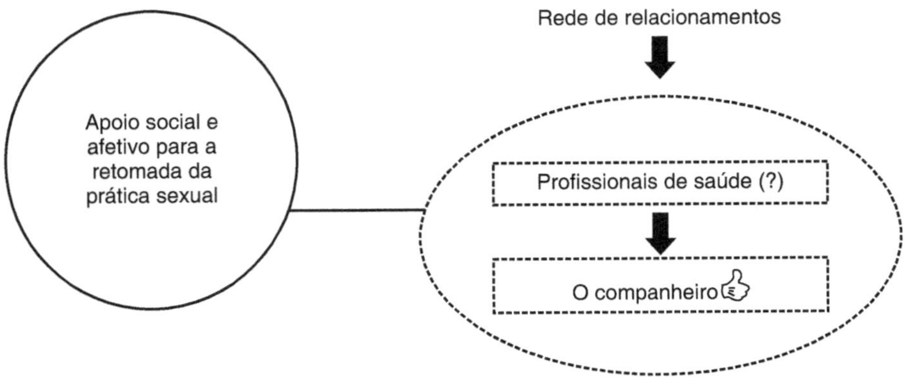

Figura 48.3 Entendendo as estratégias de enfrentamento para retomada da prática sexual. (Adaptada de Mairink *et al.*, 2020[13].)

Já o companheiro precisa apoiar a parceira, ajudando-a a superar as dificuldades causadas pela doença e as que se apresentem ao casal. Vivenciar as etapas do tratamento, participar das consultas médicas e acompanhar a parceira na quimioterapia são ações que ajudam o casal a compreender a nova dinâmica de vida. Quando há uma comunicação satisfatória, a perda da mama, por exemplo, torna-se uma questão pouco importante. Mulheres que recebem carícias e afeto são mais encorajadas à retomada da vida sexual e ao enfrentamento da doença[13].

Referências

1. Singer S. Psychosocial Impact of Cancer. Recent Results in Cancer Research 2018; 210:1-11.
2. Cardoso É, Santos M. Luto antecipatório em pacientes com indicação para o Transplante de Células-Tronco Hematopoiéticas. Ciência & Saúde Coletiva 2013; 18(9):2567-75.
3. Cardoso E, Garcia J, Mota M, Lotério L, Santos M. Luto antecipatório/preparatório em pacientes com câncer: análise da produção científica. Revista da SPAGESP 2018; 19(2):110-22.
4. Maluf M, Mori L, Barros A. O impacto psicológico do câncer de mama. Revista Brasileira de Cancerologia 2005; 51(2):149-54.
5. Baucom D, Porter L, Kirby J, Gremore T, Keefe F. Psychosocial Issues Confronting Young Women with Breast Cancer. Breast Disease 2006; 23(1):103-13.
6. Almeida T, Guerra M, Filgueiras M. Repercussões do câncer de mama na imagem corporal da mulher: uma revisão sistemática. Physis: Revista de Saúde Coletiva 2012; 22(3):1003-29.
7. Scatolin H. A imagem do corpo: as energias construtivas da psique. Psicologia Revista 2012; 21(1):115-20.
8. Santos D, Vieira E. Imagem corporal de mulheres com câncer de mama: uma revisão sistemática da literatura. Ciência & Saúde Coletiva 2011; 16(5):2511-22.
9. Ueda S, Tamaki Y, Yano K et al. Cosmetic outcome and patient satisfaction after skin-sparing mastectomy for breast cancer with immediate reconstruction of the breast. Surgery 2008; 143(3):414-25.
10. Sena L, Neves M. Os impactos psicológicos do diagnóstico e tratamento do câncer de mama em mulheres. Comunicação em Ciências da Saúde 2020; 30(01).
11. Reis A, Côrtes Gradim C. A alopecia no câncer de mama. Revista de Enfermagem UFPE on line 2018; 12(2):447.
12. Otani M, Barros N, Marin M. A experiência do câncer de mama: percepções e sentimentos. Revista Baiana de Enfermagem 2015; 29(3):229.
13. Mairink A, Côrtes Gradim C, Gozzo T, Canete A, Fendrich L, Panobianco M. A prática sexual de mulheres jovens em tratamento para o câncer de mama. Escola Anna Nery 2020; 24(3).

CAPÍTULO

49

Reabilitação Física e Funcional após Cirurgias Mamárias

Alessandra Tessaro
Luiza Cunha Martins
Isabelle Gomes Dias

INTRODUÇÃO

O tratamento cirúrgico para o câncer da mama pode resultar em complicações físico-funcionais inerentes a qualquer pós-operatório. As intercorrências mais comuns são infecções, necroses teciduais, seroma, aderência e deiscências cicatriciais, limitação da amplitude de movimento do ombro, síndrome da rede axilar (cordões linfáticos), dor, alteração sensorial, lesão de nervo motor e/ou sensitivo, fraqueza muscular e linfedema[1].

Diante dessas possíveis comorbidades, a fisioterapia pré e pós-operatória no câncer de mama merece destaque por tornar possível não só a reabilitação, mas também a prevenção e a recuperação funcional do membro superior, proporcionando mais qualidade de vida à paciente. Assim, reveste-se de grande importância conhecer o funcionamento da fisioterapia no câncer de mama e sua forma de contribuir diretamente para a reabilitação física e funcional da paciente.

PÓS-OPERATÓRIO DE CÂNCER DE MAMA

O câncer de mama pode afetar o funcionamento físico, social, psicológico e cultural da paciente, envolvendo anseios como perda de confiança, dificuldade para realizar atividades cotidianas, receio de ficar totalmente comprometida pela doença devido às possíveis metástases e medo da morte.

Nesse sentido, reabilitar consiste em restaurar a própria condição durante e após o tratamento do câncer de mama, envolvendo questões acerca da qualidade de vida, como satisfação pessoal, *status* emocional e econômico, comparação com os outros, desenvolvimento de habilidades e autoestima[2].

Há grande dificuldade de adaptação dessas mulheres de modo a se reintegrarem à vida "normal" após diagnóstico e tratamento do câncer de mama. A reabilitação deve incluir um plano de cuidados traçado pela equipe multidisciplinar de modo a oferecer o suporte adequado em todas as etapas do tratamento oncológico.

Para retomada das atividades de vida diária e do estilo de vida que antecediam o diagnóstico deve ser considerado não só o conhecimento científico, mas também os aspectos próprios às pacientes, para que não seja aceita uma visão de incapacitação causada pela doença. Além disso, torna-se possível a introdução de estratégias que as ajudarão a alcançar um franco restabelecimento. Com isso em vista, a reabilitação apropriada é essencial na recuperação de cirurgias de câncer de mama, incluindo cirurgia conservadora da mama, mastectomia, dissecção de linfonodo axilar e reconstrução mamária[3].

COMPLICAÇÕES PÓS-OPERATÓRIAS E CONDUTAS MÉDICAS INDICADAS

Independentemente de a abordagem cirúrgica ser radical ou conservadora, inúmeras complicações podem ocorrer após cirurgias mamárias. Comumente, essas consequências são dolorosas, limitantes e atrapalham a recuperação. Desse modo, é de fundamental importância o estudo dessas complicações, já que um tratamento adequado pode auxiliar a reabilitação funcional[4].

As principais complicações são infecções, necrose cutânea, seroma, lesões nervosas, dor, fraqueza no membro superior envolvido, complicações cicatriciais, problemas respiratórios (em até 22% dos casos), disfunção articular no ombro do hemicorpo envolvido (em 6,7% a 62% dos casos), encarceramento nervoso, alterações posturais do tronco (em até 25% dos casos) e linfedema (em 6,7% a 62,5% das pacientes)[5].

Em muitos casos observa-se a presença de dor, que pode ocorrer tanto durante a realização de movimentos de membros superiores como em repouso[6]. Também são possíveis problemas relacionados com a cicatrização, como aderência cicatricial, e alterações de sensibilidade em razão de lesões nervosas.

Todas as alterações precoces dificultam as atividades de vida diária que envolvem os tecidos e articulações em questão, diminuindo a qualidade de vida dessas mulheres[4]. Em relação às alterações tardias, é possível encontrar capsulite adesiva do ombro e linfedema, sendo as lesões de veias e da artéria axilar as situações de maior impacto e nível de complexidade.

Assim, as complicações devem ser identificadas o mais precocemente possível em busca de um tratamento adequado do quadro sintomático, bem como para prevenir possíveis complicações tardias, visando incluir essas mulheres em um programa de reabilitação para melhora da capacidade funcional e da qualidade de vida em longo prazo.

LINFEDEMA

As estimativas do risco de linfedema após tratamento do câncer de mama apresentam importante variação[7] e, de modo geral, as técnicas de biópsia de linfonodo sentinela reduzem o risco estimado de linfedema associado ao câncer de mama[8]. Aproximadamente 90% dos casos ocorrem durante os primeiros 24 meses após o tratamento, e o restante pode ocorrer até mesmo décadas depois[9].

O linfedema caracteriza-se pelo acúmulo de líquido linfático no tecido adiposo e seu diagnóstico é estabelecido clinicamente com base na avaliação do tamanho desproporcional do braço afetado e dos sintomas referidos pela própria paciente, como sensação de peso. Em relação ao tratamento, nenhum medicamento é indicado para aliviar o linfedema, sendo recomendadas intervenções fisioterapêuticas, como a terapia linfática descongestionante – que inclui desde cuidados com a pele até drenagem linfática manual – e a terapia compressiva associada à atividade física orientada.

Em alguns casos, as técnicas microcirúrgicas são usadas na tentativa de restaurar a função linfática, embora devam ser vistas como alternativas às intervenções físicas padrões para o tratamento de linfedema[10].

SEQUELAS AGUDAS PÓS-OPERATÓRIAS EM CIRURGIA DE CÂNCER DE MAMA

As sequelas iniciais mais comuns após cirurgia para câncer de mama incluem problemas de feridas, como seroma, celulite, necrose do retalho, abscesso, deiscência e hematoma[11].

A terapêutica indicada para esses casos depende diretamente da gravidade, como, por exemplo, se há necrose mínima na margem ou perda total do retalho. Essas sequelas podem aumentar o risco de morbidade em longo prazo, adiar indevidamente a terapia sistêmica e de radiação e atrasar a reabilitação[12].

Ruptura dos vasos linfáticos superficiais e internos

Essa complicação pós-cirúrgica é possível, assemelhando-se à celulite, porém sem a presença de um processo infeccioso real[11]. No caso da celulite leve, a terapia indicada consiste no uso de antibiótico oral, enquanto nos casos mais graves e sintomáticos a escolha adequada seria o tratamento com antibióticos parenterais e por fim, no caso de abscesso, costuma ser necessária a drenagem cirúrgica. Outra complicação possível é a necrose cutânea, que em geral pode ser tratada por meio de desbridamento[13].

Seroma

Complicação muito frequente no pós-operatório de cirurgias mamárias, o seroma é manejado por meio de drenagens ou punções. Essa complicação pode ser evitada com drenos de sucção fechados, como os usados após dissecção dos linfonodos axilares e mastectomias. Caso o seroma se torne tenso e doloroso ou haja suspeita de infecção, está indicada a descompressão, que pode ser realizada por aspiração simples ou mediante colocação de um dreno de sucção fechado[11].

Lesão do plexo braquial

A lesão do plexo braquial pode resultar do posicionamento operatório, sendo observada a paresia do braço. Convém identificá-la o mais cedo possível no pós-operatório, uma vez que a fisioterapia precoce pode promover recuperação completa e rápida[11].

Síndrome da rede axilar

A síndrome da rede axilar (SRA), uma complicação frequente no pós-operatório imediato e tardio do câncer de mama, caracteriza-se por cordões fibrosos palpáveis e visíveis na superfície da pele com origem na axila (Figura 49.1), podendo estender-se pela região medial do braço, fossa cubital, antebraço, punho e base do polegar. Pode também ser encontrada na parede lateral do tórax, mama e parede abdominal[14,15].

O cordão pode parecer uma corda, um tendão, uma linha, semelhante a cordas de violão tensas debaixo da pele, e resulta tipicamente da dissecção axilar, podendo causar morbidades físicas e psicológicas[14]. Presente em cerca de 80% das pacientes até 3 meses após a cirurgia, é mais frequente na primeira semana após o procedimento. Em geral, tem resolução espontânea entre 3 semanas e 3 meses após a cirurgia, mas há relatos de resolução em até 12 meses de pós-operatório[14]. A recorrência não é comum e, quando sintomática, pode cursar com as seguintes queixas[14-18]:

- Dor.
- Restrição da amplitude de movimento do ombro (flexão, abdução e rotação externa, podendo limitar a amplitude de movimento [ADM] do cotovelo).

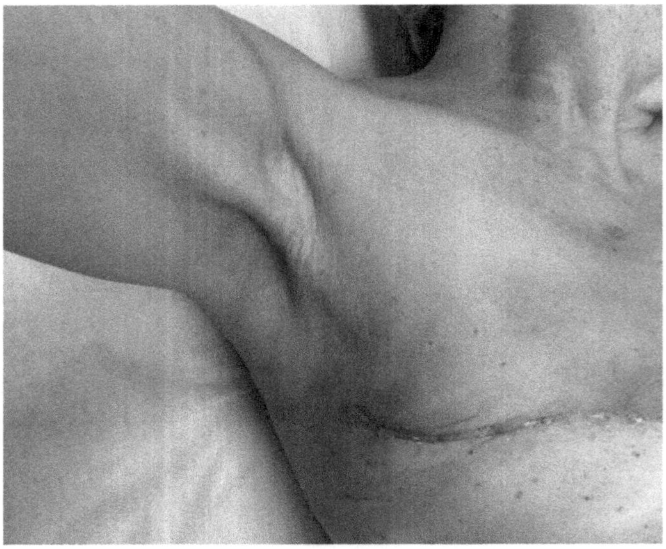

Figura 49.1 Paciente apresentando síndrome da rede axilar em pós-operatório de cirurgia mamária do câncer de mama – veja encarte colorido. (Acervo pessoal da Fisioterapeuta Alessandra Tessaro, Porto Alegre, RS.)

- Sensação de "puxão" em função da tensão provocada pelos cordões.
- Prejuízo para a funcionalidade do membro superior na realização das atividades de vida diária.

Essa dor remanescente pode derivar da ativação de pontos gatilhos da musculatura regional (músculos grande dorsal, infraespinhoso, peitoral maior e pronador redondo) secundária a uma reação de proteção muscular para evitar o alongamento doloroso ao movimento do braço. Como consequência, a SRA pode levar ao desenvolvimento de uma síndrome da dor miofascial, que chega a acometer 60% dessas pacientes[14]. Cabe destacar que a SRA não é fator de risco para o desenvolvimento de linfedema[16].

Quando um vaso linfático é lesionado, ocorre contração de sua parede, reduzindo, assim, o fluxo de linfa para seu interior. Os tecidos lesionados liberam diversas substâncias, entre elas a tromboplastina (fator tissular), que aderem à parede vascular lesionada, dando início ao processo de coagulação. A linfa coagula-se como o sangue: fibrinogênio torna-se fibrina e forma um coágulo incolor. Essa hipercoagulação pode resultar em trombose linfática superficial, a SRA.

Após a identificação da SRA, o fisioterapeuta deve sempre avaliar a localização e o número de cordões, bem como sua profundidade (superficial, média ou profunda). Além disso, é essencial a conscientização da paciente sobre essa fase da reabilitação, pois a dor e a limitação do movimento tendem a aumentar caso as orientações não sejam seguidas corretamente. A fisioterapia atua diretamente no tratamento da SRA com manobras e terapias manuais, visando à recuperação e à manutenção da mobilidade dos membros superiores.

Doença de Mondor

A doença de Mondor é um diagnóstico diferencial da SRA e é muito comum no pós-operatório, seja com biópsia do linfonodo sentinela, por exemplo. Essa patologia pode ocorrer após qualquer trauma mamário ou cirurgia e geralmente se resolve em 2 a 8 semanas. Corresponde a uma tromboflebite superficial da mama que se apresenta como um cordão fibroso e espesso que atravessa o abdome superior até a parte inferior da mama[17]. Trata-se de uma enfermidade rara, benigna e autolimitada, que apresenta dor e retração da pele no nível do vaso afetado[18]. Calor e medicamentos anti-inflamatórios podem ajudar a controlar os sintomas e acelerar a recuperação[19].

Quilotórax

O quilotórax consiste em uma complicação rara da dissecção de linfonodo axilar, decorrente da lesão do ducto torácico (lado esquerdo) ou de outro canal linfático importante[20]. Apesar das recomendações disponíveis para controle da linforreia, a ligadura cirúrgica do ducto costuma ser necessária.

Muitos avanços na técnica cirúrgica, além da transição da dissecção completa do linfonodo axilar para biópsia do linfonodo sentinela, promoveram a redução da incidência dessas sequelas pós-operatórias. No entanto, as consequências ainda podem ocorrer e, por isso, é fundamental o monitoramento cuidadoso após as cirurgias mamárias.

SEQUELAS APÓS A RECONSTRUÇÃO DA MAMA

As pacientes submetidas à mastectomia podem optar por uma reconstrução imediata ou tardia. A reconstrução imediata está associada a risco maior de complicações precoces, enquanto a tardia significa viver sem uma mama por um período, o que pode reduzir significativamente a qualidade de vida, além de haver chance maior de comprometimento do resultado estético, porque a pele remanescente da mama é pouco flexível[12].

Em muitos casos, a reconstrução mamária é realizada logo após a mastectomia. Nessas pacientes pode haver o desenvolvimento de dor crônica, bem como ocorrer disfunção física. Após a inserção de implante, pode haver sequelas, como dor na mama[12].

No caso de retalho do músculo reto abdominal transverso (TRAM na sigla em inglês), as complicações associadas à reconstrução mamária são divididas em complicações do retalho e complicações da área doadora. As complicações do retalho incluem perda parcial ou total, ambas relacionadas com problemas vasculares, necrose de gordura (esteatonecrose), deiscência de ferida e infecção[21]. Já as complicações da área doadora incluem seroma, hematoma, hérnia abdominal, fraqueza da parede abdominal e deiscência da ferida[22]. Evidencia-se, portanto, a necessidade de maior conscientização sobre o potencial de dor em longo prazo para as mulheres submetidas a retalho TRAM ou implante de reconstrução mamária.

FISIOTERAPIA NO PÓS-OPERATÓRIO

Objetivos

No pós-operatório de câncer de mama é possível a ocorrência de complicações físicas imediatas ou tardias, como infecções locais, necrose cutânea, retrações cicatriciais, disfunções respiratórias, linfedema, alterações funcionais, lesões nervosas, distúrbios da sensibilidade, alteração da ADM do ombro e dor[23-25]. Essas complicações podem ser minimizadas, prevenidas e/ou tratadas por meio de procedimentos fisioterapêuticos capazes de recuperar funcionalmente a região comprometida[26,27].

Assim, a fisioterapia é fundamental na reabilitação, prevenção de complicações e recuperação dos movimentos do membro superior ipsilateral[28,29]. Além disso, exerce papel importante na melhora da conscientização corporal e oferece orientações necessárias para as atividades diárias[30]. Com isso, melhora a qualidade de vida das pacientes submetidas ao tratamento cirúrgico, bem como possibilitae uma recuperação mais rápida e efetiva, além de restaurar a força e reduzir a dor e a rigidez no ombro ipsilateral.

Reabilitação hospitalar, ambulatorial e/ou domiciliar

Como salientado previamente, a implantação da rotina de atendimento fisioterapêutico para pacientes submetidas ao tratamento para câncer da mama tem como objetivo principal a prevenção de possíveis complicações por meio de condutas e orientações hospitalares, ambulatoriais e domiciliares, além de promover diagnóstico e intervenção precoces para essas intercorrências[31].

A Figura 49.2 e o Quadro 49.1 mostram as principais abordagens do tratamento de rotina adotadas no Hospital do Câncer III, unidade responsável pelo atendimento exclusivo de pacientes com câncer da mama do Instituto Nacional de Câncer (INCA).

Os exercícios devem ser programados de maneira cuidadosa e iniciados assim que o médico autorizar, o que costuma ocorrer em 1 ou 2 dias após a cirurgia[33].

Este capítulo oferece um anexo com uma série de exercícios físicos a serem orientados às pacientes. Cabe atentar para a necessidade de um profissional qualificado que respeite as características individuais de cada pessoa.

FISIOTERAPIA PARA PREVENÇÃO DE LINFEDEMA

Uma em cada seis pessoas é beneficiada pela fisioterapia precoce para prevenção de linfedema após tratamento cirúrgico da mama e da cadeia de drenagem linfática. A prevenção do linfedema está diretamente associada aos fatores de risco, como número de linfonodos retirados, quimioterapia no braço do mesmo lado operado, radioterapia em cadeia de drenagem, inatividade física e sobrepeso corporal.

A associação de drenagem linfática manual (DLM) à terapia manual no tecido cicatricial e a exercícios assistidos, ativos e resistidos é fundamental para a reabilitação e deve ser implementada gradualmente e de acordo com as condições individuais de cada paciente[34,35].

Uma revisão sistemática publicada em abril de 2018 avaliou a segurança de diferentes modalidades de exercícios e seu impacto nos indivíduos com linfedema relacionado com câncer de mama, apontando os seguintes resultados[36]

- **Exercício de resistência:** quatro estudos relataram um resultado positivo geral com diminuição dos sintomas do linfedema, três estudos apresentaram resultados neutros e um estudo relatou reações adversas, porém estatisticamente insignificantes.

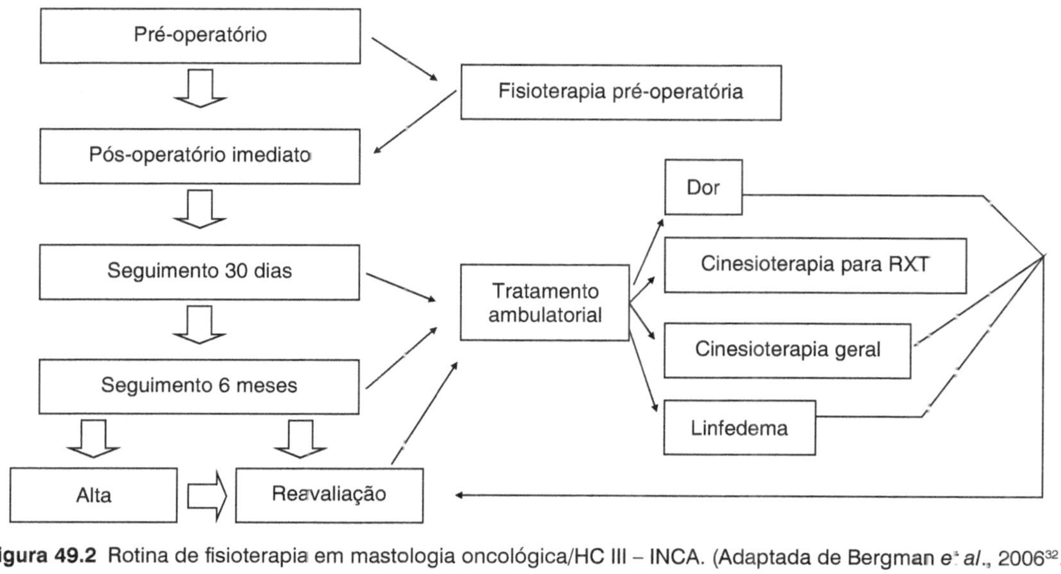

Figura 49.2 Rotina de fisioterapia em mastologia oncológica/HC III – INCA. (Adaptada de Bergman *et al.*, 2006[32].)

Quadro 49.1 Ambulatórios, seus objetivos e condutas para tratamento fisioterapêutico das complicações

	Objetivos	Condutas
Pré-operatório	Estabelecimento do contato fisioterapeuta-paciente; avaliação (anamnese e exame físico); orientações para o pós-operatório imediato; indicação de fisioterapia pré-operatória	Apresentação do profissional e dos objetivos da fisioterapia junto ao paciente e esclarecimento da conduta cirúrgica indicada; avaliação fisioterapêutica; orientação em relação aos cuidados iniciais com o membro superior (MS), exercícios a 90 graus com o MS até a retirada dos pontos e retorno gradativo às atividades de vida diária (AVD)
Pós-operatório imediato	Prevenção de complicações e melhora de sintomatologias	Avaliação; orientação quanto aos cuidados com o MS, exercícios a 90 graus com o MS até a retirada dos pontos, retorno gradativo às AVD e posicionamento no leito; relaxamento cervical; cinesioterapia ativo-assistida de baixa amplitude com os MS; cinesioterapia respiratória e tratamento sintomatológico
Consultas de seguimento	Detecção precoce de complicações	Avaliação fisioterapêutica; orientações específicas segundo sintomatologia apresentada; adaptação de órteses e próteses (quando indicadas); encaminhamento aos grupos de tratamento, quando necessário
Ambulatório de cinesioterapia geral	Recuperar a amplitude articular de movimento (ADM) dos MS	Cinesioterapia ativo-assistida; alongamento global; relaxamento cervical e orientações específicas
Ambulatório de cinesioterapia para radioterapia	Proporcionar ganho da amplitude articular para posicionamento na radioterapia	Cinesioterapia ativo-assistida; alongamento global; relaxamento cervical e orientações específicas
Ambulatório de linfedema	Minimizar e controlar o volume do membro	Automassagem linfática; exercícios linfomiocinéticos; enfaixamento compressivo e orientações específicas relacionadas com os cuidados com a pele
Ambulatório de dor	Minimizar o quadro álgico	Cinesioterapia ativo-assistida; alongamento global; relaxamento cervical; automassagem linfática; descolamento cicatricial e orientações específicas

Fonte: adaptado de Bergmann *et al.*, 2006[32].

- **Exercício aeróbico:** apenas um estudo abordou essa modalidade. Como conclusão, foi considerado que sua prática deve ser efetivada sempre com acompanhamento profissional.
- **Exercício multifacetado:** dois trabalhos mostraram que essa modalidade culminava em diminuição da dor, cinco trabalhos apontaram melhora na qualidade de vida e na saúde mental das pacientes, nove registraram aumento da força muscular e da ADM e dois mostraram aumento da massa magra.

De acordo com os achados, diferentes formas de exercício promovem segurança e efetividade no tratamento dessas pacientes e oferecem benefícios, como melhora da qualidade de vida, aumento de força muscular e redução da dor e do edema.

Outro trabalho de revisão, publicado no *Journal of Clinical Oncology* em 2012, apontou que a fisioterapia, incluindo drenagem linfática manual, massagem do tecido e exercícios ativos dos ombros, foi capaz de reduzir a incidência de linfedema relacionado com câncer de mama[37].

PROGRAMA DE REABILITAÇÃO

O programa de reabilitação é uma ferramenta de continuidade dos cuidados às pacientes no pós-operatório e conta com uma equipe multidisciplinar formada por fisioterapeutas, enfermeiros, nutricionistas, psicólogos e assistentes sociais, além de ofertar uma cartilha informativa com orientações sobre os cuidados necessários com o membro superior homolateral à cirurgia[32] e recomendações de exercícios a serem realizados em domicílio. Além disso, é importante oferecer apoio multidisciplinar e completo a essas pacientes, bem como garantir a melhora da qualidade de vida.

REAVALIAÇÕES

Em geral, as reavaliações variam entre 3, 6 e 12 meses ou ainda durante a realização da radioterapia. Em alguns casos, quando a própria mulher reconhece a presença de complicação, ela busca a reavaliação no Setor de Fisioterapia espontaneamente. Em todas as reavaliações são reforçados os cuidados com o membro superior homolateral à cirurgia e incentivada a realização de exercícios diários[38,39].

De acordo com uma das diretrizes da American Society of Clinical Oncology (ASCO), história regular, exame físico e mamografia (MMG) são recomendados para acompanhamento do câncer de mama. Os exames físicos devem ser realizados a cada 3 a 6 meses nos primeiros 3 anos, a cada 6 a 12 meses nos anos 4 e 5 e todos os anos a partir de então. Para mulheres que foram submetidas à cirurgia conservadora da mama, uma MMG pós-tratamento deve ser obtida 1 ano após a inicial e pelo menos 6 meses após o término da radioterapia. Depois, a menos que indicado de outro modo, deve ser realizada uma avaliação mamográfica anual[40].

Referências

1. Nascimento SL do, Oliveira RR de, Oliveira MMF de, Amaral MTP do. Complicações e condutas fisioterapêuticas após cirurgia por câncer de mama: estudo retrospectivo. Fisioter e Pesqui 2012; 19:248-55.
2. Freitas F, Menke C, Rivoire W. Rotinas em Ginecologia. 2 ed. Porto Alegre Artmed, 2011.
3. Tuohy S, Savodnik U. Reabilitação pós-cirúrgica em câncer. In: Stubblefield M, O'Dell M, eds. Reabilitação do câncer: princípios e prática. New York, NY: Demos Medical, 2009: 813-24.
4. Camargo MC, Marx AG. Reabilitação física no câncer de mama. São Paulo: Roca, 2000.
5. Monteiro SE. Intervenção fisioterapêutico nos pré e pós-operatórios de câncer de mama. In: Baracho E. Fisioterapia aplicada à obstetrícia: aspectos de ginecologia e neonatologia. 3. ed. Rio de Janeiro: Medsi, 2002.
6. Dias A, Bregagnol R. Alterações Funcionais em Mulheres Submetidas a Cirurgia de Mama com Linfandectomia Total. Rev Bras Cancerologia, 2010.
7. Rockson SG, Rivera KK. Estimating the population burden of lymphedema. Ann N Y Acad Sci 2008; 1131:147-54.
8. Hayes S, Cornish B, Newman B. Comparison of methods to diagnose lymphoedema among breast cancer survivors: 6-month follow-up. Breast Cancer Res Treat 2005; 89:221-6.
9. DiSipio T, Rye S, Newman B, Hayes S. Incidence of unilateral arm lymphoedema after breast cancer: a systematic review and meta-analysis. Lancet Oncol 2013; 14: 500-15.
10. Rockson, SG. Lymphedema after Breast Cancer Treatment. New England Journal of Medicine 2018;379:320.
11. Vitug AF, Newman LA. Complications in breast surgery. Surg Clin North Am 2007; 87: 431-51.
12. McNeely ML, Binkley JM, Pusic AL, Campbell KL, Gabram S, Soballe PW. A prospective model of care for breast cancer rehabilitation: postoperative and postreconstructive issues. Cancer 2012; 118(8):2226-36.
13. Chapman DD, Moore S. Câncer de mama. In: Yarbro HC, Frogge MH, Goodman M, eds. Enfermagem oncológica: princípios e prática. 6. ed. Sudbury, MA: Jones e Bartlett, 2005: 1022-137.
14. Yeung CY, Chan WT, Jiang CB et al. Amelioration of Chemotherapy-Induced Intestinal Mucositis by Orally Administered Probiotics in a Mouse Model. PloS One 2015; 10(9):e0138746.
15. Koehler LA, Blaes AH, Haddad TC, Hunter DW, Hirsch AT, Ludewig PM. Movement, Function, Pain, and Postoperative Edema in Axillary Web Syndrome. Phys Ther 2015; 95(10):1345-53.
16. Wariss BR, Costa RM, Pereira ACPR, Koifman RJ, Bergmann A. Axillary web syndrome is not a risk factor for lymphoedema after 10 years of follow-up. Support Care Cancer Off J Multinatl Assoc Support Care Cancer 2017; 25(2):465-70.
17. Cho Y, Do J, Jung S, Kwoan O, Jeon, JY. Effects of a physical therapy program combined with manual lymphatic drainage on shoulder function, quality of life, lymphedema incidence, and pain in breast cancer patients with axillary web syndrome following axillary disccection. Support Care Cancer 2016; 24(5):2047-57.
18. Huang HC, Liu HH, Yin LY, Yeh CH, Tu CW, Yang CS. The upper-limb volumetric changes in breast cancer survivors with axillary web syndrome. Eur J Cancer Care 2017; 26(2):1-6.
19. Pappo I, Wasserman I, Stahl-Kent V, Sandbank J, Halevy A. Mondor's disease of the axilla: a rare complication of sentinel node biopsy. Breast J 2004; 10:253-5.
20. Faucz RA, Hidalgo RT, Faucz RSe. Doença de Mondor: achados mamográficos e ultra-sonográficos. Radiol Bras 2005; 38(2):153-5.
21. Pugh CM, DeWitty RL. Mondor's disease. J Nat Med Assoc 1996; 88:359-63.
22. Caluwe GLF, Christiaens MRGS. Chylous leak: a rare complication after axillary lymph node dissection. Acta Chir Belg 2003; 103:217-8.
23. Paredes CG, Pessoa SGP, Amorim DN, Peixoto DTT, Araújo JS. Complicações em reconstrução de mama com retalho pediculado do músculo reto abdominal transverso. Rev Bras Cir Plást 2012; 27(4):552-5.
24. Regueira FM, Rodríguez-Spiteri N, García Manero M, Zorrozoa G. Novedades en el tratamiento quirúrgico del cáncer de mama. Rev Med Univ Navarra 2008; 52(1):51-5.
25. Bregagnol RK, Dias AS. Alterações funcionais em mulheres submetidas à cirurgia de mama com linfadenectomia axilar total. Rev Bras Cancerol 2010; 56(1):25-33.
26. Nesvold IL, Reinertsen KV, Fossa SD, Dahl AA. The relation between arm/shoulder problems and quality of life in breast cancer survivors: a cross-sectional and longitudinal study. J Cancer Surviv 2011; 5(1):62-72.
27. Teodoro A, Torres R, Roeder I, Araujo AGS. Avaliação fisioterápica em pacientes pós-cirurgia de câncer de mama em Joinville/SC. Cinergis 2010; 11(1):60-8.
28. Box RC, Reul-Hirche HM, Bullock-Saxton JE, Furnival CM. Shoulder movement after breast cancer surgery: results of a randomised controlled study of postoperative physiotherapy. Breast Cancer Res Treat 2002; 75(1):35-50.
29. Oliveira MMF, Gurgel MSC, Miranda MS, Okubo MA, Feijó LFA, Souza GA. Efficacy of shoulder exercises on locoregional complications in women undergoing radiotherapy for breast cancer: clinical trial. Rev Bras Fisioter 2009; 13(2):136-43.
30. Amaral MT, Teixeira LC, Derchain SF, Nogueira MD, Silva MP, Gonçalvez AV. Orientação domiciliar: proposta de reabilitação física para mulheres submetidas à cirurgia por câncer de mama. Rev Cienc Med 2005; 14(3):405-13.
31. Rezende LF, Franco RL, Gurgel MS. Fisioterapia aplicada à fase pósoperatória de câncer de mama: O que considerar? Rev Cienc Med 2005; 14(3):295-302.
32. Bergmann A, Ribeiro MJP, Pedrosa E, Nogueira EA, Oliveira ACG. Fisioterapia em mastologia oncológica: rotinas do Hospital do Câncer III/ INCA. Rev Bras Cancerol 2006;97-109.
33. Reabilitação funcional pós-mastectomia. Especial Qualidade de vida [homepage na internet]. Oncoguia [acesso em 2021 Jun 03]. Disponível em: http://www.oncoguia.org.br/conteudo/reabilitacao-funcional-posmastectomia/1559/31/
34. Barranger E, Dubernard G, Fleurence J, Antoine M, Darai E, Uzan S. Subjective morbidity and quality of life after sentinel node biopsy and axillary lymph node dissection for breast cancer. J Surg Oncol 2005; 92(1):17-22.
35. Guirro E, Guirro R. Fisioterapia dermato funcional. 3 ed. São Paulo: Manole, 2004.
36. Panchik D, Masco S, Zinnikas P et al. Effect of Exercise on Breast Cancer–Related Lymphedema: What the Lymphatic Surgeon Needs to Know. J Reconstr Microsurg 2019; 35(1):37-45.
37. Paskett ED, Dean JA, Oliveri JM, Harrop JP. Cancer-related lymphedema risk factors, diagnosis, treatment, and impact: a review. J Clin Oncol Off J Am Soc Clin Oncol 2012; 30(30):3726-33.
38. Torres Lacomba M, Yuste Sánchez MJ, Zapico Goñi A et al. Effectiveness of early physiotherapy to prevent lymphoedema after surgery for breast cancer: randomised, single blinded, clinical trial. BMJ 2010; 340:b5396.
39. Camargo M, Marx AG. Reabilitação física no câncer de mama. 1 ed. São Paulo: Editora Roca, 2000.
40. Khatcheressian JL, Hurley P, Bantug E et al. Breast cancer follow-up and management after primary treatment: American Society of Clinical Oncology clinical practice guideline update. J Clin Oncol Off J Am Soc Clin Oncol 2013; 31(7):961-65.

ANEXO – SUGESTÃO DE EXERCÍCIOS DE FISIOTERAPIA PARA PACIENTES COM CÂNCER DE MAMA

NO HOSPITAL

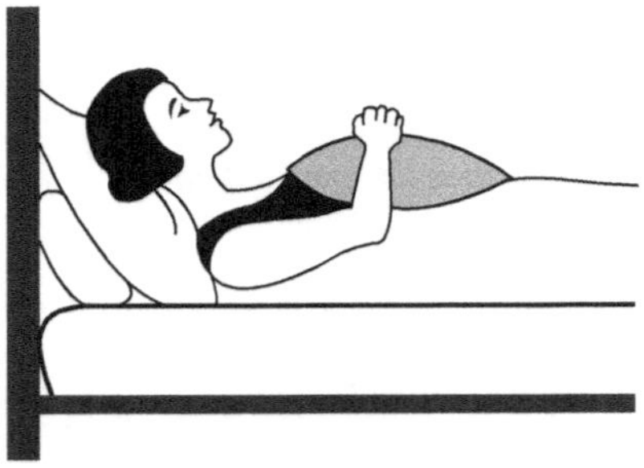

- Braço 20cm afastado do corpo.
- Mão, punho e cotovelo do lado operado apoiados sobre um travesseiro de modo a ficarem mais altos que o ombro para *evitar inchaço* e *diminuir a tensão.*
- Movimentos suaves de dedos, punho, cotovelo e ombro assim que o médico permitir – 10 séries em cada articulação, três vezes ao dia. Caso tenha sido realizada a reconstrução, a paciente deve movimentar tudo, menos o ombro, bem como fazer movimentos com os pés e os joelhos e de vez em quando elevar o quadril.

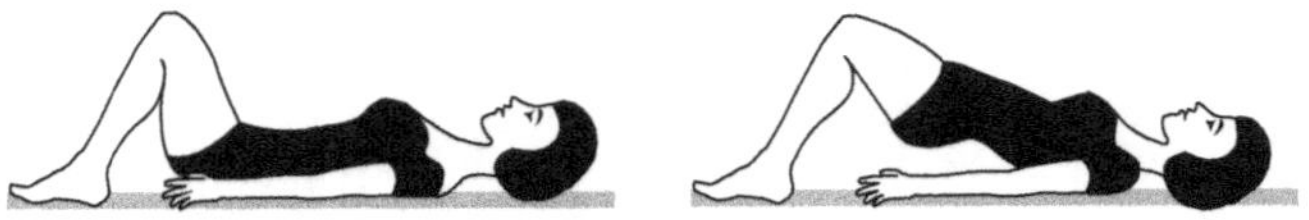

- Para que a paciente não sinta dores nas costas, o indicado é:
  - Dobrar e esticar as pernas sempre que possível.
  - Levantar e abaixar o quadril mantendo os joelhos flexionados.

EM CASA

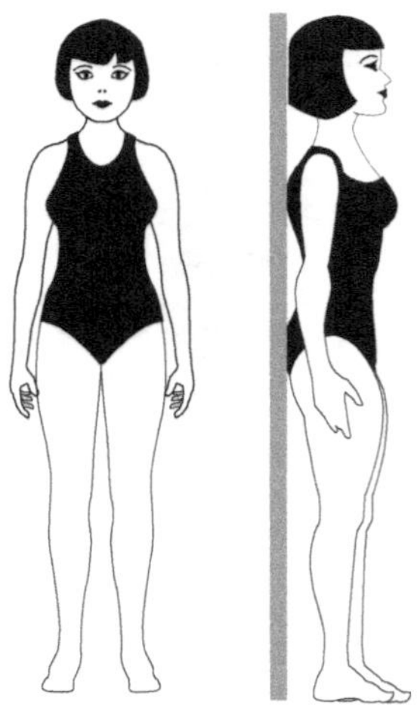

- Em pé, cabeça alinhada com tronco, braços soltos ao lado do corpo.
- Pés um pouco afastados.
- Costas eretas, alinhadas e relaxadas.
- Encostar a nuca e as nádegas na parede.

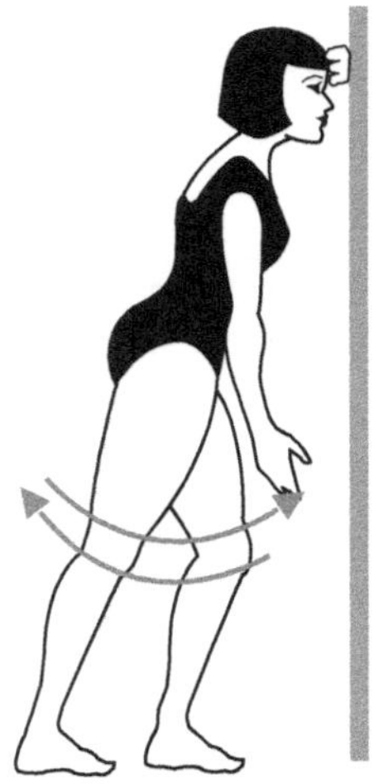

- Movimento pendular (relaxamento):
  - Em pé, próxima a uma parede, dobrar o corpo até que o braço do lado não operado se encoste à parede com um apoio.
  - Soltar bem o outro braço e balancear para frente e para trás, de um lado para outro.

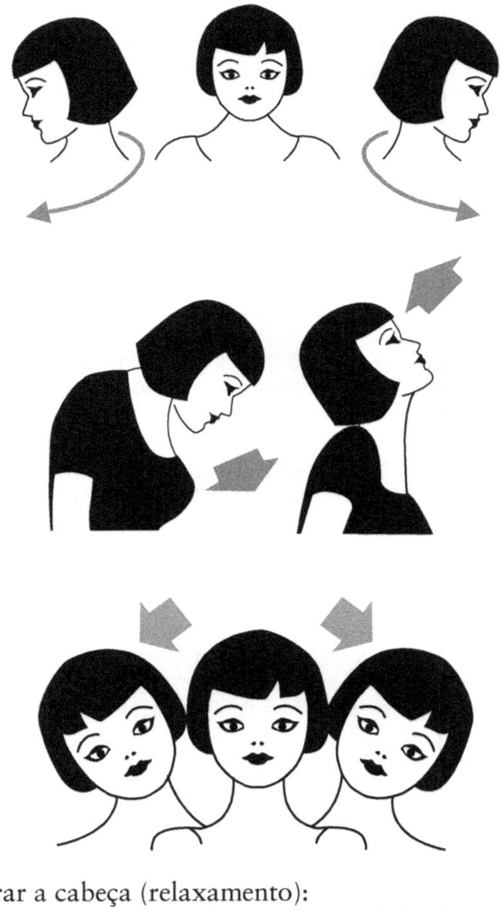

- Girar a cabeça (relaxamento):
  - Ombros e braços bem soltos ao lado do corpo
  - Girar a cabeça imaginando desenhar um círculo bem amplo com o topo da cabeça para um lado e para outro – repetir três vezes para cada lado.

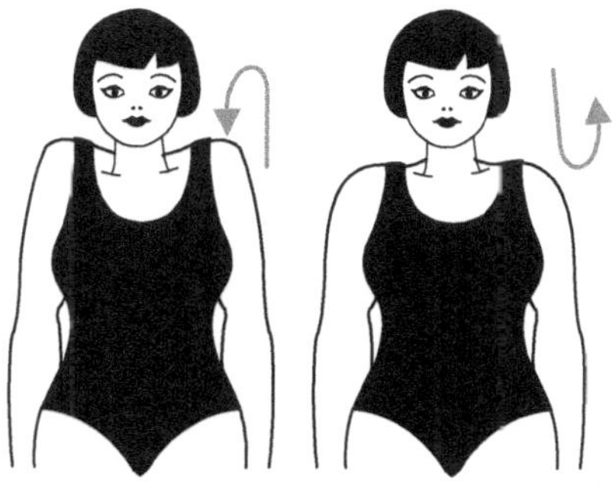

- Girar o ombro (relaxamento):
  - Em pé, deixar os braços soltos e girar o ombro, imaginando desenhar um círculo.
  - Primeiro para frente e depois para trás – repetir o exercício três vezes para cada lado.

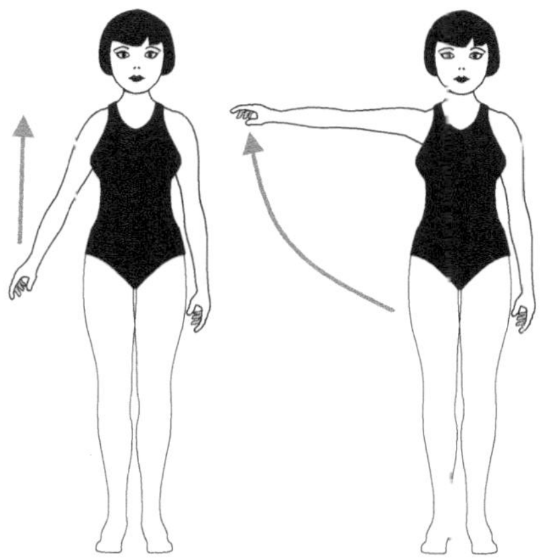

- Elevar o braço (abertura):
  - Em pé, próxima à parede, tocar a parede com os dedos do lado operado e ir subindo três vezes com o movimento dos dedos, lentamente, até o ponto máximo que conseguir, contar até 10 e abaixar o braço.

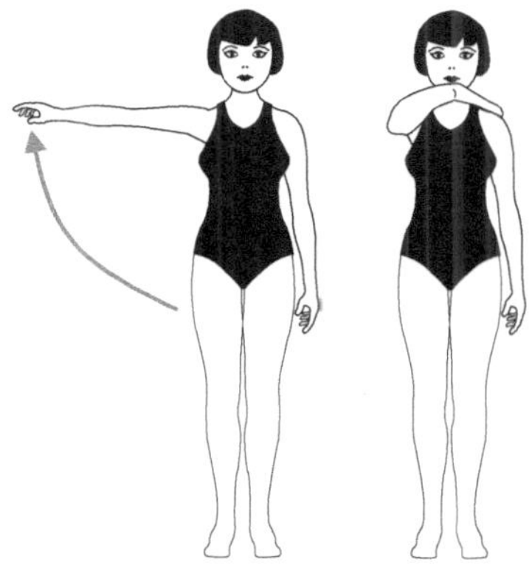

- Abrir o braço (abertura):
  - Em pé, colocar o braço do lado operado voltado para a parede.
  - Ir subindo com os dedos até o ponto máximo que conseguir, contar até 10 e colocar o braço no ombro contralateral.
  - Descansar.

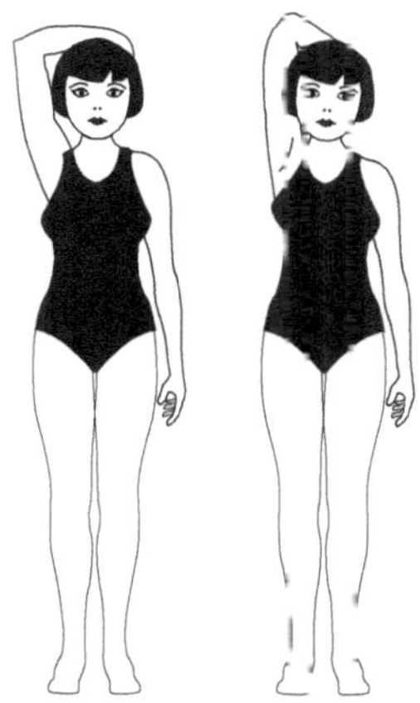

- Alcançar orelha oposta (abertura):
  - Em pé, com as mãos ao longo do corpo.
  - Colocar a mão do lado operado sobre a cabeça, tentar alcançar a orelha do lado oposto, passando o braço por cima da cabeça.
  - Contar até 10.
  - Relaxar.

CAPÍTULO

50

Direitos dos Pacientes com Câncer

Clécio Ênio Murta de Lucena
Larissa Silva de Oliveira

INTRODUÇÃO

O diagnóstico de câncer representa um divisor de águas na vida do paciente e tem o potencial de promover profundas mudanças em sua estrutura de vida. Após a notícia, surgem diversos questionamentos relativos ao prognóstico, ao tratamento e ao tempo. No primeiro momento, a sensação de insegurança é crescente. Em seguida, o paciente começa então a vislumbrar a rede de apoio à disposição e encontra nela os elementos necessários para enfrentar a sobrecarga no enfrentamento da doença.

Nesse contexto, o conhecimento acerca dos direitos previstos na legislação brasileira em favor dos pacientes com câncer é de fundamental importância para que eles possam encontrar elementos que os auxiliem em todas as fases do tratamento, incluindo a etapa inicial de diagnóstico.

Assim, o objetivo deste capítulo é descrever alguns dos principais direitos previstos em favor do paciente e que podem ser exercidos em razão do diagnóstico do câncer ou de algumas condições que ele possa vir a apresentar em decorrência da doença.

Os profissionais da área jurídica precisam compor a rede de apoio dos pacientes e atuar junto a eles e a seus familiares na busca por condições que viabilizem o enfrentamento do câncer de maneira mais leve. A informação também é instrumento de cura.

Antes de elencar alguns dos direitos aplicáveis ao paciente, é importante compreender que o ordenamento jurídico brasileiro é estruturado de modo a conferir âmbitos de competência a cada um dos três entes federativos: União, estados e municípios.

Assim, a abrangência e o conteúdo de alguns dos direitos mencionados a seguir podem variar a depender do ente federativo que seja competente para regular determinada matéria. As devidas ressalvas serão feitas nos casos específicos. Quando isso não for feito, deve ser entendido que o direito tem alcance nacional, em razão de norma elaborada pela União, que vincula todos de forma indistinta.

Pelo fato de estarem previstos e assegurados na legislação, todos esses direitos deveriam ser assegurados por meio de requerimentos administrativos direcionados aos órgãos e entidades competentes. No entanto, na hipótese de o exercício desse direito ser cerceado de alguma maneira, a única alternativa disponível ao paciente pode ser ingressar com o pedido judicialmente.

AUXÍLIO PREVIDENCIÁRIO

No processo de enfrentamento do câncer, é extremamente comum que o paciente precise afastar-se de suas atividades laborais, seja pela necessidade de se dedicar ao tratamento integralmente, seja pela impossibilidade física de continuar exercendo as mesmas funções.

Nesses casos, alguns benefícios previdenciários previstos na legislação surgem como alternativa para garantir o auferimento de renda básica que possa manter o paciente enquanto não puder retornar ao trabalho.

O mais conhecido deles é o auxílio-doença, benefício conferido pela Previdência Social e que está previsto na Lei 8.213/1991, em razão de o segurado ficar incapacitado para o exercício do trabalho ou de sua atividade habitual por mais de 15 dias consecutivos. Esse é o prazo aplicado para os segurados empregados. No caso dos demais segurados, como empregados domésticos, contribuintes individuais, trabalhadores avulsos, segurados facultativos e desempregados, o benefício será devido a partir do início da incapacidade.

Uma vez verificada a impossibilidade por período superior a 15 dias, recomenda-se que o segurado de imediato já formule o requerimento para obtenção do benefício e agende a perícia médica. O prazo para requerimento é de 30 dias, a contar do 16º dia de incapacidade. Nesse caso, o benefício será contabilizado a partir desse marco. Caso o prazo de 30 dias seja ultrapassado, o termo inicial para obtenção do benefício será a data de entrada do requerimento.

Em regra, só poderá gozar desse benefício o segurado que tenha cumprido o prazo de carência de 12 meses, contudo, caso seja portador de câncer, o cumprimento do prazo de carência é dispensado.

Para gozar desse benefício previdenciário, a parte interessada deve ser segurada da Previdência Social, ou seja, deve estar contribuindo regularmente. Caso o segurado tenha perdido essa condição em algum momento de seu vínculo empregatício, deverá regularizar a situação previamente.

De início, a hipótese em que o auxílio-doença é cabível aparenta-se bem clara; no entanto, muitos pacientes enfrentam dificuldades para provar justamente o requisito da incapacidade, uma vez que essa condição deve ser aferida pelo perito médico do Instituto Nacional de Seguridade Social (INSS).

No entanto, não são raras as situações em que o benefício é negado pelo fato de a perícia médica não verificar incapacidade impeditiva ao trabalho. Nesses casos, o segurado tem a oportunidade de recorrer da decisão perante o Conselho de Recursos do Seguro Social ou discutir a questão diretamente perante o Poder Judiciário.

Mesmo diante das oportunidades de reverter a decisão, fato é que, até que isso ocorra, o segurado fica sem acesso ao auxílio. Por isso, é extremamente importante comparecer à perícia médica com documentos que possam comprovar a condição de incapacidade. Apesar de a documentação não vincular a decisão do médico perito, pode contribuir para a formação de seu convencimento.

A incapacidade exigida para obtenção do auxílio-doença presume-se transitória, ou seja, entende-se que o segurado poderá retornar às suas atividades laborais em algum momento, pois a condição de incapacidade não é definitiva.

Contudo, existem situações em que o câncer pode acarretar sequelas que inviabilizem por completo que o paciente volte a exercer sua atividade de subsistência. Nesses casos, a aposentadoria por invalidez revela-se como opção mais adequada para o segurado, pois nessa hipótese presume-se que a incapacidade é permanente. A dispensa do prazo de carência para obtenção da aposentadoria também é dispensada para os portadores de câncer.

Além da possibilidade de aposentar-se em momento anterior ao que seria esperado nas situações regulares de aposentadoria por idade e tempo de contribuição, o aposentado por invalidez pode ainda fazer jus ao adicional de 25% sobre os proventos da aposentadoria, quando verificadas as seguintes condições: cegueira total; perda de nove dedos da mão ou perda superior a esta; paralisia dos dois membros superiores ou inferiores; perda de uma das mãos e dos dois pés, ainda que a prótese seja possível; perda de um membro superior e outro inferior, quando a prótese for impossível; alteração das faculdades mentais com grave perturbação da vida orgânica e social; doença que exija permanência contínua no leito e incapacidade permanente para as atividades da vida diária. Todas essas matérias também estão previstas na Lei 8.213/1991.

Se por um lado a aposentadoria por invalidez é a alternativa para aqueles que estarão impossibilitados definitivamente de retomar as atividades laborais, por outro lado o programa de reabilitação profissional é a opção para os segurados que desejam ser reintegrados no mercado de trabalho, exercendo atividade diversa daquela que lhe era habitual, ou mesmo à sua habitual, de maneira adaptada.

Nesse programa, o INSS fornece todos os materiais necessários para a reabilitação, incluindo próteses, órteses e outros instrumentos que possam auxiliar o processo. Esse programa demonstra que o diagnóstico do câncer não representa o fim do caminho. Para muitos pacientes, pode representar uma nova oportunidade de se reinventar e, nesse aspecto, a reabilitação profissional representa uma oportunidade de descobrir novas habilidades.

Nessa breve síntese dos principais auxílios previdenciários disponíveis para o portador de câncer, o foco foi direcionado aos auxílios concedidos pela Previdência Social, no regime conhecido como "geral"; no entanto, os servidores públicos podem estar sujeitos a outros tipos de regime, vinculados especificamente aos entes públicos aos quais estão ligados. Nesse caso, é importante verificar os direitos aplicáveis em caso de necessidade de afastamento dos serviços. Na maior parte desses regimes existem direitos equivalentes ou similares aos que são previstos no regime geral.

BENEFÍCIOS TRIBUTÁRIOS

Além dos auxílios previdenciários, a legislação nacional também prevê condições tributárias especiais que podem ser concedidas em favor do paciente portador de câncer. A seguir serão analisadas algumas hipóteses individualmente:

Imposto de renda pessoa física (IRPF)

Um dos tributos mais temidos pelo cidadão brasileiro, o imposto de renda está sob a competência da União federal, a qual tem a responsabilidade de regular de que maneira irá incidir o tributo, bem como as formas de arrecadação e fiscalização.

As principais normas relacionadas com esse tributo estão previstas na Lei 9.250/1995, a qual estabelece, em seu artigo 6º, inciso XIV, hipótese de isenção de imposto de renda sobre os proventos de aposentadoria ou reforma motivada por neoplasia maligna (câncer), mesmo que a doença tenha sido contraída depois da aposentadoria ou reforma. Além disso, o inciso XXI do mesmo artigo prevê isenção aplicável ainda aos rendimentos de pensão, quando o paciente de neoplasia maligna for o destinatário dessa verba. Em procedimento de Solução de Consulta de número 234, a Receita Federal sedimentou o entendimento de que essa pensão inclui a pensão alimentícia. Em outras palavras, não é todo e qualquer rendimento que é isento, mas apenas aqueles oriundos de aposentadoria, reforma (situação de inatividade para os militares) ou pensão.

Amplas discussões já foram travadas sobre o desequilíbrio que essa norma causaria, uma vez que o paciente com câncer é vulnerável e sofre abalo econômico mesmo estando na ativa, razão pela qual os rendimentos sobre seu salário também deveriam ser isentos. Apesar disso, nas decisões mais recentes proferidas pelo Supremo Tribunal Federal, no julgamento da Ação Direta de Inconstitucionalidade 6.025 e do Tema 1.037 (rito dos recursos repetitivos), manteve-se o entendimento de que as hipóteses de isenção não deveriam ser estendidas para os demais tipos de rendimento.

Imposto sobre produtos industrializados (IPI)

O IPI é o tributo incidente sobre a fabricação de itens produzidos em território nacional. No caso do paciente com câncer, pode vir a interessar a hipótese de isenção prevista na Lei 8.989/1995 para os portadores de deficiência física, visual ou mental severa ou profunda, aplicável na compra de automóvel de passageiros de fabricação nacional. Nesse caso, não é o diagnóstico de câncer que concede o imediato direito à isenção, mas a hipótese de que o paciente apresente uma deficiência em razão dessa doença ou de qualquer outra condição que impeça a utilização do veículo convencional (não adaptado). O beneficiário da isenção pode ser o condutor ou não. Na segunda hipótese, pode obter o benefício por meio de seus representantes legais.

De modo a evitar um mercado paralelo de venda e revenda desses veículos por preços mais vantajosos, a lei estabelece que a isenção só poderá ser utilizada uma vez a cada 2 anos. Caso o prazo mínimo não seja observado, o tributo isento anteriormente será cobrado.

Imposto sobre operações financeiras (IOF)

Entre as hipóteses de incidência do IOF, elencam-se as operações de crédito; no entanto, a exigência desse tributo poderá ser dispensada em favor de deficientes físicos que tenham interesse em contratar financiamento para aquisição de veículo adaptado, conforme previsão expressa na Lei 8.383/1991.

Assim como acontece com o IPI, não é o diagnóstico de câncer que garante o benefício, mas a deficiência adquirida, a qual deve ser comprovada. Além desse requisito, exige-se que o veículo adquirido seja de fabricação nacional com até 127HP de potência bruta.

No mais, é preciso escolher com cautela o momento de utilizar esse benefício, pois a legislação estabelece que a isenção só poderá ser utilizada uma única vez, e o veículo não poderá ser vendido no prazo de 3 anos, sob pena de o beneficiário arcar com o tributo.

Imposto sobre circulação de mercadorias e prestação de serviços de transporte interestadual e intermunicipal e comunicação (ICMS)

Apesar de o ICMS ser um tributo de competência estadual, o Convênio 38/2012, firmado entre os estados, ajustou um regramento próprio e unificado em algumas questões relativas a esse tributo, como a possibilidade de isenção em favor de pessoas portadoras de deficiência física, visual ou mental severa ou profunda na compra de veículo adaptado.

Nessa hipótese, o veículo que se pretende adquirir deve ser novo e seu preço de venda, incluídos os tributos, não pode ser superior a R$ 70.000,00. O veículo deve ser registrado em nome do deficiente, mas este tem a faculdade de indicar até três condutores para utilizar o bem. Adicionalmente, exige-se ainda que o beneficiário emita carteira de habilitação em categoria especial e específica para deficientes.

De maneira ainda mais rígida em comparação aos demais tributos citados anteriormente, o benefício só poderá ser utilizado uma vez a cada 4 anos, sendo vedada também a venda do veículo nesse período.

Outros tributos

Tributos como o Imposto sobre Veículos Automotores (IPVA) e o Imposto sobre a Propriedade Predial e Territorial Urbana (IPTU) também podem prever hipóteses específicas de isenção, mas, por serem de competência estadual e municipal, respectivamente, sem regramento unificado, devem ser analisados com base na legislação de cada localidade.

OUTROS DIREITOS

Alguns dos direitos elencados neste capítulo já conseguem demonstrar a ampla gama de possibilidade jurídicas disponíveis para o paciente, os quais merecem ser conhecidos.

Além dos já mencionados, cumpre citar outros de suma importância:

- Fornecimento de medicamentos gratuitos pela rede pública (Resolução 01/2012 do Ministério da Saúde).
- Cobertura obrigatória de tratamentos antineoplásicos domiciliares de uso oral, incluindo medicamentos para controle de efeitos adversos relacionados com o tratamento e adjuvantes (Lei 9.656/1998, art. 12, I, c).

- Possibilidade de saque do Fundo de Garantia por Tempo de Serviço (FGTS) quando o trabalhador ou qualquer de seus dependentes for acometido de neoplasia maligna (Lei 8.036/1990, art. 20, XI).
- Possibilidade de quitação de financiamento imobiliário em razão de contratação de seguro que cubra acidentes ou moléstias graves, como o câncer.
- Prioridade de tramitação em processos judiciais para a parte portadora de doença grave (Lei 13.105/2015, art. 1048, I).
- Benefício de prestação continuada para pessoa com deficiência ou idoso (> 65 anos) que comprove não possuir meios para subsistência. Atualmente, considera-se incapaz de prover a subsistência pessoa que integre família cuja renda mensal *per capita* seja inferior a um quarto do salário-mínimo (Lei 8.742/93 após alterações, art. 20, § 3°, I).
- Regime especial de frequência, destinado ao estudante que não tenha condições de comparecer à instituição de ensino em razão de afecções congênitas ou adquiridas, infecções, traumatismos ou outras situações mórbidas que possam caracterizar uma incapacidade física incompatível com a atividade pretendida (Decreto-lei 1.044/69).

LEGISLAÇÃO ESPECÍFICA PARA PACIENTES ONCOLÓGICOS

Uma série de leis dispersas foram publicadas no Brasil, objetivando beneficiar pacientes com câncer com alguma suspeita de serem portadoras de câncer. Nesse contexto, são apresentadas as principais leis específicas e com aplicações às mulheres com suspeita ou que passaram pela experiência do câncer de mama.

Lei 11.664, de 2008 – Lei do Rastreamento

Publicada em abril de 2008 e com vigência a partir de 2009, essa lei dispõe sobre a efetivação de ações de saúde que assegurem a prevenção, a detecção, o tratamento e o seguimento dos pacientes com câncer de colo uterino e de mama no âmbito do SUS. Em seu artigo 2°, trata da realização da mamografia para todas as mulheres a partir dos 40 anos de idade, cabendo ao gestor local a definição da periodicidade desse intervalo de rastreamento.

O grande problema é que uma série de portarias do Ministério da Saúde passou a definir o custeio apenas nas faixas etárias entre os 50 e os 69 anos de idade para rastreamento do câncer de mama na população de risco habitual.

Lei 13.896, de 2019 – Lei dos 30 dias

Trata-se de disposição legal que define os exames de diagnóstico de pacientes com suspeita de neoplasia maligna a serem realizados no prazo de até 30 dias mediante solicitação fundamentada pelo médico.

Lei 12.732, de 2012 – Lei dos 60 dias

Publicada em 2012, essa lei dispõe sobre o primeiro tratamento de paciente com neoplasia maligna comprovada por biópsia e estabelece um prazo para seu início. No artigo 2° da referida lei, define-se que o prazo para início do tratamento oncológico é de 60 dias, contados a partir do dia em que for firmado o diagnóstico em laudo anatomopatológico, ou prazo menor, conforme a necessidade terapêutica do caso.

Lei 12.802, de 2013 – Lei da Reconstrução Mamária

Essa lei foi editada em 1999, originalmente como lei 9.797, dispondo sobre a obrigatoriedade da cirurgia plástica reparadora da mama pela rede de unidades integrantes do SUS nos casos de mutilação decorrentes de tratamento de câncer, não estabelecendo prazo ou critérios para realização dos procedimentos necessários. Essa lei foi alterada pela Lei 12.802, de 24 de abril de 2013, a qual passou a determinar que, quando existirem condições técnicas, a reconstrução será realizada no mesmo tempo cirúrgico. Nos casos de impossibilidade de reconstrução imediata, a paciente será encaminhada para acompanhamento e terá garantida a realização desse procedimento reparador assim que estiverem presentes as condições clínicas requeridas. Complementando essa questão, em 2018 foi publicada a Lei 13.770, determinando o direito dessas pacientes à realização da simetrização da mama oposta e de procedimentos para recomposição do complexo areolopapilar.

Índice Remissivo